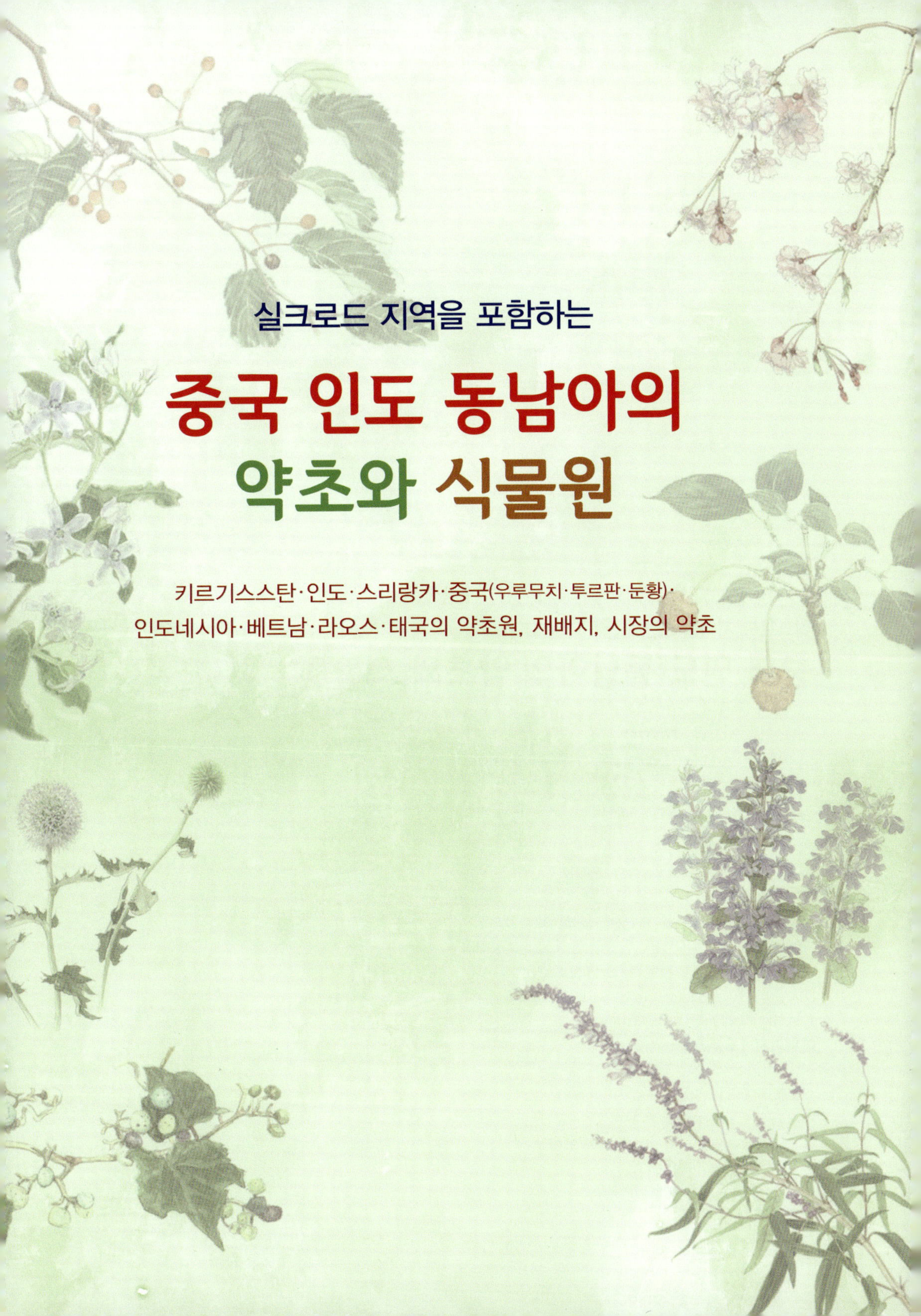

실크로드 지역을 포함하는

중국 인도 동남아의
약초와 식물원

키르기스스스탄·인도·스리랑카·중국(우루무치·투르판·둔황)·
인도네시아·베트남·라오스·태국의 약초원, 재배지, 시장의 약초

실크로드 지역을 포함하는

중국 인도 동남아의 약초와 식물원

초판인쇄 : 2021년 9월 27일
초판발행 : 2021년 10월 1일

글 · 사진　l 박종철
펴 낸 이　l 고명흠
펴 낸 곳　l 푸른행복

출판등록　l 2010년 1월 22일 제312-2010-000007호
주　　소　l 경기도 고양시 덕양구 통일로 140(동산동)
　　　　　　삼송테크노밸리 B동 329호
전　　화　l (02)356-8402 / FAX (02)356-8404
E-MAIL　 l bhappylove@daum.net
홈페이지 l www.munyei.com

ISBN 979－11－5637－119－9 (93510)

실크로드 지역을 포함하는

중국 인도 동남아의 약초와 식물원

키르기스스스탄·인도·스리랑카·중국(우루무치·투르판·둔황)·
인도네시아·베트남·라오스·태국의 약초원, 재배지, 시장의 약초

글·사진 약학박사 박종철
국립순천대학교 명예교수
세계약초연구원 원장
박종철약초전시관 관장

푸른행복

일러두기

1. 실크로드 지역인 중국 신장위구르자치구 우루무치·투르판, 간쑤성 둔황 그리고 중앙아시아 키르기스스탄의 약초를 조사했다. 약초 학명은 Royal Botanic Gardens, Kew 그리고 Missouri Botanical Garden이 만든 식물 학명 목록인 〈The Plant List(플랜트리스트)〉를 활용하여 정리했다.

2. 인도네시아의 보고르 식물원, 발리 식물원, 치보다스 식물원에서 293종의 약초 그리고 보고르농과대학교 식물원, 반둥공과대학교 약초원에서 151종의 약초를 촬영하여 그 학명을 정리했다.

3. 인도의 네루 열대식물원, 케랄라산림연구소 식물원, 케랄라농업대학교 식물원에서 67과 160종의 식물 그리고 스리랑카의 로열 식물원, 시타와카 식물원, 헤나라트고다 식물원을 찾아가 77과 245종의 약초를 사진으로 기록했다.

4. 이 책은 아시아의 식물원 16곳, 재배지와 길거리 32곳의 약초 사진 중에서 중요한 사진과 효능 그리고 그곳 자료를 정리하여 제작한 약초 도서다. 이 책에 수록된 모든 사진은 저자가 촬영한 사진을 사용했다.

5. 식물원의 위치, 주소, 홈페이지, 전화번호 등을 실어 독자들이 쉽게 찾아갈 수 있는 안내서 역할을 하고자 했다.

6. 현지의 사정에 따라 약초 재배에 차이가 날 수 있다.

실크로드 그리고 아시아의 식물원과 길거리에서 만난 약초를 찾아서

중국 북서부 지역의 신장위구르자치구(우루무치, 투르판)와 간쑤성(둔황)은 고대에 서역(西域)이라고 부르던 지역의 일부분으로 실크로드가 이곳을 지나고 있다. 중앙아시아 5개 나라 중 비교적 면적이 작은 편인 키르기스스탄도 과거 실크로드 지역이다. 이곳을 찾아 실크로드의 약초를 조사했다.

인도네시아는 중국, 인도, 미국에 이어 세계에서 네 번째로 인구가 많으며 면적은 세계 14위의 큰 나라다. 식물자원도 풍부하여 4개의 국립식물원을 보유하고 있다. 필자는 이 나라를 3번 방문하여 보고르 식물원, 발리 식물원, 치보다스 식물원, 보고르농과대학교 식물원, 반둥공과대학교 약용식물원에서 444종 약초를 촬영하고 그 학명을 분석했다.

인도에서는 네루 열대식물원, 케랄라산림연구소 식물원, 케랄라농과대학교 식물원을 찾아가 67과 160종의 식물을 촬영했고, 스리랑카에서는 로열 식물원, 시타와카 식물원, 헤나라트고다 식물원을 방문하여 77과 245종의 식물을 사진으로 기록했다.

이 외에도 중국의 투르판 사막식물원, 베트남의 사이공 식물원, 태국의 아편박물관도 찾았다.

이 책은 아시아의 식물원 16곳에서 촬영한 약초 중에서 중요한 사진을 골라 효능과 그곳 자료를 조사하여 제작한 약초 도서이다. 식물원뿐 아니라 키르기스스탄, 베트남, 라오스, 태국, 캄보디아, 필리핀의 길거리 약초도 함께 정리했다. 관심 있는 독자들이 개인적으로 찾아갈 수 있도록 이들 장소의 주소, 홈페이지와 지도도 실었다.

최근 약용식물과 한약에 대한 관심이 증가하는 추세를 감안할 때 한약학, 한의학, 한약 자원학, 자원식물학, 생약학, 약학 분야에서 공부하는 학부생과 대학원생을 포함한 과학자는 물론 실무에 종사하는 제조업자들에게도 곁에 두고 가까이 지낼 수 있는 책이 되었으면 한다. 특히 약초에 관심이 많은 일반인들에게 실질적인 도움이 되길 기대한다.

필자의 개인 사무실인 '세계약초연구원'과 전시관인 '박종철약초전시관' 두 곳을 마련해주신 죽암그룹 김종욱 회장님께 깊은 감사의 말씀을 드린다. 이 책의 교정 작업은 세계약초연구원에서 이루어졌다.

자료 정리를 도와준 남민우 순천대 졸업생 그리고 출판을 승낙해주시고 모든 호의를 베풀어주신 도서출판 푸른행복 여러분께 감사드린다.

박종철

국립순천대학교 명예교수
세계약초연구원 원장
박종철약초전시관 관장

외국의 약초 조사를 함께한 답사단 여러분과 약초 안내를 도와준 분들의 성함을 아래에 기록하며 고마운 마음을 전합니다.

【 약초 안내 】

- **키르기스스탄(비슈케크 인근, 카라콜 인근) 약초 안내** : Marat Danilov

- **인도네시아(반둥) 약초 안내** : Djudju Djuhaera 박사

- **인도네시아(자카르타, 보고르) 침향나무 안내** : Eka Wijaya

- **베트남(하노이, 박닌) 육계 안내** : 김진배 사장

- **베트남(호치민, 무이네) 약초 안내** : 반윤근 사장

- **외국 약초 답사 안내** : 이덕교 부장

【 약초 조사단 】 (저자가 참여한 외국 약초 조사단의 일부입니다. 성함은 가나다순이며 직함은 생략했습니다.)

- **인도(티루바난타푸람, 코치), 스리랑카(콜롬보, 캔디)의 약초 조사단** : 박종철, 배기환, 신전휘, 주영승

- **인도네시아(자카르타, 보고르)의 약초 조사단** : 김창민, 박종철, 서정범, 안덕균, 이영종, 한효상

- **인도네시아(자카르타, 보고르, 반둥)의 약초 조사단** : 강진춘, 구법성, 박종철, 배기환, 주영승

- **베트남(하노이, 박닌, 빈프억, 호치민)의 약초 조사단** : 강병수, 권상아, 김인락, 김정훈, 김홍준, 박종철, 안덕균, 오승열, 이금산, 이덕교, 이세나, 주영승, 추병길

- **중국(신장위구르자치구 우루무치, 투르판, 간쑤성 둔황)의 약초 조사단** : 김인락, 도의정, 박석만, 박종철, 배기환, 석상희, 송원호, 신상문, 신전휘, 안덕균, 이금산, 이덕교, 이동현, 이영종, 정준호, 주영승, 최호영

- **중국(후베이성 언스, 후베이성 우한)의 약초 조사단** : 강병수, 김창민, 박종철, 신전휘, 오승열, 이덕교, 이병의, 이세나, 전대균, 주영승

- **중국(윈난성 쿤밍·시솽반나, 닝샤후이족자치구 인촨·옌츠)의 약초 조사단** : 고성권, 김경영, 김남재, 김성건, 문예지, 박종철, 이경태, 한상범, 한지수, 황완균

- **중국(간쑤성 룽시, 랴오닝성 선양·신빈, 네이멍구자치구 츠펑)의 약초 조사단** : 경민지, 김소화, 김진아, 박종철, 서정범, 윤주희, 이영종, 이지은, 홍은영, 황완균

차례

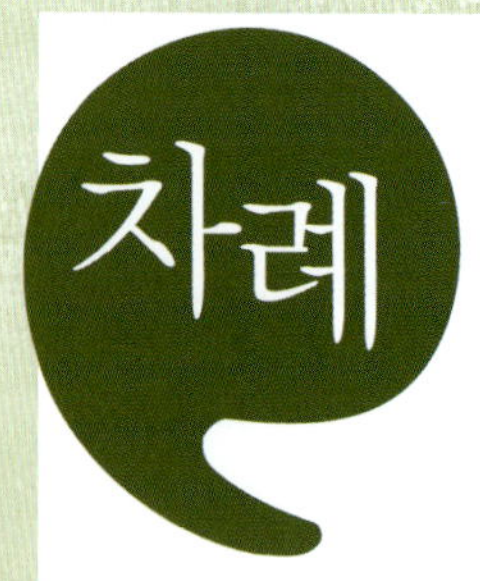

제6장 베트남의 약초

제7장 라오스의 약초

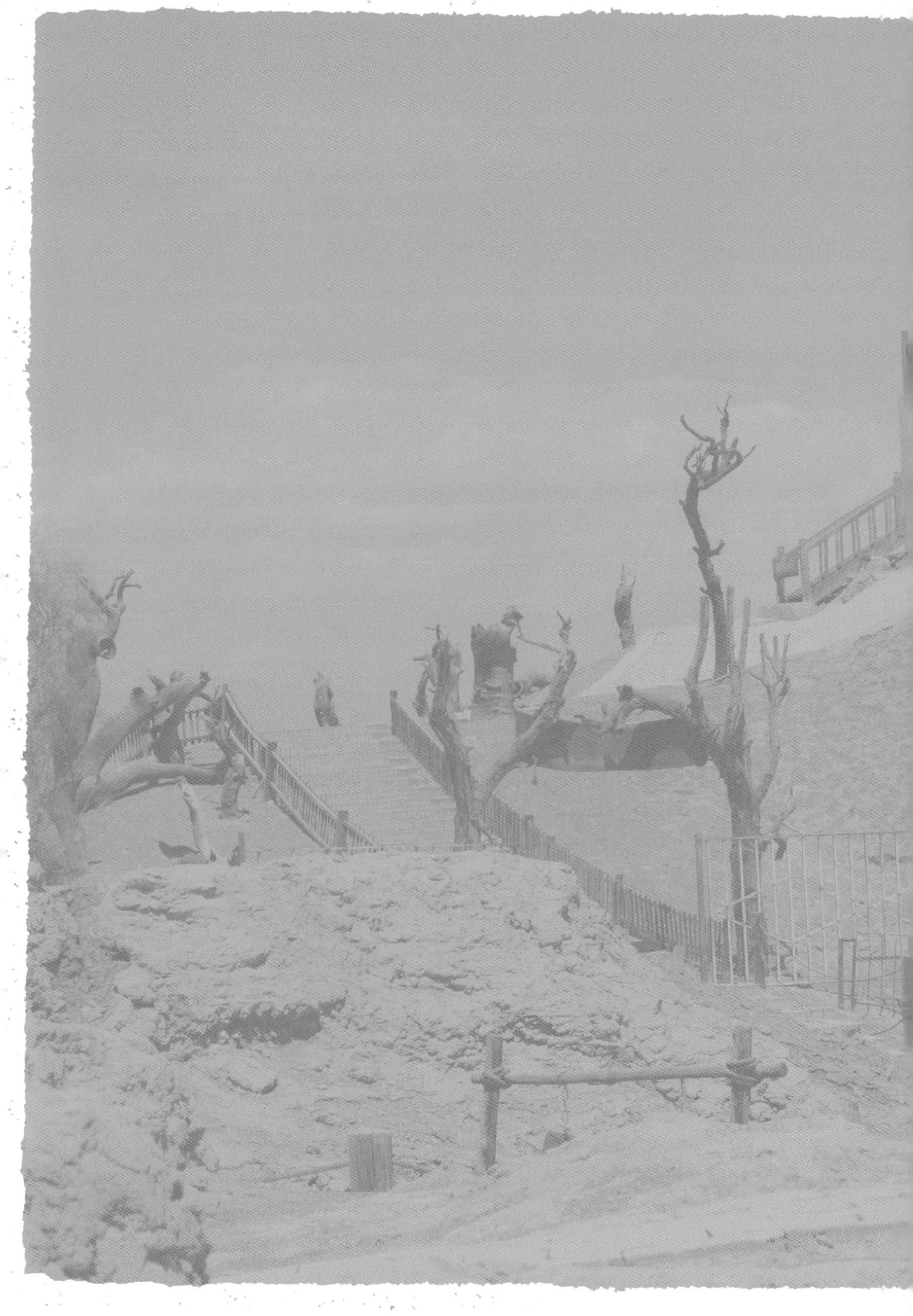

제1장

실크로드 지역 (중국 신장위구르자치구와 간쑤성)의 약초

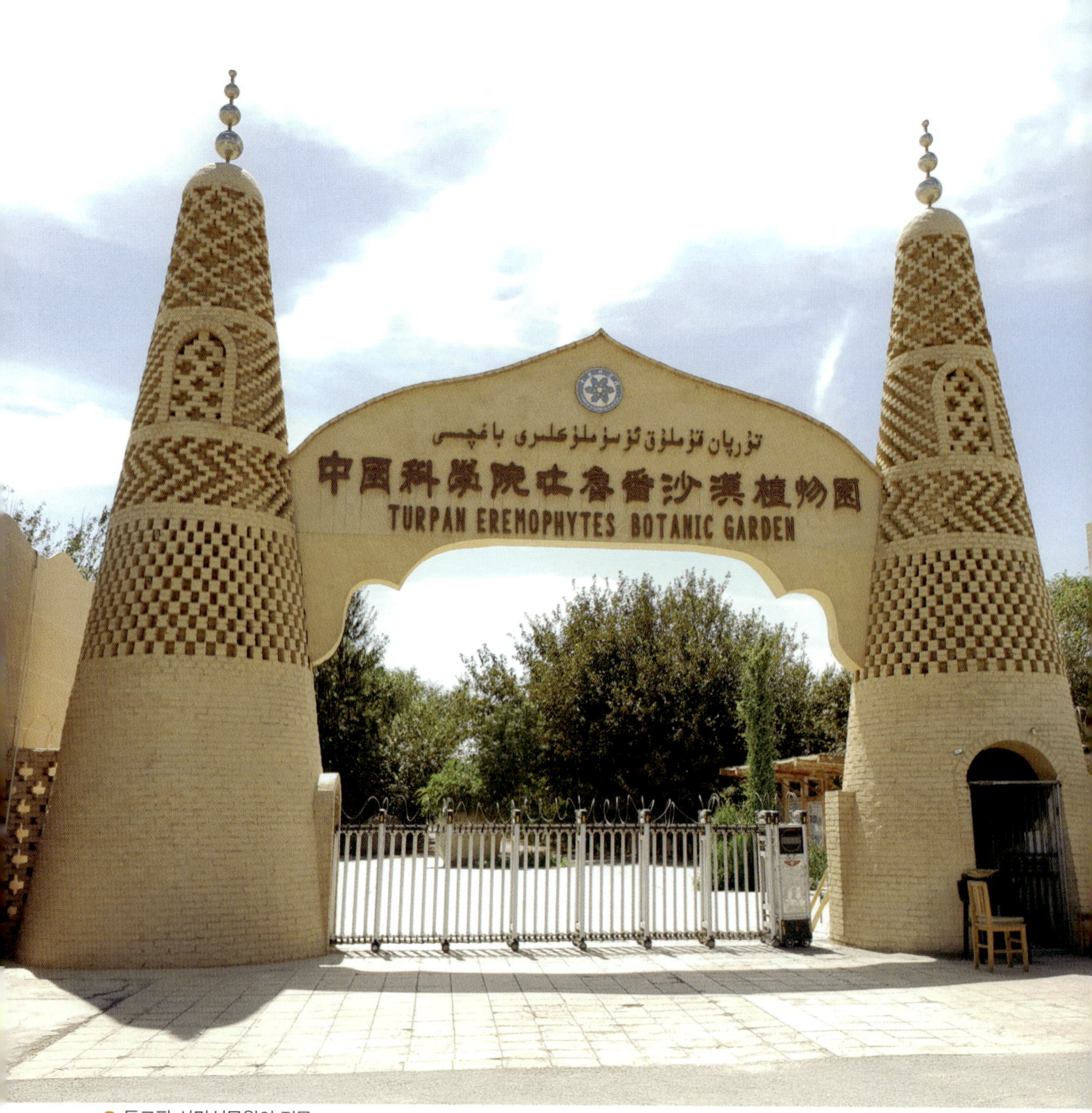

⬆ 투르판 사막식물원의 정문

| 1.01 |

신장위구르자치구
투르판 사막식물원의 약초

서역의 사막식물원

　중국 신장위구르(新疆維吾爾)자치구는 고대에 서역(西域)이라고 부르던 지역의 일부분으로, 실크로드가 이곳을 지나고 있다. 또한 중국 대륙 내에서 가장 큰 면적을 차지하는 성(省)으로 중국 내의 또 다른 중국이라 불린다. 이 지역의 중심 도시이자 동서양을 이어주던 실크로드의 관문이 성도인 우루무치(烏魯木齊)시다. 중국 서역지방의 최고 도시이자 옛날 실크로드 톈산 북로(天山北路)의 주요 도시였다. 우루무치시에서 남동쪽으로 약 200km 떨어진 곳에 투르판(吐魯番)시가 위치한다.

　투르판에서 동쪽으로 약 40km 지점에는 베제클리크 천불동(柏孜克里千佛洞, Bezeklik Caves)과 훠옌산(火焰山, 화염산) 등의 관광 명소가 있다. 천불동은 절벽에 위치한, 불교 벽화가 있는 석굴

사막식물원 입구의 표지판. ❍
주행 중인 버스 안에서 찍다 보니 표지판 일부만 촬영되었다.

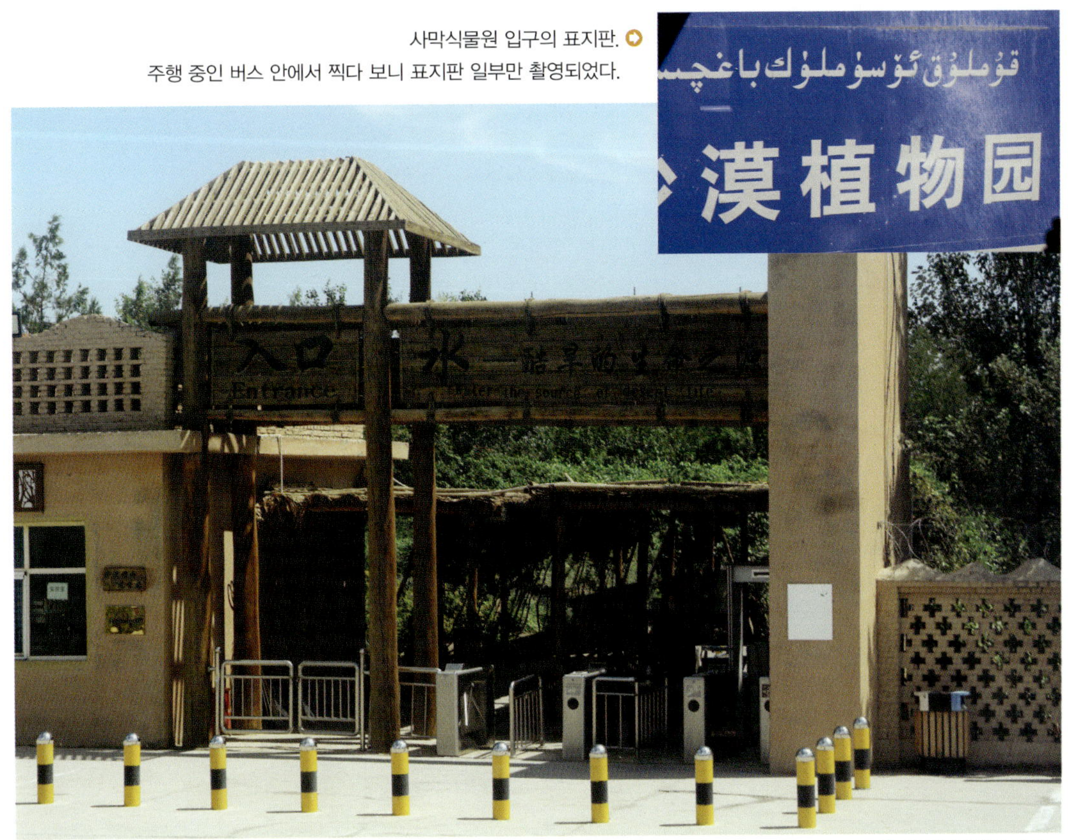

❍ 사막식물원의 입구

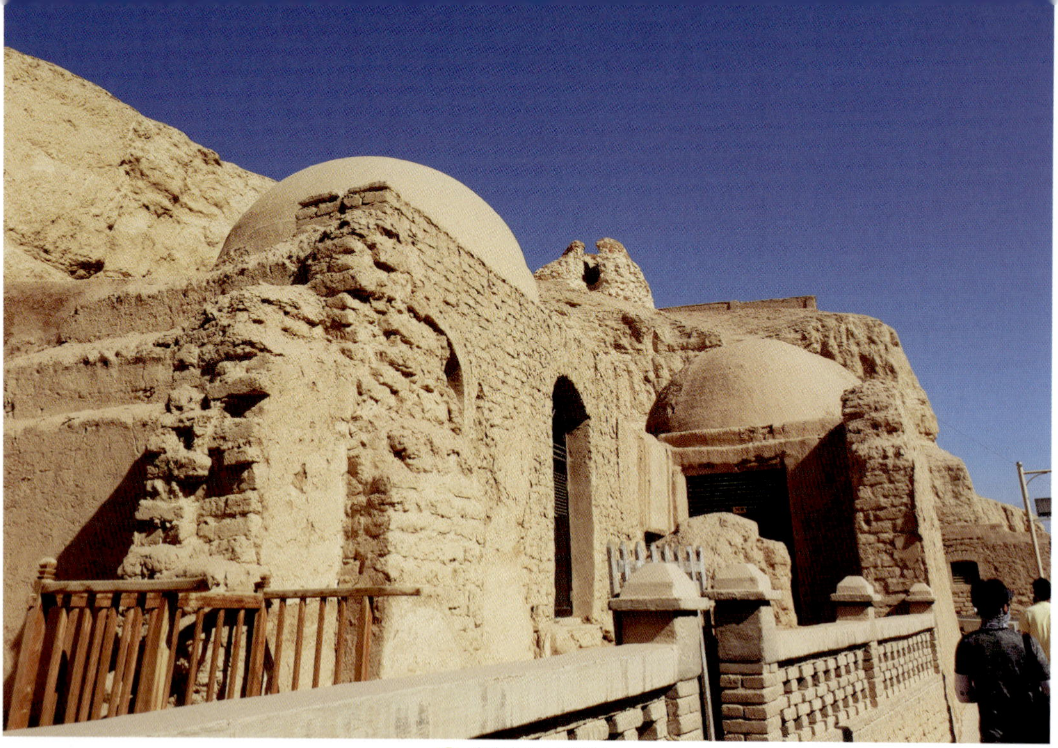

○ 베제클리크 천불동

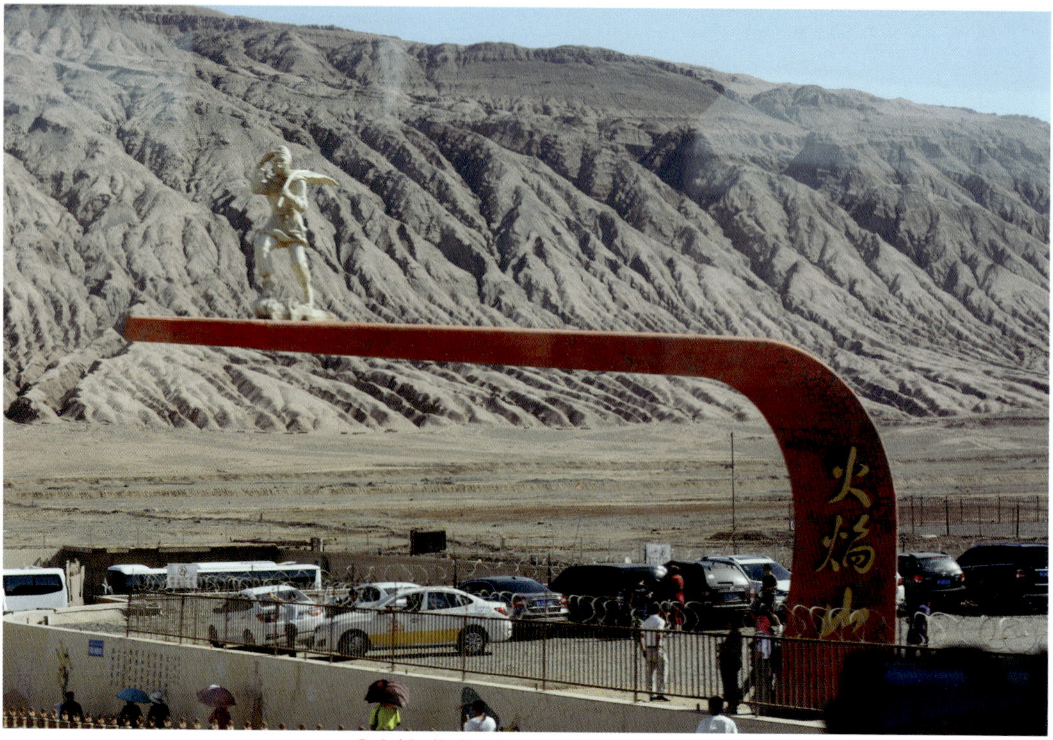

○ 《서유기》의 무대가 되었던 훠옌산(화염산)

유적이고 투르판에서도 가장 덥다는 훠옌산은 《서유기》의 무대가 되었던 곳이다.

투르판 사막식물원(吐魯番沙漠植物園)은 투르판에서 남쪽으로 10km 떨어진 곳에 위치해 있으며 중국과학원 소속이다. 1976년에 건립된 식물원은 중앙아시아 지역의 다양한 사막식물을 보유하고 있다. 평균 해발고도가 −80m에 이르는 이 식물원은 세계에서 해발고도가 가

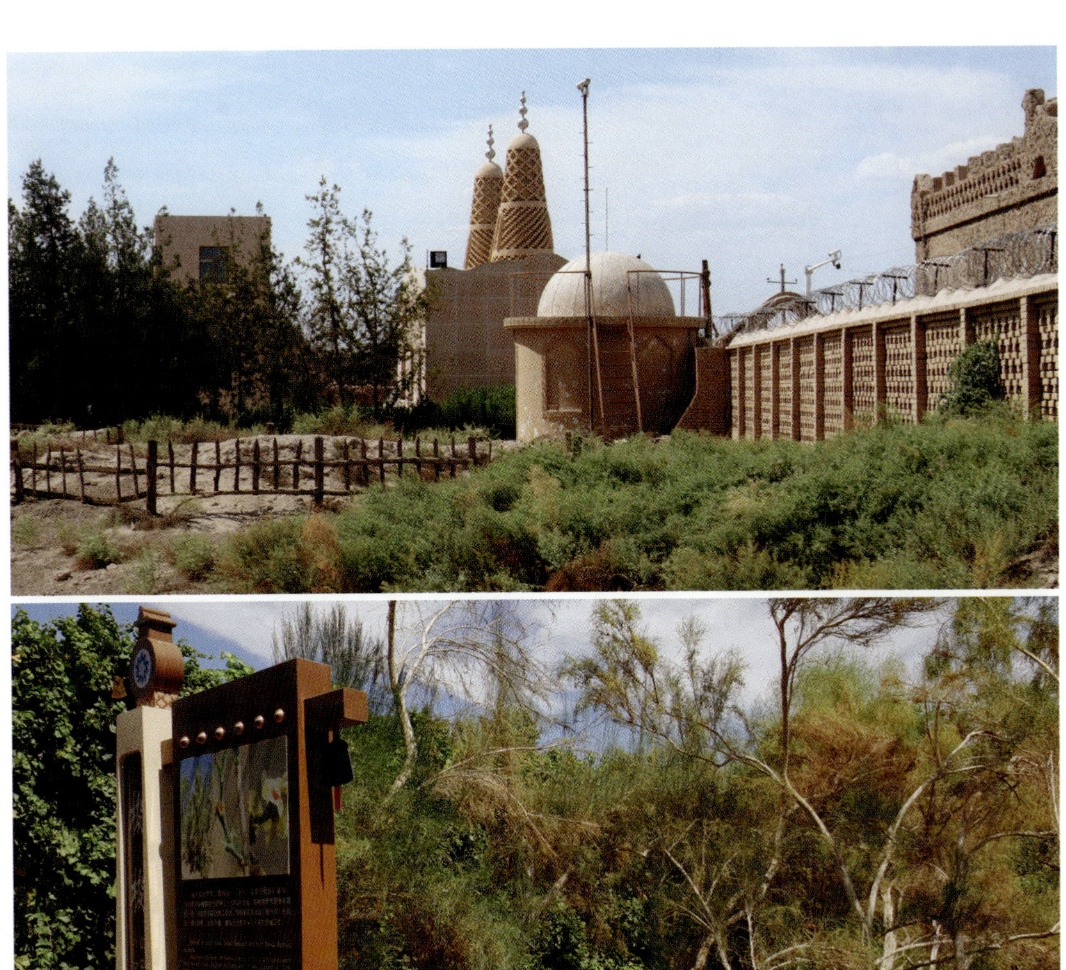

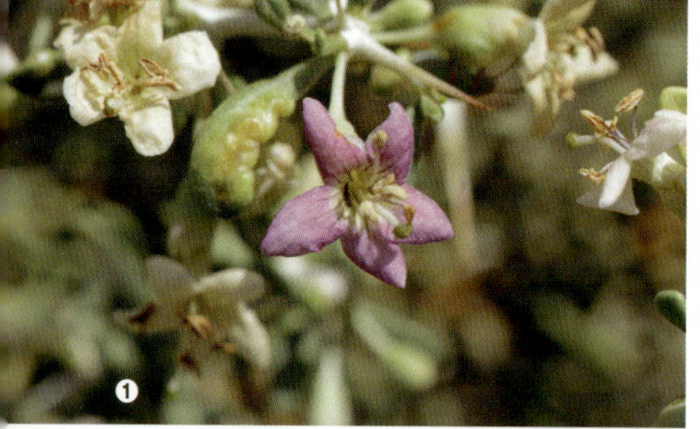

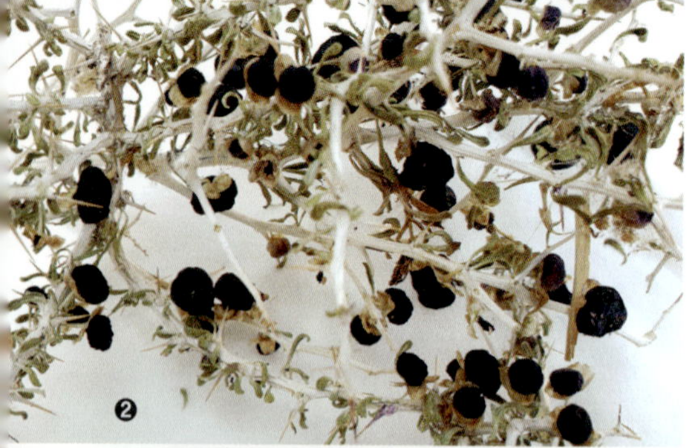

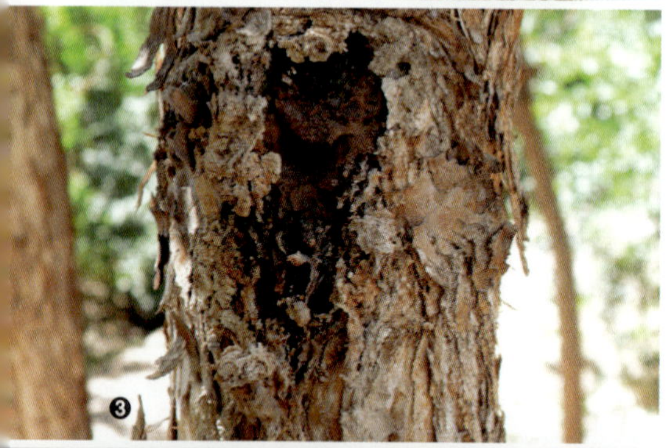

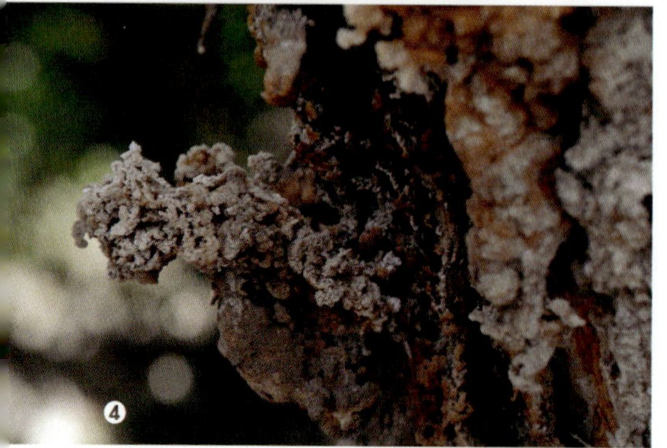

❶ 흑과구기 꽃 ❷ 흑과구기 열매와 가시
❸❹ 한약 호동루로 쓰이는 호양나무. 이 식물의 수지를
호동루라 부른다.

장 낮은 식물원으로 불린다. 사막식물원은 호양관상구(胡楊觀賞區), 약용식물전류원(藥用植物專類園), 사괴전류원아구(沙拐專類園亞區), 염생식물아구(鹽生植物亞區), 백사사군락아구(白梭梭群落亞區), 사사군락아구(梭梭群落亞區) 등으로 구성되어 있다.

흑과구기, 호양나무

식물원으로 들어서니 흑과구기(黑果枸杞, *Lycium ruthenicum*)가 꽃을 피우며 일행을 반긴다. 신장위구르자치구 곳곳에서 상품으로 판매되는 흑과구기의 식물 모습을 처음으로 대하는 순간이다. 이름에 '구기'가 들어 있으니 구기자의 보라색 꽃과 비슷하지만 가시가 너무 많아 사진 찍기에 불편한 식물이다. 노화 예방과 체력 향상의 효능이 알려져 있는 흑과구기는 이 지역의 특산 약초다.

흑과구기를 기록하고 안쪽으로 더 들어가니 호양나무(胡楊, *Populus diversifolia*)가 자라고 있다. 이 식물의 수지가 땅속에 오랫동안 묻혀서 이루어진 것을 한약 호동루(胡桐淚)라 부른다. 호양나무를 보기 위해 이곳 사막식물원을 찾았다 해도 과언이 아닐 정도로, 이는 필자에게 중요한 약용식물이다. 큼직하게 적힌 호양 표지판을 모델로 수십 장의 사진을 카메라에 담았다. 호동루는 목 안이 붓고 아픈 증상 그리고 잇몸이 벌겋게 붓고 헐며 아픈 병증을 낮게 한다. 한약

18

정류(檉柳)로 쓰이는 위성류(*Tamarix juniperina*)와 같은 속 식물인 다화정류(多花檉柳, *Tamarix smyrnensis*)도 길옆에 있다. 정류는 류머티즘 관절염의 통증에 유효한 약재다.

육종용의 기생식물 사사, 오가피와 유사한 강류

한약 육종용(肉蓰蓉)은 열당과 식물인 육종용(*Cistanche deserticola*)의 육질경(肉質莖)을 말한다. 이 식물은 사막지대에 자생하는 남가새과의 관목인 사사(梭梭, *Haloxylon ammodendron*)에 기생하여 자란다. 이 사사(梭梭)가 사막식물원에서 재배되고 있다. 육종용은 남성의 양기 부족 그리고

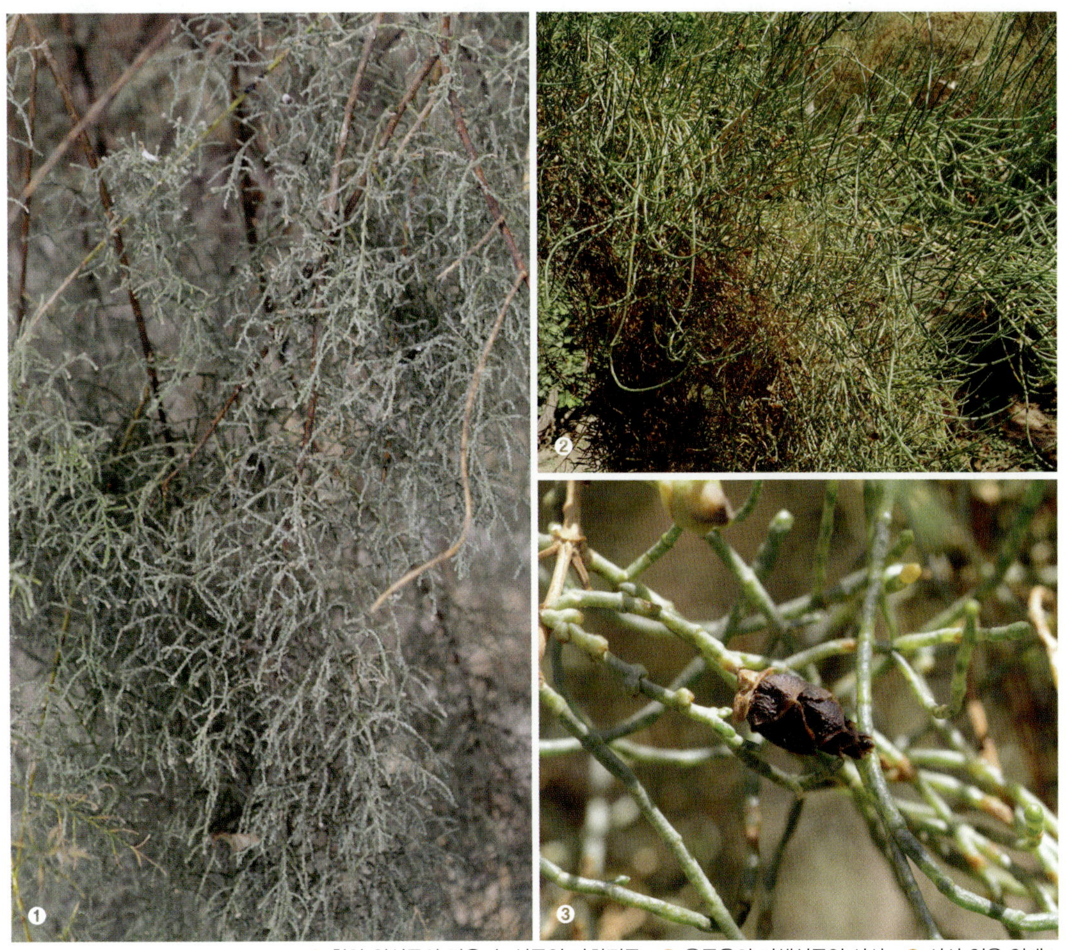

❶ 한약 위성류와 같은 속 식물인 다화정류　❷ 육종용의 기생식물인 사사　❸ 사사 익은 열매

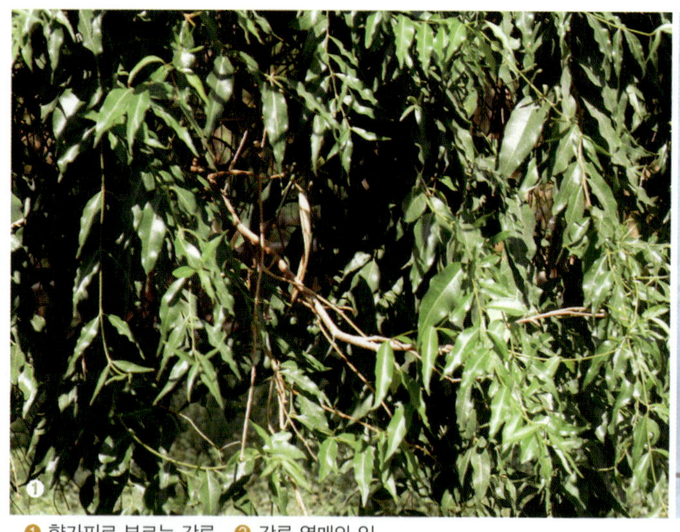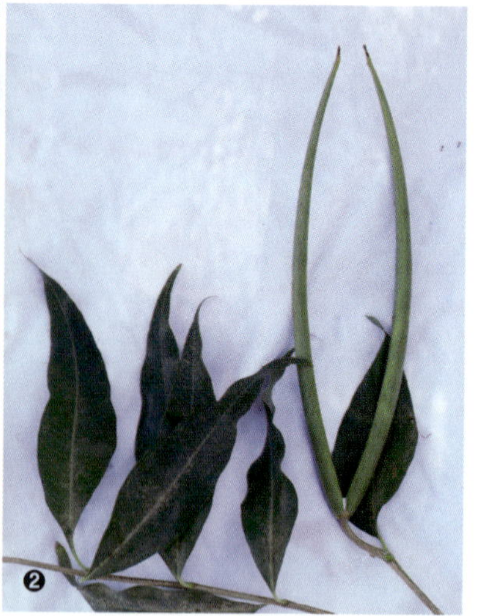

❶ 향가피로 부르는 강류 ❷ 강류 열매와 잎

여성의 불임증과 자궁에서 분비물이 나오는 증상에 사용하는 한약이다. 강류(杠柳, *Periploca sepium*)가 식물원 산책길 옆에서 자라고 있다. 이 약초의 뿌리껍질을 향가피(香加皮)로 부르지만, 이를 이름이 비슷한 오가피로 사용하는 것은 잘못이다. 강류는 팔다리를 잘 쓰지 못하고 아픈 증상을 없애주며 강심 효능을 가지는 약초다.

창과감초, 마황, 종대황

한약 감초(甘草)는 약초 감초, 광과감초(光果甘草) 또는 창과감초(脹果甘草)의 뿌리 및 뿌리줄기로서 그대로 또는 주피를 제거한 것을 말한다. 사막식물원은 창과감초(*Glycyrrhiza inflata*)를 넓은 면적에서 대량 재배하고 있다. 감초는 보익약(補益藥)으로 보비익기[補脾益氣, 비(脾)를 보하고 원기를 보충한다], 청열해독[淸熱解毒, 열독(熱毒)을 해소한다], 거담지해[祛痰止咳, 담(痰)을 제거하고 기침을 멎게 한다], 사화해독[瀉火解毒, 화독(火毒)을 없앤다], 조화제약(調和諸藥, 여러 약물을 조화롭게 한다)의 한방 효능을 가진다. 그래서 비위(脾胃) 허약에 사용하고 원기를 돕는 효능이 있다. 가슴이 두근거리며 호흡이 얕고 힘이 없으며 숨이 차는 증상에도 사용한다. 특히 감초는 주성분인 글리시리진(glycyrrhizin) 성분으로 인해 부신피질 호르몬과 비슷한 작용을 나타내기도 한다. 북한에서는 비기, 폐기 및 심기를 보하고 열을 내리며 독을 풀고 기침을 멈추는 효능으로 사용한다.

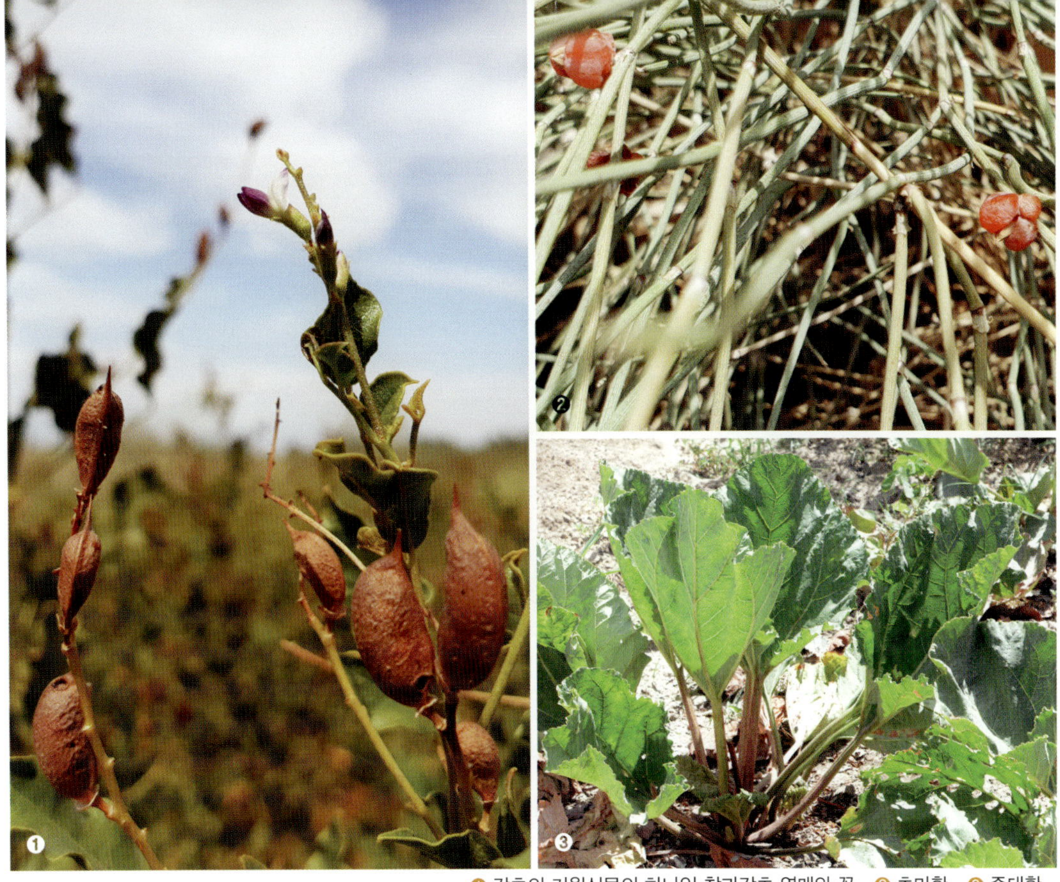

❶ 감초의 기원식물의 하나인 창과감초 열매와 꽃 **❷** 초마황 **❸** 종대황

마황(麻黃)은 초마황(草麻黃), 중마황(中麻黃) 또는 목적마황의 초질경이다. 사막식물원에는 이 중 빨간 열매가 달려 있는 초마황(*Ephedra sinica*)이 보인다. 이 한약은 해표약(解表藥)으로 발한산한[發汗散寒, 땀을 내어 한사(寒邪)를 없앤다], 선폐평천(宣肺平喘, 폐의 기능을 정상화하고 천식을 편안하게 한다), 이수소종(利水消腫, 소변을 잘 나오게 하고 부종을 가라앉힌다)의 효능이 있다. 발한(發汗) 작용이 있어 감기로 인한 열을 없애주며 가슴이 답답하고 숨이 차면서 기침하는 증상을 낫게 한다. 마황의 주성분인 에페드린(ephedrine)은 기관지 평활근의 이완, 즉 진해(鎭咳) 작용을 가지고 있다. 《북한약전》에는 마황이 기관지천식, 부종, 저혈압, 두드러기, 비염에 쓰인다고 설명하고 있다.

종대황(*Rheum rhabarbarum*)도 자라고 있다. 이 약초는 사열해독(瀉熱解毒, 열독을 풀어준다), 양혈행어[涼血行瘀, 혈열(血熱)을 식히고 어혈을 없앤다] 효능이 있다. 그래서 열(熱)이 심하여 생긴 화(火)를 없애고 대변을 잘 보게 하며, 위(胃)의 운동을 활발하게 하여 타액과 위액 분비를 촉진함으로써 소화를 돕는다. 종대황(種大黃)을 대황 대신으로 사용하면 안 된다.

영어 이름이 마시멜로(marsh mallow)인 약촉규(藥蜀葵, *Althaea officinalis*)가 심어져 있다. 이것의 뿌리는 기침, 소화성 궤양, 구강점막 염증을 치료하는 효능이 있다. 약촉규 뿌리에서 뽑아낸 당(糖)에 달걀 흰자 등을 섞어 만든 것이 어린이들이 좋아하는 과자인 마시멜로이며 이름도 이 식물 이름에서 따왔다. 오늘날 마시멜로는 젤라틴을 써서 스펀지 같은 질감을 얻는다.

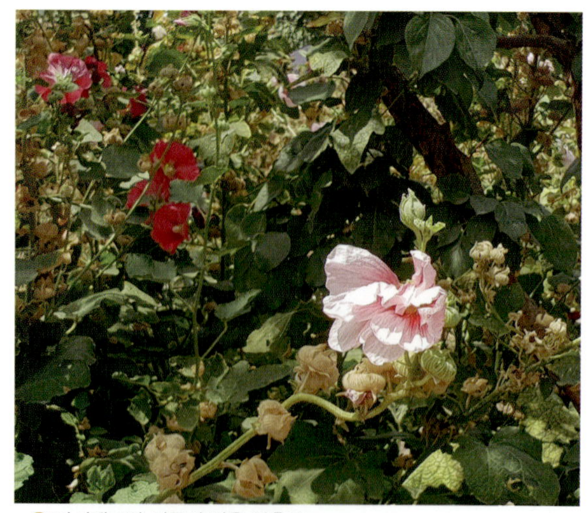

○ 마시멜로와 이름이 같은 약촉규

몽골사동청, 사괴조, 비술나무, 아르메니아살구

그 밖에 이곳에서 자라는 중요한 약초는 다음과 같다. 사막지역에서 자라는 몽골사동청(蒙古沙冬青, *Ammopiptanthus mongolicus*)과 사막지역에서 생명력이 강한 사괴조(沙拐棗, *Calligonum*) 식물이 보인다. Siberian elm으로 불리는 비술나무(*Ulmus pumila*)가 자라고 있다. 비술나무는 우리나

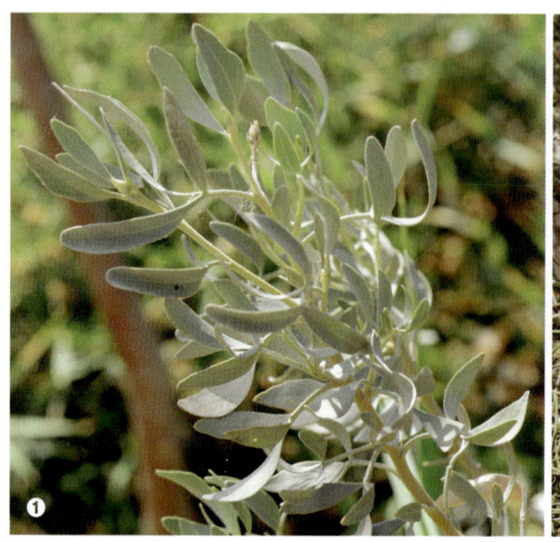

❶ 사막지역에서 자라는 몽골사동청 ❷ 사막에서 생명력이 강한 사괴조(*Calligonum*)

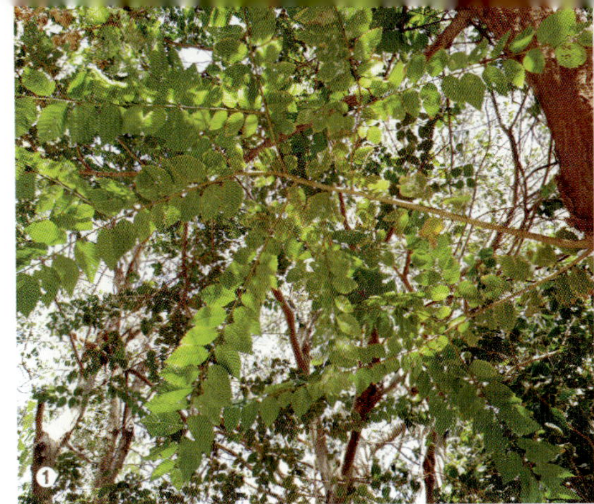 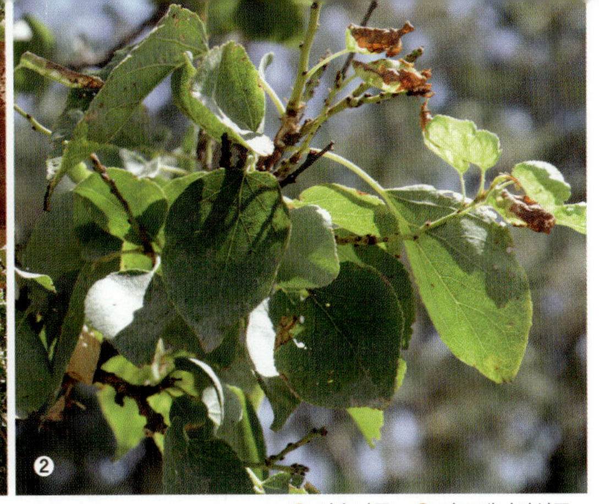

라 중부 이북에 주로 분포하지만 비슷한 식물인 참느릅나무는 우리나라의 중부 이남에서 자란다. 아르메니아살구(*Prunus armeniaca*)도 있다. 기침에 사용하는 행인은 살구나무, 개살구나무, 아르메니아살구, 시베리아살구의 씨를 쓴다.

필자는 투르판 사막식물원에서 18과(科) 30종의 식물을 촬영했다. 촬영한 식물을 과별로 분석하면 콩과(Fabaceae, Leguminosae) 7종, 마디풀과(Polygonaceae) 3종, 붓꽃과(Iridaceae), 버드나무과(Salicaceae), 가지과(Solanaceae) 각 2종 등이다. 가장 많은 콩과(科) 식물은 *Alhagi sparsifolia*, *Ammopiptanthus mongolicus*, *Caragana korshinskii*, *Glycyrrhiza glabra*, *Glycyrrhiza inflata*, *Medicago sativa*, *Sophora davidii*이다. 이 식물원의 조사 식물을 속(屬)별로 분류하면 *Calligonum*, 마황속(Ephedra), 감초속(Glycyrrhiza), 붓꽃속(Iris), 사시나무속(Populus) 식물이 2종씩 자라고 있다.

관개 시설의 일종인 카레즈

한편 식물원 내에는 카레즈[坎兒井, 감아정] 유적지가 곳곳에 있어서, 안내판과 사진으로 관람객들에게 소개하고 있다. 카레즈는 신장위구르자치구에서 볼 수 있는 관개 시설의 일종이다.

쓰러질 정도로 강렬한 햇빛 속에서 약초 촬영을 마무리하고 돌아오는 버스 안에서 누군가 건네준 음료수의 맛은 지금도 잊을 수가 없다. 얼마나 더웠던지 팔에 착용했던 토시를 벗으니 피부는 벌써 한꺼풀 벗겨지고 있었다. 귀국 후에 약초 사진을 더 찍었더라면 하는 아쉬움이 컸지만 그때는 너무 덥다 보니 사진 욕심을 더 낼 수가 없었다.

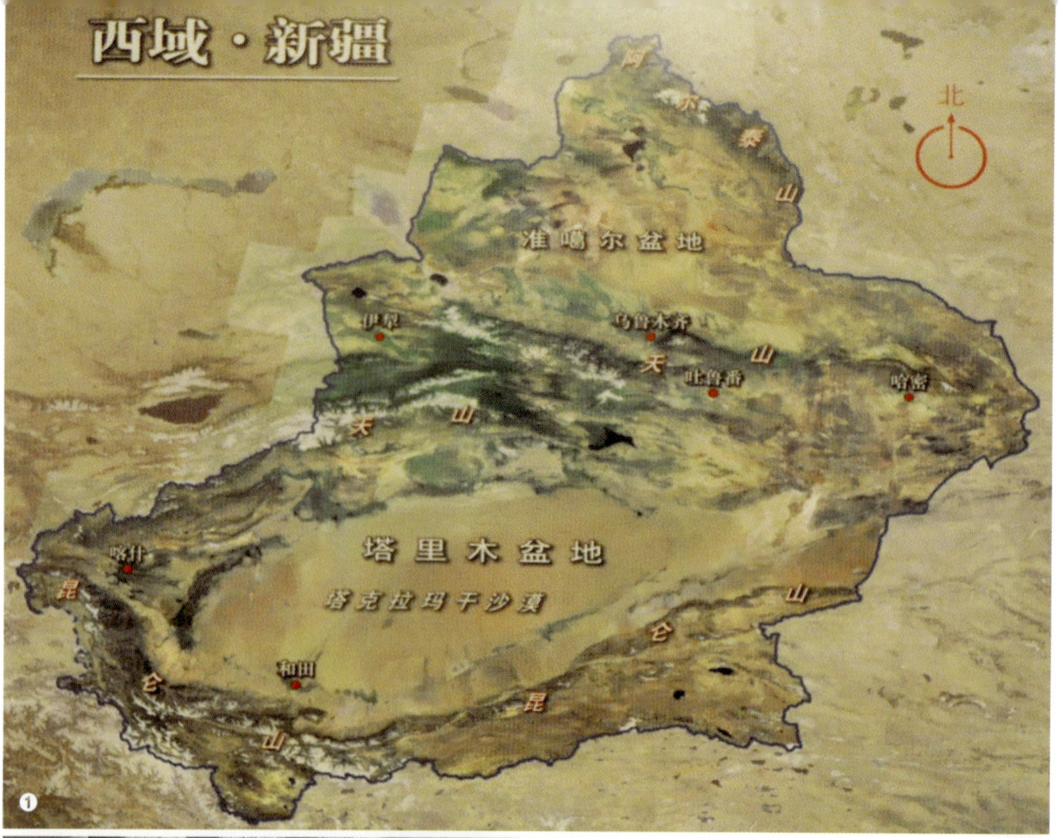

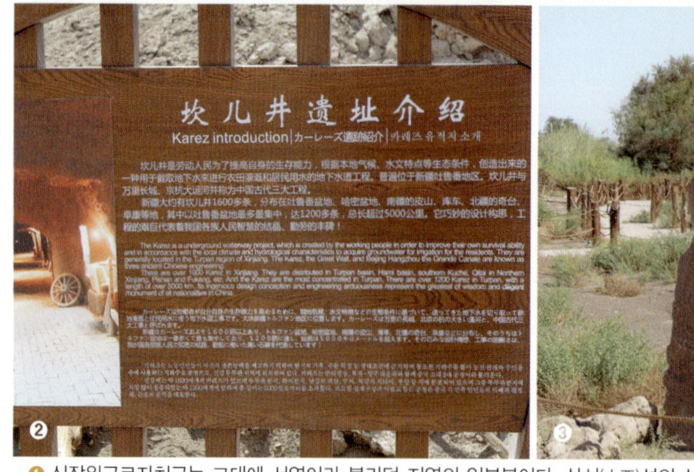

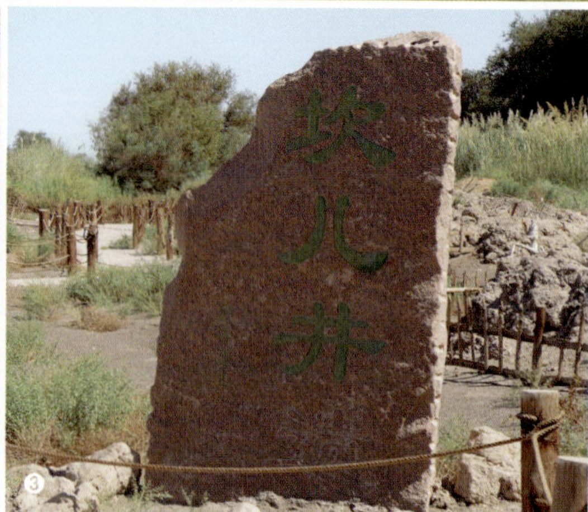

❶ 신장위구르자치구는 고대에 서역이라 불리던 지역의 일부분이다. 산시(山西)성의 산시박물관에 걸려 있는 지도에 신장위구르자치구를 '서역(西域)'으로 표시해뒀다.

❷ 카레즈 유적지의 소개 표지판　❸ 식물원 내의 카레즈 유적지 표지석. 신장위구르자치구에서 볼 수 있는 관개 시설의 일종이다.

　　신장위구르자치구는 중국 서북쪽 끝의 먼 곳이라 가기가 쉽지 않다. 특히 중국 국내 사정으로 인해 우루무치나 투르판으로 가는 도로에서 검문 검색을 하다 보니 이동 시간이 많이 걸린다. 본인 확인도 검색 기계와 스마트폰으로 하므로 길에서 소비하는 시간이 길다. 그렇지만 귀한 약초를 관찰할 수 있고 서유기 관련 관광지로 조성된 훠옌산(火焰山, 화염산)과 베제클리크 천불동도 만날 수 있으니 꼭 추천하고 싶은 지역이다.

- **위치** : 투르판에서 남쪽으로 10km 떨어진 곳에 위치
- **홈페이지** : http://www.bgci.org/garden.php?id=1396
- **설립연도** : 1976년
- **주소** : 중국(中國) 신장위구르(新疆維吾爾)자치구 투르판(吐魯番)시 투르판(吐魯番) 사막식물원
  中国新疆维吾尔自治区吐鲁番市高昌区　中国科学院新疆生态与地理研究所吐鲁番沙漠植物园
  Turpan Desert Research Station, Xinjiang Institute of Ecology and Geography, Chinese Academy of Sciences, Qiatkale Town, Turpan, Xinjiang 838008 P.R.China
- **전화번호** : +86 995 524643

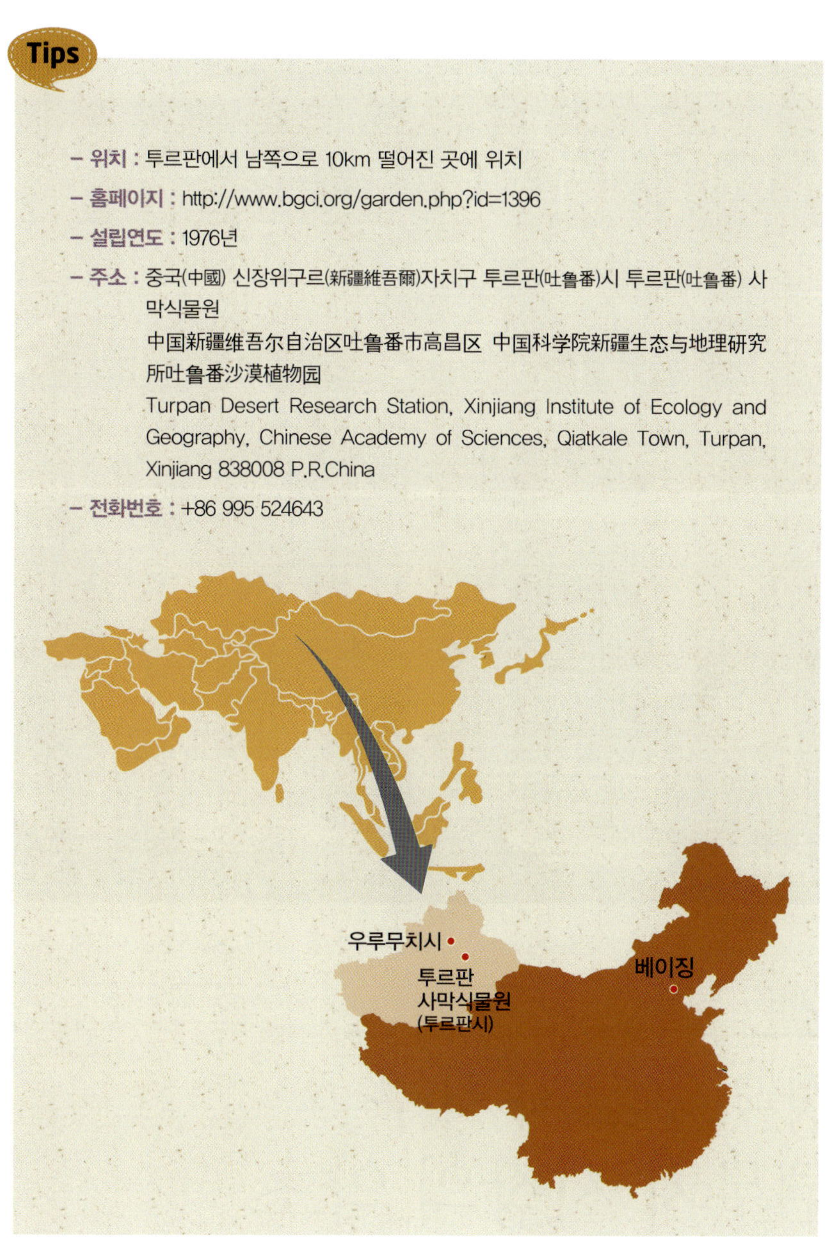

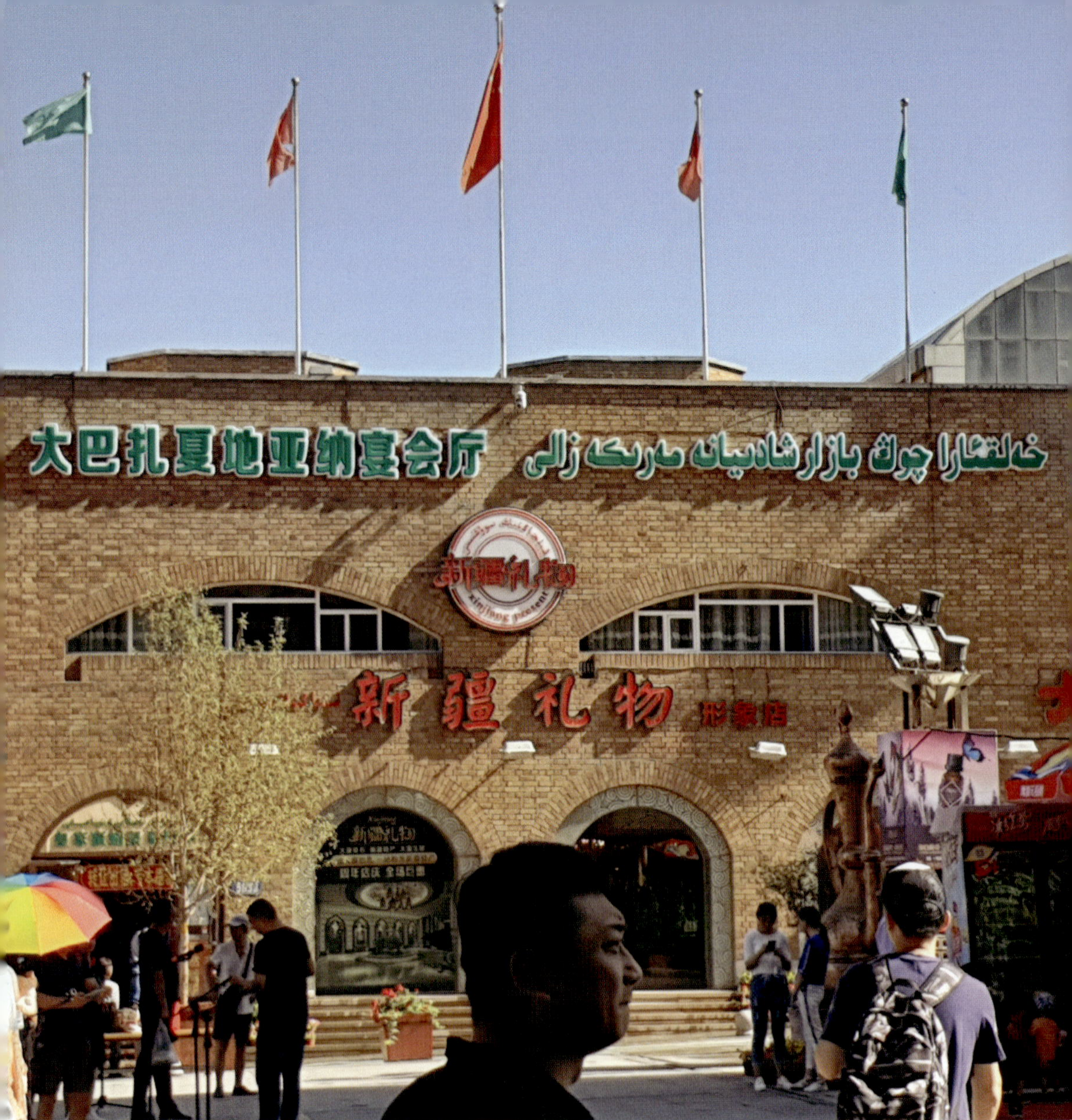

◆ 신장국제시장 전경

신장위구르자치구
우루무치 시장의 약초

우루무치의 신장국제시장

신장위구르(新疆維吾爾)자치구의 성도(省都)인 우루무치(烏魯木齊) 시내에는 규모가 큰 신장(新疆) 국제시장이 있다. 이슬람 시장으로 우루무치 시청의 남쪽에 위치한다. 위구르족만 들어갈 수 있는 시장과 일반인들이 입장할 수 있는 시장으로 구분되어 있다. 시장 광장에는 높은 첨탑이 여러 개 솟은 이슬람 사원이 있고, 사원 입구에는 이슬람 사원을 뜻하는 한자인 '청진사(淸眞寺)'가 적혀 있다. 일행들이 찾은 날에는 시장 광장에서 마침 민속춤 공연이 열렸다.

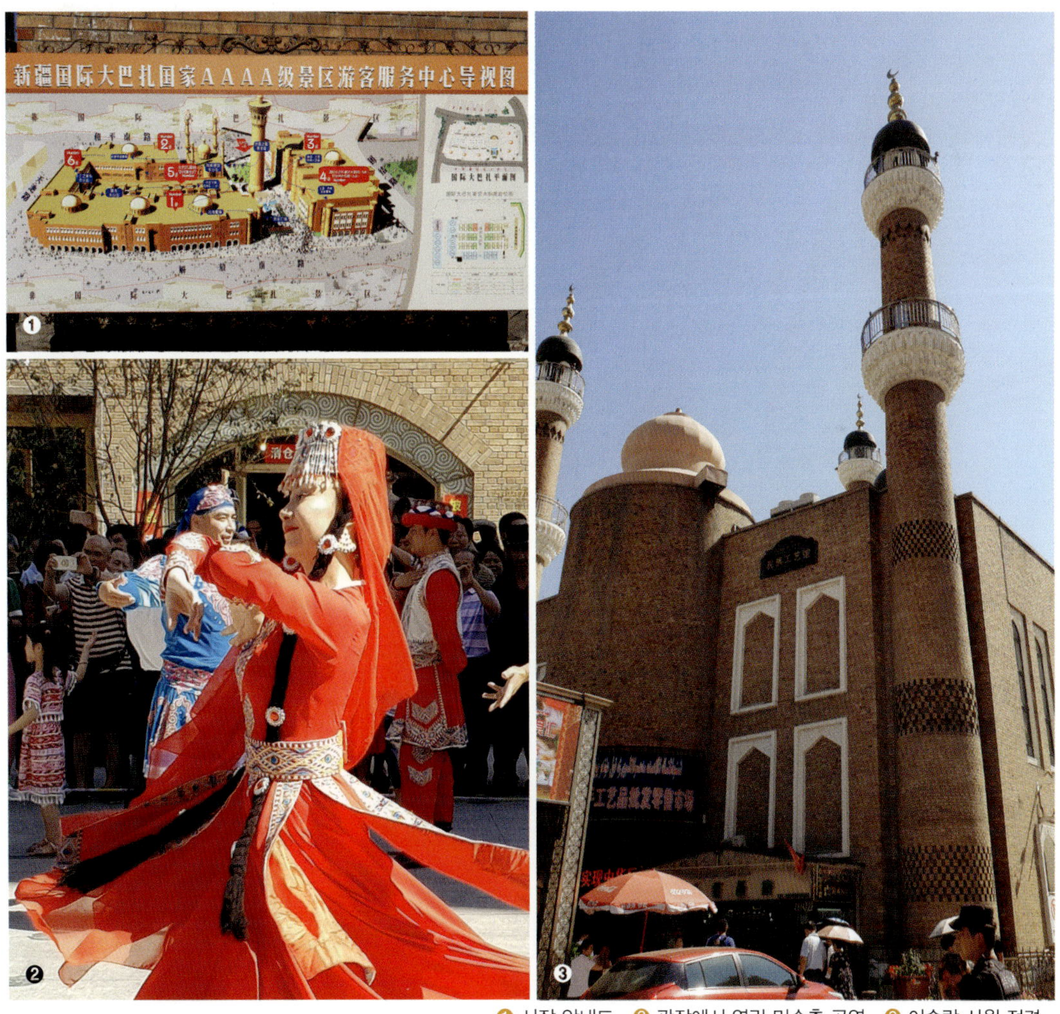

❶ 시장 안내도 ❷ 광장에서 열린 민속춤 공연 ❸ 이슬람 사원 전경

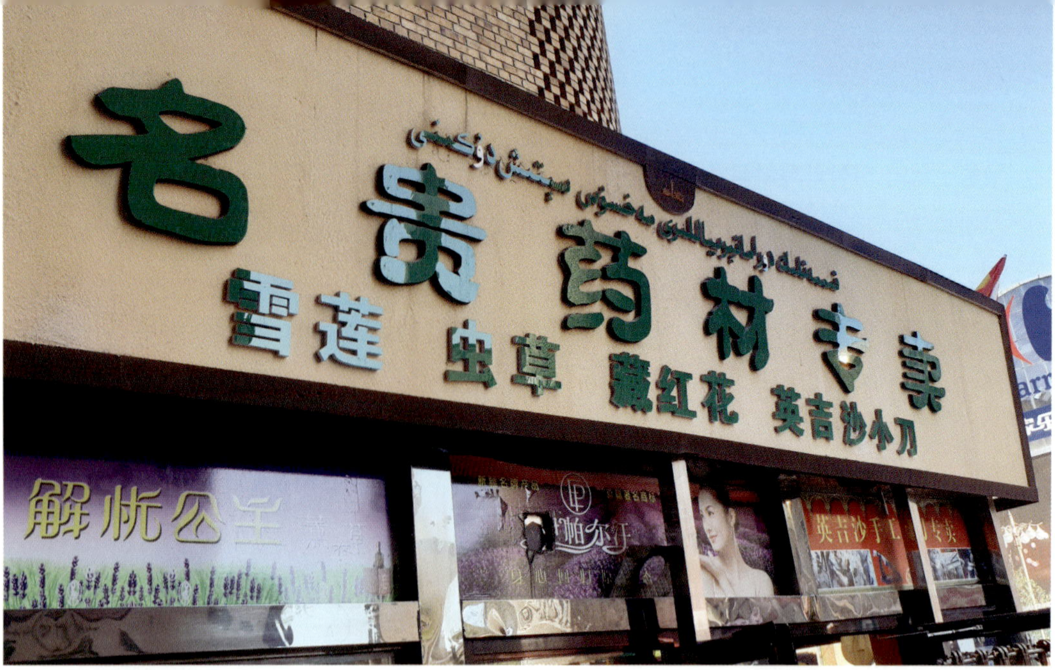

설련, 동충하초, 장홍화(사프란)가 적힌 간판이 자주 보인다.

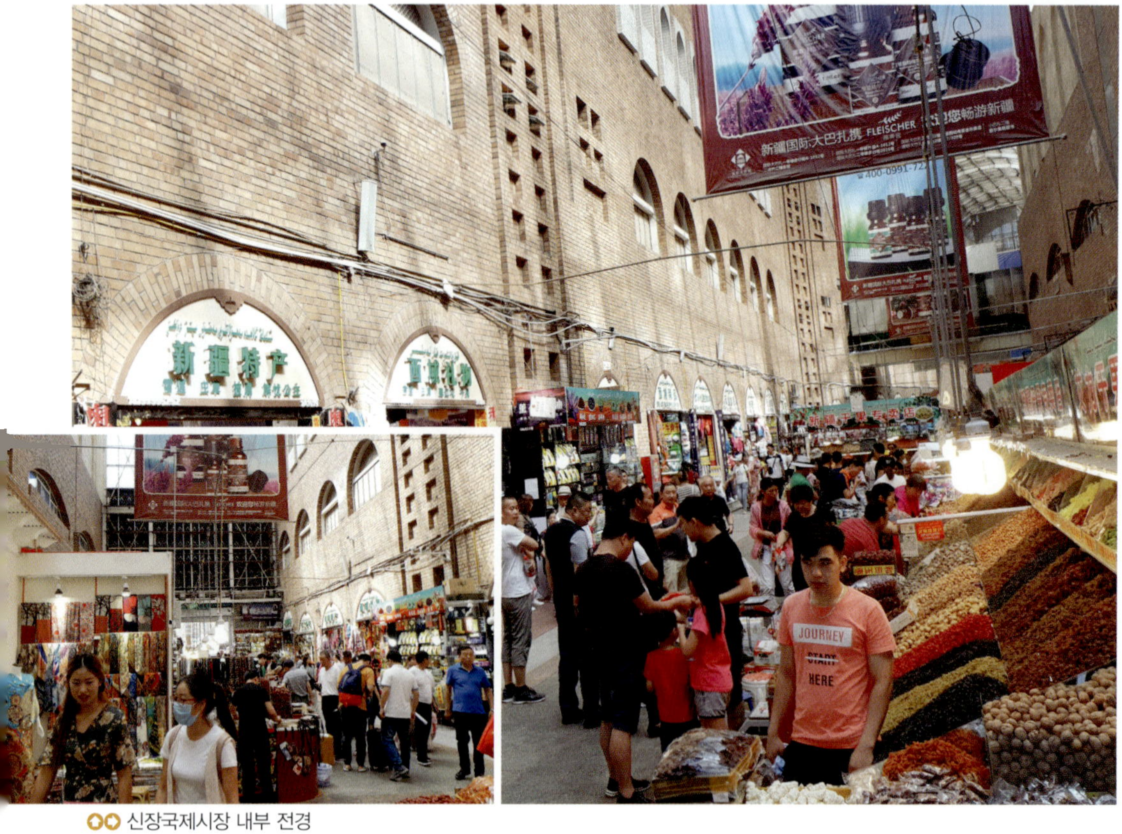

신장국제시장 내부 전경

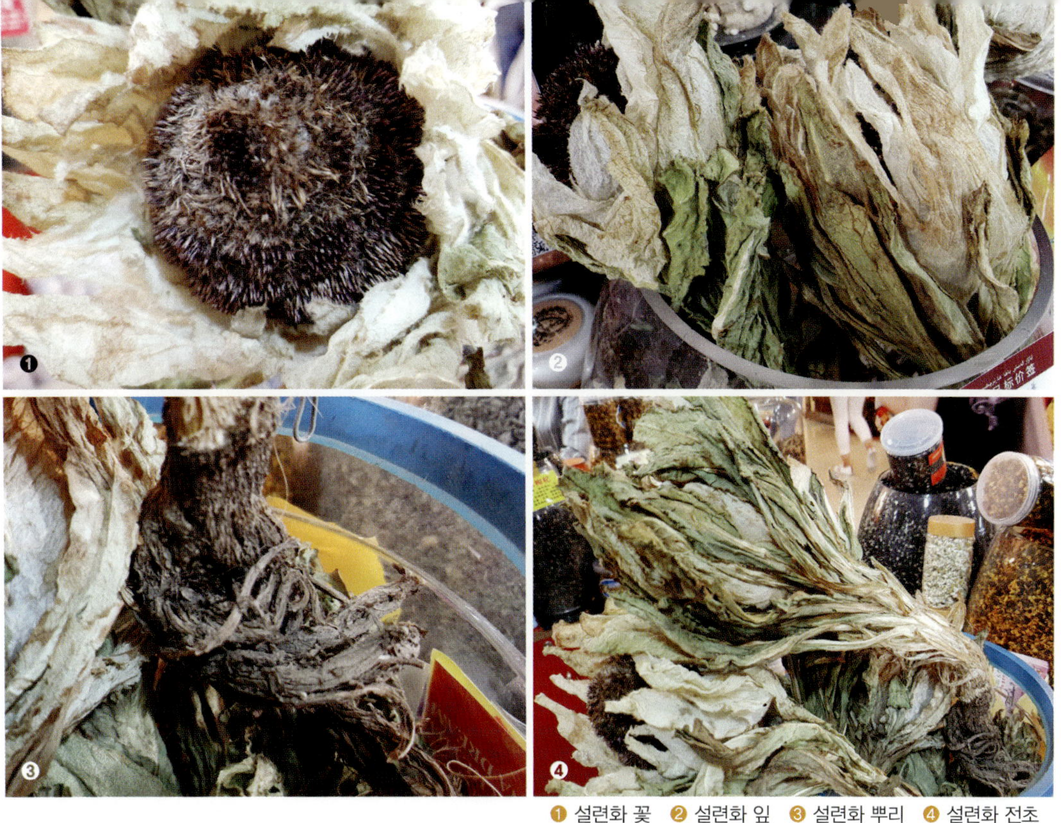

너무 넓어서 한정된 시간에 시장을 구석구석 자세히 둘러볼 수가 없다. 다시 오기 어려운 지역이라 생각하니 가능한 한 많은 사진을 확보해야만 했고, 그러다 보니 이리 뛰고 저리 뛰어 다니느라 힘든 시간을 보냈다.

설련화, 아위

시장 입구의 1층 가게에는 설련(雪蓮), 동충하초, 장홍화(藏紅花), 녹용이 적힌 간판이 자주 보인다. 2층 상점에는 이들 중 특히 설련화(雪蓮花)를 많이 진열해 놨다. 고산지대에서 자라는 설련화는 그 종류가 많아 이곳 식물의 학명은 알 수 없다. 상점에서 말린 설련화의 꽃, 잎, 뿌리 부분을 수십 장 촬영하여 사진 자료로 담아냈다. 설련화의 한 종류인 수모설련화(水母雪蓮花, *Saussurea medusa*)는 중국 윈난(雲南)성 샹그릴라(香格里拉)와 리장(麗江)의 고산지대에서 많이 봤었다. 설련화는 온신장양[溫腎壯陽, 신장의 양기(陽氣)를 보충한다], 조경지혈(調經止血, 월경을 순조롭게 하고 출혈을 멎게 한다)의 효능이 있다.

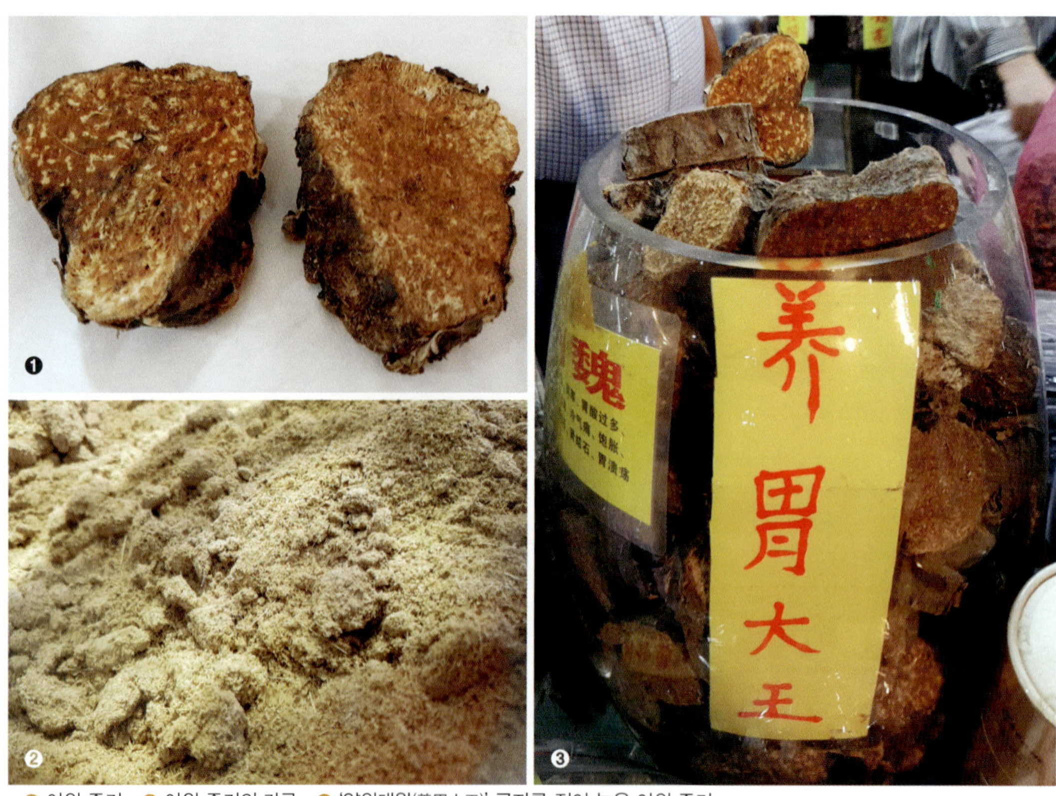

❶ 아위 줄기 ❷ 아위 줄기의 가루 ❸ '양위대왕(養胃大王)' 글자를 적어 놓은 아위 줄기

입구 건물의 2층으로 올라가니 제일 먼저 눈에 띄는 약초가 아위(阿魏)다. 아위(*Ferula assafoetida*)의 줄기를 자른 부위에서 나오는 수지(樹脂, 식물체로부터의 분비물 또는 상처로부터의 유출물)를 한약으로 쓴다. 그런데 이곳에서는 수지 부위가 아니라 굵은 줄기를 잘라서 팔고 있다. 상점마다 위장에 좋다는 뜻의 '양위대왕(養胃大王)' 글자를 크게 적어 아위 유리병에 붙여 놓았다. 이 줄기를 가루 내어 파는 상점도 한 군데 보였다. 줄기도 귀하지만 줄기의 가루를 보니 더욱 반가워 맘껏 사진 찍어 놨다.

이전에 중앙아시아 키르기스스탄의 수도인 비슈케크(Bishkek)의 오시 시장(Osh Bazar)에서 아위 줄기를 본 적이 있다. 그때는 이 줄기가 아위인 줄 모르고 있다가 신장국제시장에 와서야 아위 줄기인 줄 알게 되었다. 아위의 수지는 말라리아, 이질, 식체(食滯)에 사용하는 한약이다. 《중국약전》에서는 우리와 달리 신강아위(新疆阿魏, *Ferula sinkiangensis*) 또는 부강아위(阜康阿魏,

30

Ferula fukanensis)의 수지를 아위로 부른다. 신장위구르자치구에서 만난 아위이다 보니 아마 신강아위일 것이라는 생각이 들었다.

사프란, 육종용, 쇄양

장홍화는 서홍화(西紅花)로도 불리는 사프란의 중국 이름이다. 사프란은 혈액순환을 촉진하여 어혈을 없애고 마음을 안정시키는 약초이지만, 스페인 요리인 파에야의 재료로 활용하는 향신료이기도 하다. 황금과 가격이 비슷하다는 비싼 향신료인 사프란이 다발로 묶인 채 상점의 유리병 속에 들어 있다. 이 정도의 사프란 양이면 아마 상상하기 어려운 금액일 것이다.

우리나라 의약품 공정서에 실려 있는 열당과(科)의 약재는 열당(列當)과 육종용(肉蓯蓉)의 두 가지뿐이다. 이들 모두 보신장양[補腎壯陽, 신장의 양기(陽氣)를 보한다]과 강근골(强筋骨, 근육과 뼈를 튼튼하게 한다)의 효능을 가진다. 이 육종용은 우리나라에서는 보기 어려운 약재이지만 이곳 시장에서는 곳곳에 쌓여서 손님들을 기다리고 있다. 육종용은 식물 육종용(*Cistanche deserticola*)의 육질경(肉質莖)을 말한다. 한 곳에는 관화육종용(管花肉苁蓉, *Cistanche tubulosa*)으로 적혀 있는, 썰어 놓은 육종용이 보인다.

보신양(補腎陽) 효능의 쇄양(鎖陽)도 많이 전시되어 있다. 쇄양(*Cynomorium songaricum*)의 육질경 부분을 한약으로 사용하는데 약재로 활용하지 않는 꽃대 부위도 달려서 판매되고 있다.

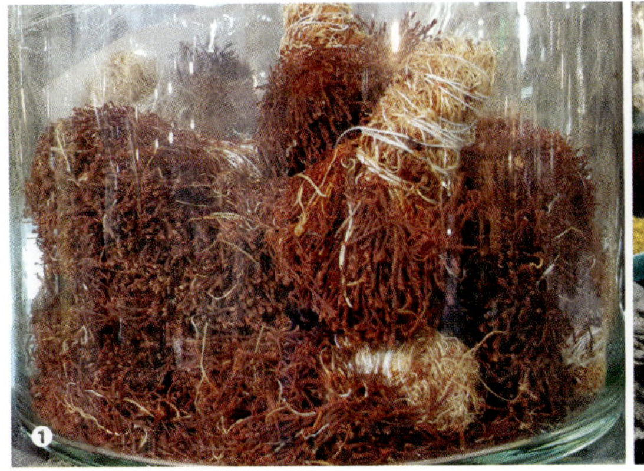
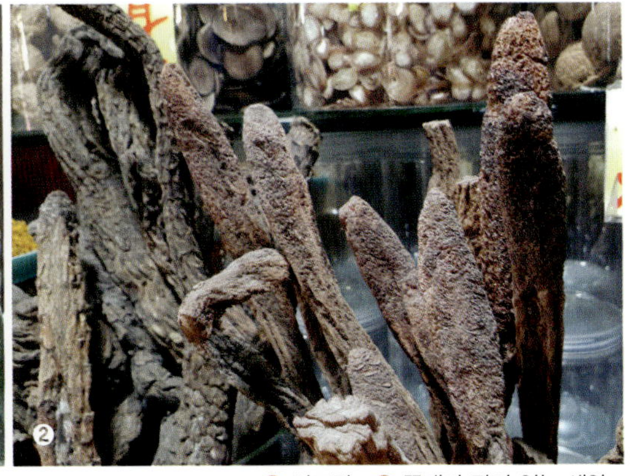

❶ 사프란　❷ 꽃대가 달려 있는 쇄양

블랙커런트, 녹라화, 철피석곡, 흑과구기

흑가륜(黑加侖)은 블랙커런트(*Ribes nigrum*) 식물의 열매로 베리의 일종이다. 익지 않은 열매에는 비타민 C와 폴리페놀 성분이 풍부하여 약으로도 사용한다. 처음 만난 블랙커런트를 이곳에서 자주 볼 수 있는 것도 신장국제시장의 특별한 선물 같다.

혈당강하에 좋다는 뜻의 '강당대왕(降糖大王)', '강당고수(降糖高手)'란 홍보글을 붙여 놓은 약초가 곳곳에 보인다. 약재 이름은 '녹라화(綠蘿花)'라고 적혀 있었는데 귀국 후에 검색해 보니 학명은 '*Edgeworthia gardneri*' 같지만 정확히 알 수가 없다. 여기저기 많이 보이는 걸 보니 주민들이 즐겨 찾는 약초인 모양이다.

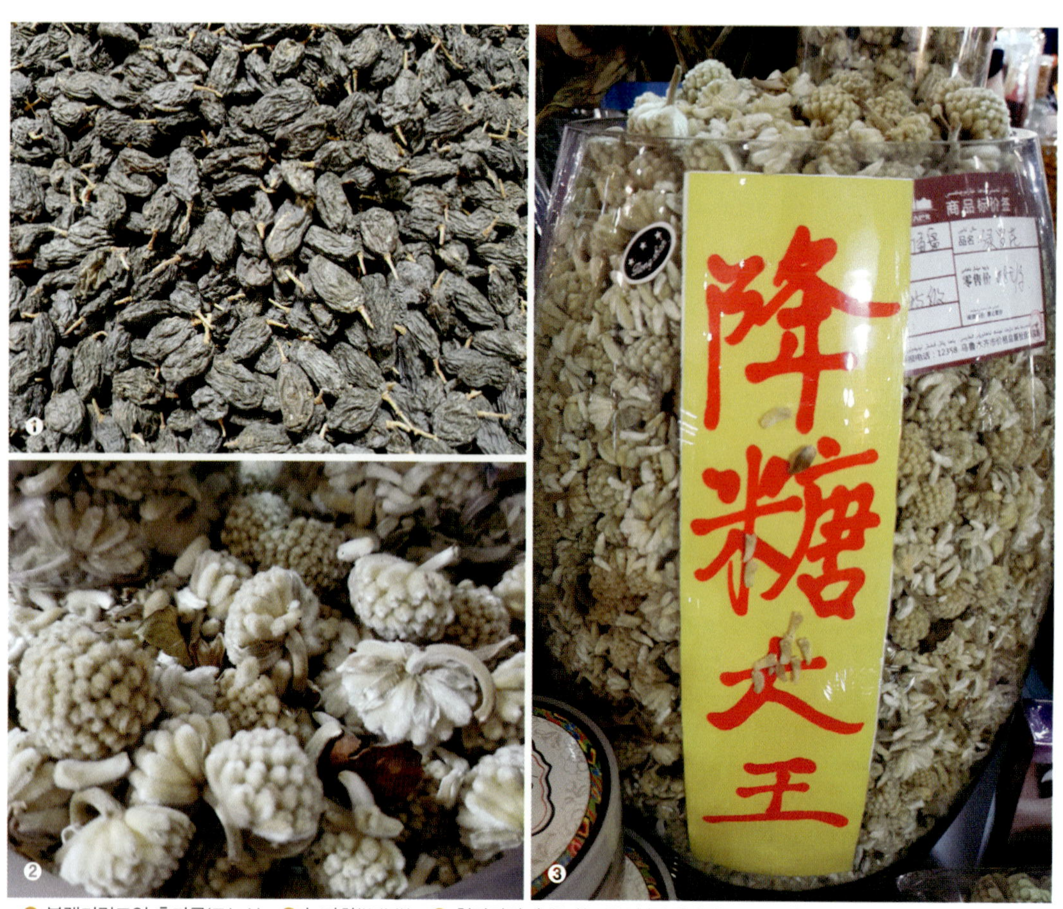

❶ 블랙커런트인 흑가륜(黑加侖)　❷ 녹라화(綠蘿花)　❸ 혈당강하에 좋다는 뜻의 '강당대왕(降糖大王)' 글자를 붙여 놓은 녹라화

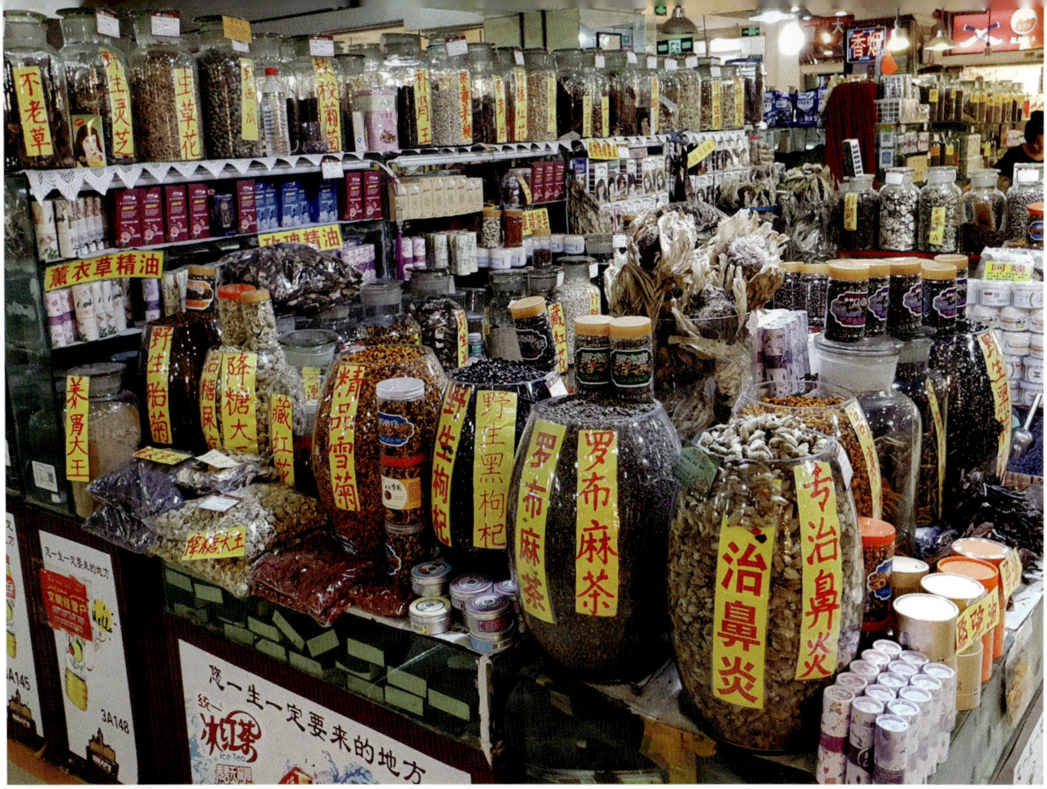

⬆ 한약 상점

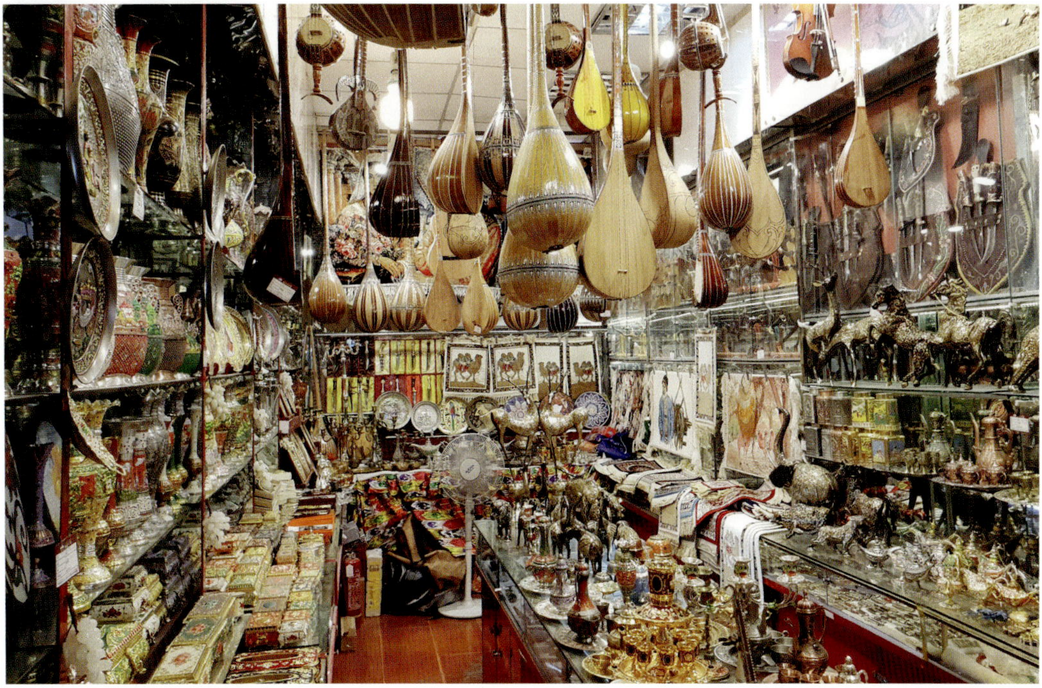

⬆ 민속품 판매점

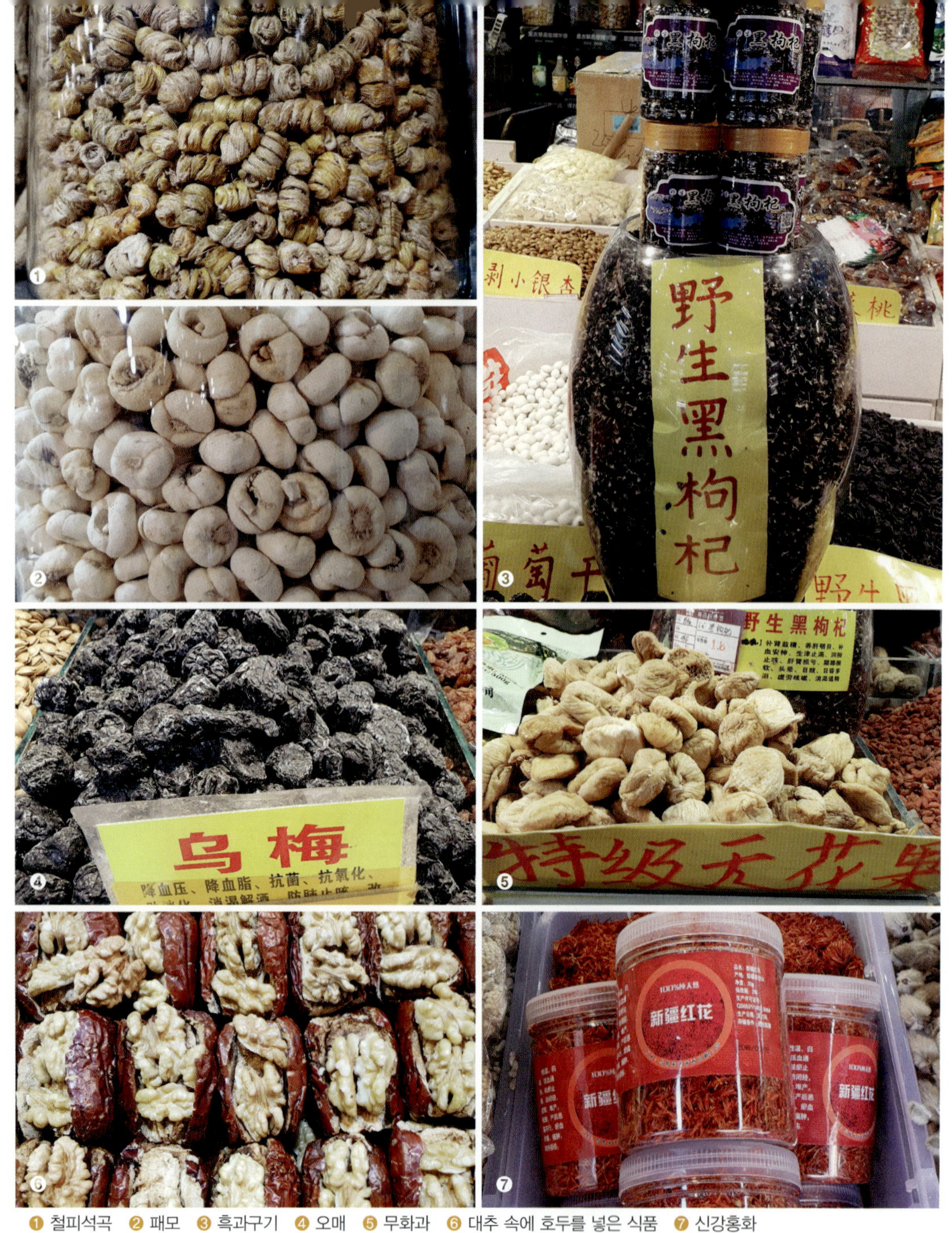

❶ 철피석곡 ❷ 패모 ❸ 흑과구기 ❹ 오매 ❺ 무화과 ❻ 대추 속에 호두를 넣은 식품 ❼ 신강홍화

중국의 철피석곡(鐵皮石斛)이 병에 담겨 있다. 우리나라 공정서에서 철피석곡은
*Dendrobium candidum*을 말하지만, 《중국약전》에서는 이와 달리 *Dendrobium officinale*를

34

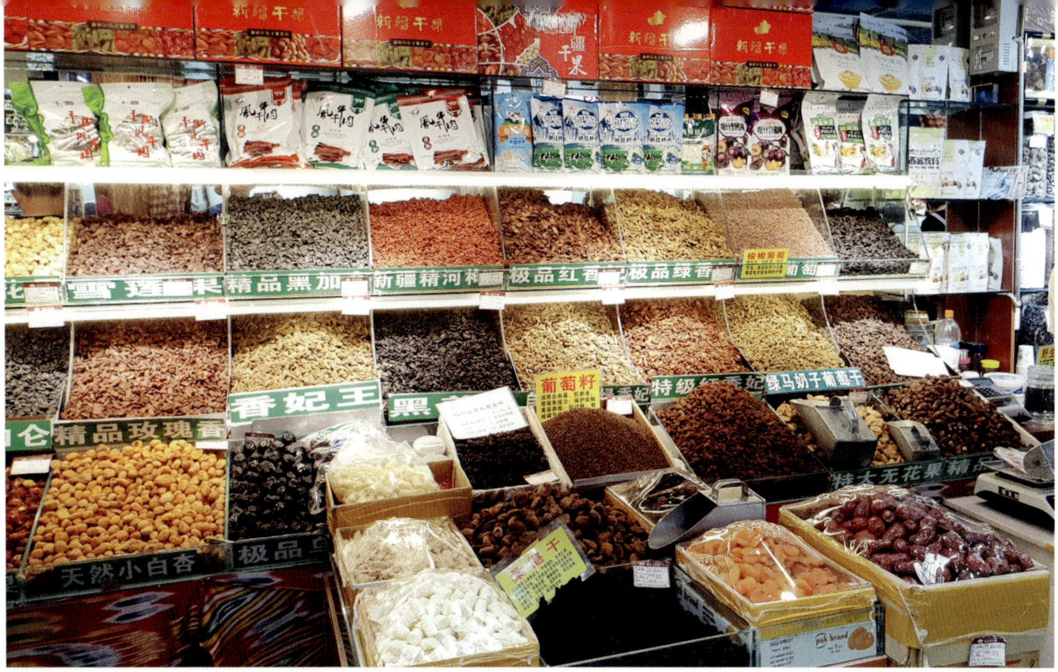

⬆ 건조 열매 판매대

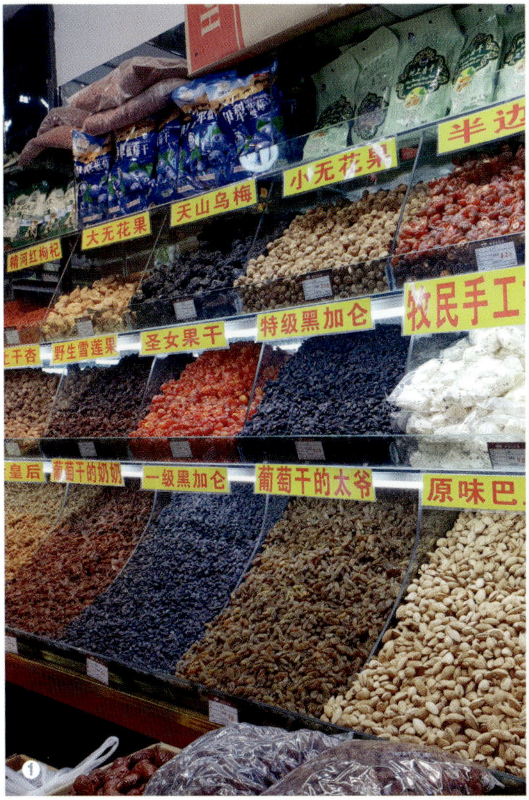

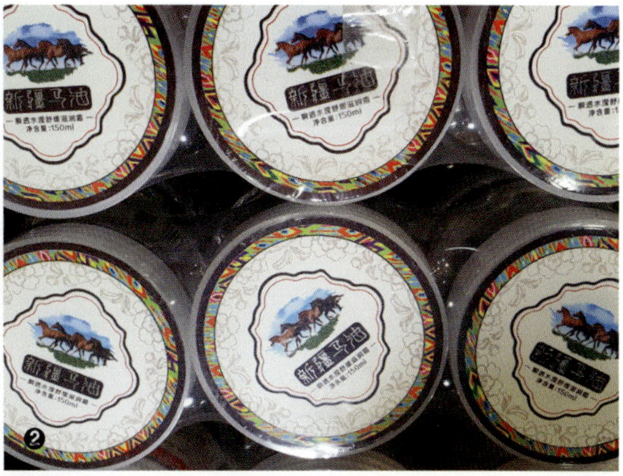

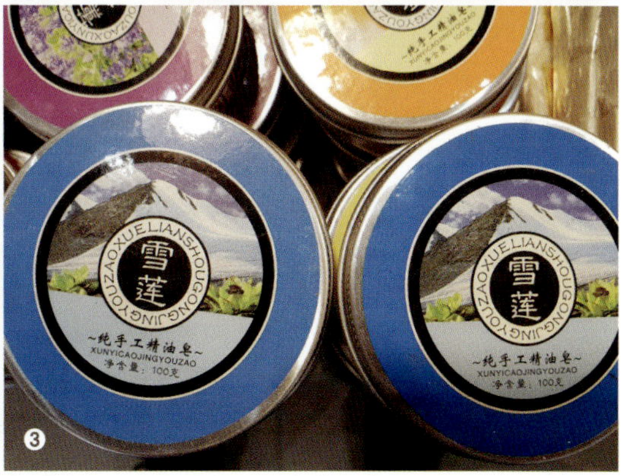

❶ 건조 열매 판매대. 중간의 보라색 열매가 블랙커런트(黑加侖)이다. ❷ 말 기름 제품 ❸ 설련화 비누 제품

가리킨다. 패모, 오매(烏梅), 흑과구기(黑果枸杞, *Lycium ruthenicum*), 무화과 같은 한약도 팔고 있다.

이 지역의 특산물인 대추야자와 호두는 상점 매대에 흔하게 보이고, 대추 속에 호두를 넣은 식품도 등장했다. 이 같은 건조 열매는 시장에 널려 있다. 말[馬] 기름, 설련화 비누 같은 제품도 보인다. 처음 찾은 이슬람 시장이다 보니 신기한 것도 많고 볼거리도 많았던 신장국제시장이다.

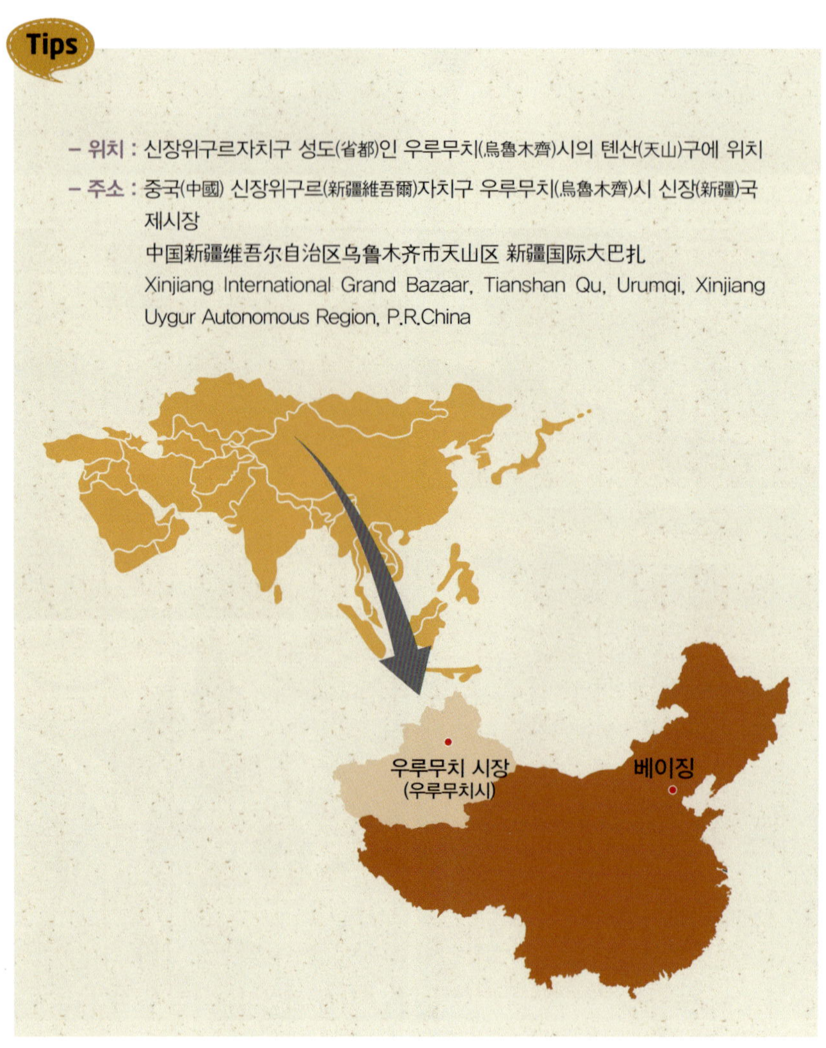

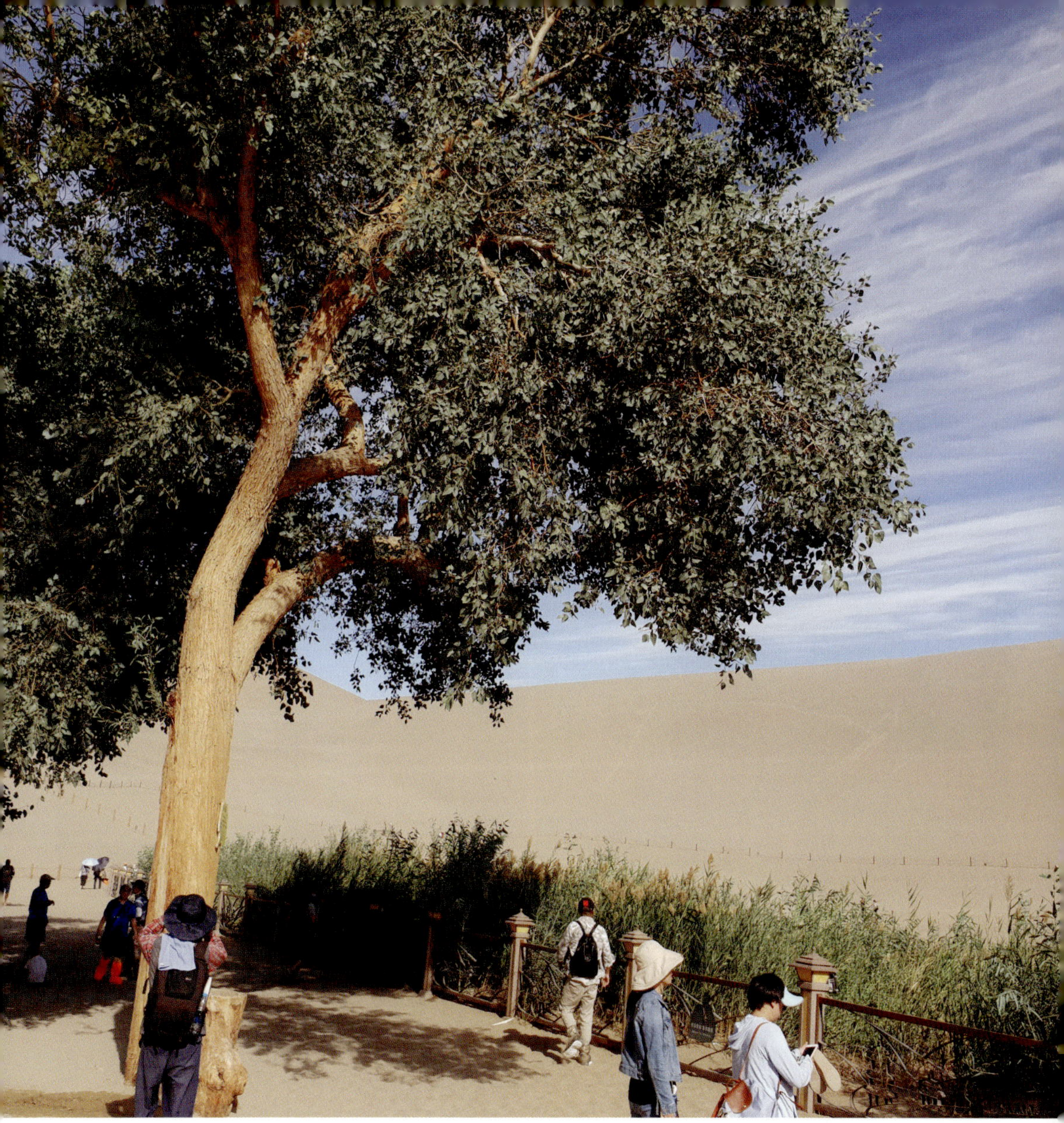

○ 호양나무 나무모양. 오른편 사막 옆이 월아천이다(명사산 월아천).

| 1.03 |

신장위구르자치구와
간쑤성의 호양나무

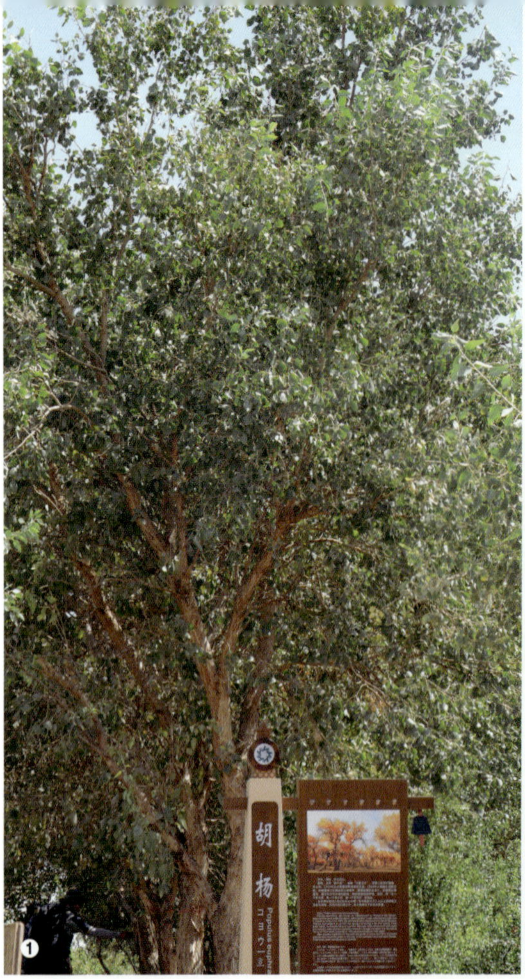

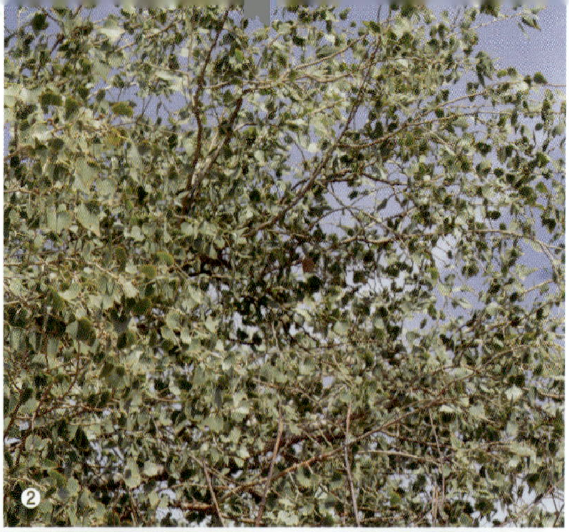

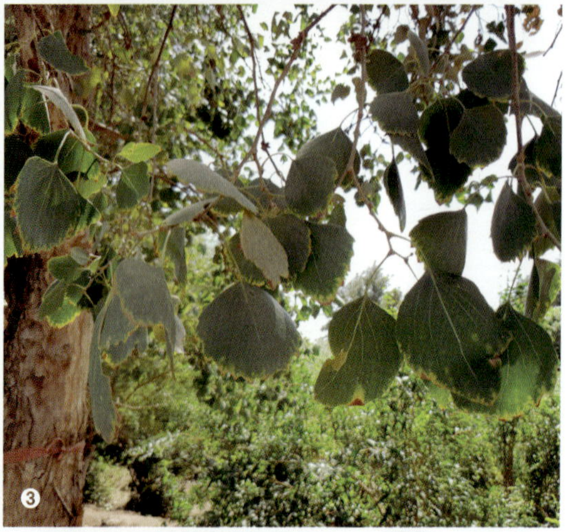

① 호양나무 나무모양(투르판 사막식물원)　② 호양나무 잎과 가지(투르판 사막식물원)　③ 호양나무 잎(투르판 사막식물원)

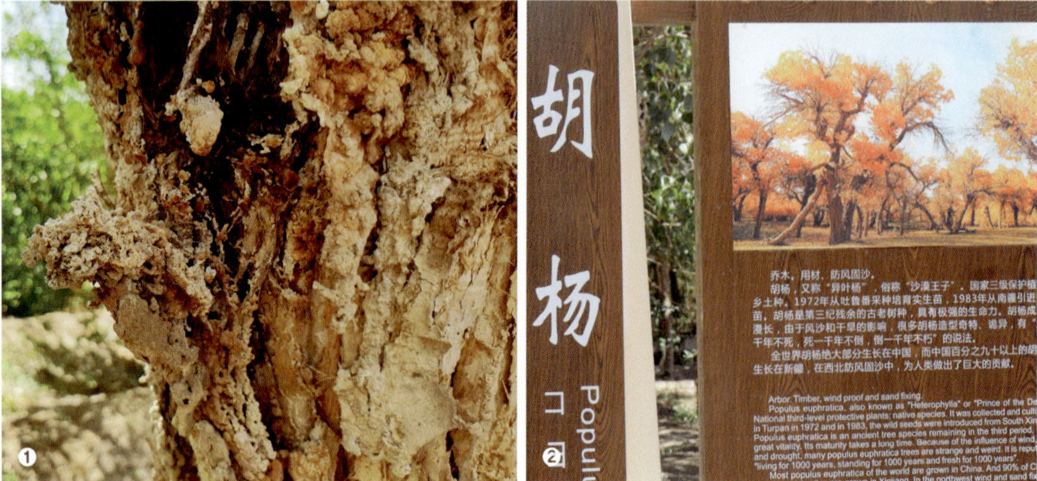

① 호양나무 수지(투르판 사막식물원)　② 호양나무 안내문(투르판 사막식물원)

호동루는 호양나무의 수지

호양나무는 포플러와 비슷한 식물이다. 우리나라에서 자라지 않지만 실크로드로 잘 알려진 중국 서북부 지역의 신장위구르(新疆維吾爾)자치구와 간쑤(甘肅)성에서는 쉽게 볼 수 있는 약용식물이다. 필자 일행은 호양나무의 관찰을 주목적으로 이 지역을 찾았다. 이곳은 우리나라에서 멀리 떨어져 있고 더운 사막지대라서 옛날에 가기 어려운 지역이었는데, 지금도 쉽게 갈 수가 없는 곳이다.

한약 호동루(胡桐淚)는 사막식물인 호양(胡楊)나무(*Populus diversifolia*)의 수지가 땅속에 오랫동안 묻혀서 이루어진 것이다. 수지(樹脂)는 식물체로부터의 분비물 또는 상처로부터의 유출물을 말한다.

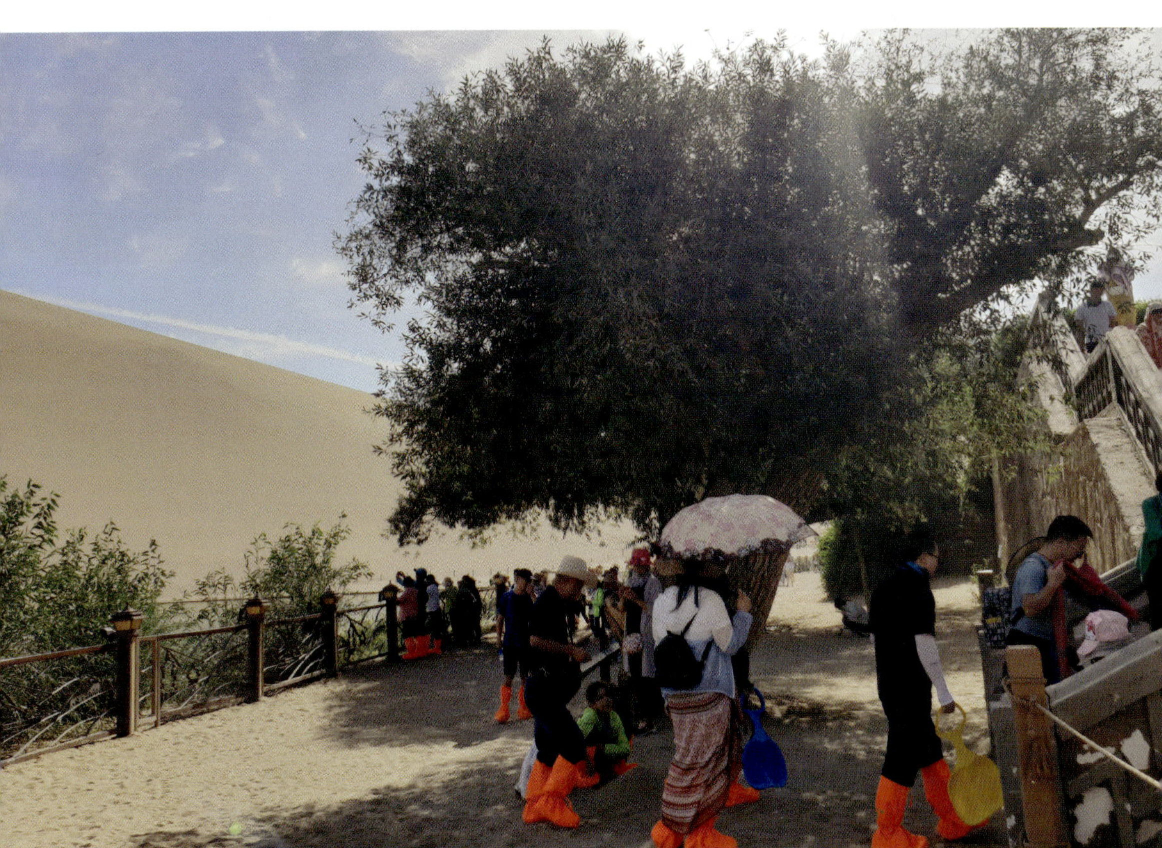

○ 주황색의 사막용 신을 신은 관광객들 옆의 호양나무(명사산 월아천)

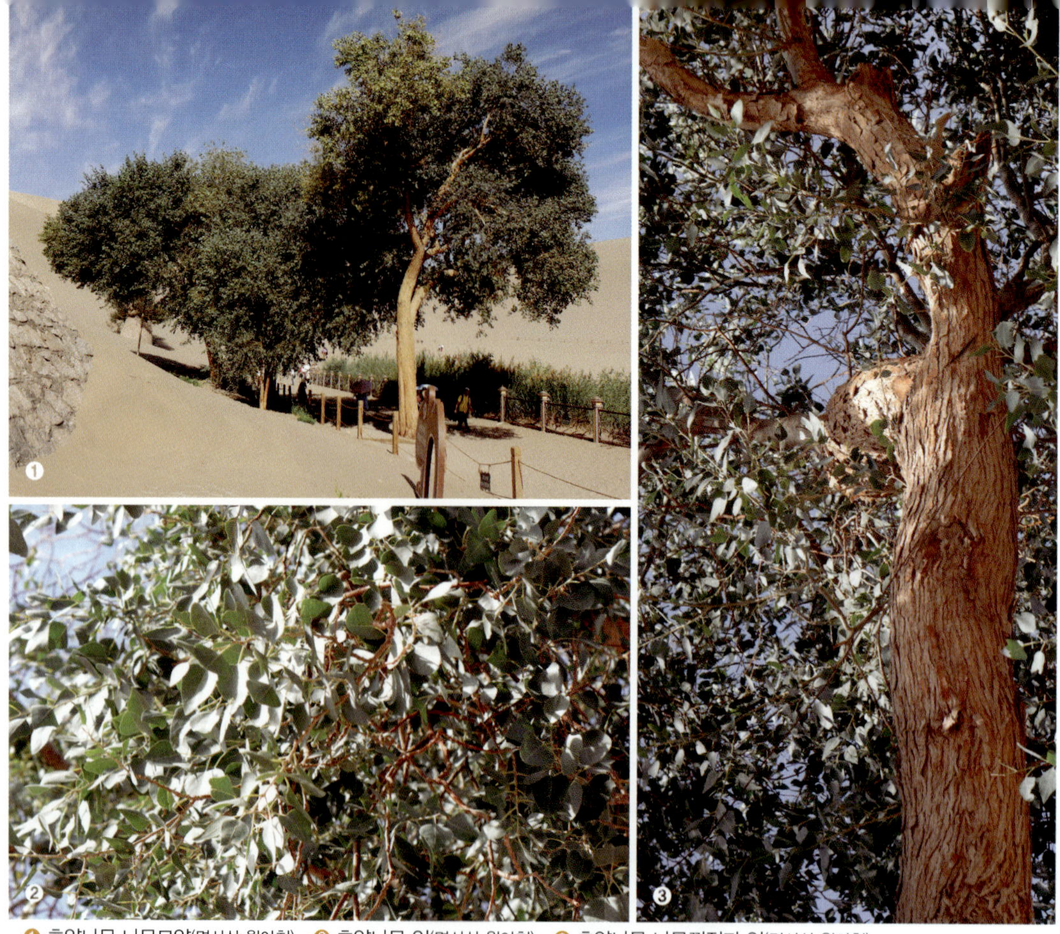

❶ 호양나무 나무모양(명사산 월아천)　❷ 호양나무 잎(명사산 월아천)　❸ 호양나무 나무껍질과 잎(명사산 월아천)

투르판, 둔황, 우루무치에서 만난 호양나무

　신장위구르자치구의 투르판(吐魯番) 사막식물원으로 들어서면 입구 가까운 곳에 호양나무 한 그루가 서 있다. 대형 안내판에는 한글로도 설명되어 있고 그 뒤에 있는 호양나무 나무 줄기에는 마른 수지가 달려 있다. 안내문에는 한글로 "호양나무는 '사막의 왕자'라고 불린다. 이 나무는 살았을 때 천년이 되어도 죽지 않고, 죽은 뒤에도 천년이 되어도 넘어지지 않으며, 넘어진 후 천년이 되어도 썩지 않는다. 중국의 호양나무 90% 이상은 신장자치구에서 자라며 이 나무는 바람과 모래를 막아 인류를 위해 큰 공헌을 했다."고 적혀 있다. 호양나무를 만나 반가운 마음에 이 나무를 피사체 삼아 쉴 새 없이 사진을 찍었는데 나중에 헤아려보니 사진이 200여 장이나 되었다. 자세한 잎 모양과 수지 모습도 확보했다. 오래된 가지에 붙은 잎은 포플러 잎처럼 둥글지만 어린가지의 잎은 기다랗다.

　　간쑤성 둔황(敦煌)시의 명사산 월아천(鳴沙山月牙泉)과 막고굴(莫高窟) 근처에서도 호양나무를 만났다. 월아천 호수에서 주황색의 특이한 사막용 신을 신은 관광객들 사이에 호양나무들이 줄지어 서 있다. 막고굴 입구에서 자라는 호양나무는 솜 같은 흰 털이 달려 주위를 날아다니며 씨를 뿌리고 있다. 떨어진 털을 주워 가까이서 자세히 찍어본다. 멀리 보이는 막고굴을 배경으로 호양나무들의 사진을 여러 장 찍어 자료로 간직했다.

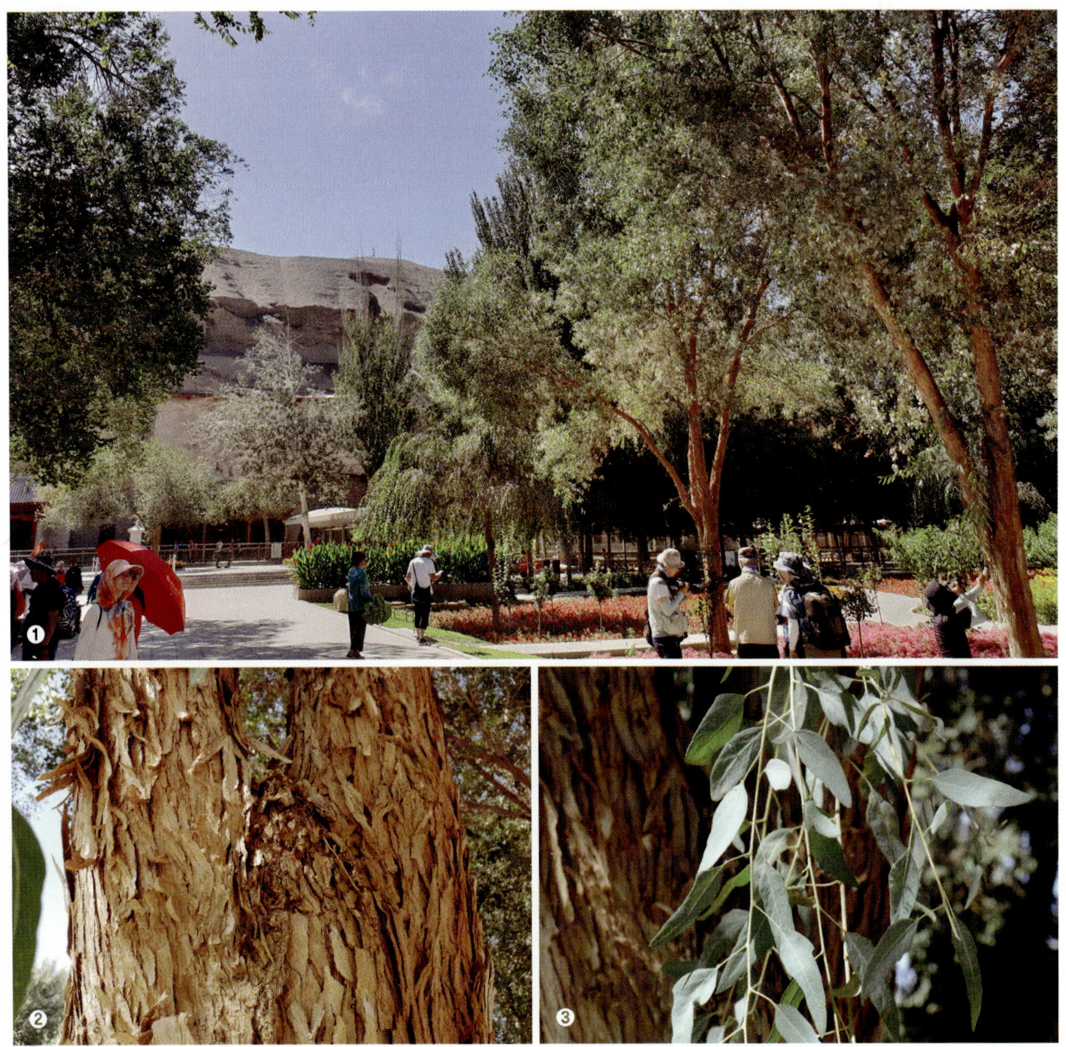

❶ 막고굴을 배경으로 한 호양나무(막고굴)　❷ 호양나무 나무껍질(막고굴)　❸ 호양나무 어린가지의 기다란 잎(막고굴)

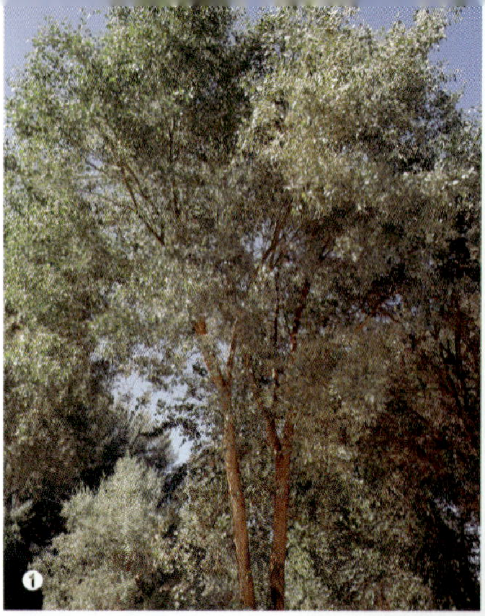

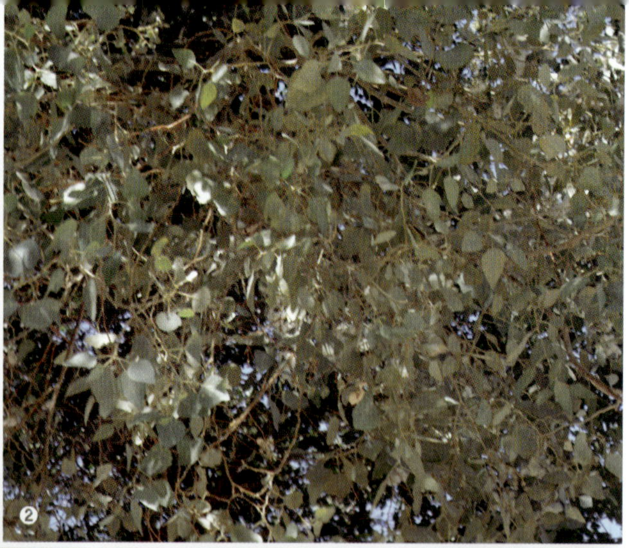

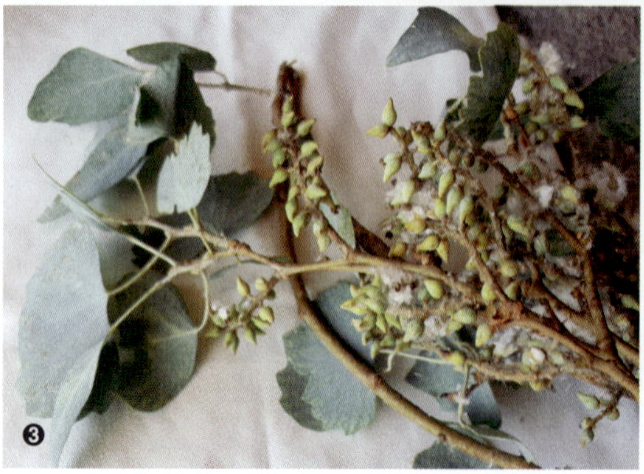

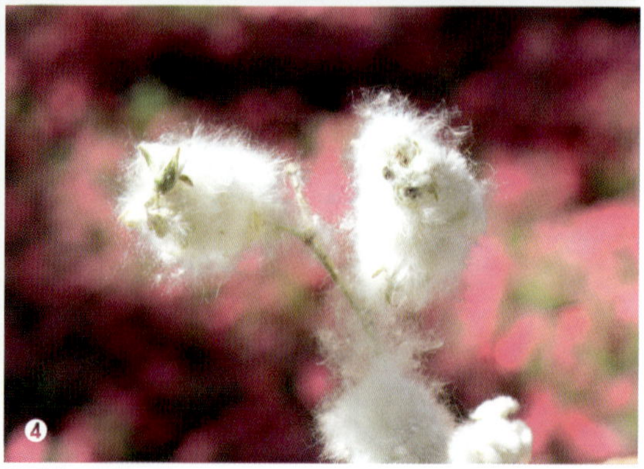

❶ 호양나무 나무모양(막고굴)　❷ 호양나무 오래된 가지에 붙은 둥근 잎(막고굴)

❸ 호양나무 열매와 둥근 잎(막고굴)　❹ 호양나무 종모(coma, 씨에 달리는 솜털, 막고굴)

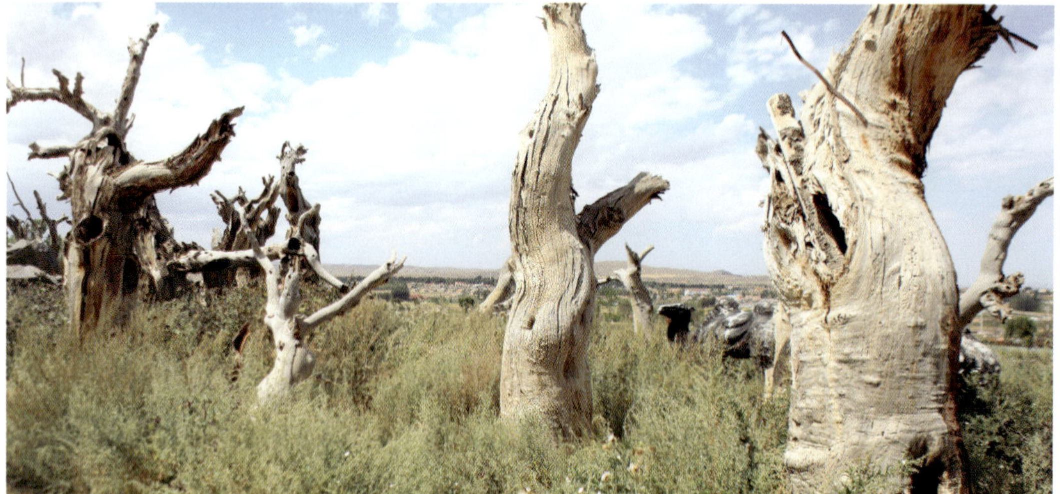

✿ 우루무치시 실크로드국제휴게소에 심어놓은 호양나무의 죽은 고목(우루무치시 실크로드국제휴게소)

신장위구르자치구 우루무치(烏魯木齊)시의 신장(新疆)국제시장 내 까르푸 쇼핑센터 건너편에도 호양나무가 있었다. 이 나무는 죽은 호양나무로 만든 조각상이었다. 시장의 이곳저곳 모습을 바삐 카메라에 담느라 일행과 떨어져 있던 필자는 모두가 봤던 호양나무 조각상 얘기를 버스 안에서 뒤늦게 듣게 되었다. 이 사진을 찍지 못했던 필자는 가천대학교 한의대 이동헌 박사께 부탁하여 몇 장의 사진을 얻었다. 우루무치에서 투르판으로 이동하는 길에서도 고목이 된 호양나무를 만난다. 우루무치시 우루무치현에 위치한 실크로드국제휴게소(絲綢之路國際度假區) 내의 산책길에 이 고목나무를 줄지어 심어났다. 죽고 나서 천 년이 지나도 정말 넘어지지 않는 나무가 맞는 것 같다.

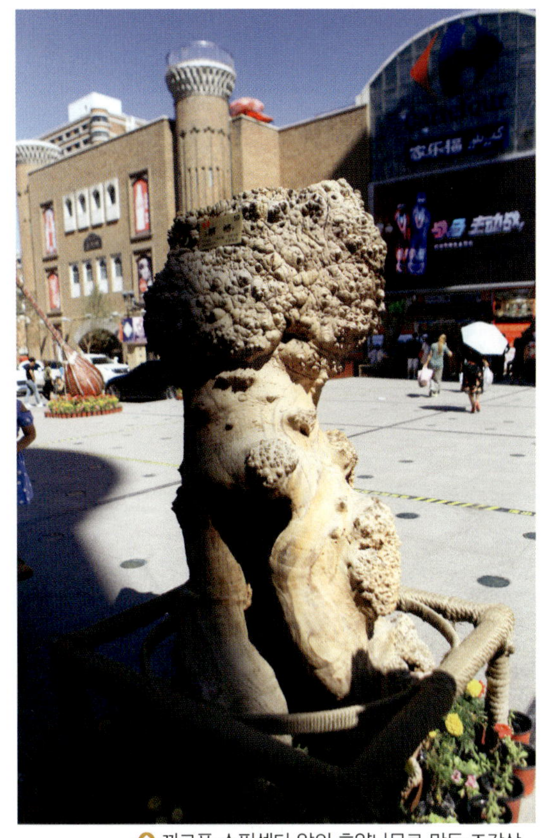

⬆ 까르푸 쇼핑센터 앞의 호양나무로 만든 조각상
(우루무치시 신장국제시장, 가천대 한의대 이동헌 교수 제공)

목 안이 아프고 잇몸이 붓는 증상에 효과

한약 호동루는 맛이 쓰고 짜며 성질은 차고 주로 폐, 위장 질환에 영향을 미치는 약재다. 한방 효능은 청열해독[淸熱解毒, 열독(熱毒)을 해소한다]과 화담연견(化痰軟堅, 가래를 녹이고 혹처럼 단단한 것을 풀어준다)이다. 그래서 목 안이 붓고 아픈 증상, 잇몸이 벌겋게 붓고 헐며 아픈 병증을 낫게 하며 치통, 위통, 중이염에 쓰인다. 《동의보감》 탕액편의 나무부(部)에는 '호동루는 매우 차며 맛은 짜고 쓰며 독이 없다. 심한 열독으로 명치가 답답하고 그득한 데 주로 쓴다. 풍열(風熱)로 치아가 아픈 것을 멎게 하고 소나 말의 급황병(急黃病)을 낫게 한다'고 기재되어 있다.

우리에게는 중요한 약용식물이지만 현지인들에게는 사막의 거센 바람을 막아주는 고마운 나무, 단풍이 아름다운 나무 그리고 오랫동안 살고 죽어서도 썩지 않는다는 신령하고 귀한 나무로 알려져 있다.

호양나무 숲으로 유명한 중국 내 지역은 신장위구르자치구 서부에 있는 거대한 사막인 타클라마칸(塔克拉瑪干, Taklamakan) 사막의 타림(塔里木) 호양림 공원이다. 이 사막의 북부 경계를 지나 북쪽 실크로드가 있고 남부 경계로는 남쪽 실크로드

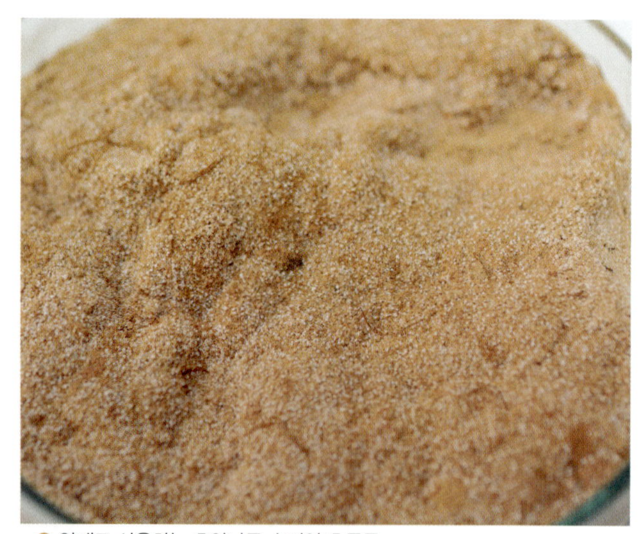

○ 약재로 사용하는 호양나무 수지인 호동루

가 있다. 네이멍구(內蒙古)자치구의 서부에 있는 아라산(阿拉善) 맹(盟, League)에 속하는 어지나(額齊納) 기(旗, 현급 행정구역)의 사막지대에도 잘 알려진 호양림이 있다.

한국에서 볼 수 없는 호양나무를 실크로드 여러 곳에서 만나 다양한 모습으로 카메라에 담을 수 있어 귀한 약초 답사 여행이 되었다. 이 사진들은 수지 한약 연구에 중요한 자료가 될 것이다.

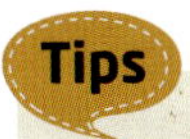

신장위구르자치구 투르판 사막식물원

- **위치** : 투르판에서 남쪽으로 10km 떨어진 곳에 위치

- **주소** : 중국(中國) 신장위구르(新疆維吾爾)자치구 투르판(吐魯番)시 투르판(吐魯番) 사막식물원
  中国新疆维吾尔自治区吐鲁番市高昌区 中国科学院新疆生态与地理研究所吐鲁番沙漠植物园
  Gaochang Qu, Turpan, Xinjiang Uyghur Autonomous Region 838008 P.R.China

신장위구르자치구 우루무치시 신장국제시장

- **위치** : 신장위구르자치구 성도(省都)인 우루무치(烏魯木齊)시의 톈산(天山)구에 위치

- **주소** : 중국(中國) 신장위구르(新疆維吾爾)자치구 우루무치(烏魯木齊)시 신장(新疆)국제시장
  中国新疆维吾尔自治区甘肃省乌鲁木齐市天山区 新疆国际大巴扎
  Xinjiang International Grand Bazaar, Tianshan Qu, Urumqi, Xinjiang Uygur Autonomous Region,
  P.R.China

간쑤성 둔황시 명사산 월아천

- **위치** : 둔황시의 남쪽 7km 지점에 위치

- **주소** : 중국(中國) 간쑤(甘肅)성 둔황(敦煌)시 명사산월아천(鳴沙山月牙泉)풍경구 월아천(月牙泉)
  中国甘肃省敦煌市鸣沙山月牙泉风景区 月牙泉(敦煌)
  Crescent Lake(Dunhuang), Dunhuang, Gansu, P.R.China

간쑤성 둔황시 막고굴

- **위치** : 둔황시의 동남쪽 25km 지점에 위치

- **주소** : 중국(中國) 간쑤(甘肅)성 둔황(敦煌)시 막고굴(莫高窟)
  中国甘肃省敦煌市 莫高窟
  Mogao Caves, Dunhuang, Gansu, P.R.China

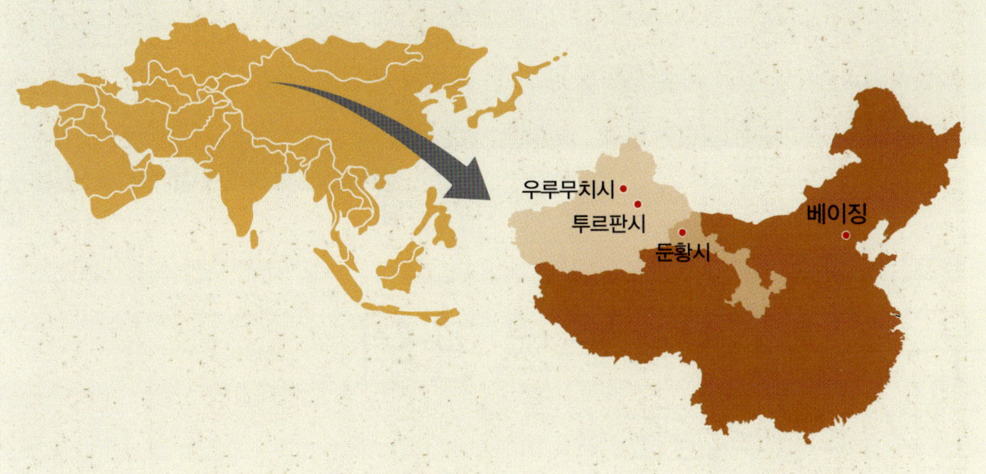

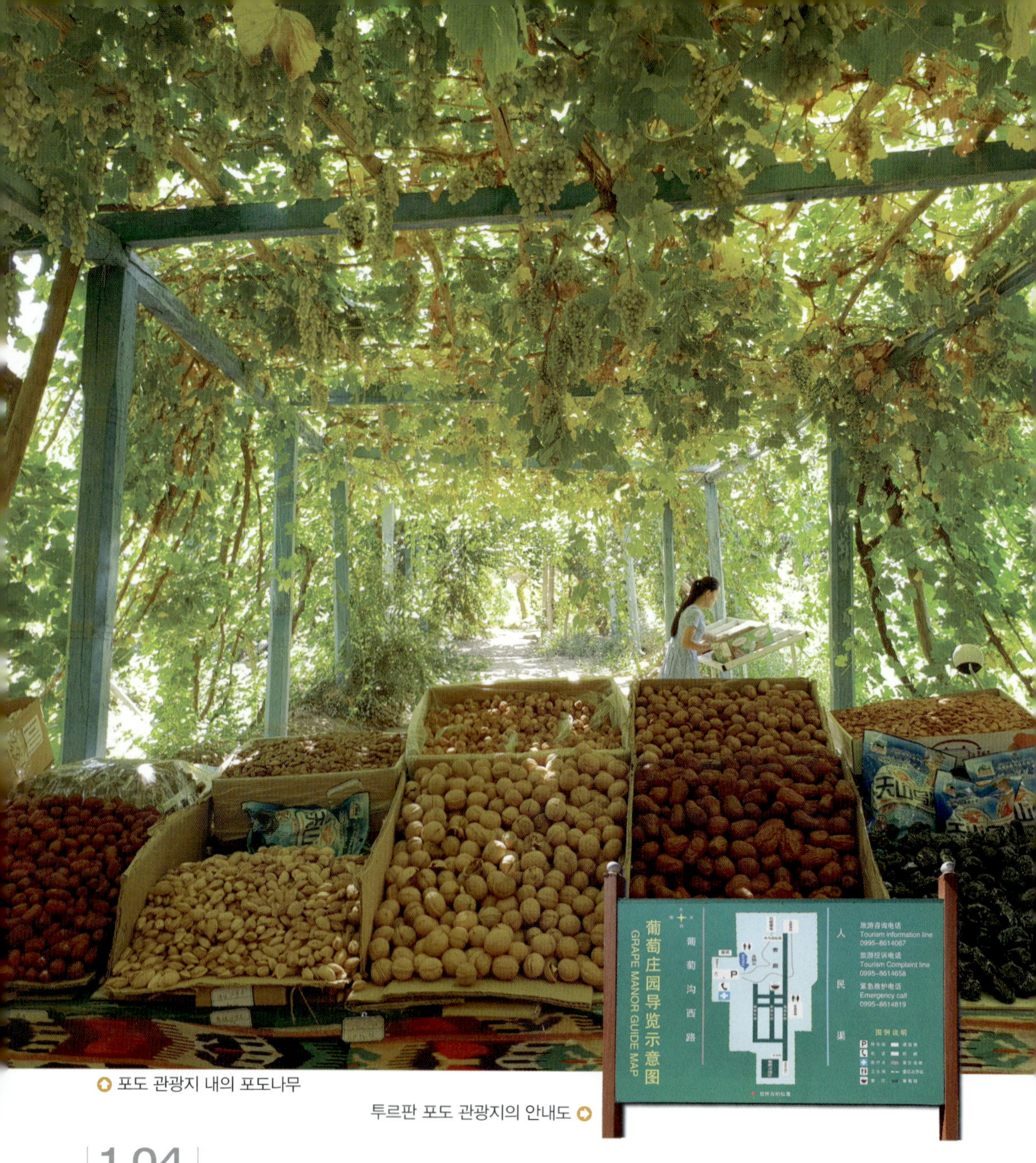

◆ 포도 관광지 내의 포도나무

투르판 포도 관광지의 안내도 ◆

| 1.04 |

우루무치와 투르판의 길거리 약초

블랙커런트, 사조, 천패모, 설련화

신장위구르(新疆維吾爾)자치구 우루무치(烏魯木齊)시의 식품점을 찾았다. 비타민 C가 풍부한 흑가룬(黑加侖) 즉 블랙커런트(*Ribes nigrum*)와 사막에서 자라는 사조(沙棗, *Elaeagnus angustifolia*) 열매가 진열대에 있고, 그 옆에는 건조 포도가 설련과(雪蓮果), 홍향비(紅香妃)라는 이름으로 손님들을 기다리고 있다. 신장위구르자치구의 특산 제품으로 소개한 해당화[玫瑰, 매괴], 라벤더, 양모(毛)로 만든 비누도 보인다. 한 약국에 들어가니 천패모, 곽향, 애엽, 포공영으로 제조한 의약품도 있다. 천패모가 함유된 의약품은 여럿 보인다. 천패모(川貝母, *Fritillaria cirrhosa*)는 화담지해(化痰止咳, 가래를 녹이고 기침을 멎게 한다) 효능이 있고 편도염, 급성 유선염, 젖멍울 치료에 사용하는 약재다. 우리나라에서는 재배되지 않는 약초다. 약국 깊숙한 공간에는 설련화 제품이 '천산설련왕(天山雪蓮王)' 이름으로 진열되어 있다. 신장위구르자치구의 특산 표시도 붙어 있다.

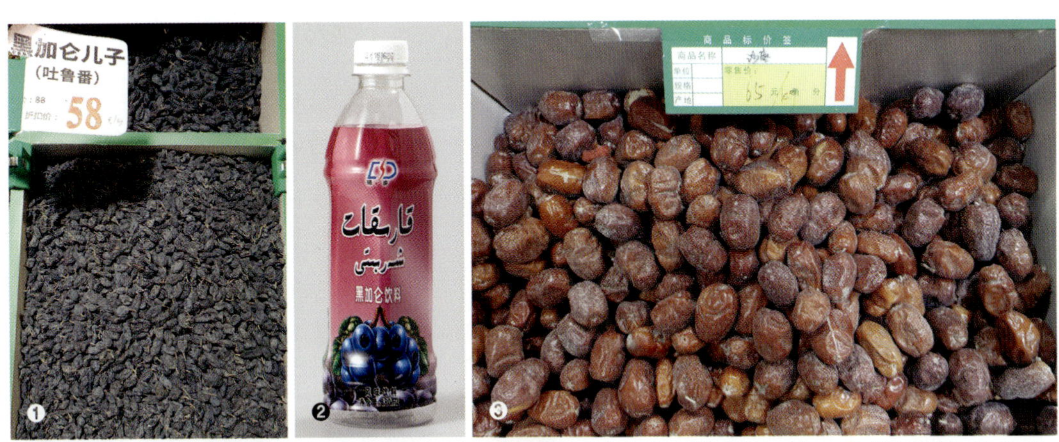

❶ 중국에서 흑가룬으로 불리는 블랙커런트 ❷ 우루무치에서 파는 블랙커런트 드링크 ❸ 사막의 열매, 사조(沙棗)

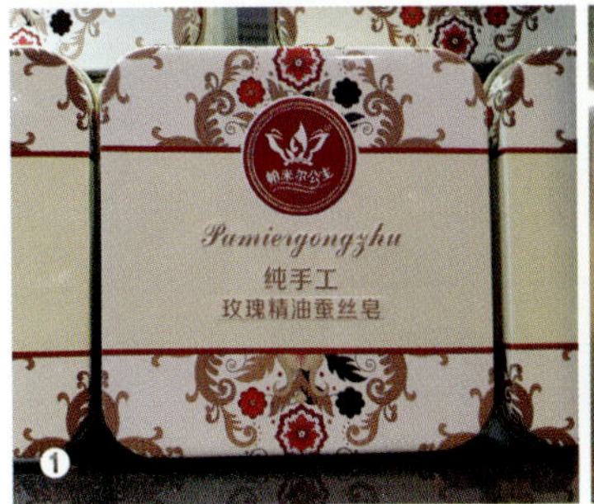
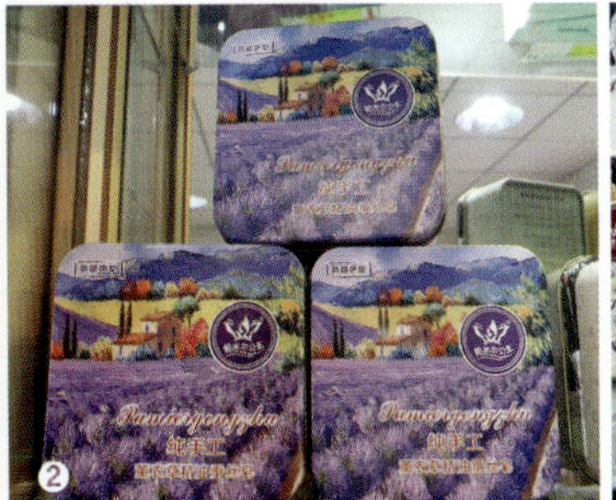
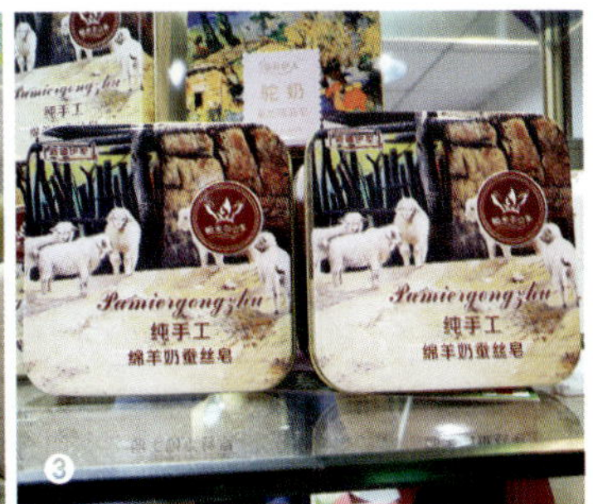

❶ 해당화 비누 ❷ 라벤더 비누 ❸ 양모 비누

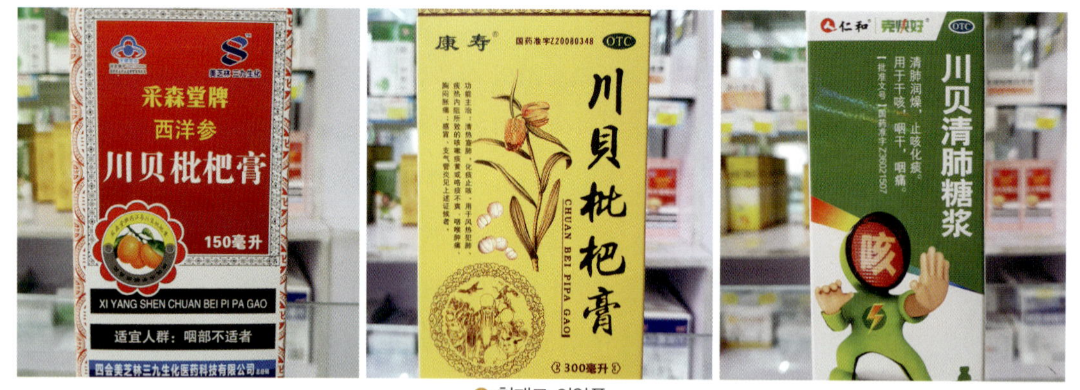

⬆ 천패모 의약품

노랑개자리, 자주개자리, 수레국화, 우엉

우루무치시에서 투르판시로 가는 도중에 우루무치현의 실크로드국제휴게소(絲綢之路國際度假區)에서 잠깐 휴식했다. 산책길 옆에 노랑개자리, 수레국화, 우엉이 꽃을 피우고 있어 관광객들을 즐겁게 해줬다. 노랑개자리(*Medicago ruthenica*)는 사료용 식물이다. 이와 비슷한 자주개자리(*Medicago sativa*)는 함유된 dicoumarol 성분이 혈액 응고를 억제하는 warfarin 약으로 개발되는 기초 화합물이 되어준 고마운 약초다. 수레국화(*Centaurea cyanus*)는 팔랑개비국화로도 불리며 꽃잎만 따서 샐러드에 넣어 먹을 수 있고 말린 꽃은 허브차로도 활용한다.

마카, 갯실새삼

투르판(Turpan)은 신장위구르자치구의 중부에 위치한 도시다. 북서쪽은 우루무치, 서쪽은 키르기스스탄 국경에 가까운 카슈가르(Kashgar, 카스), 남동쪽은 간쑤성(甘肅省)으로 연결되는 교통의 요지이다. 투르판의 상점에서 마카 제품을 발견한다. 마카(*Lepidium meyenii*)는 페루의 안데스산맥이 원산지이지만 지금은 중국 고산지대

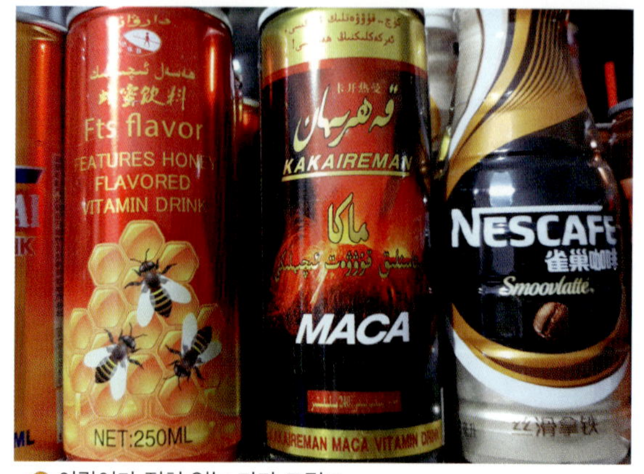

⬆ 아랍어가 적혀 있는 마카 드링크

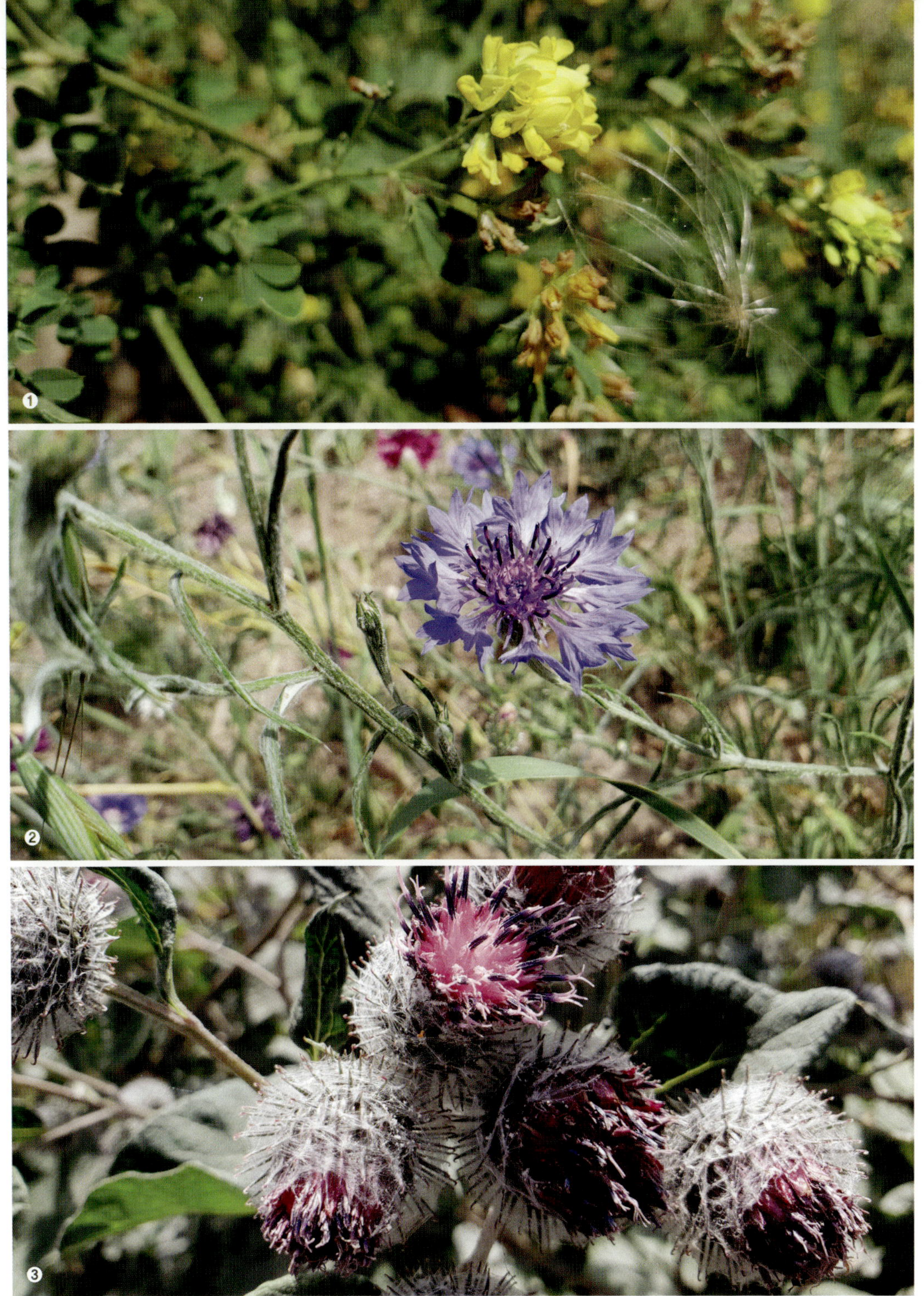

❶ 노랑개자리 꽃 ❷ 수레국화 꽃 ❸ 우엉 꽃

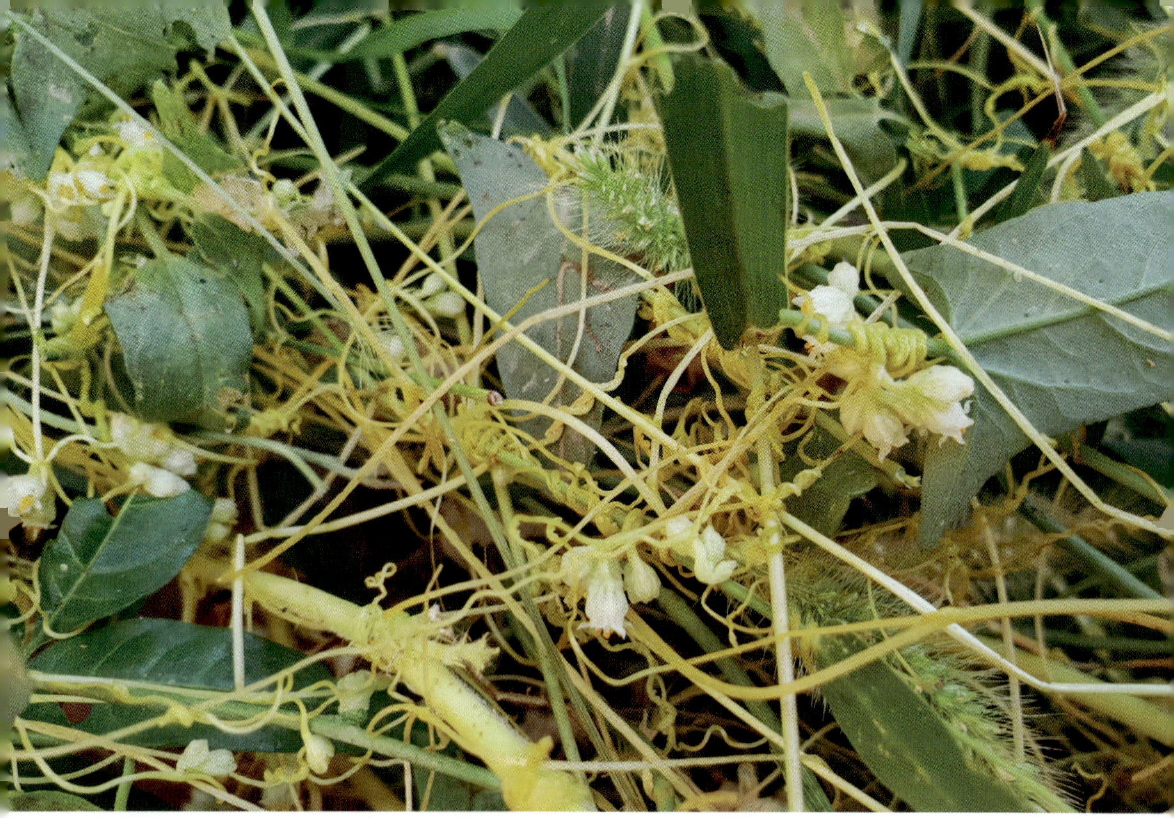

○ 갯실새삼 지상부

에서 건강식품의 원료로 대량 재배
된다. 피로회복, 항비만 작용 등이
연구되어 있다. 마카 드링크를 마시
고 빈 병을 한국으로 가져왔다. 아
랍어가 적혀 있는 이 제품은 필자의
‘세계 약초 특별전’에서 훌륭한 약초
자료가 되어줬다.

　아침 산책길에는 도로 한구석에서
꽃이 흐드러지게 핀 새삼류를 일행
이 발견했다. 귀국 후 원광대 한의대

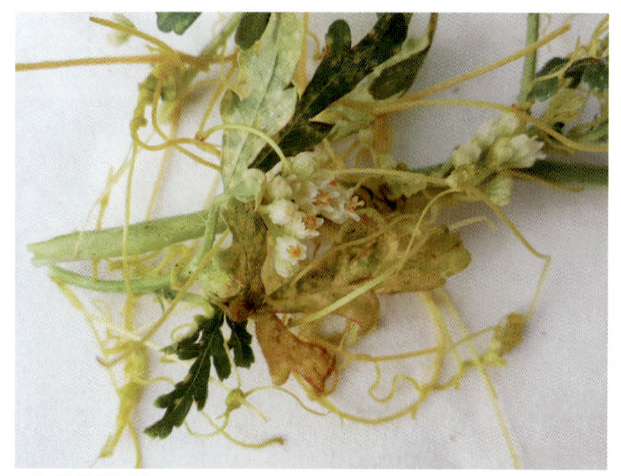

○ 갯실새삼 꽃

이금산 교수가 갯실새삼(*Cuscuta chinensis*)으로 동정했다. 씨는 토사자(菟絲子)로 부르며 발기부전
과 무의식중에 정액이 나오는 증상, 눈이 어두워 잘 보이지 않는 병증에 사용한다.

50

뽕나무, 풍류과, 흑과구기

투르판 지역은 일조량이 많고 강수량이 적어서 건조한 날씨가 이어진다. 그래서 포도 농사가 잘되고 특히 당도가 높다. 투르판의 포도 관광지(吐魯番葡萄溝風景區)는 중국 전역에서 관광객들이 찾아올 정도로 유명한 지역이 되었다. 이곳에서는 포도나무와 함께 뽕나무가 많이 재배되어 포도나무 뿌리 제품과 뽕나무 열매도 판매되고 있다. 뽕나무(*Morus alba*)의 완전히 익기 전의 열매는 상심자(桑椹子)라 부른다. 상심자는 어지럼증과 이명 치료 그리고 가슴이 두근거리면서 불안하고 잠이 오지 않는 증상에 쓰인다. 관광지 안 산책길에서 판매 중인 풍류과(風流果, *Lithocarpus pachylepis*)가 관광객들의 관심을 끈다. 귀두자(龜头子), 장양과(壯陽果), 보신과(補腎果) 등 여러 별명을 가진 이 열매는 신(腎)을 보하고 양기(陽氣)를 강건하게 하는 작용이 알려져 있다. 한 바퀴 둘러보다가 흑과구기 제품도 만난다. 신장위구르자치구와 간쑤성의 특산식물인 흑과구기(黑果枸杞, *Lycium ruthenicum*)는 꽃이 보라색으로 구기자와 비슷하지만 가시가 많은 점은 다르다. 노화 예방, 체력 향상의 효능이 있어 즐겨 찾는 식품이자 약초다.

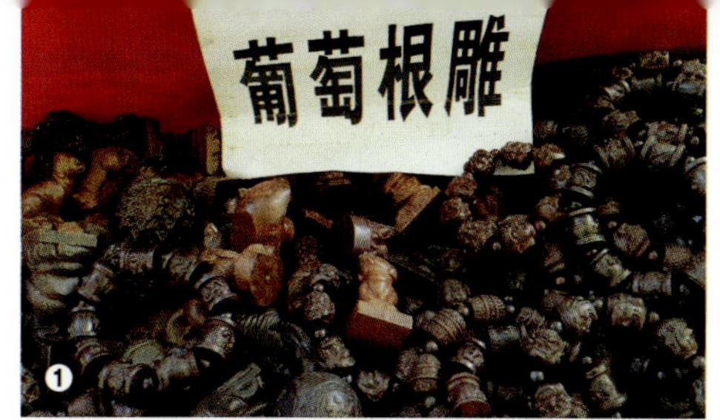

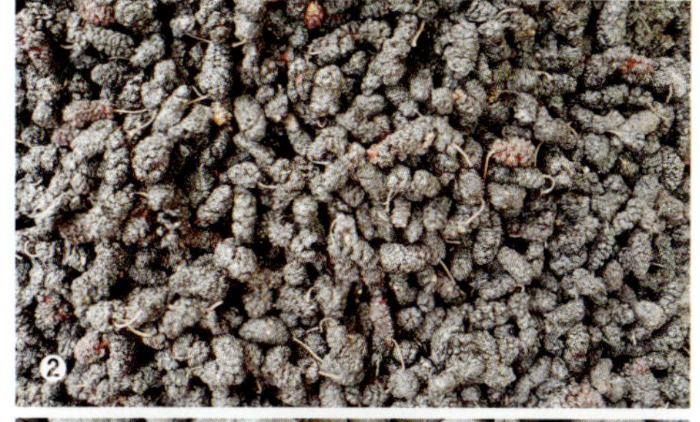

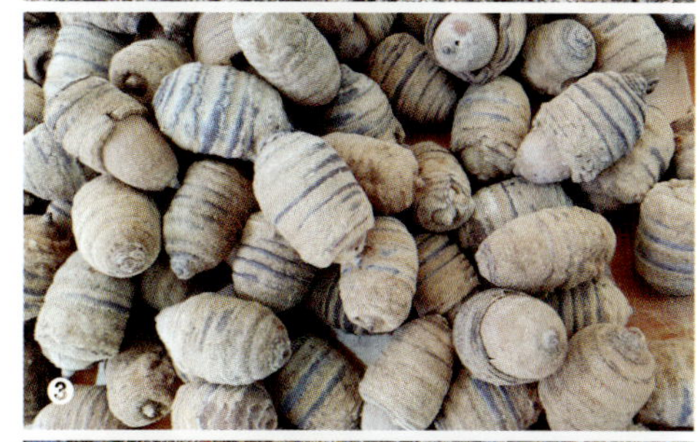

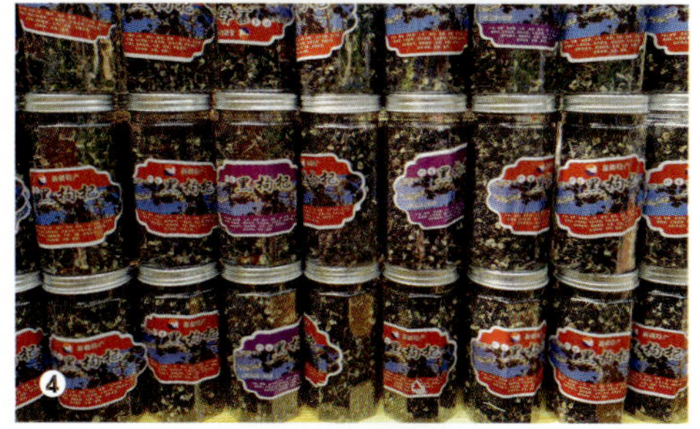

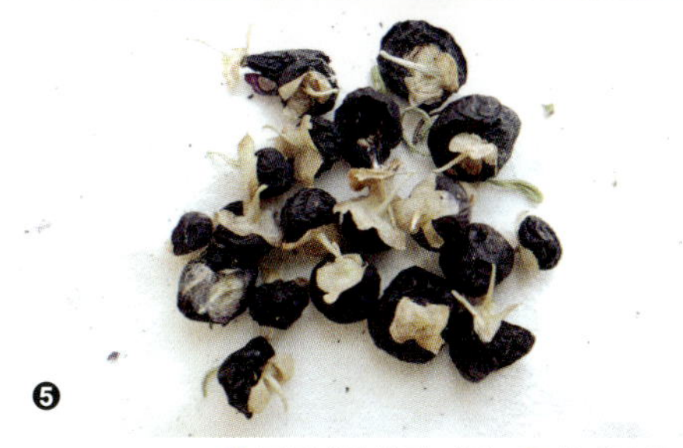

❶ 포도나무 뿌리 제품　❷ 뽕나무 열매
❸ 장양과(壯陽果)로 불리는 풍류과
❹ 흑과구기 제품　❺ 흑과구기 열매

실크로드국제휴게소

– **주소** : 중국(中國) 신장위구르(新疆維吾爾)자치구 우루무치(烏魯木齊)시 우루무치(烏
魯木齊)현 실크로드국제휴게소(絲綢之路國際度假區)
中国新疆维吾尔自治区乌鲁木齐市乌鲁木齐县 丝绸之路国际度假区
Urumqi, Xinjiang 838008 P.R.China

투르판 포도 관광지

– **주소** : 중국(中國) 신장위구르(新疆維吾爾)자치구 투르판(吐魯番)시 투르판 포도 관
광지(吐魯番葡萄溝風景區)
中国新疆维吾尔自治区吐鲁番市 吐鲁番葡萄沟风景区
Turpan, Xinjiang 838008 P.R.China

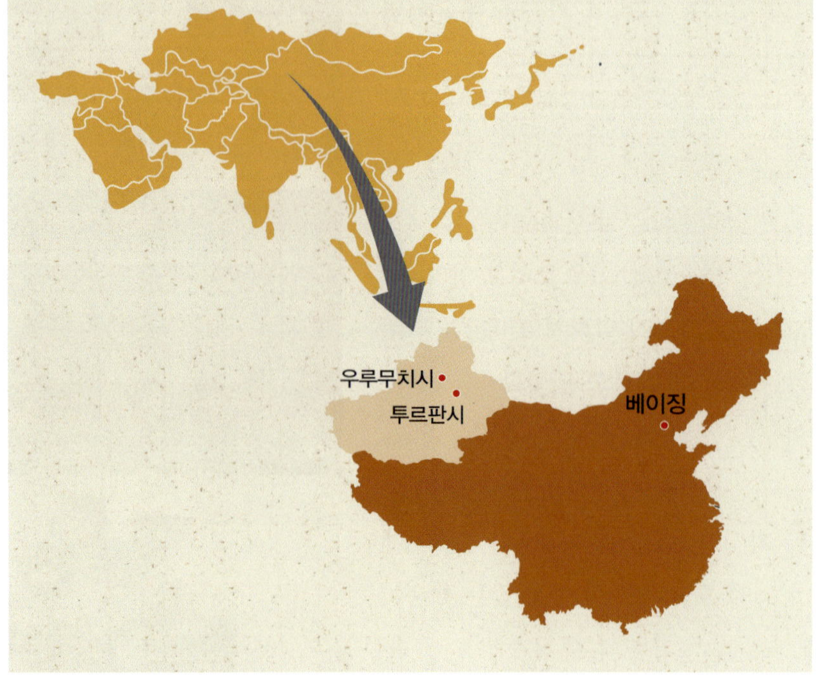

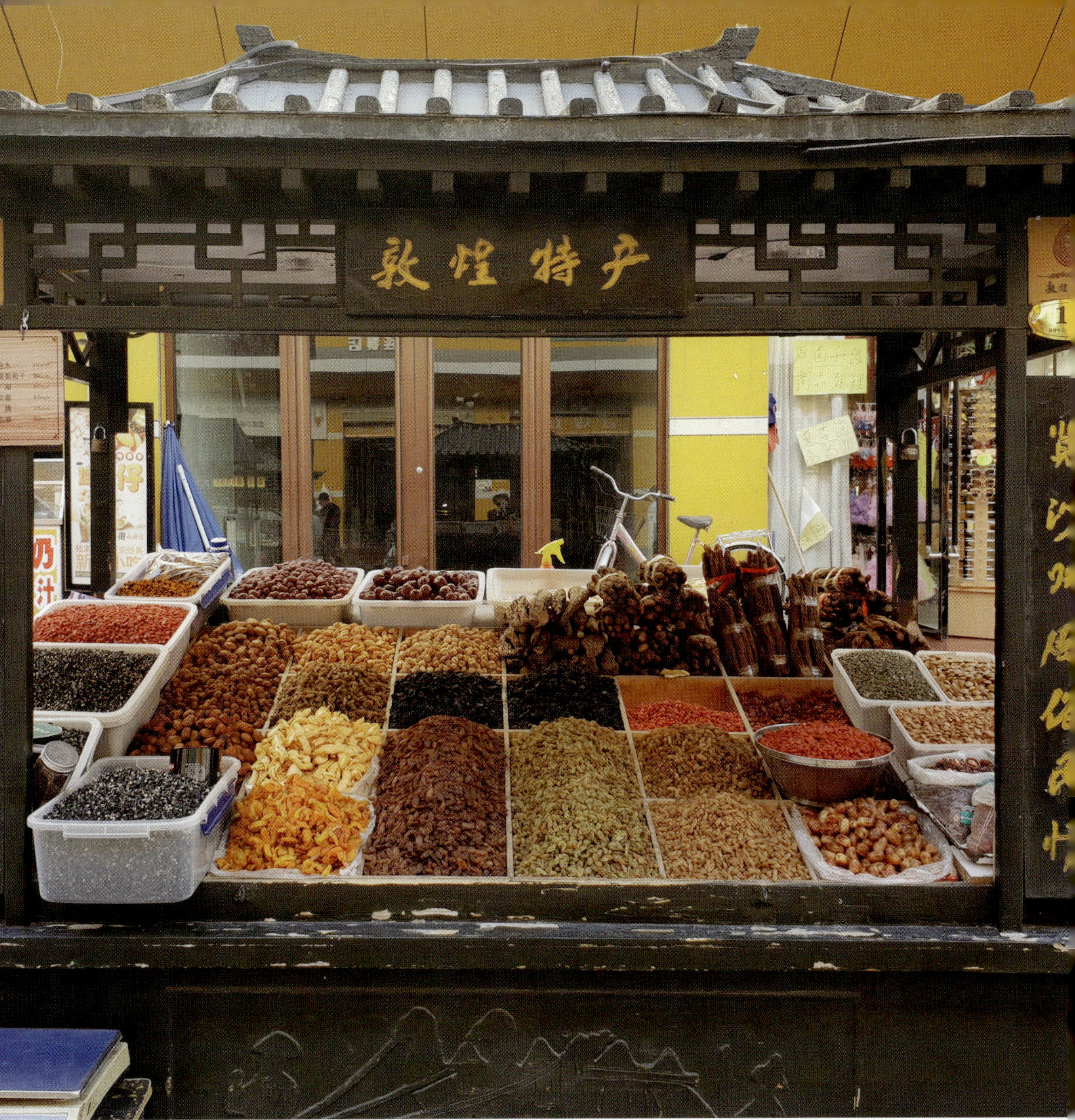

둔황 시장 상점

간쑤성 둔황 야시장의 약초

막고굴이 있는 둔황

중국 서북부에 간쑤(甘肅)성이 있다. 이 성의 서북 지역에 둔황(敦煌)시가 위치하며, 이 도시는 실크로드로 가는 관문으로 당나라 때까지 서역과의 교역을 통해 번영을 누렸다. 근처에 관광지로 잘 알려진, 막고굴로도 불리는 둔황 석굴과 명사산 월아천(月牙泉)이 있다.

둔황 시내에서 자유 시간을 얻어 둔황 시정부에서 가까운 둔황 야시장(敦煌夜市, Dunhuang Night Market)을 찾았다. 시장 중심 길에는 낙타 모형이 세워져 있어 관광객들의 기념사진 촬영지가 되고 있다. 야시장이다 보니 밤에 더 활기 있을 것 같았지만 처음 찾은 이방인들에게는 낮이라도 모든 게 신기해 보였다.

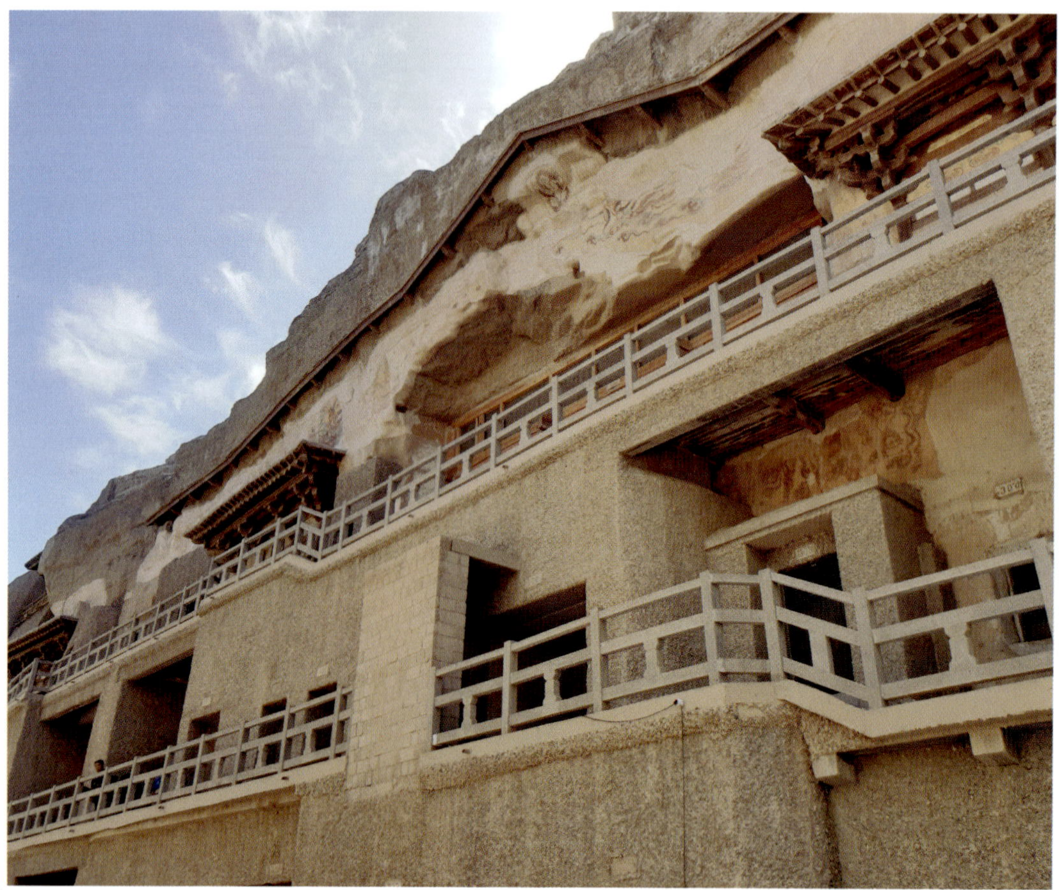

○ 둔황 석굴의 전경

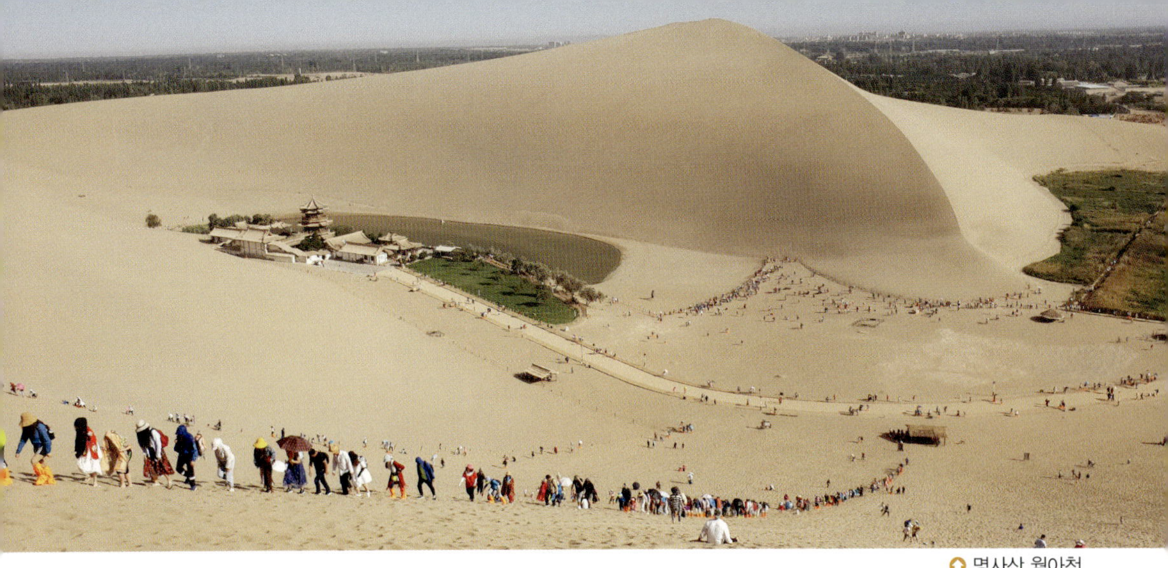

사막의 세 영웅인 사조, 정류, 호양

가장 먼저 만난 약초는 이슬람 가족이 파는 사조(沙棗, *Elaeagnus angustifolia*)와 대추야자[椰棗, 야조] 열매다. 사조는 신장위구르자치구에서 많이 생산되는 식물로 러시아올리브, 페르시아올리브 등으로 불리기도 한다. 특히 중앙아시아의 건조지대에서 잘 보이는 식물이다. 사조는 사막과 같은 건조기후에 강하므로 정류(檉柳), 호양(胡楊)과 함께 '사막의 세 가지 식물 영웅'이란 별명도 가진다. 살아 있는 식물 사조는 명사산 월아천 옆에 나란히 서 있는 나무들 사이에서 발견했다. 마침 열매도 달려 있어 귀한 사진이 되어줬다.

진열대를 두리번거리니 주인아주머니는 사조와 대추야자 열매를 건네며 먹어보란다. 이곳이 아니면 보기도 먹기도 힘든 식품들이다. 시식하는 것보다 사진 찍는 일에 열중하는 필자 모습을 본 주인은 약초 몇 가지를 꺼내더니 사진을 찍으란다.

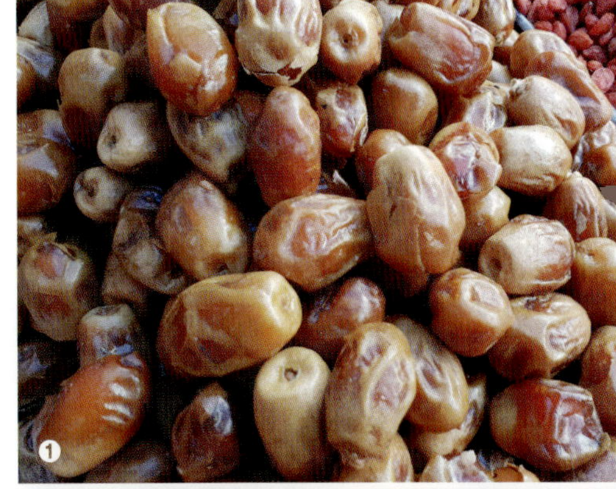

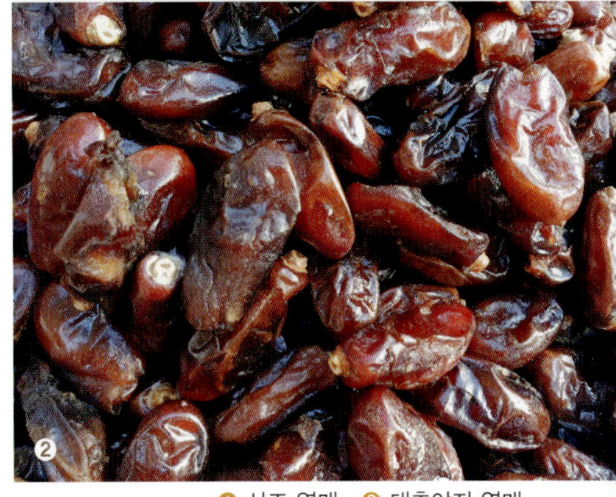

❶ 사조 열매　❷ 대추야자 열매

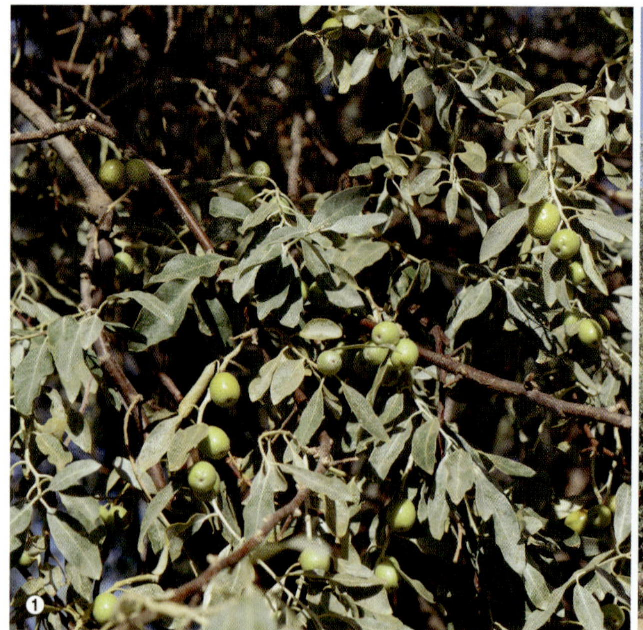 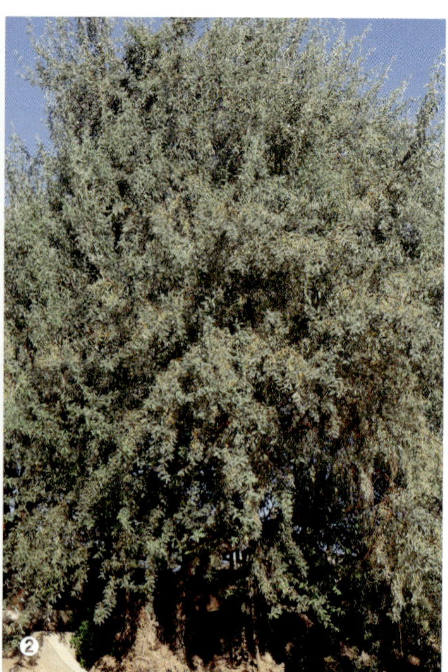

❶ 명사산 월아천의 사조 열매 ❷ 사조 나무모양(명사산 월아천)

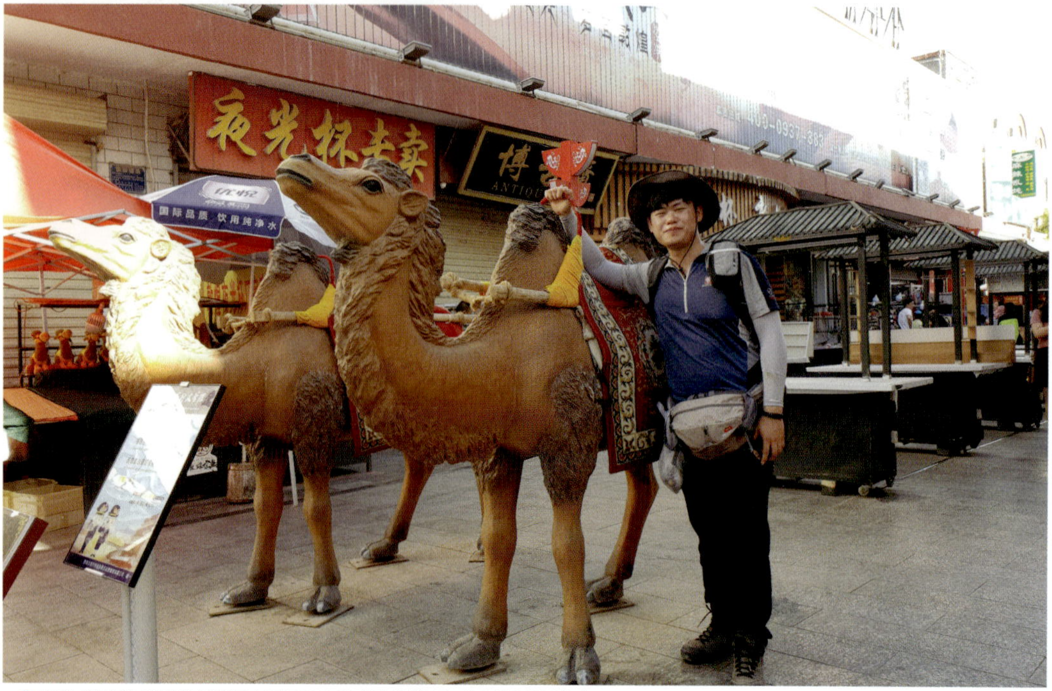

❖ 둔황 야시장 거리에 세워둔 낙타 모형 옆에서 일행이 기념 촬영을 한다.

쇄양(鎖陽)과 사프란이다. 보통 상점에서 눈치 보듯 그리고 동냥 얻듯 조심스럽게 약초 사진을 찍는데 이렇게 주인이 먼저 약초를 건네주며 찍으라고 하는 경우는 처음이다. 가지고 온 흰 천을 바닥에 깔고 그 위에 길다란 쇄양을 놓고 사진을 찍는다. 주위에 구경꾼들이 모여든다. 작은 병에 담겨 있는 사프란은 비싼 향신료다 보니 꺼낼 수가 없어 그대로 찍어 둔다. 스페인의 잘 알려진 요리인 파에야가 노란색을 띠는 것은 바로 사프란의 색소 때문이다. 향신료 사프란은 통경작용, 갱년기장애의 개선 작용을 가지는 약초이기도 하다.

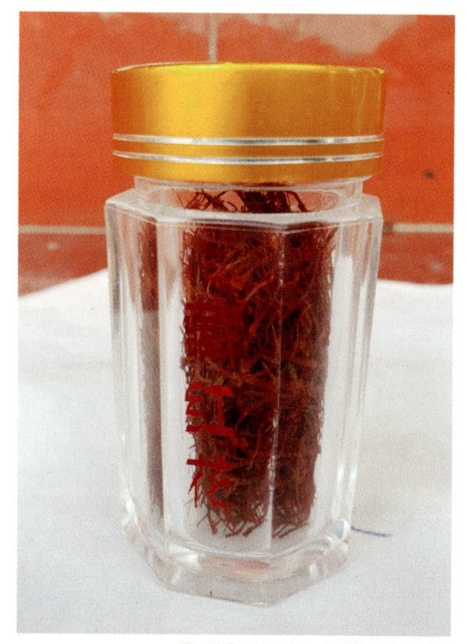

⬆ 작은 병에 담겨 있는 사프란

육종용, 쇄양, 흑과구기, 화초

시장의 다른 골목으로 들어가니 엄청난 양의 육종용을 쌓아두고 있다. 한두 개 샘플도 아니고 이렇게 많은 육종용을 직접 보니 놀랍다. 판매대 위의 표시판에는 '사막인삼, 육종용'으로 적어 놓고 손님의 시선을 끌고 있다. '고려인삼'을 별명으로 가지는 약초들이 많지만 이처럼 별명에 '사막'이 들어간 인삼은 처음 만난다.

이 골목에는 쇄양도 육종용 못지않게 매대 위에 수북이 쌓여 있다. 쇄양의 전형(全形)이 아니라 얇게 썰어 놓은 쇄양편(片)도 함께 있다. 육종용, 쇄양은 모두 보양약(補陽藥)의 대표 약재로 남성의 양기 부족, 여성의 불임증, 근골(筋骨)에 힘이 없는 증상에 사용한다. 간쑤성과 신장위구르자치구는 마치 육종용, 쇄양의 고향 같다.

흑과구기(黑果枸杞, *Lycium ruthenicum*)는 '흑구기(黑枸杞)'라는 이름으로 곳곳에서 팔리고 있다. 이곳뿐 아니라 둔황, 우루무치 답사지에서 쉽게 보이는 열매다. 이 지방의 특산 식품이자 중요한 약초니 이곳을 벗어나면 보기가 어렵다. 상점에서 처음 볼 때는 다들 의아해했는데 투르판 사막식물원에서 구기자의 꽃과 비슷한 흑과구기의 꽃을 보고서 알 수 있었다. 줄기에 가시가 많아 열매 따기가 어려운 약초다. 휴게소에서 만난 아주머니로부터 줄기가 달려

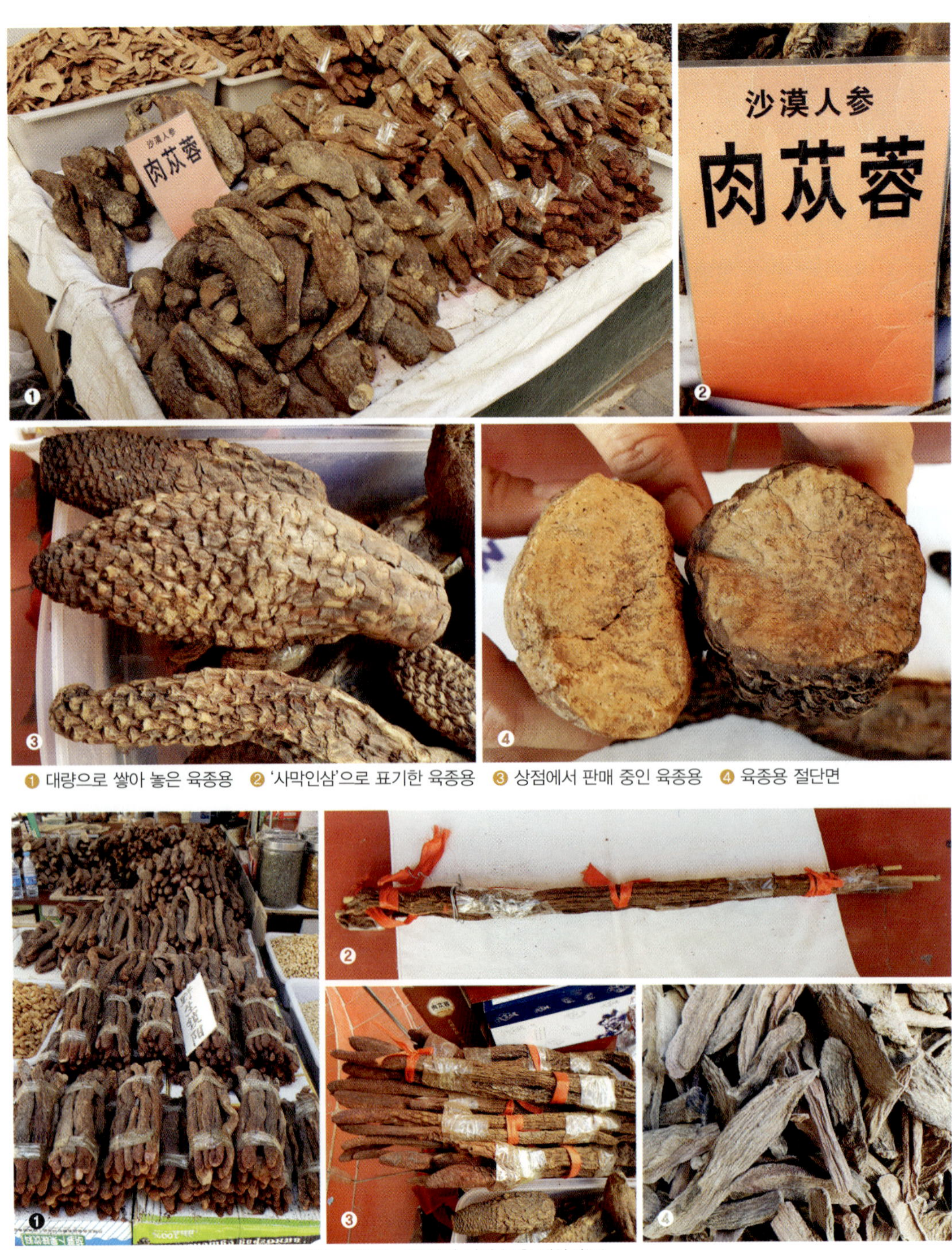

❶ 대량으로 쌓아 놓은 육종용　❷ '사막인삼'으로 표기한 육종용　❸ 상점에서 판매 중인 육종용　❹ 육종용 절단면

❶ 쇄양 판매점　❷ 길다란 쇄양　❸ 쇄양의 야생품　❹ 얇게 썰어 놓은 쇄양편(片)

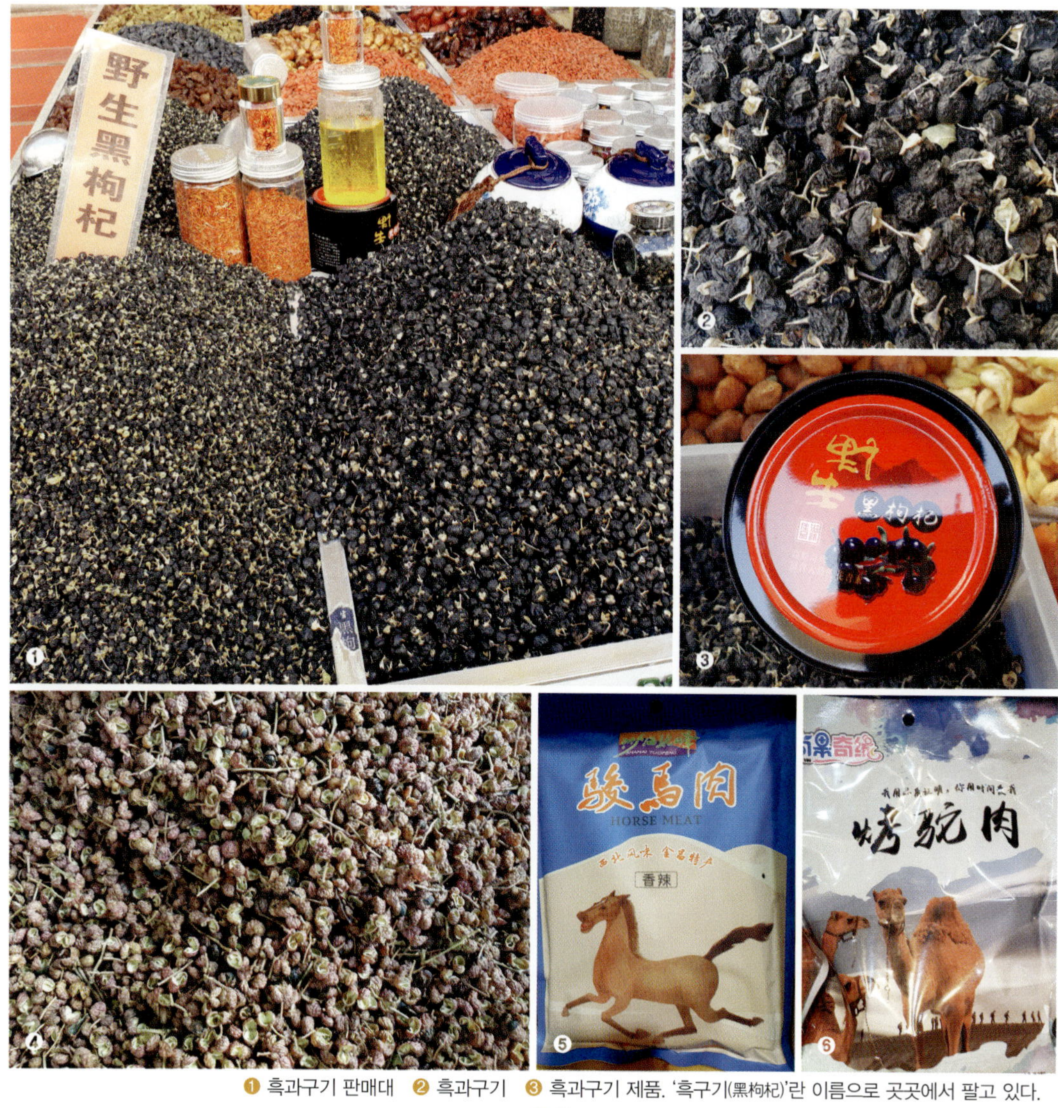

❶ 흑과구기 판매대　❷ 흑과구기　❸ 흑과구기 제품. '흑구기(黑枸杞)'란 이름으로 곳곳에서 팔고 있다.
❹ 한국에서 볼 수 없는 화초　❺ 말고기 제품　❻ 낙타고기 제품

있는 흑과구기를 얻었는데 가시 때문에 열매를 분리하기가 힘들었다.

　한국에서 만날 수 없는 화초(花椒, *Zanthoxylum bungeanum*)도 진열되어 있다. 화초는 잘 익은 열매껍질을 쓰는데 우리의 산초나무, 초피나무와 비슷하다. 《대한민국약전》에는 산초로 기재되어 있지만 《중국약전》에는 화초로 수재되어 있다. 우리에게 익숙하지 않은 말고기, 낙

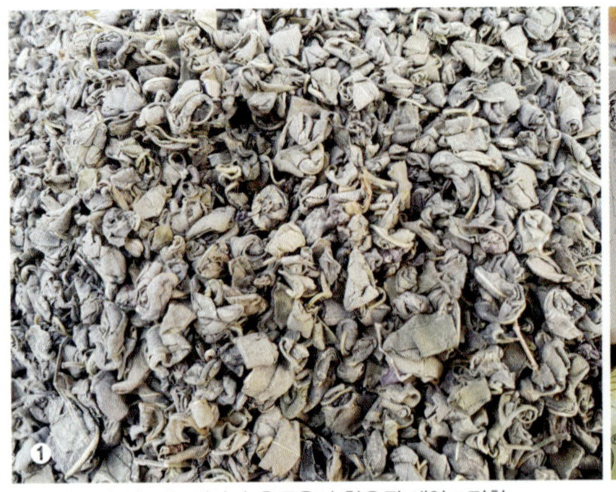 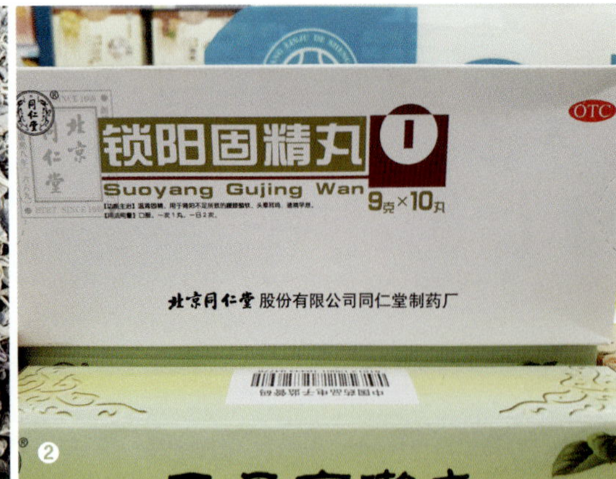

❶ 나포마 차 ❷ 쇄양과 육종용이 함유된 쇄양고정환

타고기 제품 그리고 중국 서부와 북부 지역이 원산지인 나포마(羅布麻, *Apocynum venetum*)로 만든 차도 보인다.

쇄양고정환

시장을 나오다 입구의 약국에 들렀더니 '쇄양고정환(鎖陽固精丸)' 약이 진열되어 있다. 이 지역에서 많이 생산되는 쇄양과 육종용을 활용한 의약품이다. 남성 질병에 많이 사용되는 환제로 파극천, 보골지, 산수유, 부추 씨, 검인도 함유되어 있다. 《동의보감》 내경편에 고정환은 '신(腎)이 허하여 정(精)이 새어 나오는 것을 치료하는데, 정을 잘 간직하게 하고 새어 나가는 것을 거두어들일 수 있게 한다'고 되어 있다.

－ **위치** : 둔황 시정부에서 오른편으로 도보 6분 거리에 있다.
－ **주소** : 중국(中國) 간쑤(甘肅)성 둔황(敦煌)시 둔황 야시장
中国甘肃省敦煌市 敦煌夜市
Dunhuang Night Market, Dunhuang, Gansu, P.R.China

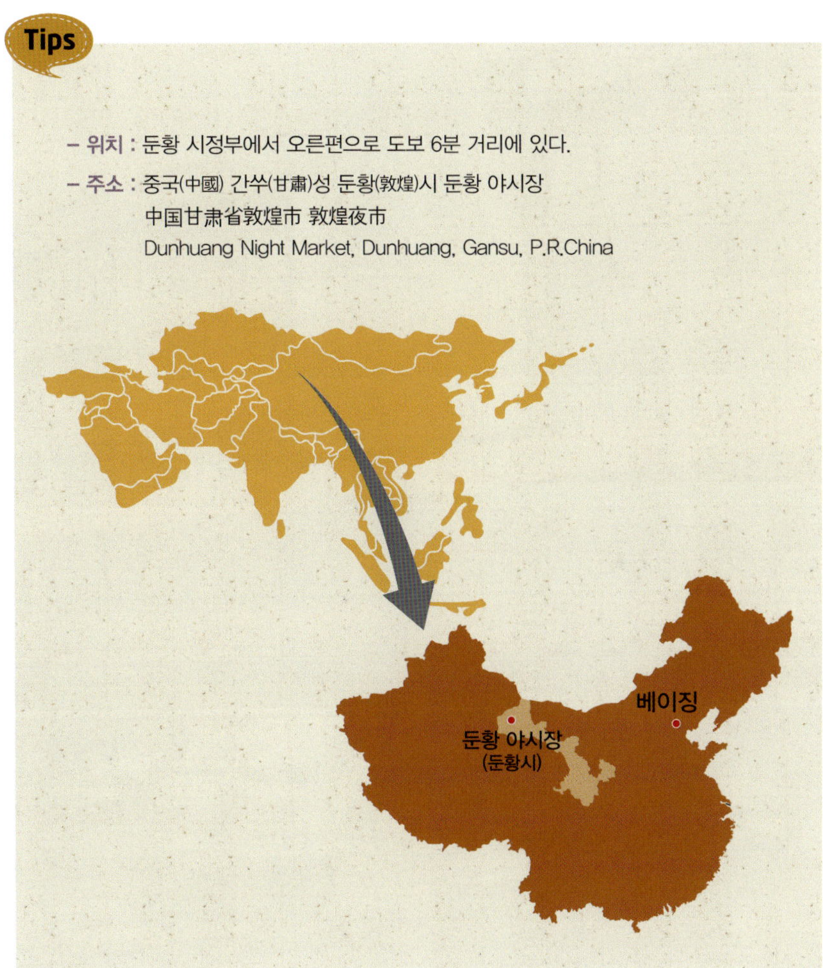

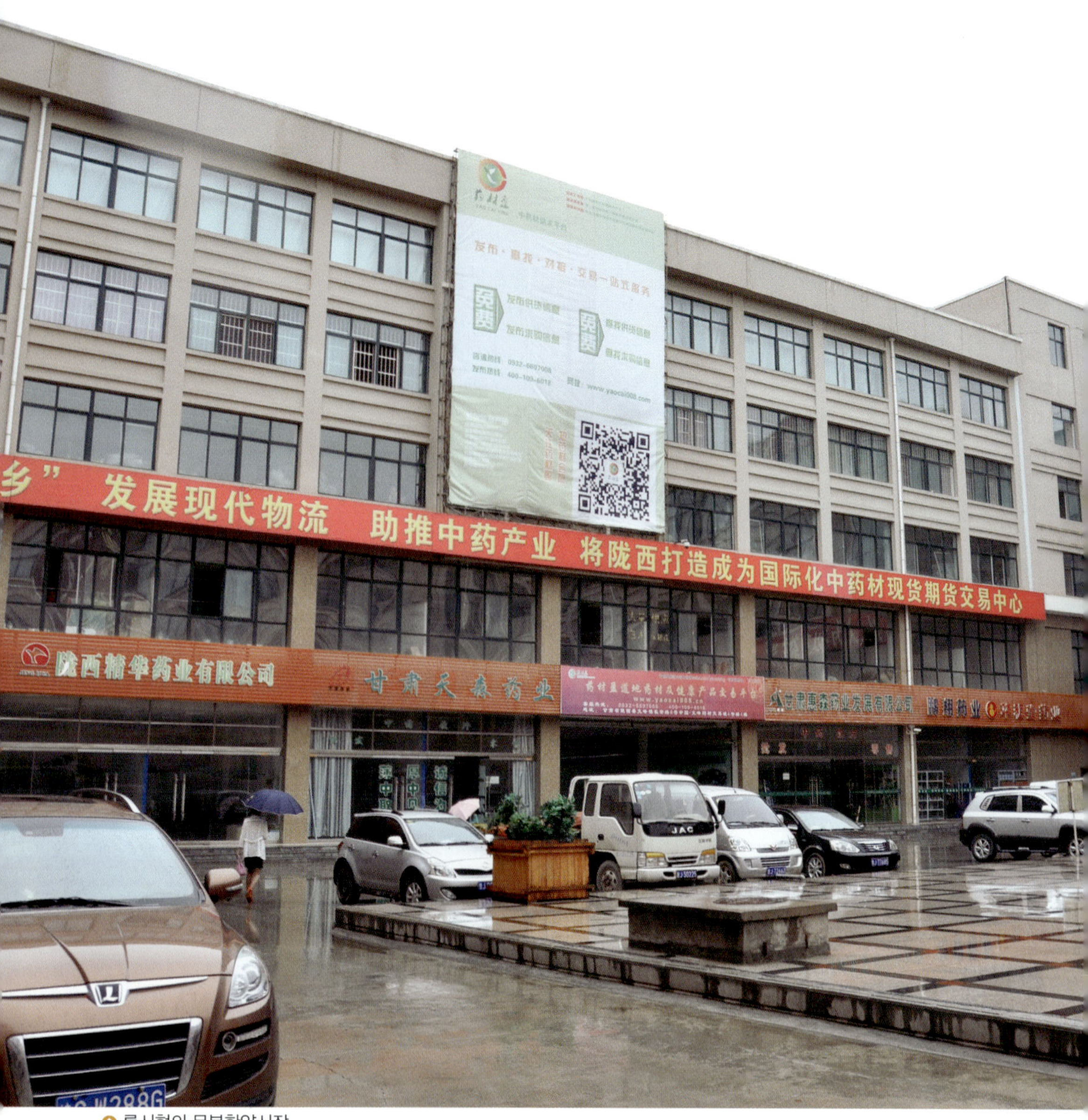

○ 룽시현의 문봉한약시장

간쑤성의 한약 중심지, 룽시현

독특한 형태의 간쑤성

과거 실크로드 시대부터 동서 간 경제교류의 중요 통로였던 간쑤(甘肅)성은 중국 서북부에 있으며 성도는 란저우(蘭州)다. 한 자료에 의하면 시안에서 로마에 이르는 고대 실크로드 전체 7,000km 구간에서 약 1,200km가 간쑤성을 지난다고 한다. 중국 서북부에서 동남쪽으로 가늘고 긴 지역으로 매우 독특하게 생겼다. 동서로는 중국과 서역을 연결하고 남북으로는 티베트와 몽골을 이어주는 간쑤성이다. 왼쪽에는 신장위구르자치구, 칭하이(靑海)성이 있고 오른쪽으로는 네이멍구자치구, 닝샤후이족자치구, 산시(陝西)성 그리고 아래쪽은 쓰촨성으로 둘러싸여 있다.

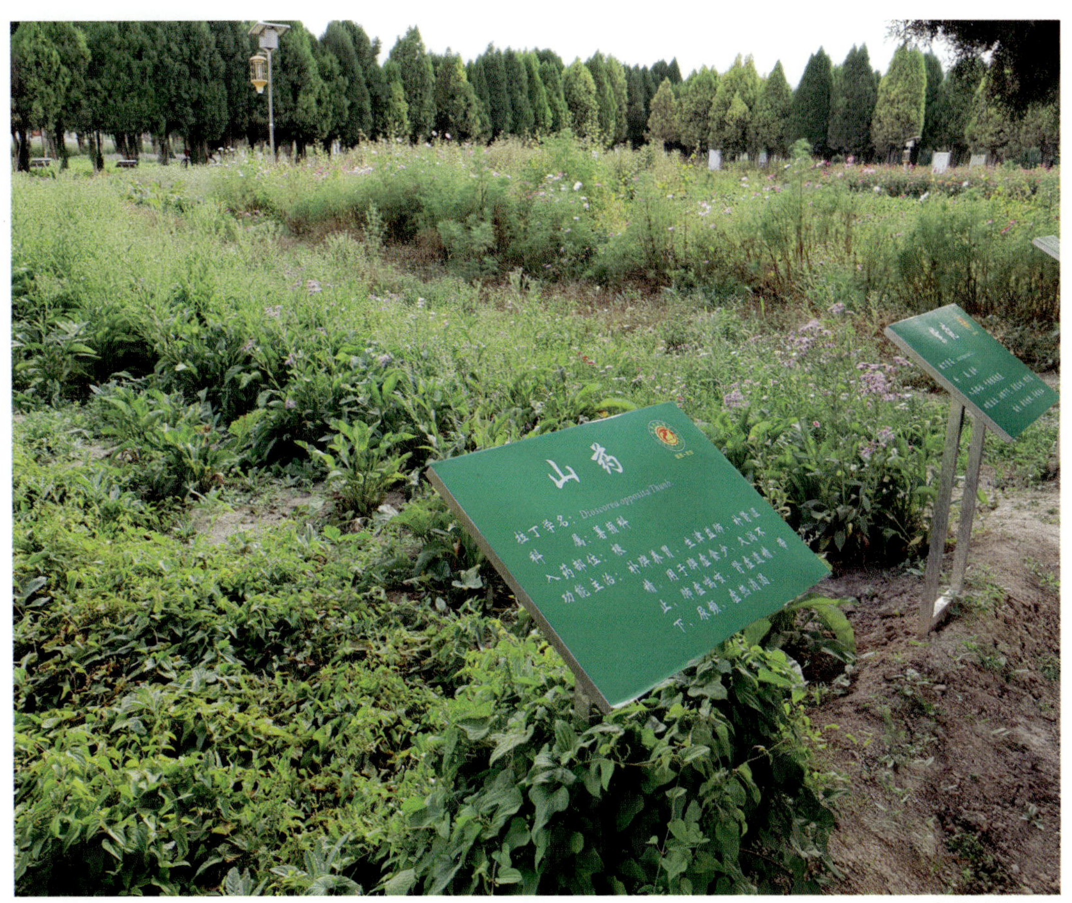

◎ 룽시 약포원

한약시장, 약초원, 유통센터를 가진 룽시현

간쑤성의 동쪽에 위치한 란저우시 아래에 딩시(定西)시가 있다. 이 시 안의 작은 현(縣)급 행정구역인 룽시(隴西)현은 한약 생산지로 유명한 곳이다. 간쑤성 한약의 중심지라고 해도 과언이 아니다. 룽시현에는 규모가 큰 문봉(文峰)한약시장과 수양(首陽)한약시장 그리고 약초원인 룽시 약포원이 있다. 당삼 가공회사와 유통회사인 간쑤약재교역센터(甘肅中藥材交易中心)도 룽시현에 자리 잡고 있다. 유통회사에는 운동장같이 넓은 1층에 한약 유통의 자동화 장비

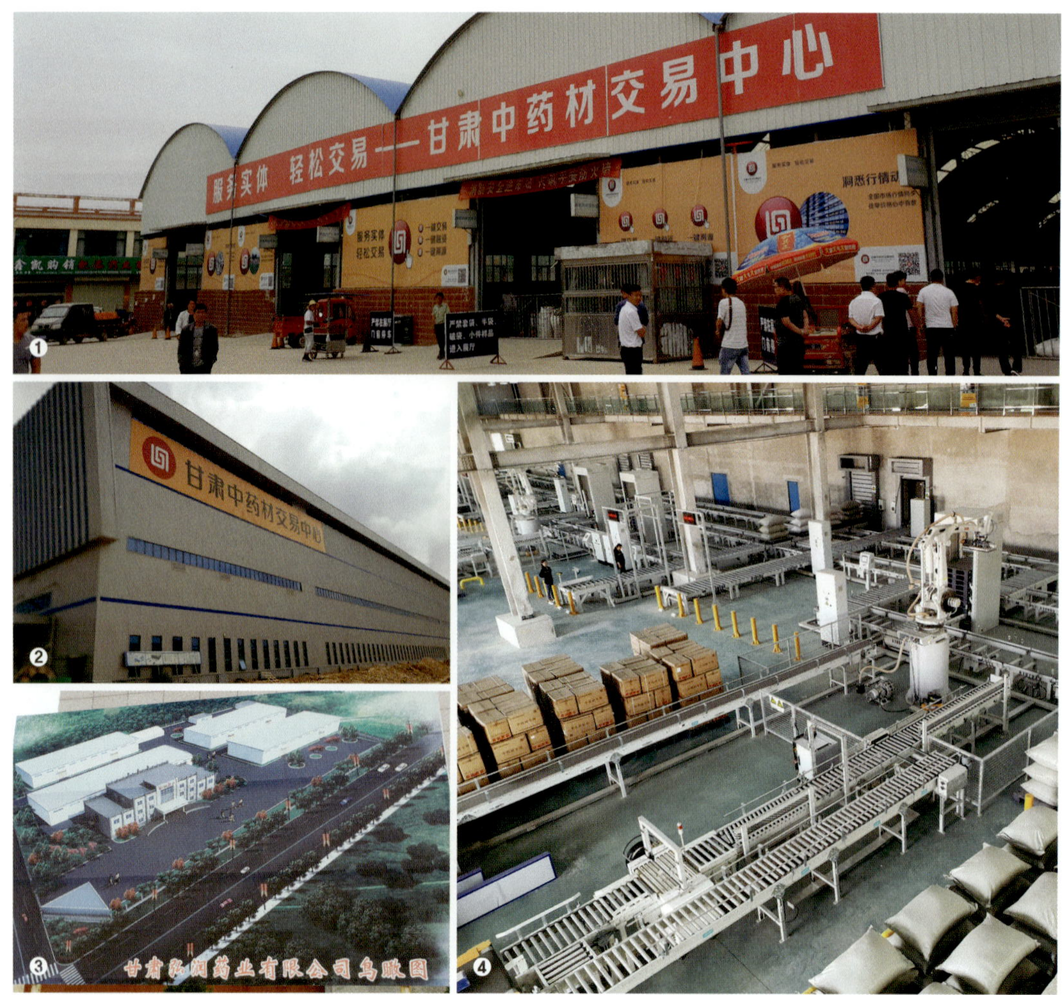

❶ 룽시현 수양한약시장　❷ 간쑤약재교역센터　❸ 당삼 가공회사의 전경 그림　❹ 간쑤약재교역센터의 내부

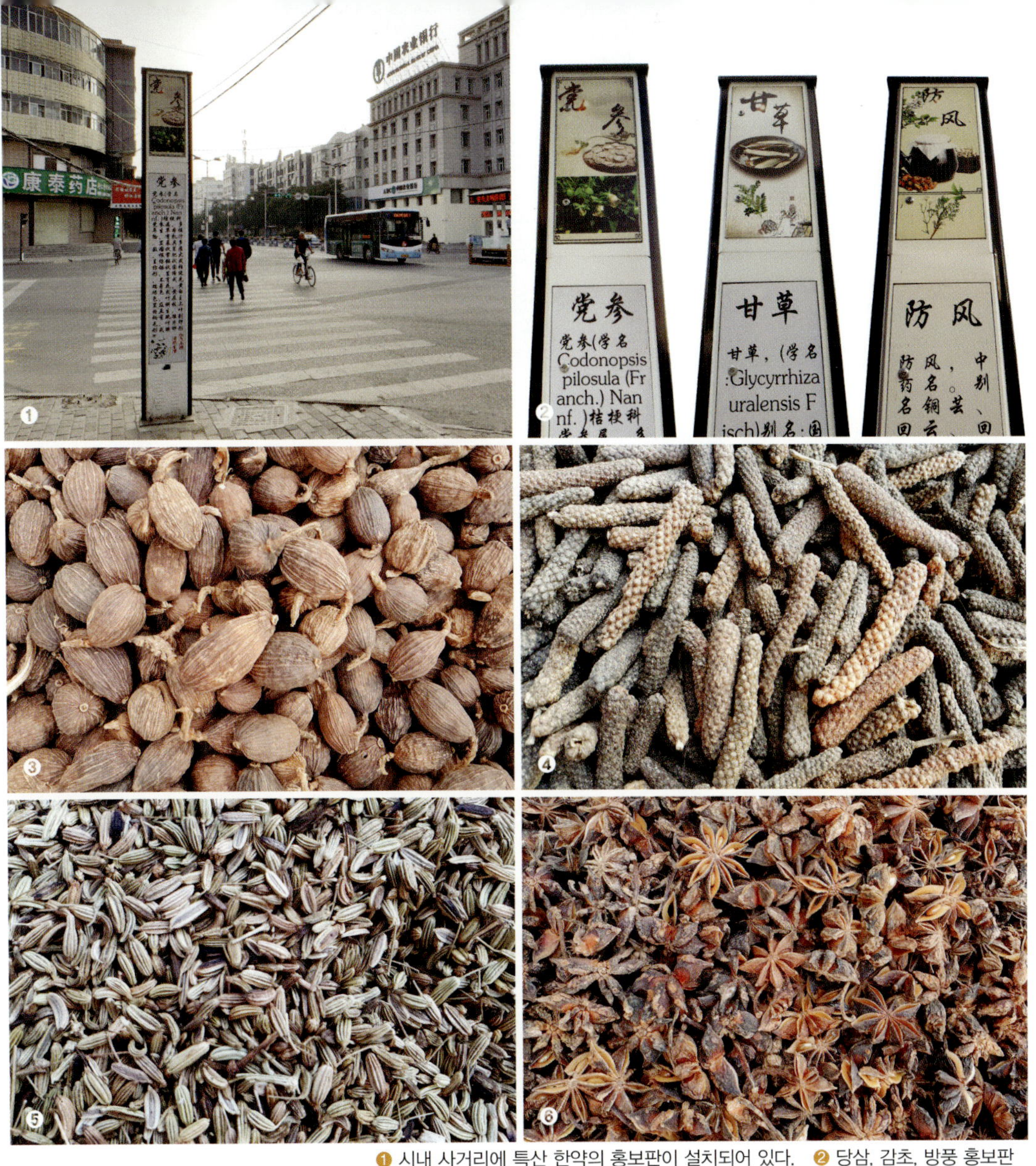

❶ 시내 사거리에 특산 한약의 홍보판이 설치되어 있다.　❷ 당삼, 감초, 방풍 홍보판
❸ 시내 상점에서 판매 중인 초과　❹ 시내 상점에서 판매 중인 필발
❺ 시내 상점에서 판매 중인 회향　❻ 시내 상점에서 판매 중인 팔각회향

가 설치되어 있다. 룽시현 시내 사거리에는 당삼, 감초, 방풍의 한약 홍보 입간판이 설치되어 있고 시장에서 초과, 필발, 회향, 팔각회향 등의 한약을 파는 모습은 낯설지 않다.

한 약국으로 들어가니 이방인에게 희귀 약재를 꺼내 사진을 찍으라며 친절함을 보여준다. 안수과, 석연, 목별자다. 안수과(桉樹果)는 남안(藍桉, *Eucalyptus globulus*)의 열매로 일구종(一口鐘)

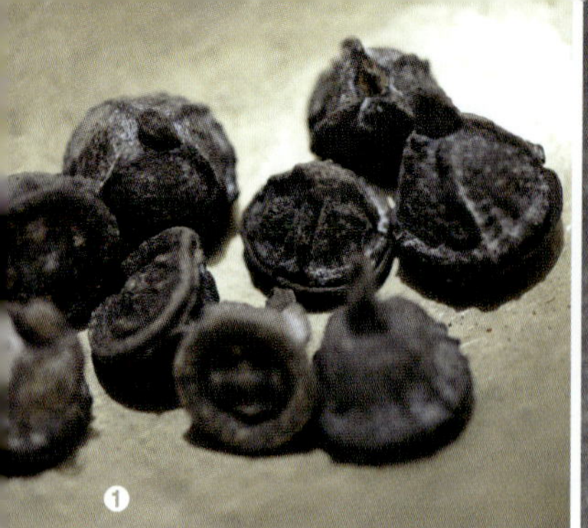 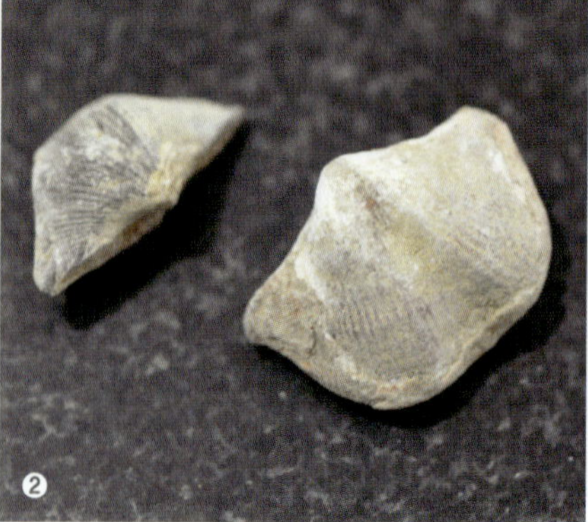 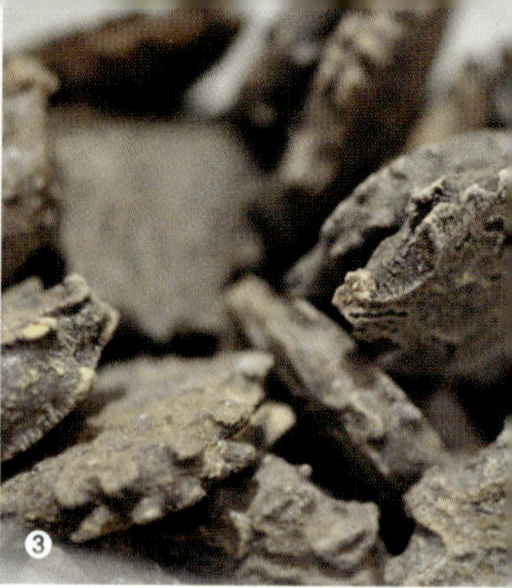

❶ 안수과 ❷ 석연 ❸ 목별자

이라고도 부른다. 음식이 잘 삭지 않고 뭉치어 생기는 병이나 배가 더부룩하면서 불러 오르는 증상 그리고 피부염에 쓰인다. 석연(石燕)은 석연(*Cyrtiospirifera sinensis*)의 화석으로 소변이 나오지 않는 병증이나 혈뇨(血尿)에 유효하다. 목별자(木鼈子)는 목별(*Momordica cochinchinensis*)의 씨이다. 맺힌 것을 풀어주고 부은 종기나 상처를 치료하며 젖멍울, 마른버짐 치료에 쓰인다.

현(県) 곳곳에 한약 농장이 마련되어 있으며 특히 둥지아푸(董家堡)촌에는 당삼의 기원식물인 만삼과 천당삼의 재배지가 아주 넓게 펼쳐져 있다. 룽시현의 주요 생산 약재는 당삼, 황기, 홍기, 감초, 시호, 방풍 등이다. 룽시현 농목(農牧)국에 따르면 이들 약초의 재배 지역은 다음과 같다.

당삼, 황기, 홍기, 감초, 시호, 방풍 재배지

룽시현에는 10개 진(鎭)과 7개 향(郷)의 행정구역이 있다. 편의상 북쪽의 서우양(首陽, Shouyang)진(鎭), 쐉첸(雙泉, Shuangquan)향은 1구역, 푸싱(福星, Fuxing)진, 커자이(柯寨, Kezhai)진, 더싱(德星, Dexing)진은 2구역, 통안이(通安驛, Tong'anyi)진, 윈텐(雲田, Yuntian)진, 마허(馬河, Mahe)진은 3구역 그리고 웨이양(渭陽, Weiyang)향, 홍웨이(弘偉, Hongwei)향, 첸지아완(權家灣, Quanjiawan)향은 4구역으로 이름 붙

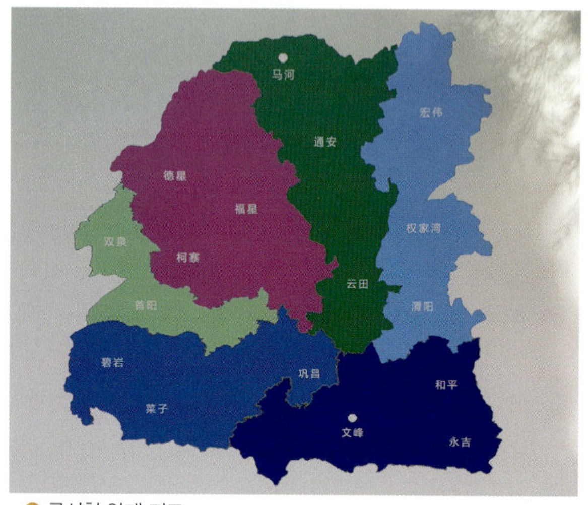

❀ 룽시현 약재 지도

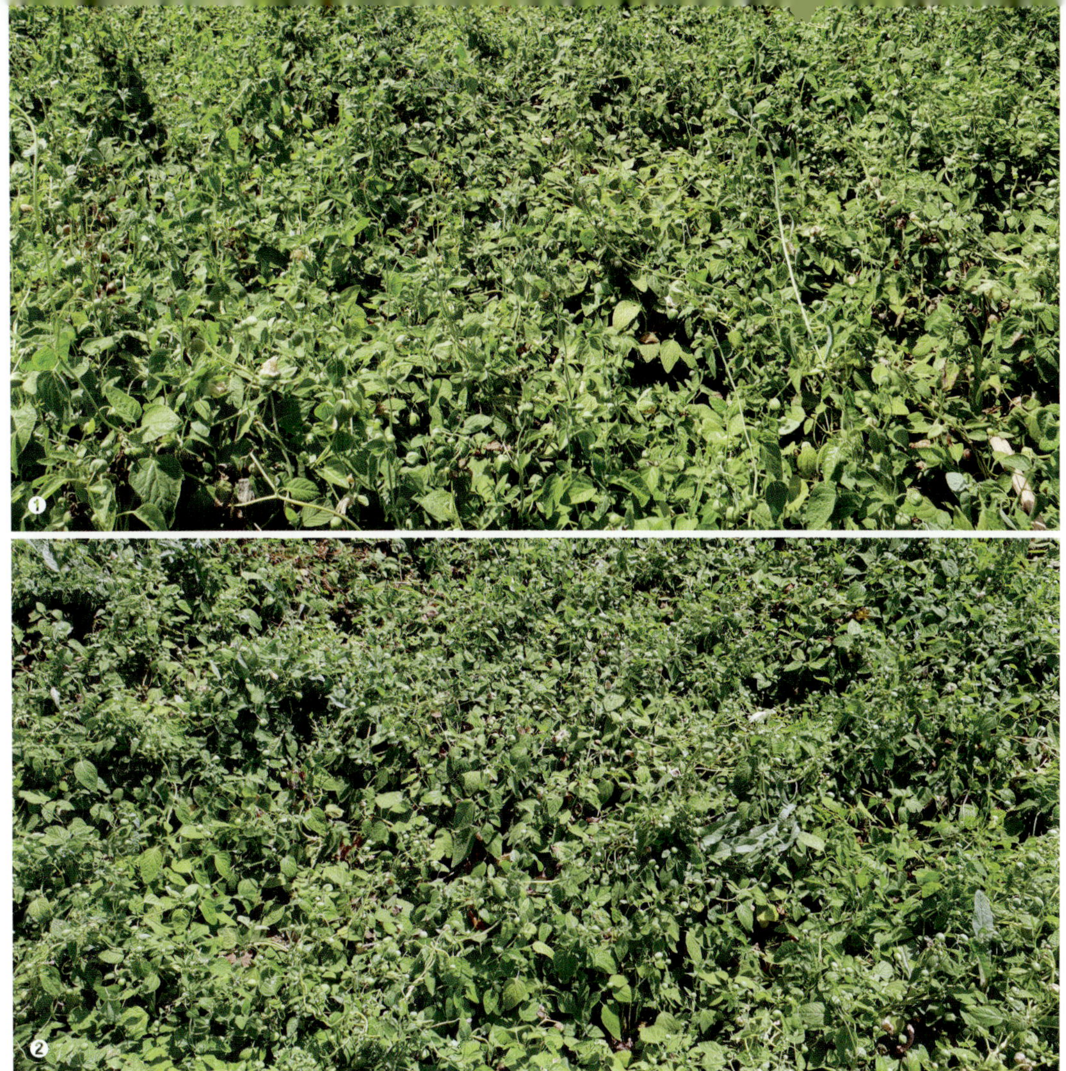

여 구분한다. 남쪽은 공창(鞏昌, Gongchang)진, 차이즈(菜子, Caizi)진, 비옌(碧巖, Biyan)진을 5구역 그리고 원펑(文峰, Wenfeng)진, 허핑(和平, Heping)향, 용지(永吉, Yongji)향을 6구역으로 명명한다.

룽시현 북쪽에서 가장 왼쪽인 1구역 서우양, 솽첸은 황기, 홍기, 방풍을 주로 재배하고 2구역인 푸싱, 커자이, 더싱은 당삼, 황기를 많이 생산한다. 3구역인 통안이, 윈톈, 마허는 시호, 황금, 황기, 당삼, 감초 그리고 가장 오른쪽인 4구역 웨이양, 홍웨이, 첸지아완은 당삼이 주 작물이다.

남쪽 왼편의 5구역인 공창, 차이즈, 비옌은 황기, 당삼, 감초, 황금 그리고 오른편의 6구역인 원펑, 허펑, 용지는 당삼, 동규화를 주로 재배한다. 귀한 자료라 생각되어 룽시 약포원에 세워진 홍보판의 중국어 지명을 우리식으로 바꿔 기록으로 남긴다. 아마 한국에 처음 소개하는 자료일 것이다. 순천대 중어중문학과 장혜인 조교와 한국한의학연구원 이위 연구원의 도움이 컸다.

현급 지역의 작은 마을에서 소유한 한약시장, 약초원, 유통센터, 한약 재배지 같은 거대한 한약 시설은 룽시현이 간쑤성을 넘어 중국을 아우르는 한약 중심지가 되도록 만들어주는 것 같다. 이 현장을 둘러보면서 한약의 산업화, 한약의 과학화가 잘 이루어지는 룽시현임을 실감했다.

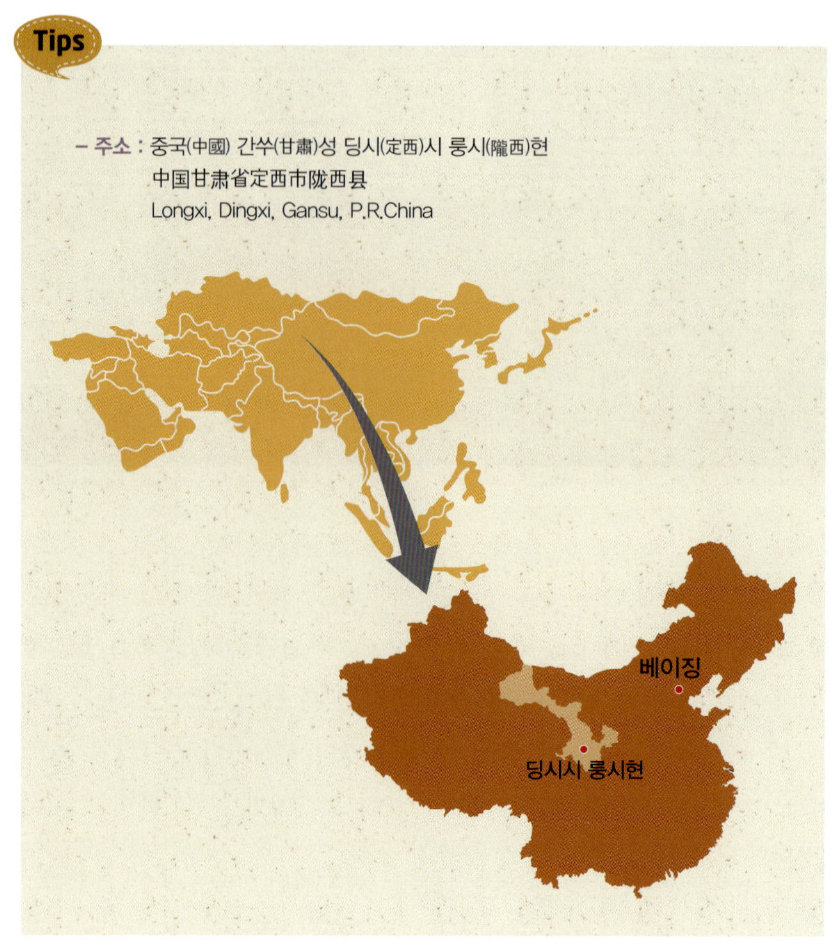

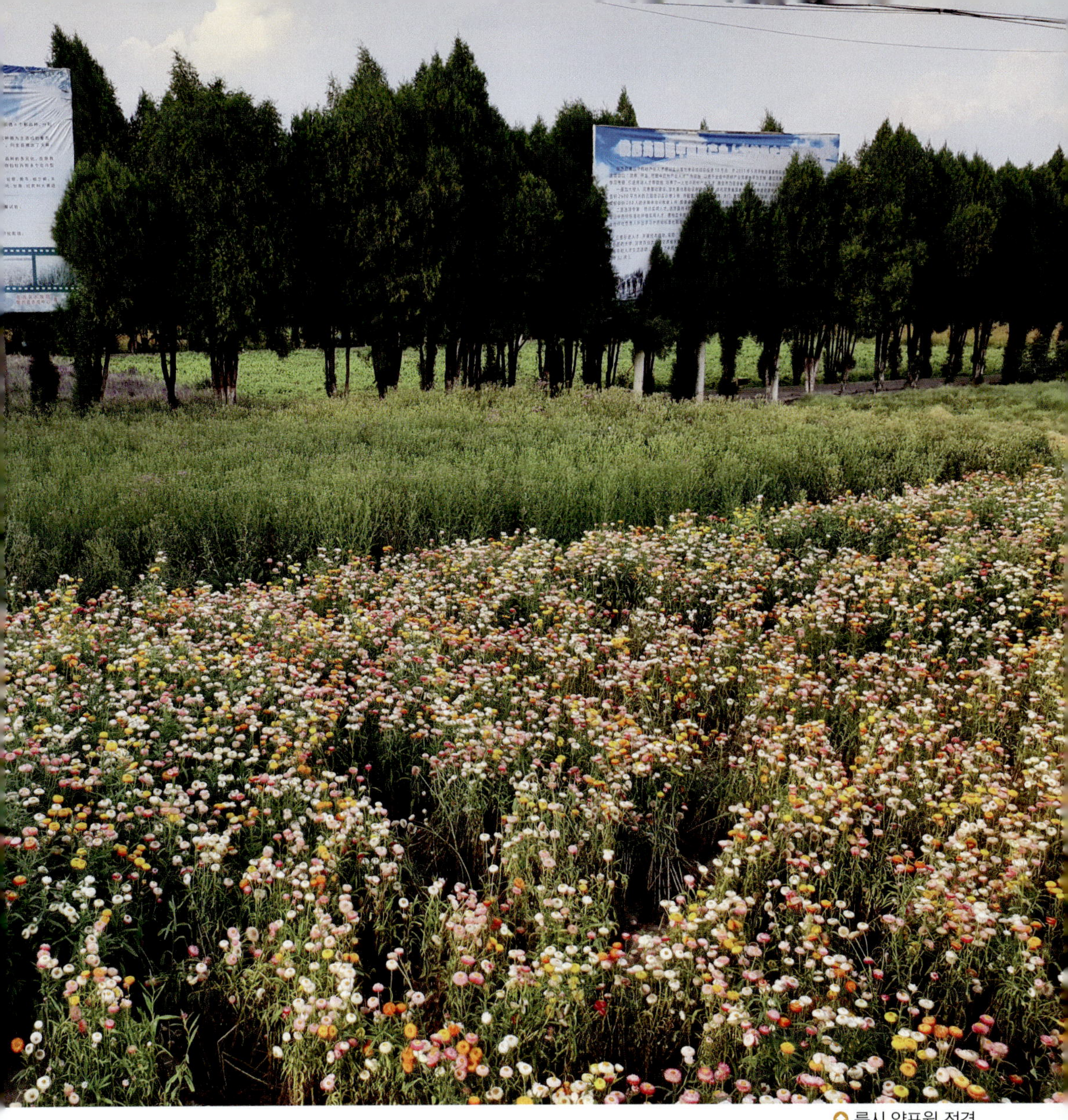

| 1.07 |

간쑤성 룽시 약포원의 약초

룽시현의 약포원

중국 간쑤(甘肅)성은 고대 실크로드를 품은 지역이다. 성(省) 내의 딩시(定西)시 룽시(隴西)현에 룽시 약포원(隴西藥圃園)이 있다. 특이하게 약초원이나 약용식물원이 아닌 '약포원'이란 이름을 붙였다. 이곳을 몇 년 전에도 찾았지만 정문과 재배지를 리모델링하여 새로운 약초원으로 탄생시켜 마치 다른 곳에 온 것 같은 착각을 하기도 했다.

장엽대황, 탕구트대황, 관동화

필자는 이곳에서 57종의 약초를 촬영했다. 그중 대황, 관동화, 토패모, 감숙단삼, 중국천궁, 관엽강활, 마리아엉겅퀴의 귀한 약초들을 사진에 담았다.

대황 표준화 재배구역에는 장엽대황(*Rheum palmatum*)과 탕구트대황(*Rheum tanguticum*) 2종이 넓은

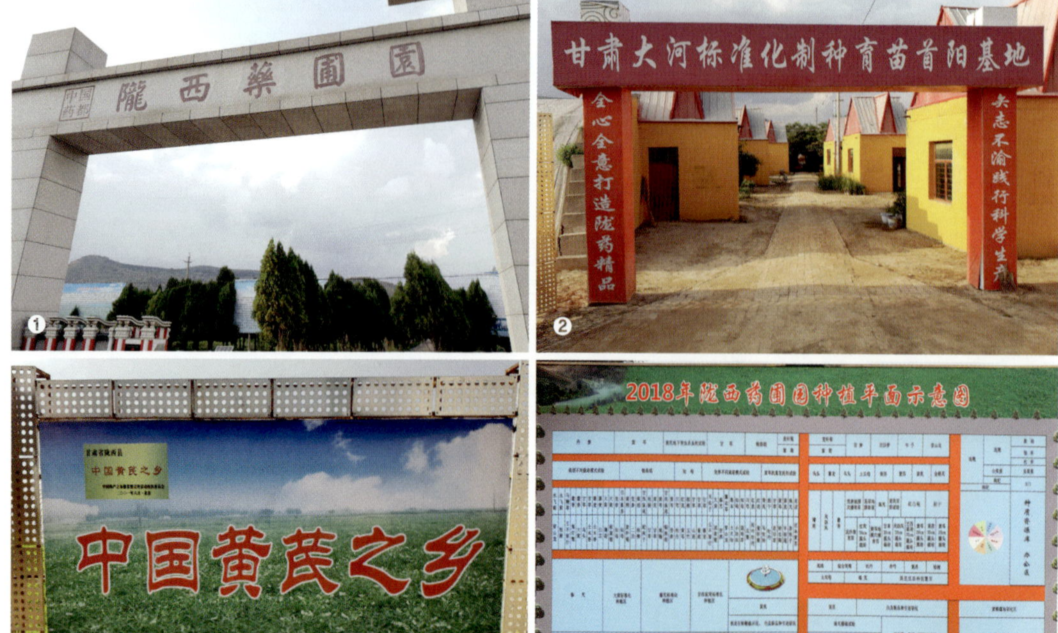

❶ 룽시 약포원 정문   ❷ 약포원 내의 육묘장   ❸ 이 지역이 '중국 황기의 고향'이란 표지판   ❹ 룽시 약포원 안내도

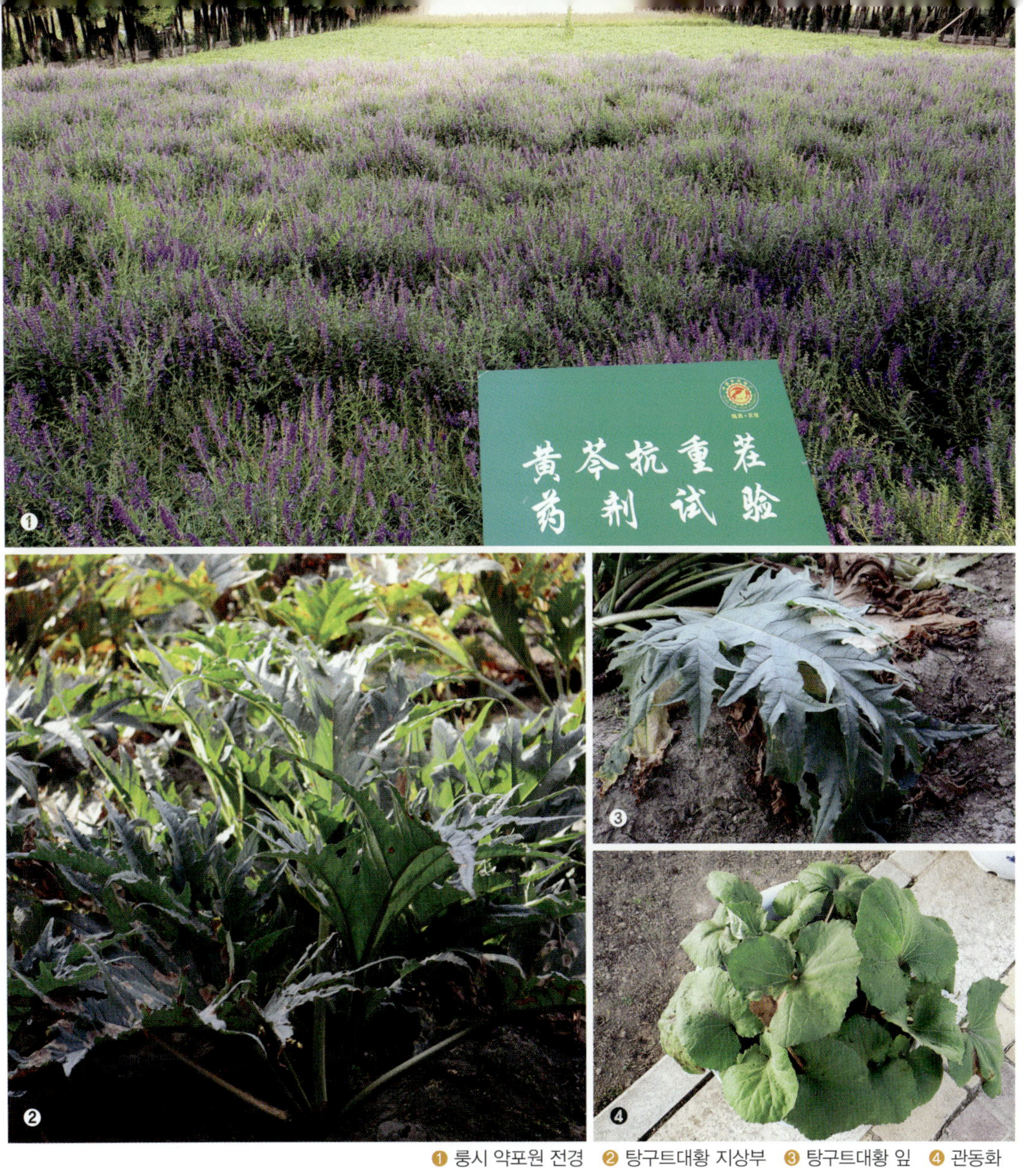

❶ 룽시 약포원 전경 ❷ 탕구트대황 지상부 ❸ 탕구트대황 잎 ❹ 관동화

포장에서 잘 자라고 있다. 이들 대황은 잎 모양으로 구분할 수 있다. 장엽대황(掌葉大黃) 잎은 한자 이름대로 손바닥 모양이고 탕구트대황은 잎의 갈라진 깊이가 아주 깊다. 탕구트대황은 당고특대황(唐古特大黃)으로도 부르는데 탕구트(Tangut, 唐古特)는 '티베트'라는 의미를 가진다.

입구 쪽 통로에 관동화(Tussilago farfara)가 화분에 심어져 있다. 보기 어려운 약초인데 이렇게 룽시 약포원에서 만났다. 아직 꽃이 피지 않았지만 자료로 쓰기 위해 사진을 많이 찍어놨

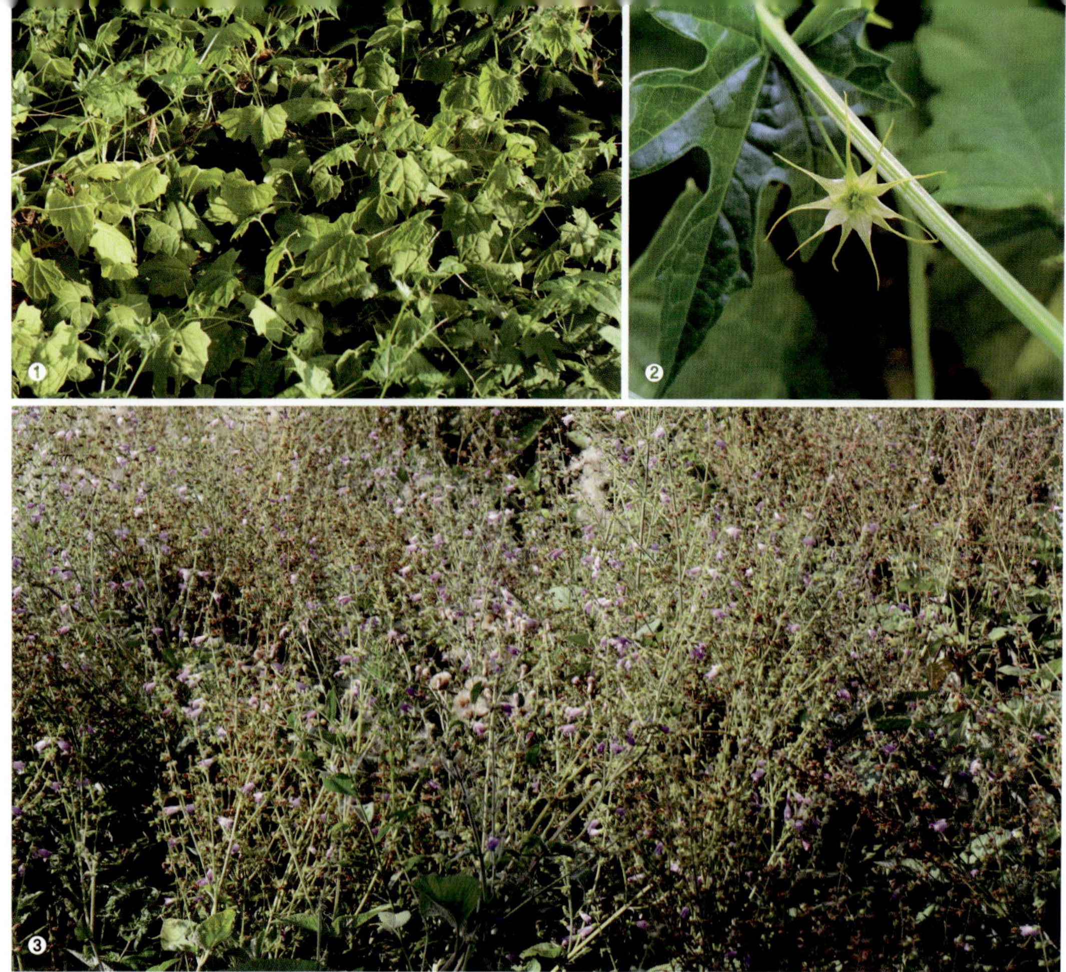

❶ 토패모 지상부 ❷ 토패모 꽃 ❸ 감숙단삼 지상부

다. 꽃봉오리는 가래가 많은 기침에 사용하거나 목 안이 붓고 아프며 막혀 있는 느낌이 나는 증상에 유효하다.

토패모, 감숙단삼

꽃이 핀 토패모(*Bolbostemma paniculatum*)가 보인다. 백합과인 패모(貝母)와 달리 박과에 속하는 토패모(土貝母)는 우리나라 공정서에는 없지만 《중국약전》에 수록된 한약이다. 덩이줄기가 유방에 생기는 종기, 림프절에 멍울이 생긴 병증, 피하에 담(痰)으로 덩어리가 생긴 병증을 치료한다. 토패모의 원산지는 중국이나 우리나라에서도 소량 재배한다.

감숙단삼(甘肅丹蔘, 甘西鼠尾草, *Salvia przewalskii*)은 간쑤성, 윈난성에서 자라는 약초로 자단삼(紫丹

蔘), 홍진교(紅秦艽), 홍근(紅根), 적삼(赤蔘), 목양유(木羊乳) 등의 별명을 지닌다. 이름에서 알 수 있 듯이 단삼(丹蔘)의 동속 근연식물로 약효도 단삼과 같다. 즉 혈액순환을 촉진하고 어혈을 없 애며 심열(心熱)을 식히고 마음이 답답한 것을 없애주는 약재다. 감숙단삼은 간쑤(甘肅, 감숙)성 이름이 들어간 이곳의 특산 약초이지만 우리 공정서와 《중국약전》에 수재되어 있지 않다.

중국천궁, 관엽강활

천궁은 기원식물인 천궁(*Cnidium officinale*) 또는 중국천궁(中國川芎, *Ligusticum chuanxiong*)의 뿌리줄기 로서 그대로 또는 끓는 물에 데친 것을 말한다. 우리나라에서 보기 힘든 중국천궁이 이 약 포원에서 재배되고 있다. 천궁은 혈액순환을 촉진시켜 기를 잘 돌게 하고 통증을 제거하며 난산(難産)에 사용된다. 북한에서는 궁궁이뿌리로 부르며 혈액순환을 돕고 월경을 정상화하 며 신경쇠약, 수면장애에 쓰인다.

강활은 《대한민국약전》에서 강활(*Ostericum koreanum*)의 뿌리 또는 중국강활(*Notopterygium incisum*) 또는 관엽강활(寬葉羌活, *Notopterygium forbesii*)의 뿌리줄기 및 뿌리로 규정하고 있다. 강활의 기원 식물로 중국은 우리와 달리 중국강활과 관엽강활만 사용한다. 룽시 약포원에서 자라는 강 활은 관엽강활인데 표지판에 중국강활로 잘못 표기되어 있길래 우석대 한의대 주영승 교 수가 바로잡았다. 룽시 지역의 한약시장에서 유통되는 강활도 거의 관엽강활로 여겨지는

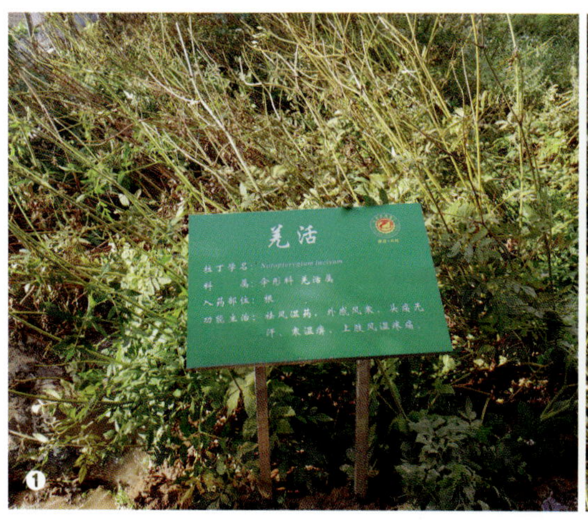

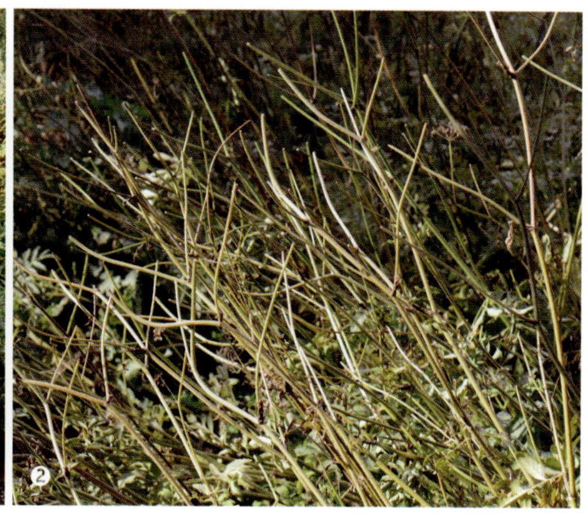

❶ 관엽강활　❷ 관엽강활 줄기

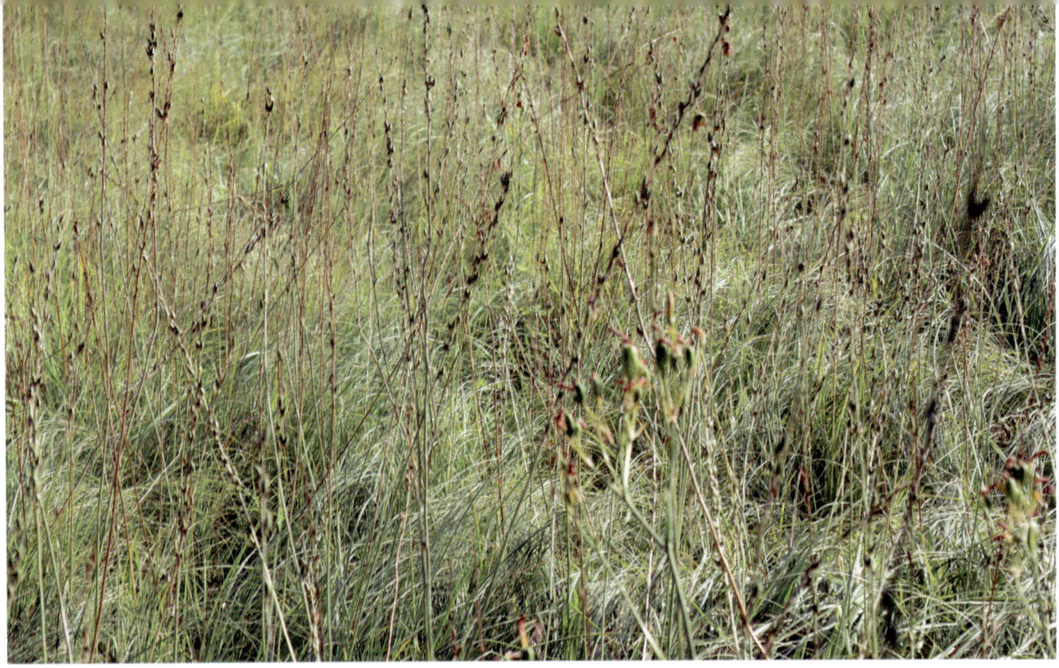

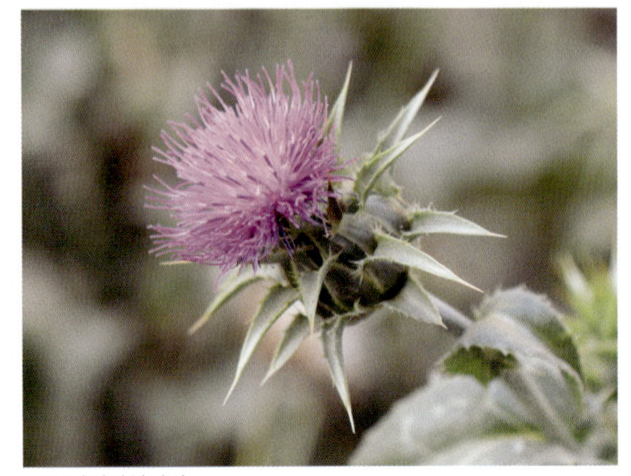
○ 지모 지상부

데 이곳에서 재배되는 모습을 보니 관엽강활이 맞는 것 같다. 뿌리줄기와 뿌리는 팔다리를 잘 쓰지 못하고 마비되며 아픈 증상, 어깨와 등이 시큰시큰하면서 아픈 증상에 사용한다. 북한에서는 강호리뿌리로 부르며 감기, 신경통에 주로 활용한다.

지모, 마리아엉겅퀴

지모(*Anemarrhena asphodeloides*)의 가느다란 줄기 끄트머리에 녹색 열매가 풍성하게 맺혀 있다. 지모(知母)의 뿌리줄기는 청열약(淸熱藥)으로, 고열로 가슴이 답답하고 입이 마르며 갈증이 나는 병증, 폐열로 인해 마른기침이 나오는 증상에 사용한다. 북한에서는 당뇨병, 변비에도 쓴다. 뿌리줄기의 수염뿌리를 제거한 후 말린 것을 모(毛)지모, 지모의 껍질을 벗긴 것을 광(光)지모라고 부른다.

약포원에서 자라는 마리아엉겅퀴(*Silybum marianum*)는 그리스·로마 시대부터 간장약으

○ 마리아엉겅퀴

74

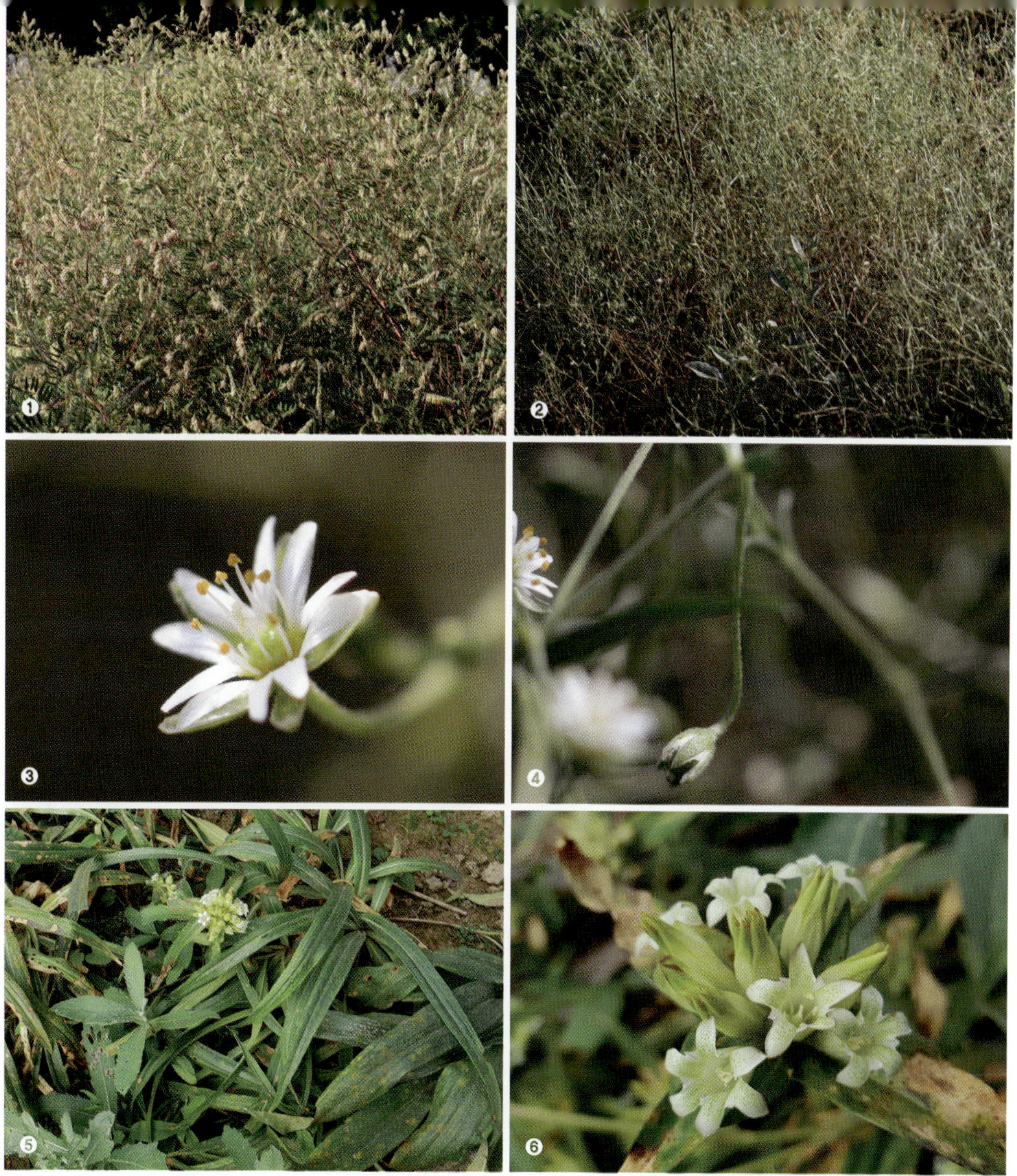

❶ 홍기　❷ 은시호 지상부　❸ 은시호 꽃. 꽃잎은 5장이며 끝이 다시 2갈래로 깊이 갈라지는 것이 특징이다.

❹ 은시호 줄기　❺ 마화진교 잎　❻ 마화진교 꽃

로 알려졌다. 마리아엉겅퀴 속의 실리마린(silymarin) 성분이 간세포 보호 작용을 나타내는 것으로 잘 알려져 있다.

　룽시 약포원에는 다음과 같은 약초들도 재배되고 있어 사진 기록이 가능했다. 홍기 (*Hedysarum polybotrys*), 은시호(*Stellaria dichotoma* var. *lanceolata*), 마화진교(*Gentiana straminea*), 오두(*Aconitum*

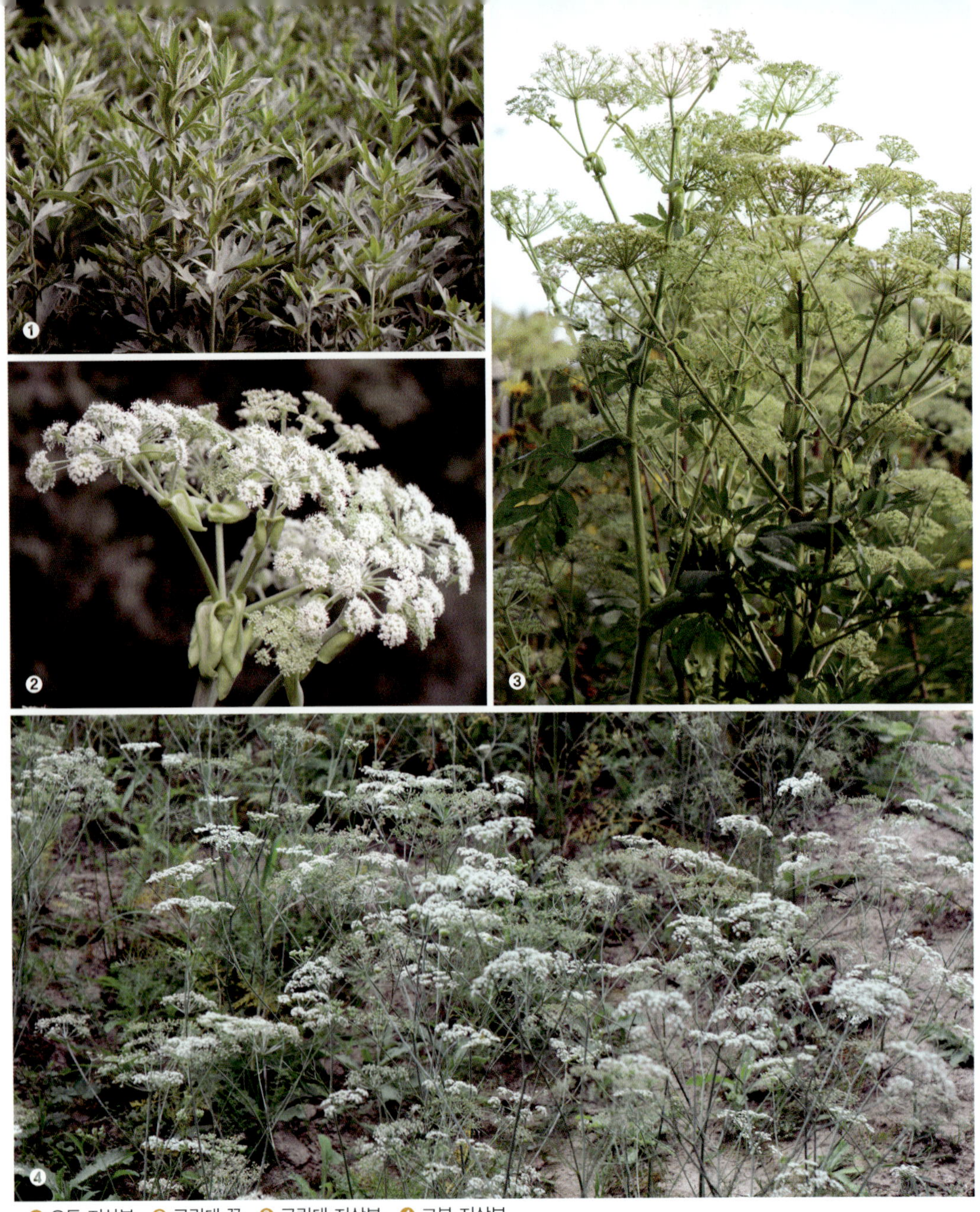

❶ 오두 지상부　❷ 구릿대 꽃　❸ 구릿대 지상부　❹ 고본 지상부

carmichaelii), 배초향(*Agastache rugosa*), 구릿대(*Angelica dahurica*), 나포마(*Apocynum venetum*), 쥐방울덩굴
(*Aristolochia contorta*), 개미취(*Aster tataricus*), 황기(*Astragalus propinquus = Astragalus membranaceus*), 시호(*Bupleurum falcatum*), 벌사상자(*Cnidium monnieri*), 만삼(*Codonopsis pilosula*), 산해박(*Cynanchum paniculatum*), 패랭이꽃

(*Dianthus chinensis*), 부채마(*Dioscorea nipponica*), 마(*Dioscorea oppositifolia = Dioscorea opposita*), 쓴메밀(*Fagopyrum tataricum*), 감초(*Glycyrrhiza uralensis*), 토목향(*Inula helenium*), 범부채(*Iris domestica = Belamcanda chinensis*), 익모초(*Leonurus japonicus*), 고본(*Ligusticum tenuissimum*), 질경이(*Plantago asiatica*), 도라지(*Platycodon grandiflorus*), 둥굴레(*Polygonatum odoratum*), 오이풀(*Sanguisorba officinalis*), 방풍(*Saposhnikovia divaricata*), 속썩은풀(*Scutellaria baicalensis*), 반지련(*Scutellaria barbata*), 고삼(*Sophora flavescens*), 하늘타리(*Trichosanthes kirilowii*) 등이다.

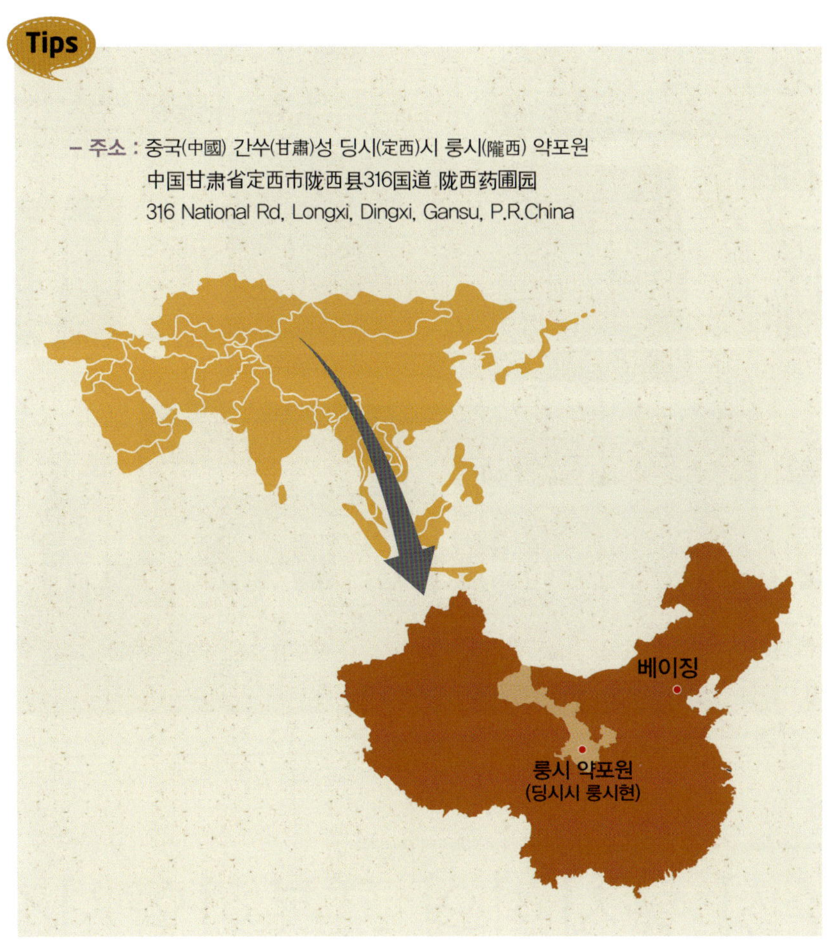

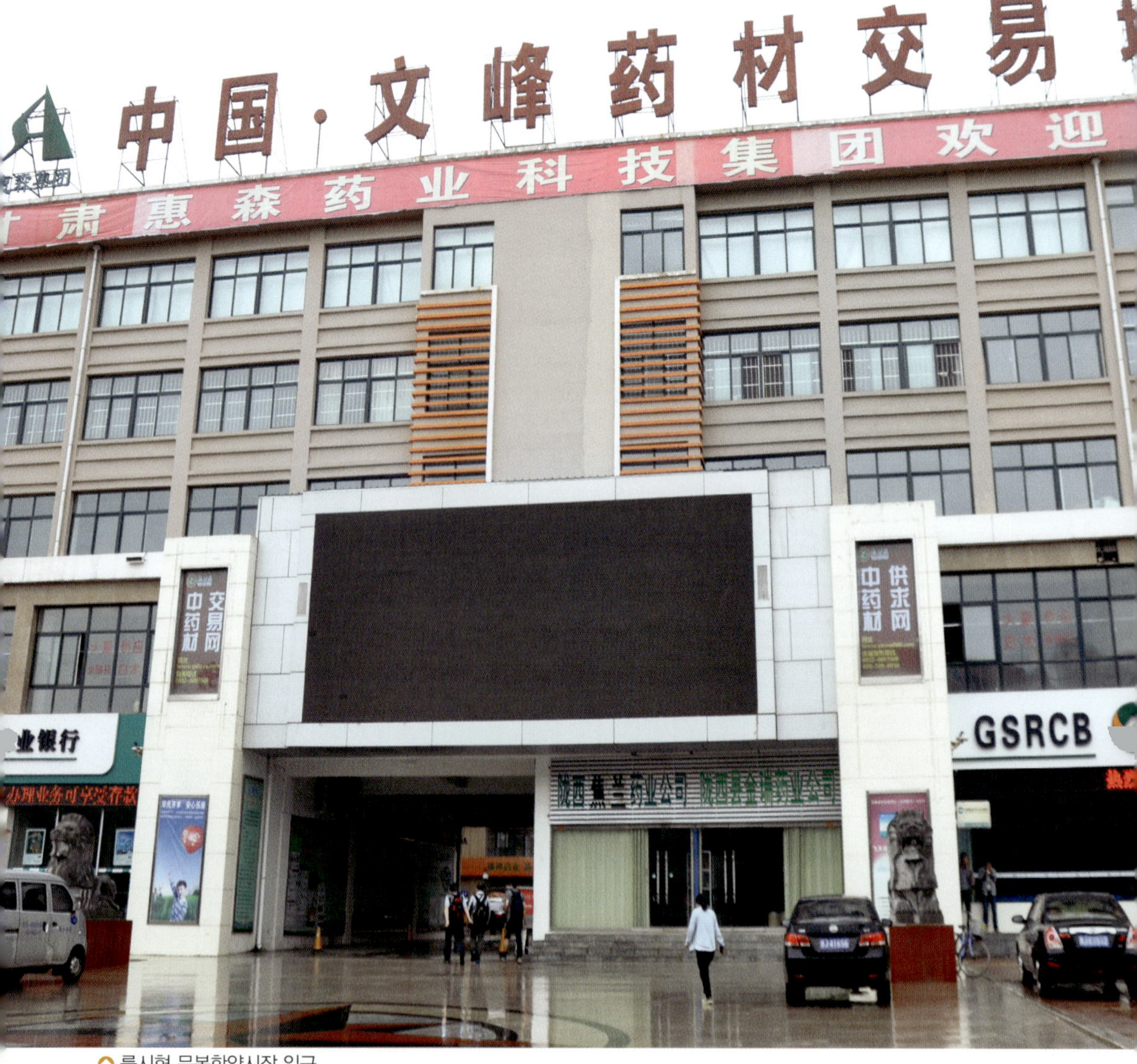

⬆ 룽시현 문봉한약시장 입구

간쑤성 룽시현의 문봉한약시장

룽시현의 한약시장

문봉(文峰)한약시장은 간쑤(甘肅)성 룽시(隴西)현 원펑(文峰)진에 위치하며 2011년부터 영업을 시작했다. 이 시장은 수양한약시장과 함께 한약으로 유명한 룽시현에 속한다. 입구의 건물 옥상에는 '중국 문봉약재교역성(中國文峰藥材交易城)'이란 커다란 적색 간판이 세워져 있다.

입구 쪽 통로 벽에는 시장을 6개 지역으로 나눈 안내도가 붙어 있고 통로를 나서니 건물로 둘러싸인 넓은 광장이 나온다. 이곳 원펑진 약재가 전국으로 팔려가는 모습의 지도도 보인다. 시장을 현대식 건물로 건설해서 모두 실내에서 유통이 이루어지고 있다.

먼저 1층의 '신농약재' 간판이 보이는 상점으로 들어갔다. 신농(神農)은 중국 고대 삼황(三皇) 중의 한 분으로 농업과 의약의 신으로 불린다. '신농'의 이름이 들어간 《신농본초경》은 중국에서 가장 오래된 약초 약물학 책으로 365종 약초를 상품(上品), 중품(中品), 하품(下品)으로 분류해놨다. 무독하고 부작용이 없어 다량 복용하거나 장기간 복용하여도 사람에게 해를 주지 않는 약은 상품, 부작용이 없는 약과 독성이 있는 것이 있으니 주의해서 사용해야 하는 약은 중품 그리고 독이 많으니 장기간 복용하지 못하는 약은 하품이다.

상점에는 특산 약재인 당삼(黨參), 황기(黃芪), 당귀(當歸), 구기자(枸杞子)를 함께 넣은 상자가 보이고 대표 한약인 당삼은 곳곳에 널려 있다. 주인은 친절하게 당삼을 꺼내어 사진 찍기

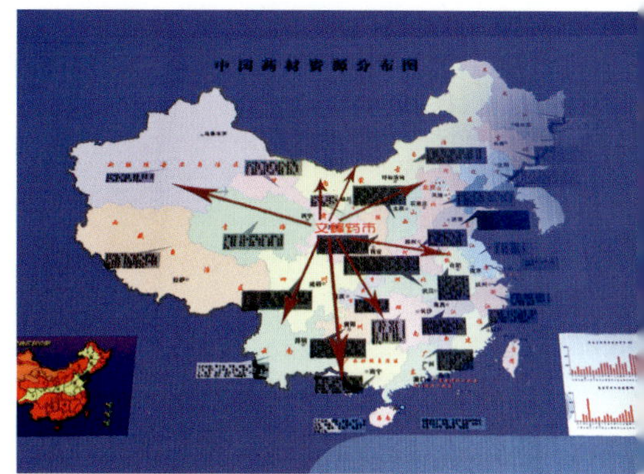

전국으로 팔리는 룽시현 원펑진 약재의 유통 지도

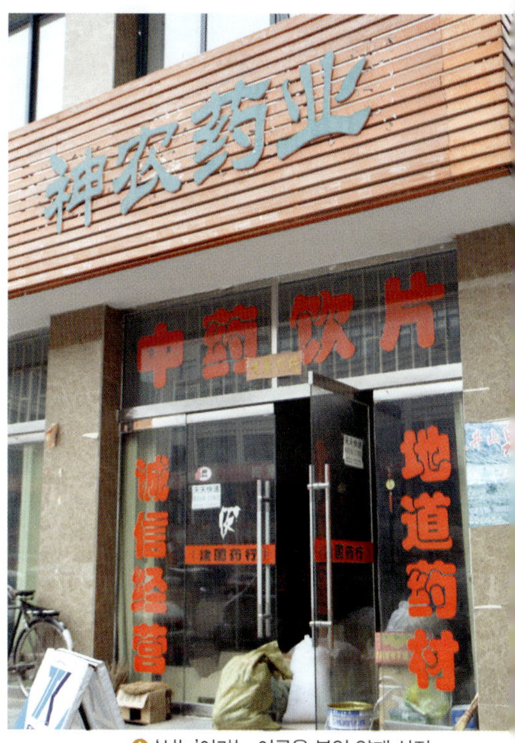

'신농'이라는 이름을 붙인 약재 상점

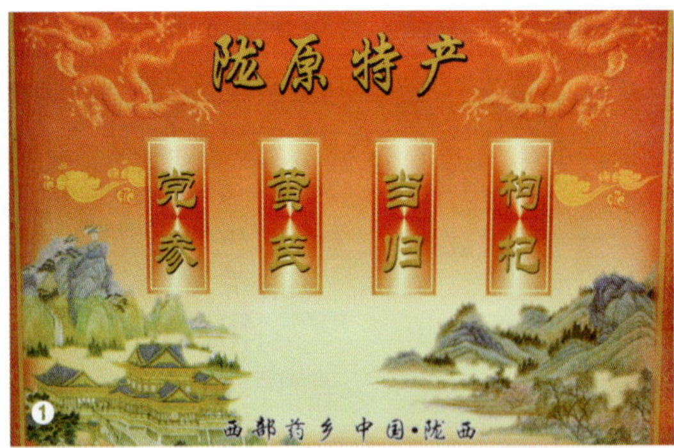

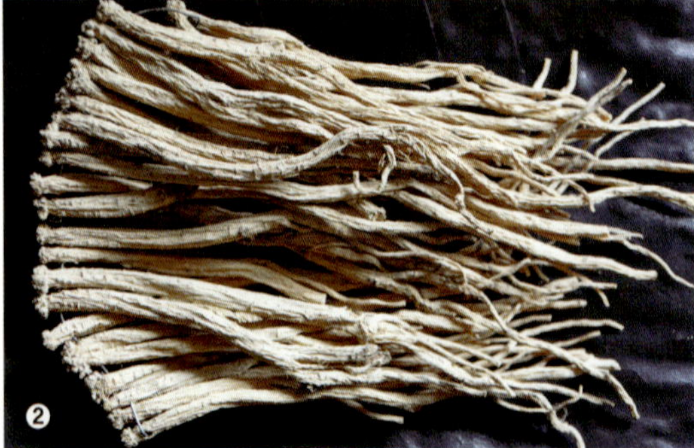

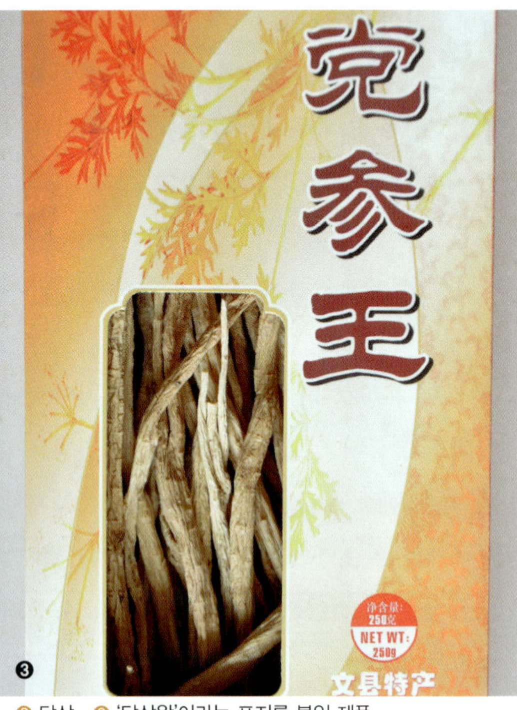

❶ 룽시현 특산 약재인 당삼, 황기, 당귀, 구기자를 함께 넣은 제품　❷ 당삼　❸ '당삼왕'이라는 표지를 붙인 제품

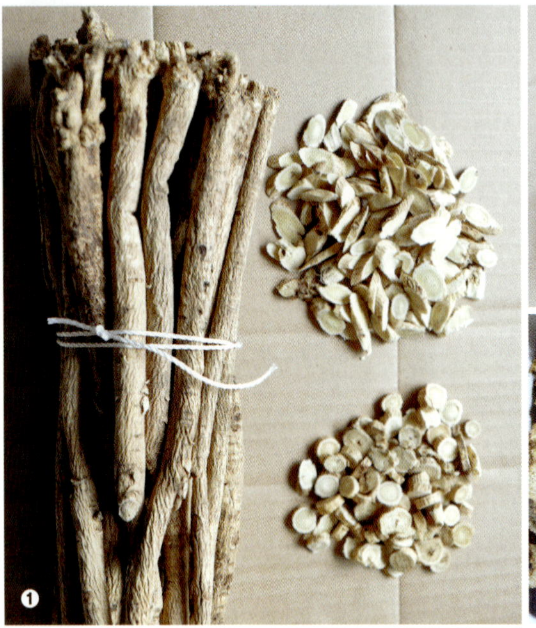

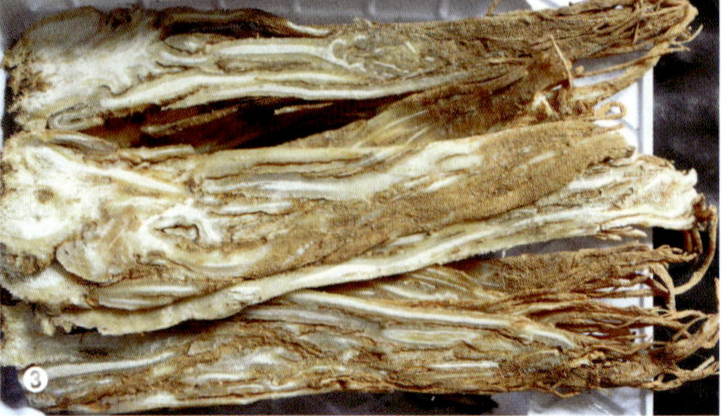

❶ 황기　❷ 당귀(중국당귀)　❸ 당귀편(片)

좋게 배치해줬다. '당삼왕(王)'이란 표지를 붙여 놓았는데 이곳 당삼이 최고란 뜻 같다.

산내, 육두구, 복령

산내(山柰)가 보인다. 2013년 11월 《대한민국약전외한약(생약)규격집(KHP)》에 추가로 들어간 열대 한약이다. 생강과 식물인 산내(*Kaempferia galanga*)를 만나는 일은 열대지역에 가더라도 쉽지 않다. 다행히 필자는 인도와 스리랑카의 식물원에서 운좋게 이 식물을 만났다. 뿌리줄기는 복부가 차고 아픈 증상, 음식이 잘 소화되지 않는 증상에 사용한다.

육두구도 한 포대에 가득 담아놓고서 팔고 있다. 유럽에서 향신료로 활용하지만 한약으로도 많이 사용된다. 식욕부진, 복부팽만에 효과가 있고 소화를 촉진시키며 장을 튼튼하게 하는 작용이 있다.

복령(茯苓)은 복령(*Poria cocos*)의 균핵이고 복신(茯神)은 소나무 뿌리에 기생하는 복령의 균핵으로 속에 소나무 뿌리를 감싸고 있는 것을 이른다. 복신은 마음을 안정시키고 건망증이 있거나 잠이 잘 오지 않는 증상에 유효한 약재다. 이곳의 복신에는 사각형으로 잘라놓은 한가운데에 소나무 뿌리가 들어간 자리가 보인다.

연교, 불수감, 용안, 말리화(재스민)

연교(連翹)는 의성개나리(*Forsythia viridissima*) 또는

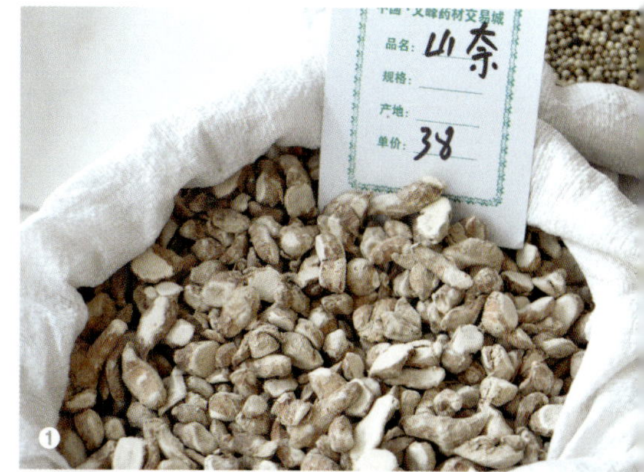

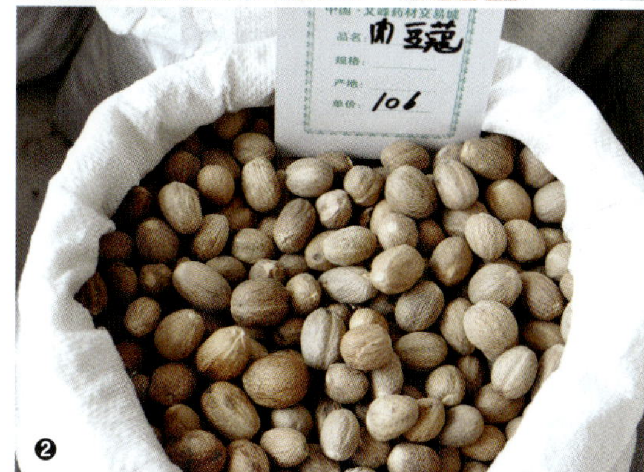

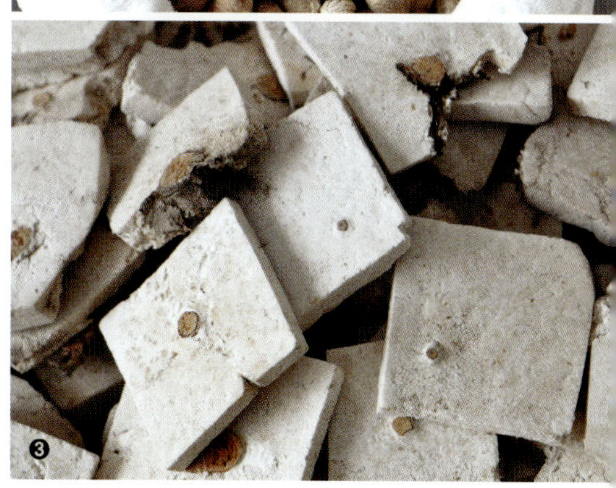

❶ 산내　❷ 육두구　❸ 복신

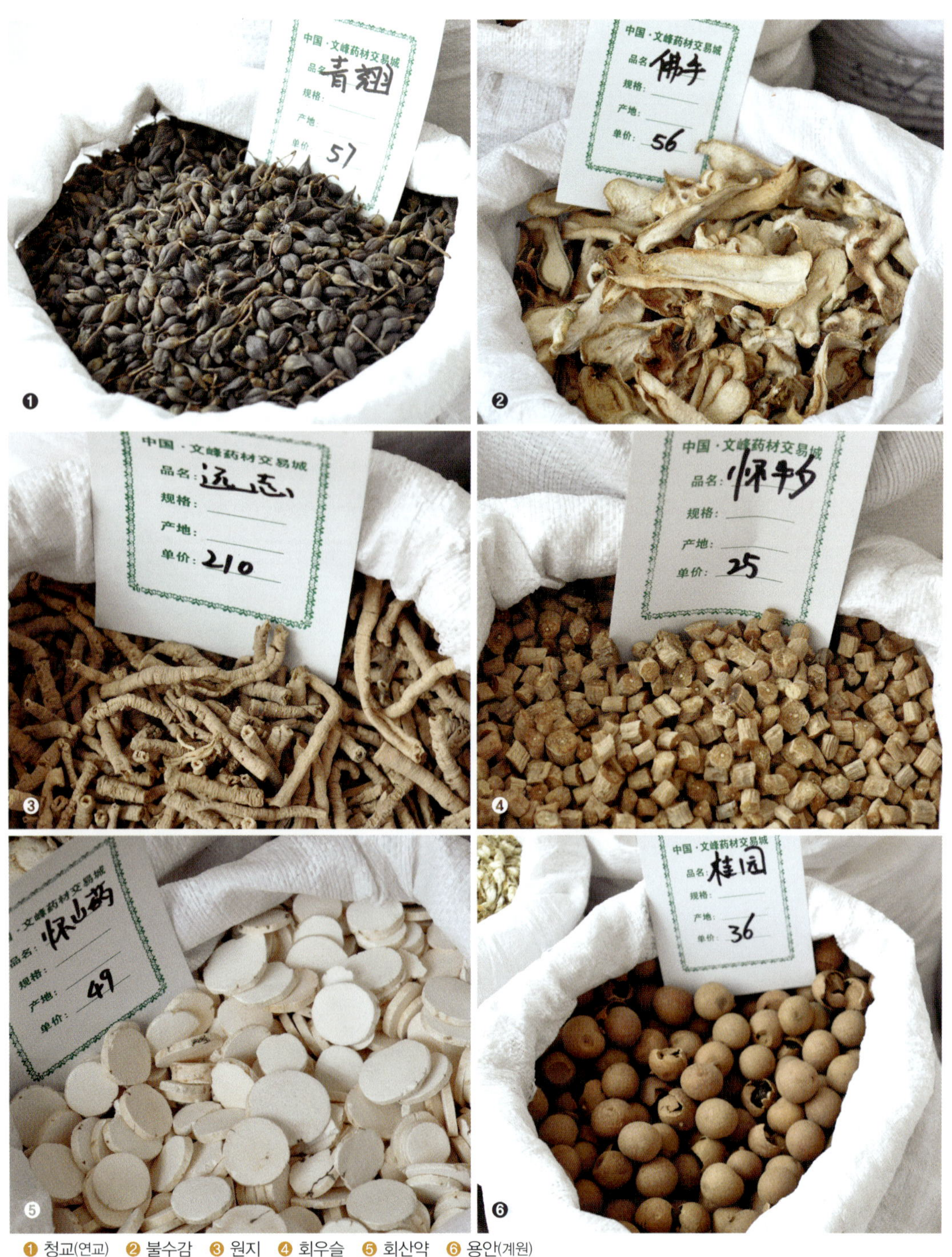

1 청교(연교) **2** 불수감 **3** 원지 **4** 회우슬 **5** 회산약 **6** 용안(계원)

연교(당개나리, *Forsythia suspensa*)의 열매를 가리킨다. 그중에서 의성개나리 또는 연교의 열매가 막 익기 시작하여 녹색빛이 남아 있을 때 채취하여 쪄서 말린 것을 청교(靑翹) 그리고 완전히 익었을 때 채취하여 말린 것을 노교(老翹)라고 한다. 이 청교가 상점에 있길래 사진으로 많이 담아놨다.

불수감(佛手柑)이 있다. 먹을 수 있고 관상용으로도 재배한다. 열매의 끝이 손가락처럼 갈라진 것을 마치 부처님의 손처럼 생겼다고 생각하여 불수감이란 이름을 붙였다. 기 순환을 촉진시키고 가래를 삭이는 작용이 있으며 술독도 풀어준다. 중국에서는 어린아이의 전염성 간염을 치료한 임상보고가 있다. 이 상점에 불수감을 이렇게 많이 갖다 놓았으니 중국에서 유통이 많이 되는가 보다. 전남 고흥과 완도에서도 불수감을 재배하고 있다.

고온에 약하고 서늘한 기후에서 잘 자라는 원지와 회(懷)우슬, 회(懷)산약도 갖다놨다. 회약(懷藥)은 허난성 정저우(鄭州) 인근의 자오쮜(焦作)시 특산 약재로 산약, 지황, 우슬, 국화 4종류를 말한다. '회(懷)' 자는 이곳의 이전 지명인 회주(懷州)에서 유래했다.

용안 열매를 말린 것을 중국에서는 특히 '계원(桂圓)'이라 부른다. 한약이지만 열대과일이기도 한 용안(계원)이 포대 속에 가득 차 있다. 옆에는 말리화(茉莉花)가 있는데 재스민(jasmine)을 중국에서는 이렇게 부른다. 한약보다 향신료로 사용하는 말리화(재스민)가 한 포대 가득 들어 있다. 말리화는 눈이 충혈되는 증상, 현기증이 나고 머리가 어지러운 증상을 낫게 하는 효능이 있는 약초이기도 하다. 신이화, 백호초, 흑호초, 차전자, 현호색, 맥문동, 욱리인, 오약, 지모도 진열되어 있다.

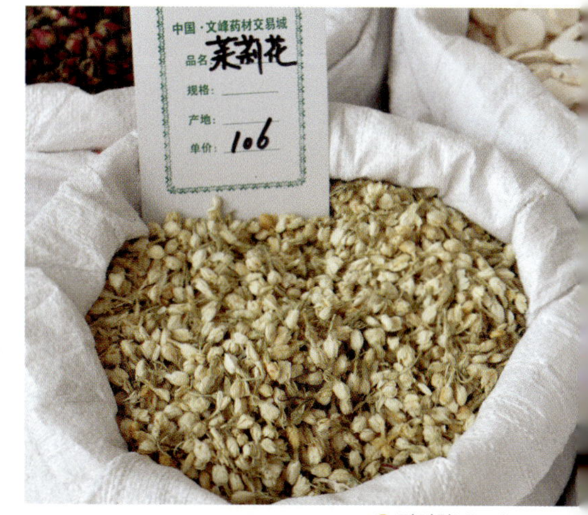

⬆ 말리화(재스민)

2층에도 한약 상점이 들어서 있지만 아래층보다는 한가한 편이다. 복도에는 한나라 명의이자 《상한론(傷寒論)》의 저자인 장중경(張仲景), 명나라의 뛰어난 의약학자(醫藥學者)이자 혼자의 힘으로 30년에 걸쳐 집대성한 52권 분량의 약초 도서 《본초강목》의 저자인 이시진(李時珍)

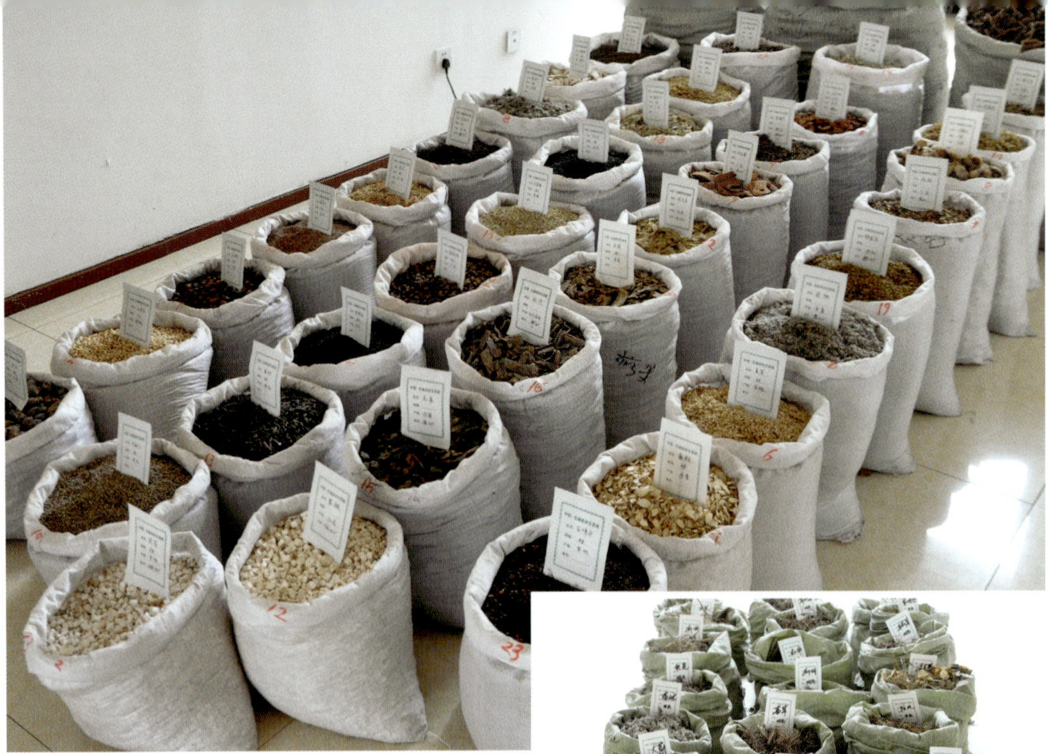

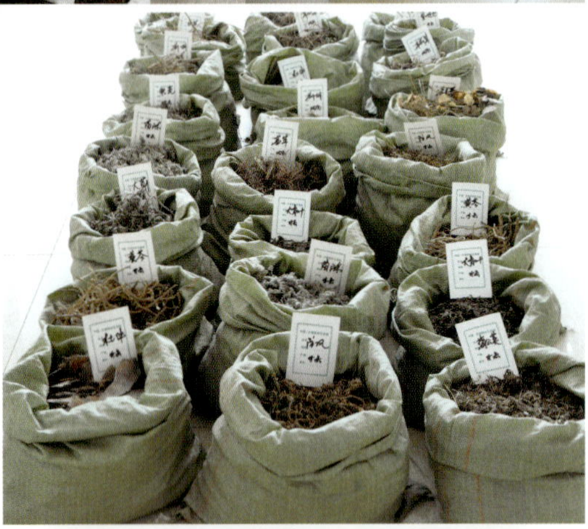

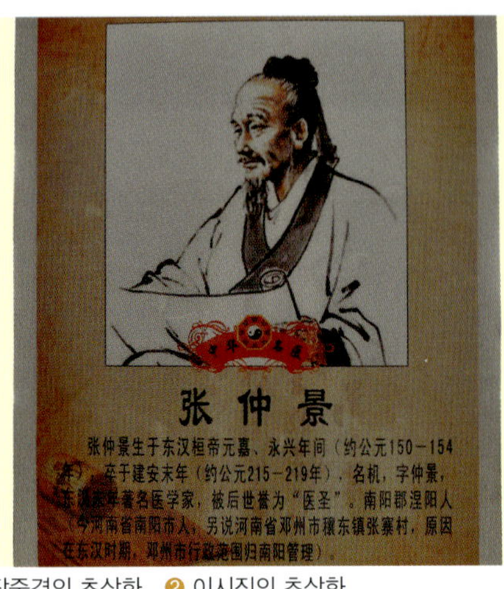

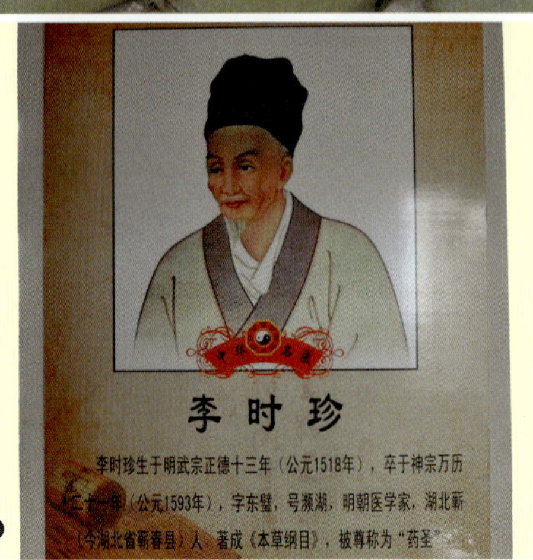

◆◆ 문봉한약시장 2층 상점의 한약 진열 모습

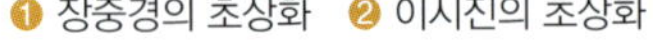

❶ 张仲景

张仲景生于东汉桓帝元嘉、永兴年间（约公元150－154年），卒于建安末年（约公元215－219年），名机，字仲景，是东汉末年著名医学家，被后世誉为"医圣"。南阳郡涅阳人（今河南省南阳市人，另说河南省邓州市穰东镇张寨村，原因在东汉时期，邓州市行政隶属归南阳管理）。

❷ 李时珍

李时珍生于明武宗正德十三年（公元1518年），卒于神宗万历二十一年（公元1593年），字东璧，号濒湖，明朝医学家，湖北蕲州（今湖北省蕲春县）人，著成《本草纲目》，被尊称为"药圣"。

❶ 장중경의 초상화　❷ 이시진의 초상화

그리고 화타와 함께 중국에서 양대 신의(神醫)라 불리는 편작(扁鵲)의 초상화를 붙여놨다. 2층 상점에 줄지어 진열해 놓은 약재통은 마치 예술작품을 설치해 놓은 것 같다.

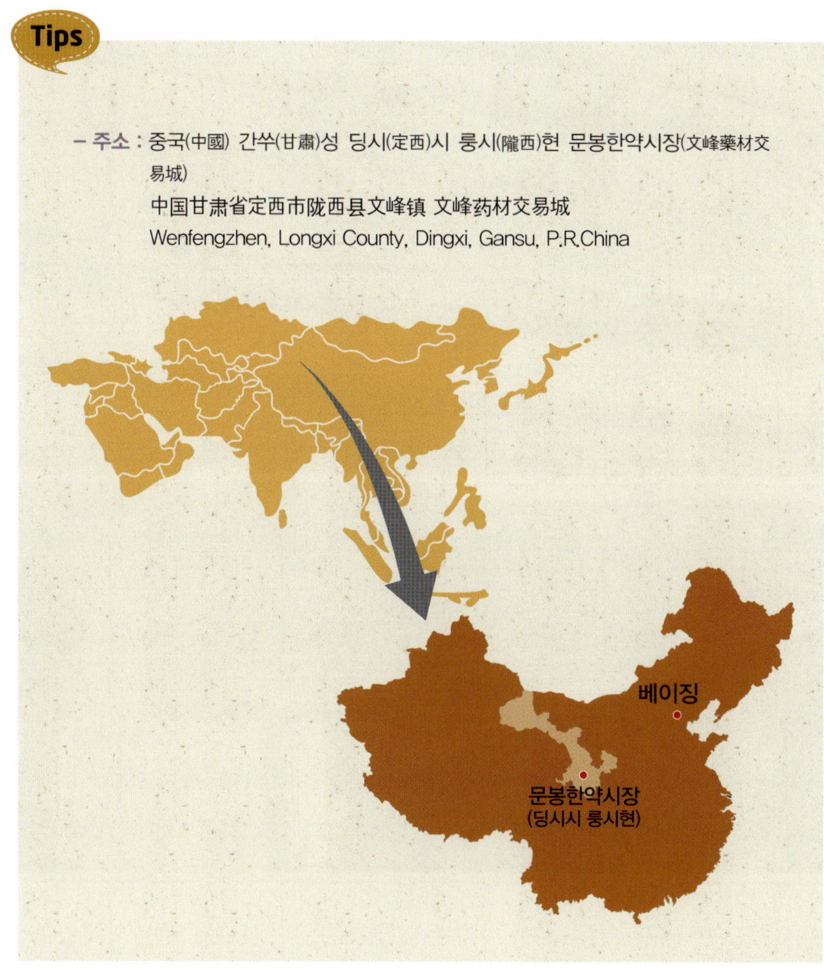

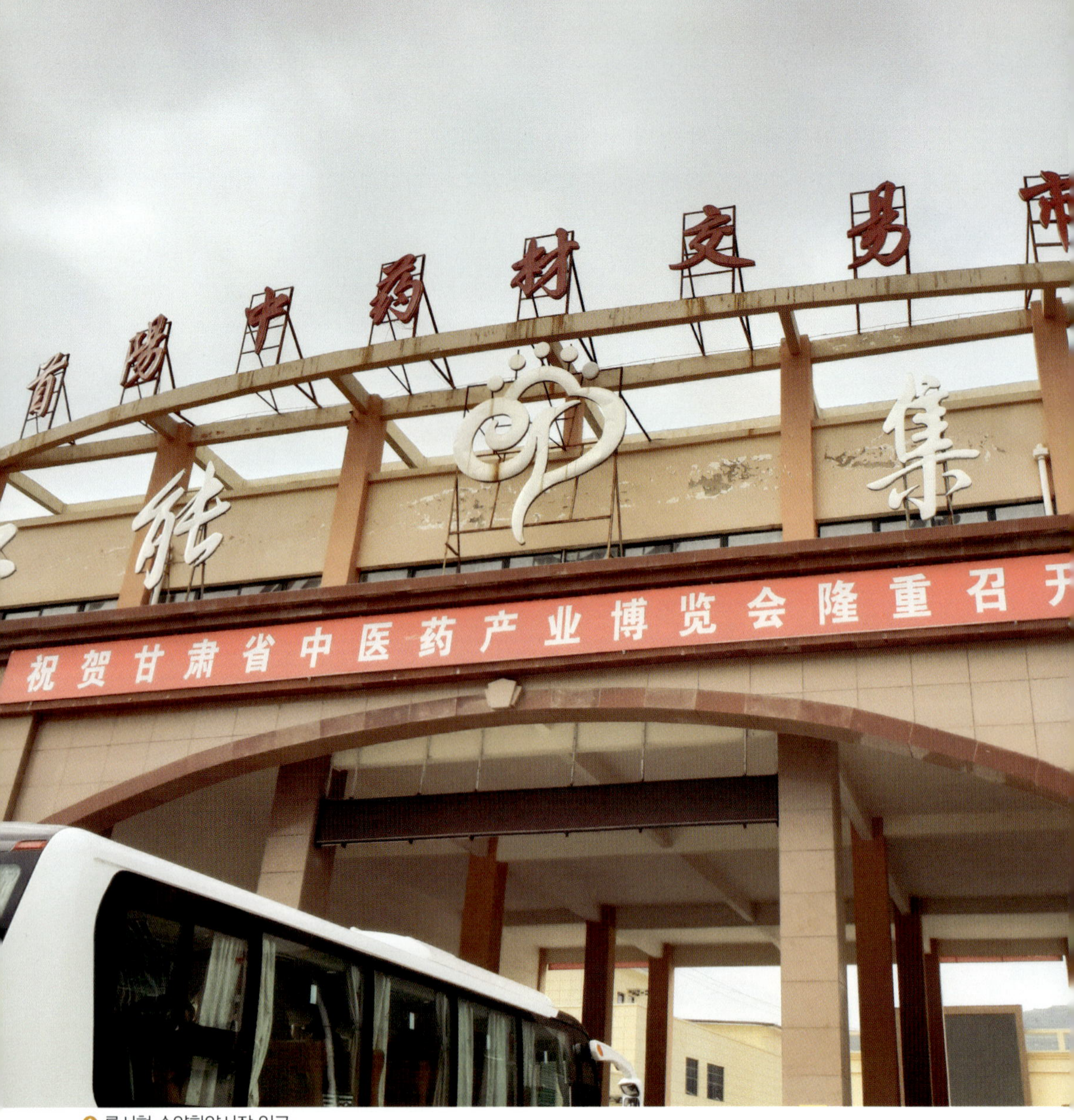

◎ 룽시현 수양한약시장 입구

| 1.09 |

간쑤성 룽시현의 수양한약시장

중국에서 잘 알려진 한약시장

수양한약시장[首陽中藥材交易市場]은 간쑤(甘肅)성 딩시(定西)시 룽시(隴西)현 서우양(首陽, 수양)진에 있는 한약시장이다. 이곳 시장은 1992년 설립되었다가 2010년 다시 건설되었다.

입구에는 여기서 재배한 약재가 멀리 서쪽의 칭하이성, 윈난성 그리고 동쪽의 허베이성, 허난성, 산둥성과 베이징시, 광저우시까지 유통된다는 지도그림이 걸려 있다. 약재상들이 몰려 있는 건물 앞에서 막 도착한 약재 포대를 운반하는 모습을 만나고, 엄청난 물량을 실내에 쌓아두고서 한약을 파는 상인들을 본다.

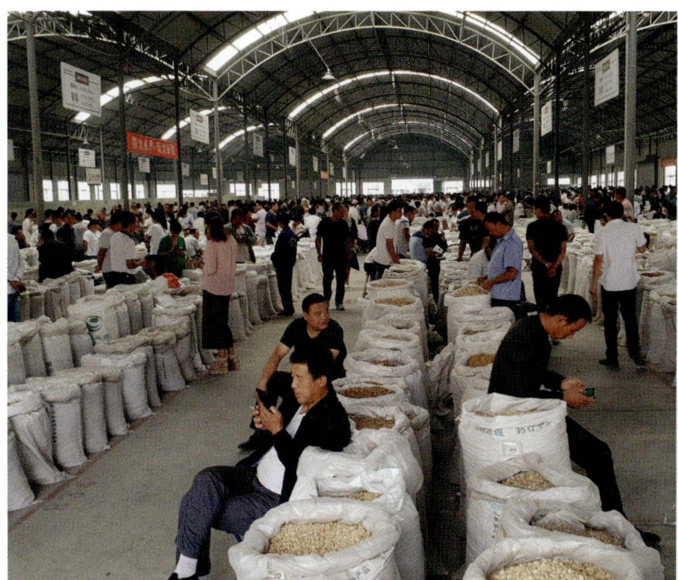

⬆ 시장 내부 전경

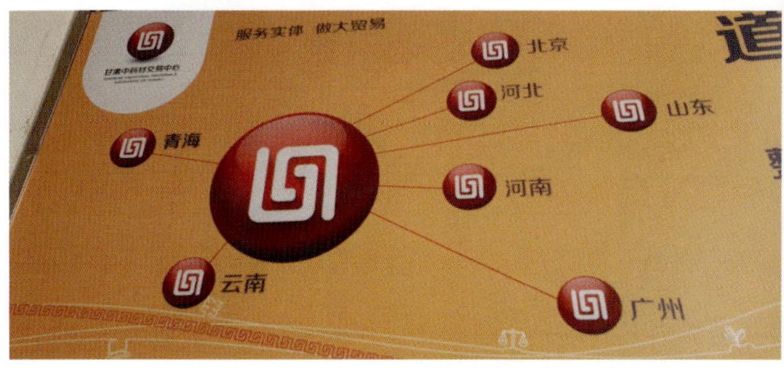

⬆ 룽시현 약재가 전국으로 유통된다는 그림

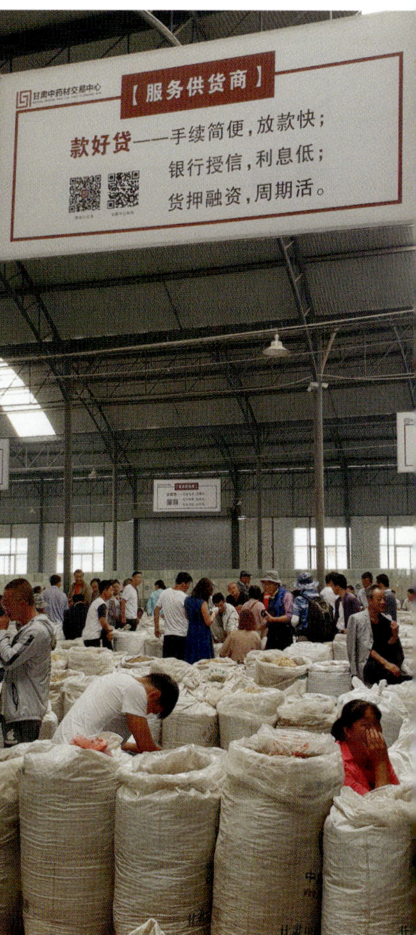

⬆ 시장 내부 전경

특산 약재 당귀, 강활

이 지방의 특산 약재인 당귀, 강활, 당삼, 황기의 유통량은 대단하다. 당귀는 한국의 참당귀와 달리 중국당귀(*Angelica sinensis*)이며 강활은 관엽강활(*Notopterygium forbesii*), 당삼은 천당삼(*Codonopsis tangshen*)으로 여겨진다. 당귀는 거풍통락[祛風通絡, 풍(風)으로 인해 막힌 경락을 잘 통하게 한다], 활혈지통(活血止痛, 혈액순환을 촉진하고 통증을 멎게 한다)의 효능으로 보혈, 강장 작용이 있으며 부인과 질환(갱년기장애, 냉증)에 많이 쓰이는 약재다.

강활은 해표산한[解表散寒, 땀을 내어 체표에 있는 사기(邪氣)를 내보내고 추위를 없앤다], 거풍제습(祛風除濕, 팔다리를 잘 쓰지 못하고 마비되며 아픈 증상을 치료한다), 지통(止痛)의 효능으로 팔다리를 잘 쓰지 못하고 마비되며 아픈 증상 그리고 머리가 아프고 목 뒤가 뻐근한 증상에 사용한다. 북한에서는 강활을 주로 감기, 관절아픔, 신경통에 쓴다.

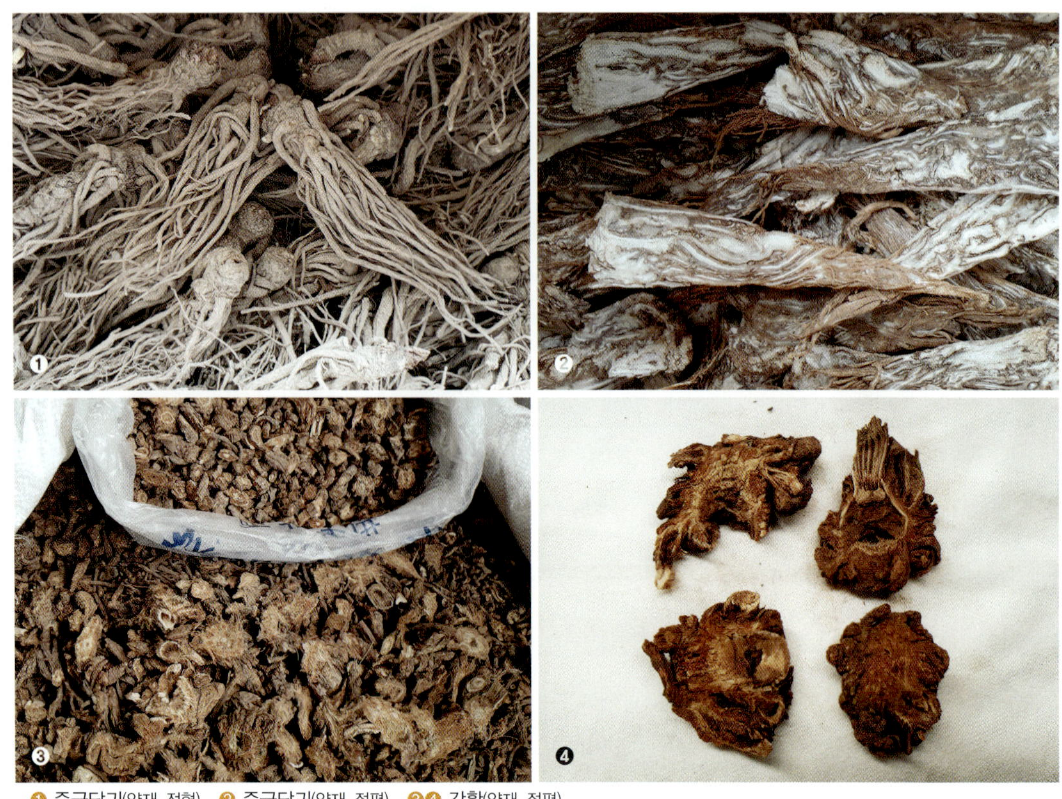

❶ 중국당귀(약재, 전형)　❷ 중국당귀(약재, 절편)　❸❹ 강활(약재, 절편)

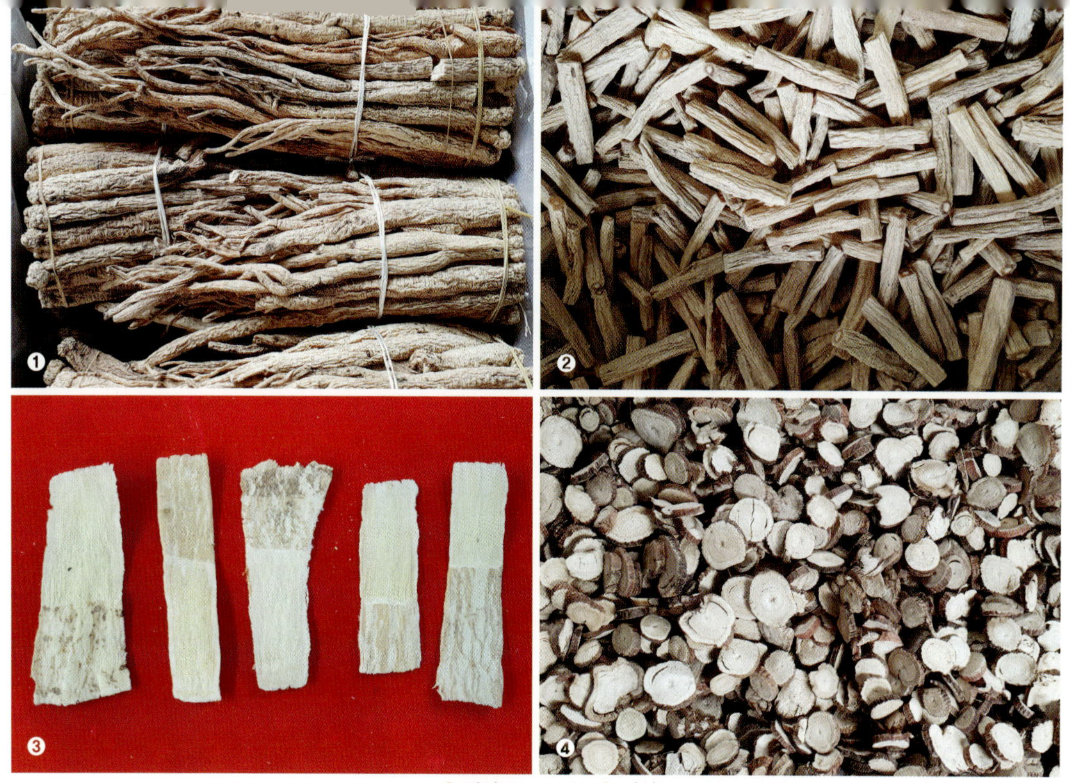

❶ 당삼(약재, 전형)　❷ 당삼(약재, 절단)　❸ 황기(약재, 절편)　❹ 황기(약재, 절단)

특산 약재 당삼, 황기

당삼은 보허약(補虛藥)으로 약해진 비(脾)와 폐(肺)의 기능을 강하게 하고, 몸이 권태롭고 힘이 없는 증상을 치료하는 약재다.

황기는 보기승양[補氣升陽, 기(氣)를 보하고 양기(陽氣)를 끌어 올린다], 고표지한(固表止汗, 체표를 튼튼하게 하여 땀을 멎게 한다), 이수소종(利水消腫, 소변을 잘 나오게 하고 부종을 가라앉힌다), 생진양혈[生津凉血, 진액 생성을 촉진하고 혈열(血熱)을 식힌다], 행체통비(行滯通痺, 기운이 잘 소통되도록 하여 저리고 아프거나 마비되는 증상을 풀어준다), 탁독배농(托毒排膿, 독기를 제거하고 고름이 잘 배출되게 한다), 염창생기(斂瘡生肌, 상처를 아물게 하고 새살이 나게 한다)의 여러 한방 효능이 있다. 그래서 잠자거나 깨어 있는 상태에서 식은땀이 많이 흐르는 증상이나 허약체질과 급만성 신염에 사용하며 반신불수 치료에 도움이 되는 약재다.

관동화, 시호

귀한 관동화(款冬花)도 시장에 나와 있다. 살아 있는 관동화는 마침 시장 인근의 룽시 약포원에서 재배하고 있어 사진으로 많이 담아뒀다. 꽃봉오리는 폐의 진액을 보충하여 윤택하

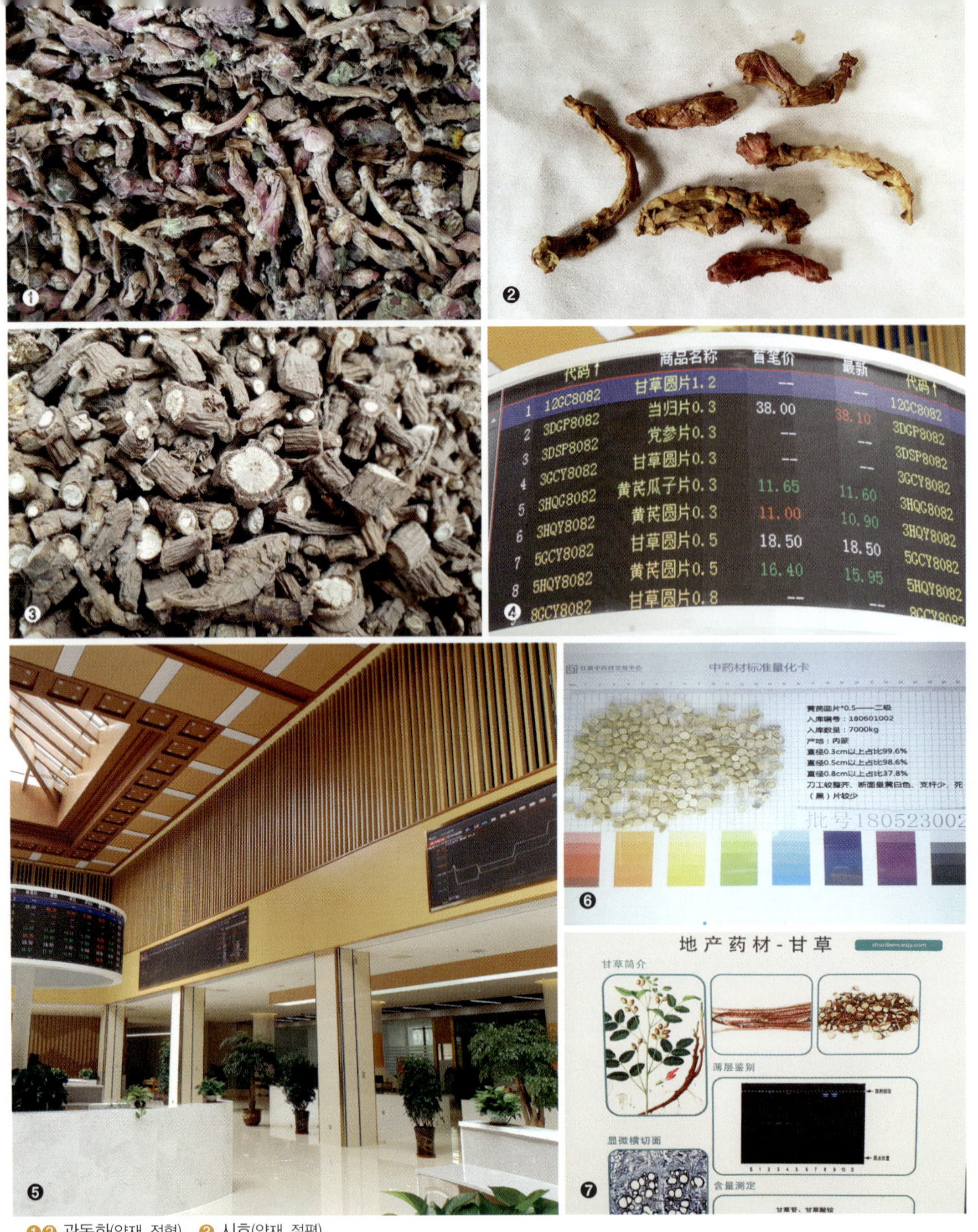

❶❷ 관동화(약재, 전형)　❸ 시호(약재, 절편)
❹ 한약 시세표의 전광판　❺ 시장 사무동 내부　❻ 황기의 과학적 데이터　❼ 감초의 분석 자료

게 하고 기운을 아래로 내리며 가래가 많은 기침에 사용한다. 그래서 북한에서는 기관지염, 기관지천식에 쓴다. 시호도 군데군데 팔고 있다. 시호는 성상에 따라 중국에서 흔히

'북시호(北柴胡, *Bupleurum chinense*)'와 '남시호(南柴胡, *Bupleurum scorzonerifolium*)'로 구분한다.

현대식 건물인 사무동으로 들어가니 원통형의 한약 시세표 전광판이 눈에 띈다. 특산 약재인 감초, 당귀, 당삼, 황기의 가격이 띄워져 있다. 출구 쪽의 모니터에는 감초, 황기의 절편 약재에 대한 과학적 데이터가 영상으로 반복해서 나오고 실내 배너 간판에는 감초, 음양곽, 황기의 박층크로마토그래피(TLC) 정성 분석과 고성능액체크로마토그래피(HPLC)에 의한 함량 분석 자료가 실려 있는 등 한약의 과학화가 잘 이루어져 있다. 역동적인 한약 유통 현장을 지켜보면서 우리 한약 산업의 미래도 곰곰이 생각해본다.

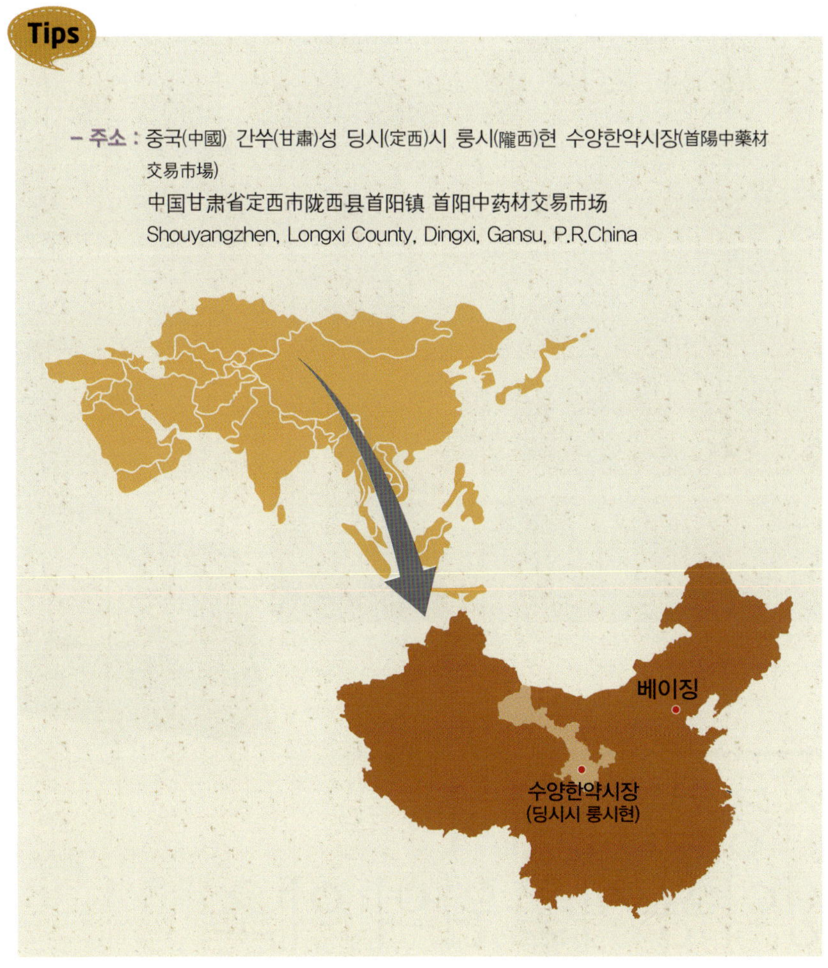

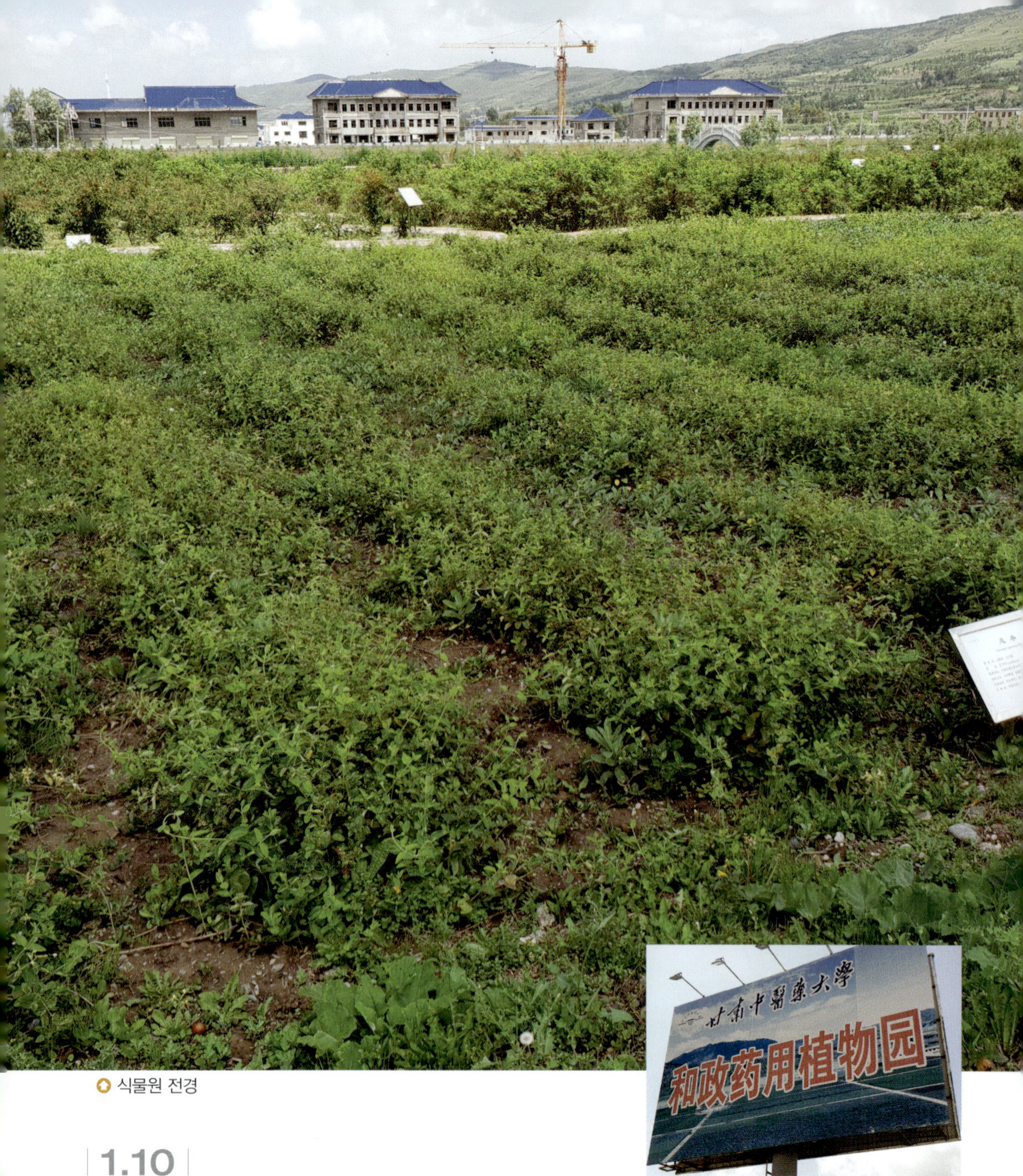

⬡ 식물원 전경

간쑤중의약대학
허정약용식물원의 약초

92

간쑤성의 약용식물원

실크로드가 지나는 중국 간쑤(甘肅)성은 이웃한 신장위구르자치구와 함께 이슬람 교인들이 많이 생활하다 보니 식물원을 찾아가는 도중에 이슬람 사원을 자주 만난다. 간쑤중의약대학 허정(和政)약용식물원은 간쑤성 린샤후이족(臨夏回族)자치주의 허정현에 있다. 정확히 얘기하면 송명암국제스키장(松鳴岩國際滑雪場) 아래에 위치한다. 허정현은 성도인 란저우(蘭州)시에

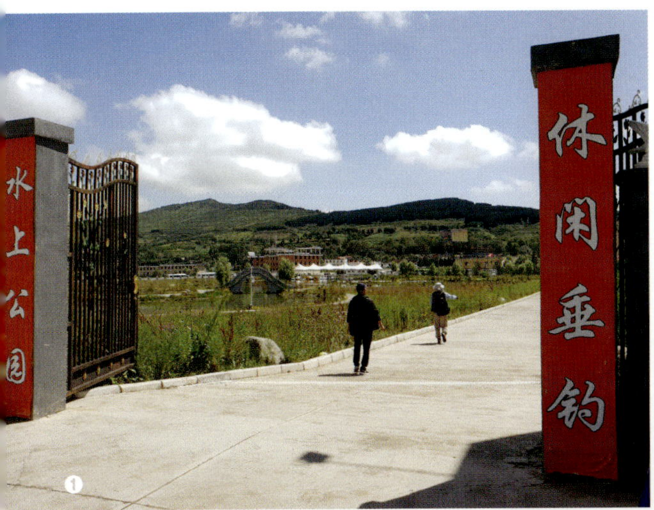

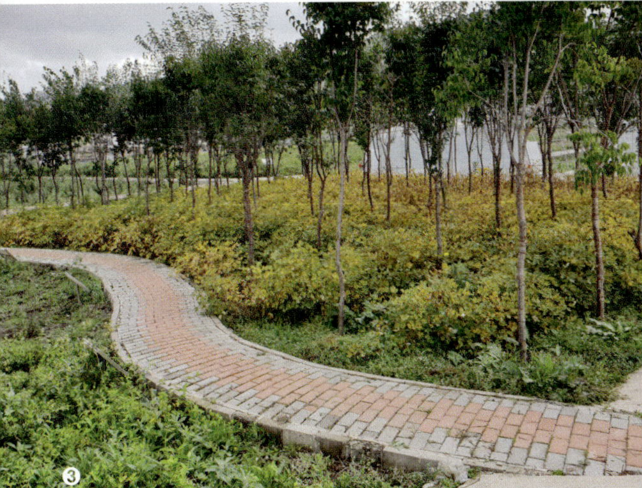

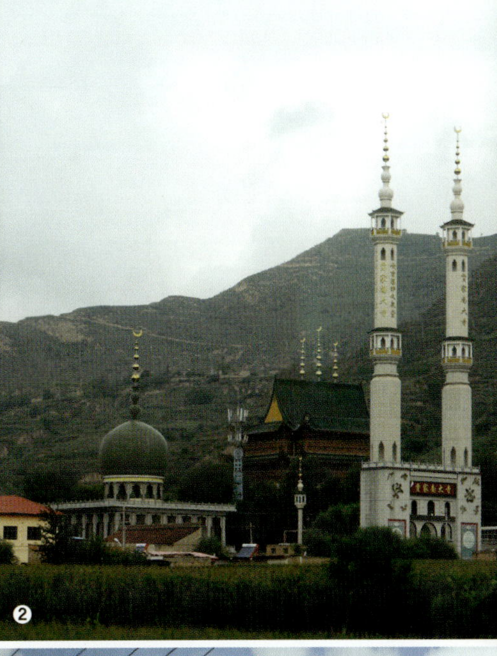

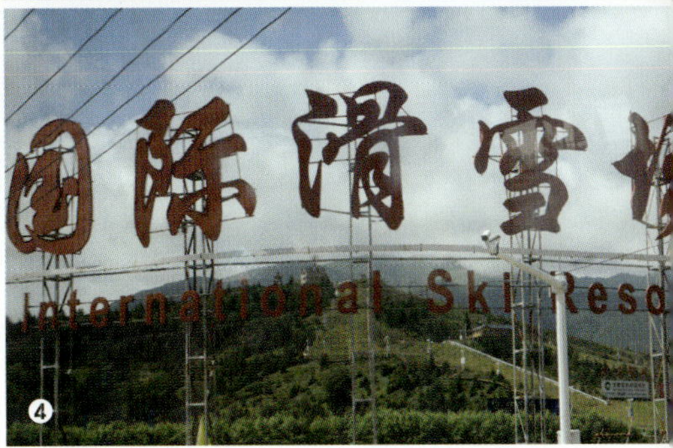

❶ 허정약용식물원 입구　❷ 식물원 가는 길에서 만나는 이슬람 사원
❸ 허정약용식물원 전경　❹ 식물원 위쪽에 있는 송명암국제스키장

서 남서쪽으로 약 116km 떨어진 곳에 있다. 식물원 홈페이지가 인터넷에 소개되지 않아
자료 찾기가 힘들고, 이곳을 방문하기 위해서는 사전 허가가 필요하다.

만삼, 소화당삼, 천당삼

식물이 잘 정리되어 있는 허정
약용식물원의 주요 약초는 다음
과 같다. 만삼, 소화당삼, 천당삼,
자화지정, 연교, 홍모오가, 비타
민나무, 아르메니아살구와 범부
채이다. 당삼(黨參)은 만삼(*Codonopsis
pilosula*), 소화당삼(*Codonopsis pilosula
var. modesta*) 또는 천당삼(*Codonopsis
tangshen*)의 뿌리다. 이곳에 만삼,
소화당삼, 천당삼의 3종 모두 재

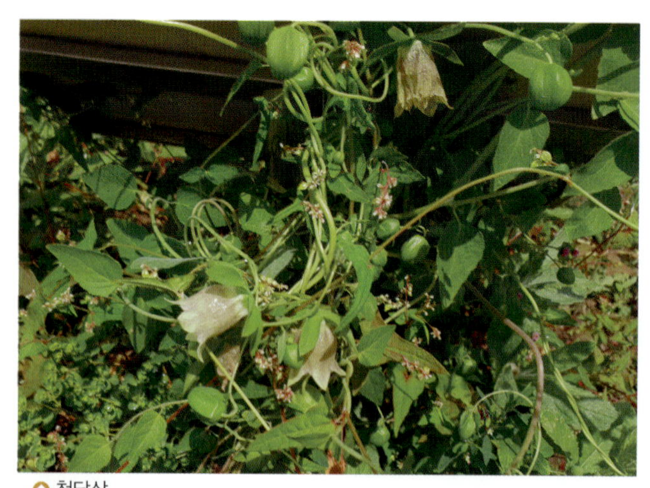

❂ 천당삼

배 중이라 마치 당삼 표본원이 있는 것 같다. 북한에서는 당삼을 몸이 허약하고 기운이 없
는 데 그리고 비기허증, 폐기허증, 만성위염, 빈혈, 백혈구감소증에 쓴다.

호제비꽃, 당개나리, 홍모오가

자화지정(紫花地丁)은 《대한민국약전외한약(생약)규격집》에서 제비꽃(*Viola mandshurica*) 또는 호
제비꽃(*Viola yedoensis*)의 전초로 규정한다. 《중국약전》에는 자화지정의 기원식물로 호제비꽃
(*Viola yedoensis*)만 기재하고 있어 우리와 다르다. 8월인데 호제비꽃 열매 속에서 벌써 씨가 여
물어 몇 개가 보인다. 청열약(清熱藥)으로 쓰는 자화지정은 피부가 빨갛게 부어오르는 질환,
눈이 충혈되면서 붓고 아픈 증상을 치료하는 약초다.

연교(連翹)는 의성개나리(*Forsythia viridissima*) 또는 연교(*Forsythia suspensa*)의 열매를 말한다. 《국가
표준식물목록》에 식물 연교(*Forsythia suspensa*)는 당개나리로 기재되어 있다. 중국 원산인 이 식
물은 '중국개나리'라는 별명도 가진다. 식물원의 당개나리를 사진으로 기록한다. 홍모오가

94

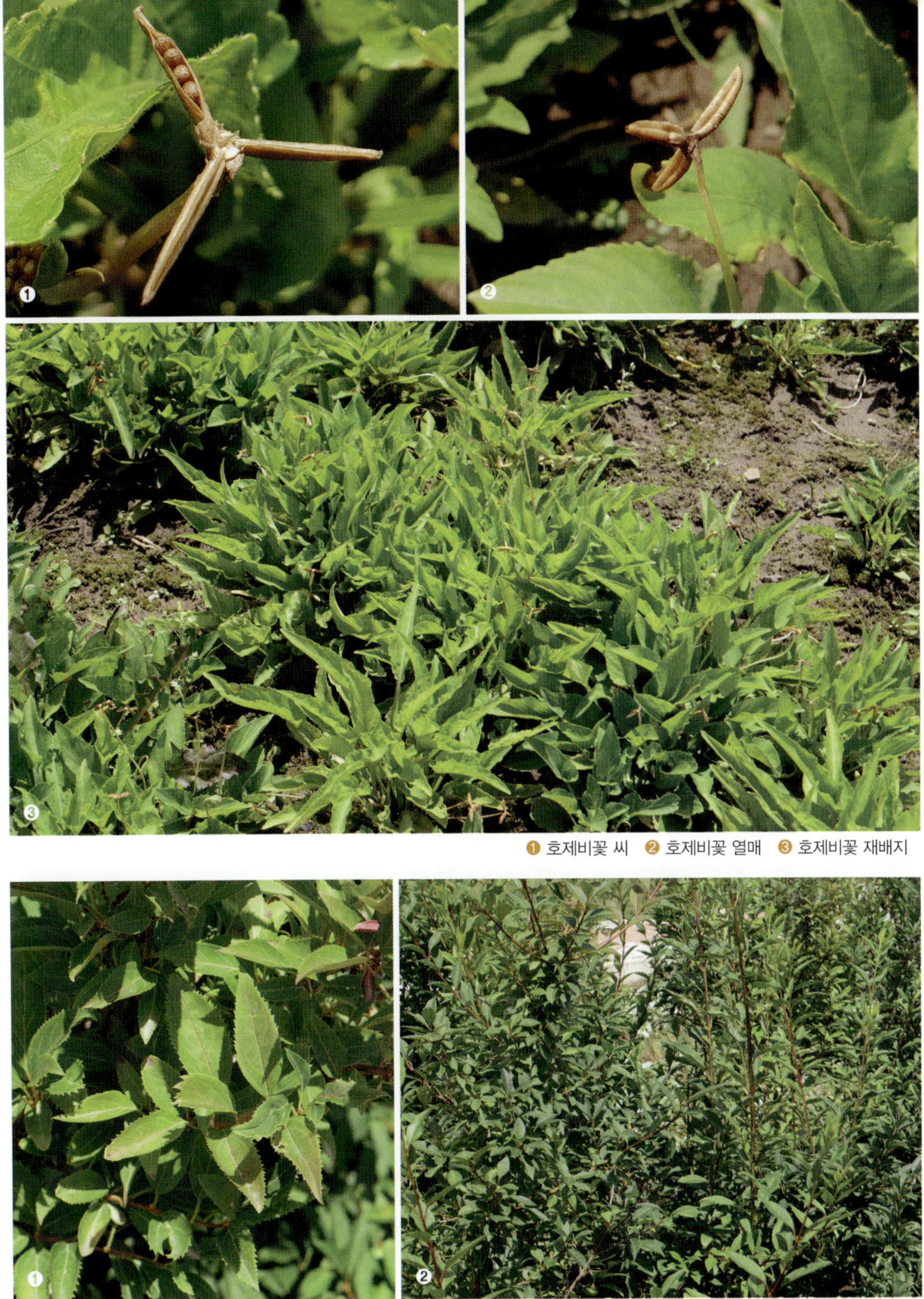

❶ 호제비꽃 씨　❷ 호제비꽃 열매　❸ 호제비꽃 재배지

❶ 당개나리(연교) 잎　❷ 당개나리(연교) 지상부

(紅毛五加, *Acanthopanax giraldii*) 한 그루가 길옆에 서서 열매를 맺고 있다. 홍모오가피로도 불리는 이 식물은 열매 모양이나 약효가 오가피와 비슷하다.

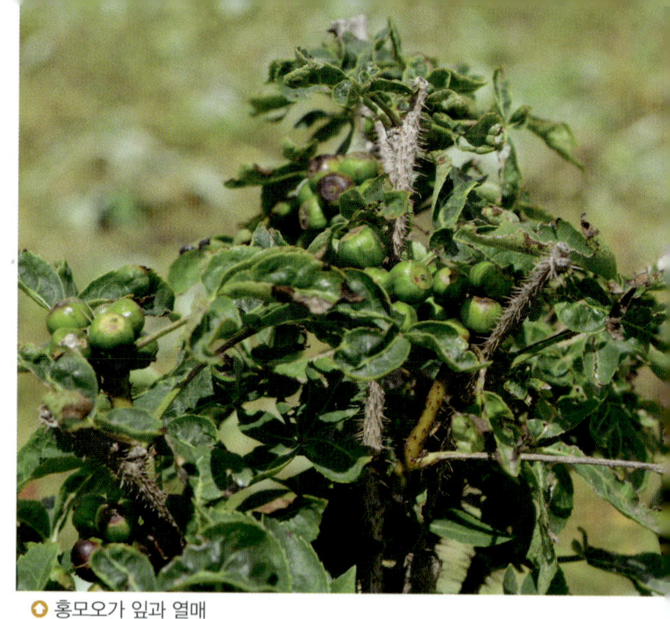

⬆ 홍모오가 잎과 열매

비타민나무, 아르메니아살구

비타민나무로 부르는 중국사극 (中國沙棘, *Hippophae rhamnoides* subsp. *sinensis*) 이 보인다. 사극은 《중국약전》에서 *Hippophae rhamnoides*의 성숙한 열매를 가리킨다. 고대 티베트 의학, 중국의 한의학, 인도의 아유르베다 의학에서도 언급되고 건강식품으로도 잘 알려진 이 열매는 가래가 많은 기침, 소화불량, 배가 그득하며 아픈 병증에 활용한다.

《대한민국약전》에서 행인은 살구나무(*Prunus armeniaca* var. *ansu*), 개살구나무(*Prunus mandshurica* var. *glabra*), 시베리아살구(*Prunus sibirica*) 또는 아르메니아살구(*Prunus armeniaca*)의 잘 익은 씨를 말한다.

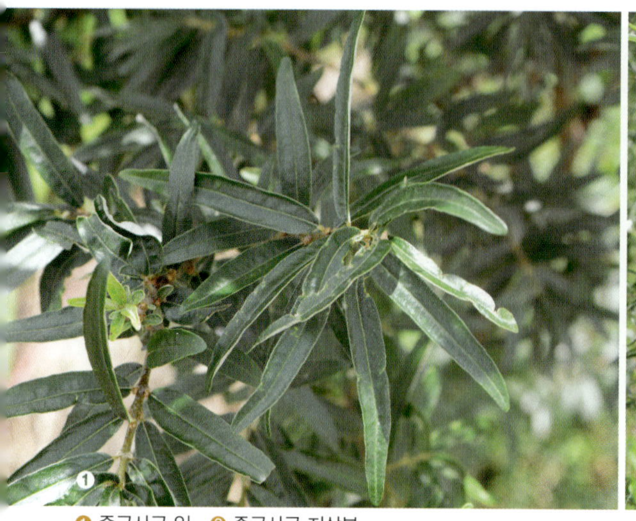

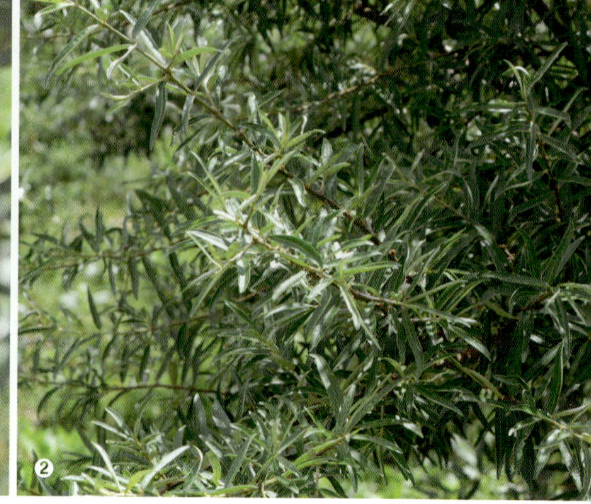

❶ 중국사극 잎 ❷ 중국사극 지상부

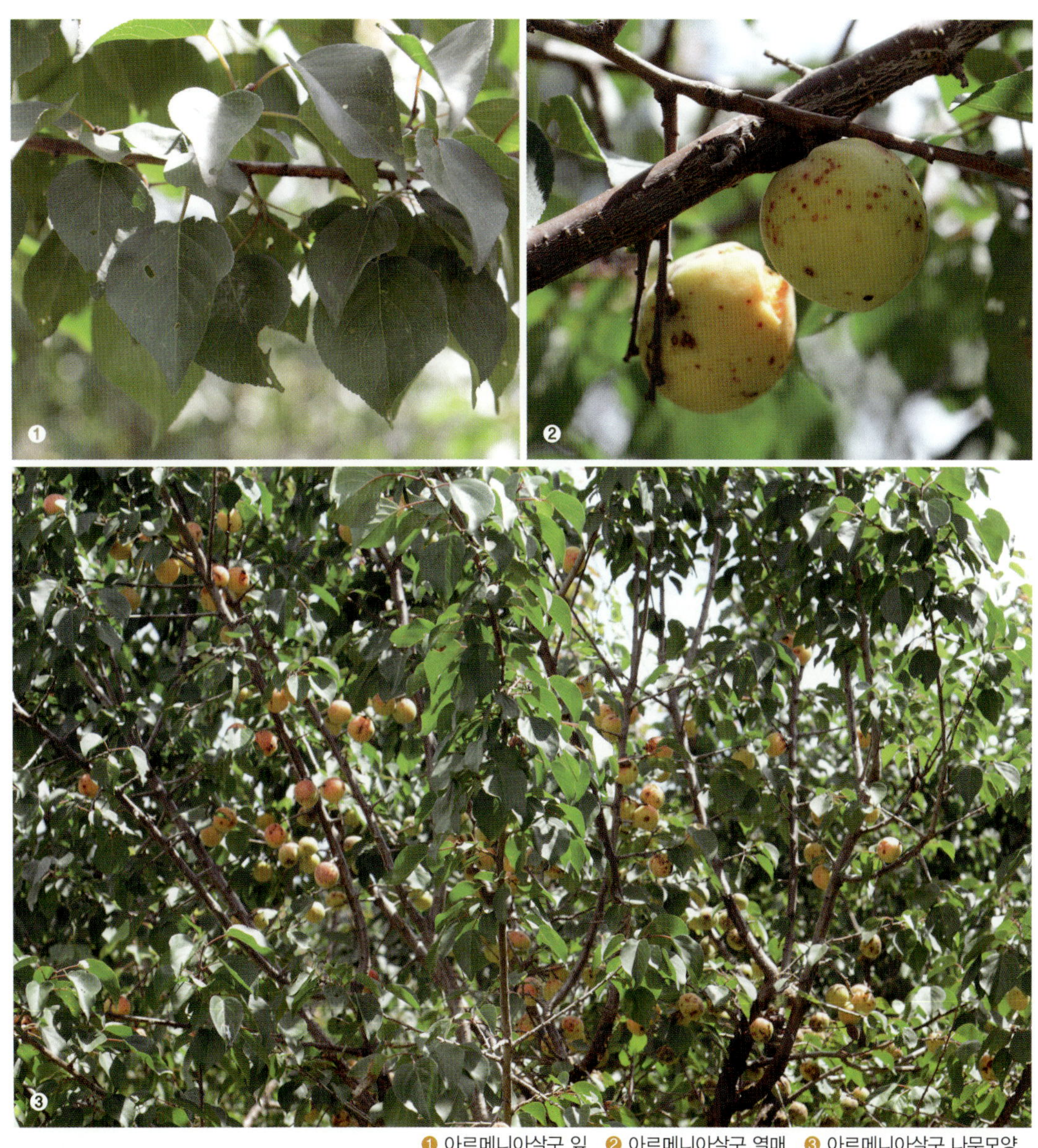

❶ 아르메니아살구 잎　❷ 아르메니아살구 열매　❸ 아르메니아살구 나무모양

우리나라 《국가표준식물목록》에는 살구나무의 학명을 *Prunus armeniaca* var. *ansu*가 아닌 *Prunus armeniaca*로 표기하여 약간 혼란스럽다. 이곳에서 아르메니아살구를 만나 관찰한다. 행인은 대장의 진액이 줄어들어 대변이 굳어진 증상에 좋고 거담, 진해 작용이 있다.

범부채, 아무르라일락

범부채(*Belamcanda chinensis*)의 뿌리줄기는 한약 사간(射干)이다. 우리나라에서도 많이 자라지만 이곳의 넓은 포장에 가득 피어 있는 범부채 꽃의 모습은 장관이다. 황적색 바탕의 꽃잎에 짙은 반점이 박혀 마치 범의 얼룩무늬 같다고 하여 붙여진 이름이다. 사간은 목이 붓고 아픈 병증, 기침할 때 숨은 가쁘나 가래 끓는 소리가 없는 증상을 낫게 한다. 《동의보감》은 말할 때 입 냄새가 나는 것도 낫게 한다고 설명한다.

아무르라일락(Amur lilac, *Syringa reticulata* var. *amurensis*)이 심어져 있다. 비슷한 식물인 개회나무의 학명은 *Syringa reticulata* var. *mandshurica*이다. 개회나무는 '참' 회나무가 아닌 '개' 회나무이며 회나무는 회화나무(괴화)의 다른 이름이다. 감숙단삼(甘肅丹蔘, 甘西鼠尾草, *Salvia przewalskii*), 홍

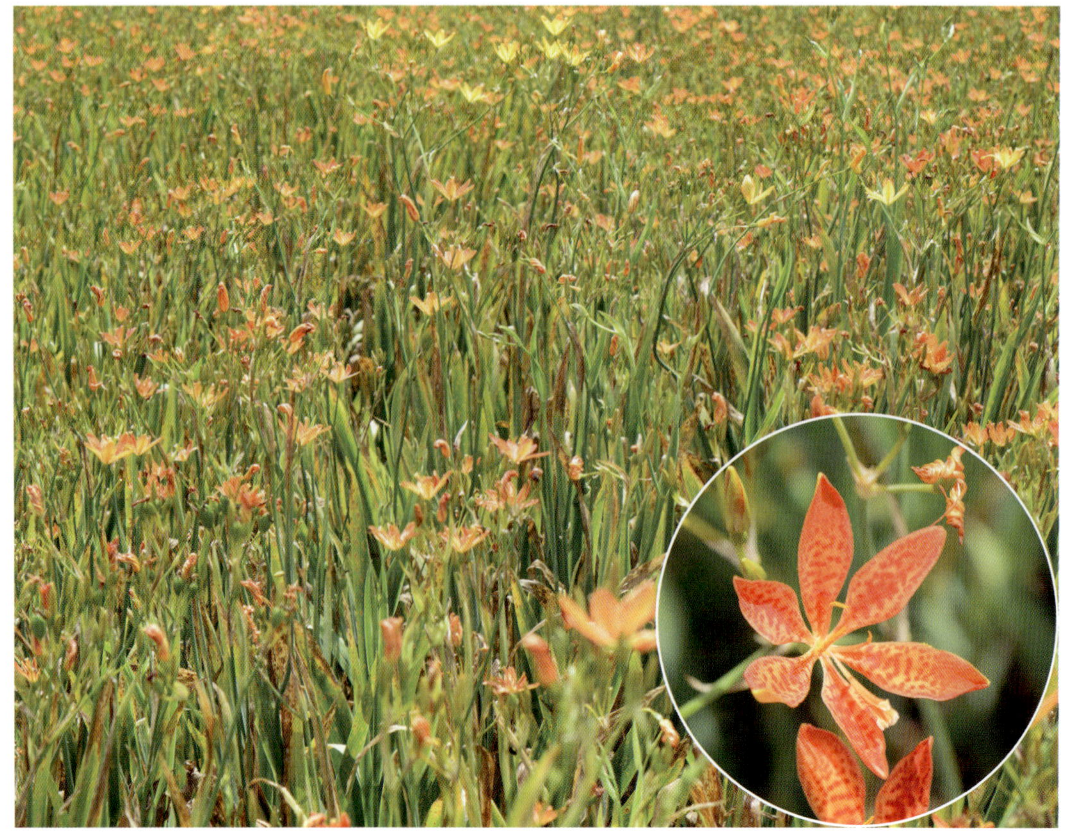

백인동(紅白忍冬, *Lonicera japonica* var. *chinensis*), 장엽
대황(*Rheum palmatum*), 방풍(*Saposhnikovia divaricata*),
토패모(*Bolbostemma paniculatum*), 백선(*Dictamnus
dasycarpus*)도 분포되어 있는 훌륭한 약용식물
원이다.

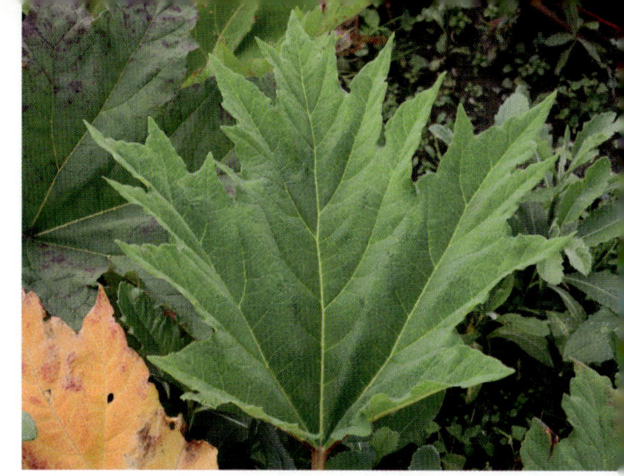

○ 장엽대황 잎

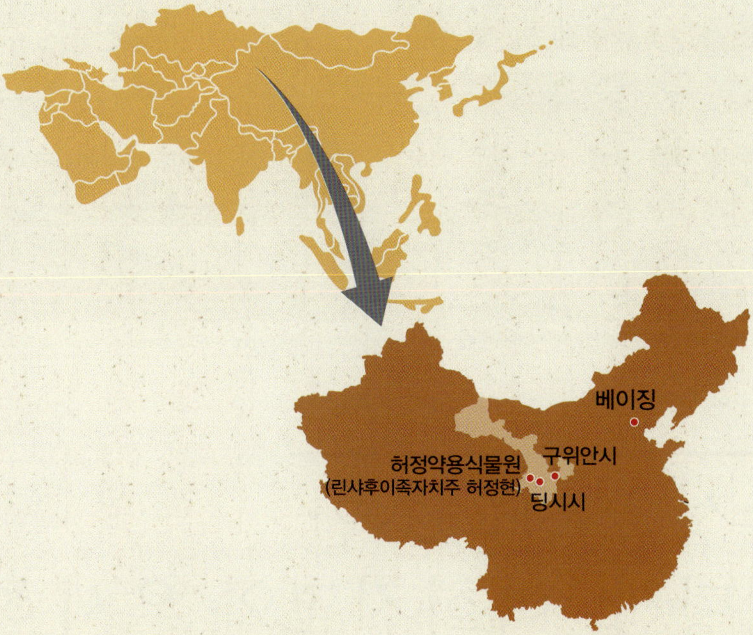

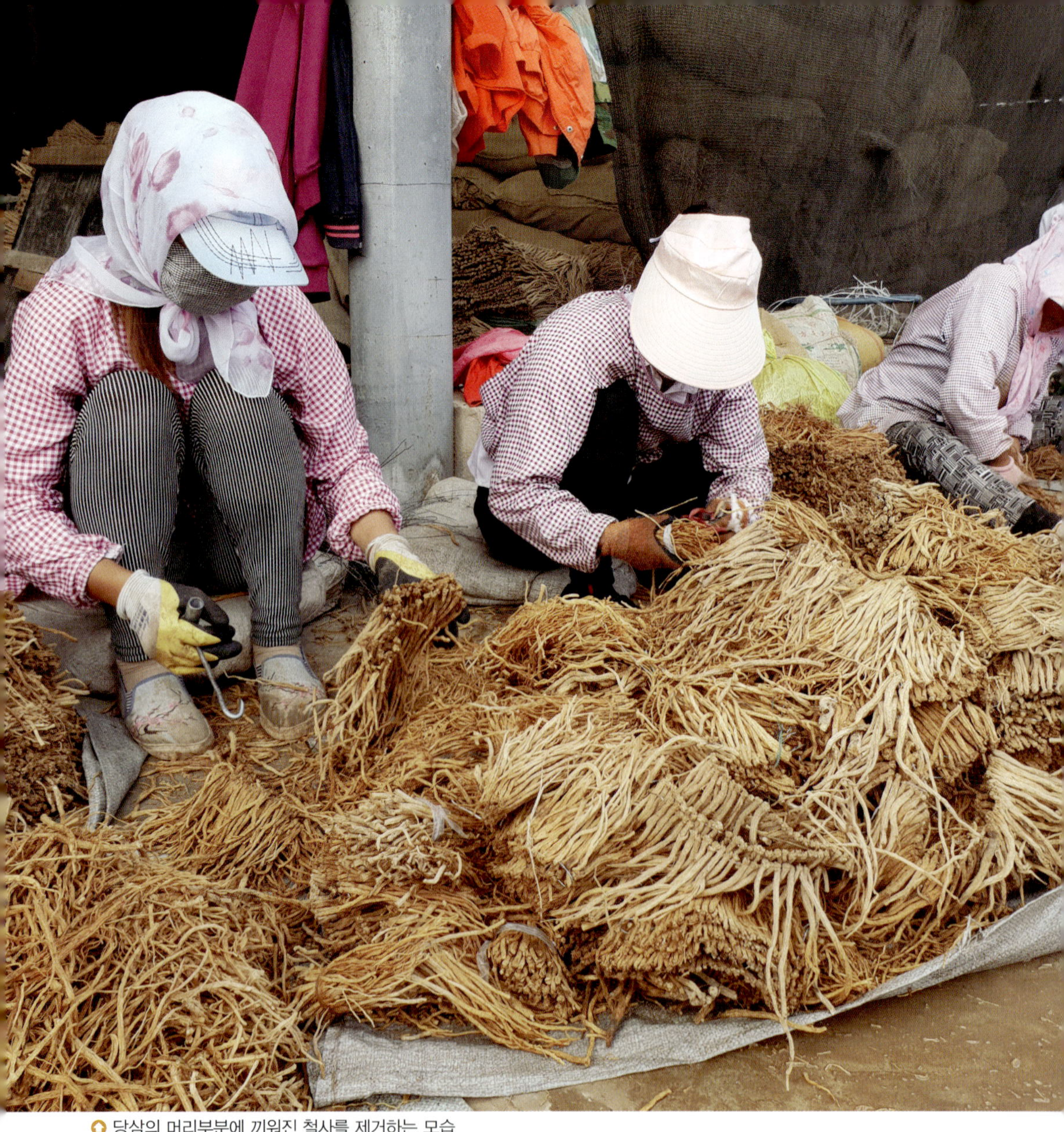

| 1.11 |

간쑤성 특산약초인
소화당삼, 마화진교와 은시호

당삼의 기원식물인 소화당삼, 진교의 기원식물인 마화진교 그리고 은시호의 3종 식물은 실크로드 지역인 간쑤(甘肅)성의 특산약초로 우리나라에서는 보기 어렵다. 이곳에서 자라는 귀한 약초를 만나 사진으로 기록한 모습을 소개한다.

만삼, 소화당삼, 천당삼

간쑤성의 딩시(定西)시 룽시(隴西)현 둥지아푸(董家堡)촌 재배지와 룽시 약포원 그리고 간쑤성 허정(和政)현의 간쑤중의약대학에서 당삼의 기원식물을 관찰했다.

당삼(黨參)은 《대한민국약전》에서 만삼(Codonopsis pilosula), 소화당삼(素花黨參, Codonopsis pilosula var. modesta) 또는 천당삼(川黨參, Codonopsis tangshen)의 뿌리로 그 기원식물을 규정하고 있다. 세계적인 식물 학명 목록인 〈The Plant List(플랜트리스트)〉에는 소화당삼의 학명인 *Codonopsis pilosula* var. *modesta*는 만삼의 학명인 *Codonopsis pilosula*의 이명으로 처리하고 있어 다소 혼란스럽기도 하다.

간쑤성에서 만삼, 소화당삼, 천당삼 3종을 만났지만, 만삼은 우리나라에도 잘 자라고 소화당삼은 간쑤성 그리고 천당삼은 쓰촨(四川)성과 후베이성, 후난성, 구이저우성에 주로 분포한다. 그래서 천당삼의 식물명에 쓰촨성의 '천(川)'

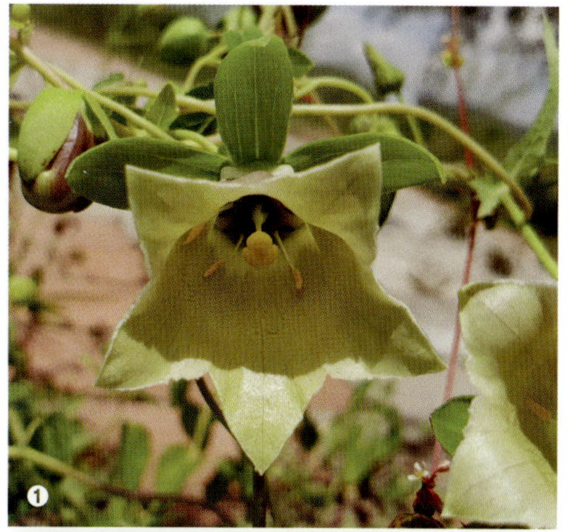

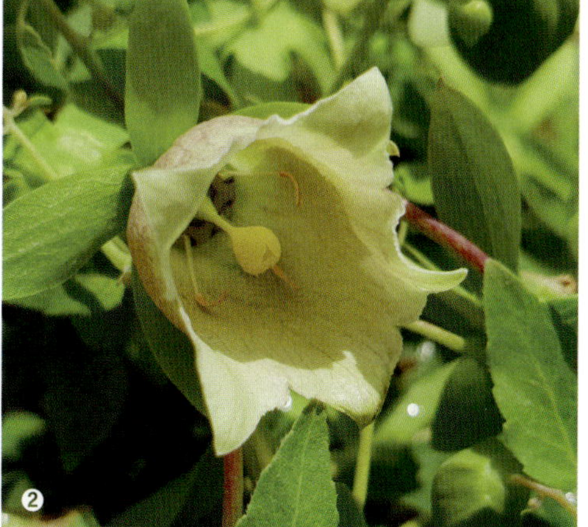

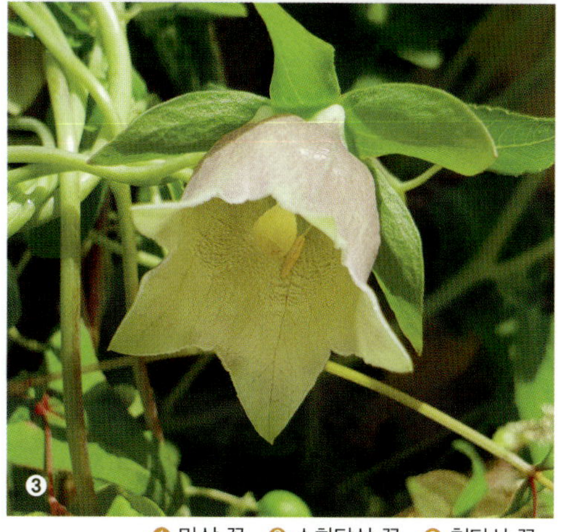

❶ 만삼 꽃 ❷ 소화당삼 꽃 ❸ 천당삼 꽃

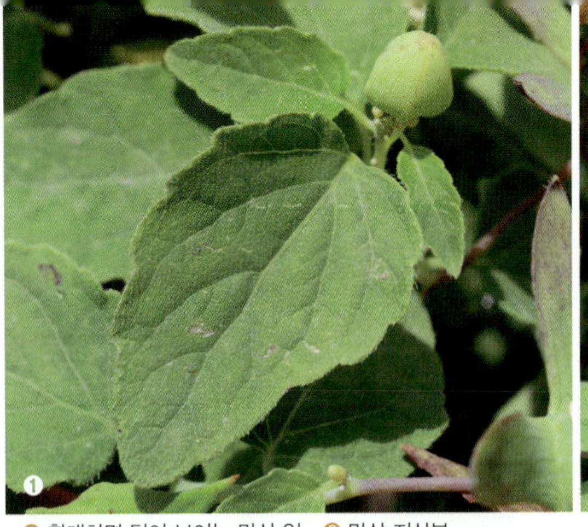 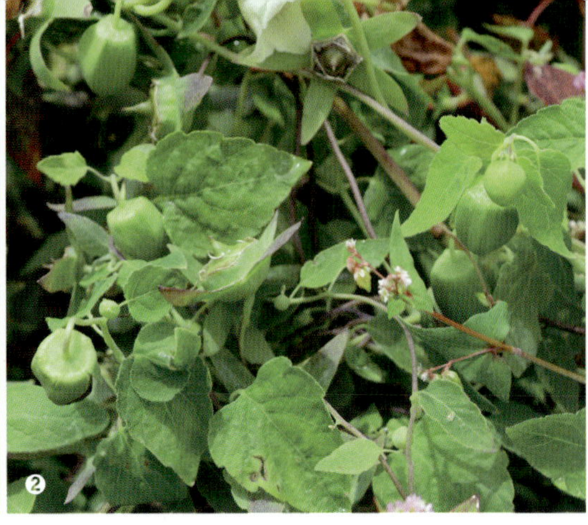

❶ 확대하면 털이 보이는 만삼 잎   ❷ 만삼 지상부

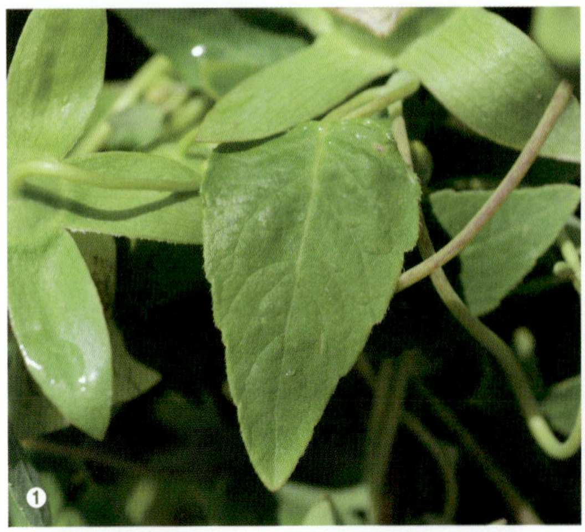 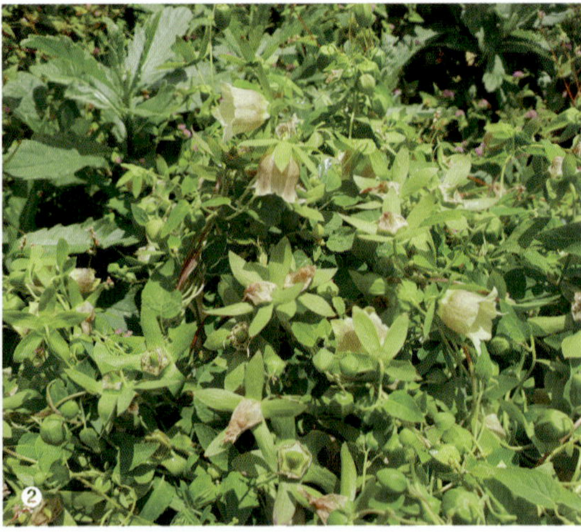

❶ 털이 없는 소화당삼 잎   ❷ 소화당삼 지상부

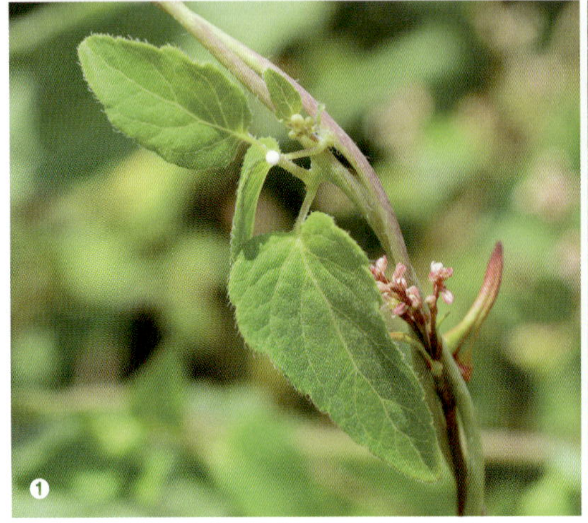 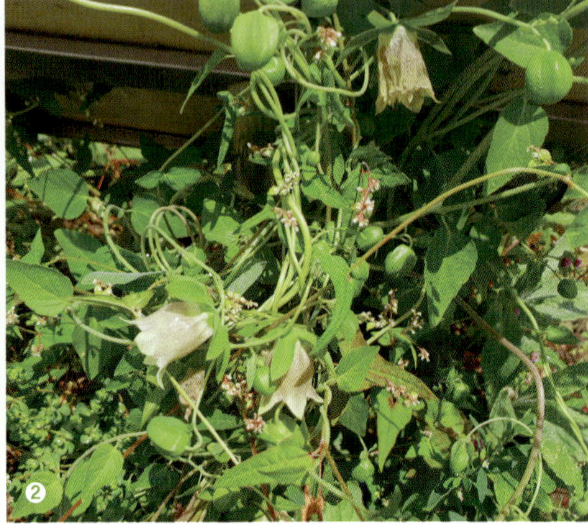

❶ 확대하면 털이 보이는 천당삼 잎   ❷ 천당삼 지상부

자가 포함됐다. 이들 3종의 형태학적 특징은 우석대 한의대 주영승 교수의 설명에 의하면 다음과 같다. 만삼의 잎은 난형 또는 넓은 난형이며 줄기와 잎에 털이 있는데 특히 어린잎에 많다. 소화당삼의 잎은 좁은 난형이고 전체적으로 털이 없으며, 천당삼 잎은 난형 또는 긴 원형이고 양면에 털이 많다.

당삼은 비장의 기능을 강하게 하고 폐를 보익(補益)하는 건비익폐(健脾益肺), 혈열(血熱)을 식히고 진액 생성을 촉진하는 양혈생진(凉血生津)의 효능으로, 약해진 비장과 폐의 기능을 강하게 하고 몸이 권태롭고 힘이 없는 증상을 치료하는 약재다.

당삼 가공회사

당삼의 고향 격인 룽시현에 소재한 수양(首陽)한약시장과 문봉(文峰)한약시장 그리고 당삼 가공회사(甘肅弘潤藥業有限公司)에서 약재 당삼을 수없이 만났다.

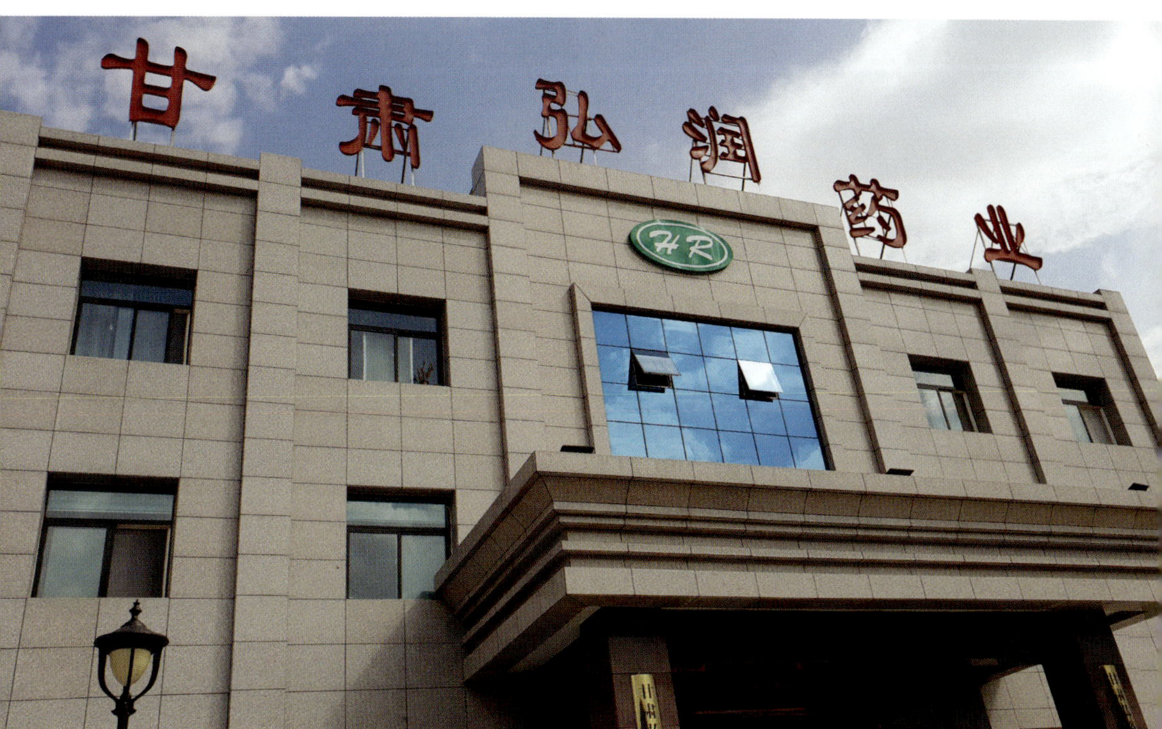

○ 룽시현의 당삼 가공회사

딩시시 룽시현의 당삼 가공회사를 찾는다. 담당자의 안내로 회사 안으로 들어서니 절제(切制)실에서 당삼 절단 작업이 한창이다. 세척하여 정리한 많은 물량의 당삼을 3명의 작업자들이 열심히 절단기로 자르고 있다. 건물 밖에서는 여러 여성들이 재배지에서 가져온 당삼에서 철사를 제거하고 다시 씻는 일을 하고 있다. 재배지에서는 당삼 머리부분에 가는 철사를 끼워 연결해서 묶음으로 출하한다. 한쪽에 수북이 쌓인 작업 부산물인 철사가 보인다. 모두들 작업에 열중하느라 사진 찍는 우리들을 쳐다보지도 않는다. 창고에는 엄청난 물량의 당삼 포대가 쌓여 있다. 한국에서 멀리 떨어진 특산 지역에서 이렇게 많은 당삼을 만나니 입이 떡 벌어진다.

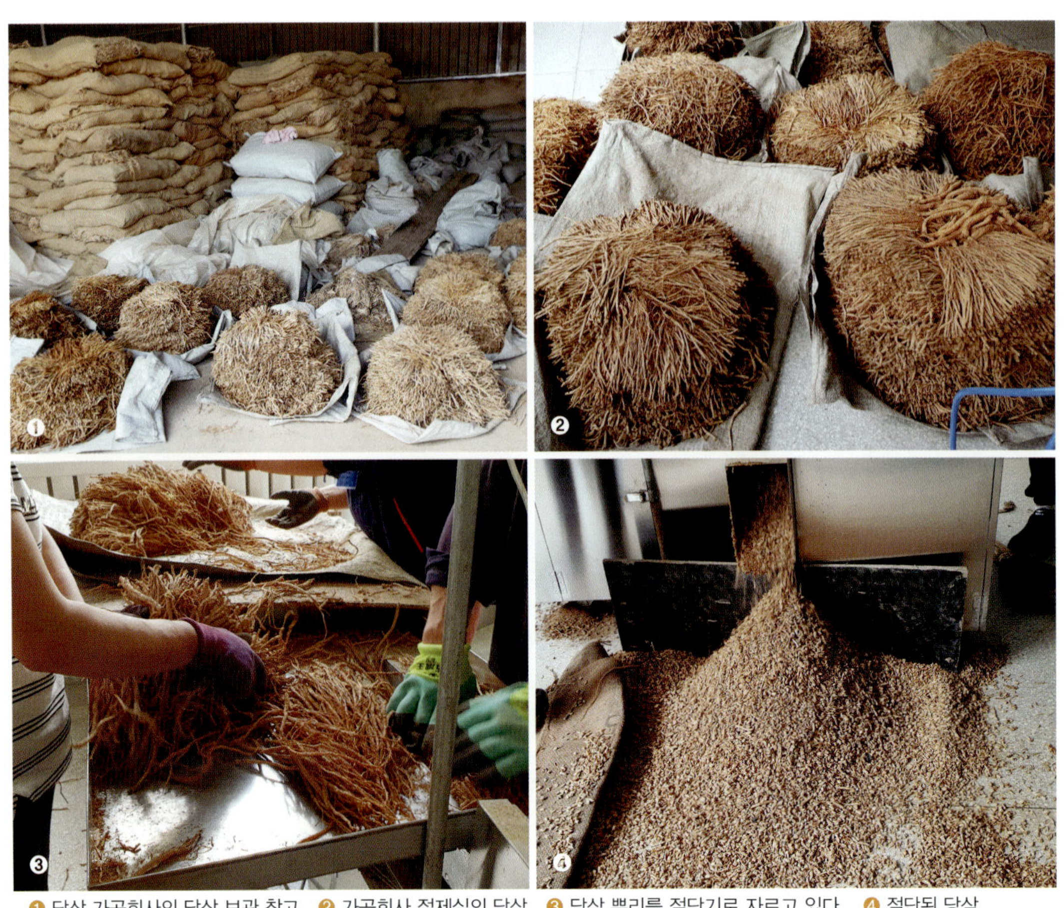

❶ 당삼 가공회사의 당삼 보관 창고　❷ 가공회사 절제실의 당삼　❸ 당삼 뿌리를 절단기로 자르고 있다.　❹ 절단된 당삼

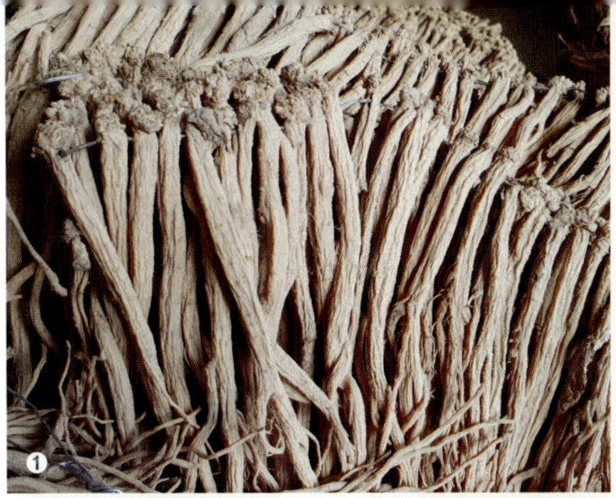

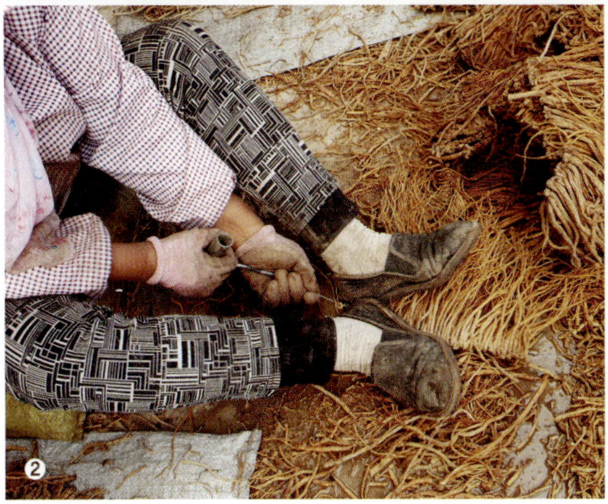

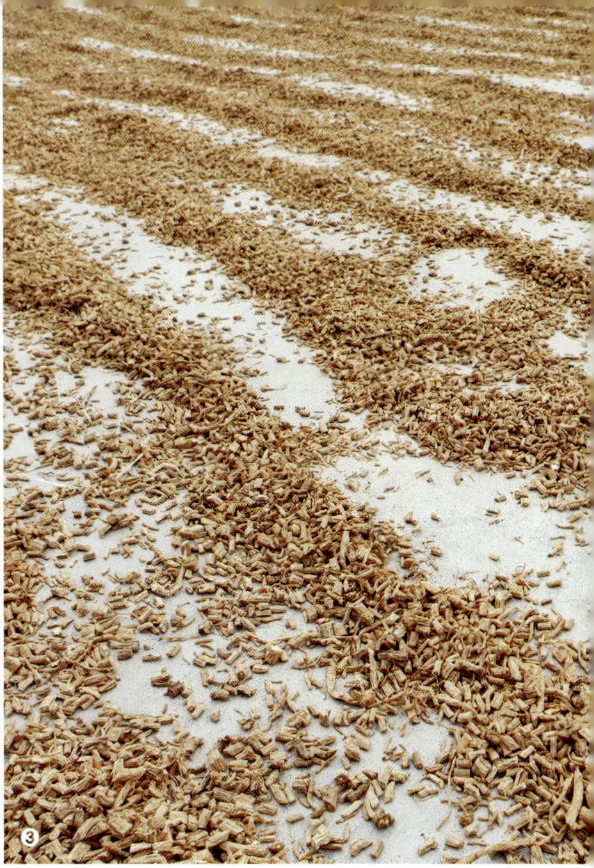

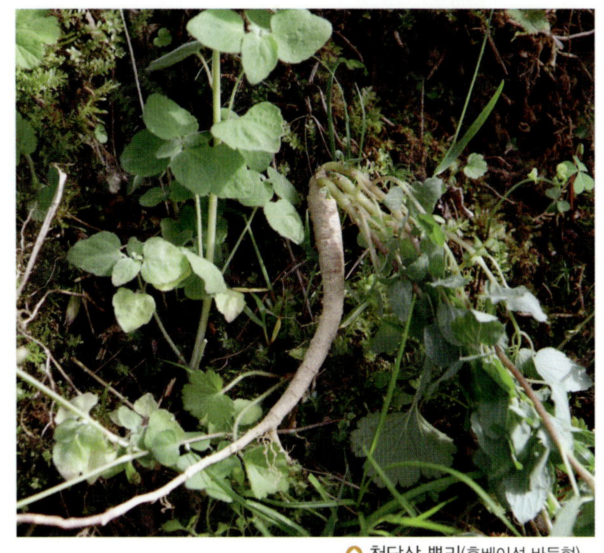

① 당삼 머리부분에 철사를 끼워 연결해 놨다.　② 당삼을 연결한 철사를 제거하고 있다.　③ 건조 중인 당삼

약재 당삼의 3종 기원식물 형태는 다음과 같다. 만삼 뿌리는 긴 원기둥 모양이며 약간 구부러져 있고 바깥면은 황갈색−회갈색이다. 질은 약간 단단하거나 질기다. 소화당삼 뿌리는 긴 원기둥 모양이며 바깥면은 황백색−회황색이다. 천당삼 뿌리는 긴 원기둥 모양이며 바깥면은 회황색−황갈색이고 불규칙한 세로 홈이 뚜렷하다. 질은 비교적 부드러우면서 질기다.

○ 천당삼 뿌리(후베이성 바둥현)

마화진교, 은시호

진교가 자라는 곳은 룽시 약포원 진교(秦艽) 표준화 재배구역 외에도 약포원 내에 몇 군데 더 마련되어 있다. 진교는 《대한민국약전외한약(생약)규격집》에서 큰잎용담(*Gentiana macrophylla*), 마화진교(*Gentiana straminea*), 조경진교(*Gentiana crassicaulis*) 또는 소진교(*Gentiana dahurica*)의 뿌리로 규정한다. 이들 모두 중국 서북부의 간쑤성, 칭하이성, 신장위구르자치구, 닝샤후이족자치구 등의 고지대에서 주로 자란다. 룽시 약포원은 이들 진교 중에서 마화진교를 재배하고 있다. 소진교는 오스트리아 빈대학 식물원에서 그리고 큰잎용담은 닝샤후이족자치구의 류판산생태박물관에서 본 적이 있다. 진교는 팔다리를 잘 쓰지 못하고 마비되는 증상

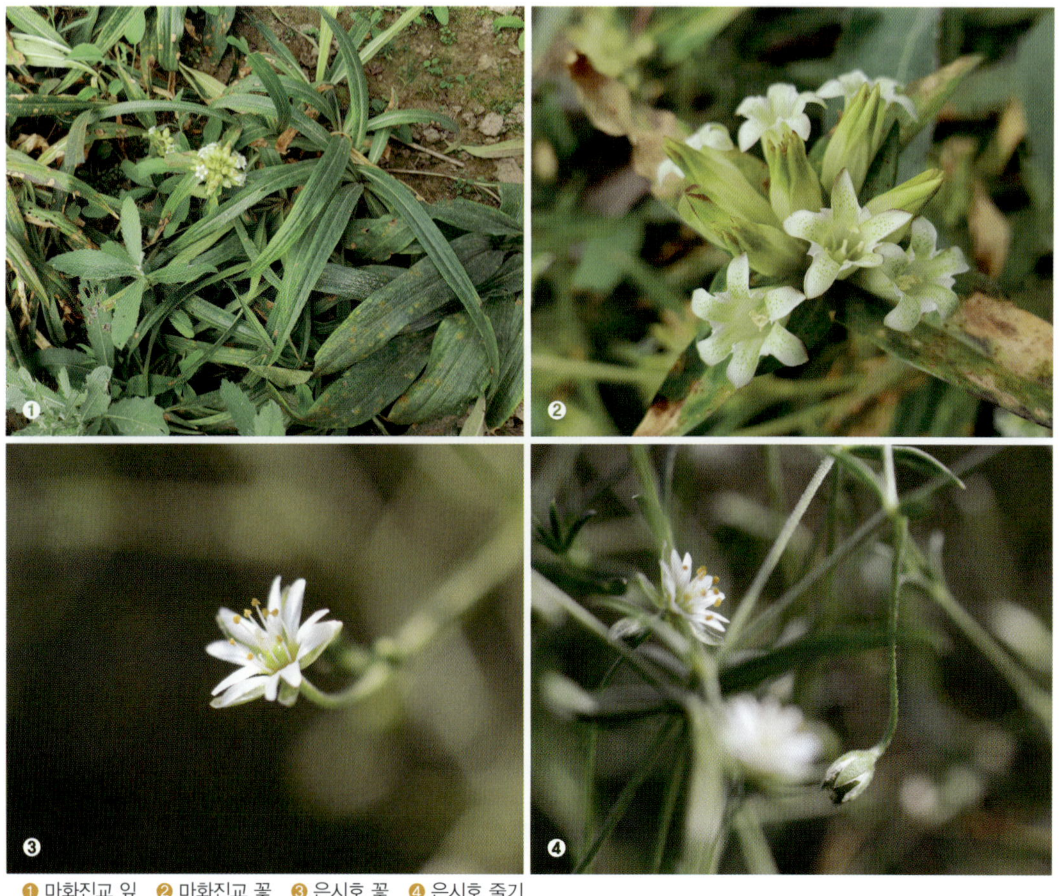

❶ 마화진교 잎 ❷ 마화진교 꽃 ❸ 은시호 꽃 ❹ 은시호 줄기

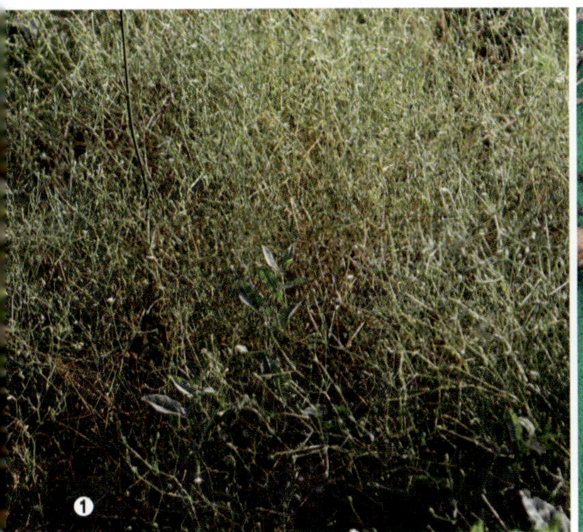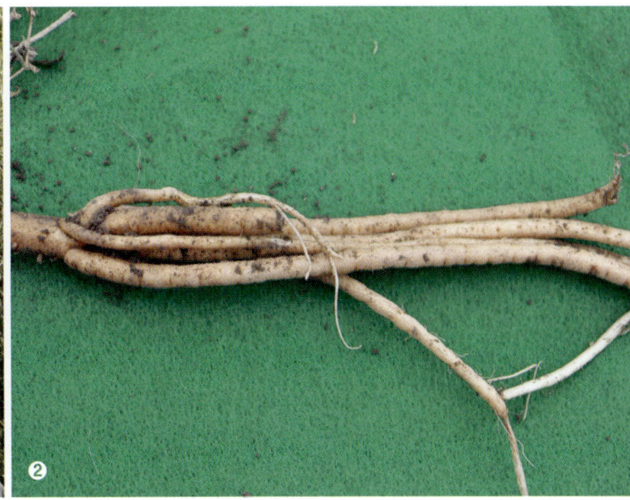

과 뼈마디가 시리고 아픈 병증에 사용한다.

은시호(銀柴胡)는 《대한민국약전외한약(생약)규격집》에서 은시호(*Stellaria dichotoma* var. *lanceolata*) 또는 대나물(*Gypsophila oldhamiana*)의 뿌리를 가리킨다. 중국은 우리와 다르게 대나물을 제외하고 은시호의 뿌리만 약재로 쓴다. 식물 은시호는 간쑤성, 닝샤후이족자치구, 산시(陝西)성에 주로 분포한다. 간쑤성 룽시 약포원과 간쑤성 이웃 지역인 닝샤후이족자치구의 농장에서 은시호를 만났다. 엄청난 넓이의 닝샤후이족자치구 구위안(固原)시 룽더(隆德)현 농장에서 자라는 은시호 하나를 담당자의 배려로 뽑아 뿌리 모습도 촬영해본다.

은시호 꽃잎은 5장이며 끝이 다시 2갈래로 깊이 갈라지는 것이 특징이다. 음식 조절을 하지 못하여 어린아이에게 생기는 열증(熱症), 기침이 나고 미열과 식은땀이 나며 뼛골이 쑤시는 증상에 쓰이는 약재다. 이름에 '시호(柴胡)'라는 글자가 들어 있는 은시호는 석죽과 (Caryophyllaceae)이며, 산형과(Umbelliferae)인 시호와 다른 식물이다.

중국 룽시 약포원

– 주소 : 중국(中國) 간쑤(甘肅)성 딩시(定西)시 룽시(隴西) 약포원
　　　　中国甘肃省定西市陇西县316国道 陇西药圃园
　　　　316 National Rd, Longxi, Dingxi, Gansu, P.R.China

중국 간쑤성 딩시시 룽시현 둥지아푸촌

– 주소 : 중국(中國) 간쑤(甘肅)성 딩시(定西)시 룽시(隴西)현 둥지아푸(董家堡)촌
　　　　中国甘肃省定西市陇西县董家堡村
　　　　Dongjiapu, Longxi, Dingxi, Gansu, P.R.China

중국 간쑤중의약대학 허정약용식물원

– 주소 : 중국(中國) 간쑤(甘肅肅)성 린샤후이족(臨夏回族)자치주 허정(和政)현 간쑤중의약대학 허정(和政)약용식물원
　　　　中国甘肃省临夏回族自治州和政县松鸣镇 甘肃中医药大学和政药用植物园
　　　　Songming, Hezheng, Linxia Hui Autonomous Prefecture, Gansu, P.R.China

닝샤후이족자치구 구위안시 룽더현

– 주소 : 중국(中國) 닝샤후이족(宁夏回族)자치구 구위안(固原)시 룽더(隆德)현
　　　　中國宁夏回族自治区固原市隆德县
　　　　Longde, Guyuan, Ningxia Hui Autonomous Region, P.R.China

당삼 가공회사

– 주소 : 중국(中國) 간쑤(甘肅)성 딩시(定西)시 룽시현 간쑤홍윤약업유한공사(甘肅弘潤藥業有限公司)
　　　　中国甘肃省定西市陇西县 甘肃弘润药业有限公司
　　　　Longxi, Dingxi, Gansu, P.R.China

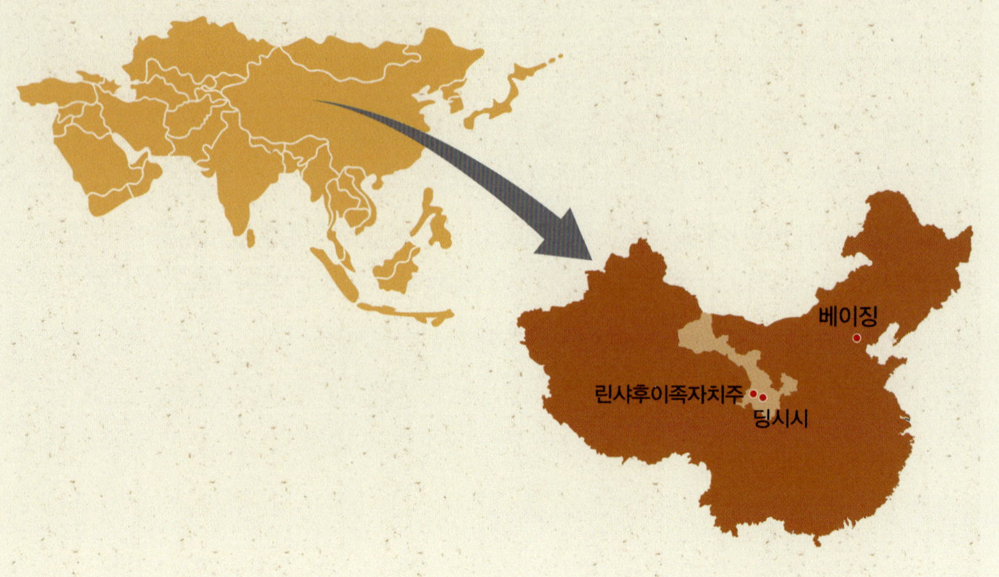

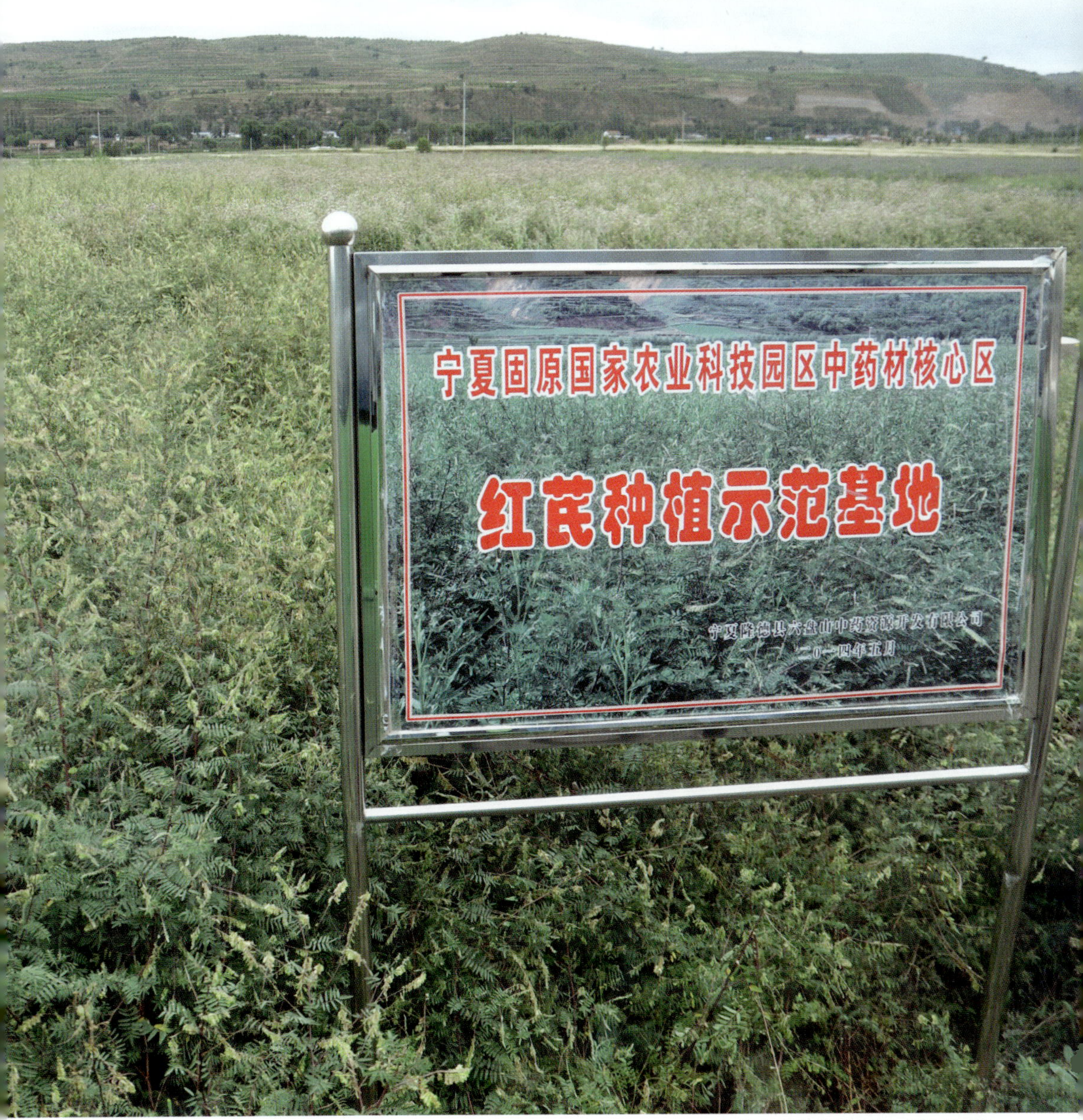

실크로드의 약초인 다서암황기, 중치모당귀와 나포마

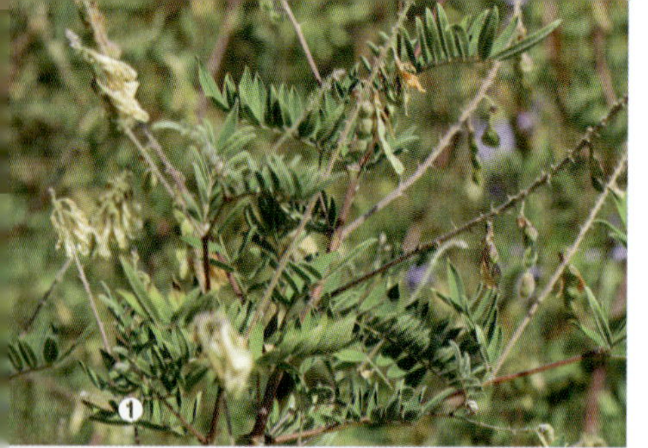

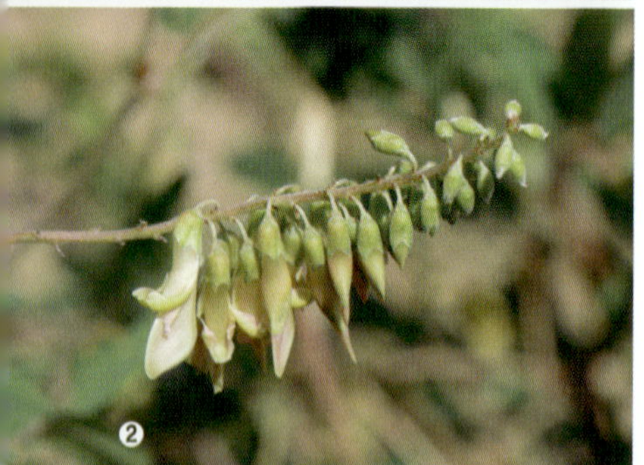

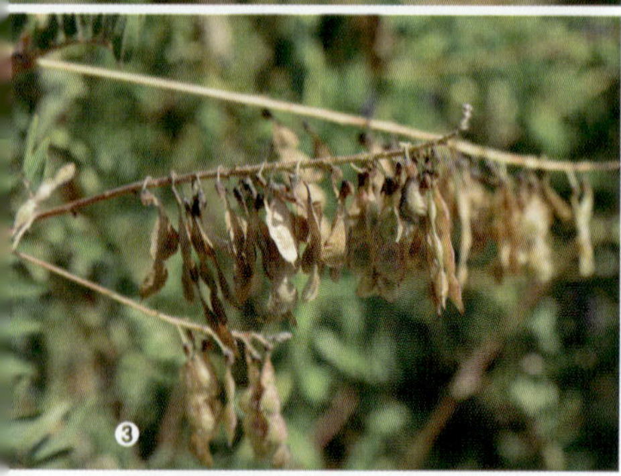

① 홍기 잎(룽시현)　② 홍기 꽃(룽시현)
③ 홍기 열매(룽시현)

　실크로드 지역에서 우리 의약품 공정서에 실려 있지 않지만《중국약전》에는 수재된 약초 몇 종을 만났다. 주인공은 다서암황기, 중치모당귀와 나포마이다. 중요한 약초이므로 사진을 중심으로 소개한다.

홍기

　홍기(紅耆, *Hedysarum polybotrys*)는 중국에서 황기 대용품으로도 사용되며《중국약전》의 식물 이름도 '황기'가 들어간 다서암황기(多序巖黃耆)이다. 이 약초는 간쑤성의 룽시 약포원(隴西藥圃園)과 룽시현의 둥지아푸(董家堡)촌 재배지에서 자라고 있다. 특히 닝샤후이족자치구 구위안(固原)시 룽더(隆德)현의 널따란 농장에는 '홍기 종식(種植) 시범기지'라는 커다란 입간판이 세워져 있고 꽃이 핀 홍기가 가득 차 있다. 홍기의 한방 성미나 약효는 황기와 같다. 즉 한방 성질은 약간 따뜻하고 맛은 달며 주로 폐, 비장 질환에 영향을 미친다. 보기승양[補氣升陽, 기(氣)를 보하고 양기(陽氣)를 끌어 올린다], 고표지한(固表止汗, 체

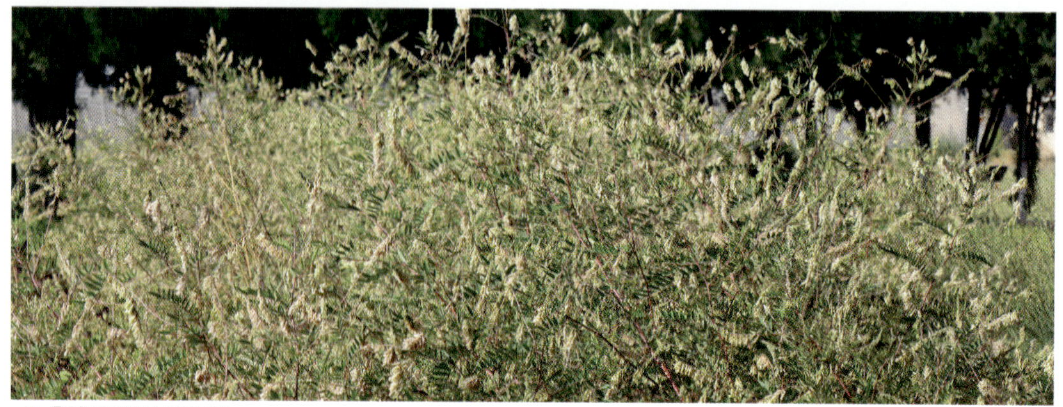

○ 홍기 지상부(룽시 약포원)

110

표를 튼튼하게 하여 땀을 멎게 한다), 이수소종(利水消腫, 소변을 잘 나오게 하고 부종을 가라앉힌다), 생진양혈[生津凉血, 진액 생성을 촉진하고 혈열(血熱)을 식힌다]의 한방 효능도 황기와 동일하다. 그래서 잠자거나 깨어 있는 상태에서 식은땀이 많이 흐르는 증상 그리고 허약체질, 반신불수 치료, 기허(氣虛)로 인한 부종에 좋다.

중치모당귀, 구당귀

《중국약전》에서 독활(獨活)의 기원식물로 규정하는 중치모당귀(重齒毛當歸, *Angelica biserrata = Angelica pubescens f. biserrata*)를 관찰한다. 《대한민국약전》에는 식물 독활(*Aralia continentalis*)의 뿌리를 한약 독활로 규정하고 있다. 따라서 약재로 쓰는 독활은 우리나라 기원식물(독활)과 중국의 기원식물(중치모당귀)이 다른 셈이다. 대만과 홍콩의 약전도 중치모당귀를 독활의 기원식물로 규정하고 있다.

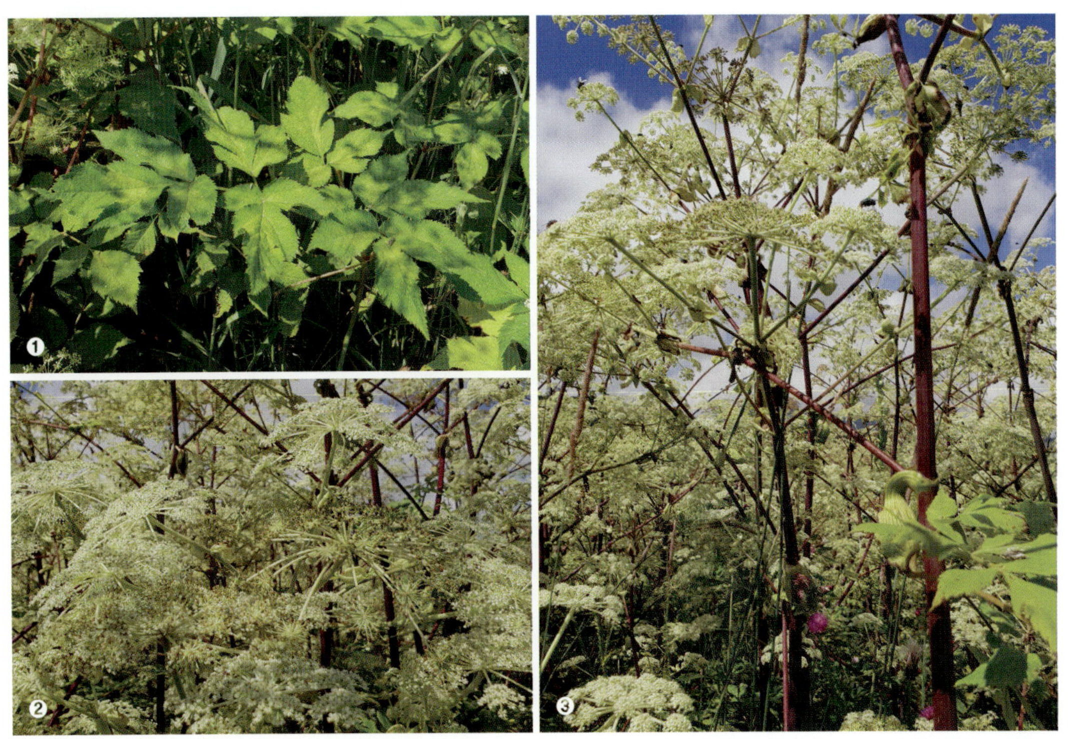

❶ 중치모당귀 잎(허정약용식물원) ❷ 중치모당귀 꽃(허정약용식물원) ❸ 중치모당귀 지상부(허정약용식물원)

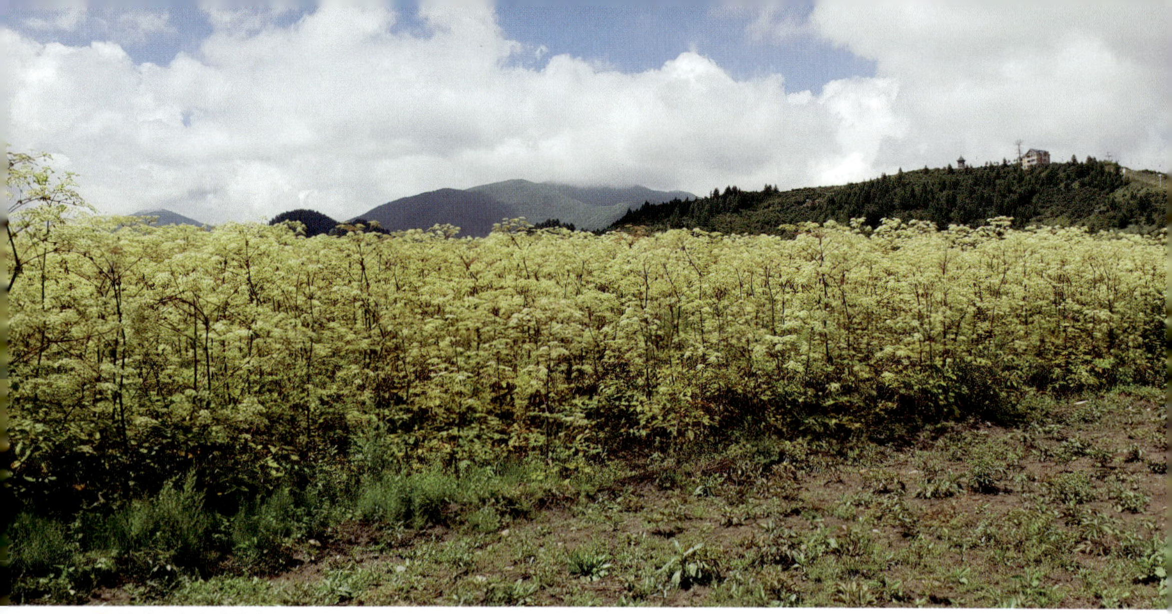

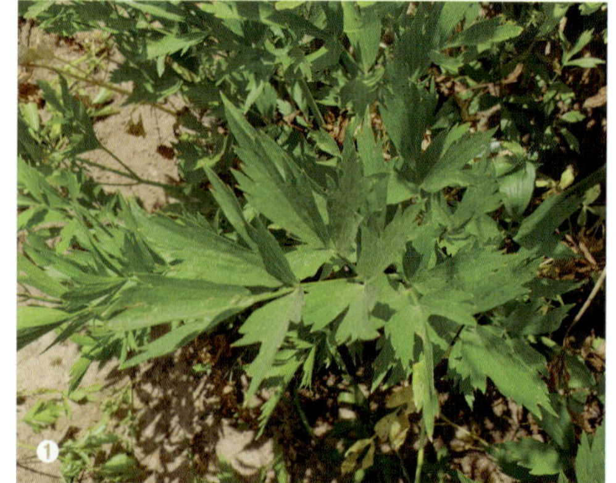

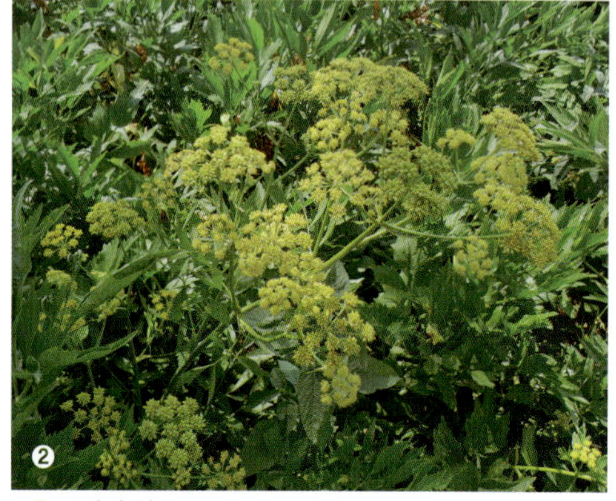

❶ 구당귀 잎(룽시현)　　❷ 구당귀 꽃(룽시현)

중치모당귀 재배지(허정약용식물원)

우리나라 《국가표준식물목록》에서 독활의 학명은 두릅나무과의 *Aralia cordata* var. *continentalis*로 기재한다. 이 학명은 앞에서 언급한 *Aralia continentalis*의 이명이다. 〈국가생물종지식정보시스템〉에서는 '땃두릅'을 독활의 비추천명으로 소개한다. 중치모당귀는 간쑤성의 허정(和政)약용식물원과 룽시현의 둥지아푸촌 재배지에서 재배 중이다. 허정약용식물원을 찾은 날 봤던, 모두 흰 꽃으로만 채워진 거대한 무리의 중치모당귀 모습은 장관이었다.

한편 독활의 위품(가짜)인 구당귀(歐當歸, *Levisticum officinale*)가 우리나라와 중국에서 일부 유통되는 것으로 알려져 있다. 구당귀도 중치모당귀를 만났던 룽시현 둥지아푸촌에서 관찰했다. 구당귀는 《중국약전》에 수재되어 있지 않다.

112

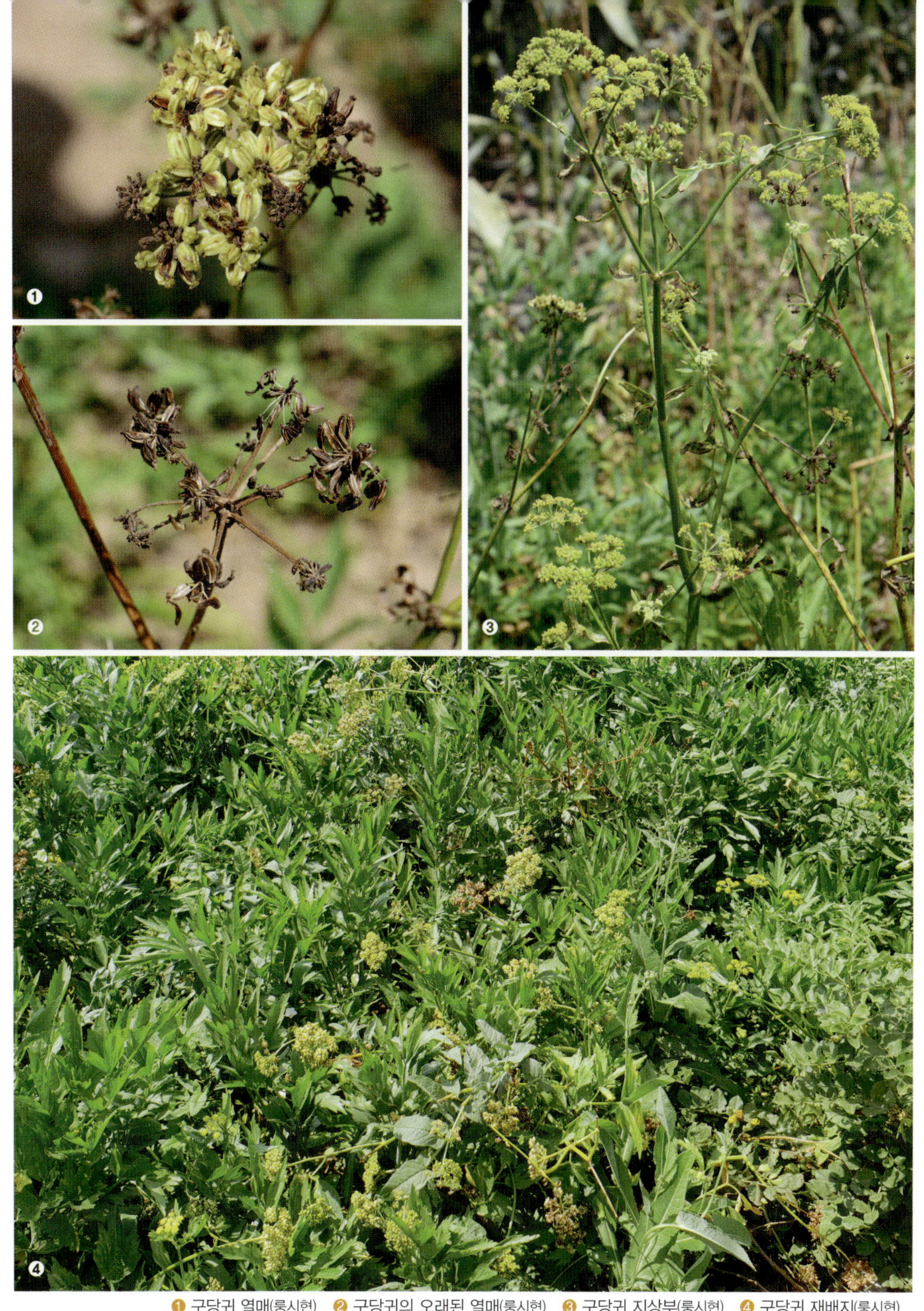

❶ 구당귀 열매(룽시현)　❷ 구당귀의 오래된 열매(룽시현)　❸ 구당귀 지상부(룽시현)　❹ 구당귀 재배지(룽시현)

나포마

나포마(*Apocynum venetum*)는 《중국약전》에 나포마엽(羅布麻葉)이라는 약재명으로 실려 있지만 우리 공정서에는 없다. 간쑤성의 룽시 약포원에서 재배하고 있으나 이곳을 방문한 날은 땅에 거의 붙은 나포마 어린잎만 볼 수 있었다. 그래서 후베이성 우한(武漢)시의 우한식물원과 일본의 도쿄도약용식물원에서 미리 촬영해놨던 나포마의 사진으로 대신 소개한다.

신장위구르자치구의 신장(新疆)국제시장과 간쑤성의 둔황 야시장에는 나포마차(茶) 상품이 진열되어 있다. 신장국제시장의 진열 물량은 하도 많아서 주민들이 얼마나 나포마차를 즐기는지 짐작할 수 있었다. 한방에서 맛은 달고 쓰며 성질은 서늘하고 간(肝)으로 들어가 작용하는 약재로 알려져 있다. 나포마의 한방 효능은 평간안신(平肝安神, 간의 기운을 평안하게 하고 정신

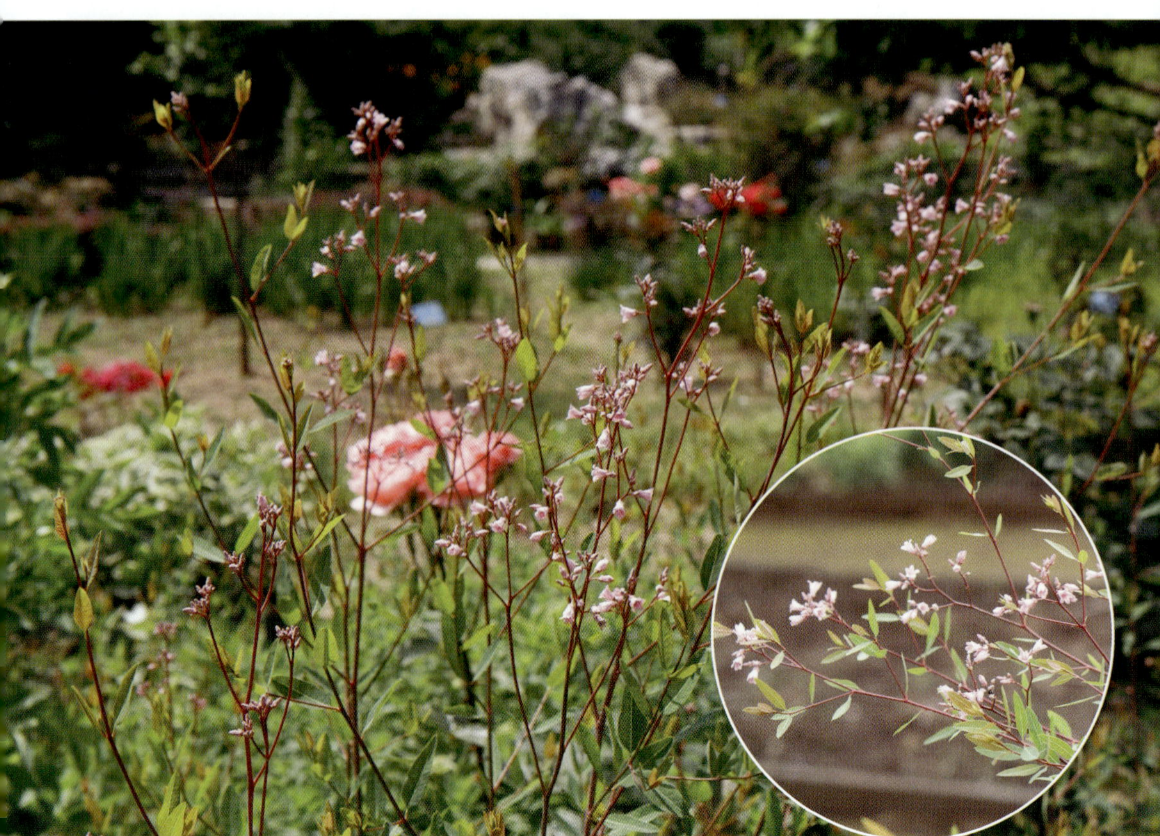

❁ 나포마 지상부(우한식물원)와 꽃(도쿄도약용식물원)

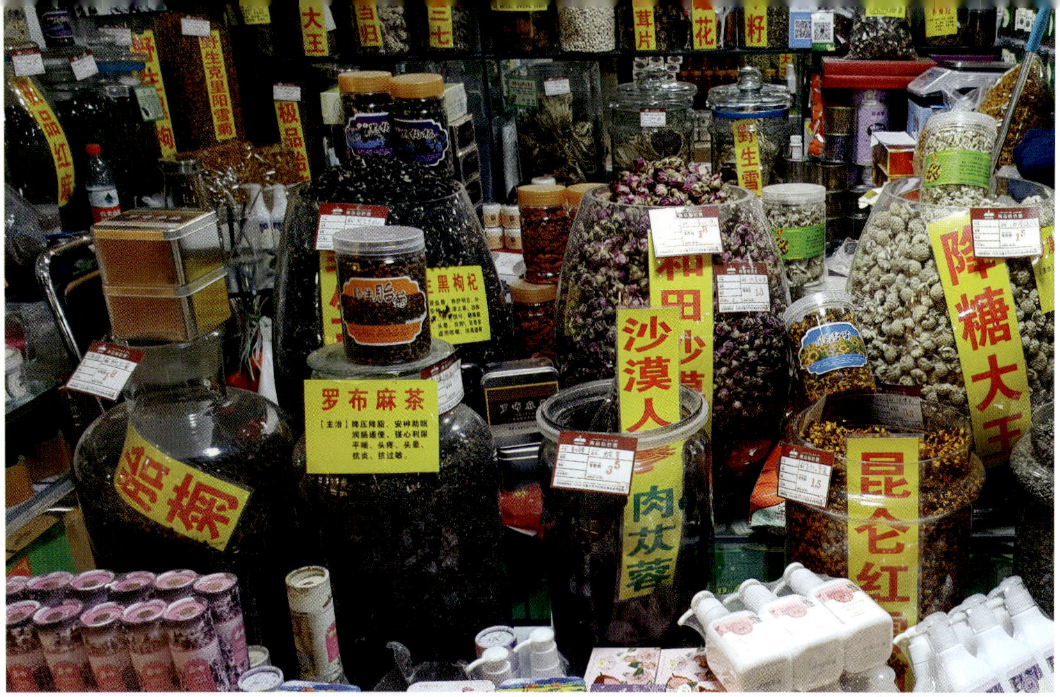

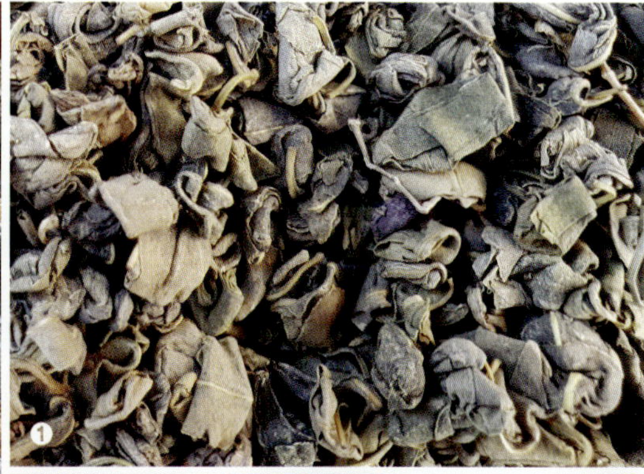

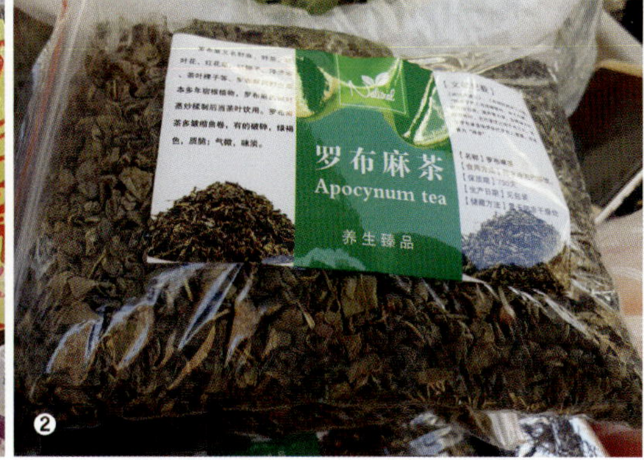

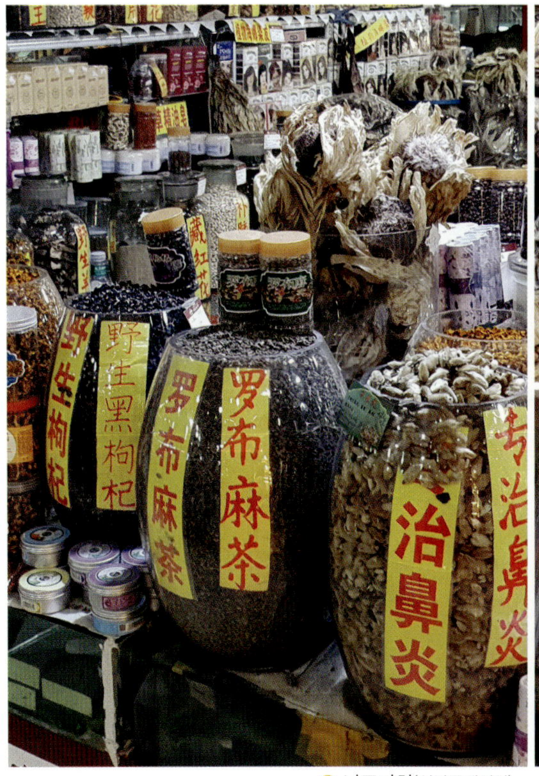

⬆ 나포마차(신장국제시장)

⬆ 나포마차(신장국제시장)　　❶ 나포마차(둔황 야시장)　　❷ 나포마차 제품(둔황 야시장)

을 편안하게 한다), 청열이수(淸熱利水, 열기를 식히고 소변이 잘 나오게 한다)이다. 그래서 가슴이 두근거리면서 불안해하며 잠이 오지 않는 증상, 간의 양기가 위로 날뜀으로써 정신이 아찔아찔하여 어지러운 증상을 치료한다.

오가피, 홍경천

참고로 재배지가 실크로드 지역에 해당하지 않지만 우리 공정서에 실려 있지 않고《중국약전》에는 기재된 주요 약재는 오가피, 홍경천 등이다. 오가피는《대한민국약전》에서 오갈피나무(*Acanthopanax sessiliflorum*) 또는 기타 동속식물의 뿌리껍질 및 줄기껍질로 규정하고 있다. 《중국약전》은 오갈피나무 대신 세주오가(細柱五加, *Acanthopanax gracilistylus*)의 뿌리껍질을 오가피로 정하고 있어 한국과 중국에서 인정하는 오가피가 다른 셈이다. 홍경천은 우리 공정서에는 아예 실려 있지 않지만 한국에 잘 알려진 약재다.《중국약전》에는 홍경천의 일종인 대화홍경천(大花紅景天, *Rhodiola crenulata*)이 수재되어 있다.

간쑤성 둔황 야시장

– 주소 : 중국(中國) 간쑤(甘肅)성 둔황(敦煌)시 둔황 야시장
　　　　中国甘肃省敦煌市 敦煌市场
　　　　Dunhuang Market, Dunhuang, Gansu, P.R.China

신장위구르자치구 신장국제시장

– 주소 : 중국(中國) 신장위구르(新疆維吾爾)자치구 우루무치(烏魯木齊)시 신장(新疆)국
　　　　제시장
　　　　中国新疆维吾尔自治区甘肃省乌鲁木齐市天山区 新疆国际大巴扎
　　　　Xinjiang International Grand Bazaar, Tianshan Qu, Urumqi, Xinjiang
　　　　Uygur Autonomous Region, P.R.China

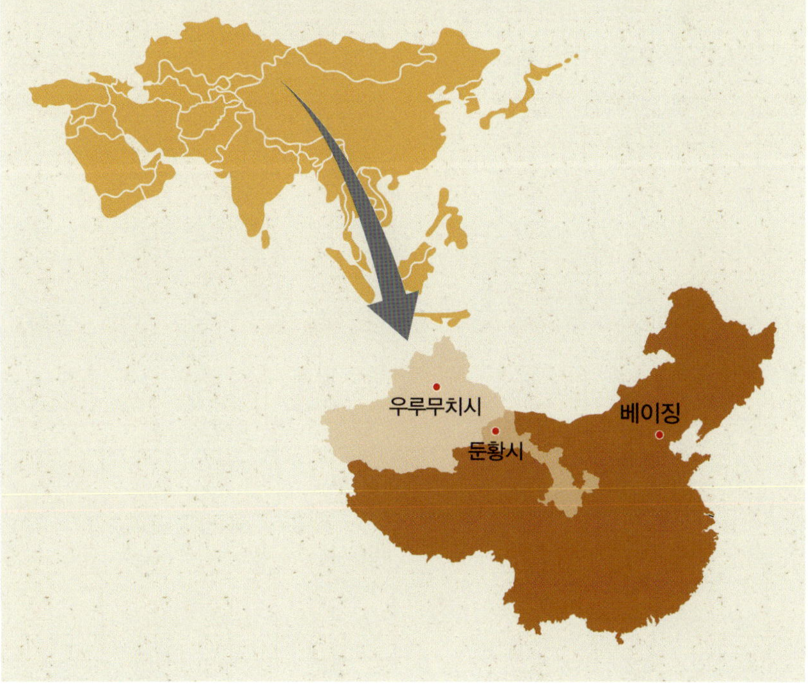

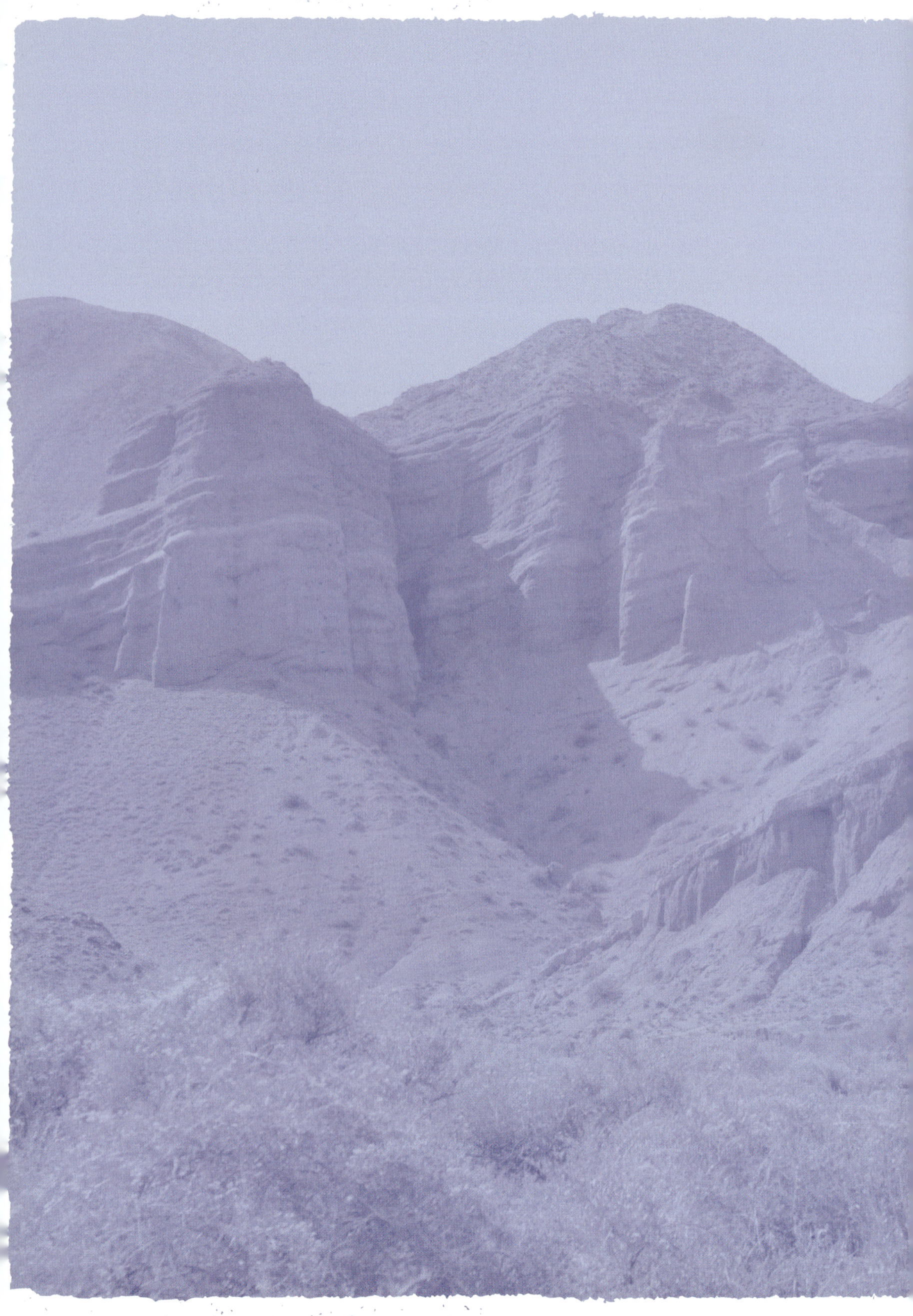

제 2 장

실크로드 지역
(중앙아시아 키르기스스탄)의
약초

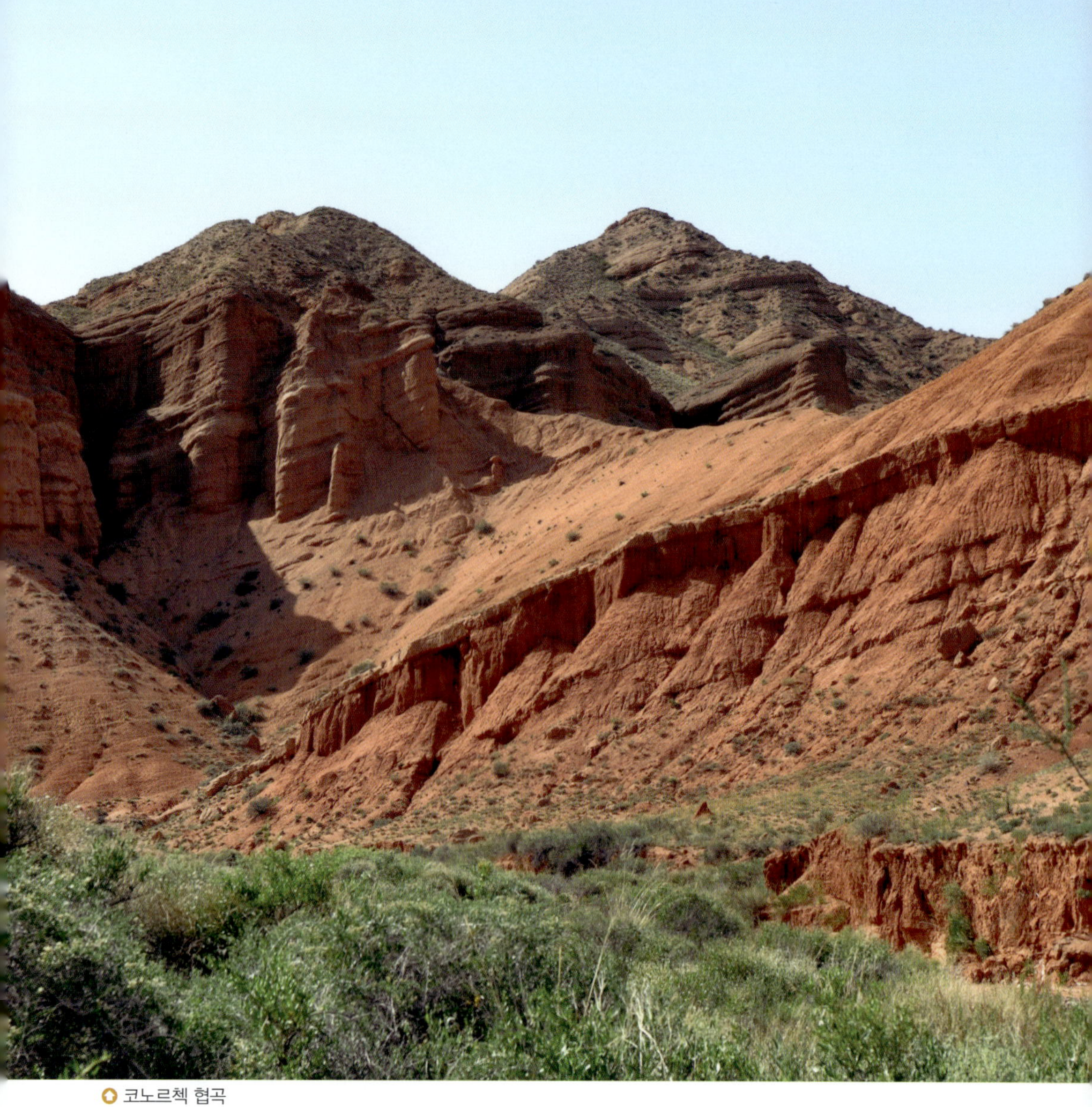

| 2.01 |

키르기스스탄의 쇄양과 아위

중앙아시아의 나라, 키르기스스탄

한국국제교류재단은 서울특별시와 함께 '중앙아시아 봄맞이 축제-노루즈 인 서울(Nowruz in Seoul)'을 한국국제교류재단 갤러리에서 개최했다. 이란어권과 중앙아시아 문화권의 봄맞이 행사인 '노루즈'는 '새로운 날'이라는 뜻으로, 매년 춘분을 기리는 신년 축제이며 우리나라의 설날과 같은 명절이다. 이 축제는 2009년 유네스코 인류무형문화유산에 등재된 바 있다. 중앙아시아 봄맞이 축제는 '서울에서 맞이하는 노루즈'를 테마로 국내에서 접하기 어려운 중앙아시아 5개국(카자흐스탄, 우즈베키스탄, 키르기스스탄, 타지키스탄, 투르크메니스탄)의 문화와 예술을 다양한 프로그램을 통해 소개했다. 서울 시내에도 국내 최대 규모의 중앙아시아 거리가 있

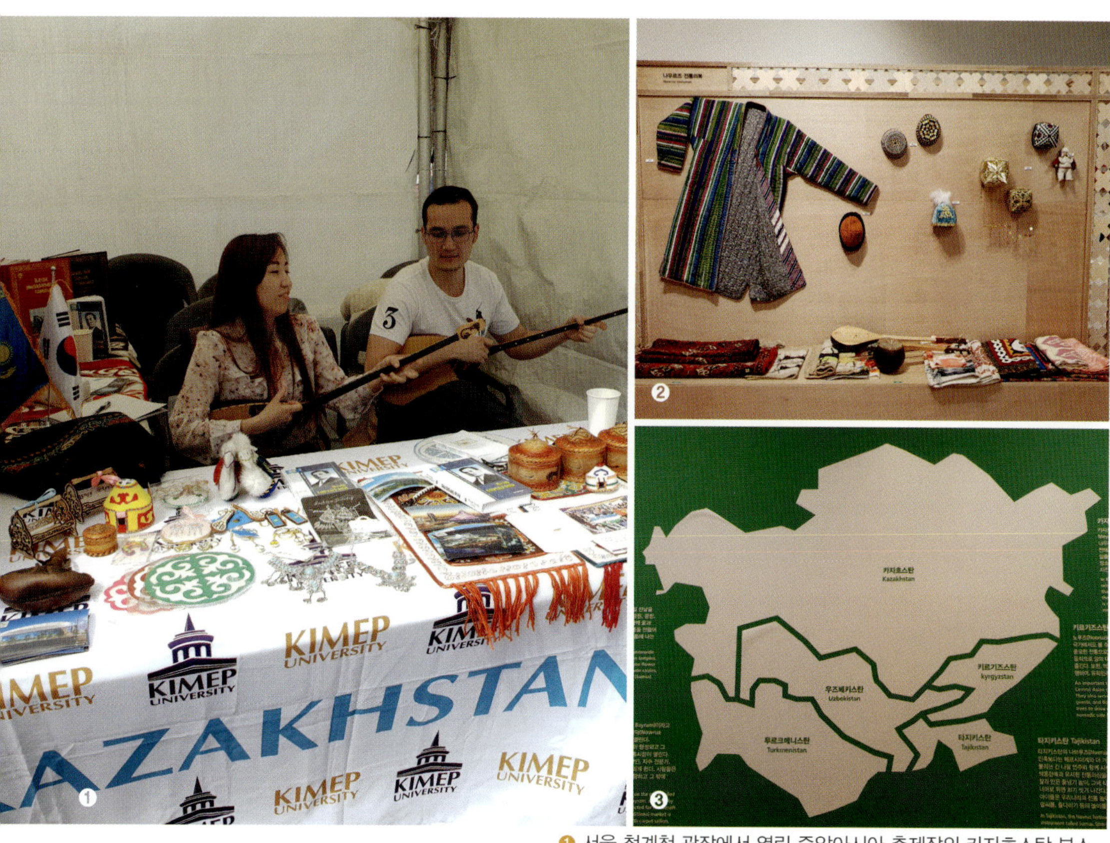

❶ 서울 청계천 광장에서 열린 중앙아시아 축제장의 카자흐스탄 부스
❷ 우리나라의 설날과 같은 명절인 중앙아시아 봄맞이 축제인 노루즈 행사가 서울에서 열렸다.
❸ 서울에서 열린 중앙아시아 봄맞이 축제장에 걸려 있는 중앙아시아 5개국 지도

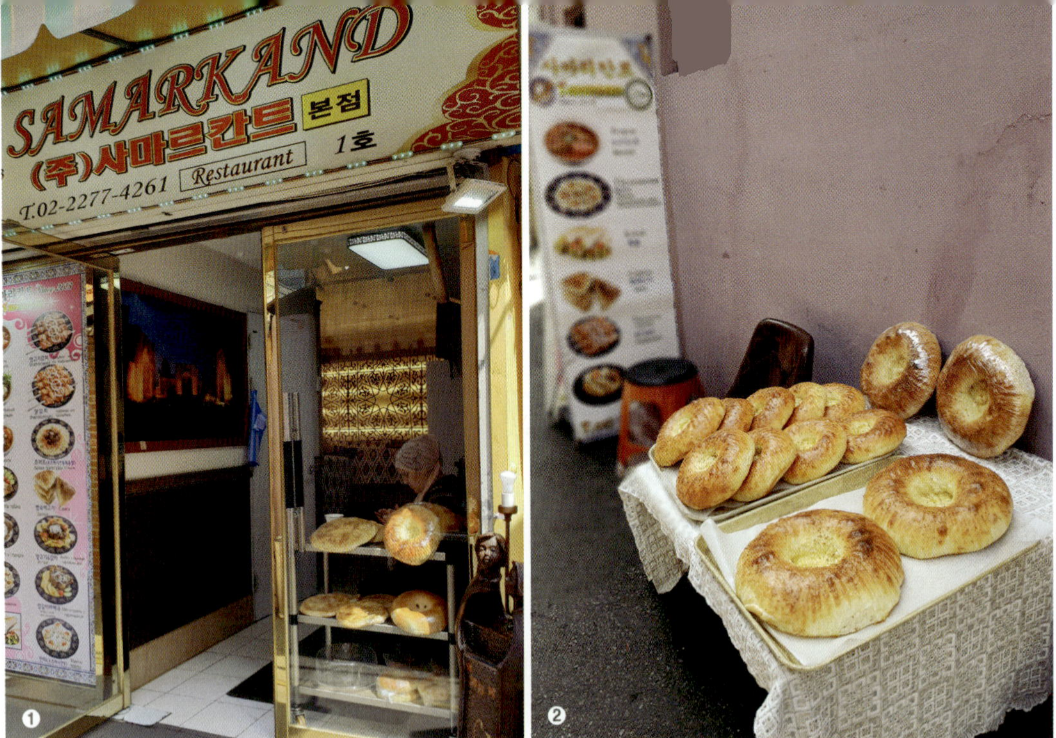

❶ 서울시 종로구 광희동의 중앙아시아 거리의 식당 ❷ 서울 시내의 중앙아시아 거리에서 판매 중인 빵

다. 지하철 동대문역사문화공원 역 인근의 종로구 광희동이며 서울의 실크로드로 불리는 지역이다. 이처럼 우리나라에서도 중앙아시아의 문화를 체험할 수 있는 기회가 있다.

중앙아시아는 현대적 의미에서 카자흐스탄, 우즈베키스탄, 키르기스스탄, 타지키스탄, 투르크메니스탄의 5개 나라를 일컫는다. 이 중 키르기스스탄(Kyrgyzstan)은 키르기즈공화국으로도 표기되며 주한 키르기즈공화국 대사관 홈페이지에 의하면 공식적인 국가 이름은 'Kyrgyz Republic'이다. '키르기스인(人)의 나라'라는 뜻의 키르기스스탄은 북쪽으로 카자흐스탄, 서남쪽으로 타지키스탄, 서쪽으로 우즈베키스탄, 동남쪽으로는 중국과 국경을 접하는 중앙아시아 내륙에 위치한 국가다. 중국 국경에는 톈산산맥이 있고, 남쪽의 타지키스탄 쪽에는 파미르고원이 펼쳐져 있다. 수도는 비슈케크(Bishkek)이며 인구는 약 600만 명이다. 키르기스스탄은 흉노, 위구르, 몽골족의 칭기즈칸, 중국 청나라의 침입을 받았으며 러시아의 영토가 되었다가 1991년에 독립을 선언하였다. 인천공항에서 비슈케크의 공항까지 가는 항공기는 직항편이 없어 카자흐스탄의 알마티나 우즈베키스탄의 타슈켄트를 경유해서 가야 한다.

곳곳에 한류 열풍

멀리 있는 키르기스스탄은 우리와 공통점이 없을 것 같지만 그렇지 않다. 신체에 몽고점이 있다거나 의자보다 좌식 생활을 더 즐기는 데서 우리와 문화적으로 아주 유사하다는 것이 키르기스스탄 비슈케크 한국교육원장의 설명이다. 이 한국교육원에는 많은 한국어 과정이 개설돼 있지만 한국어를 배우고자 하는 열정에 찬 현지인들은 입학 순서를 기다리고 있다. 시내에서도 뜨거운 한류 분위기를 느낄 수 있었다. 키르기스스탄 공대 옆에서 사진 촬영에 몰두한 필자에게 지나가던 한 여성이 "안녕하세요"라며 인사하고 대통령궁 인근에서 만난 한 무리의 아가씨들도 간단한 한국어로 말을 걸어 온다. 수도 비슈케크의 곳곳에는 삼성과 LG의 간판이 있고 현대차들이 거리를 질주하고 있다. 상점에는 우리 화장품과 옷이 가득하고 진열품 사이에 한국 배우와 가수 사진을 걸어놓고 있다.

비슈케크에서 멀리 떨어진 제4의 도시, 카라콜(Karakol)의 한 시장에서는 '한국 샐러드'란 간판을 걸어놓고 고려인 모녀가 한국식 절임식품을 팔고 있었다. 시골 마을인 총커민의 민박집 주인아주머니는 필자 일행을 위해 드라마 〈대장금〉의 주제가를 러시아어로 바꿔서 노래해준다. 대도시는 물론 한적한 시골 구석에서도 한국을 찾는 일은 어렵지 않았다.

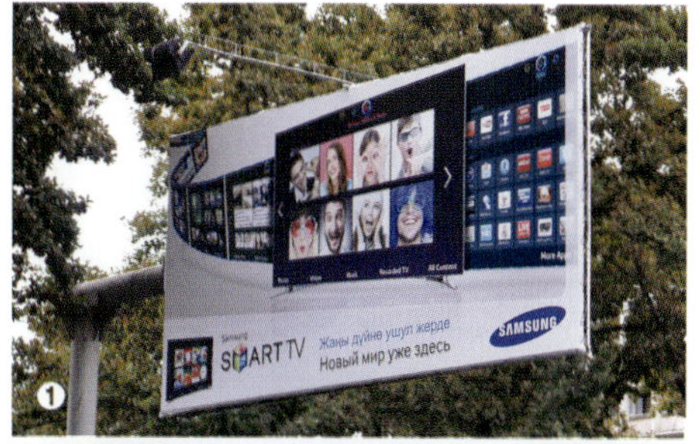

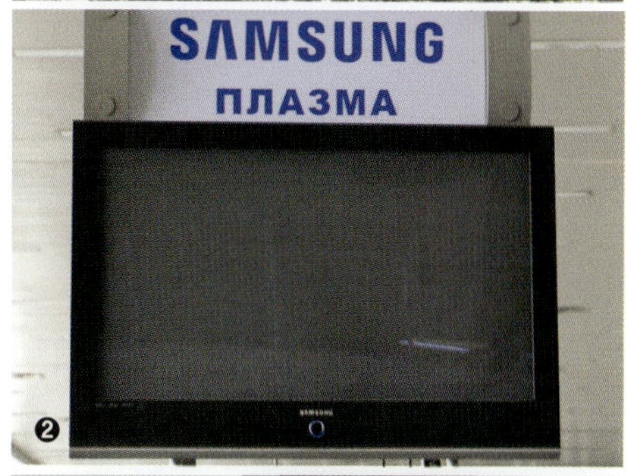

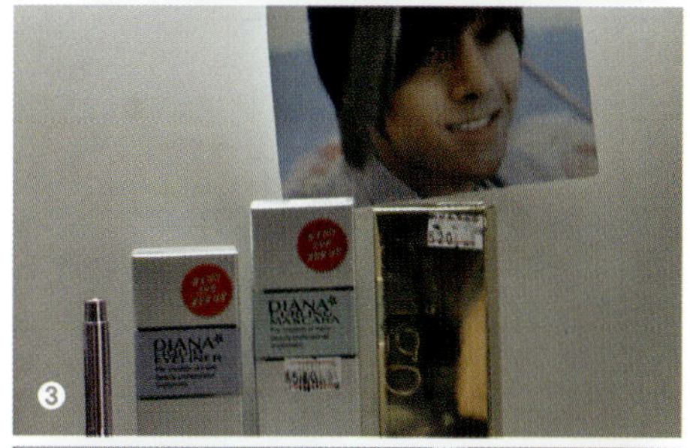

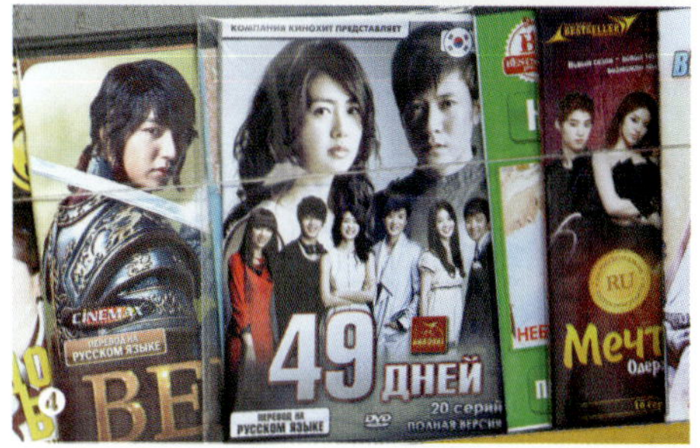

❶ 비슈케크 시내에 삼성 간판이 세워져 있다.
❷ 삼성에서 제공한 TV가 공항에 설치되어 있다.
❸ 비슈케크의 화장품 판매점에 있는 한국 가수 사진
❹ 비슈케크 시장에서 판매 중인 한국 드라마 DVD

키르기스스탄에서 만났던 쇄양, 아위를 소개한다. 중요한 한약인 쇄양부터 시작한다. 수도인 비슈케크의 동남쪽에 위치한 코노르첵(Konorchek) 협곡은 키르기스스탄의 그랜드캐니언으로 불리는 곳이다. 차에서 내려 입구의 기찻길에서부터 1시간 정도 걸어 올라가야 빨간 바위산을 만난다. 초입의 언덕에는 빨간 열매를 풍성하게 맺은 야생 마황이 바위 사이에서 자라고 있다.

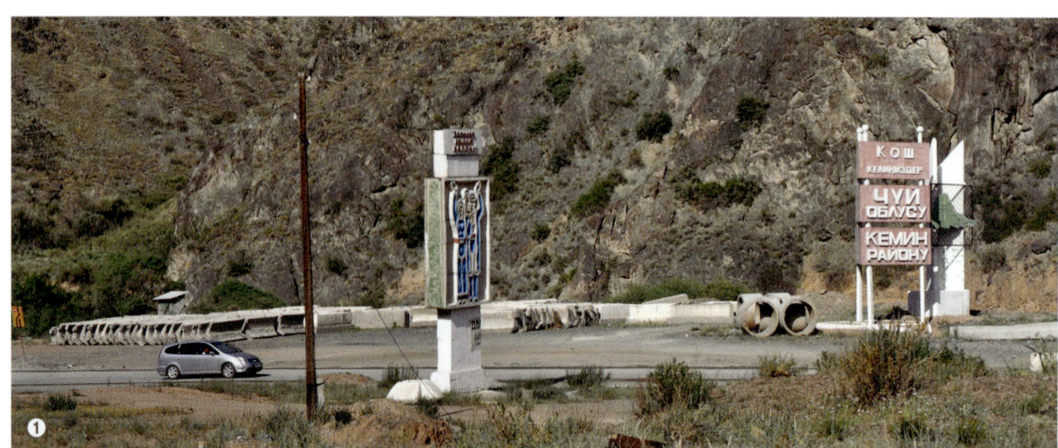

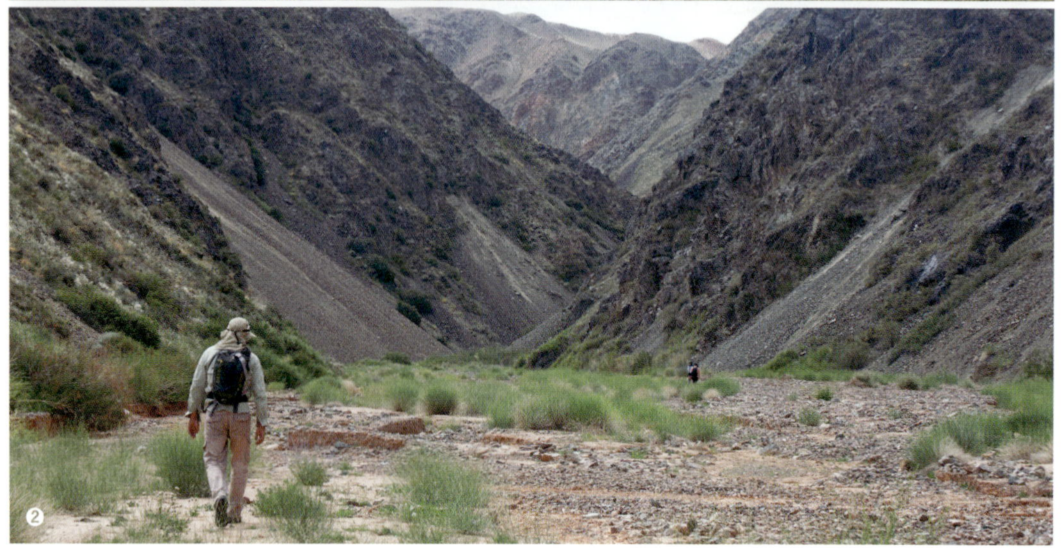

❶ 도로에서 코노르첵 협곡으로 들어가는 입구 ❷ 코노르첵 협곡으로 가는 길

124

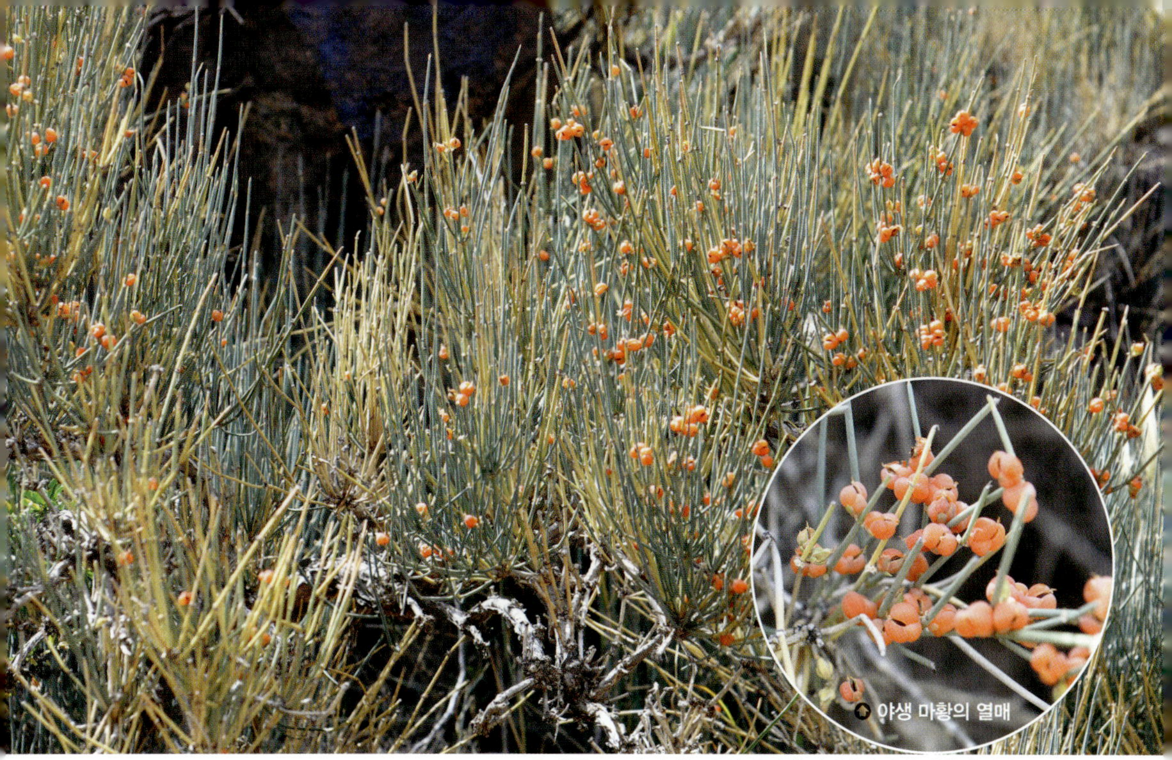

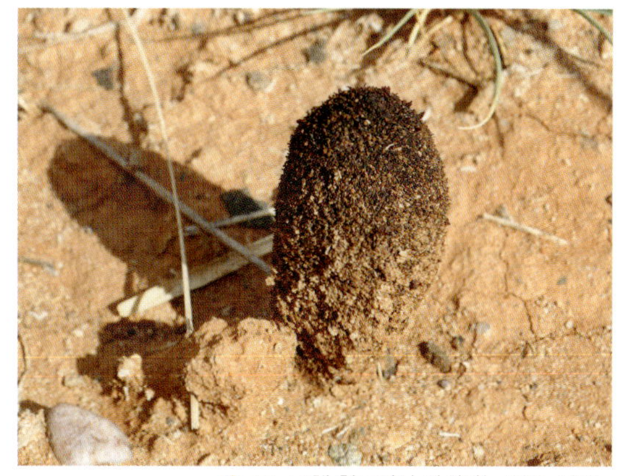

○ 야생 마황의 열매

○ 협곡으로 올라가는 초입의 바위 사이에서 야생 마황이 자라고 있다.

트레킹 코스의 정상에서 빨간색의 거대한 협곡을 바라보며 촬영에 열중하고 있는데 일행 중 한 분이 땅 위로 머리만 쏙 내민 희한한 모습의 식물을 보며 "식물 이름이 뭐냐?"고 묻는다. 필자도 처음 만났지만 틀림없이 귀한 약용식물일 것 같아 수많은 기록사진으로 남겨뒀다. 귀국 후 확인해 보니 약초 쇄양(鎖陽, *Cynomorium songaricum*)이 아닌가? 꽃대가 지상으로 올라온 쇄양

○ 코노르첵 협곡에서 자생하는 약초 쇄양

인 것이다. 보기 어려운 쇄양을 이렇게 만났다니, 이루 말할 수 없을 정도로 기뻤다. 쇄양은 사막지대에서 자라는 소과백자(小果白刺, *Nitraria sibirica*)를 숙주로 하여 기생하는 약용식물이며, 꽃대가 있으면 비정품으로 취급하므로 전초에서 이 꽃대를 제거한 육질경(肉質莖) 부위만 한약으로 사용한다. 중국에서는 서북부의 칭하이(青海)성, 간쑤(甘肅)성, 신장위구르(新疆維吾

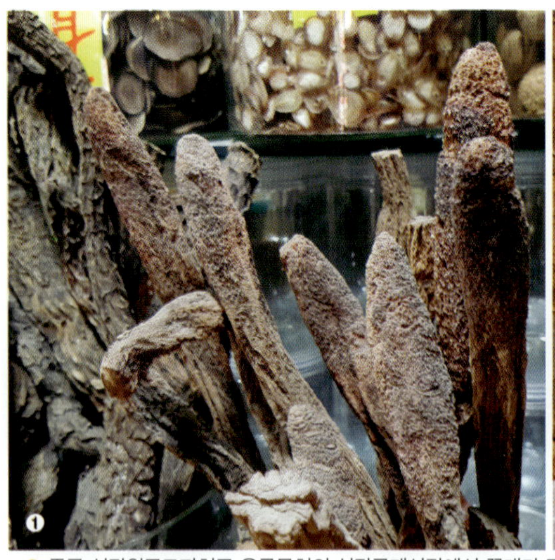
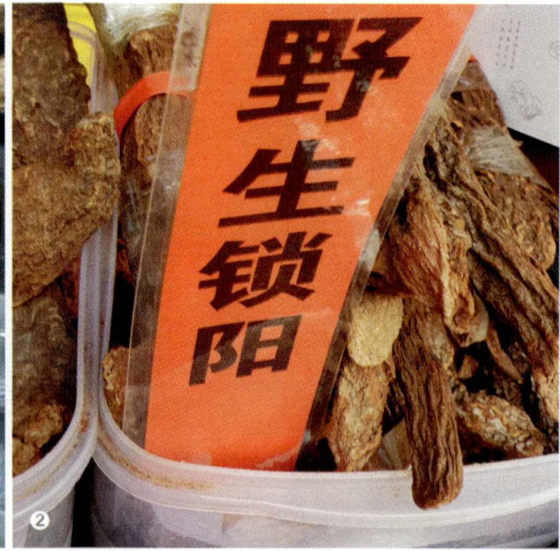

❶ 중국 신장위구르자치구 우루무치의 신장국제시장에서 꽃대가 달린 쇄양을 팔고 있다.
❷ 중국 간쑤성 둔황시 둔황 야시장에서 판매 중인 야생 쇄양

爾)자치구, 닝샤후이족(宁夏回族)자치구, 산시(陝西)성 그리고 북부의 네이멍구(內蒙古)자치구 사막 지대에서 쇄양이 생산된다. 실제 신장위구르자치구 우루무치(烏魯木齊)의 신장국제시장에서는 꽃대가 달린 쇄양을 쌓아 놓고서 팔고 있었다.

쇄양은 보신양[補腎陽, 신(腎)의 양기(陽氣)를 보한다]의 대표적인 효능을 비롯하여 익정혈[益精血, 정(精)과 혈(血)을 보충한다], 윤장통변(潤腸通便, 대변이 잘 나오게 한다)의 한방 효능이 알려져 있으며, 양기 부족, 발기부전에 유효하고, 허리와 무릎을 쓰지 못하고 심하면 근육이 위축되는 병증에 사용한다. 《동의보감》에는 '쇄양(瑣陽)의 성질은 따뜻하며 맛이 달고 차며 독이 없다. 무의식중에 정액이 몸 밖으로 나오는 것, 꿈을 꾸면서 정액이 배설되는 것을 멎게 하며 음을 보한다. 기가 허하여 대변이 마른 사람에게 좋다. 삶아서 죽으로 만들어 먹는다. 이것은 육종용의 뿌리이다.'라고 설명하고 있다.

오시 시장의 아위

키르기스스탄의 오시 시장(Osh Bazar)은 비슈케크에서 규모가 가장 큰 시장이다. 키르기스스탄의 제2의 도시이자 오시주의 주도인 오시(Osh)에 있는 시장을 가리키는 것이 아니다.

126

한국에서 4,400km나 떨어진 이 시장에도 한류 열풍이 불고 있다. 그래서 이곳에서는 한국 드라마의 DVD가 자주 보인다. 이곳은 비행기 옆 좌석에 앉았던 키르기스스탄인이 소개해 줬다. 그는 오시 시장에서 김치도 판다고 귀띔하며 필자가 편하게 찾아갈 수 있도록 러시아어로 '김치 보여주세요'를 메모해 주머니에 넣어주기도 했다. 그는 "한국 고추장은 맵지만 맛있는데 키르기스스탄의 고추장은 그냥 맵다"며 우리 고추장 예찬론을 펼치기도 했다.

시장의 약초 판매점에서 만난 아위(阿魏)는 그 모양도 신기하고 또 러시아어로 표기되어 있어 처음에는 몰랐던 한약이다. 이 한약은 중국 신장위구르자치구 우루무치(烏魯木齊)시의 신장국제시장에서 봤던 아위와 같다는 것을 알고 아위로 확인했다. 이 약재 표시판의 러시아어 번역은 순천대 한의약연구소 연구원이었던 새래는 어윤치치기 씨가 해줬다. 우리나라 의약품 공정서에

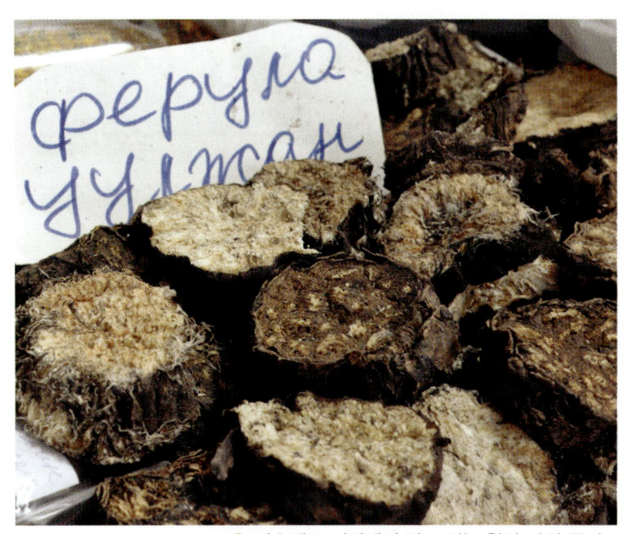

○ 비슈케크 시장에서 팔고 있는 한약 아위 줄기

서 한약 아위는 약초 아위(*Ferula assafoetida*)의 줄기를 자른 부위에서 삼출된 수지(樹脂, 식물체로부터의 분비물 또는 상처로부터의 유출물)를 말한다. 그렇지만 이곳 오시 시장이나 중국 우루무치 시장에서 파는 한약 아위는 공정서에 표기된 약용부위인 수지가 아니라 뿌리를 잘라서 유통하고 있었다. 키르기스스탄과 중국 신장위구르자치구는 이전의 투르키스탄(Turkistan) 지역이므로 약용부위는 모두 뿌리로 판매하는 모양이다.

아위는 소적[消積, 배가 더부룩하거나 아픈 병증인 적취(積聚)를 가라앉힌다], 산비[散痞, 관절이 아프고 저린 비증(痞症)을 없앤다], 절학(截瘧, 말라리아를 억제한다), 살충(殺蟲, 기생충을 죽인다) 효능이 있다. 아위의 수지는 몸이 찰 때 찬 음식을 먹으면 명치 끝이 아프고 심한 설사를 일으키는 증상, 식체(食滯)에 사용하며 말라리아, 이질 치료에도 활용한다. 귀한 약초인 쇄양과 한약 아위를 만났던 중앙아시아 키르기스스탄 여행이었다.

코노르첵 협곡

– **위치** : 코노르첵(Konorchek) 협곡은 비슈케크(Bishkek)의 동남쪽에 위치

오시 시장

– **위치** : 오시 시장(Osh Bazar)은 수도인 비슈케크의 시내 중심부에 위치

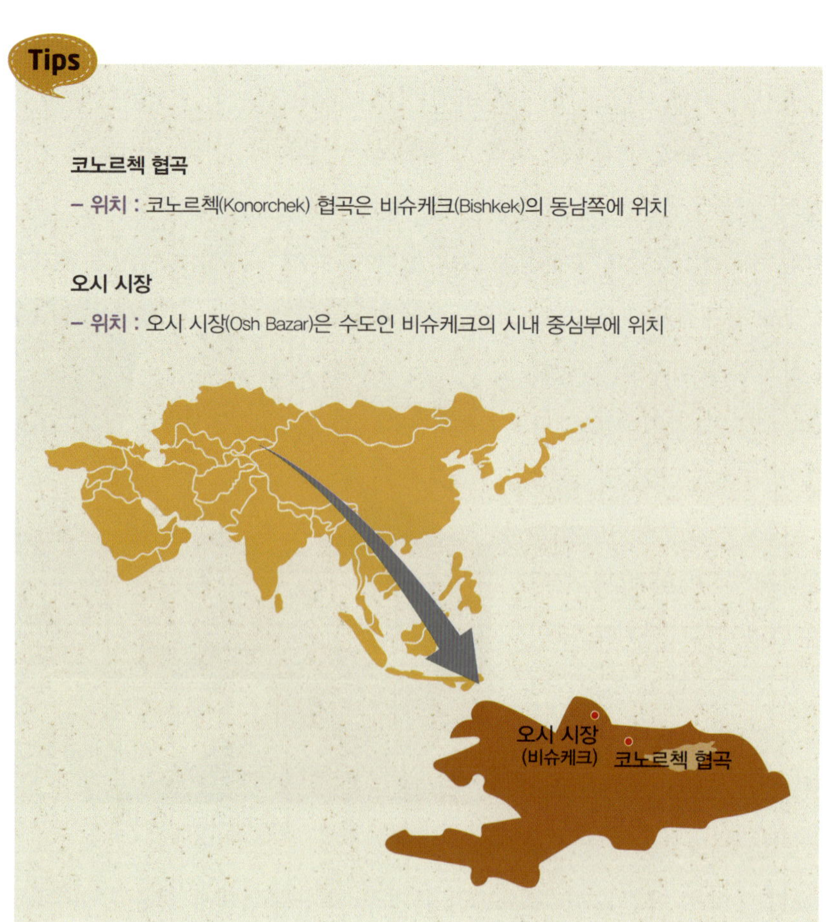

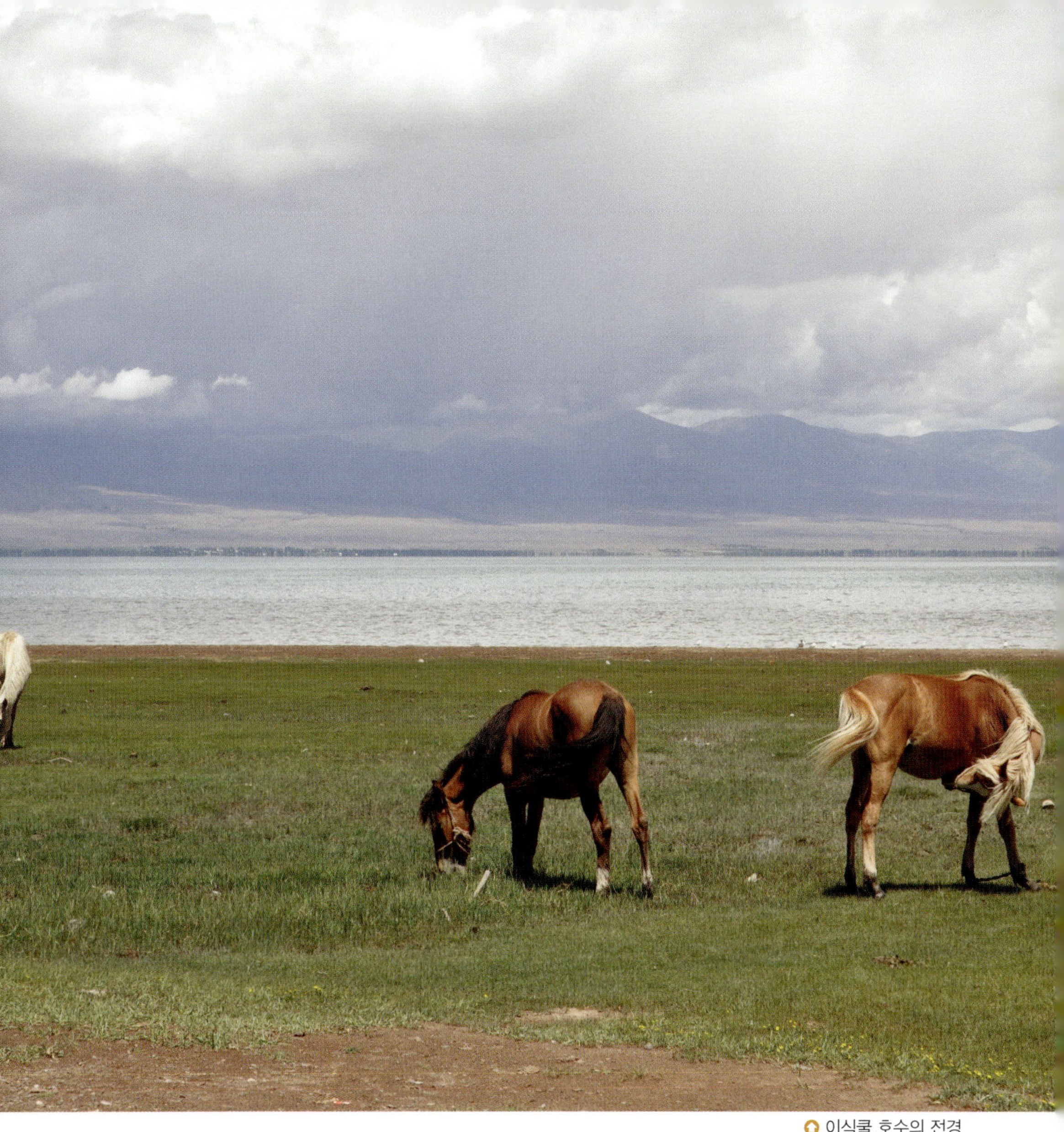

| 2.02 |

키르기스스탄 이식쿨 호수의 감초와 마황

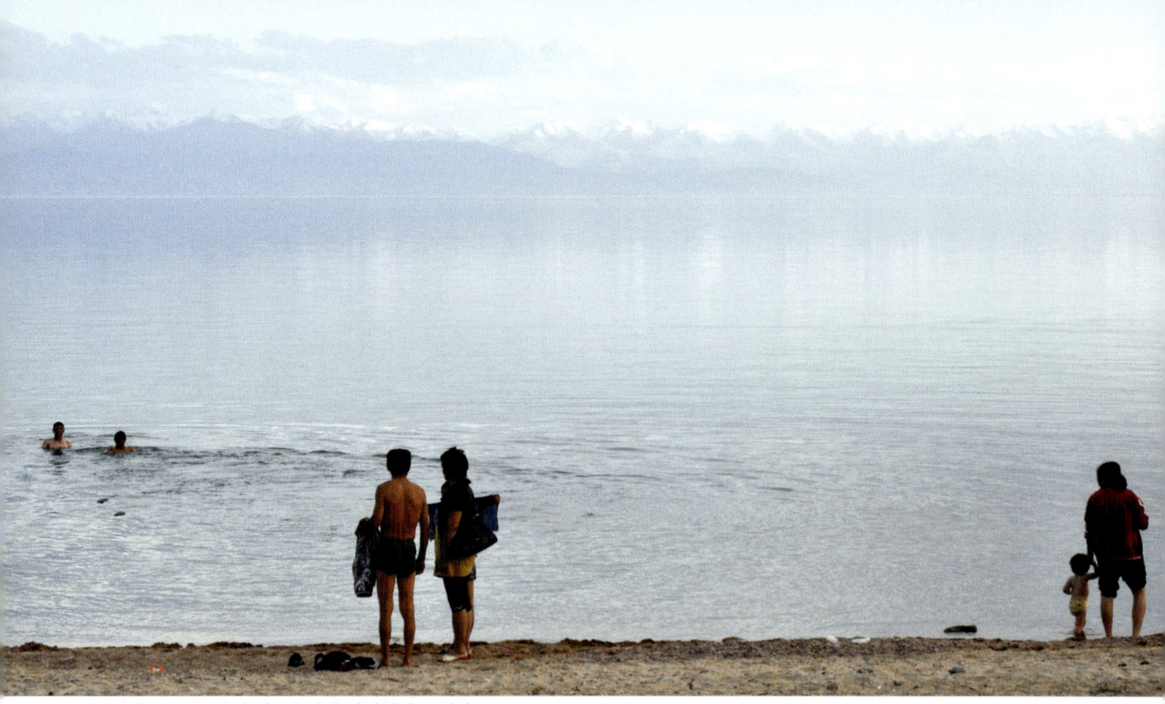

이식쿨 호수. 멀리 산봉우리에 만년설이 보인다.

이식쿨 호수의 감초

키르기스스탄의 최대 호수인 이식쿨(Issyk-Kul) 호수는 휴양지로 유명한 지역이며 '따뜻한 호수'라는 의미를 가진다. 호수 너머로 만년설 산봉우리의 멋진 풍경을 선사하는 이식쿨은 동서 182km, 남북 60km에 이르는 큰 호수다. 비슈케크에서 카라콜로 가다가 휴식을 위해 호숫가에 잠시 정차했다. 호수 주위를 산책하다가 야생으로 자라고 있는 보라색 꽃의 감초를 우연히 발견했다.

감초(甘草)는 약초인 감초(만주감초, *Glycyrrhiza uralensis*), 광과감초(光果甘草, *Glycyrrhiza glabra*) 또는 창과감초(脹果甘草, *Glycyrrhiza inflata*)의 뿌리 및 뿌리줄기를 말한다. 이식쿨 호숫가의 야생 감초는 위의 3종 감초 중에서 만주감초로도 불리는 *Glycyrrhiza uralensis*다. 감초는 보비익기[補脾益氣, 비(脾)를 보하고 원기를 보충한다], 청열해독[淸熱解毒, 열독(熱毒)을 해소한다], 거담지해[祛痰止咳, 담(痰)을 제거하고 기침을 멎게 한다], 사화해독[瀉火解毒, 화독(火毒)을 없앤다], 조화제약(調和諸藥, 여러 약물을 조화롭게 한다)의 한방 효능이 있다. 비위(脾胃) 허약에 사용하며 원기를 돕는 효능이 있고 가슴이 두근거리며 호흡이 얕고 힘이 없으며 숨이 차는 증상에 사용한다. 약물과 식품의 중독에도 쓰이고 부신피질 호르몬과 유사한 작용이 있다. 경북 영천시는 이식쿨주에 조성한 약용작물 시범농장에

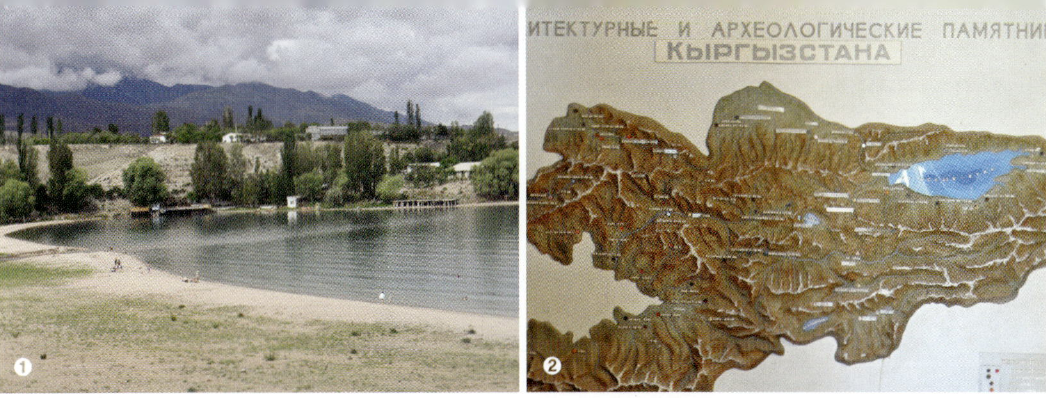

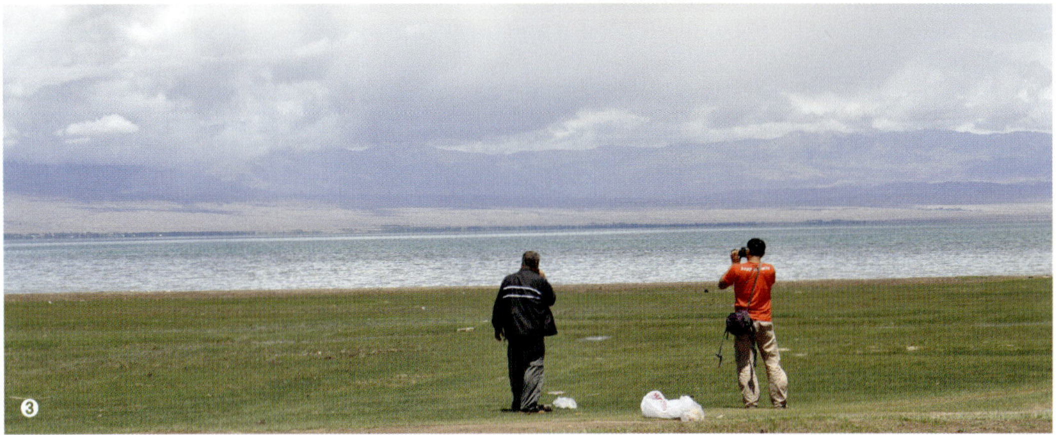

❶ 이식쿨 호수의 가장자리   ❷ 이식쿨 호수는 수도인 비슈케크의 동쪽에 있는 이 나라 제1의 호수다.   ❸ 이식쿨 호수의 전경

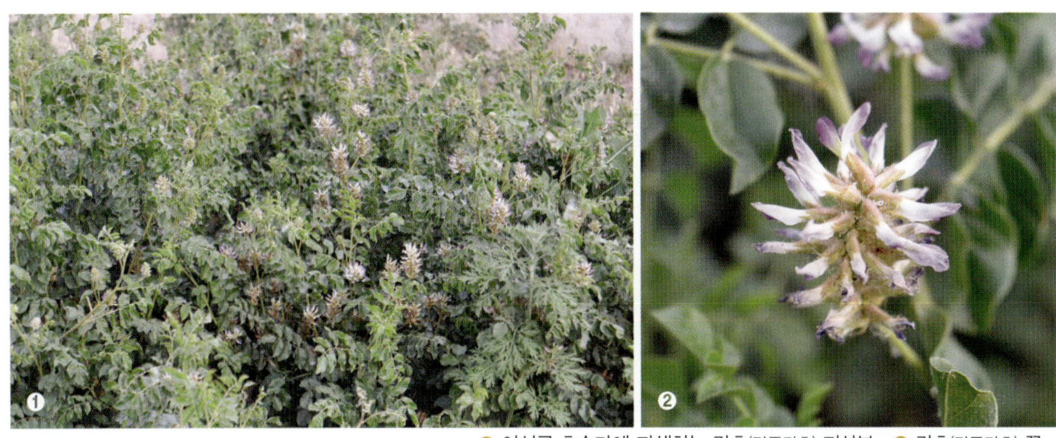

❶ 이식쿨 호숫가에 자생하는 감초(만주감초) 지상부   ❷ 감초(만주감초) 꽃

서 감초 재배에 성공한 뒤 확대를 추진하고 있으며 2024년까지 농장 생산 면적을 늘릴 계획이라고 밝혔다. 농촌진흥청 관계자는 "국내에서 유통되는 대부분의 한약재와 가공제품의 원재료는 중국, 카자흐스탄, 키르기스스탄에서 수입되고 있다"고 말했다.

군락을 이루고 있는 야생 마황

이식쿨주의 주도인 카라콜(Karakol)에서 이식쿨 호수를 따라 비슈케크로 돌아오는 중에 마황(麻黃) 자생지를 만났다. 빨간 열매들이 열린 나무가 10km 정도 이어져 군락을 이루고 있길래 혹시 마황이 아닌가 하여 차를 세웠다. 진짜 마황이었다. 마황은 우리나라 식약처 공정서에 초마황(草麻黃, *Ephedra sinica*), 중마황(中麻黃, *Ephedra intermedia*) 또는 목적마황(木賊麻黃, *Ephedra equisetina*)의 초질경으로 기재되어 있다. 그렇지만 이곳 마황의 종류는 알 수가 없었다. 호수를 배경으로 빨간 열매들이 뭉쳐 있는 야생 마황의 모습은 장관을 연출하고 있다.

마황은 발한산한[發汗散寒, 땀을 내어 한사(寒邪)를 없앤다], 선폐평천(宣肺平喘, 폐의 기능을 정상화하고 천식을 편안하게 한다), 이수소종(利水消腫, 소변을 잘 나오게 하고 부종을 가라앉힌다)의 효능으로 가슴이 답답하고 숨이 차면서 기침하는 증상, 기침할 때 숨은 가쁘나 가래 끓는 소리가 없는 증상 그리고 소변량이 줄거나 잘 나오지 않는 증상에 유효하다. 마황 줄기에는 주성분인 ephedrine이 들어 있다. 이 성분은 기관지 이완의 약리작용이 있어 진해 효능을 나타낸다. 마황의 뿌리 및 뿌리줄기인 마황근(麻黃根)도 우리나라 공정서에 수재되어 있어 한약으로 쓰인다. 마황근은 몸이

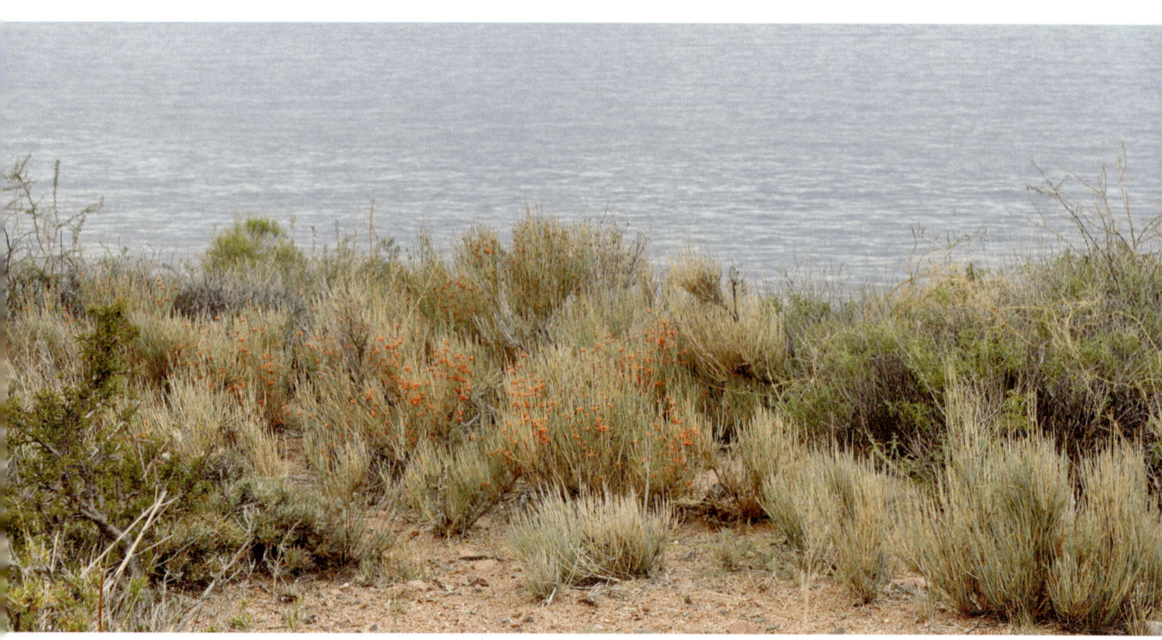

❂ 이식쿨 호숫가에서 자라는 마황

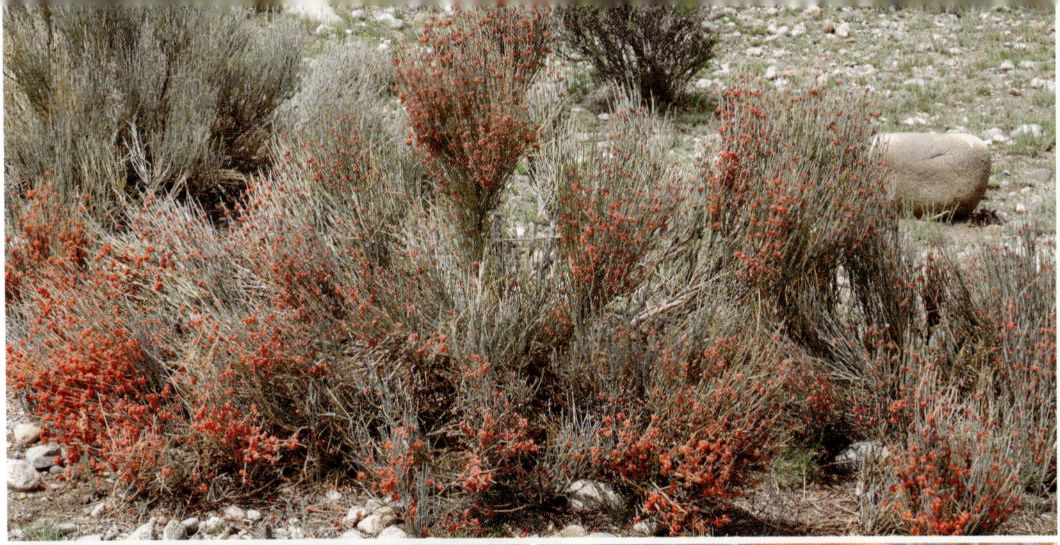

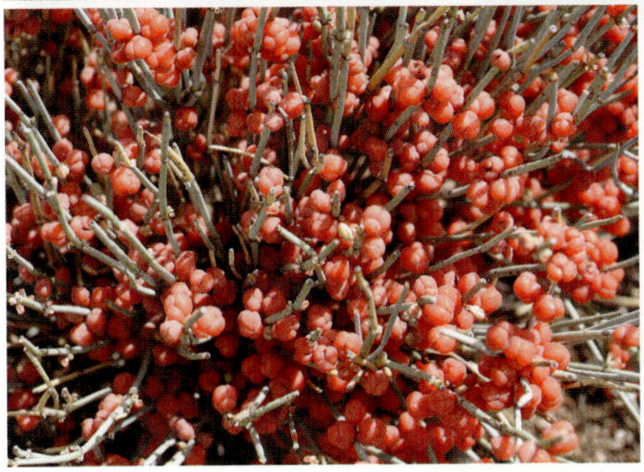

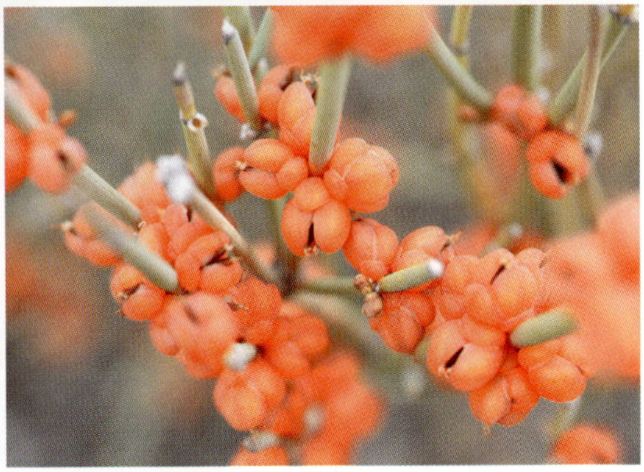

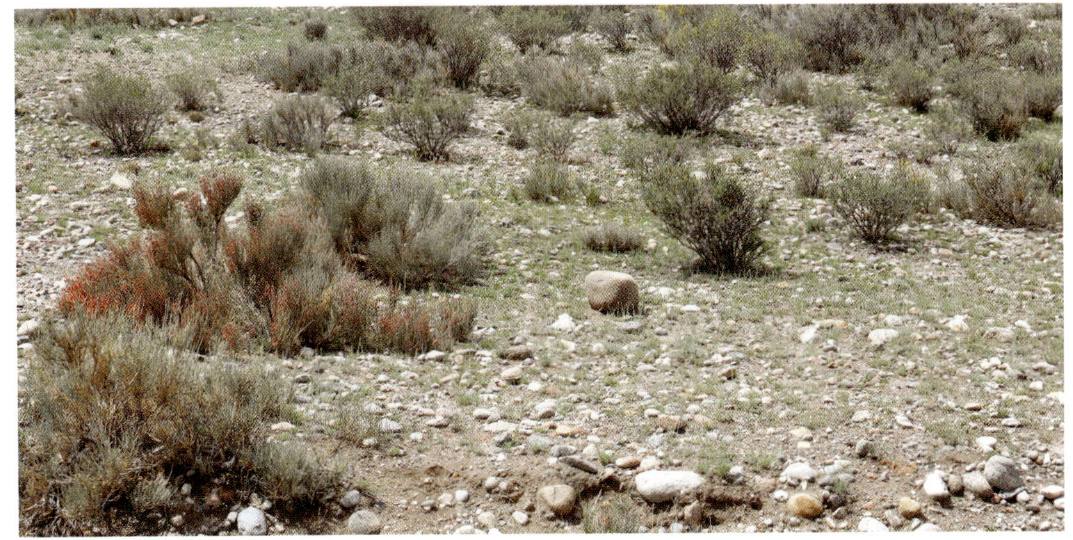

⬆ 빨간 열매들이 열린 호숫가의 야생 마황

⬆ 길가에도 마황이 많이 자라고 있다.

허약하여 식은땀이 나는 증상, 잠을 잘
때 땀이 나다가 잠에서 깨어나면 땀이
멎는 증상을 낫게 하는 효능이 있다.
뿌리와 뿌리줄기에는 지한(止汗) 작용이
있는 ephedradine 성분이 있다.

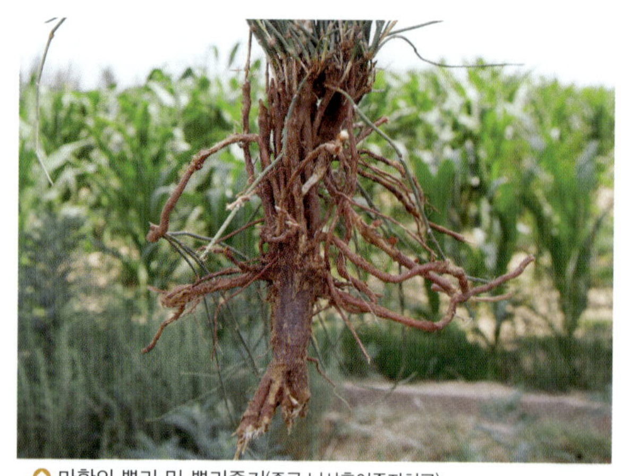

⬆ 마황의 뿌리 및 뿌리줄기(중국 닝샤후이족자치구)

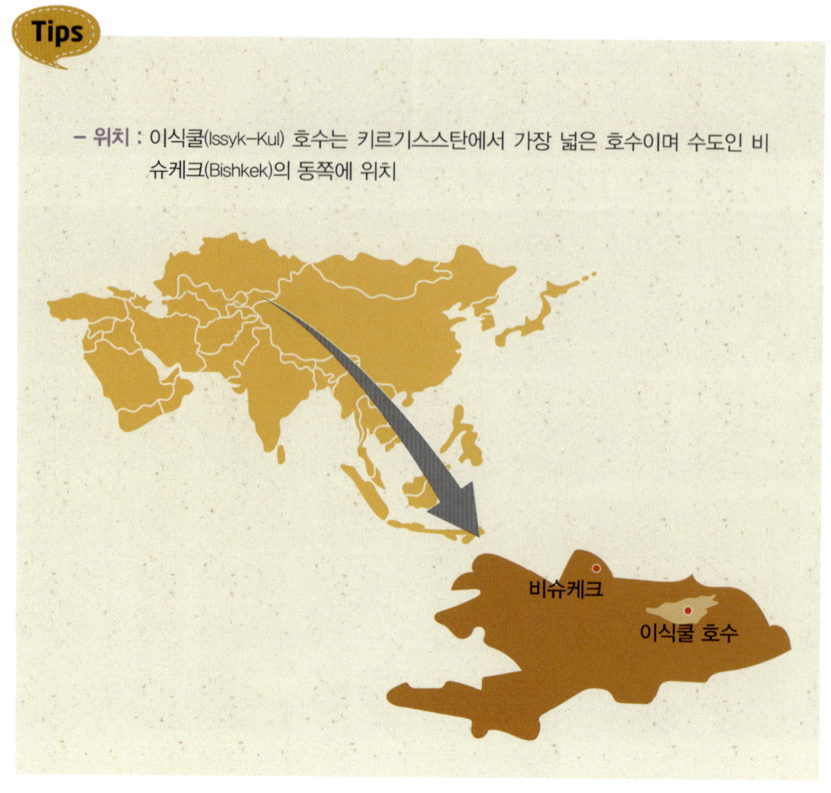

134

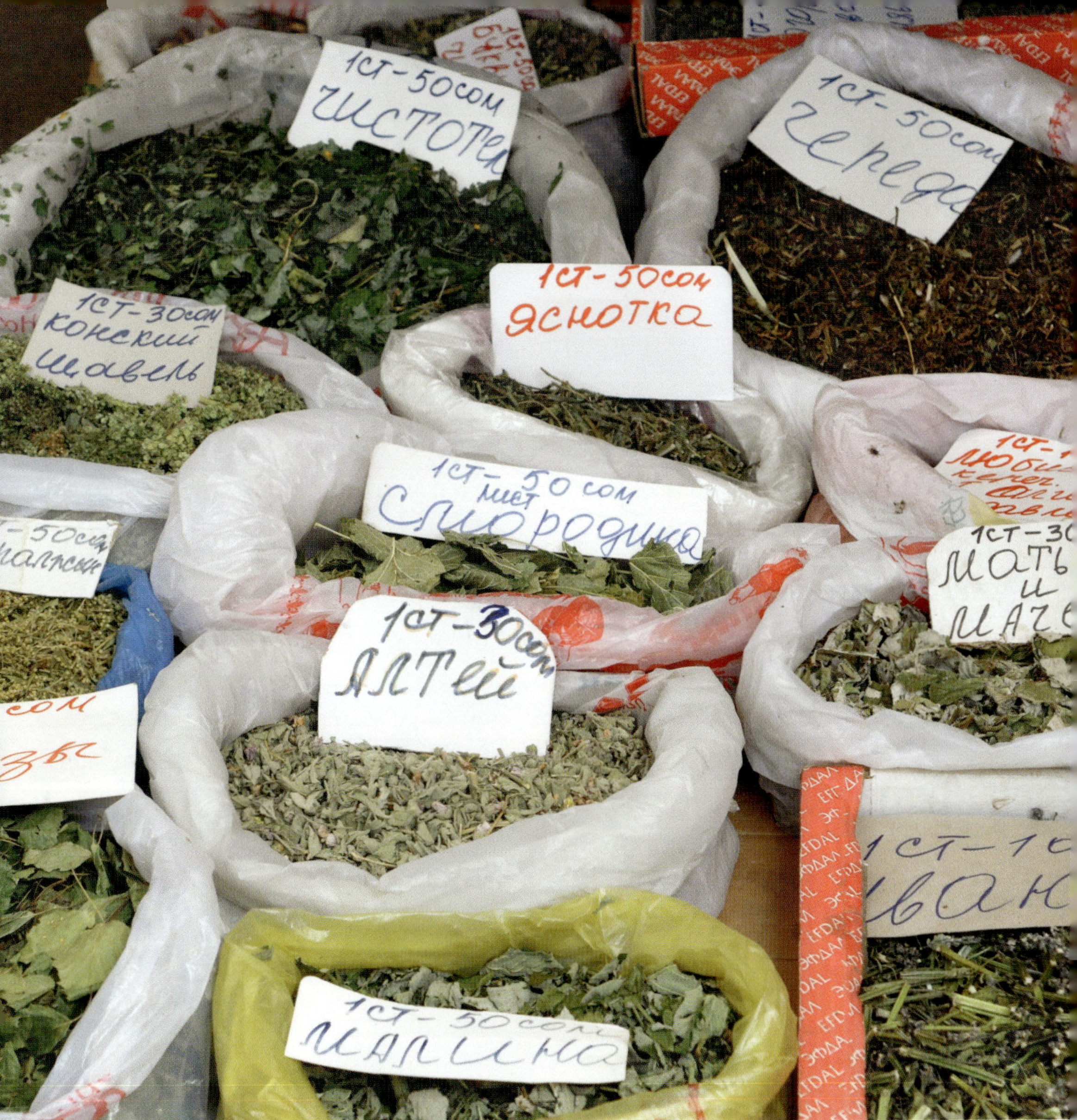

⬆ 비슈케크 오시 시장 내의 약초 상점

| 2.03 |

키르기스스탄의
약초 · 향신료 시장의 약초

수도에서 제일 큰 시장

키르기스스탄(Kyrgyzstan)은 중앙아시아 5개 나라 중 비교적 면적이 작은 편이다. 인구도 최근 자료에 의하면 약 640만 명 정도다. 수도 비슈케크(Bishkek)에서 가장 규모가 큰 시장은 오시 시장(Osh Bazar)이다.

오시 시장 내의 반찬 코너에서 고려인 아주머니들을 만났다. 여기서 만난 고려인 신씨 아주머니는 한국식 절임식품을 팔고 있다. "여름철이라 아직 김치는 없지만 가을이 되면 김치를 판다"면서 "이곳 사람들도 한국 음식을 좋아한다"고 귀띔해 준다. 그녀들은 한국식 나물 종류도 판매 중이다. 다가가서 필자의 김치 책자를 보여주니, 자세히 읽어보며 "이런 김치도 있구나" 하고 관심을 나타낸다. 비슈케크 시내의 한 식품점에서는 한국 라면을 고르고 있는 대학생 메림(Meerim) 양을 만났다. 한국을 좋아한다는 그녀는 "한국 김치도 즐겨

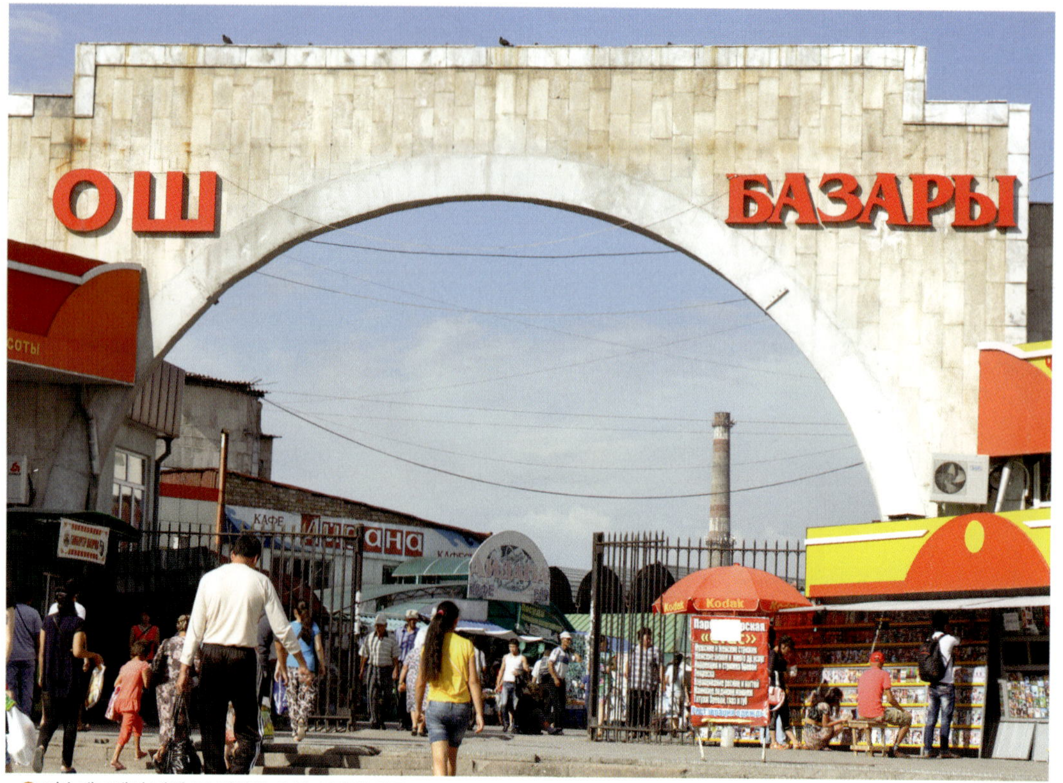

🔴 비슈케크에서 가장 큰 시장인 오시 시장의 입구

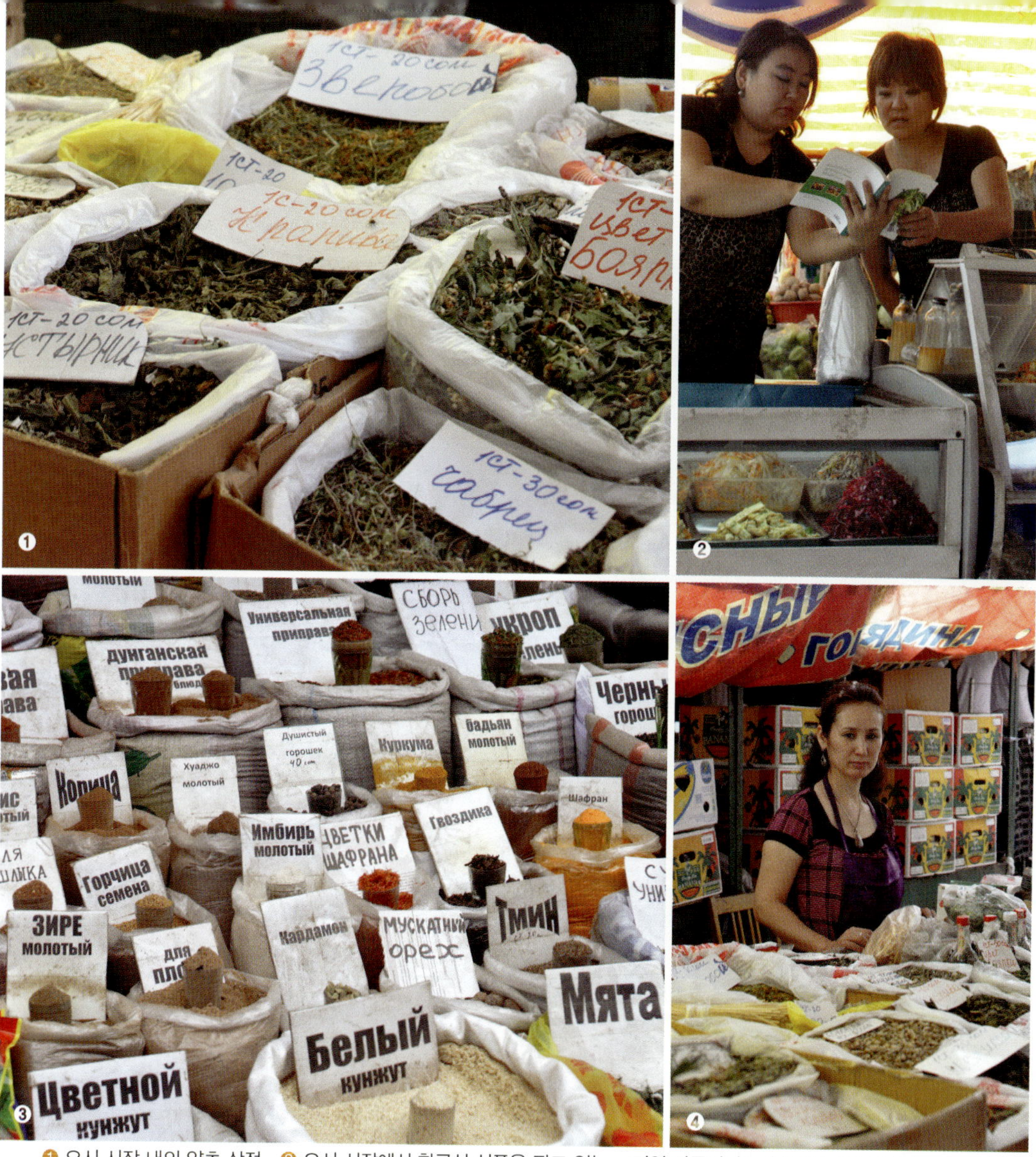

❶ 오시 시장 내의 약초 상점　❷ 오시 시장에서 한국식 식품을 팔고 있는 고려인 아주머니들이 필자의 김치 책자를 보고 있다.
❸ 오시 시장 내의 향신료 상점　❹ 약초 상점의 주인아주머니

먹는다”고 얘기해 준다. 이처럼 키르기스스탄의 한류 분위기를 확인하는 일은 그다지 어렵지 않았다.

　오시 시장의 한쪽에는 약용식물을 수북이 담아놓고 손님을 기다리고 있다. 보통 약초시장에는 뿌리 약재가 많은데 이곳에서는 주로 꽃이나 잎, 지상부를 말려서 팔고 있다. “수입산이 아니고 직접 채취해서 말려 가져온 것”이라고 주인아주머니는 자랑한다. 약재 표시

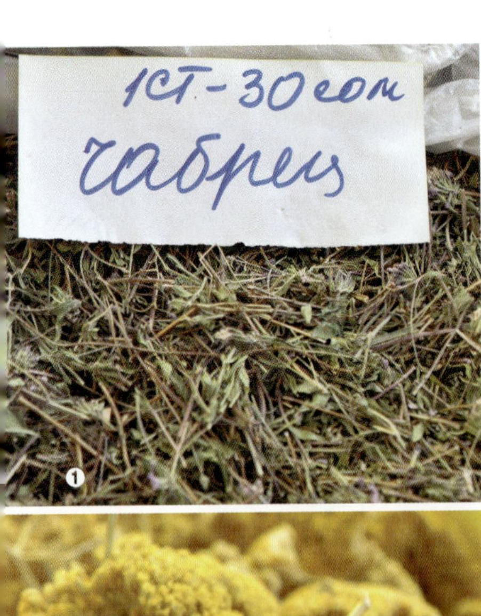

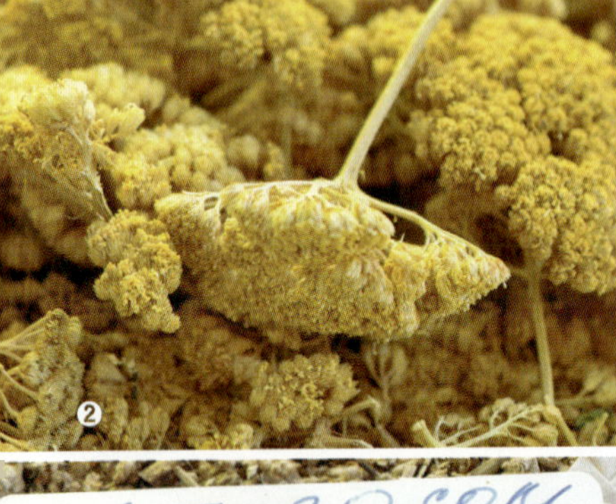

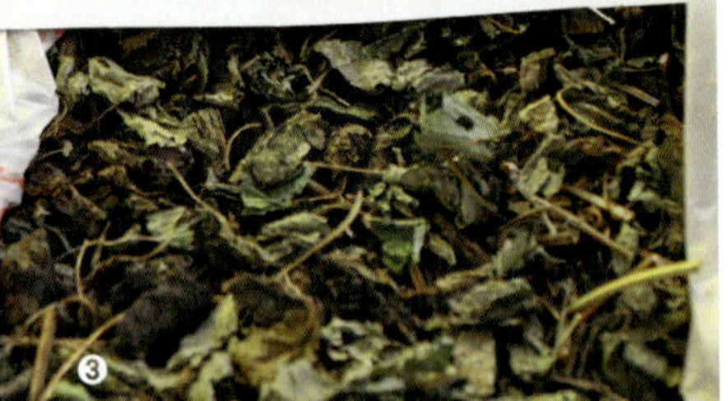

❶ 사향초, 백리향으로 불리는 타임
❷ 쓴국화로 불리는 탠지
❸ 잎에서 레몬 향이 나는 레몬밤

가 모두 러시아어로 되어 있어 몇 가지를 제외하고는 대부분 알 수 없었지만 귀국 후 우즈베키스탄 출신의 순천대 대학원생인 나르기자(Nargiza Parpikhodjaeva) 씨의 도움으로 해결되었다.

타임, 치커리, 탠지

약초 중에 먼저 한약 이름이 사향초(麝香草), 백리향(百里香)으로 불리는 타임(thyme)이 눈에 띈다. 유럽 남부, 지중해 지역이 원산지이며 프랑스, 스페인, 그리스, 이탈리아가 주산지이다. 요리에 쓰는 기본 허브 중 하나로서 소량 사용한다. 향이 백리까지 간다는 백리향은 생선, 육류 요리의 필수 재료이며 샐러드, 수프에 넣어 먹는다. 소화불량, 치통에 유효하고 기침, 가래 제거에 좋은 약초이자 향신료다.

국화과(科) 식물로 한약 이름이 국거(菊苣) 또는 국거근(菊苣根)으로 불리는 약초인 치커리(chicory)가 진열되어 있다. 잎을 샐러드로 식용하며 뿌리는 차로 만들어 마신다. 뿌리에는 카페인이 함유되어 있지 않지만 커피 대용품으로서 사용되고 있다. 치커리는 우리나라 《건강기능식품》에 수재되어 있다. 그 기능성은 혈중 콜레스테롤 개선, 식후 혈당상승 억제, 배변활동 원활에 도움을 줄 수 있다는 것이다. 혈중 콜레스테롤 개선과 식후 혈당상승 억제에 도움을 줄 수 있는 치커리 추출물 식이섬유의 하루 섭취량은 7.2~20g이며, 원활한 배변활동에 도움을 줄 수 있는 양은 6.4~20g이다. 치커리 지상부는 식욕부진,

황달형 간염, 신장염에 효과가 있으며, 뿌리는 소화불량, 배가 몹시 부르며 속이 답답한 병증을 치료한다.

유럽이 원산지이며 쓴국화로 불리는 탠지(tansy)가 보인다. 잎에서 장뇌(樟腦, 천연빙편이라고도 하며 독특한 방향이 있음)와 비슷한 향이 난다. 다량으로 먹으면 인체에 유해하므로 요리에 사용할 때는 소량 쓰는 것이 좋다. 소화 작용이 있고 간 장애 치료, 조충 구제약으로도 사용하는 약초이자 향신료다. 꿀풀과의 레몬밤(lemon balm)도 수북이 담겨 있다. 한국《식품공전》의 '식품에 사용할 수 있는 원료' 부분에 레몬밤의 잎이 수재되어 있어 식용이 가능하다. 레몬 냄새가 나는 잎은 샐러드, 수프, 소스에 활용하며 건조한 잎은 허브차로 사용한다. 정신안정, 강장, 구풍 작용이 알려져 있다.

세인트존스워트, 세이지, 익모초, 산사나무, 우단담배풀

민트 종류가 진열대 위에 있다. 민트 종류 중 스피아민트(spearmint)는 유럽이 원산지이며 이집트와 동유럽에서도 대량 생산한다. 소스, 샐러드, 채소에 풍미를 더하기 위해 요리용 허브로 널리 사용하거나 차로 활용한다. 소화작용이 있고 기침, 두통, 월경통 치료에 도움이 되는 약초다. 세인트존스워트(Saint John's wort)의 영어명을 쓰고 상처 치유, 항우울 작용이 있는 히페리시초가 보인다. 세이지(sage), 마리골드류(Calendula), 익모초 종류(motherwort), 산사나무류(hawthorn), 우단담배풀류(mullein), 서양쐐기풀(nettle), 귀리(oat), 들장미 종류(dog rose)도

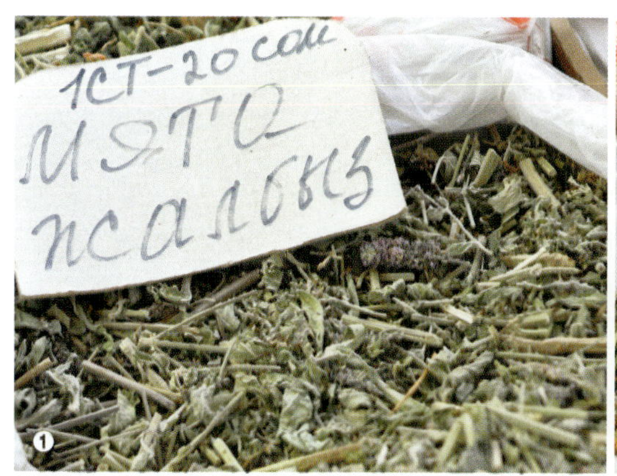

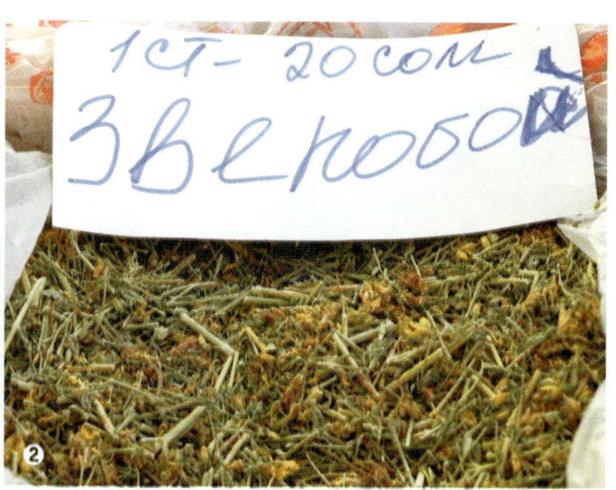

❶ 민트류　❷ 세인트존스워트로 불리는 히페리시초

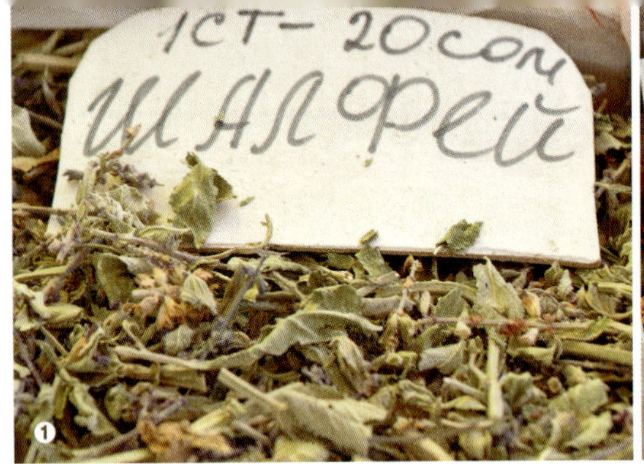

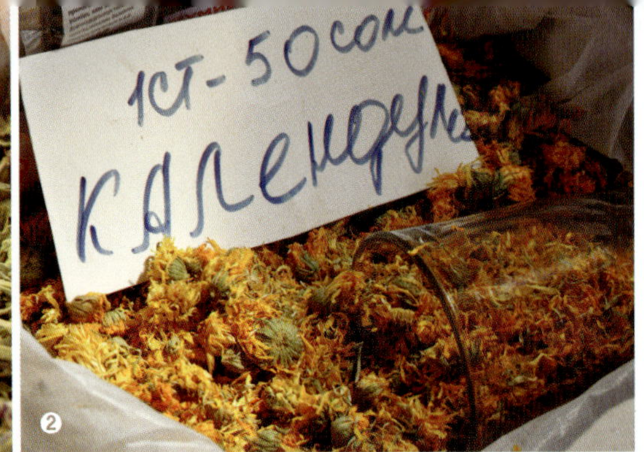

❶ 세이지　❷ 마리골드류

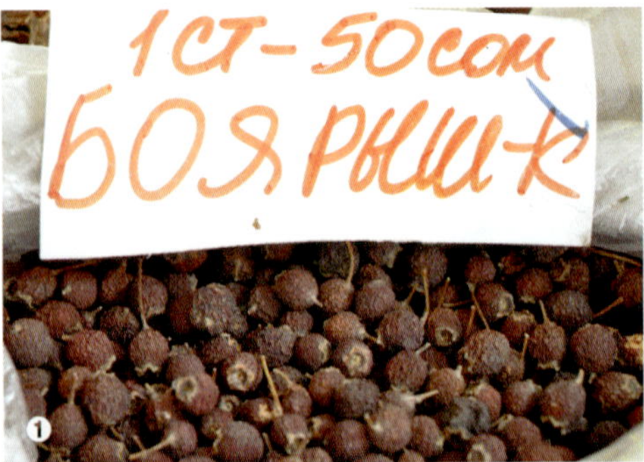

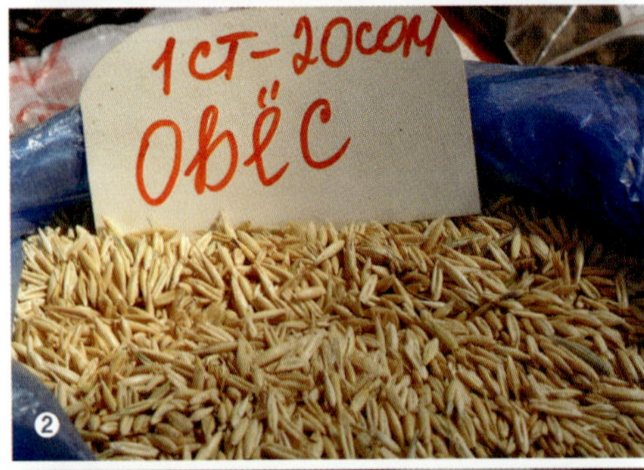

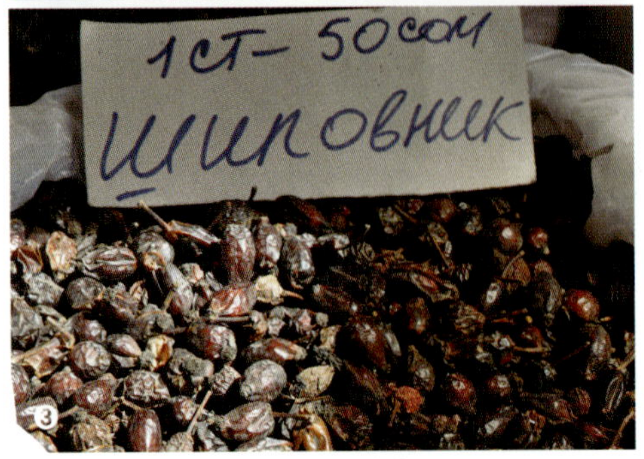

❶ 산사나무류　❷ 귀리　❸ 들장미류

손님을 기다리고 있다. 우리에게 흔한 토끼풀 (clover), 자운영(milk vetch)을 약초로 파는 모습이 인상적이다.

팔각회향, 육두구

약초 상점 근처에는 향신료 판매점이 줄지어 있고 향신료의 울긋불긋한 모습이 관광객들의 시선을 잡아끈다. 이 장면 하나만으로도 키르기스스탄의 멋진 사진 소재가 되어 주었다. 그 중에서도 유럽이나 동남아에서 자주 보았던 한약이자 식품인 팔각회향(八角茴香)과 육두구(肉豆蔲)가 단연 돋보인다.

한약 팔각회향은 향신료 이름인 스타아니스 (star anise)로도 부른다. 중국 남동부와 베트남 북동부가 원산지이며 중국, 베트남, 인도네시아에서 많이 재배한다. 특히 중국이 세계 총생산량의 80% 이상을 차지한다. 회향 이름이 들어가는 약초는 회향(페널), 소회향(딜) 그리고 팔각회향이다. 이 중에서 팔각회향은 과명(科名)이 붓순나무과이고 회향(페널)과 소회향(딜)은 산

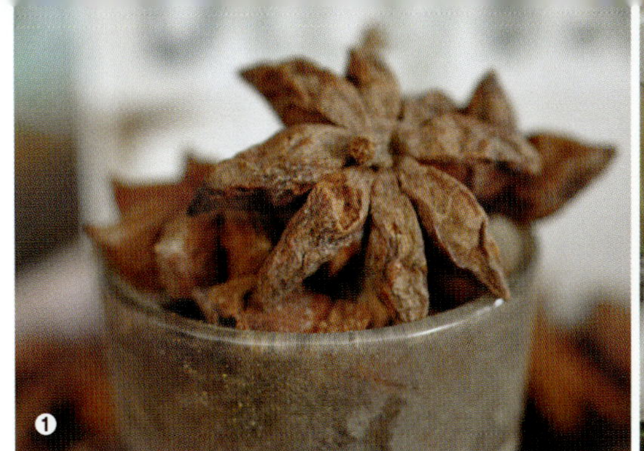 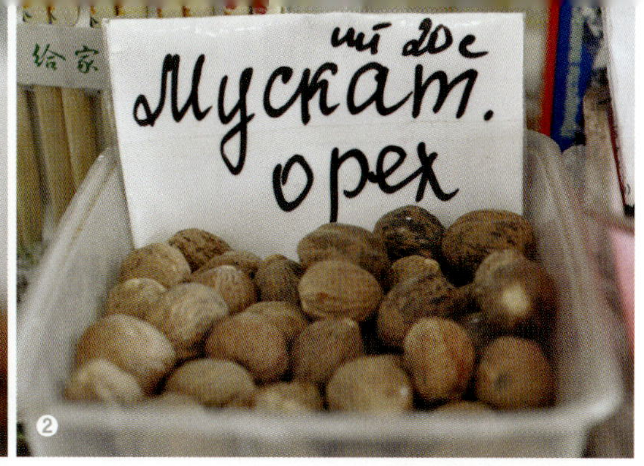

❶ 팔각회향 ❷ 육두구

형과로서 다른 식물이다. 팔각회향의 한방 효능은 온양산한[溫陽散寒, 양기(陽氣)를 보충하여 추위를 없앤다], 이기지통(理氣止痛, 기의 순환을 촉진시켜 통증을 멈추게 한다)이며, 건위(健胃), 구풍(驅風), 항균 약리작용도 있다.

한약 육두구는 영어로 너트멕(nutmeg)이라 부른다. 육두구 씨인 너트멕과 씨껍질인 메이스는 향신료로도 사용하며 이들의 향미는 비슷하다. 강한 향과 맛을 내므로 생선구이, 통조림, 조개, 치즈 요리에 어울리고 야채와 감자를 양념할 때도 사용한다. 《동의보감》에서는 '육두구는 중초[中焦, 위(胃)의 속에 있어서 음식의 흡수, 배설을 맡는 육부(六腑)의 하나로 심장에서 배꼽 사이의 부분]를 고르게 하고 기를 내리며 설사와 이질을 멈추고 음식 맛이 나게 하며 소화시킨다'고 설명하고 있다. 식욕부진, 복부팽만에 효과가 있으며 소화를 촉진시키고 장을 튼튼하게 하는 작용이 알려져 있다.

카더몬, 캐러웨이, 니겔라, 커민, 코리앤더

카더몬(cardamon), 캐러웨이(caraway), 니겔라(nigella), 커민(cumin), 코리앤더(coriander), 사프란(saffron), 강황 등의 향신료도 보인다. 이 중에서 카더몬은 한약 이름이 소두구(小荳蔲)로서 사프란 다음으로 고가의 향신료이며 강한 매운맛이 있다. 북유럽에서는 빵, 페스트리, 케이크의 풍미를 더하는 용도로 사용하고 피클용 향신료로도 활용한다. 강장, 최음, 담즙분비 촉진 작용이 있다. 장회향(藏茴香)으로 불리는 캐러웨이는 후추 맛이 나는 향신료로서 씨 가루는 카레 파우더를 만드는 데 이용하고 케이크, 빵, 쿠키에도 사용한다. 복부가 차고 아픈 증상, 소화불량에 효과가 있다.

니겔라는 블랙커민(black cumin)으로도 불리는 향신료다. 학명은 *Nigella sativa*로서 씨는 후

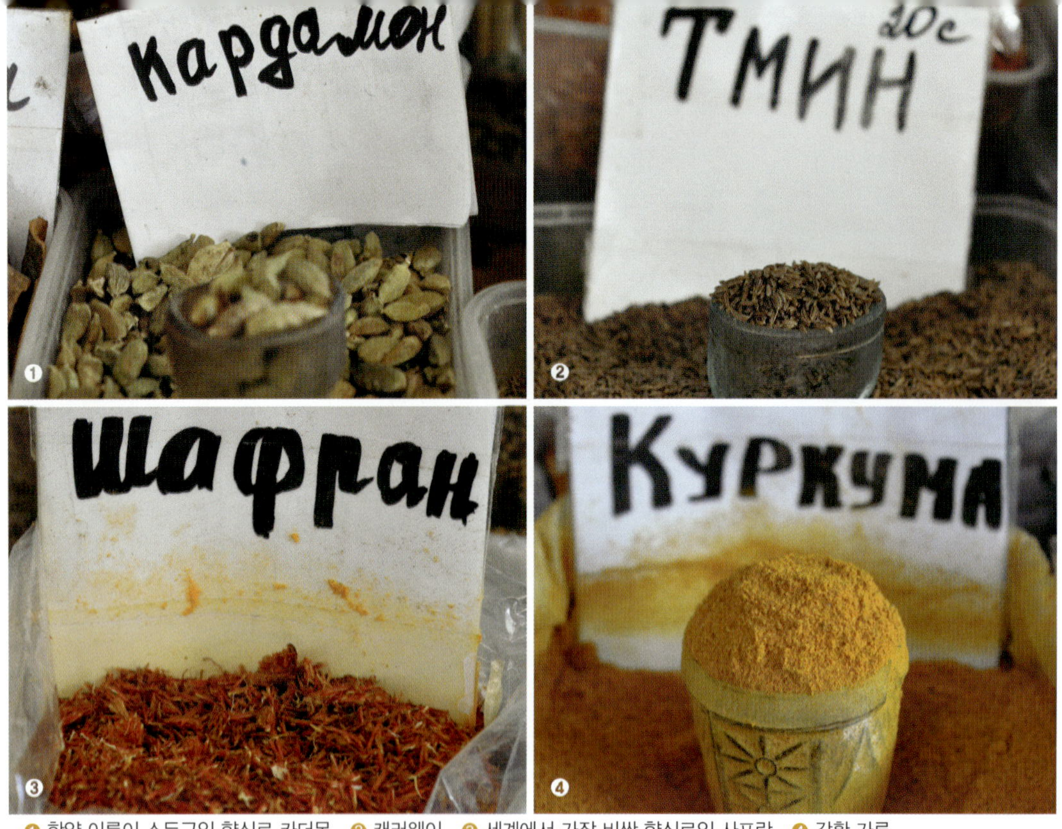

❶ 한약 이름이 소두구인 향신료 카더몬 ❷ 캐러웨이 ❸ 세계에서 가장 비싼 향신료인 사프란 ❹ 강황 가루

추같이 생겼으며 카레, 고기 요리, 소스와 야채 요리의 풍미를 높이는 데 사용한다. 면역 활성을 높이고 강장, 소화 작용이 있다. 커민은 중국어 쯔란(孜然)으로 잘 알려진 향신료다. 학명은 *Cuminum cyminum*이다. 열매는 독특하고 강한 향 그리고 약한 매운맛과 쓴맛을 가지고 있다. 동유럽 요리에서는 이 향신료를 수프, 소스, 생선 요리, 육류 요리에 첨가한다. 소화불량, 월경불순 치료에 도움이 된다.

코리앤더는 지상부를 고수[香菜, 향채] 또는 호유(胡荽), 열매를 호유자(胡荽子)로 부르는 한약이기도 하다. 코리앤더는 특이한 향미가 있어 아시아, 중동, 멕시코 요리에서 빠질 수 없는 재료이다. 특유한 '빈대' 냄새가 나는데 어떤 사람들은 좋아하고 어떤 사람들은 싫어한다. 《동의보감》에서는 '호유(胡荽, 고수)는 음식이 소화되게 하고 소장기(小腸氣)와 심규(心竅)를 통하게 하며 홍역 때 꽃과 마마 때 구슬이 잘 돋지 않는 것을 치료한다. 호유자(胡荽子, 고수 씨)는 어린이가 머리가 헐어서 머리털이 빠지는 것, 여러 치질과 고기를 먹고 중독된 것, 하혈하는 것을 치료한다'고 설명하고 있다. 사프란은 세계에서 가장 비싼 향신료다. 통경작용

142

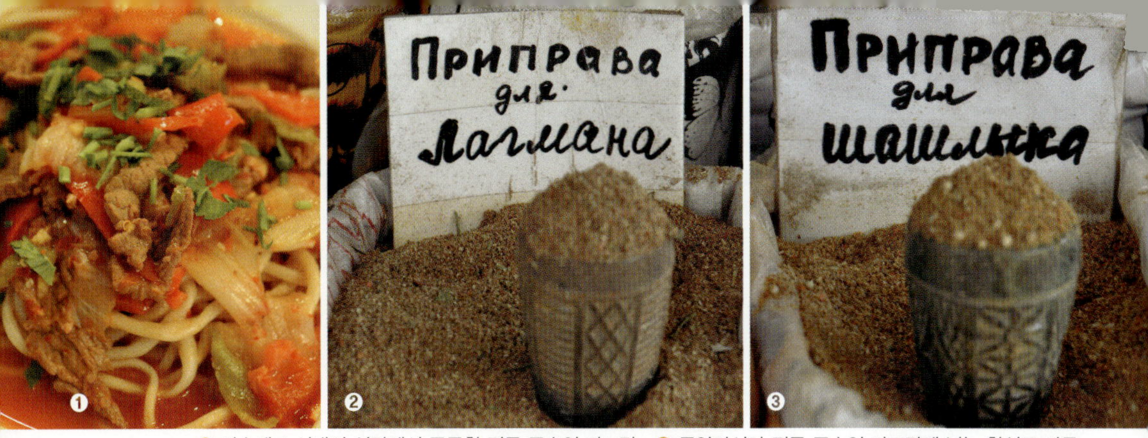

❶ 비슈케크 시내의 식당에서 주문한 전통 국수인 라그만　❷ 중앙아시아 전통 국수인 라그만에 넣는 향신료 가루
❸ 양고기 꼬치 구이인 시시케밥에 쓰이는 양념 가루

이 있으며 갱년기장애와 기억장애 개선에 도움이 된다. 중앙아시아의 전통 국수인 라그만(lagman)과 고깃덩어리를 숯불에 구운 꼬치 요리인 시시케밥(shish kebab)에 쓰이는 양념 가루도 향신료 상점에서 팔고 있다.

Tips

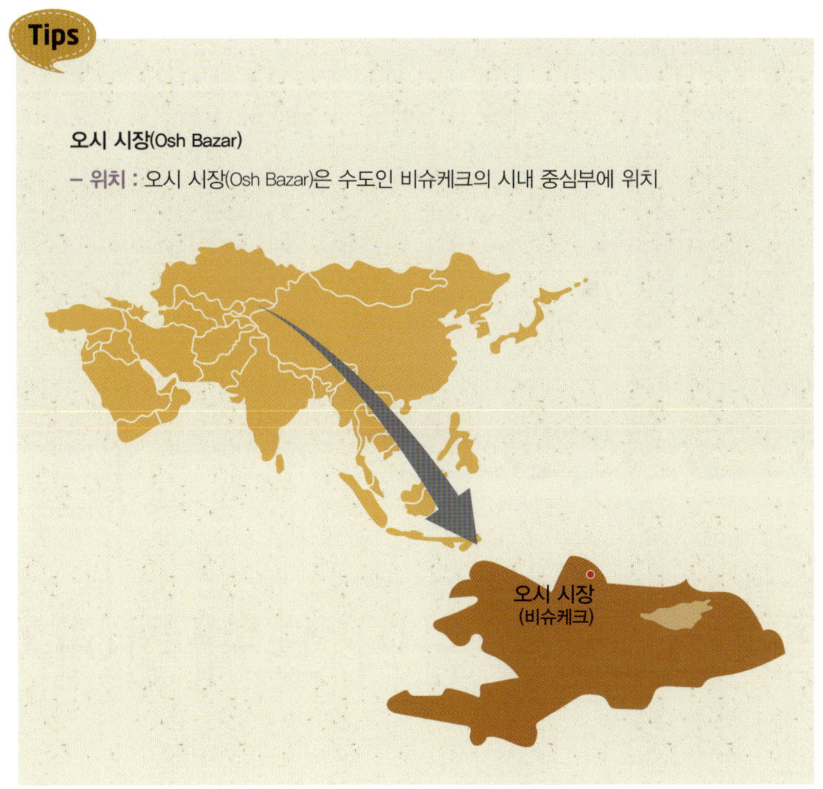

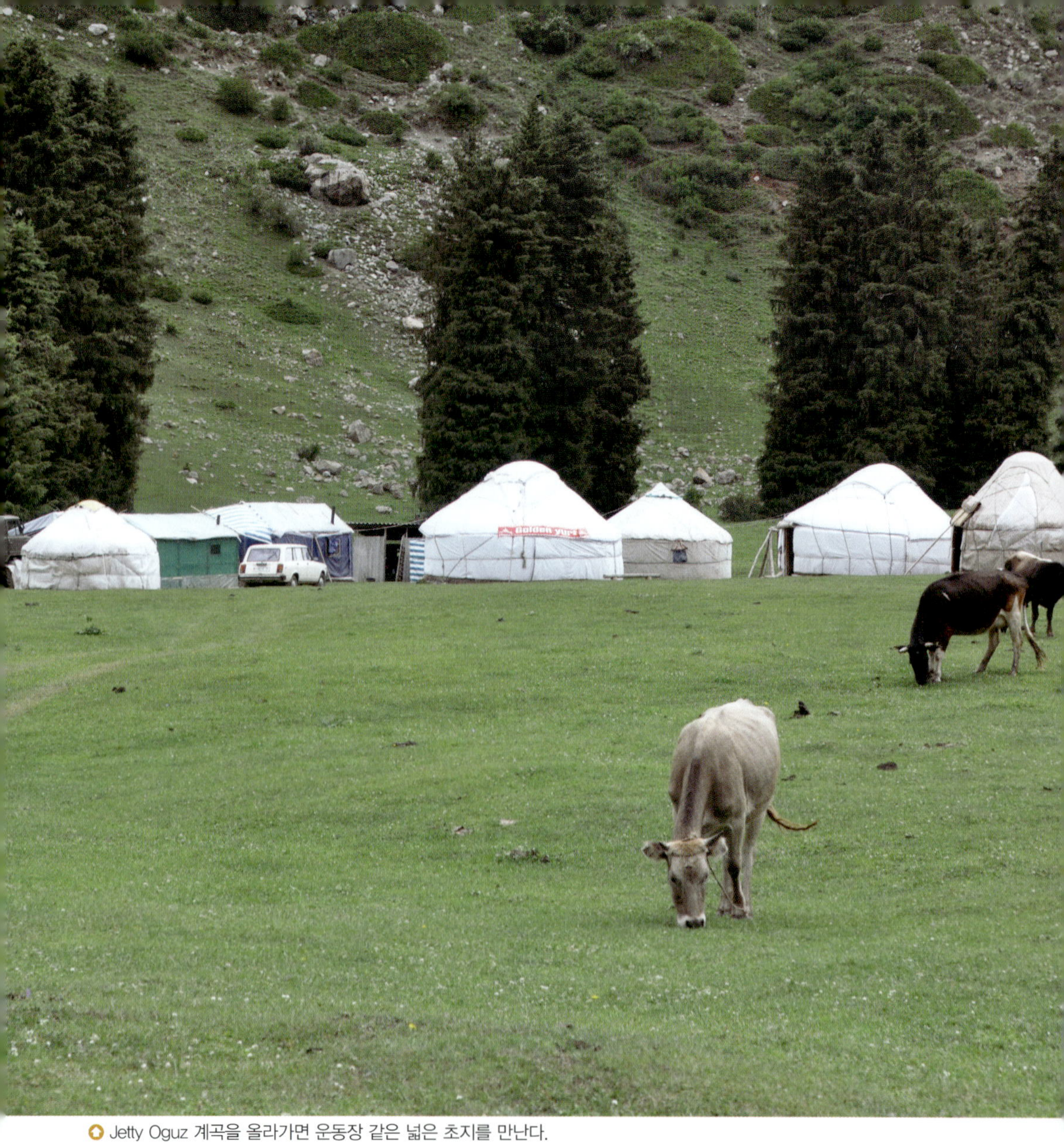

◎ Jetty Oguz 계곡을 올라가면 운동장 같은 넓은 초지를 만난다.

키르기스스탄 산악 트레킹에서
만난 약초

Jetty Oguz 계곡의 약초

키르기스스탄은 북쪽으로는 카자흐스탄, 동쪽으로 중국, 남쪽으로 타지키스탄 그리고 서쪽으로 우즈베키스탄과 국경을 접하고 있는 내륙 국가다. 국토의 약 95%가 산악지대이며 산악지대의 거의 절반이 해발고도 3,000m 이상이다. 특히 유명한 산악지대가 남동부의 텐산(天山) 지역이다.

키르기스스탄 동부의 카라콜(Karakol)시. 이 시의 서쪽에 위치한 Jetty Oguz 계곡은 해발 2,000m 고지로 운동선수들의 전지훈련 장소로 유명하며 힐링 캠프로도 인기 있는 곳이다. 버스를 타고 계곡으로 들어가니 울창한 산림과 풍부한 수량이 압도적이다. 계곡 건너편에는 멀리 설산 정상이 구름에 조금 가려져 있다.

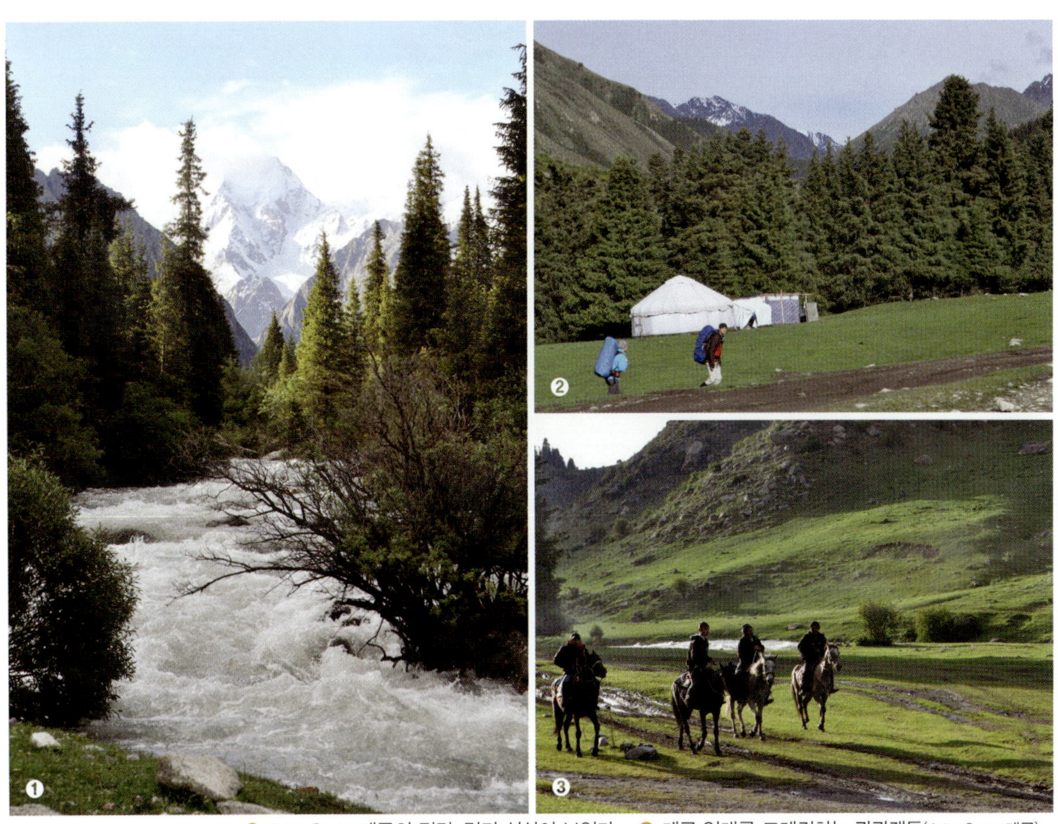

❶ Jetty Oguz 계곡의 전경. 멀리 설산이 보인다.　❷ 계곡 일대를 트레킹하는 관광객들(Jetty Oguz 계곡)
❸ 주민들이 말을 타고 일행들 앞으로 온다.(Jetty Oguz 계곡)

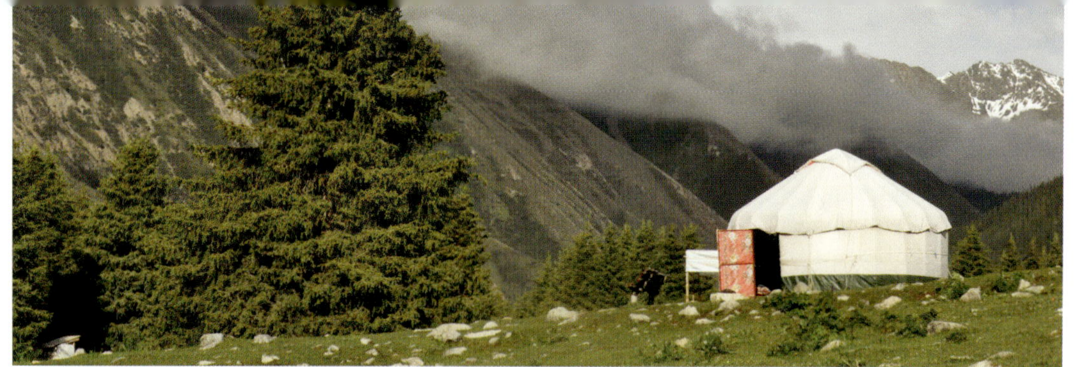

⬆ 중앙아시아 유목민들의 이동식 전통 가옥인 유르트(Jetty Oguz 계곡)

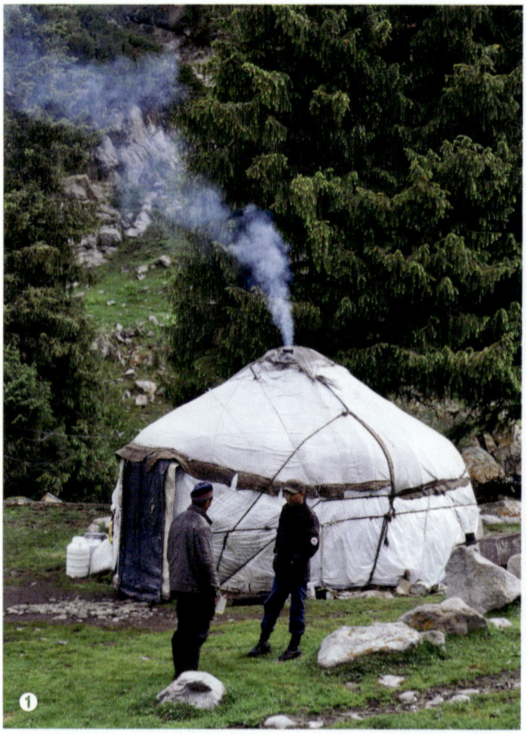

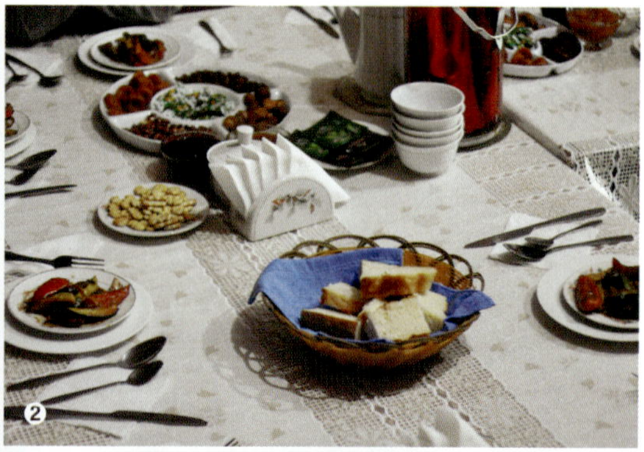

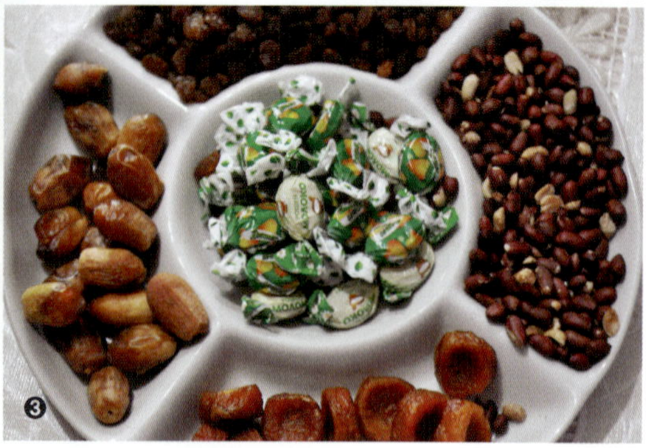

❶ 관광객용이 아닌 주민들이 생활하고 있는 유르트(Jetty Oguz 계곡)
❷ 유르트 내의 식단(Jetty Oguz 계곡)　❸ 유르트 내에 견과류와 함께 사탕도 준비되어 있다.(Jetty Oguz 계곡)

　　일행을 태운 버스는 목적지인 높은 평지에 도달했다. 운동장 같은 넓은 초지로 이루어진 이곳에 내리니 기마 민족의 후예였다는 이들은 말을 타고 일행들 앞으로 다가온다. 중앙아시아 유목민들의 이동식 전통 가옥인 유르트(Yurt)도 곳곳에 보인다. 유르트는 주로 관광객들을 위한 숙소로 사용되게끔 마련되어 일행들도 이곳에서 숙박한다. 유르트 내 식탁에 대추야자, 견과류와 함께 사탕이 미리 준비되어 있는 모습이 인상적이다. 요즘은 주민들이

146

대개 정착 생활을 하므로, 유르트는 보조 집으로 사용하는 경우가 많다고 한다.

근처를 트레킹하다 보니 길가에 투구꽃속(*Aconitum*) 약초가 엄청 많이 보인다. 숲속 나무 아래에도 집단 서식을 하고 있다. 이 식물의 꽃 모양은 원통형으로 투구처럼 보여서 다른 식물과 쉽게 구별된다. 그렇지만 미나리아재비과에 속하는 투구꽃속 식물은 250개 이상의 종이 있어, 이곳의 식물 이름은 알 수가 없었다.

말들도 유유히 풀을 뜯으며 편안히 지내고 있다. 하지만 풀속에 있는 투구꽃속 식물은 먹지 않는다. 독성 약초라는 것을 동물들도 잘 아는 모양이다. 계곡의 산림과 유르트를 배경으로 투구꽃속 식물의 모습을 사진으로 기록해 둔다.

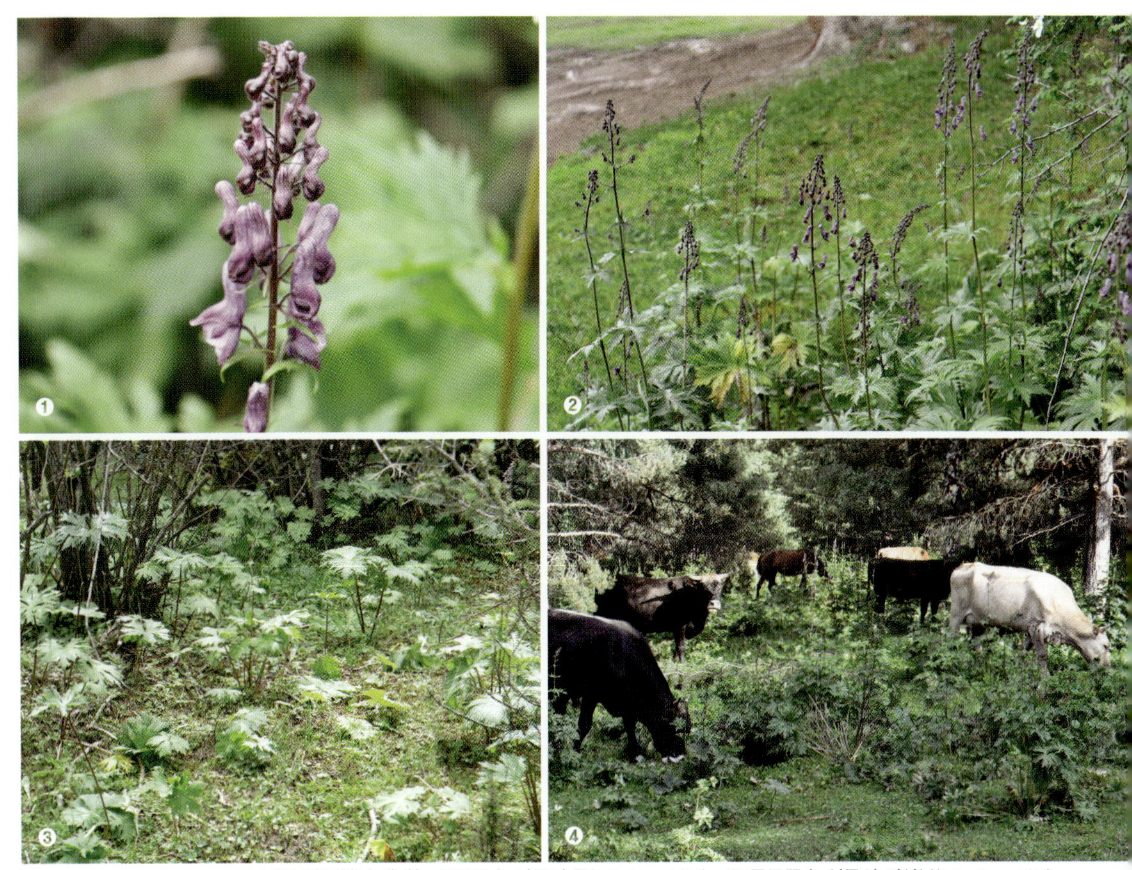

❶ 계곡 인근에서 자라는 투구꽃속 식물의 꽃(Jetty Oguz 계곡)　❷ 투구꽃속 식물의 지상부(Jetty Oguz 계곡)
❸ 숲속에서 집단 서식하는 투구꽃속 식물(Jetty Oguz 계곡)　❹ 말들은 독이 있는 투구꽃속 식물을 먹지 않는다.(Jetty Oguz 계곡)

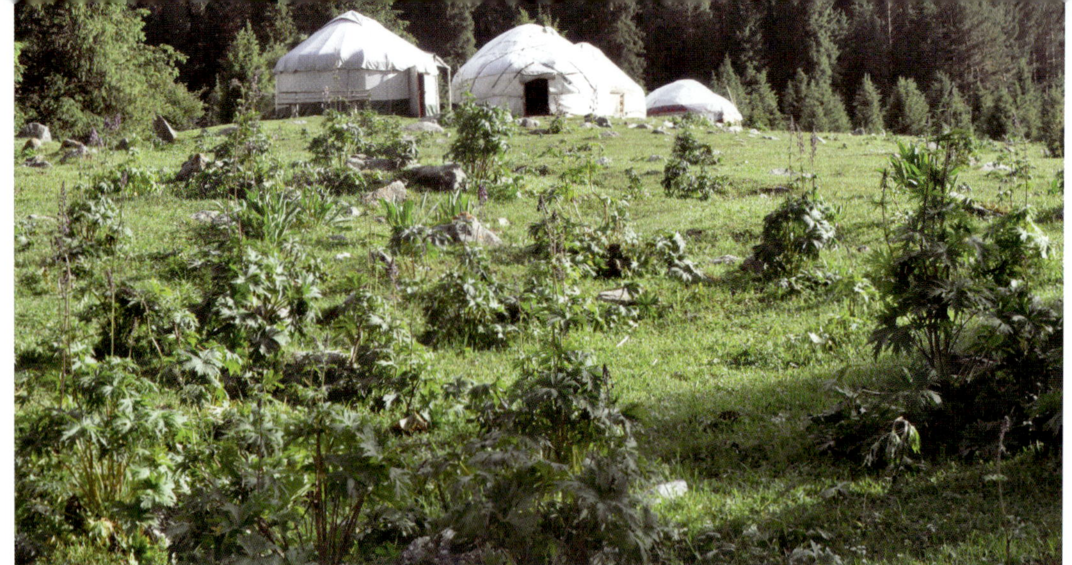

유르트 앞에서 자라는 투구꽃속 식물(Jetty Oguz 계곡)

백부자, 부자

우리나라 의약품 공정서에는 투구꽃속(Aconitum) 약재가 4종 실려 있다. 첫 번째 약재는 백부자(白附子)다. 백부자 *Aconitum koreanum*의 덩이뿌리를 말한다. 북한에서도 백부자로 부르지만 이명으로 '노랑돌쩌귀'라고도 부른다. 거풍담[祛風痰, 풍증과 관련된 담(痰)을 제거한다], 정경간(定驚癎, 놀라서 간질이 난 것을 안정시킨다), 산한지통[散寒止痛, 한사(寒邪)를 없애고 통증을 멎게 한다]의 한방 효능이 있다. 그래서 안면신경 마비, 팔다리를 잘 쓰지 못하고 마비되며 아픈 증상을 낫게 한다.

두 번째 투구꽃속 식물의 약재는 널리 알려진 부자(附子)다. 식물 이름인 오두(烏頭) *Aconitum carmichaelii*의 자근(子根)을 가공하여 만든 염부자(鹽附子), 부자편(附子片) 및 포부자(炮附子)이다. 부자의 한방 효능은 회양구역[回陽救逆, 양기(陽氣)를 회복시켜 위급한 상황에서 구해낸다], 보화조양[補火助陽, 화를 보하여 양기(陽氣)를 돕는다], 산한지통[散寒止痛, 한사(寒邪)를 없애고 통증을 멎게 한다]이다. 발기부전을 치료하고 팔다리를 잘 쓰지 못하고 마비되며 아픈 증상에 사용한다. 남성은 음낭이 차고 여성은 아랫배가 늘 차면서 생기는 성(性) 장애를 낫게 한다. 《동의보감》 탕액편에는 '성질은 매우 뜨겁고 맛은 매우며 달고 독이 많다. 삼초의 궐역(厥逆)을 보하고 육부(府)의 한랭(寒冷)과 한습(寒濕)을 치료한다. 팔다리가 늘어지고 힘이 없어 걷지 못하는 증상을 낫게 한다. 유산시키는 데는 모든 약 가운데서 가장 좋다'고 기재되어 있다. 북한에서는 신양허로 손발이 차고 허리와 무릎이 시리고 아픈 증상 그리고 류머티즘성 관절염과 신경통에 쓴다.

148

천오, 초오

세 번째 약재는 천오(川烏)다. 오두(烏頭) *Aconitum carmichaelii*의 모근의 덩이뿌리이다. 그러니까 부자는 오두의 자근을 쓰고 천오는 오두의 모근을 사용한다. 거풍제습(祛風除濕, 팔다리를 잘 쓰지 못하고 마비되며 아픈 증상을 치료한다), 온경지통(溫經止痛, 경락을 따뜻하게 하여 통증을 멎게 한다)의 효능으로 사지경련, 반신불수, 오래도록 낫지 않는 두통에 사용한다. 《동의보감》탕액편에는 '성질이 매우 뜨겁고 맛은 매우며 달고 독이 없다. 풍한습으로 뼈마디가 아프고 손발이 저린 증상을 낫게 한다. 가슴 속에 있는 냉담(冷痰)을 삭이고 명치가 몹시 아픈 것을 멎게 한다. 배 속에 생긴 덩어리를 깨뜨리고 유산시킨다'고 그 효능을 설명하고 있다.

네 번째 투구꽃속 약재는 초오(草烏)다. 이삭바꽃 *Aconitum kusnezoffii* Reichb., 놋젓가락나물 *Aconitum ciliare* 또는 세잎돌쩌귀 *Aconitum triphyllum*의 덩이뿌리를 말한다. 초오도 거풍제습(祛風除濕), 온경지통(溫經止痛)의 한방 효능이 있으며 두통, 수족마비, 구안와사 그리고 관절 부위의 통증 제거에 좋다. 초오는 북한에서 바꽃뿌리로 불리며 류머티즘성 관절염, 신경통, 파상풍에 쓴다.

Jetty Oguz 계곡을 내려오다 차를 기다리는 부부를 만났다. 아저씨는 이 나라의 전통 모자인 길다란 '칼팍(Kalpak)'을 쓰고 있다. 끝이 약간 뾰족하게 생긴 양털로 된 모자다.

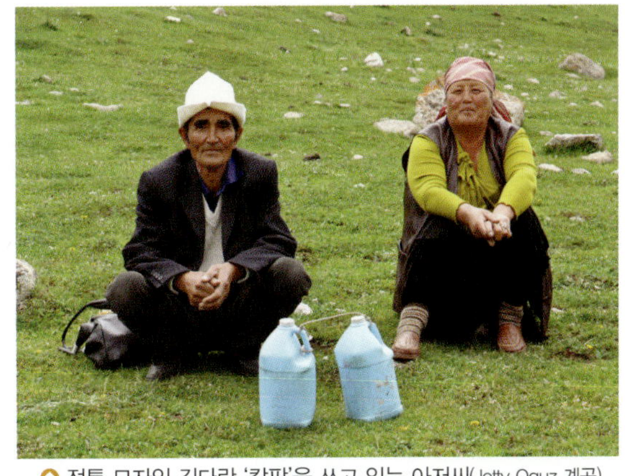

⬆ 전통 모자인 길다란 '칼팍'을 쓰고 있는 아저씨(Jetty Oguz 계곡)

Ala-Archa 국립공원의 약초

다른 트레킹 지역에서 만난 약초는 다음과 같다.

수도인 비슈케크(Bishkek)에서 남쪽 40km 지점에 있는 Ala-Archa 국립공원은 자연경관이 아름답고 웅장한 계곡을 품은 곳이다. 이곳 계곡에도 풍부한 산림과 수량이 눈에 띈다. 물가에 세워진 유르트가 보이고 말 타고 내려오는 주민을 만나기도 한다. 숲길 옆을 보니 Jetty Oguz 계곡에서 봤던 보라색 꽃이 핀 투구꽃속 식물을 만난다. 숲속 군데군데에서 자

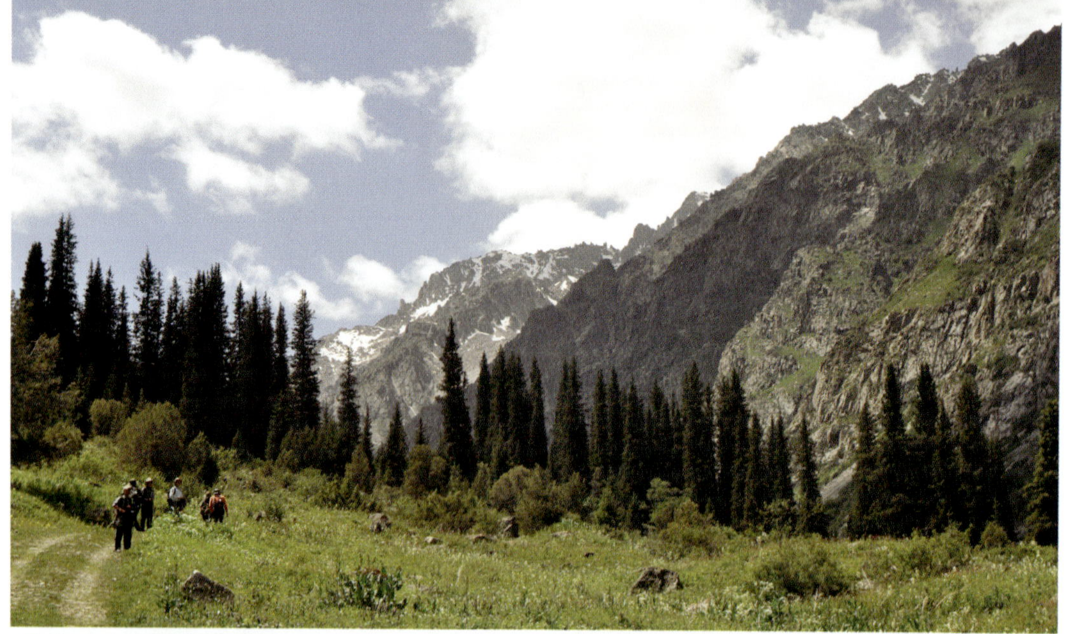

○ Ala-Archa 국립공원의 전경

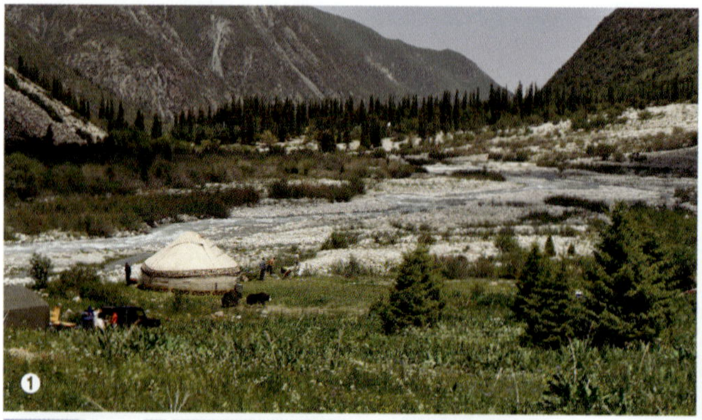

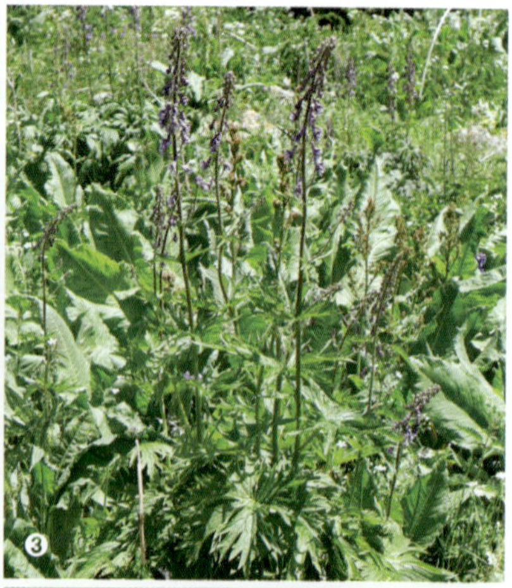

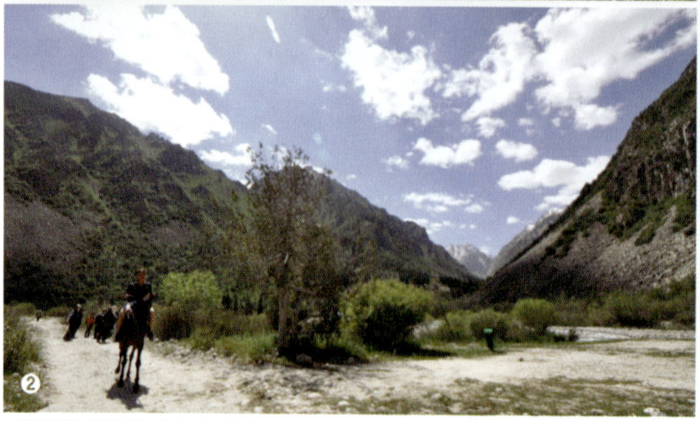

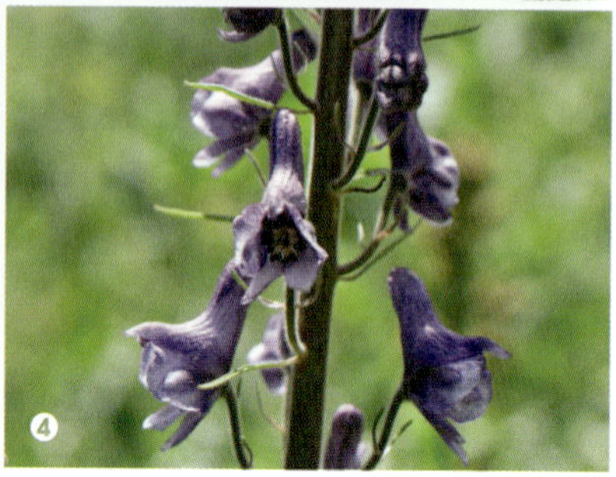

❶ 공원 위에서 내려다보니 물가에 세워진 유르트가 보인다.(Ala-Archa 국립공원)

❷ 말 타고 계곡에서 내려오는 주민(Ala-Archa 국립공원)

❸ 투구꽃속 식물의 지상부(Ala-Archa 국립공원)　❹ 보라색 꽃이 핀 투구꽃속 식물의 꽃(Ala-Archa 국립공원)

라고 있다. 일행들과 함께 오르는 길이라 자세히 촬영하지 못하고 급히 몇 장 찍어둔다. 날씨가 덥고 고도가 높아 트레킹 중 일행 한 분이 갑자기 쓰러지는 응급사태도 발생했다.

Ak-Suu 계곡의 약초

이식쿨(Issyk-Kul) 호수의 북쪽에 Semenovka가 있다. 이곳에서 출발하여 북쪽의 Ak-Suu 계곡으로 들어서서 산 위의 Suttuu-Bulak 호수로 올라가는 트레킹 코스다. 오르는 길에

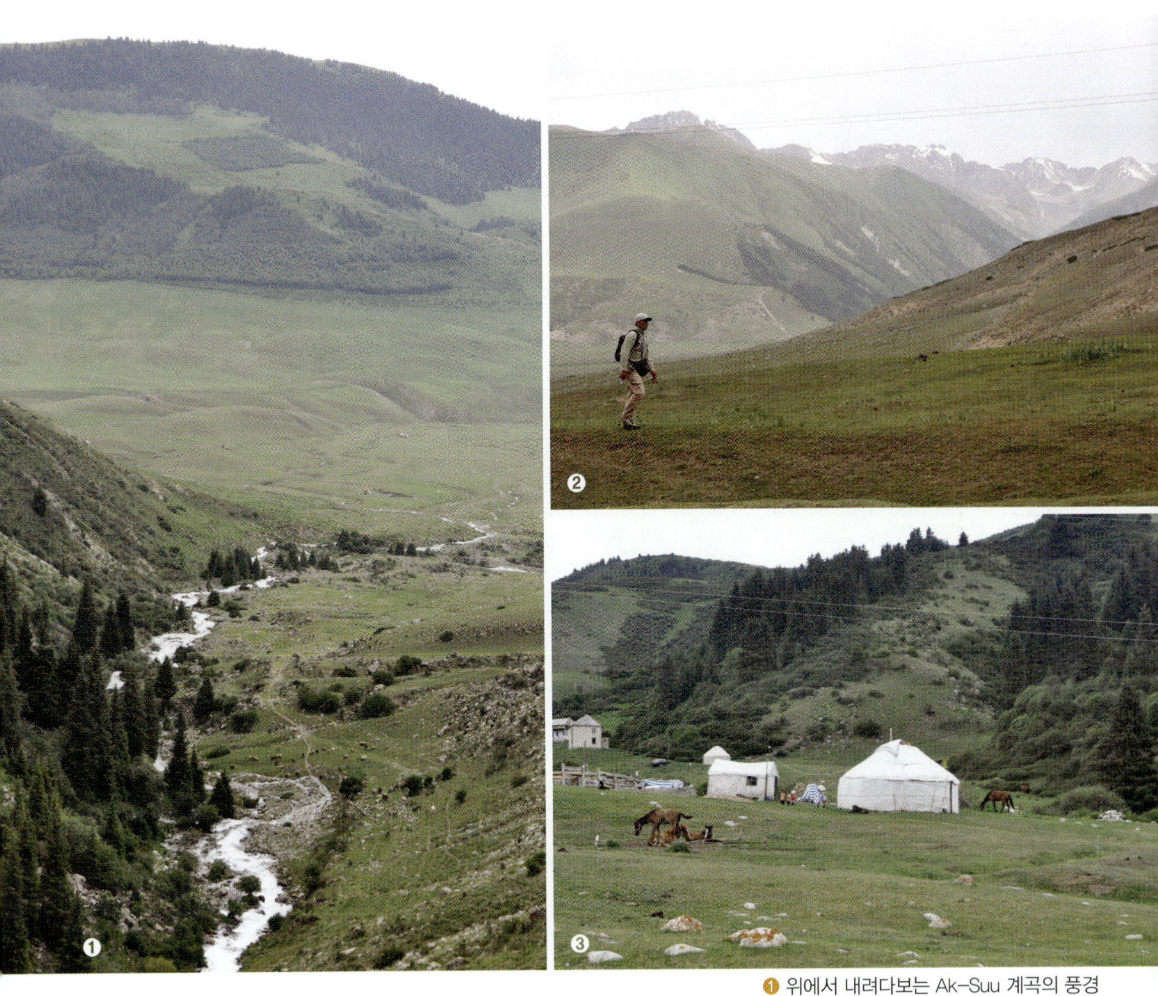

❶ 위에서 내려다보는 Ak-Suu 계곡의 풍경
❷ Ak-Suu 계곡으로 들어서서 산 위의 Suttuu-Bulak 호수로 올라가는 트레킹 코스 ❸ Ak-Suu 계곡 인근의 전경

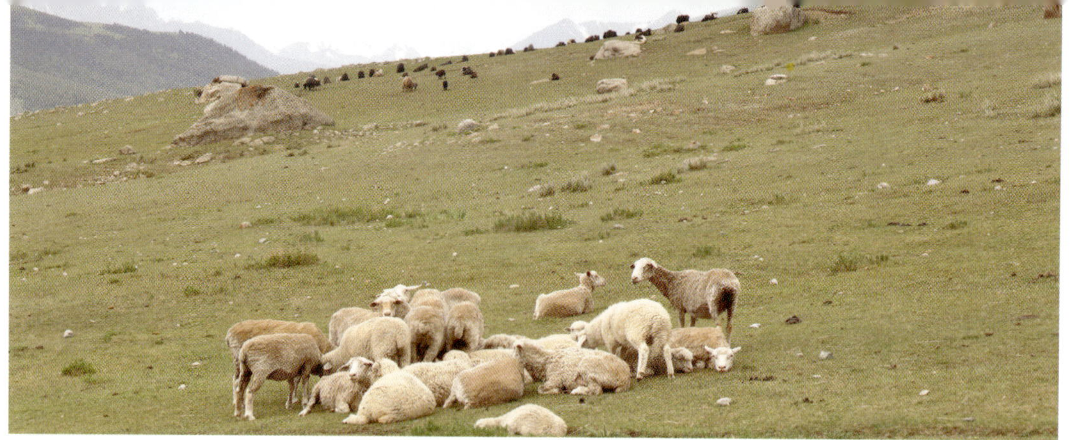

○ 양들이 초원에서 풀을 뜯고 있고 멀리 설산이 보인다.(Ak-Suu 계곡)

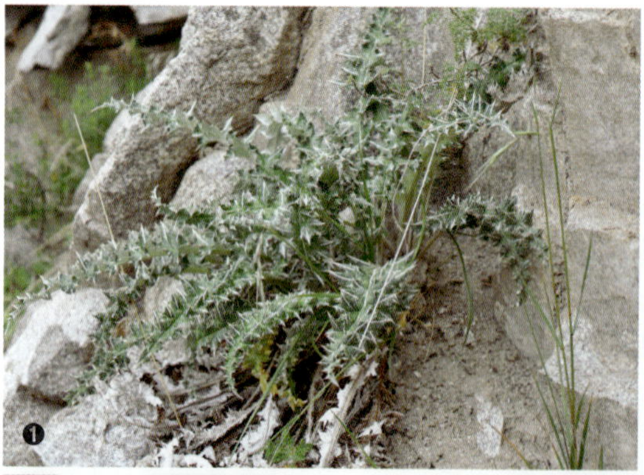

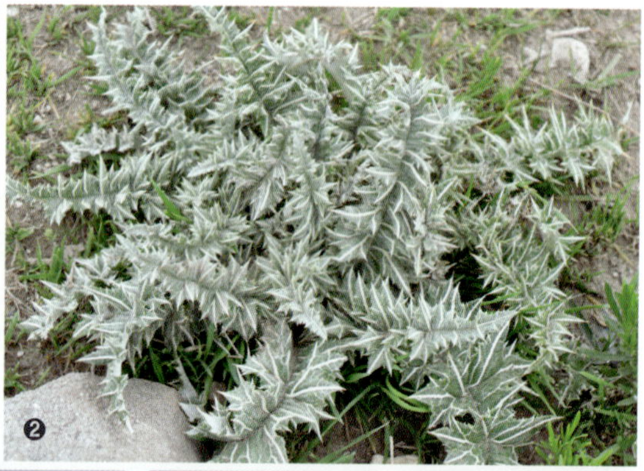

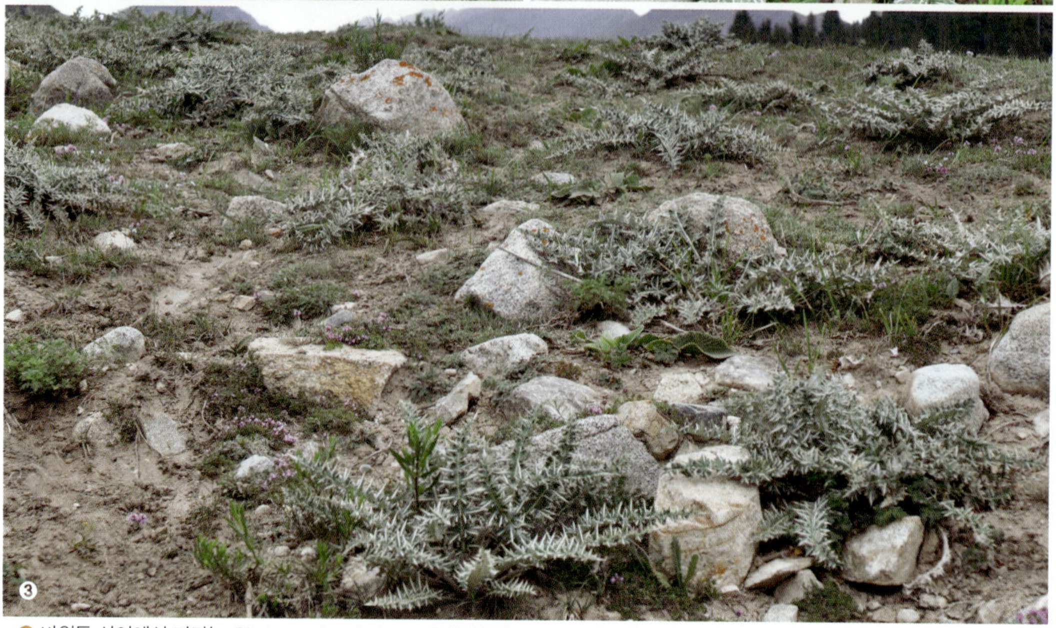

❶ 바위틈 사이에서 자라는 *Cirsium spinosissimum* 유사 식물(Ak-Suu 계곡)　❷ *Cirsium spinosissimum* 유사 식물(Ak-Suu 계곡)
❸ 대량 서식 중인 *Cirsium spinosissimum* 유사 식물(Ak-Suu 계곡)

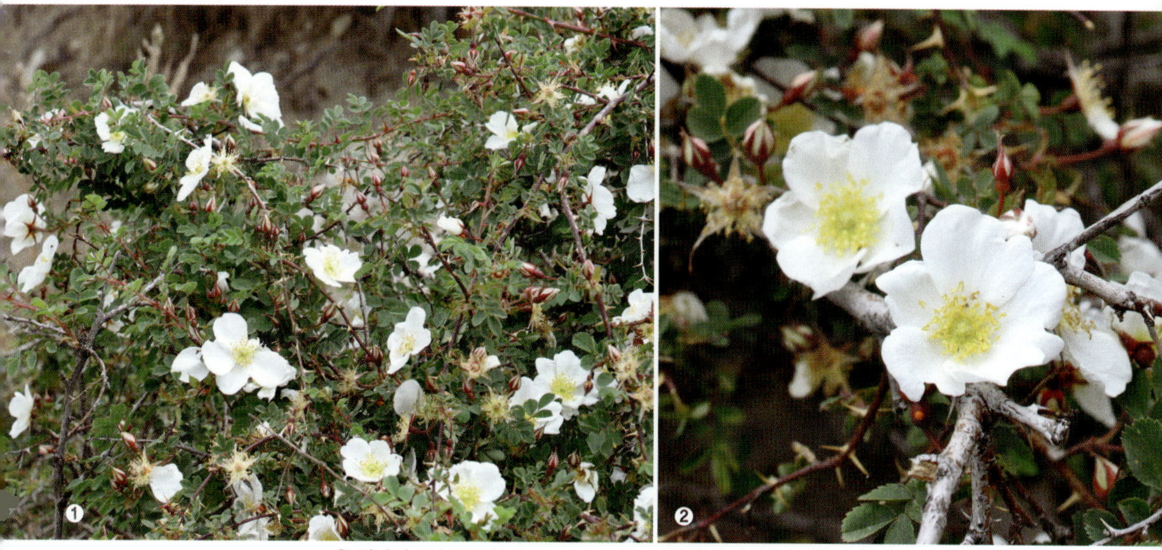

❶ 비타민 C가 풍부한 *Rosa majalis*의 지상부(Ak-Suu 계곡)　❷ *Rosa majalis*의 꽃(Ak-Suu 계곡)

는 유르트가 보이고 양들은 초원에서 한가로이 풀을 뜯고 있으며 말을 탄 주민이 지나가기도 한다. 호수까지 가기는 힘들 것 같아 중간쯤에서 트레킹을 포기하고 휴식한다. 그 주위에 *Cirsium spinosissimum* 같은 식물들이 널려 있기 때문이다. 바위틈 사이에서 강한 생명력을 가지고 자

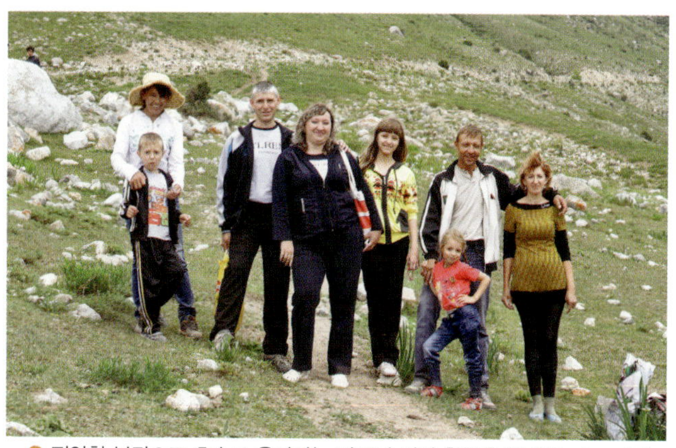

◉ 편안한 복장으로 호수로 올라가는 가족과 기념 촬영을 했다.(Ak-Suu 계곡)

라는 모습이 인상적이다. 이 식물은 스위스 알프스 트레킹 때 봤던 약초다. 꽃 핀 *Rosa majalis*도 보인다. Cinnamon rose로도 불리는 이 식물은 비타민 C가 풍부한 열매를 식용하고 약용으로도 사용하는 약초다. 내려오는 길에 Suttuu-Bulak 호수로 올라가는 가족을 반갑게 만나 기념 촬영을 했다. 배낭을 메고 힘들게 오르는 우리와 달리 그들은 아이들과 함께 편안한 복장으로 나들이 가듯 올라간다.

Jetty Oguz 계곡

– 위치 : 카라콜(Karakol)시의 서쪽에 위치

Ala-Archa 국립공원

– 위치 : 비슈케크(Bishkek)의 남쪽 40km에 위치

Ak-Suu 계곡(Suttuu-Bulak 호수)

– 위치 : Semenovka의 북쪽에 위치

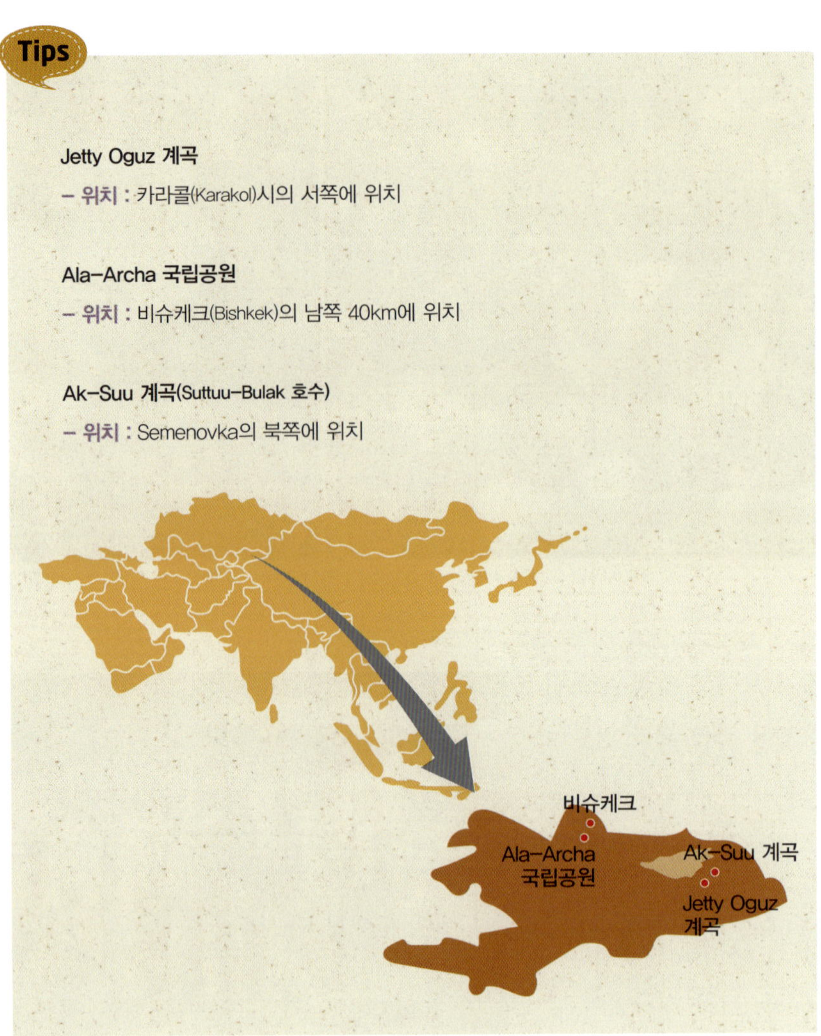

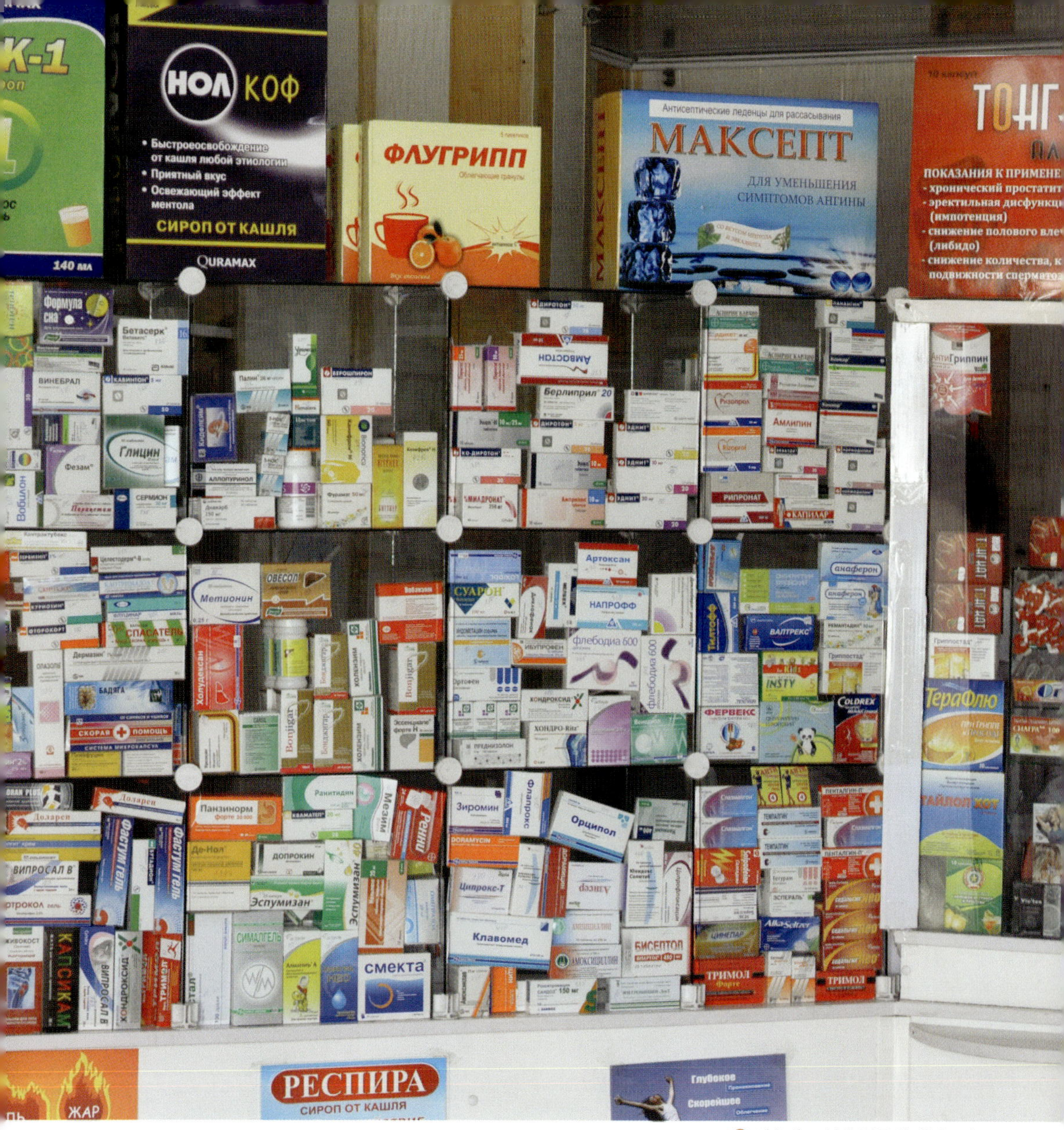

○ 비슈케크 시내 약국의 내부 모습

키르기스스탄 약국의 약초

실크로드의 한 구간, 키르기스스탄

실크로드는 아시아와 유럽을 연결하는 동서 교통로였다. 일부 구간인 ‘실크로드: 창안(長安)－톈산(天山) 회랑 도로망’은 중국, 카자흐스탄, 키르기스스탄 3개국에 걸쳐 있는 고대의 통상로 유적으로 2014년 유네스코 세계문화유산에 지정되었다.

실크로드의 한 구역이었던 중앙아시아 키르기스스탄에서 약초 의약품을 찾아본다. 수도 비슈케크(Bishkek)의 약국에서 약초를 활용한 제품을 만날 수 있었다. 약사는 유리 칸막이로 막힌 약제실 안에서 업무를 보다가 카운터 창으로 손님과 상담한다. 규모가 큰 약국이 아니고 또 일행이 밖에서 기다리는 상황이라 약국에서 충분한 시간을 투자할 수 없었다. 세 군데 약국을 찾아 우선 눈에 보이는 약초 제품을 급히 촬영하고 약사와 몇 마디 나눈 게 전부다. 귀국 후 순천대 대학원생인 Nargiza Parpikhodjaeva 씨의 도움으로 약상자에 적힌 글자를 번역하여 약초 이름이 해결되었다. 먼 나라 중앙아시아에서는 어떤 약초 의약품들이 판매되는지 소개한다.

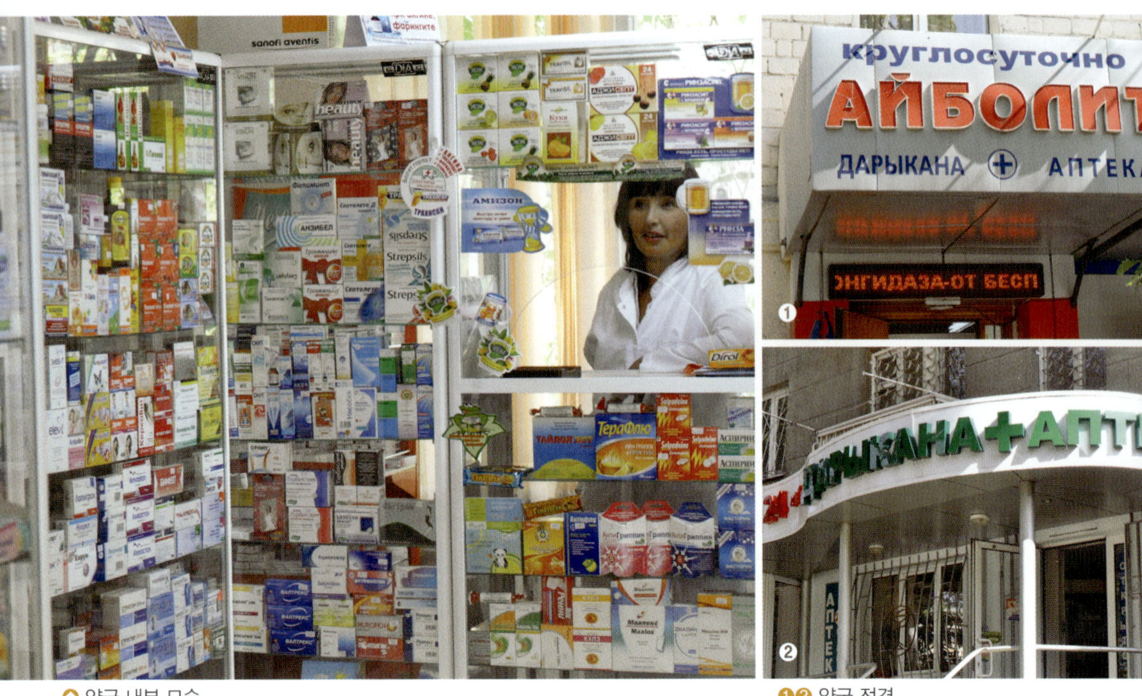

⬙ 약국 내부 모습　　　　❶❷ 약국 전경

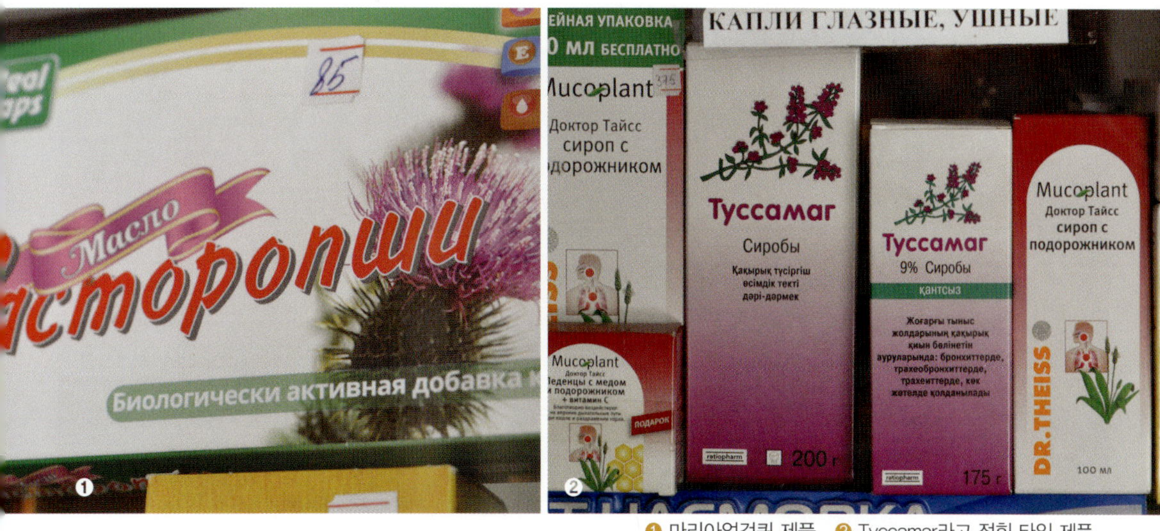

● 마리아엉겅퀴 제품 ❷ Tyccamar라고 적힌 타임 제품

마리아엉겅퀴, 타임

약국에 들어서니 맨 먼저 눈에 들어오는 의약품은 마리아엉겅퀴(*Silybum marianum*) 제품이다. Saint Mary's thistle 또는 holy thistle로 불리는 마리아엉겅퀴는 그리스·로마 시대부터 간장약으로 알려졌을 뿐 아니라 담즙약으로도 쓰였다. 간세포 보호 작용이 있는 실리마린(silymarin)이 마리아엉겅퀴 추물물의 70%를 차지하지만 이는 단일 성분이 아닌 복합물이다. 유럽의 약국에서도 자주 보이는 제품이다. 'Tyccamar'라고 쓰인 제품은 타임(thyme, *Thymi vulgaris*)으로 만들어졌다. 타임과 백리향(*Thymus quinquecostatus*)의 전초(全草)를 《대한민국약전외한약(생약)규격집》에서 사향초로 부른다. 타임은 향신료로 즐겨 쓰지만 소화불량, 감기 두통, 기침, 가래 제거에도 좋은 약초이다.

쓴쑥, 쥐오줌풀, 세이지

쓴쑥, 쥐오줌풀과 세이지가 함유된 3종의 의약품도 발견한다. 쓴쑥(worm wood, *Artemisia absinthium*)은 유럽에서 식전에 허브차로 즐겨 마시며, 강장, 해열 작용이 있는 약초다. 'Валерианы'라고 적힌 제품은 쥐오줌풀 뿌리로 만든 의약품이다. 이 단어는 쥐오줌풀속이란 뜻인데 약포장의 약초 사진은 보통의 쥐오줌풀과 조금 다르게 보인다. 쥐오줌풀(*Valeriana*

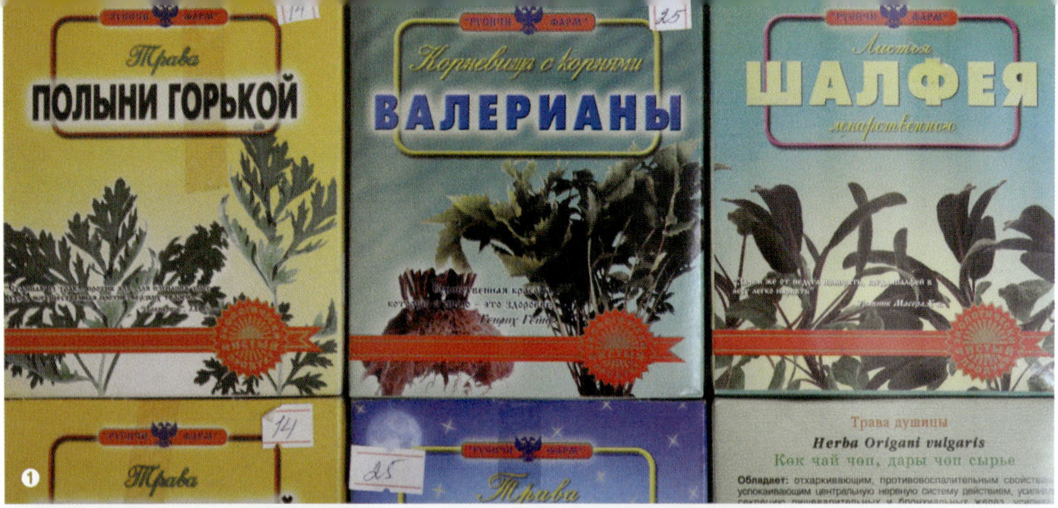

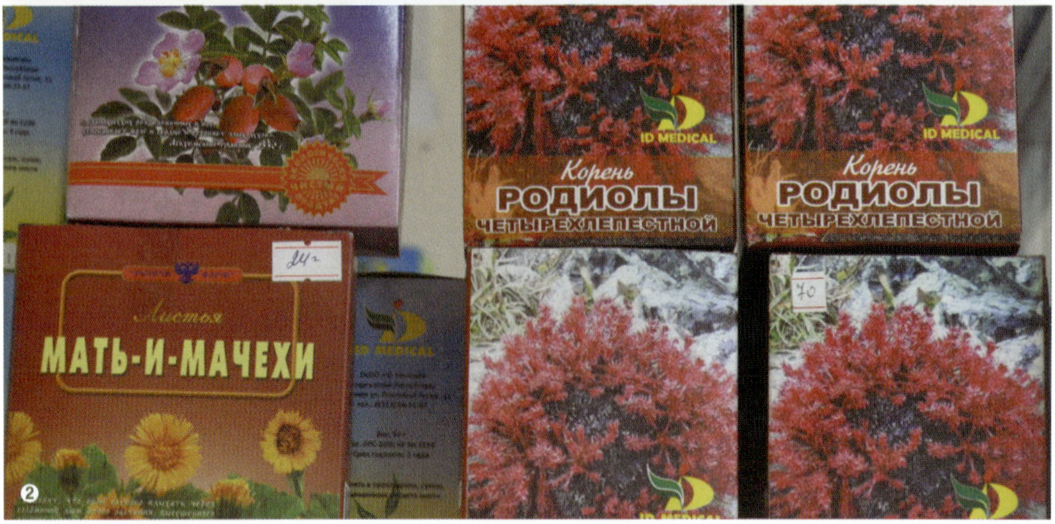

❶ 쓴쑥(좌), 쥐오줌풀(중), 세이지(우) 제품   ❷ 로즈힙(좌상), 관동화(좌하), 홍경천(우) 제품

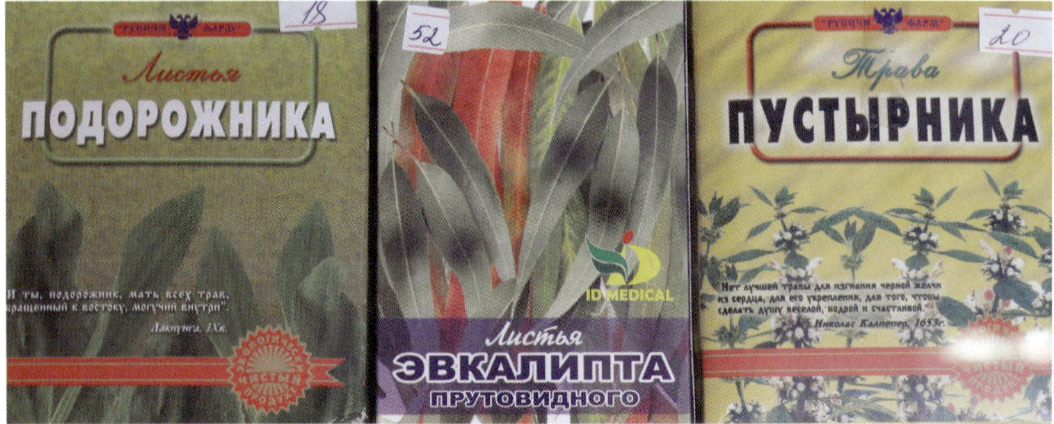

❸ 질경이(좌), 유칼립투스(중), 익모초(우) 제품

fauriei)의 뿌리와 뿌리줄기는 길초근으로 부르며 히스테리증을 치료하고 가슴이 두근거리면서 불안해하며 잠이 오지 않는 증상에 활용한다. 세이지(*Salvia officinalis*)는 우리나라 《식품공전》의 '식품에 사용할 수 있는 원료' 부분에 잎이 수재되어 있어 식용이 가능하다. 향이 강해서 요리에 넣을 때는 소량 사용하며, 구취방지, 위장장애, 소화불량에 좋다.

로즈힙, 관동화, 홍경천

로즈힙, 관동화와 홍경천이 각각 포함된 약도 진열되어 있다. 로즈힙(rose hip)은 장미속 식물의 열매를 말하나 우리나라 《식품공전》에는 *Rosa canina*의 열매로 수록하고 있다. 별명이 개장미(dog rose)인 로즈힙은 고대부터 유럽의 가정에서 차와 잼으로 이용되어 왔다. 비타민 C가 풍부하고 완하제 및 이뇨제로도 사용되는 약초다. 관동화(*Tussilago farfara*)는 우리나라에서 보기 어려운 약초로 꽃봉오리는 폐를 촉촉하게 하고 기운을 끌어 내리는 윤폐하기(潤肺下氣)와 기침을 멎게 하고 가래를 없애주는 지해화담(止咳化痰)의 효능을 가진다. 왼쪽의 사진에 보이는 빨간 꽃 4개의 약품은 홍경천(紅景天)이다. 우리 공정서에 수재되어 있지 않지만 한국에 잘 알려진 약재다. 기원식물인 돌꽃(*Sedum roseum*)의 전초를 중국에서 홍경천이라 부르나 주로 뿌리를 약용한다. 학명의 이명(異名)인 *Rhodiola rosea*와 *Rhodiola sachalinensis*도 자주 사용된다. 뿌리는 기(氣)가 허하여 몸이 약해진 데에 쓰거나, 폐에 생긴 여러 가지 열증(熱證)으로 기침이 나는 증상을 치료한다. 특히 홍경천의 salidroside 성분은 무산소증의 치료 작용도 있어 중국에서 고산증약으로 많이 활용된다.

질경이, 유칼립투스, 커리플랜트, 익모초

진열장 한 코너에는 질경이, 유칼립투스, 커리플랜트, 익모초를 각각 소재로 한 의약품도 손님을 기다리고 있다. 차전초는 질경이(*Plantago asiatica*) 또는 털질경이(*Plantago depressa*)의 전초로, 목 안이 붓고 아픈 증상 또는 간열(肝熱)로 인해 눈이 붉게 되는 증상에 활용한다. 커리플랜트(*Helichrysum italicum*)는 카레 가루와 비슷한 향이 나며 소염, 항알러지 효능이 있다. 사진 속의 'пустырника'는 익모초(*Leonurus japonicus*) 지상부로서 꽃이 피기 전 또는 꽃이 필 때 채취한 약초이며 월경불순, 어혈복통에 유효하다. 《동의보감》에 '익모초는 효과를 보지 않는

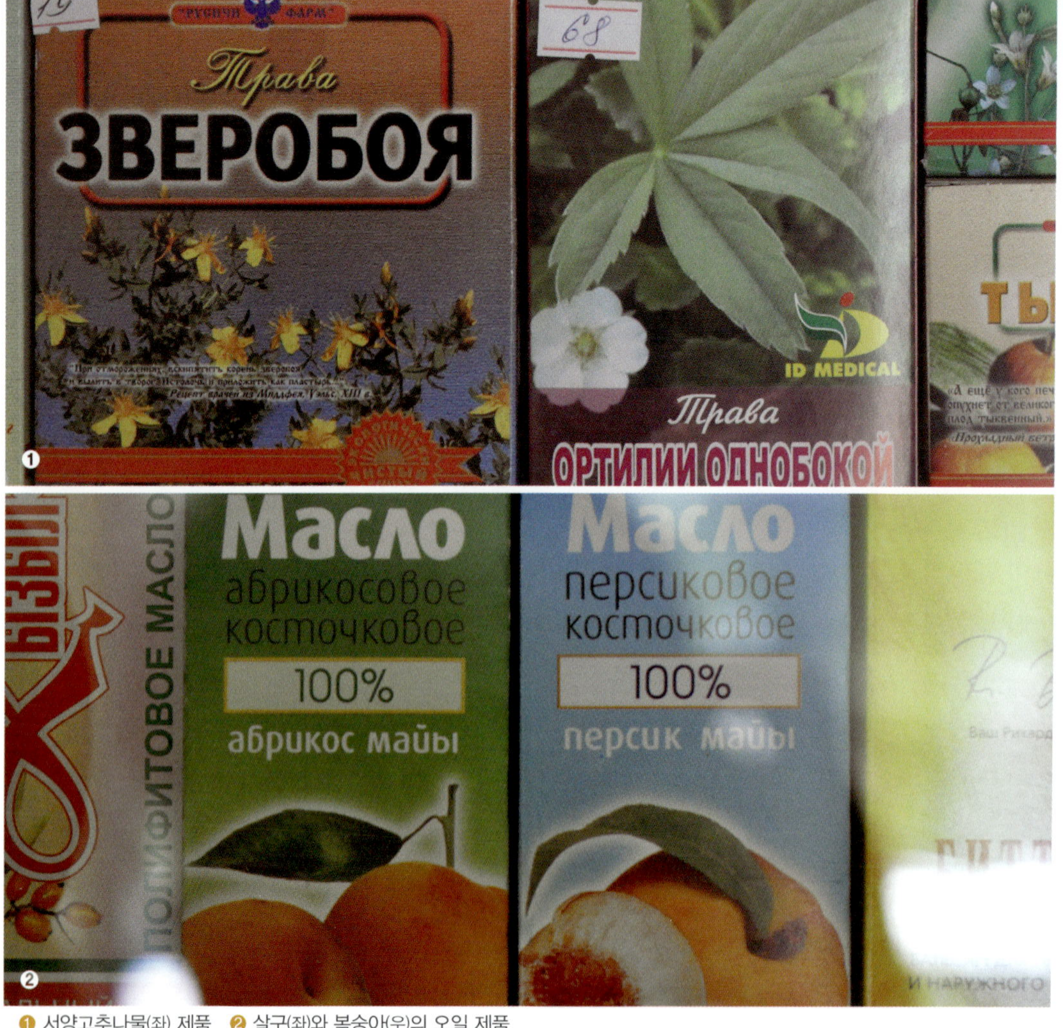

❶ 서양고추나물(좌) 제품 ❷ 살구(좌)와 복숭아(우)의 오일 제품

경우가 없기 때문에 부인의 선약(仙藥)이다'라고 되어 있다. 선약(仙藥)이란 '효험이 썩 좋은 만병통치의 약'이란 의미다.

서양고추나물, 행인, 도인

노란 꽃이 핀 서양고추나물(*Hypericum perforatum*) 의약품은 여럿 있다. 이 식물은 히페리시초, 관엽연교, 세인트존스워트(Saint John's wort)라고도 하며 상처치유, 방부, 항우울 작용이 알려져 있다. 유럽에서는 신경안정제로 임상에 활용하고 있다. 살구씨와 복숭아씨의 오일로 된 제품도 눈에 띈다. 키르기스스탄의 식품점에는 언제나 말린 살구, 복숭아 열매가 준비되

어 있어 이곳 사람들이 얼마나 즐겨 먹
는지 알 수 있다. 행인은 살구나무, 개
살구나무, 아르메니아살구, 시베리아
살구의 씨 그리고 도인은 복숭아나무
또는 산복사의 잘 익은 씨를 가리킨다.
약초 의약품과 함께, 양털로 만든 전통
모자인 길다란 칼팍(kalpak)을 쓴 멋쟁이
아저씨를 만나고 우리 제품의 승용차
와 에어컨을 자주 보게 된 키르기스스
탄의 수도 비슈케크다.

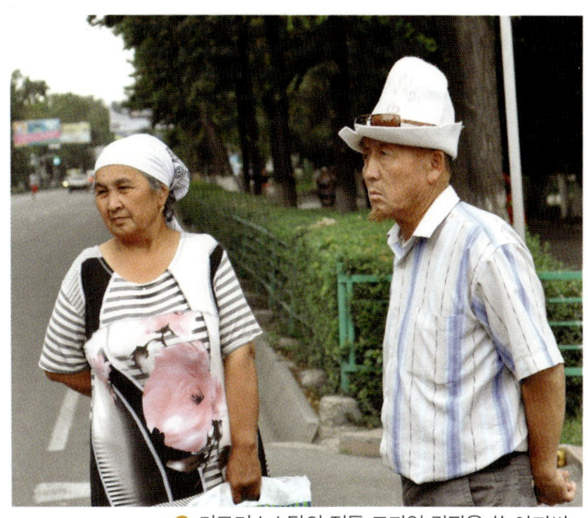

❶ 키르기스스탄의 전통 모자인 칼팍을 쓴 아저씨

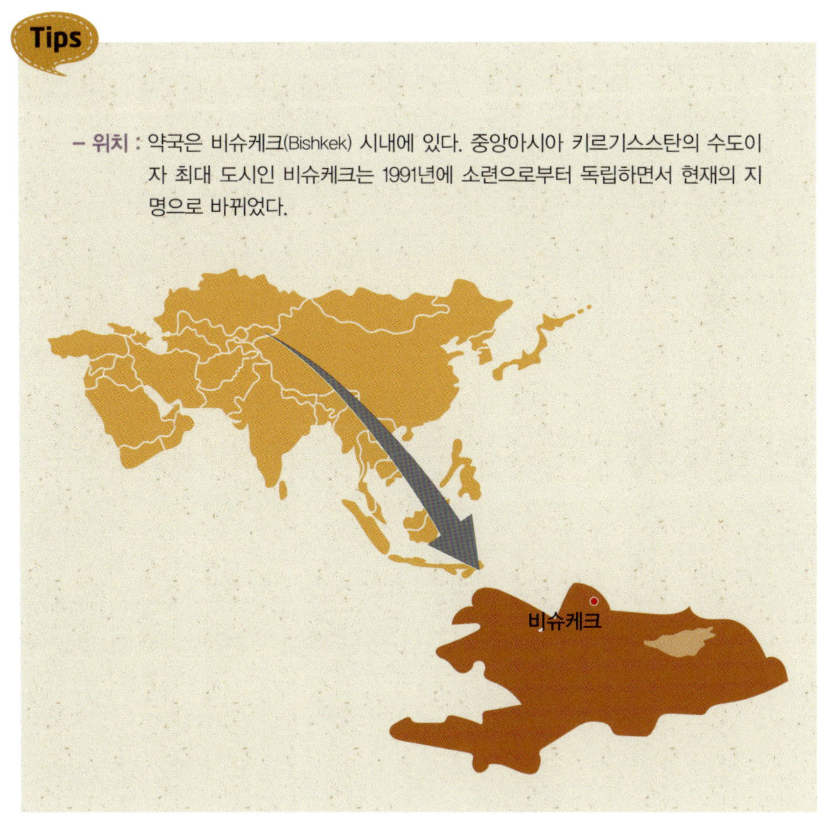

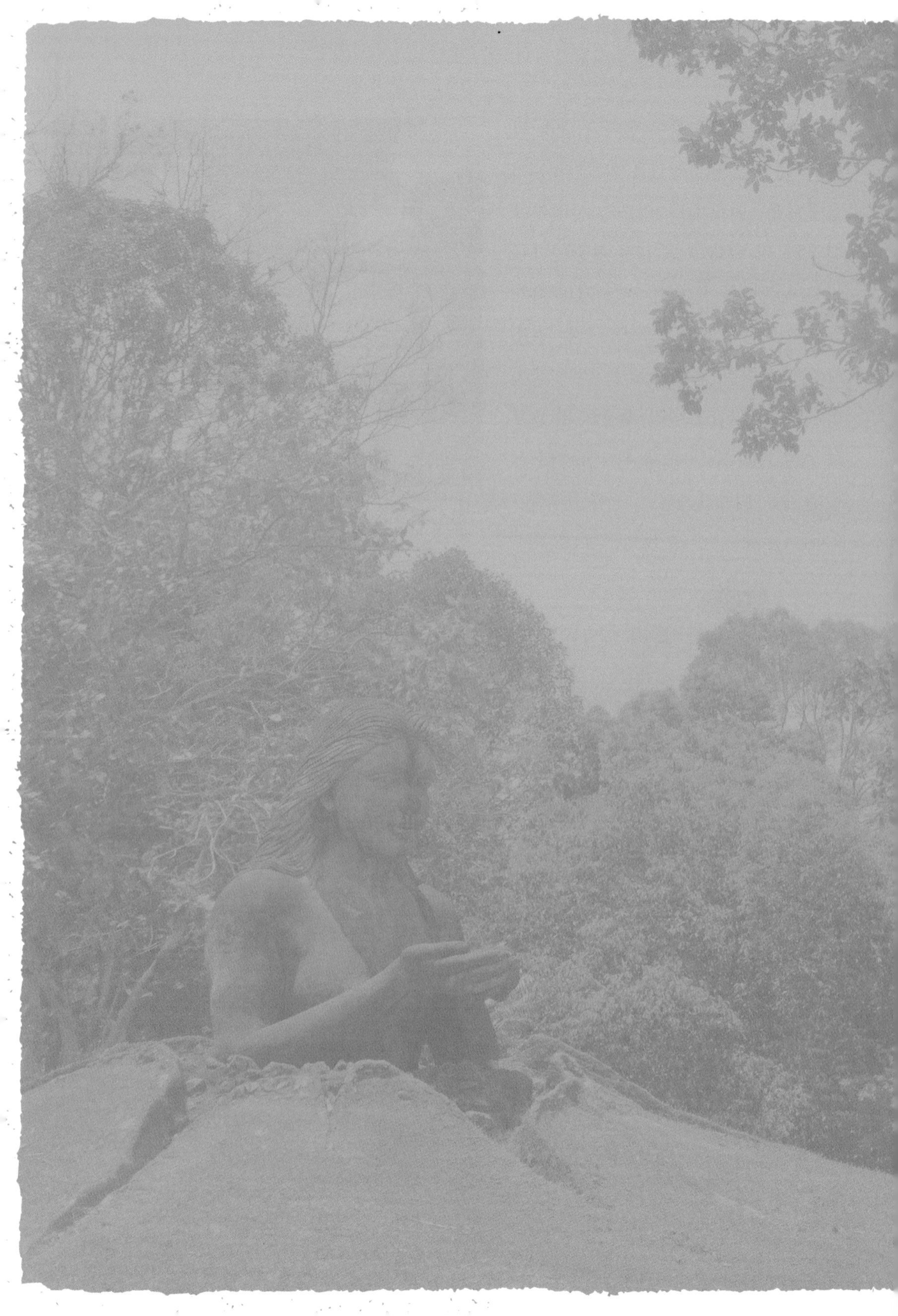

| 제 3 장 |

인도의
약초

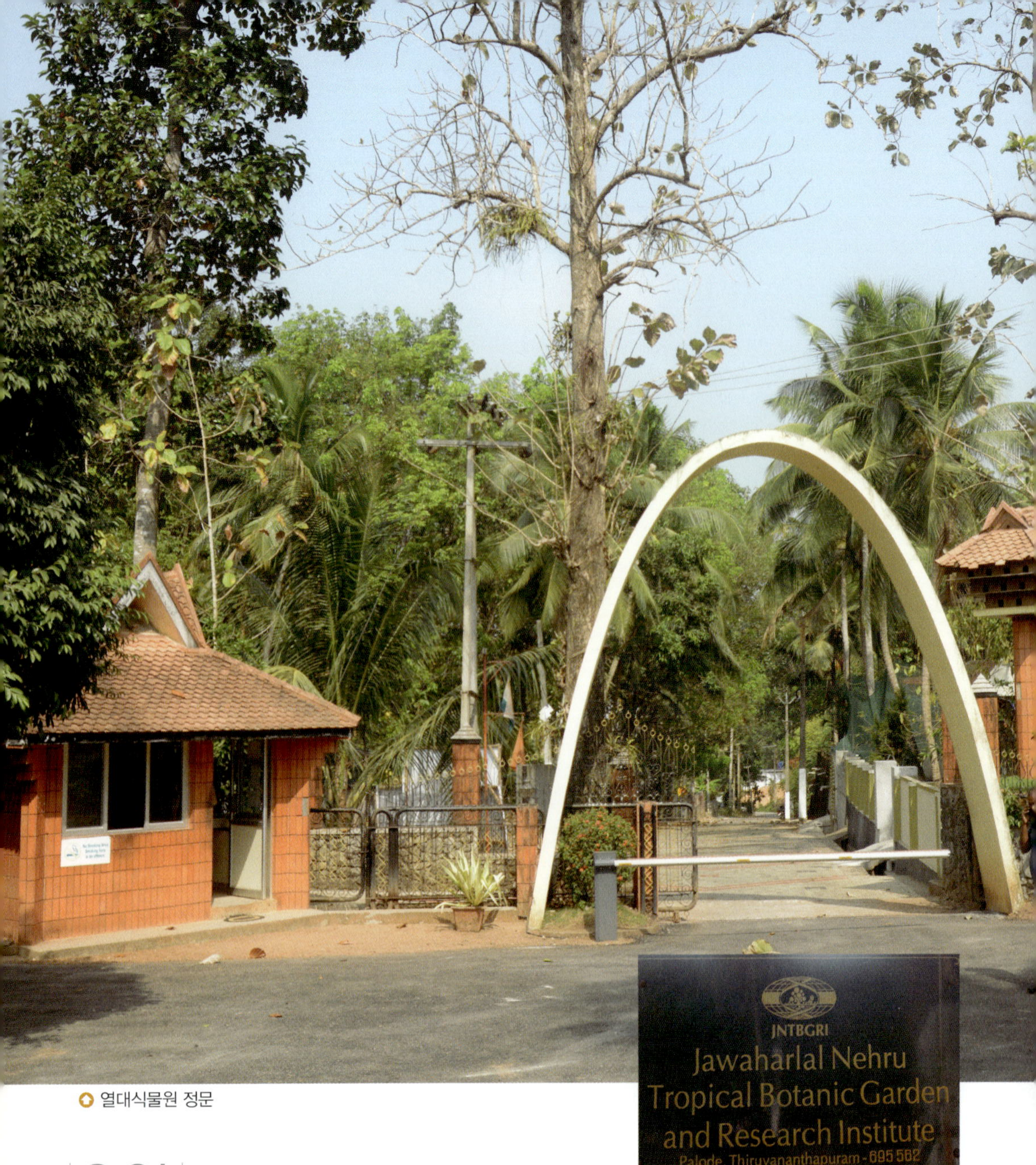

◈ 열대식물원 정문

|3.01|

네루 열대식물원 및 연구소의 약초

향신료의 고장, 케랄라

남아시아에서 인도 공화국을 중심으로 한 인도양의 반도 지역은 매우 넓기 때문에 단순한 반도로 보지 않고 인도 아대륙(印度亞大陸, Indian Subcontinent)으로 부른다. 인도 아대륙은 인도, 파키스탄, 방글라데시 등이 위치한 지역을 말하며, 지리적으로 북동쪽은 히말라야산맥, 서쪽은 아라비아해, 동쪽은 벵골만으로 둘러싸인 지역이다.

인천공항을 출발하여 북인도의 델리 국제공항으로 입국한 필자 일행은 국내선으로 환승하여 남인도의 케랄라주 티루바난타푸람(Thiruvananthapuram)으로 가야 했다. 그런데 델리 국제공항에서 국내선 공항으로 우리를 데려다주기로 한 인도인 안내인을 만나지 못해 걱정을 많이 했다. 우리는 입국장 라운지에서 안내인을 찾고 있었는데 그는 입국장 건물 바깥에

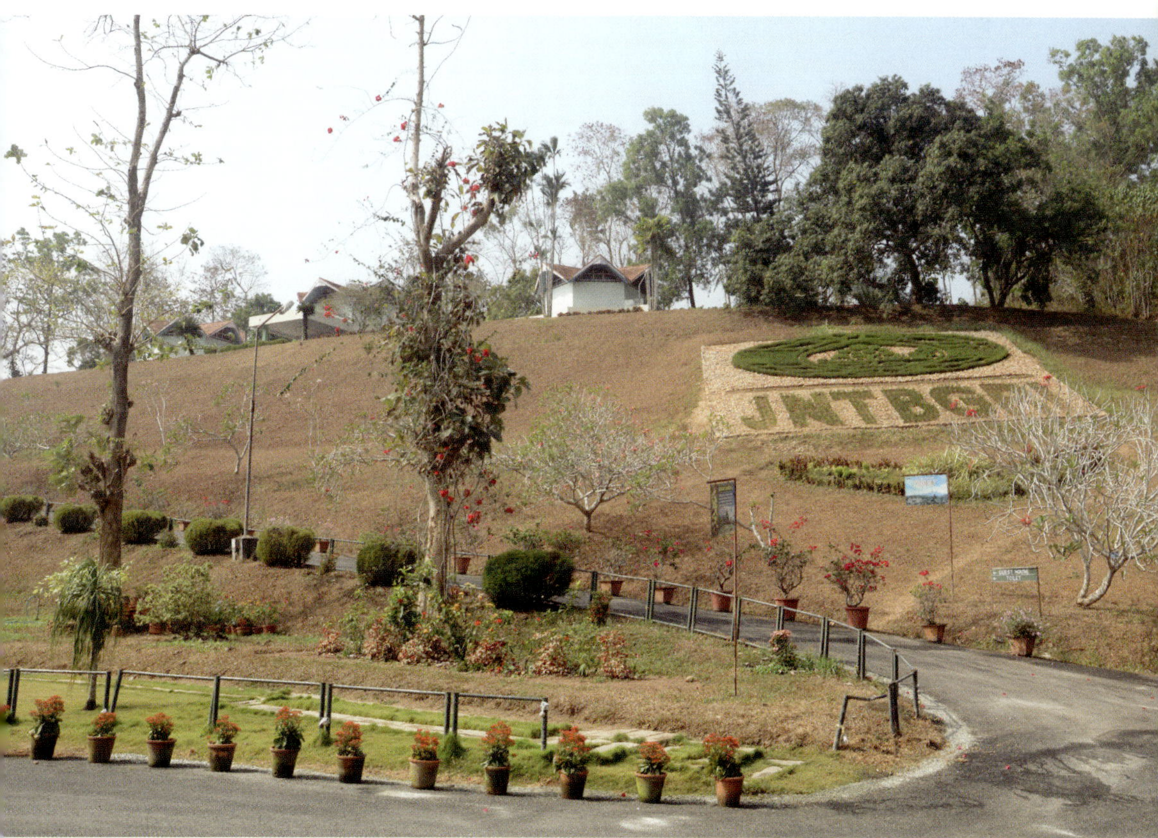

❂ 열대식물원 전경

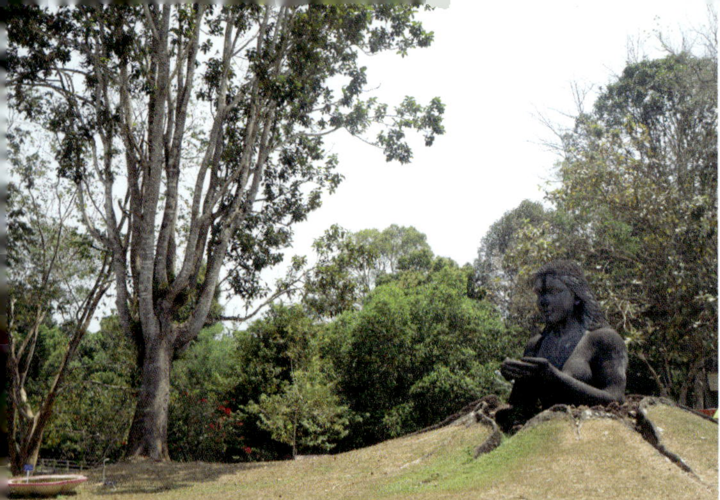

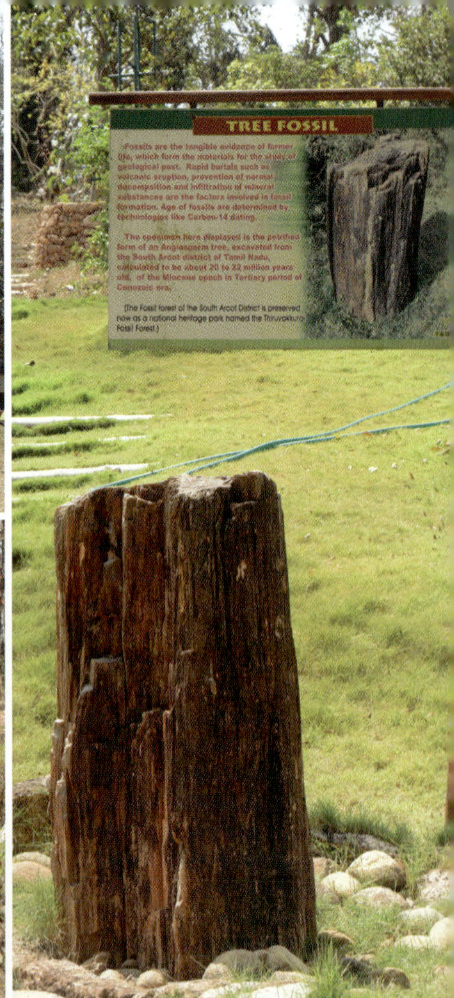

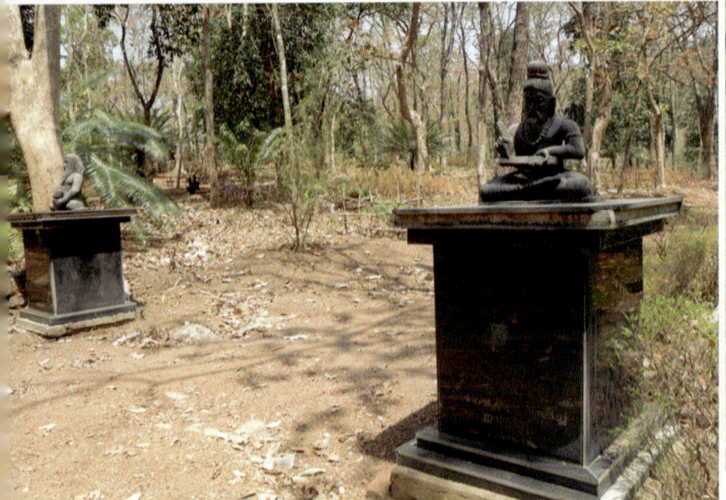

⬡ 식물원 전경

서 기다리고 있었다. 알고 보니 이곳 공항은 일반인들이 공항 건물 안으로 들어올 수 없다는 사실을 모른 채 무작정 공항 내의 입국장에서만 기다렸던 것이다. 첫 번째 해프닝을 거쳐 국내선의 티루바난타푸람 공항에 내렸다. 이 공항에는 우리를 포함한 서너 사람만 내리고 나머지 탑승객들은 그대로 앉아 있길래 '인도 사람들은 한꺼번에 일어서지 않고 비행기 안에서 차분히 기다리다가 내리는구나'라고 생각했다. 그런데 티루바난타푸람 공항은 경유지로서 이곳에 탑승객을 내려준 후 다음 목적지로 가는 우리에게 낯선 국내선 경로였다. 두 번째 해프닝을 경험하며 그토록 오고 싶었던 남인도의 케랄라주를 자이푸르, 아그라의 북인도를 찾은 지 16년 만에 약초 답사차 찾았다.

166

케랄라주는 인도 남서부 해안에 위치하며 서쪽에 아라비아해, 동쪽에 서고츠산맥 남쪽 고원인 닐기리가 있다. 주도는 공항이 있는 길다란 이름의 티루바난타푸람이며 영어명은 트리반드룸(Trivandrum)이다. 케랄라의 예전 이름은 말라바(Malabar)이다. 그래서 예로부터 이 지방 사람들은 말라바의 후추와 향신료를 찾아나선 아라비아 상인들과 만났고 그들과 국제적인 감각을 익혀 나갔다고 한다. 콜럼버스와 바스쿠 다가마가 가려 했던 인도란 바로 향신료의 천국인 말라바였다고 알려져 있다. 케랄라는 열대우림의 자연조건을 갖춘 향신료의 고장으로 카더몬, 후추, 계피, 생강, 강황도 풍부하게 자란다.

인도 초대 수상을 기념하는 식물원

케랄라주에 위치한 네루 열대식물원 및 연구소(Jawaharlal Nehru Tropical Botanic Garden and Research Institute)를 찾았다. 이 식물원은 인도의 초대 수상인 자와할랄 네루(Jawaharlal Nehru)를 기념하여 이름 붙여졌다. 식물원명의 약칭은 JNTBGRI이며 이전에는 Tropical Botanic Garden and

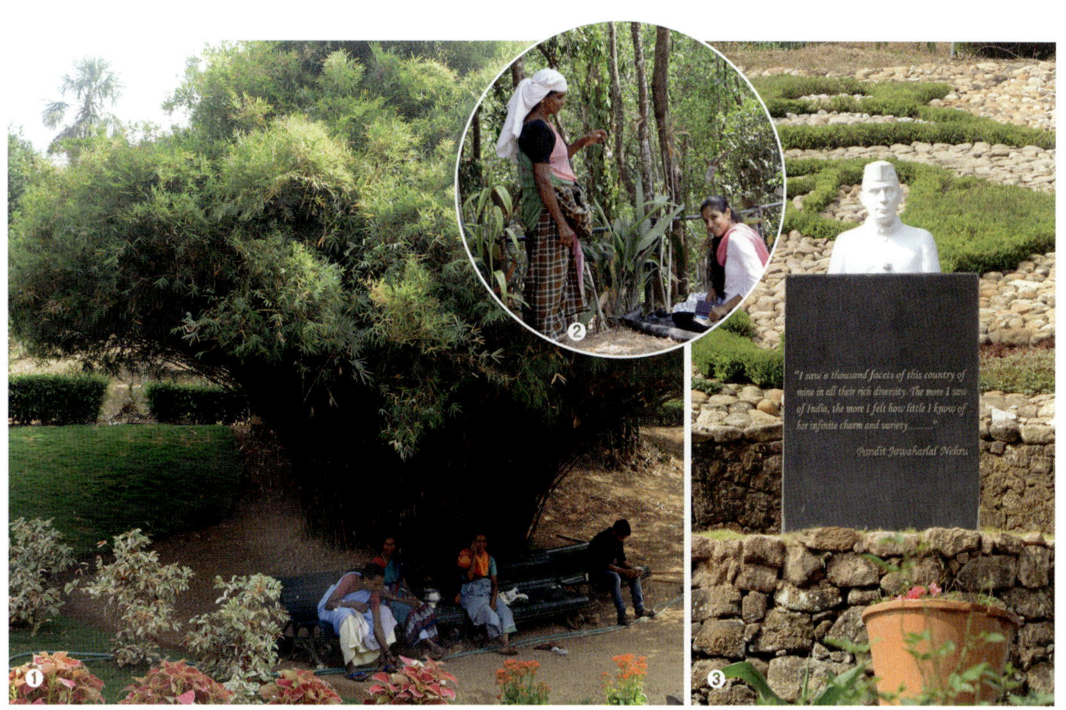

❶❷ 식물원을 찾은 관람객 ❸ 네루 전 수상의 동상

Research Institute로 불렀다. 1979년 케랄라 주정부에 의해 설립된 식물원은 주도인 티루바난타푸람에 있다. 약용식물구역을 비롯하여 발삼구역, 파인애플구역, 선인장구역, 소철구역, 양치식물구역 및 수생식물구역 등 17개 구역으로 구분해서 다양한 열대식물들을 재배하고 있다. 인터넷 자료를 찾아보니 식물원에는 약용, 향기, 향신료 식물 1,500종, 생강류 식물 50종, 난초류 식물 600종, 대나무류 식물 60종이 분포한다고 소개하고 있다.

식물원 정문을 들어서니 인도네시아 등 동남아시아에서 자주 보이는 *Plumeria alba* 나무가 흰 꽃을 피우고 우리 일행을 반기고 있다. 이 꽃은 인도네시아에서 다양한 장식품으로 활용한다. 더 들어가니 멀리 네루 수상의 하얀 흉상이 보이고 곳곳에서 관람객들이 휴식을 취하고 있다. 네루는 인도의 정치가이자 민족 운동 지도자다. 그의 정신적 지도자인 간디의 의사와는 반대로 인도의 분할에 동의하고 1947년에 초대 수상이 되었다. 그의 외동딸인 인디라 간디는 아버지의 뒤를 이어 1966년 인도의 여성 총리가 되어 인도 발전에 크게 기여했으며 네루의 외손자도 총리를 지냈다.

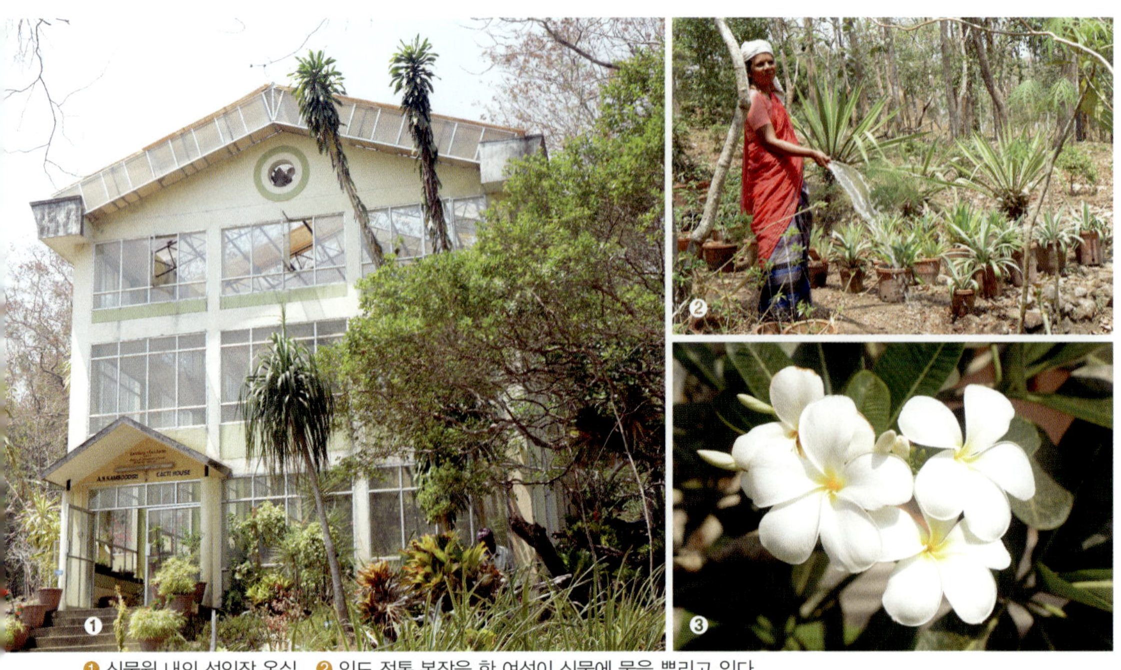

❶ 식물원 내의 선인장 온실 ❷ 인도 전통 복장을 한 여성이 식물에 물을 뿌리고 있다.
❸ 동남아시아에서 자주 만나는 *Plumeria alba*

국가 유전자 은행 안에 후추속 식물들이 자라고 있다.

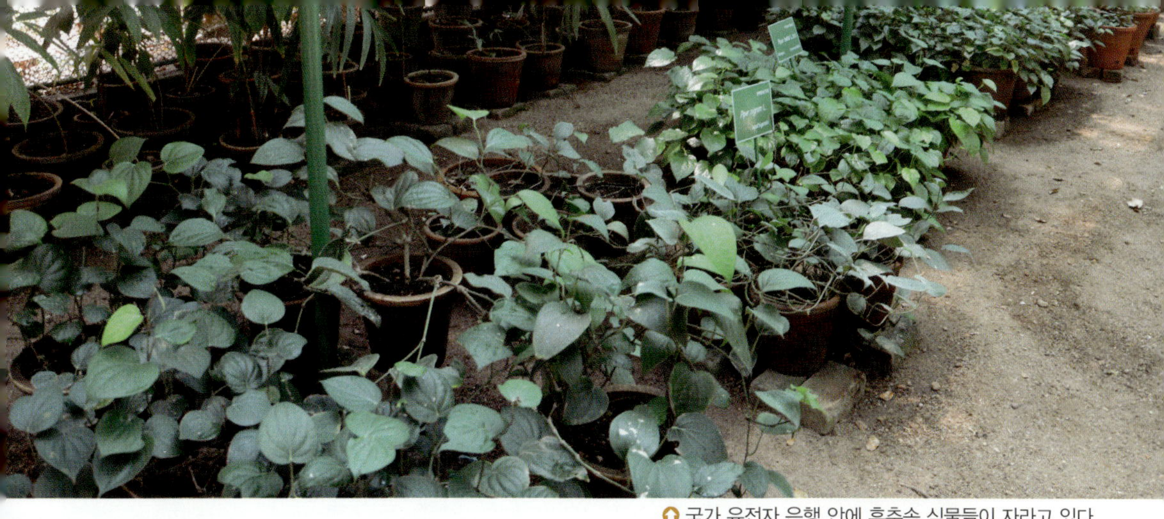

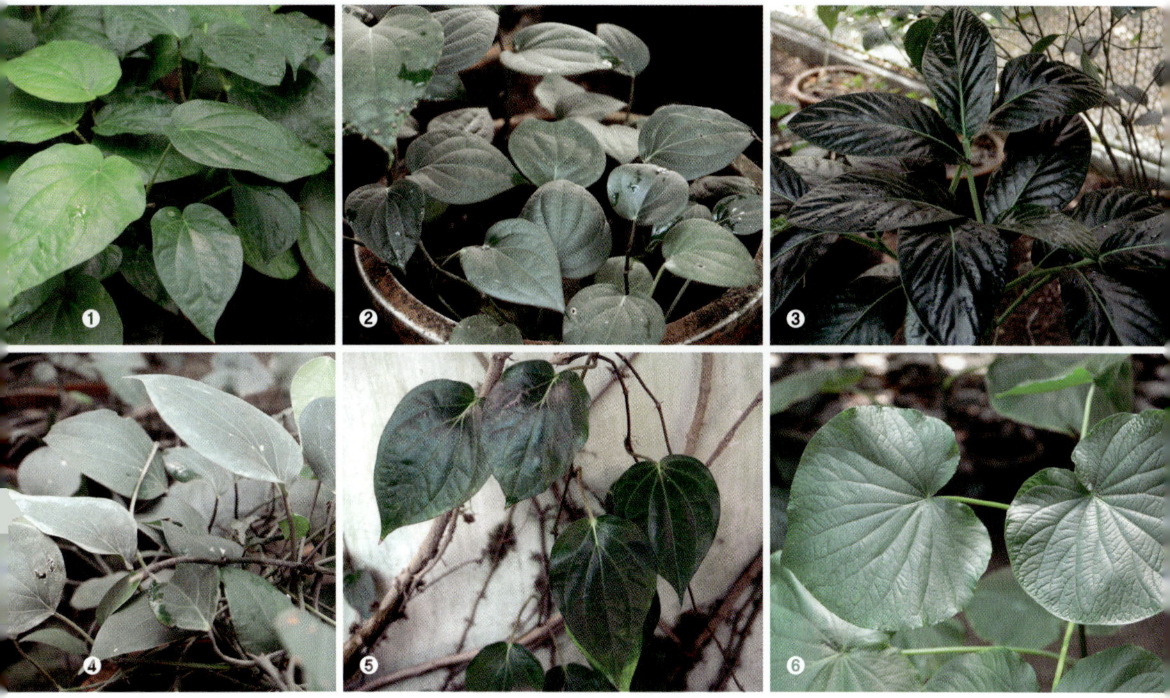

❶ *Piper betle* ❷ *Piper crocatum* ❸ *Piper magnificum* ❹ *Piper nigrum* ❺ *Piper pedicellosum* ❻ *Piper umbellatum*

넓은 식물원 내에서 먼저 후추속(屬) 식물들이 자라는 공간을 찾았다. 입구에는 '온실, 국가 유전자 은행'이라고 붙여 놓았다. 연구용이지만 우리 일행을 위해 특별히 개방한 이곳에는 *Piper betle*, *Piper crocatum*, *Piper divaricatum*, *Piper magnificum*, *Piper nigrum*, *Piper pedicellosum*, *Piper retrofractum*, *Piper umbellatum* 같은 다양한 후추속(屬) 식물들

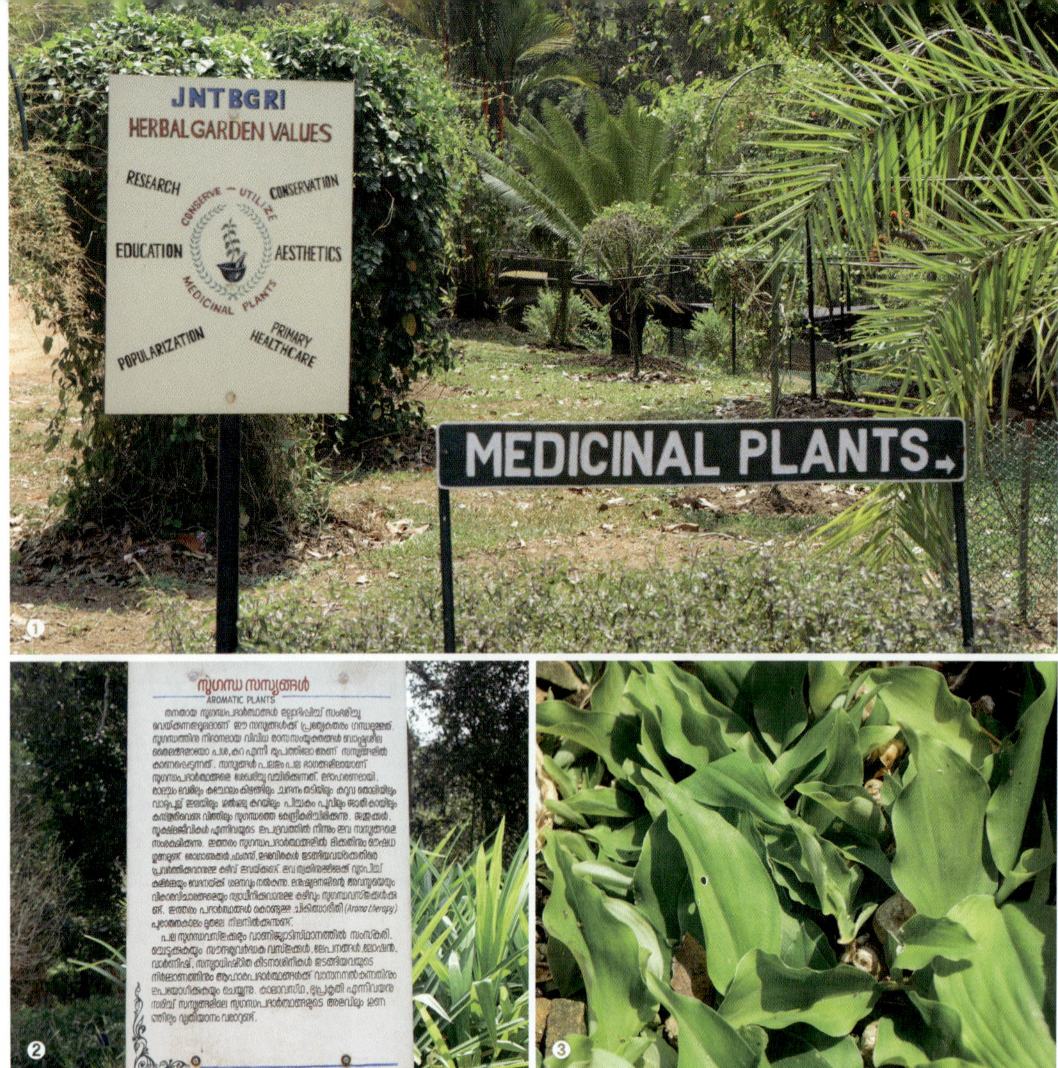

❶ 식물원 내의 약용식물구역 ❷ 약용식물구역에는 향신식물에 대해 인도어로 적혀 있다.
❸ 식약처 공정서에 수재된 중요한 한약 식물인 산내

이 잘 자라고 있다. 식물원 담당자의 세심한 배려 덕분으로 귀한 약초를 사진에 담을 수 있었다.

산내, 자단, 삼잎만형자

이 식물원에서 얻은 최고의 성과는 산내(山柰, *Kaempferia galanga*)를 발견한 것이다. 식약처 공정서에 수재된 중요한 한약인데도 그동안 사진을 갖지 못했는데 여기서 잘 자란 산내를 만

170

났다. 이날도 엄청 더웠지만 산내를 만난 기쁨에 무더위도 잊은 채 꾸부려 앉아 매크로렌즈를 갖다 대며 이리저리 찍고서 25장의 사진을 확보해 놨다. 이 뿌리줄기는 한방에서 이기온중[理氣溫中, 기(氣)를 통하게 하고 배 속을 따뜻하게 한다], 소식(消食, 소화를 촉진한다), 지통(止痛, 통증을 멎게 한다)의 효능을 가지는 약초다.

또 하나의 수확은 자단을 만난 일이다. 자단향은 식약처 공정서인 《대한민국약전외한약(생약)규격집》에 수재되어 있는 한약이다. 자단향은 자단(紫檀, *Pterocarpus santalinus*)의 나무줄기의 심재를 말한다. 이 나무는 열대지역에서 흔치 않아 국내 약초도감에는 사진이 거의 없다고 해도 과언이 아니다. 그래서 도감에는 동남아시아에서 쉽게 볼 수 있는 인도자단(*Pterocarpus indicus*)의 사진이 대신 실려 있는 경우가 많다. 자단의 나뭇잎은 둥글게 생겨 길다란 모양의 인도자단과 차이가 난다. 자단향은 거어화영[祛瘀和營, 어혈을 제거하고 경맥을 통해 운행되는 정기인 영기(營氣)가 부족하거나 한쪽으로 몰린 것을 조화롭게 한다], 지혈정통(止血定痛, 출혈을 멎게 하고 통증을 안정시킨다), 해독소종(解毒消腫, 해독하고 종기를 가라앉힌다)의 한방 효능으로 두통, 심복통(心腹痛), 소변이 시원스럽지 않고 방울 지어 떨어지며 아랫배가 아픈 증상을 낫게 한다.

돌아가는 버스 안에서 한 교수님이 "삼잎만형자(만형)도 잘 찍었지요?"라고 하길래 깜짝 놀랐다. 필자는 이 식물을 보지 못했던 것이다. 이전에 중국에서 이 삼잎만형자의 꽃 사진을 여러 장 찍어 뒀지만 잎을 중심으로 한 사진은 없었다. 그분께 부탁하여 귀국 후에 삼잎만형자의 잎 사진을 확보해 놨다. 한약 만형자는 순비기나무(*Vitex rotundifolia*) 또는 만형(삼잎만형자, *Vitex trifolia*)의 잘 익은 열매를 말한다. 이들 식물 학명이 암시하듯이 순비기나무의 '*rotundifolia*'는 '둥근 잎'이란 뜻이고, 삼잎만형자의 학명에서 '*trifolia*'란 '세 개의 잎'의 의미이다. 따라서 제주도 바닷가에 많이 자라는 순비기나무의 잎은 둥글고, 삼잎만형자의 잎은 세 개로 나누어져 구별하기가 쉽다. 만형자는 소산풍열[消散風熱, 풍열(風熱)을 해소한다], 청리두목(淸利頭目, 머

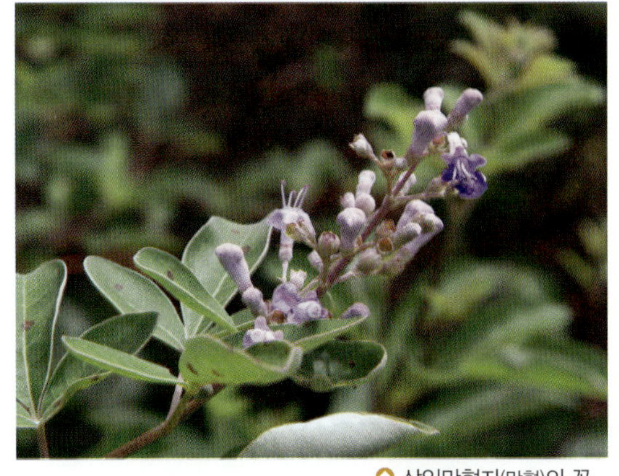

❂ 삼잎만형자(만형)의 꽃

리와 눈의 발열을 해소한다)의 효능이 있어 눈이 충혈되고 눈물을 많이 흘리는 증상, 머리가 어지럽고 눈앞이 아찔한 증상에 활용되는 한약이다.

실론육계, 모가자, 가자, 사엽나부목

이 식물원에서 조사한 나머지 약초는 다음과 같다. 실론육계(*Cinnamomum verum*)는 스리랑카의 옛 이름인 실론섬에서 많이 재배된다고 하여 붙여진 계피 이름이다. 향이 강해서 유럽에서는 향신료로 한약 육계 대신 실론육계를 많이 사용한다고 알려져 있다. *Terminalia bellirica*(모가자, 毛茄子), *Terminalia chebula*(가자, 訶子), *Terminalia paniculata* 3종의 *Terminalia* 속(屬) 식물이 보인다. 이 중 모가자는 《중국약전》에 수재된 한약으로 티베트족의 전통 약재

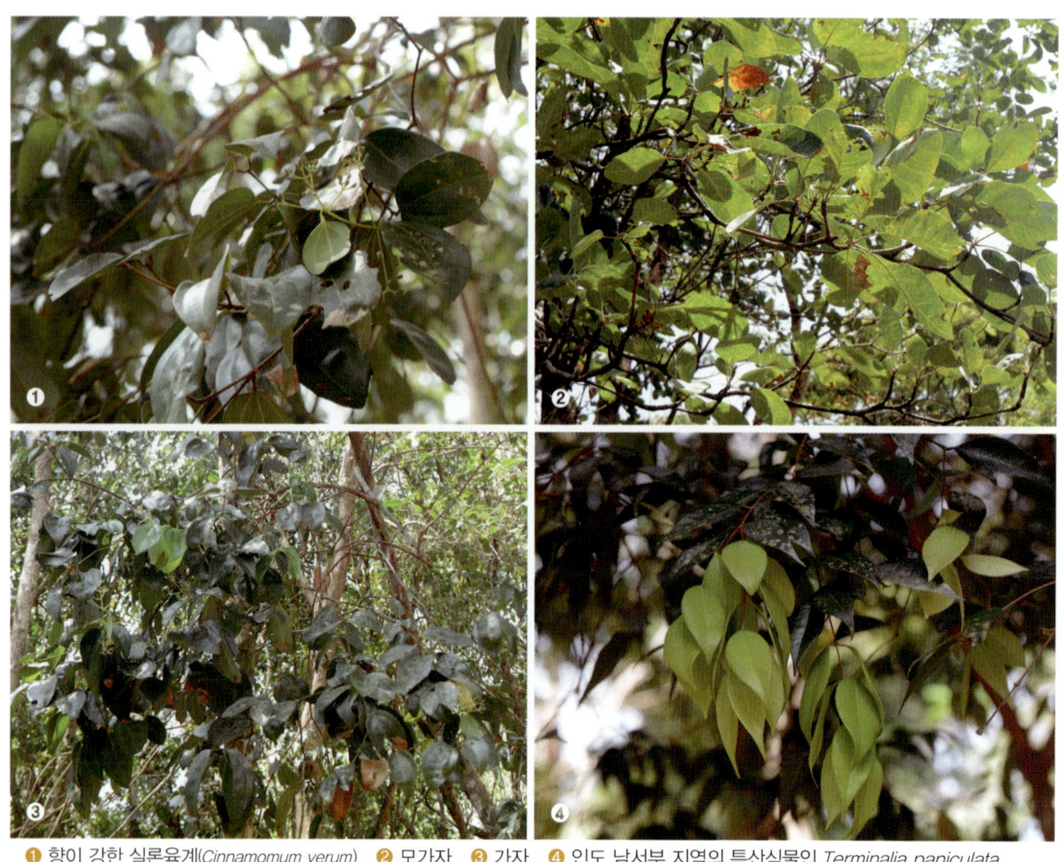

❶ 향이 강한 실론육계(*Cinnamomum verum*)　❷ 모가자　❸ 가자　❹ 인도 남서부 지역의 특산식물인 *Terminalia paniculata*

172

이기도 하며 *Terminalia paniculata*는 약용으로도 활용하는 인도 남서부 지역의 특산식물이다. 모가자, 가자는 여감자(余甘子)와 함께 모아서 '삼과(三果)'라고도 부른다.

사엽나부목(四葉蘿芙木, *Rauvolfia tetraphylla*)은 인돌(indole) 알칼로이드 성분을 함유하고 있다. 이 식물과 비슷한 인도사목(*Rauvolfia serpentina*)은 혈압강하, 정신안정 작용을 가지는 약용식물이다. 스위스의 제약회사 연구원들은 인도사목을 혈압강

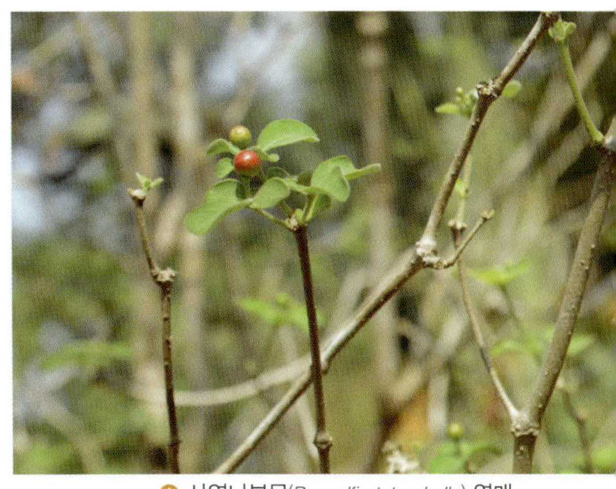

❁ 사엽나부목(*Rauvolfia tetraphylla*) 열매

하제로 개발하기 위해 연구했으나 미국의 연구원들은 이 식물을 정신병 치료약으로 개발했다는 흥미로운 이야기가 전해진다. 이 같은 인도사목의 효능은 뿌리에 함유된 레제르핀(reserpine) 성분이 교감신경의 전달물질인 카테콜아민(catecholamine)을 유리하게 하여 고갈시킴으로써 지속적인 혈압강하 작용과 심장박동수의 감소를 일으킨다.

마카다미아, 아프리카바질, 올스파이스, 대만바닐라

망고스틴(*Garcinia mangostana*)이 있고 이와 같은 속(屬)으로 열매를 식용하는 *Garcinia xanthochymus*가 보인다. 마카다미아 열매로 유명한 *Macadamia ternifolia*, 커피와 같은

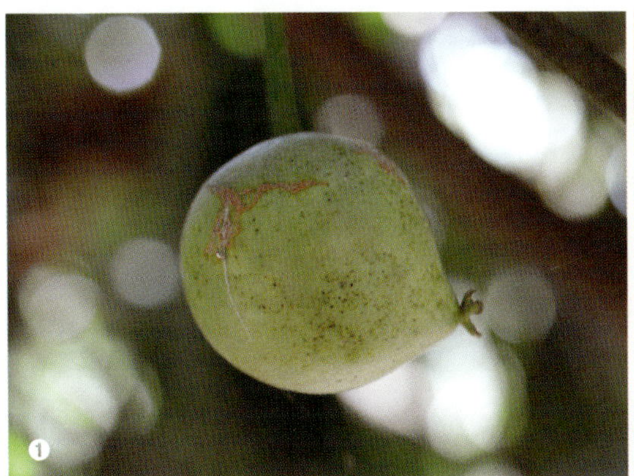

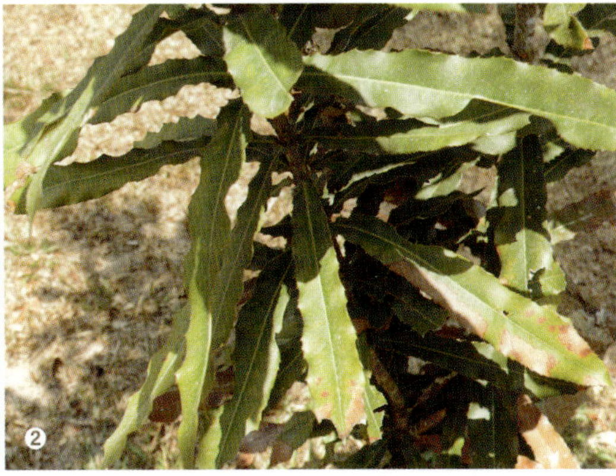

❶ 망고스틴과 같은 속으로 열매를 식용하는 *Garcinia xanthochymus*   ❷ 마카다미아 열매로 유명한 *Macadamia ternifolia*

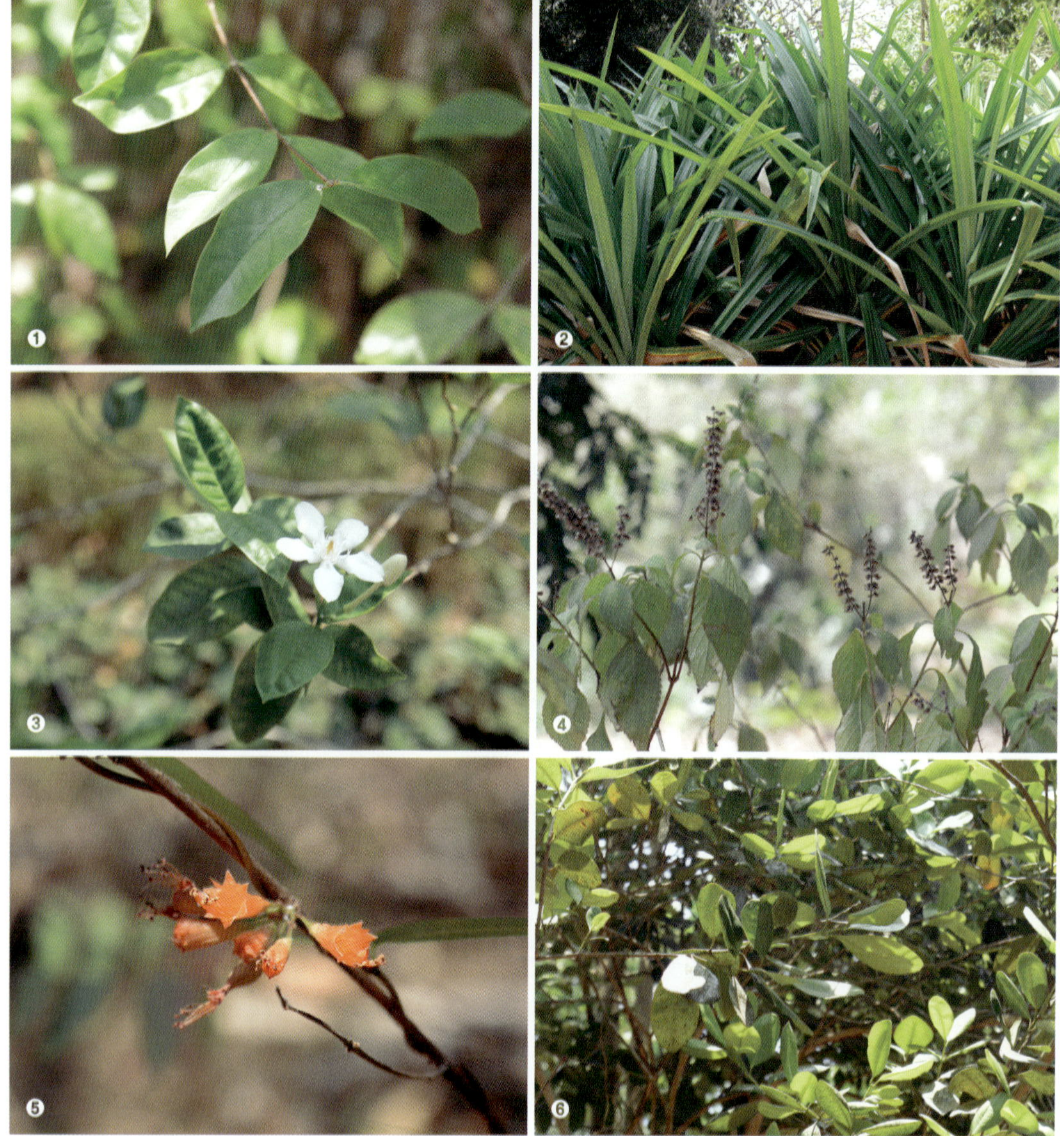

❶ 커피와 같은 속인 *Coffea travancorensis*   ❷ 아단 종류인 칠엽란(*Pandanus amaryllifolius*)
❸ 장운동 장애에 사용하는 *Wrightia antidysenterica*   ❹ 항균 작용이 있는 아프리카바질(*Ocimum gratissimum*)
❺ 동남아, 서남아, 아프리카에 분포하는 하자화(*Woodfordia fruticosa*)
❻ 카리브해 지역에서 향신료로 사용되는 올스파이스(*Pimenta dioica*)

속(屬) 식물인 *Coffea travancorensis*, 아단(pandan) 종류인 칠엽란(七葉蘭, *Pandanus amaryllifolius*), 인도 전통의학인 아유르베다 의약으로 장운동 장애에 사용하는 *Wrightia antidysenterica*가 재배되고 있다. 잎을 기침, 산통, 이질 치료에 사용하는 필리핀 차나무(*Ehretia microphylla*), 항균 작용이 있는 아프리카바질(*Ocimum gratissimum*), 인도 아대륙을 비롯하여 동남아시아, 서남아

174

식물원을 찾은 인도 학생들이 언덕 아래로 내려오고 있다.

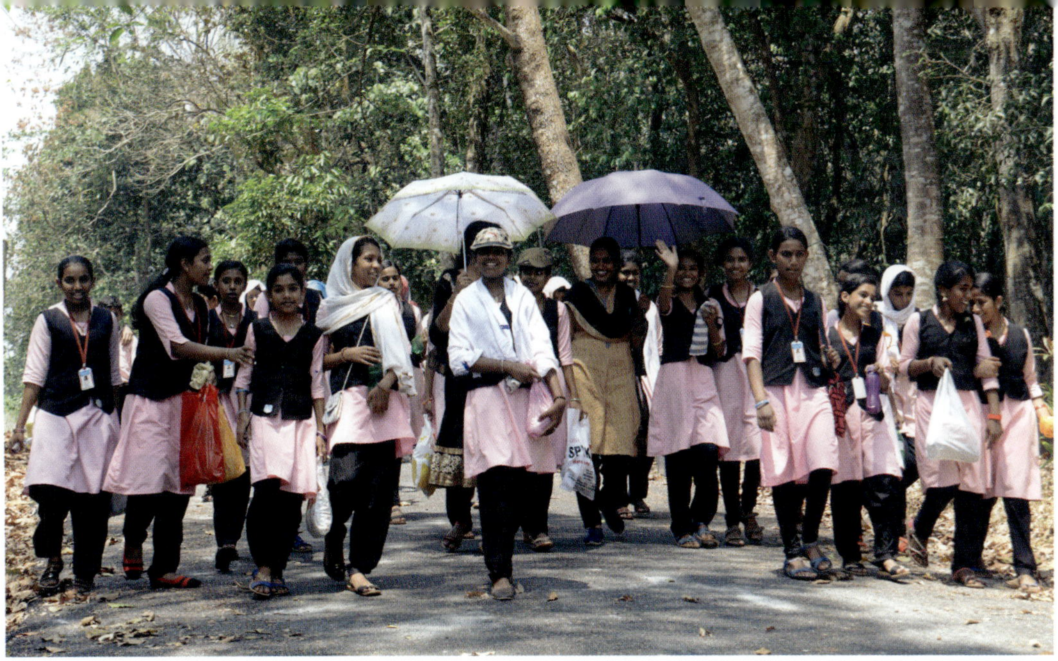

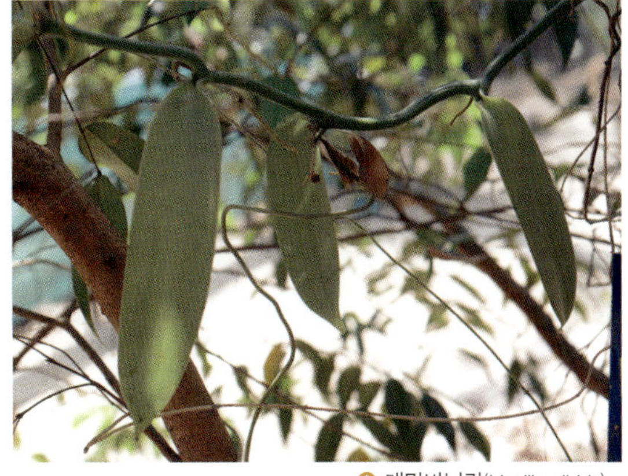

시아, 아프리카에 분포하는 하자화(蝦子花, *Woodfordia fruticosa*), 카리브해 지역에서 향신료로 사용되었으며 지금은 자메이카 같은 아메리카 열대지역에서 재배되고 있는 올스파이스(Allspice, *Pimenta dioica*), 대만바닐라(臺灣梵尼蘭, *Vanilla albida*)도 잘 자라고 있다.

대만바닐라(*Vanilla albida*)

필자는 이 식물원에서 49종의 약용식물을 조사했으며 이를 분석하면 후추과(Piperaceae) 식물 8종, 운향과(Rutaceae) 식물 5종, 협죽도과(Apocynaceae) 식물 4종, 물레나물과(Clusiaceae), 사군자과(Combretaceae), 꿀풀과(Lamiaceae) 식물 각 3종 등이다.

약용식물구역에서 한창 조사 중인데 위에서 왁자지껄 시끄러운 소리가 들린다. 단체 야외 수업인지 학생 무리가 언덕 아래로 내려오고 있다. 이 멋진 장면을 카메라에 담기 위해 약초보다 급히 학생들을 향해 앵글을 맞췄다. 인솔 선생님이 뭐라고 했지만 학생들은 이에 아랑곳하지 않고 필자를 향해 손 흔들며 웃어주고 재잘거리면서 내려간다. 깜짝 나타난 인도 학생들의 단체 촬영 사진은 인도 여행의 보물이 되었다. 식물원 연구소 소장을 면담하고 인도 학생들도 만나고 한약 식물인 자단, 산내도 관찰했던 이곳은 어느 식물원보다 강한 인상을 남긴 한약 답사지였다.

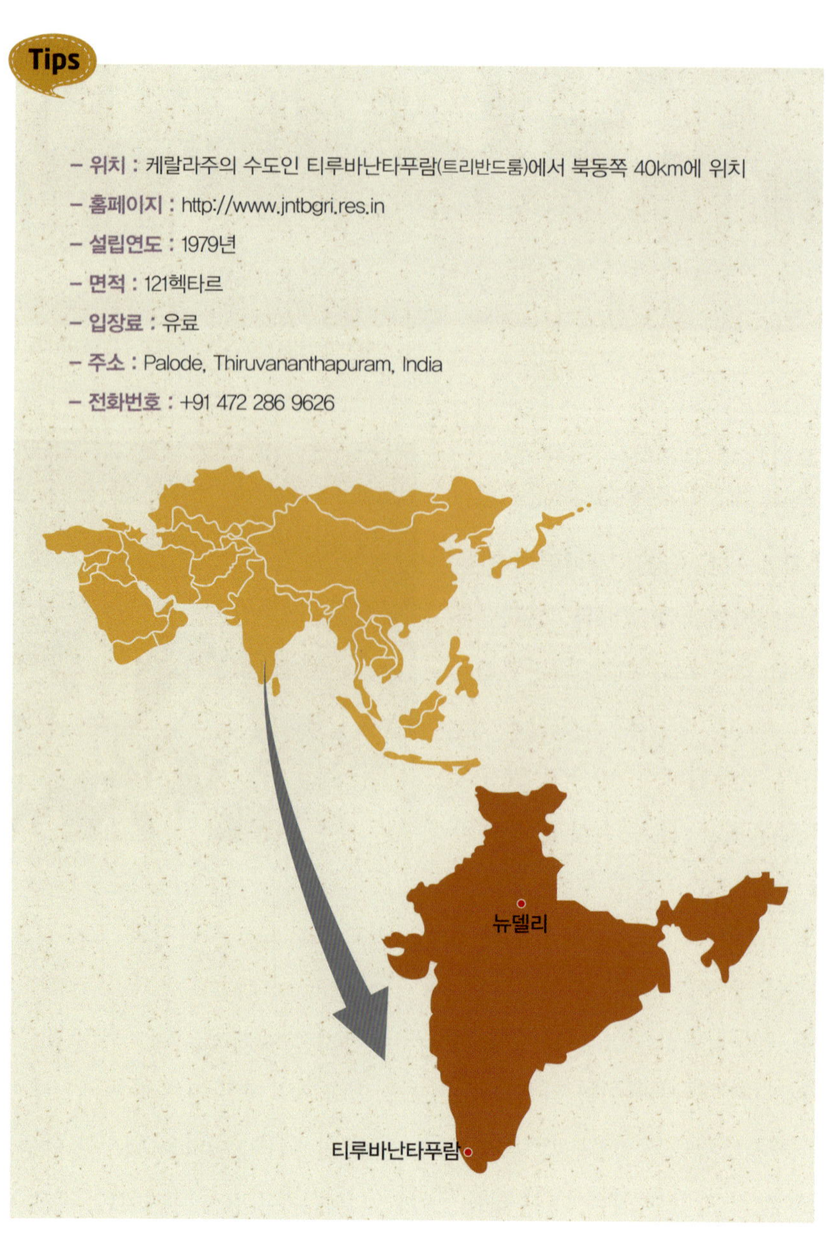

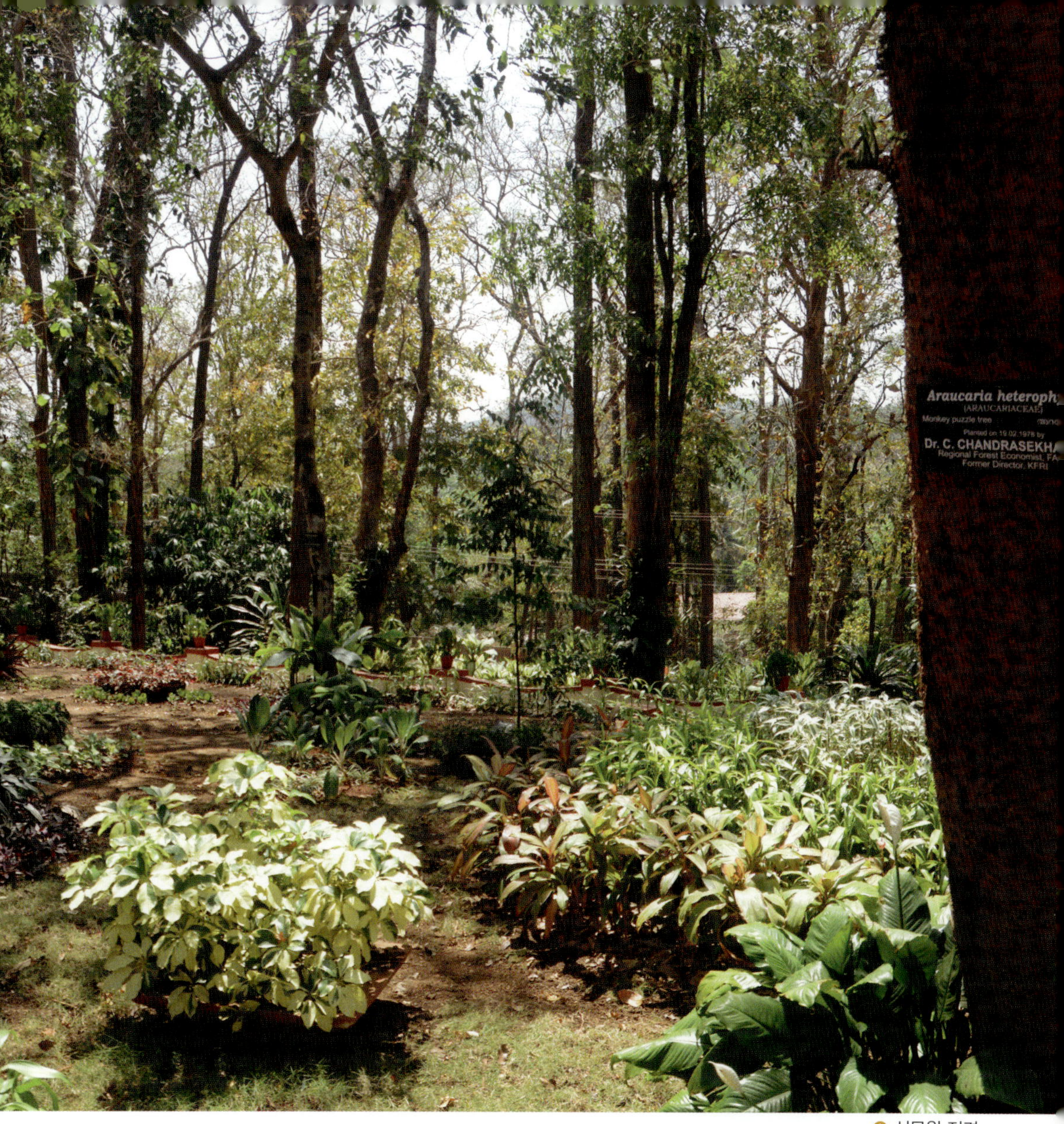

⬆ 식물원 전경

| 3.02 |

케랄라산림연구소 식물원의 약초

코치는 향신료의 도시

인도 남서부에 위치한 케랄라주의 주도인 티루바난타푸람(Thiruvananthapuram)에서 네루 열대 식물원의 약초 조사를 마치고 다음 목적지인 케랄라산림연구소(Kerala Forest Research Institute) 식물원으로 가기 위해 국내선 비행기로 코치를 향해 떠난다.

코친(Cochin)이라고도 부르는 코치(Kochi)는 향신료의 도시다. 케랄라주에 있는 도시로 말라바 해안을 따라 자리 잡고 있다. 오래전부터 전 세계에서 많은 사람이 향신료 하나를 구하기 위해서 찾아오던 곳이다. 향신료를 놓고 치열한 각축이 벌어졌던 제국의 난장 같은 곳

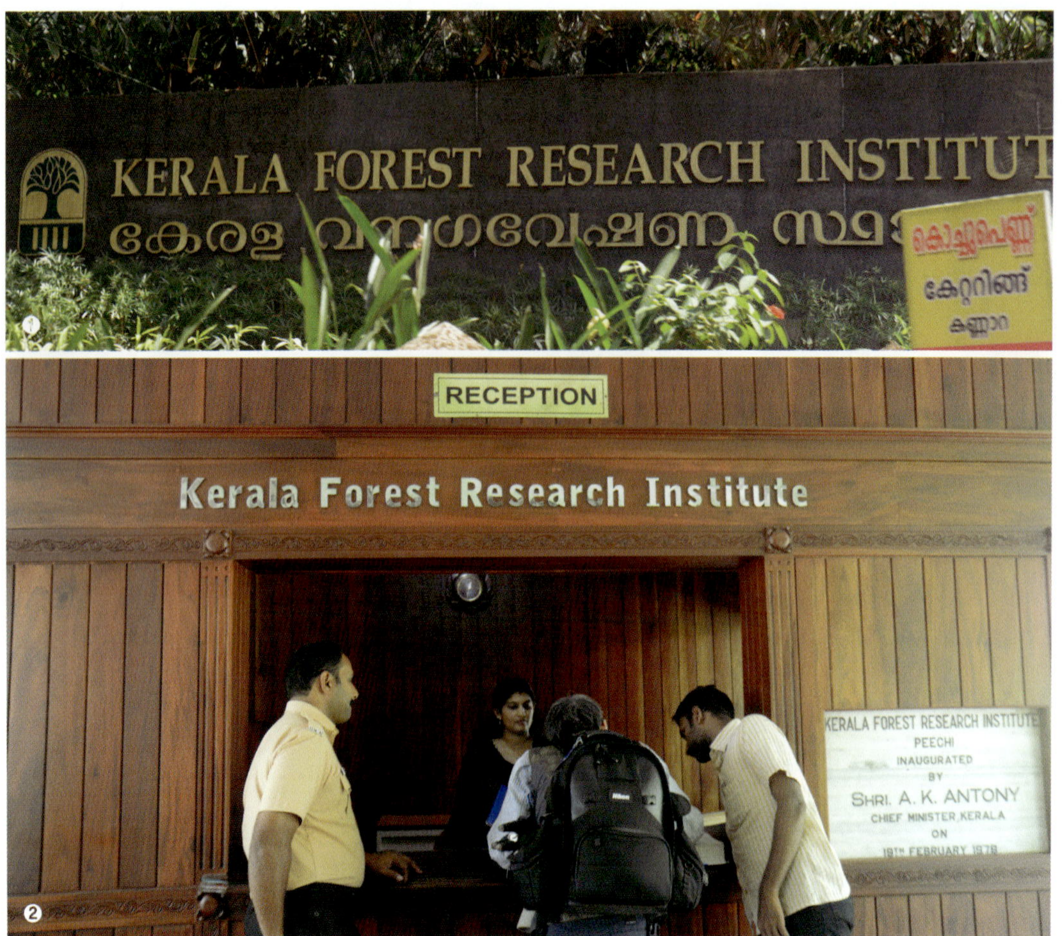

❶ 케랄라산림연구소 입구 ❷ 산림연구소 안내소

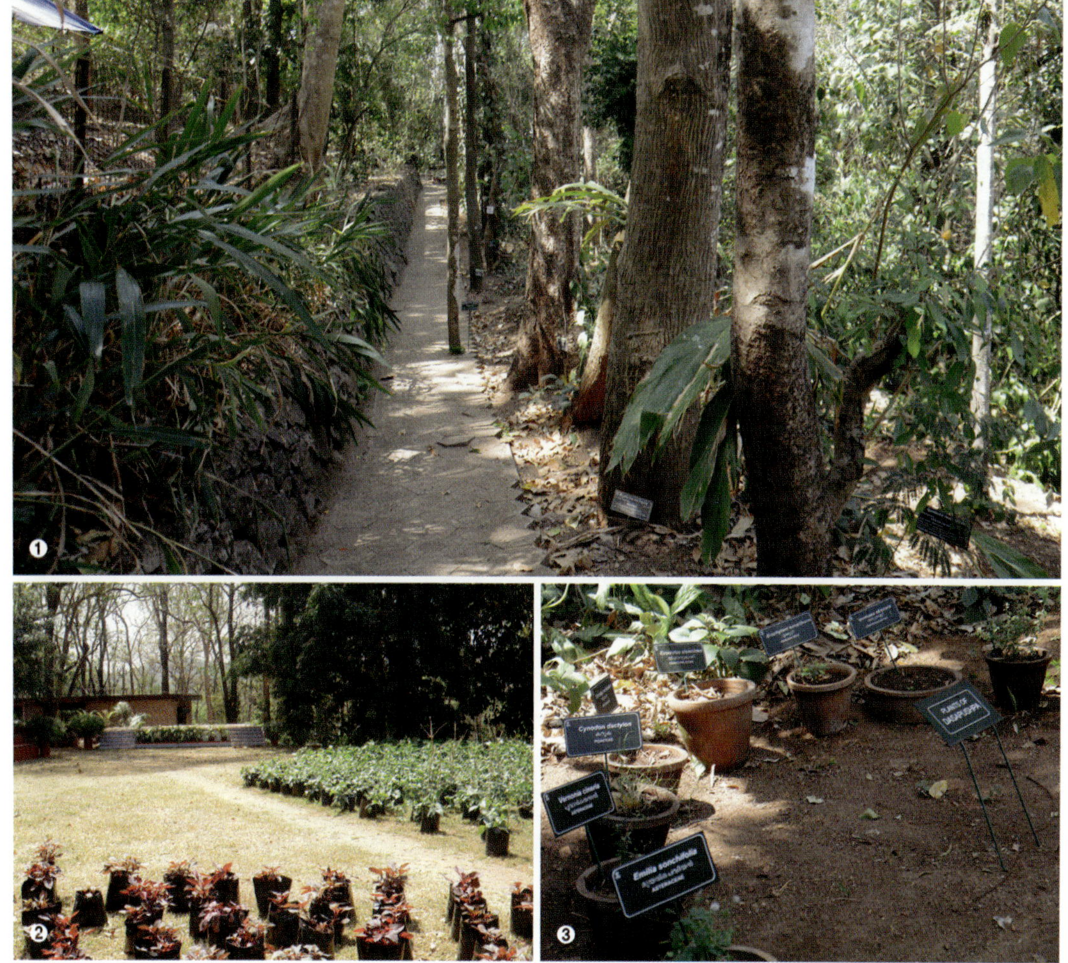

❶❷ 식물원 전경　**❸** 식물원 내의 화분

이기도 하다. 대항해시대가 열리자 포르투갈과 네덜란드, 그리고 영국의 상인들이 앞을 다투어 이곳의 후추를 유럽으로 실어냈다. 전 세계 후추 필요량의 4분의 1이 이곳에서 거래될 만큼 후추의 생산지와 집산지로 유명하다. 2천 년 이상 지속되어 온 후추 교역에는 유대계 상인들이 한몫을 하였다. 향신료를 구하기 위해 찾아왔다가 정착하기도 했던 유대인의 흔적을 이 도시에서 찾을 수 있다.

식물원은 1975년에 설립된 케랄라산림연구소 안에 있다. 이 연구소 식물원은 약용식물 구역을 비롯하여 수목원, 난초 정원, 나비 정원, 곤충 자료관, 박물관 등으로 구성되어 있다. 약용식물구역에서는 다양한 약초를 화분에 심어 재배하고 있고 목본식물도 많다. 화분 속에다 약초를 키우다 보니 식물 구역이 잘 구분되어 있었다.

소두구, 타마린드, 아다

여기서 카더몬(cardamon)으로도 부르는 한약 식물인 소두구를 처음으로 촬영했다. 꽃이나 열매는 아직 없었지만 지상부를 여러 장 찍어뒀다. 두 군데 화분에 담겨 있는 소두구의 외형은 평범한 일반적인 생강과(科) 식물과 비슷한 모양이었다. 강장, 최음, 담즙분비 촉진 작용이 알려져 있고 향신료로 애용하는 약용식물이다. 카더몬은 특히 사프란 다음가는 고가의 향신료로서 매운맛이 강하다. 북유럽에서는 빵, 페스트리, 케이크의 풍미를 더하는 용도로 사용하고 피클용으로도 활용한다.

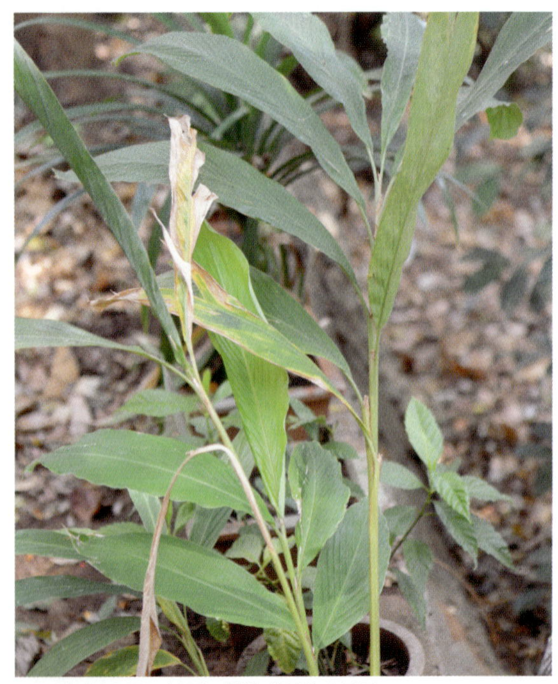

☻ 카더몬으로도 부르는 한약 식물인 소두구

타마린드(*Tamarindus indica*)가 자라고 있다. 이 식물은 아프리카가 원산지다. 그리고 인도, 동남아시아, 미국 등에 걸쳐 재배되고 있다. 태국 북부의 대표적인 열대과일인 타마린드는 콩꼬투리 같은 열매 모양이 커다란 땅콩처럼 보인다. 열매 안에 곶감 살과 비슷한 끈적끈적한 과육이 있다. 이 열매는 요리의 산미료나 식품첨가물에도 이용하고, 시럽, 청량음료로 가공하는 등 이용 범위가 넓다. 우리나라 《식품공전》의 '식품에 사용할 수 있는 원료' 부분에 '타마린드'라는 명칭으로 수재되어 있어 식용이 가능하다. 한방에서 산두(酸豆) 또는 산각(酸角)이라고도 부르는 타미린드는 여름철 더위를 제거하고 체한 음식물을 제거하는 효능이 있다. 말라바타마린드(Malabar tamarind)로 부르는 *Garcinia gummi-gutta*도 이 식물원에서 자라고 있다. 인도네시아가 원산지이며 당뇨, 천식 치료에 도움을 주는 약초이다.

아다(*Acacia catechu*)가 보인다. 껍질을 제거하여 가지와 줄기를 말리고 달여서 농축한 것이 한약 해아다(孩兒茶)이다. 해아다는 《동의보감》에서 '성질은 차며 맛은 쓰고 달며 독이 없다.

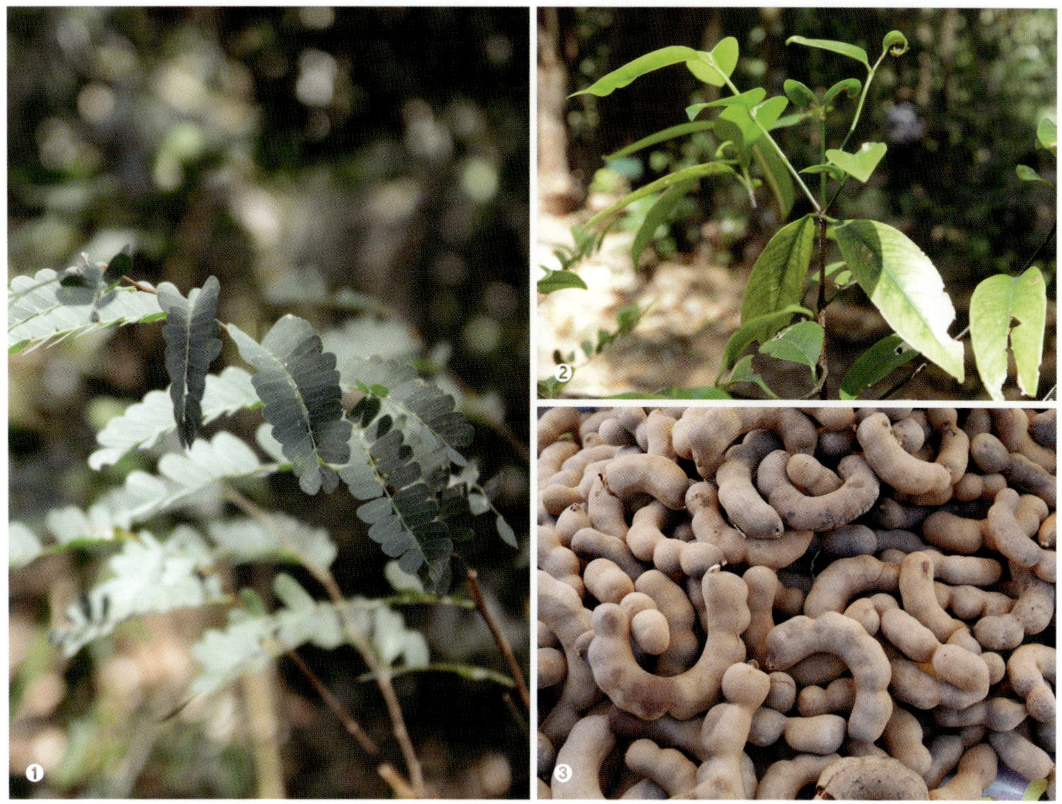

모든 상처의 독을 치료한다'고 설명한다. 다른 한의학 문헌에도 '열을 내리고 담을 삭이며 출혈을 멎게 하고 소화를 도우며 새살이 돋아나게 하고 통증을 완화시킨다. 담열로 기침을 할 때 여러 가지 원인으로 피가 나는 데, 소아의 소화불량, 구내염 등에 쓴다'고 기재하고 있다.

감람나무와 비슷한 전람, 스타애플

전람(滇欖, *Canarium strictum*)은 수지(樹脂, 식물체로부터의 분비물 또는 상처로부터의 유출물)를 약용하거나 상업적으로 이용하며 그 수지를 흑다마르(black dammar)라고 부른다. 한자 '람(欖)'은 감람나무를 뜻한다. 감람나무의 학명은 *Canarium album*으로 열매를 식용 및 약용한다. 감람나무의 열매

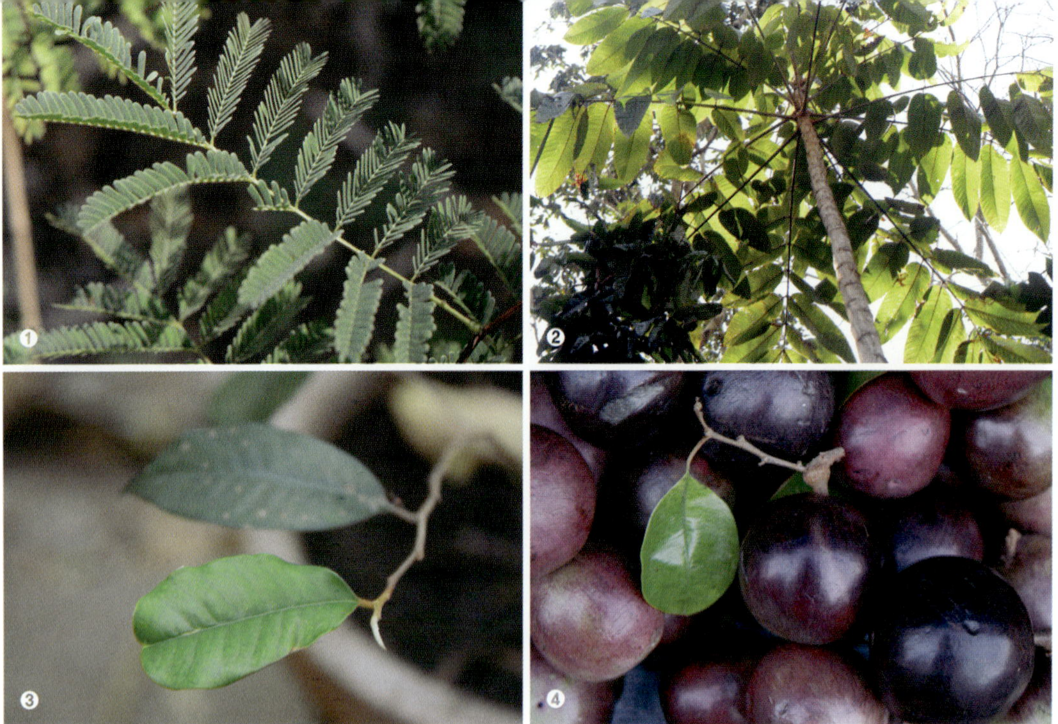

❶ 아다 잎　❷ 수지를 약용하는 전람(*Canarium strictum*)
❸ 열대과일인 스타애플이 열리는 *Chrysophyllum cainito* 잎　❹ 동남아에서 판매되는 자색의 스타애플

는 올리브나무 열매와 비슷해서 성서에도 소개되어 있는데 이는 올리브나무를 감람나무로 잘못 번역한 것으로 생각한다. 한방 책에는 감람의 효능으로 '주독(酒毒)을 풀어준다'라며 술 마시고 난 뒤에 감람나무 열매가 좋다고 설명하고 있다.

베트남에서 '부스어'로 부르는 열대 나무인 *Chrysophyllum cainito*는 과일을 반으로 자른 단면을 보면 씨와 과육의 모양이 별처럼 생겼다고 해서 스타애플(star apple)이라 하고, 하얀 우윳빛 과즙이 나오므로 밀크프루트(milk fruit)라고도 한다. 스타애플은 말랑말랑하므로 껍질을 조심스럽게 벗긴 후 풍부한 과육을 스푼으로 떠먹으면 된다. 과육은 반투명한 젤리 모양으로 신맛이 전혀 나지 않고 달다. 이 나무의 잎으로 만든 허브차는 당뇨병이나 관절 류머티즘의 치료용으로 이용해 왔고, 나무껍질은 강장제나 각성제로 쓰이고 달인 나무 껍질은 기침을 멈추는 데 유용하다.

인도고련수, 판단, 홀리바질, 코브라 사프란

케랄라산림연구소는 다음과 같은 약용식물들도 재배하고 있다. 님나무, 인도고련수(印度

苦棟樹)라 부르는 *Azadirachta indica*가 있다. 인도 아대륙이 원산지인 이 나무는 아유르베다 의학에서 당뇨 치료제로 활용하고 진정, 구충, 항진균의 약리작용도 있다. 인도 남서부의 서고츠(Western Ghats)가 원산지인 *Myristica malabarica*는 육두구와 같은 속(屬) 식물로 아유르베다 의약으로 쓰이며, 이 식물 열매는 진짜 육두구에 섞어 쓰기도 한다. 서고츠산맥은 인도 서해안을 따라 남북 약 1,600km에 걸쳐 길게 뻗은 산맥이며 지형적 특성과 생물학적 다양성이 돋보이는 곳으로 유네스코 세계자연유산으로 등재되었다.

그 밖에도 열대식물인 판단(pandan, *Pandanus amaryllifolius*)은 향미가 있어 남아시아와 동남아시아에서 요리에 사용한다. 카레나무인 *Murraya koenigii*도 재배 중이다. 이 약용식물은 아유르베다 의약으로도 사용하며 항당뇨 작용이 알려져 있다. 홀리바질(*Ocimum tenuiflorum*)은 아유르베다 의약으로 사용하며 잎을 허브로 활용하기도 한다. 태국 요리에 흔히 쓰이고, 흰

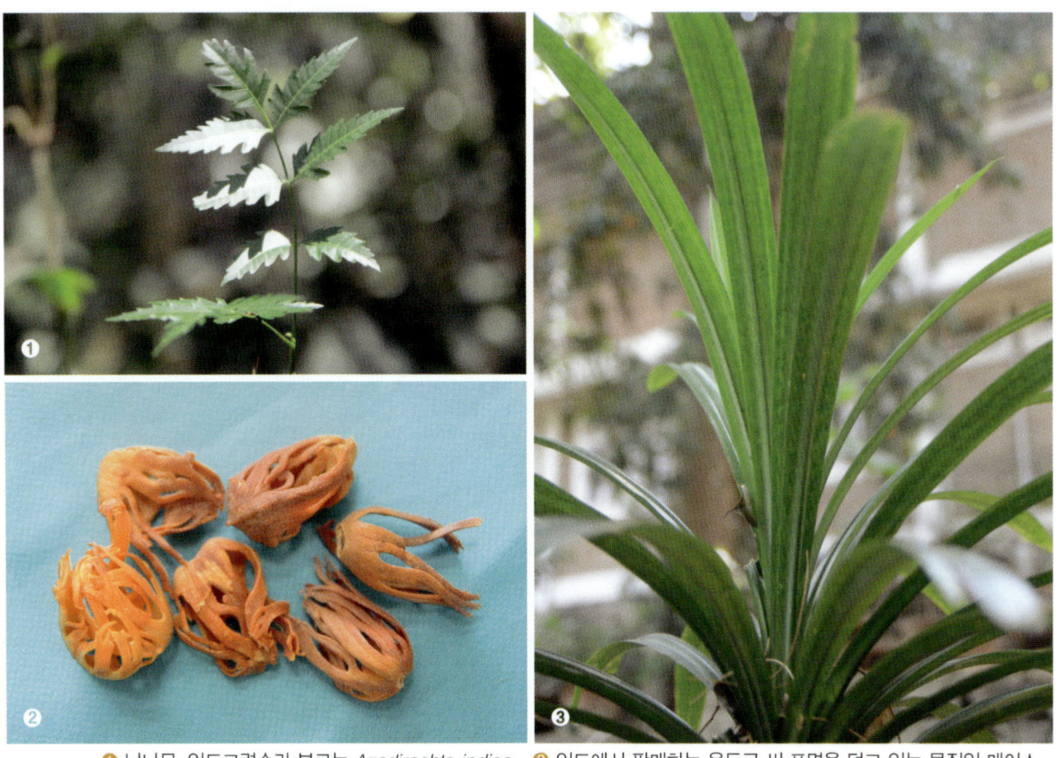

❶ 님나무, 인도고련수라 부르는 *Azadirachta indica* ❷ 인도에서 판매하는 육두구 씨 표면을 덮고 있는 물질인 메이스
❸ 열대식물인 판단(*Pandanus amaryllifolius*)

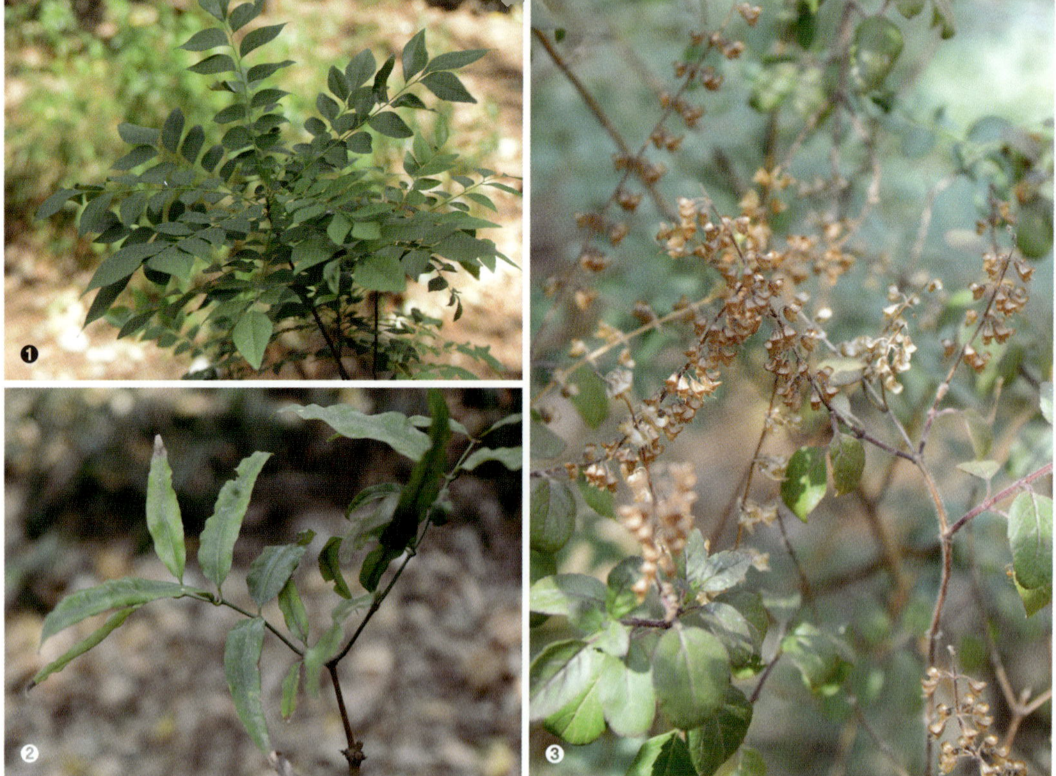

❶ 카레나무인 *Murraya koenigii* ❷ 스리랑카의 국가 나무인 코브라 사프란(*Mesua ferrea*)
❸ 잎을 허브로 쓰는 홀리바질(*Ocimum tenuiflorum*)

두교에서는 신성한 식물로 여겨진다. 향신료로 자주 쓰이는 바질(*Ocimum basilicum*)도 보인다. *Pala indigo plant*라 부르는 *Wrightia tinctoria*는 인도, 동남아, 호주에서 잘 자란다. 이 식물은 트리테르페노이드 성분을 함유하며 아유르베다 의약으로 활용한다. 나무껍질은 설사, 치핵, 백선증에 유용하며 씨는 최음, 진통, 구충 목적으로 사용한다. 비슷한 인디고 염료인 *Indigofera tinctoria*도 보인다. 세이론무쇠나무, 코브라 사프란(cobra's saffron)인 *Mesua ferrea*는 중국에서는 철력목(鐵力木)으로 부르며 스리랑카의 국가 나무다.

모가자, 가자, 로즈애플, 소두구, 산내

Terminalia 속 식물로 스리랑카 식물원에서 자주 봤던 모가자(毛訶子, *Terminalia bellirica*)와 가자(訶子, *Terminalia chebula*), *Terminalia travancorensis*의 3종류가 자라고 있다. 사군자과인 모가자, 가자는 여감자(余甘子, *Phyllanthus emblica*)와 함께 모아서 '삼과(三果)'라고도 부르는 중요한 약용식물이다. 모가자는 청열해독(清熱解毒, 열독을 해소한다), 수렴양혈(收斂養血, 혈을 길러주고 안으로 모아준다), 가

184

자는 삽장지사(澁腸止瀉, 장을 튼튼히 하여 설사를 멎게 한다), 염폐지해(斂肺止咳, 폐의 기운을 수렴시켜 기침을 멎게 한다), 강화이인(降火利咽, 열을 떨어뜨려 목구멍을 편안하게 한다) 그리고 여감자는 청열이인(淸熱利咽, 열기를 식히고 목구멍을 편안하게 한다), 윤폐화담(潤肺化痰, 폐를 촉촉하게 하고 가래를 없앤다), 생진지갈(生津止渴, 진액 생성을 촉진하고 갈증을 멎게 한다)의 효능이 있다.

Syzygium 속 식물은 영어명이 로즈애플, 중국에서는 포도(蒲桃)라 부르며 열매를 식용하는 *Syzygium jambos*을 비롯하여 *Syzygium travancoricum*, *Syzygium zeylanicum* 3종류가 재배되고 있다. 가지과 식물은 흰독말풀(*Datura metel*)과 마노주(瑪瑙珠, *Solanum diphyllum*) 그리고 생강과 식물은 앞서 소개한 소두구, 산내를 비롯하여 *Alpinia calcarata*, *Amomum pterocarpum*가 있다.

육두구, 자단, 인도사목, 갈울금

식욕부진, 복부팽만에 효과가 있는 육두구(*Myristica fragrans*), 산후(産後)에 머리가 아찔하고 어지러운 증상과 가슴과 배가 찌르듯 아픈 증상을 낫게 하는 소목(*Caesalpinia sappan*), 두통, 심복통(心腹痛)에 사용하며 소변이 시원스럽지 않고 방울 지어 떨어지며 아랫배가 아픈 증상을 낫게 하는 자단(*Pterocarpus santalinus*)이 자라고 있다. 혈압강하, 정신안정 작용이 있는 인도사목

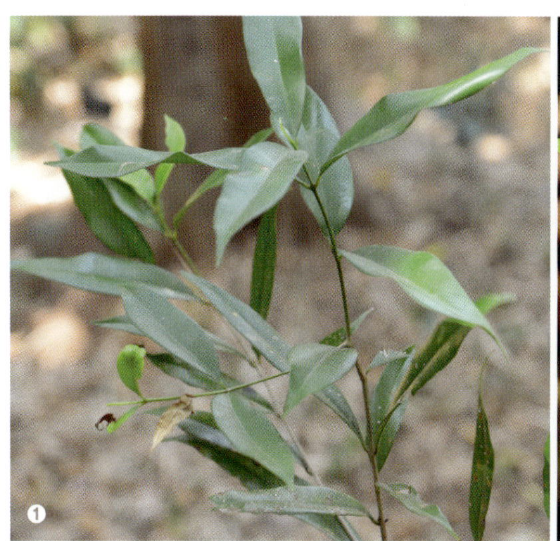

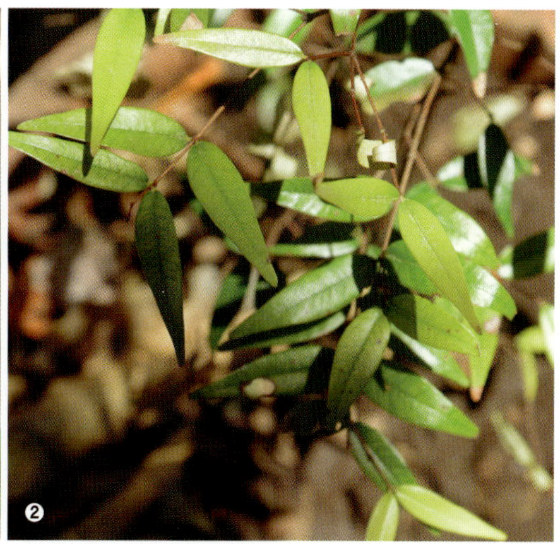

❶ 열매를 식용하는 로즈애플(*Syzygium jambos*)　❷ *Syzygium zeylanicum*

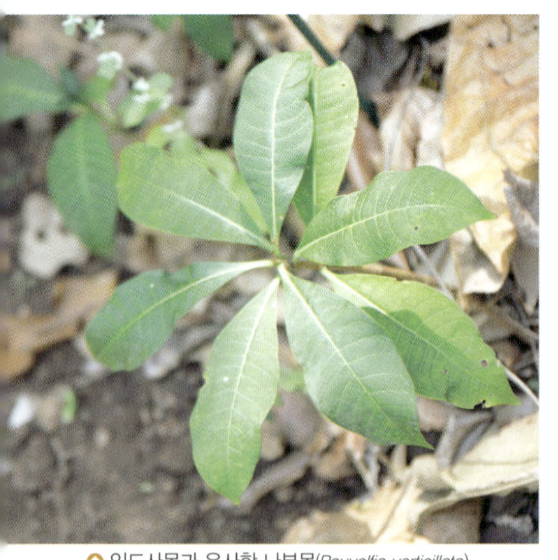
⬆ 인도사목과 유사한 나부목(Rauvolfia verticillata)

(*Rauvolfia serpentina*), 인도사목과 유사한 나부목(蘿芙木, *Rauvolfia verticillata*)이 심어져 있다.

　그 외 케랄라산림식물원에 보이는 약용식물을 정리하면 다음과 같다. 식물명에 스리랑카의 옛 이름이 들어 있는 실론계피나무(*Cinnamomum verum*)를 비롯하여, 하자화(蝦子花, *Woodfordia fruticosa*), 육지면(陸地棉, *Gossypium hirsutum*), 갈울금(葛鬱金, *Maranta arundinacea*), 자화단(紫花丹, *Plumbago indica*), 황형(黃荊, *Vitex negundo*), 열매를 커스터드애플(custard apple)이라 하고 긴잎아노나로 부르는 *Annona reticulata* 등이다.

　식물원을 찾아가는데 나이가 많은 인도 안내인이 매끄럽게 안내를 못해서 애가 탄다. 게다가 버스 기사는 이런 안내인을 의존해서 운전 중이다. 빨리 가서 약초 사진을 찍어야 하는데 아침에 출발한 차량은 점심시간이 다가오도록 아직도 도로 위다. 급기야 안내인은 길을 묻느라 차를 길가에 세워 두고서 긴 통화를 하기 시작했다. 답답함에 일행 한 분이 무례하게 느낄 정도의 큰 소리로 다그쳐 보기도 한다. 이렇게 힘들게 찾아갔지만 식물원에 머무를 수 있는 시간은 부족할 수밖에 없었다. 다음 행선지인 향신료 시장으로 가기로 되어

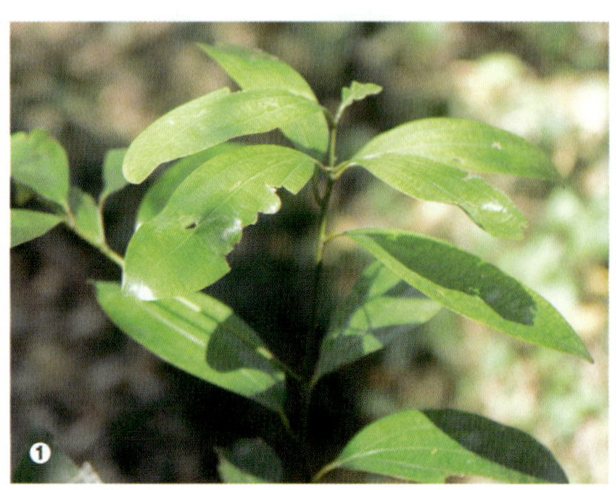
❶ 실론계피나무(*Cinnamomum verum*)　❷ 인도에서 판매하고 있는 실론계피

있었고 최소한 시장의 폐장시간 전에는 도착해야 했기 때문이다. 참으로 느긋한 인도인이고 답사 길에서 가끔 있는 돌발 상황이다.

　이 식물원에서 가장 많은 식물의 과명은 콩과로 14종을 보유하고 있으며 협죽도과, 꿀풀과 식물 각 7종, 쥐꼬리망초과 식물은 6종이 자라고 있다. 사군자과, 새모래덩굴과, 도금양과, 생강과, 대극과, 육두구과, 꼭두서니과, 운향과 식물이 그 뒤를 잇고 있다.

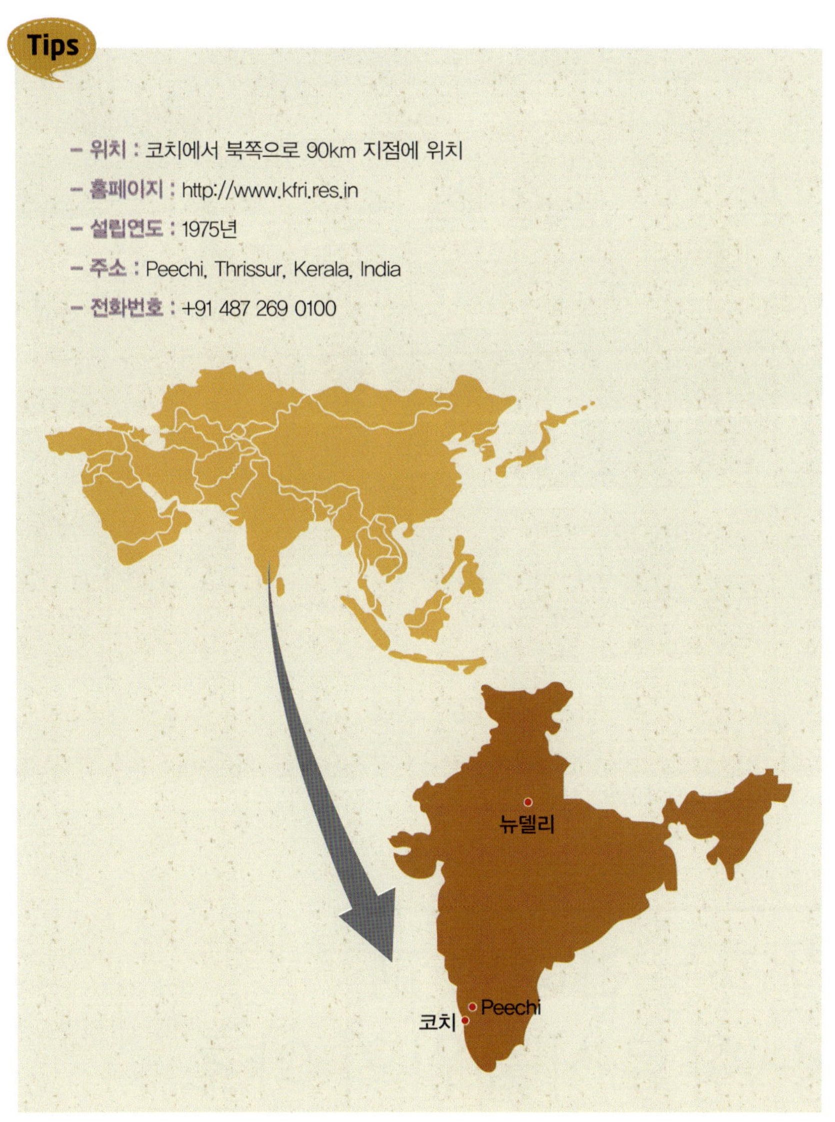

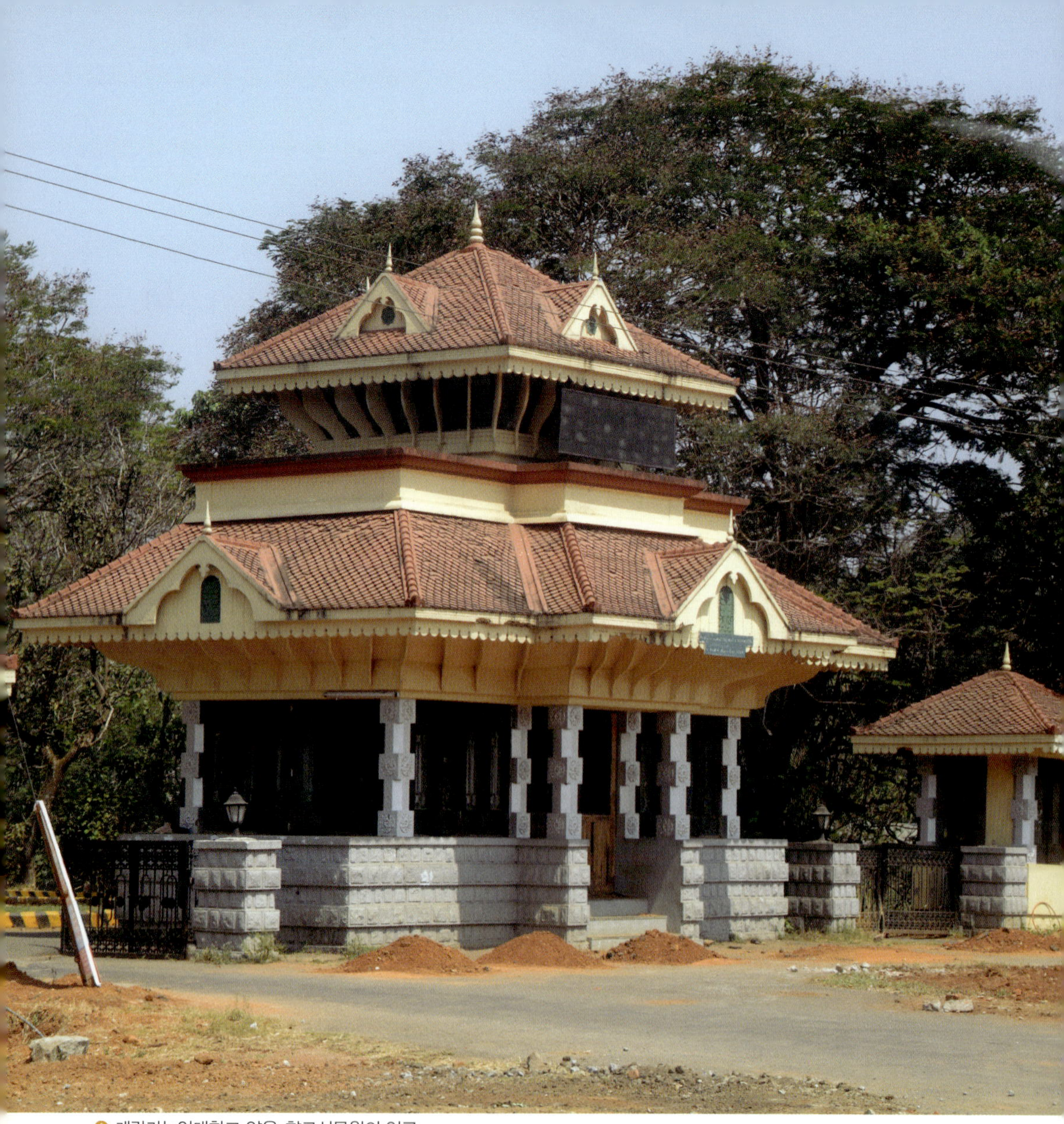

◆ 케랄라농업대학교 약용·향료식물원의 입구

케랄라농업대학교
약용·향료식물원의 약초

아담한 규모지만 긴 이름을 가진 식물원

　인도 케랄라농업대학교 원예대학의 AICRP on Medicinal and Aromatic Plants 식물원
은 케랄라산림연구소를 찾아가다 만난 식물원으로 규모는 크지 않다. 식물원 이름 속에 들
어 있는 'AICRP'는 'All India Coordinated Research Project on Spices'의 약자로 인도 인
터넷 곳곳에 보여 이곳의 향신료 연구가 매우 중요함을 알 수 있다. 식물원 이름이 너무 길
고 케랄라농업대학교 원예대학에서 약용식물과 향료를 내세운 식물원이므로 편의상 케랄
라농업대학교 약용·향료식물원으로 부른다. 식물원으로 들어갈 때 미리 차에서 찍어 둔 식
물원 간판 속의 여러 명칭으로 인터넷을 뒤져봐도 자료가 전혀 나오지 않는다. 규모가 작
다 보니 홈페이지를 운영하지 않는 모양이다.

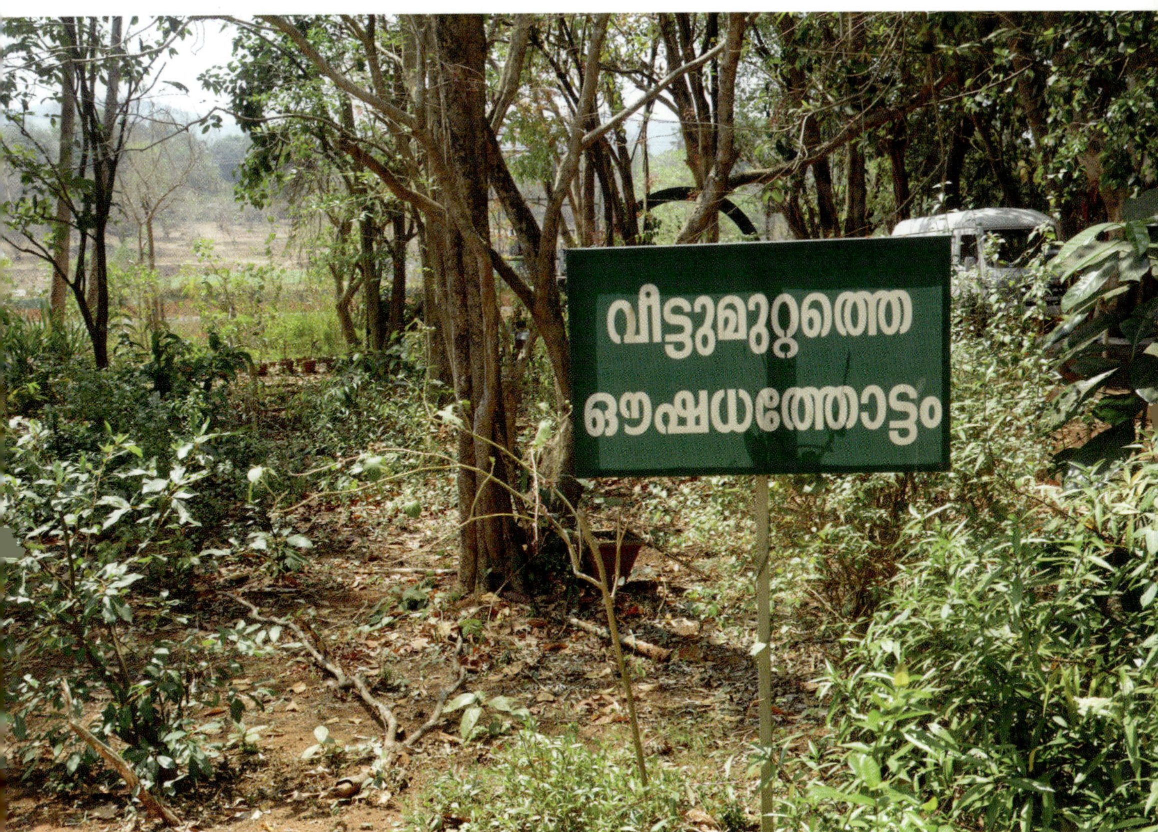

❂ 식물원 전경

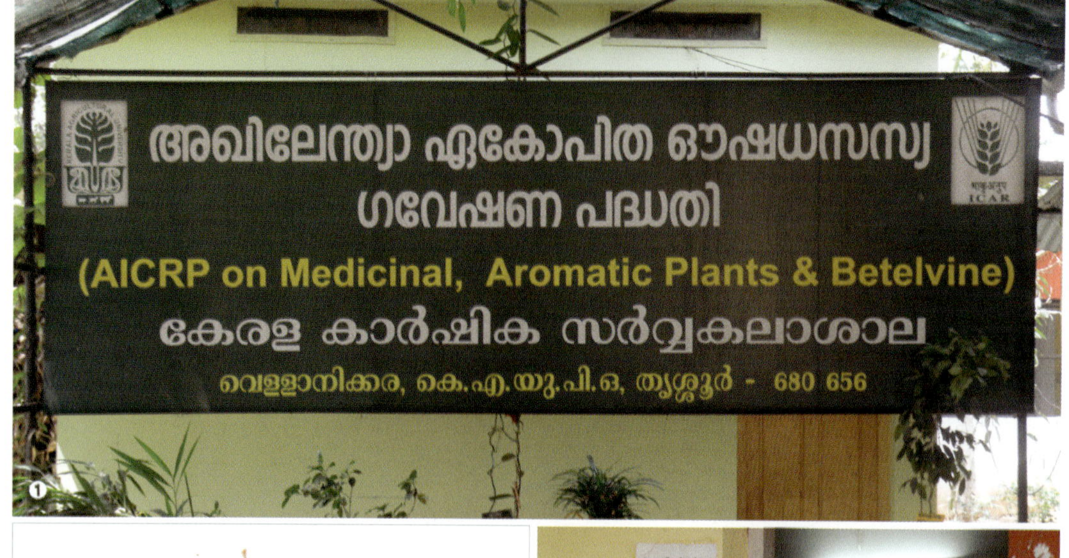

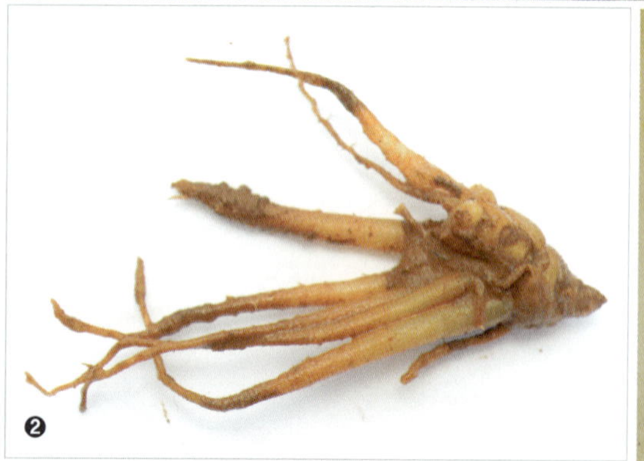

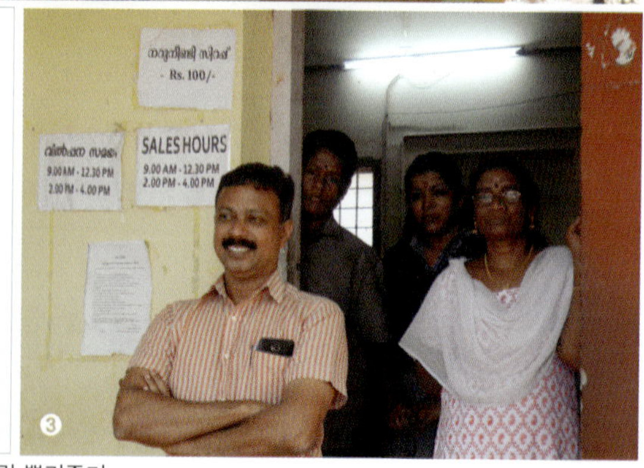

❶ 식물원 이름이 적혀 있는 현수막   ❷ 한약 식물인 산내의 어린 뿌리줄기
❸ 식물원 직원들이 사진 촬영에 몰두한 필자 일행을 궁금한 듯 쳐다보고 있다.

산내, 육두구

"산내를 재배하는지?" 학명을 조심스럽게 보여주니 마침 이곳에서 재배하고 있단다. 너무 기뻐 보여 달라고 했더니 식물원 구석에 자리 잡은 온실로 안내한다. 산내(山柰, *Kaempferia galanga*)는 어린나무라 비닐 화분에 재배 중이지만 약용부위인 뿌리줄기를 봐야겠기에 뽑아 달라고 하니 흔쾌히 뿌리 세 개를 캐어 준다. 크기는 작았지만 세계 약초 탐방에서 처음으로 만났기에 수십 장의 사진으로 기록해 놨다. 이 한약 식물은 인도, 인도네시아, 중국 남부에 분포하며 플라보노이드와 향기 성분을 포함하고 있다. 여기서 자라며 산내와 같은 생강과(科) 식물인 흑강황(*Curcuma caesia*)은 원산지가 인도 북동부 지역이며 테르페노이드, 스테로이드 성분을 함유한다.

190

케랄라농업대학교 약용·향료식물원의 사무실 바로 앞에 육두구(*Myristica fragrans*)가 서 있다. 올려다보니 노란 열매 하나가 달려 있지만 잎에 파묻혀 있고 높아서 사진 찍기가 여간 힘들지 않다. 이번 인도, 스리랑카 지역의 식물원 방문에서 육두구는 자주 보였다. 육두구는 《동의보감》에도 기재되어 있는 중요한 한약이지만 너트멕(씨)과 메이스(씨 표면을 덮고 있는 물질)란 이름으로 요리에 자주 쓰이는 향신료이기도 하다.

캐논볼트리, 악취화, 영지초, 칠판나무

식물원 오른편 안쪽에 포탄처럼 생긴 열매와 분홍색 꽃이 달려 있는 나무 한 그루가 멀리서도 눈에 띈다. 캐논볼트리(cannonball tree)로 알려진 *Couroupita guianensis*이다. 잎이 거의 다 떨어져 앙상한 가지를 드러낸 나무라 열매와 꽃 사진 찍기가 편하다. 아마존 원주민들은 이 약용식물을 고혈압, 염증, 통증 치료에 사용한다.

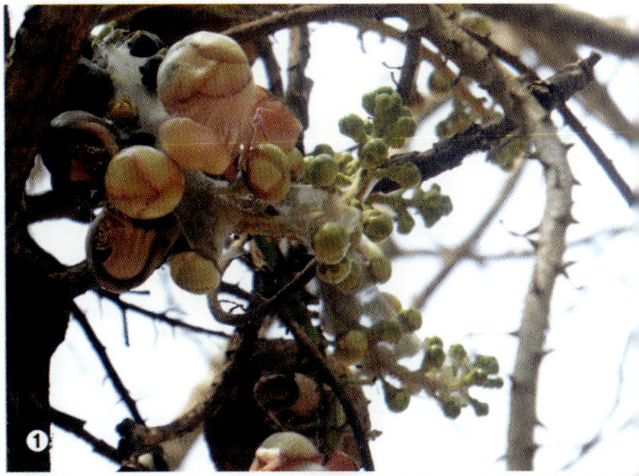
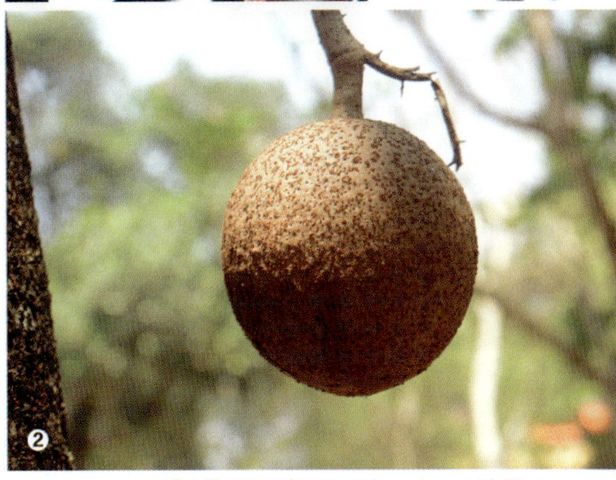

❶ 캐논볼트리(*Couroupita guianensis*) 꽃
❷ 캐논볼트리 열매

케랄라농업대학교 약용·향료식물원에서 자라는 나머지 식물을 정리하면 다음과 같다. 악취화(鰐嘴花)는 식물원 표지판에 학명이 *Clinacanthus siamensis*로 표기되어 있지만 이 식물의 정명 학명은 *Clinacanthus nutans*이다. 악취화는 인도네시아에서 당뇨병과 이질 치료에 사용하는 약용식물이다. 영지초(靈芝草, *Rhinacanthus nasutus*)는 영어 이름이 snake jasmine이며 간염, 당뇨병, 고혈압 치료에 도움을 준다. 칠판나무(blackboard tree)인 *Alstonia scholaris*는 인도 아대륙, 말레이반도와 호주가 원산지이며 《인도약전》에 강장, 구충의 효능이 기재되어 있다. 인도, 스리랑카가 원산지인 *Salacia oblonga*은 맥아당을 포도당으로 분해하는 알파 글루코시다제 효소의 저해 작용이 있어 전통의학에서 당뇨병 치료에 활용한다.

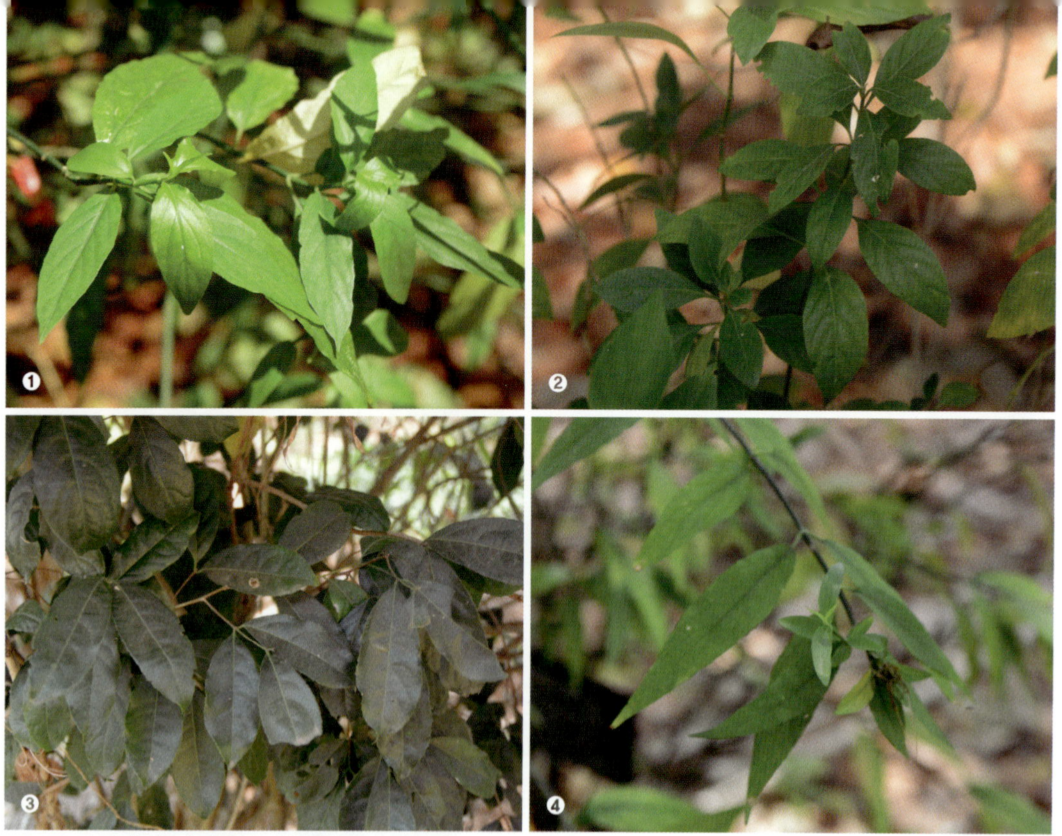

① 당뇨와 이질 치료에 사용하는 약취화(*Clinacanthus siamensis*)　② 간염, 당뇨 치료에 도움을 주는 영지초(*Rhinacanthus nasutus*)
③ 인도, 스리랑카가 원산지인 *Salacia oblonga*　④ 강장과 완하 작용이 있는 아야파나(*Ayapana triplinervis*)

베티버, 모가자, 판단

아야파나(aya-pana, *Ayapana triplinervis*)는 식물원 표지판에 이명 학명인 *Eupatorium triplinerve* 로 표기되어 있다. 이 식물의 지상부는 강장과 완하 작용이 있고 잎은 방부와 지혈 효과 가 알려져 있다. 마안등(馬鞍藤, *Ipomoea pes-caprae*)은 브라질에서는 염증과 소화기계 장애에 사용 하며 필리핀에서는 류머티즘, 배앓이 치료에 활용하는 약초다. 인도에 광범위하게 분포하 고 있는 *Smilax zeylanica*는 잎과 뿌리를 약용한다. 인도가 원산지인 베티버(vetiver, *Chrysopogon zizanioides*)는 중국에서 향근초(香根草)로 불린다. 표지판에는 이 식물의 이명인 *Vetiveria zizanioides*로 기재되어 있다. 인도너도밤나무(Indian beech)로 불리는 수황피(水黃皮, *Pongamia pinnata*)가 잘 자라고 있다. 동남아시아에서 민간약으로 사용하는 황형(黃荊, *Vitex negundo*)과 모가 자(*Terminalia bellirica*), 판단(*Pandanus amaryllifolius*)도 재배 중이다. 이 중 판단은 필자가 찾았던 인도 의 네루 열대식물원, 케랄라산림연구소 식물원, 케랄라농업대학교 약용·향료식물원 모두

192

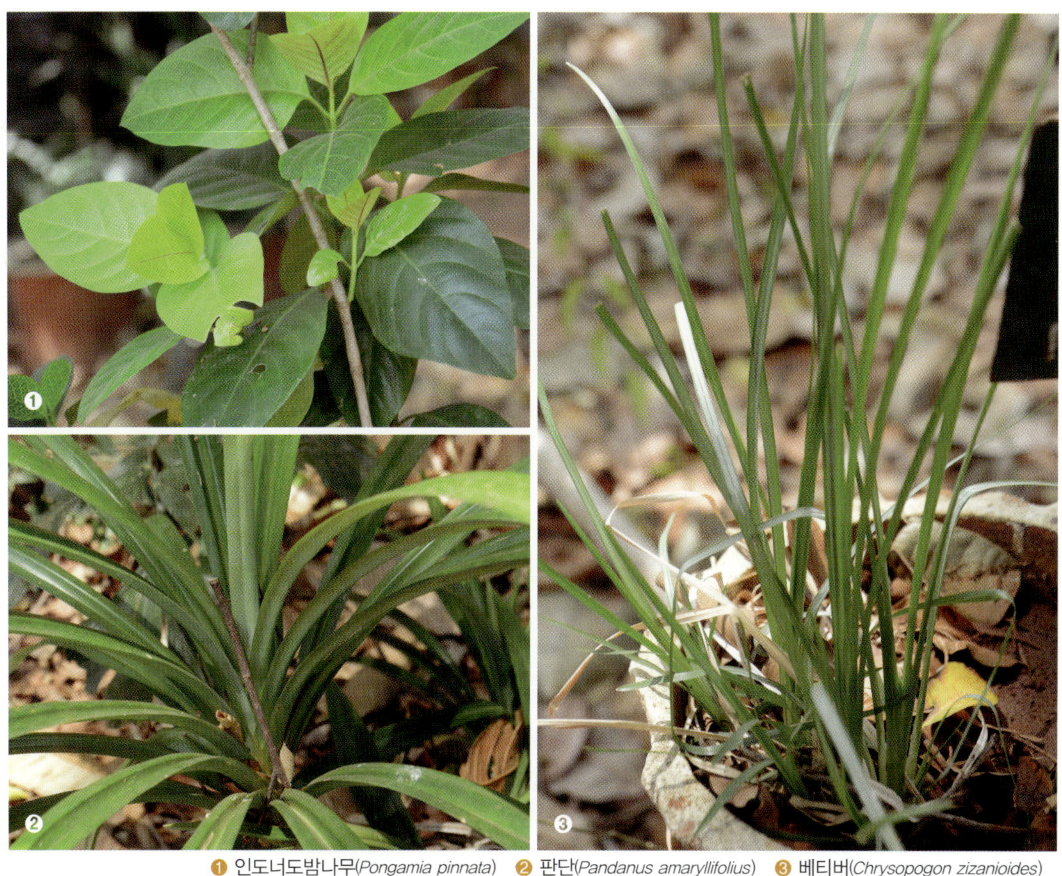

❶ 인도너도밤나무(*Pongamia pinnata*)　❷ 판단(*Pandanus amaryllifolius*)　❸ 베티버(*Chrysopogon zizanioides*)

재배하고 있었다.

식물원 직원이 필자에게 다가와 방명록에 서명하기를 부탁한다. 사진 찍느라 정신없이 바빴지만 방명록의 여러 내용을 급하게 채우고 사무실을 나온다. 우리 일행이 식물원의 귀한 손님인지 그는 서명하는 필자 모습을 카메라에 담기도 했다.

이 식물원에서 20종의 약초를 촬영했으며 이를 과별로 정리하면 협죽도과 식물 3종, 쥐꼬리망초과, 메꽃과, 생강과 식물은 각 2종이다.

– 위치 : 케랄라산림연구소 인근

– 케랄라농업대학교 원예대학 홈페이지 : http://www.aicrps.res.in

– 케랄라농업대학교 원예대학 주소 : College of Horticuture, Kerala Agricuture
University, Vellanikkara, Thrissur, Kerala, India

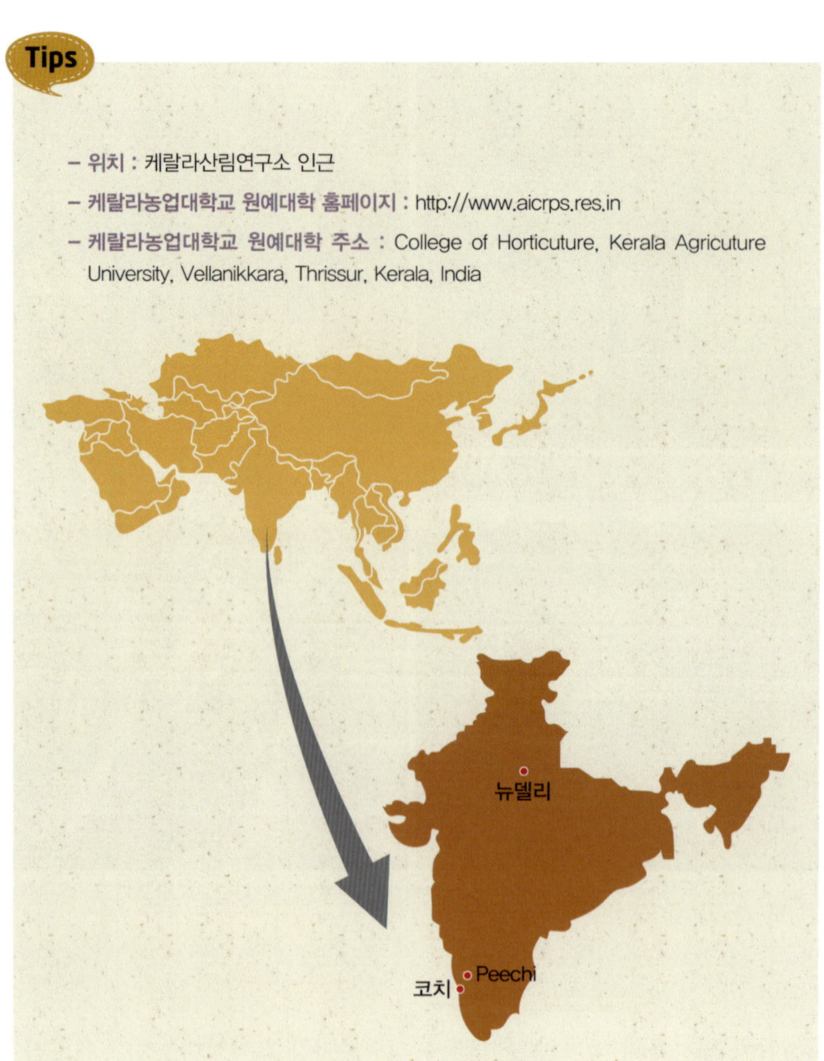

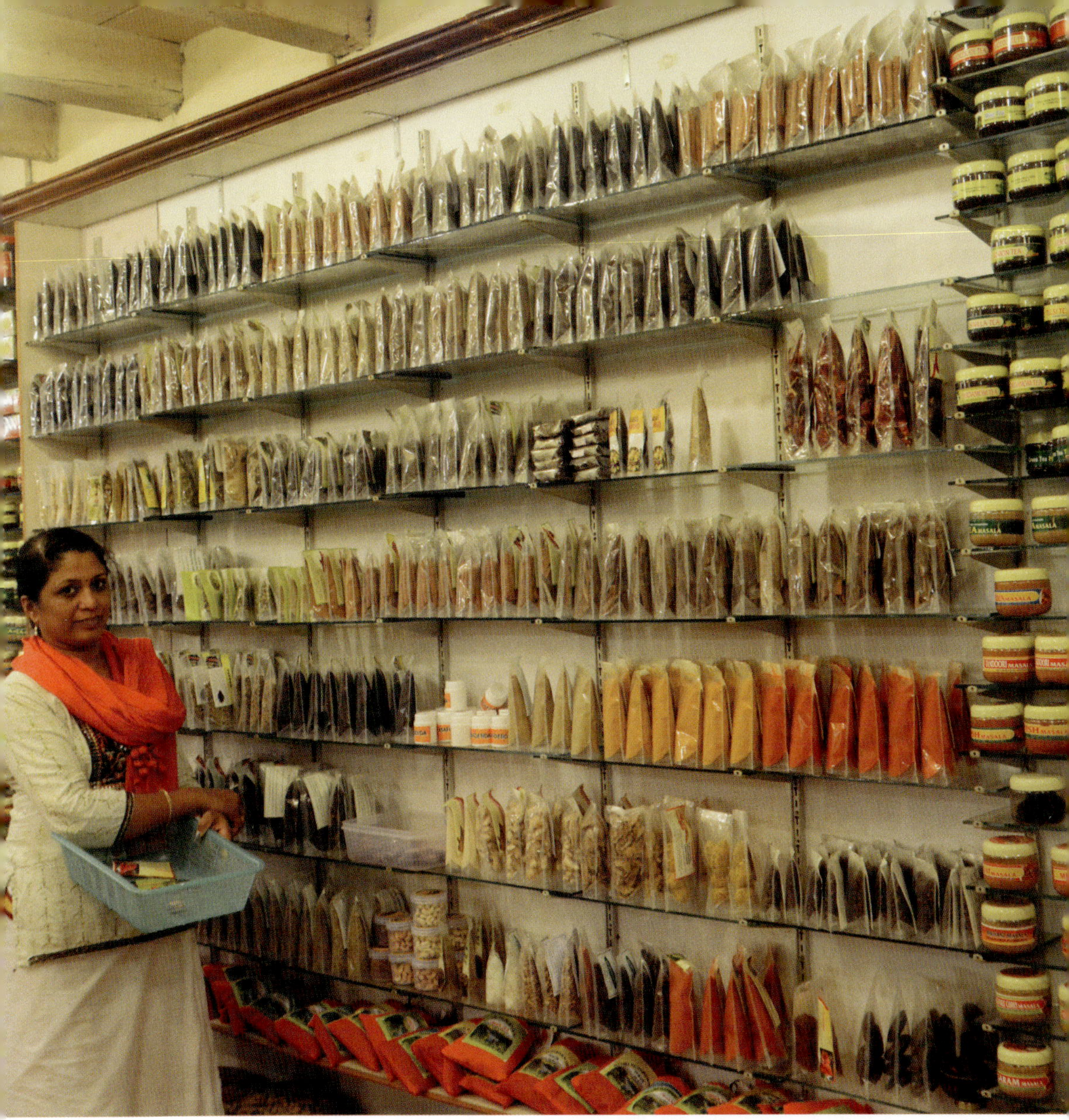

↥ 향신료로 채운 벽을 배경으로 포즈를 취해 준 여성 점원

| 3.04 |

인도 향신료 시장의 약초

인도 향신료의 중심, 코치

코치(Kochi)는 인도 남부 케랄라주의 항구 도시로 코친(Cochin)이라는 이름으로도 잘 알려져 있다. 이 도시는 14세기부터 인도 향신료 무역의 중심 역할을 했다. 코치는 지금도 인도 향신료 투어의 중심이 되고 있다.

코치 북부에 위치한 케랄라산림연구소 식물원과 케랄라농업대학교 약용·향료식물원에서 약초 조사를 마치고 코치 시내의 향신료 시장으로 급히 달렸다. 'SPICE MARKET'이란

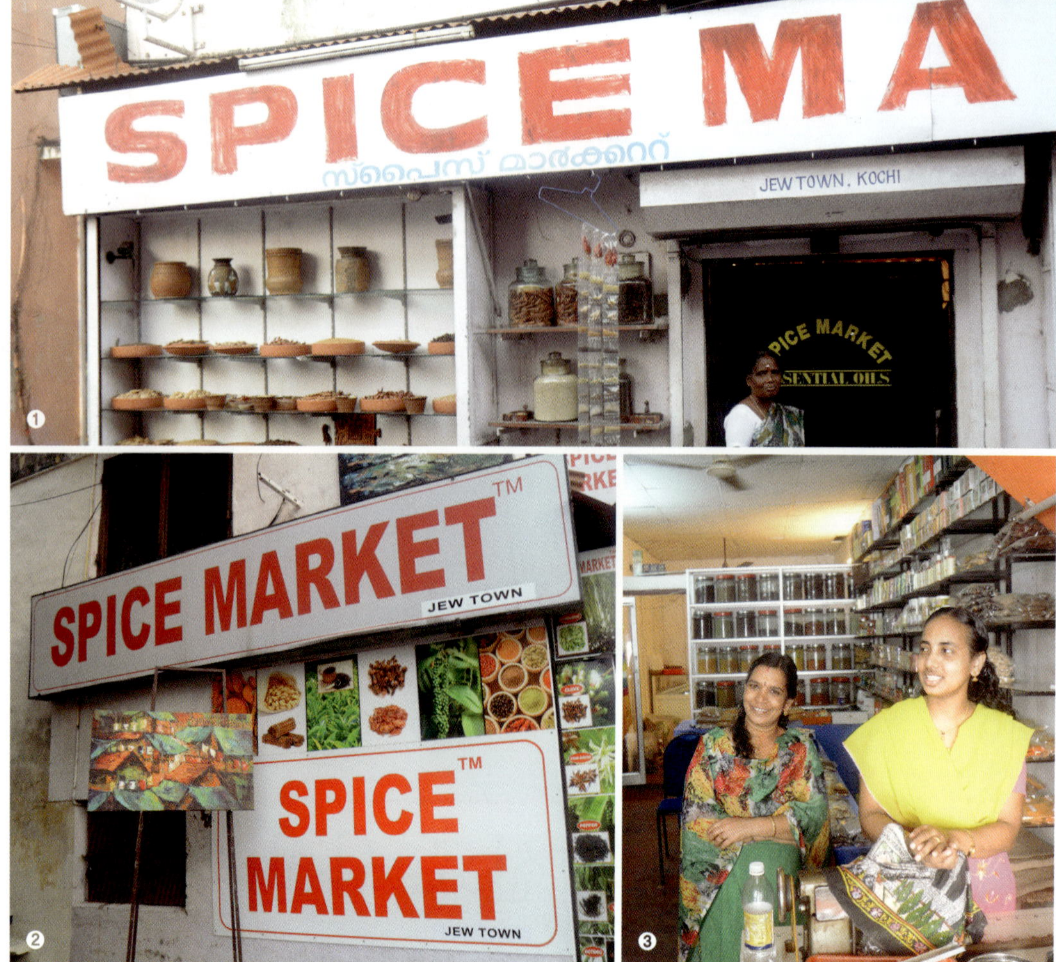

❶❷ 코치의 향신료 상점　❸ 인도 전통의상인 사리를 입은 향신료 상점의 점원

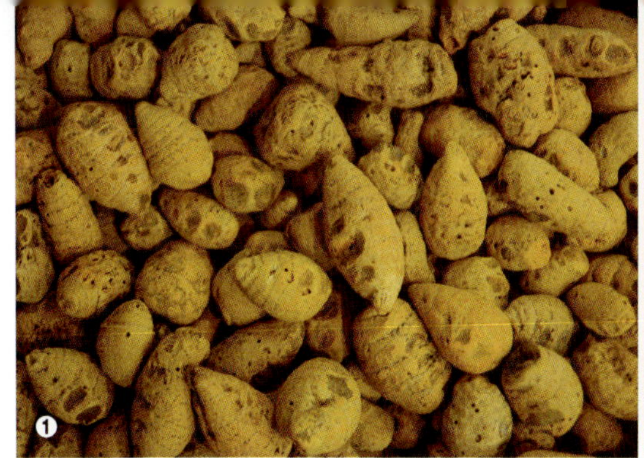
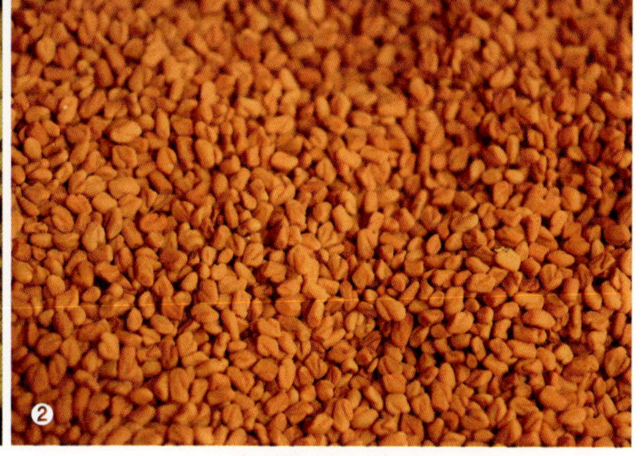

❶ 강황 ❷ 페뉴그리크로 불리는 호로파

간판이 즐비한 시장은 서서히 문을 닫고 있는 중이다. 미리 얘기를 해둔 상점으로 들어서니 인도 전통 여성옷인 사리를 걸친 여성들이 반갑게 맞이한다.

강황이 수북이 담긴 판매대가 보이고 옆에는 호로파, 정향, 팔각회향, 후추를 담은 접시가 큰 쟁반 속에서 방문객들을 기다리고 있다. 벽면은 울긋불긋한 향신료 포장으로 가득 차 있다. 향신료 고향에서 다양한 향신료를 눈으로 보고 직접 만져보니 전공자의 기분은 보물을 찾은 느낌이다.

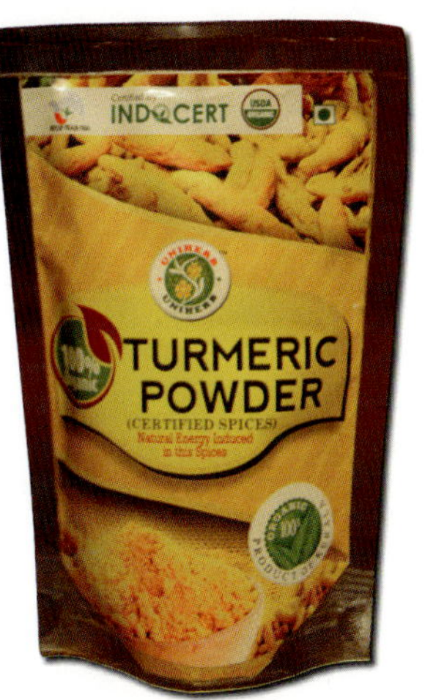

❍ 강황 가루 제품

한약 호로파는 향신료 페뉴그리크

이 중 호로파(胡蘆巴)는 영어명이 페뉴그리크(fenugreek)인 콩과 식물의 향신료다. 유럽 남부, 아시아 서부가 원산지이며 프랑스, 독일, 스페인, 중국이 주산지이다. 우리나라 《식품공전》의 '식품에 사용할 수 있는 원료' 부분에 호로파라는 이름으로 열매, 씨가 수재되어 있다. 씨를 구우면 향기가 나며 가루는 카레요리, 피클에 첨가하여 활용한다. 어린잎은 약간 쓴맛이 나기도 하지만 전체적으로 좋은 향과 맛을 낸다. 그래서 샐러드 또는 샌드위치 안에 넣어 먹으면 훌륭한 맛을 즐길 수 있다.

호로파는 우리나라 《건강기능식품》에도 수재되어 있으며 그 기능성은 혈당상승 억제에 도움을 줄 수 있는 것이라고 설명하고 있다. 1일 섭취량은 호로파 종자 식이섬유로서 12~50g이다. 《동의보감》에서는 다음과 같이 그 효능을 설명하고 있다. '호로파는 성질이 따뜻하고 맛은 쓰며 독이 없다. 신(腎)이 허랭하여 배와 옆구리가 창만한 것, 얼굴빛이 검푸

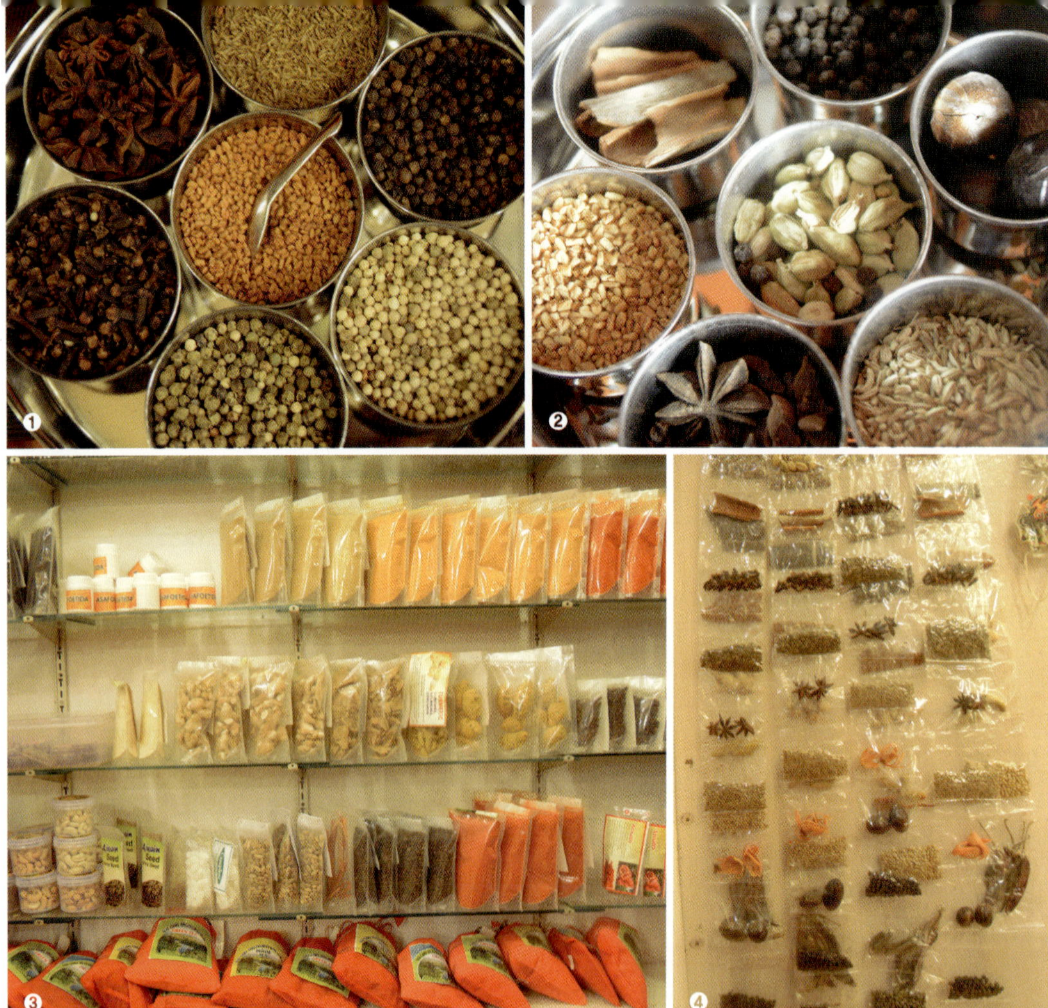

❶ 팔각회향, 호로파, 정향이 접시에 담겨 있다.　❷ 소두구, 실론계피, 후추, 팔각회향이 접시에 담겨 있다.
❸ 진열대의 향신료　❹ 벽에 걸어둔 향신료

른 것을 낮게 한다. 신(腎)이 허랭한 것을 낮게 하는 데 가장 요긴한 약이라고 한 데도 있다. 신기(腎氣)에 양기(陽氣)를 보태는 효능과 한습을 제거하는 약효가 있다.' 그래서 호로파는 신장의 기능이 허약해져서 나타나는 요통, 복부팽만, 비위허약에 유효하며 최유의 약리작용을 가지고 있다.

한약 정향은 향신료 클로브

상점에 진열되어 있던 정향은 클로브(clove)로 불리며 그 꽃봉오리를 약초 또는 향신료로

198

사용한다. 인도네시아의 몰루카(Molucca) 군도가 원산지이며 인도네시아, 말레이시아, 베트남, 인도, 스리랑카가 주산지이다. 한국 《식품공전》의 '식품에 사용할 수 있는 원료' 부분에 정향나무 이름으로 잎과 꽃봉오리가 수재되어 있다. 향이 아주 강해서 적은 양을 사용해야 한다. 전통적으로 정향을 오렌지에 찔러 넣어 방에 매달아서 벌레를 쫓는 방역용으로 이용한다. 카레, 소스, 케이크, 빵, 다진 고기에 향을 내는 데에도 활용한다. 정향의 정유성분인 유게놀(eugenol)은 살균, 방부 작용과 소염, 이담 작용이 있다.

《동의보감》에는 '정향은 비위를 따뜻하게 하고 곽란, 신기(腎氣), 분돈기(奔豚氣)와 냉기(冷氣)로 배가 아프고 음낭이 아픈 것을 낫게 하며, 성기능을 높이고 허리와 무릎을 덥게 하며 반위(反胃, 음식물이 들어가면 토하는 병증)를 낫게 하고 술독과 풍독을 없애며 여러 가지 종기를 낫게 하는 약'으로 소개하고 있다. 한방에서 정향은 위 주위를 따뜻하게 하여 오심, 구토를 가라앉히는 효능이 있으며 신(腎)과 양기(陽氣)를 보하는 약이다. 예전에 유럽의 치과의원에서 국소마취, 진통의 목적으로 사용한 적이 있다.

한약 팔각회향은 향신료 스타아니스

팔각회향은 영어 이름이 스타아니스(star anise)인 붓순나무과 식물이다. 중국 남동부와 베트남 북동부가 원산지이며 중국, 베트남, 인도네시아에서 많이 재배한다. 특히 중국이 세계 총생산량의 80% 이상을 차지한다. 한국 《식품공전》의 '식품에 사용할 수 있는 원료'에 부분에 스타아니스 명칭으로 열매와 씨가 수재되어 있다. 매운맛과 쓴맛을 가지는 독특한 향미가 특징이다. 오리, 닭, 돼지고기를 이용한 요리 중에서 찜이나 조림처럼 오래 조리하는 요리에 팔각회향을 첨가하면 주재료의 나쁜 냄새를 제거하면서 독특한 향으로 요리의 맛을 살리는 역할을 한다.

스위스 제약회사 '로슈홀딩'은 팔각회향으로 전 세계 제약시장을 장악했다. 팔각회향 열매에서 면역력을 높이는 성분인 시킴산(shikimic acid)을 추출해 신종플루 치료제로 유명한 '타미플루'라는 신약을 개발했기 때문이다. 그래서 당시 팔각회향은 많은 과학자들로부터 주목을 받았다. 한방에서 양기(陽氣)를 통하게 하고 한사(寒邪)를 없애며 기를 다스려 통증을 멎게 하는 한약으로 방향성 건위, 복통, 구풍의 약리작용이 알려져 있다.

한약 소두구는 향신료 카더몬

한국에서 보기 어려운 소두구도 이 향신료 거리에서 자주 보인다. 소두구는 한약 이름이 지만 식품 분야에서는 향신료인 카더몬(cardamon)으로 더 잘 알려져 있다. 생강과 식물로 학명은 *Elettaria cardamomum*이다. 인도 남부가 원산지이며 스리랑카, 탄자니아가 주산지이다. 한방에서 위(脾)를 튼튼하게 하고 인체 내에 침입한 풍사(風邪, 질병을 일으키는 원인이 되는 바람)를 제거하는 효능이 알려져 있다. 강장, 최음, 구강청량, 담즙분비 촉진의 약리작용이 있다.

인도나 스리랑카에서 자주 보이는 실론계피는 큰 접시에 홀로 담겨 있다. 이는 베트남에서 생산되는 계피와 다른 종으로, 가늘고 향이 좋아 유럽인들이 즐겨 찾는다. 우리나라 식약처 공정서는 계피가 아닌 육계로 부르고 있다.

상점에서 특이한 열매도 발견한다. 바로 금강보리수의 열매인 루드락샤(rudraksha)로서 상점 앞의 자루에 한 포대 가득 차 있다. 인도에서 신성하게 여기는 열매로 주로 목걸이, 팔찌, 염주로 만들어 사용한다. 향신료는 아니지만 단단한 이 열매를 몸에 차고 있으면 악귀를 쫓고 좋은 일만 생긴다고 알려져 있다. 인도 전통의약인 아유르베다에서 루드락샤의 나무껍질과 잎은 정신장애, 두통, 피부질환에 활용하고 열매는 기관지염, 신경통, 두통, 거식증 치료에 이용하는 약용식물이기도 하다. 루드락샤를 처음 본 필자는 귀국 후에 이 열매의 정체를 알아냈다.

상점 바깥에는 여러 개의 자루에 향신료가 가득 들어 있고 이는 관광객들의 좋은 사진

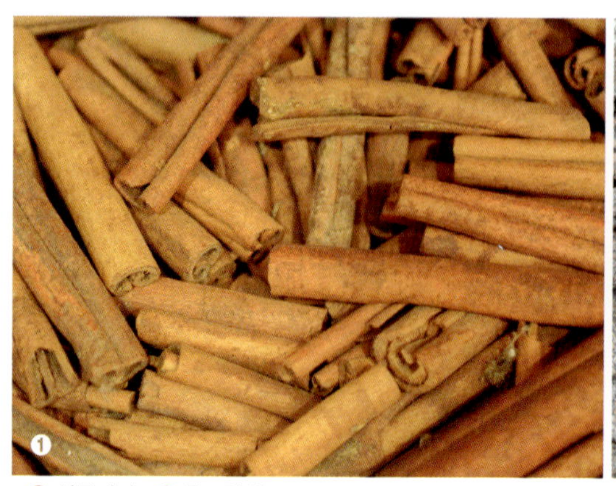
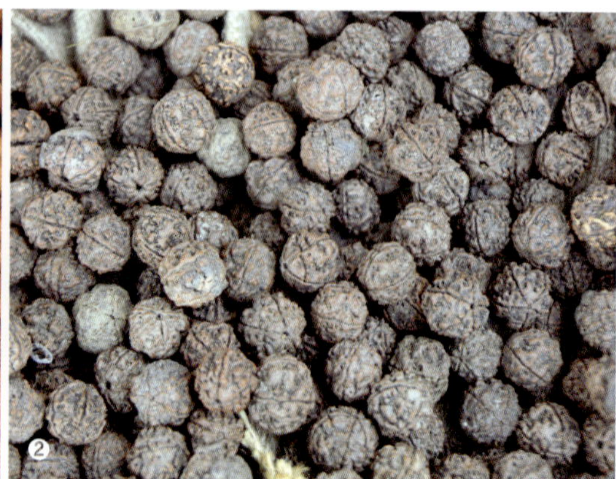

❶ 실론계피 ❷ 루드락샤

200

소재가 되어 주었다. 밖으로 나서는데 인도를 장기간 여행 중인 한국 여대생 두명을 만났다. 반갑고 또 부러운 마음에 함께 기념 촬영을 하며 저 나이에 나는 무엇을 했을까 되돌아본다.

상점 바깥의 자루에 향신료가 가득 차 있다.

Tips

- **위치** : 코치의 향신료 시장은 Kochi Naval Airport에서 약 9km 지점에 위치
- **주소** : Jew Town, Kochi, Kerala, India

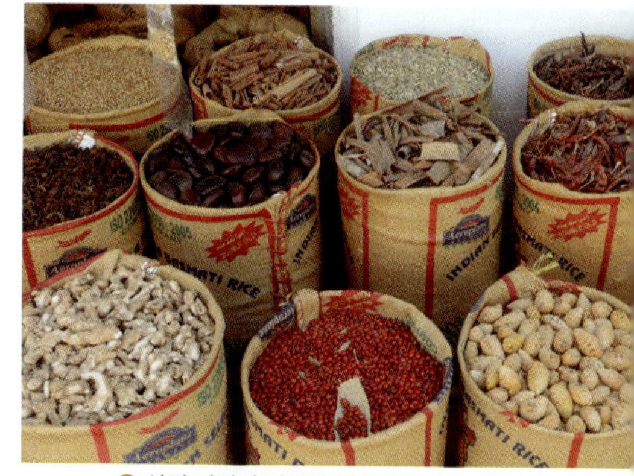

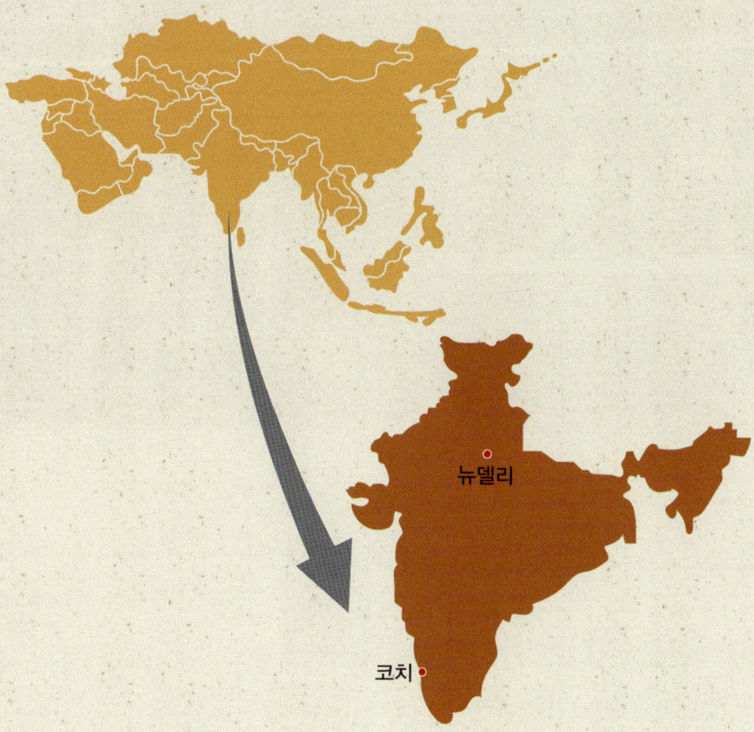

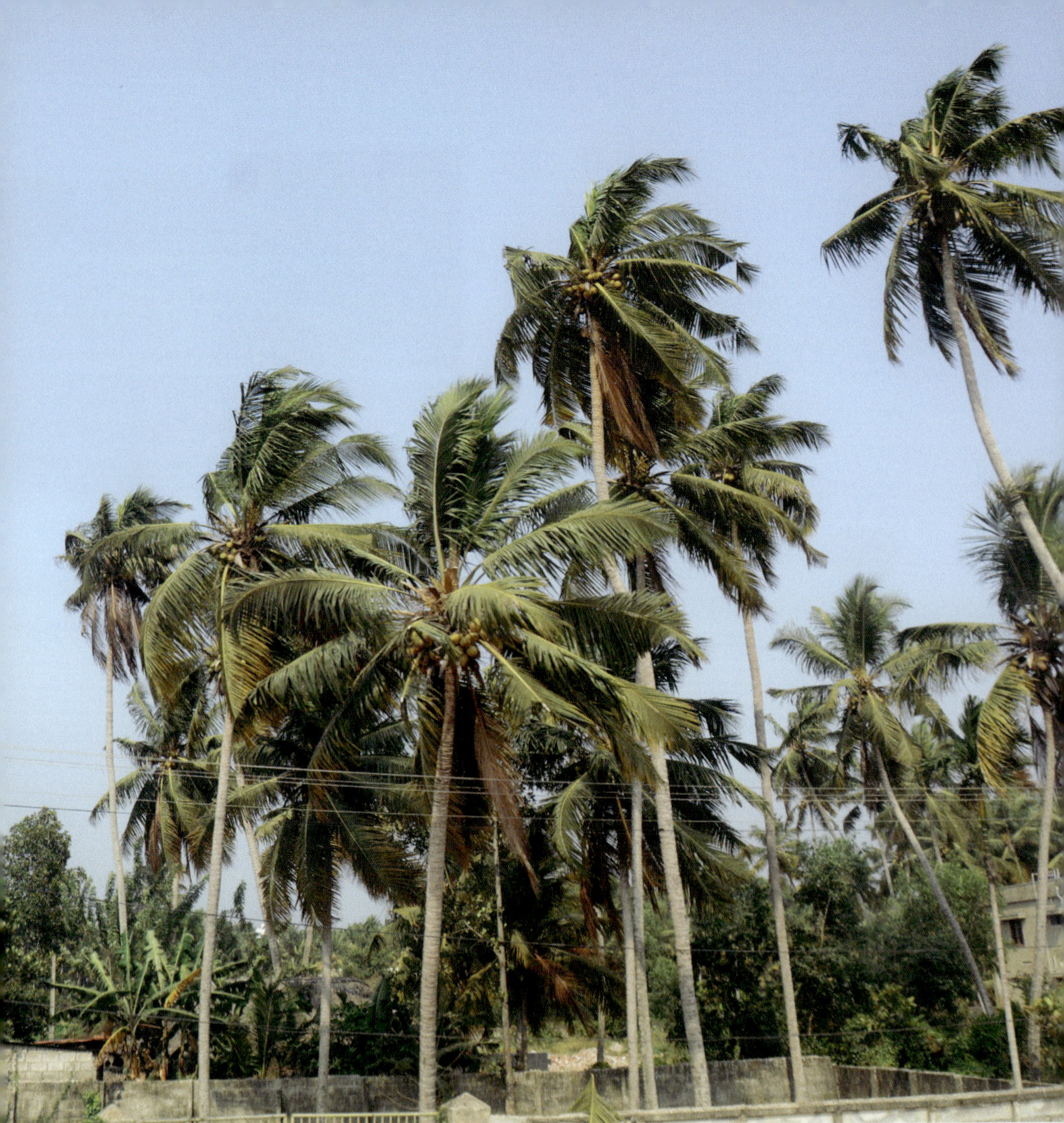

| 3.05 |

인도 길거리의 약초

공항에는 우리나라 광고판이 설치

남인도 케랄라주의 주도인 티루바난타푸람(Thiruvananthapuram)의 트리반드룸(Trivandrum) 공항 출국장을 빠져나오니 삼성의 대형 광고판이 일행을 반긴다. 인도 전통의상인 사리를 입은 여성들이 보이고 터번을 두른 할아버지를 만나니 비로소 인도 도착을 실감하게 된다.

티루바난타푸람의 숙소 상점에는 인도 전통의약인 아유르베다 상품이 넘쳐나고 강황, 생강 가루 제품과 알로에 베라 크림도 보인다. 이른 새벽이라 주인 없는 매점에서 아유르베다 제품을 구경하다 비누 몇 개를 프런트를 통해 샀다. 집으로 가져오니, 아내는 비누가 좋았던지 "여유 있게 더 사 오지 그랬어요?"란다. 숙소 마당의 협죽도, 망고에는 모두 꽃이 피어 있다. 파고다나무(pagoda tree), 독참파(dok champa), 캄보자(kamboja) 등 여러 이름으로 불리는 *Plumeria alba*에도 흰 꽃이 달려 있다. 동남아시아 곳곳에서 어렵지 않게 만날 수 있는 꽃이다.

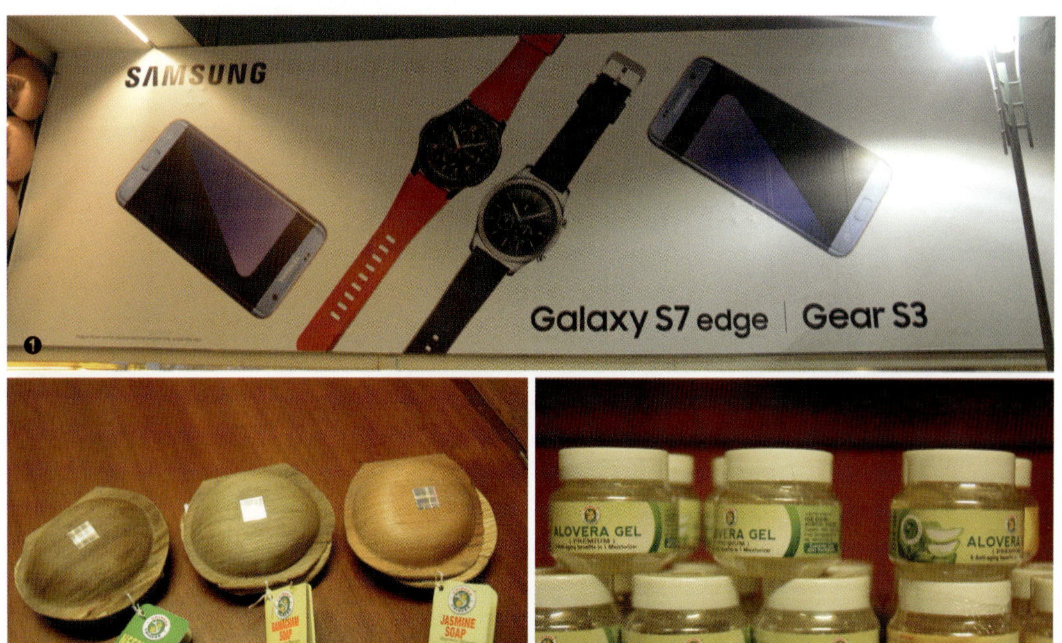

❶ 케릴라주 공항의 삼성 대형 광고판　❷ 호텔 매점에서 판매 중인 아유르베다 제품의 비누　❸ 알로에 베라 크림

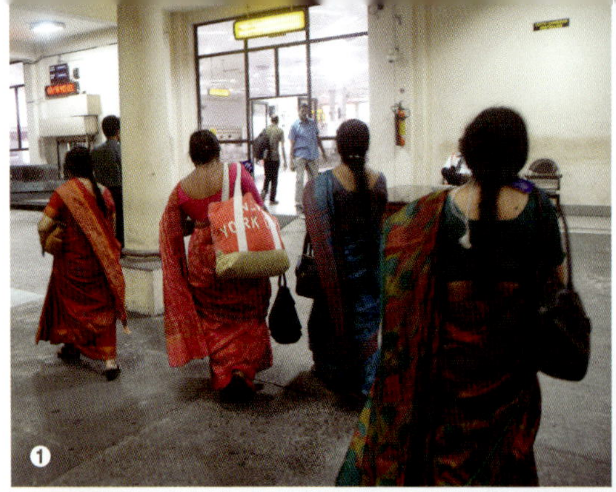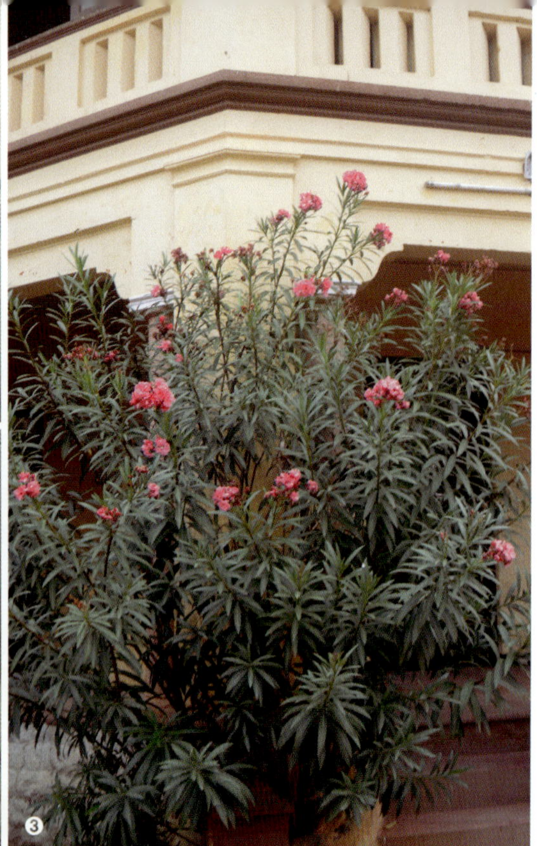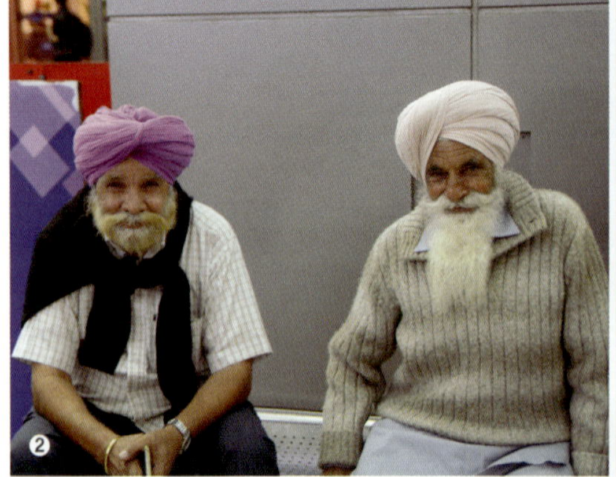

❶ 전통의상 사리를 입은 여성들　❷ 공항 의자에 앉아 쉬고 있는 터번 두른 할아버지　❸ 협죽도 꽃

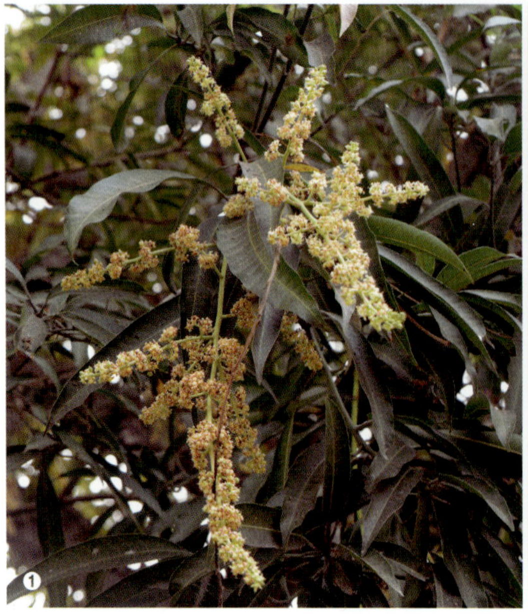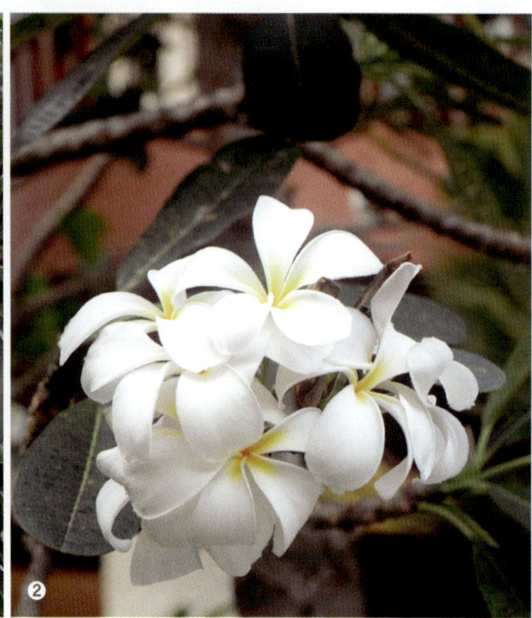

❶ 망고나무 꽃　❷ 파고다나무, 독참파, 캄보자로 불리는 *Plumeria alba*

사군자, 카더몬, 메이스, 실론계피

시내를 통과하는데 멀리 주택 담벼락에 빨갛게 꽃이 핀 사군자(使君子) 군락이 보인다. 우리에게는 귀한 약초이지만 여기서는 정원수처럼 흔하게 심어져 있다. 버스 안에서 사군자를 향해 셔터를 누르며 카메라에 담기 바빴다. 시내 곳곳의 야자나무는 이곳이 열대지방임을 알려준다.

트리반드룸 공항 상점에는 한약 소두구(小豆蔲)인 카더몬이 보이는데 연한 황색이 아니라

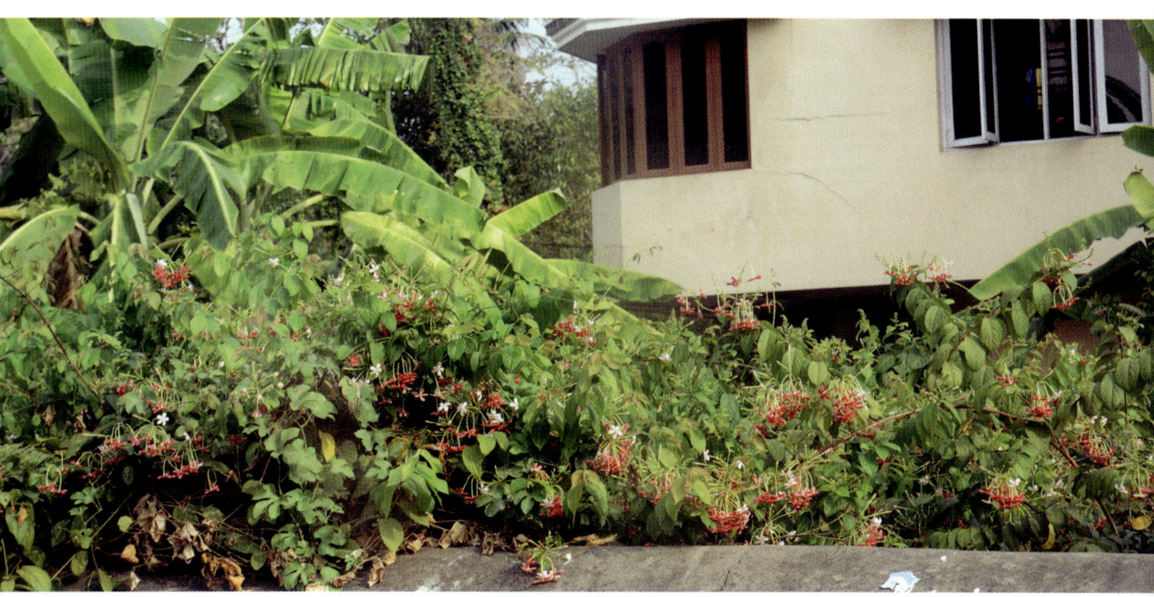

❂ 사군자가 주택에서 자라고 있다.

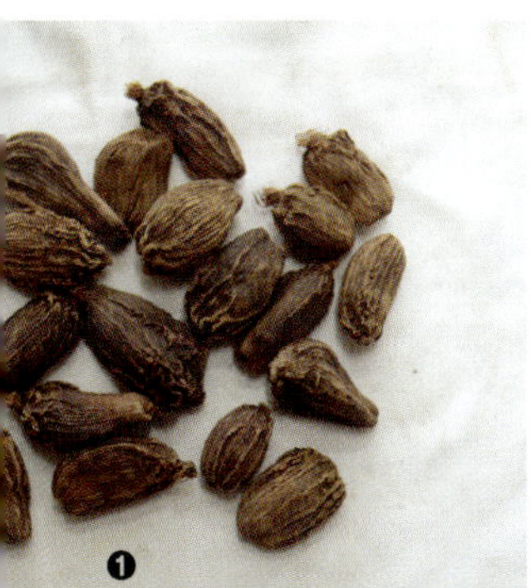

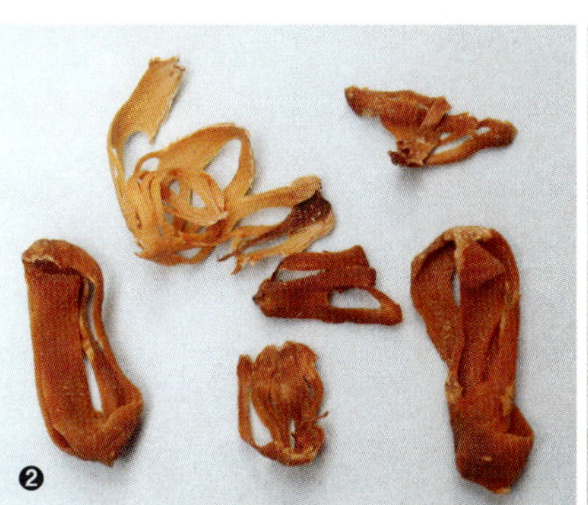

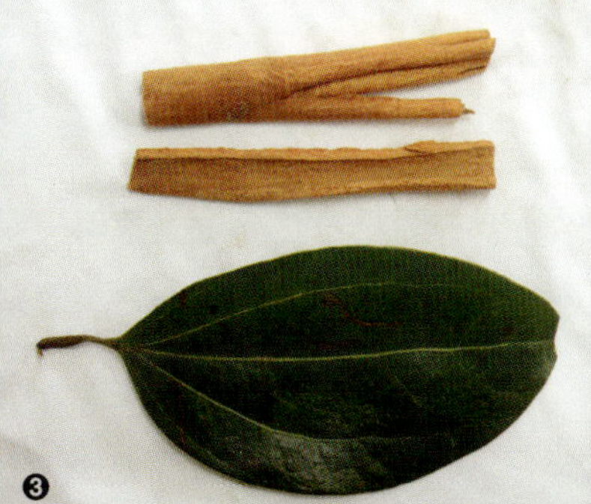

❶ 블랙카더몬으로 불리는 향두구(*Amomum subulatum*)　❷ 육두구 씨 표면에 붙어 있는 메이스　❸ 실론계피

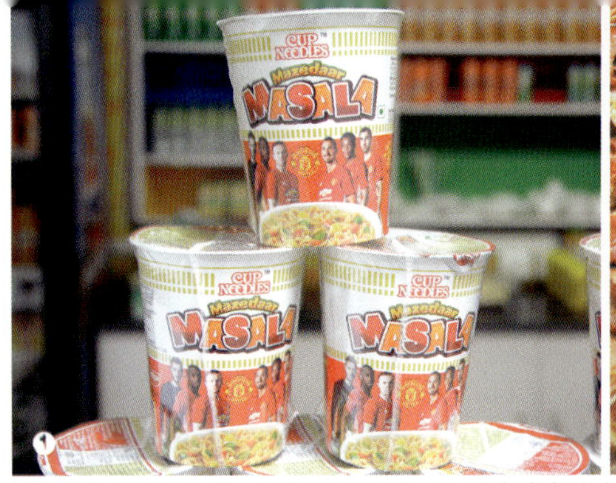 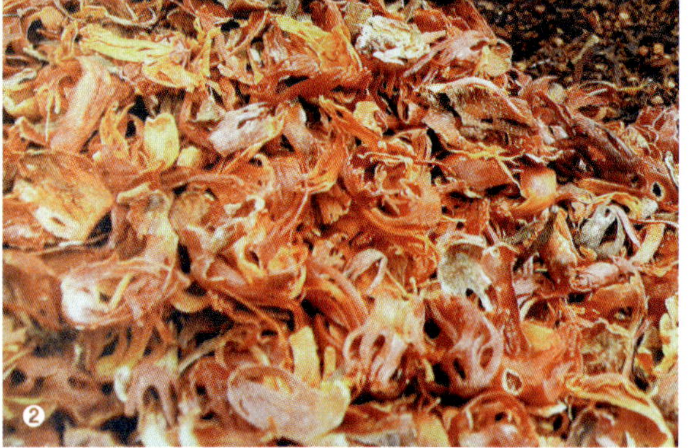

❶ 공항에서 팔고 있는 베지테리언 라면　❷ 코치 관광 안내서에 소개된 메이스 판매점. 책자 사진을 다시 찍었다.

검정색이다. 블랙카더몬(black cardamon)으로 불리는 향두구(香豆蔻, *Amomum subulatum*)이다. 네팔, 인도, 부탄에서 많이 재배된다. 메이스, 실론계피는 잘 팔리는지 쌓아두고 있다. 한 개씩 사서 매크로렌즈로 열심히 찍고 있으니 주위에서 힐끔힐끔 훔쳐본다. 이곳에서 처음 만나는 채식주의자를 위한 베지테리언 라면도 인상적이다.

티루바난타푸람에서 코치로 넘어간 숙소에서 직원은 우리를 보고 남한에서 왔는지 북한에서 왔는지 물어본다. 당연히 '남한으로 여기겠지' 생각했지만 북한과도 수교하고 있는 그들은 남한인지 북한인지 별로 중요하지 않은 것 같아 잠깐 당황했다.

호텔에서 잠깐 쉬면서 로비 탁자에 있는 코치 관광 안내서를 보니 어마어마한 양의 메이스를 파는 상점 사진이 실려 있다. 약초이자 향신료인 메이스는 육두구 열매 안의 씨 표면에 붙어 있는 가종피(假種皮)를 가리킨다. 육두구 열매가 익으면 저절로 갈라지는데 그 속의 씨 표면에 붙어 있는 메이스도 빨간색을 띠고 있다. 씨 표면에 붙은 양은 얼마 되지 않는다. 그렇지만 사진에서 보는 판매점의 메이스 양은 어마어마하다. 비록 사진이지만 인도에서만 볼 수 있는 귀한 모습 같아 세미나나 수업 자료로 활용하기 위해 여러 장 촬영해 뒀다.

곡궐, 반얀, 캐논볼트리

코치 해안가의 영국풍 건물 옆에서 귀한 약용식물을 만났다. 귀국 후 우석대 한의대 주영승 교수께서 역엽곡궐(櫟葉槲蕨, *Drynaria quercifolia*)로 분류한 곡궐 종류다. 한약 골쇄보(骨碎補)는 고란초과인 약초 곡궐(槲蕨)의 뿌리줄기로서 그대로 또는 비늘조각을 태워 제거한 것을 말한다. 키가 엄청 큰 나무에 이렇게 많이 붙어 있는 곡궐은 처음 본다. 곡궐 발견은 인도,

206

스리랑카 한약 답사에서 만났던 자단, 산내, 소두구와 함께 4대 수확으로 꼽고 싶다.

근처에는 벵골보리수인 반얀(banyan, *Ficus benghalensis*)이 도로 옆에 거대한 나무가 되어 서 있다. 이 나무는 인도의 국가 나무다. 우리나라 서울식물원 온실이나 일본의 도쿄도약용식물원, 사쿠야코노하나칸의 온실에서도 반얀을 볼 수 있다.

분홍색 꽃이 핀 포탄나무로 불리는 캐논볼트리(cannonball tree, *Couroupita guianensis*)도 해안가에 있다. 인도, 스리랑카, 동남아시아에서 문화적·종교적 의미를 가지는 식물이다. 아마존 유역의 원주민들은 포탄나무를 고혈압, 암, 피부질환, 말라리아의 치료 약용식물로 쓴다.

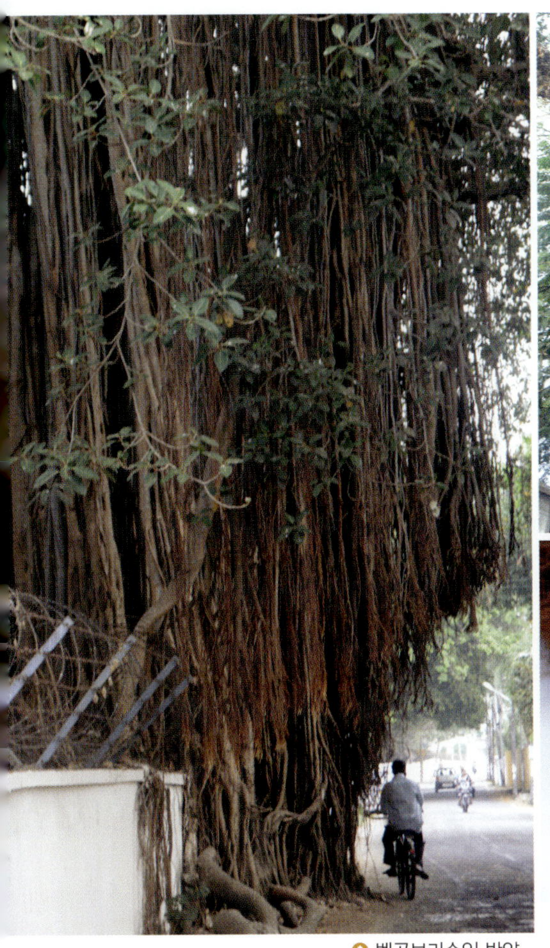

↥ 벵골보리수인 반얀

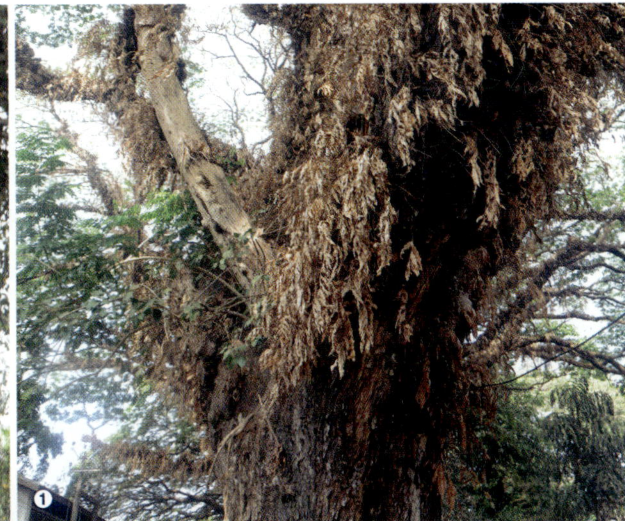

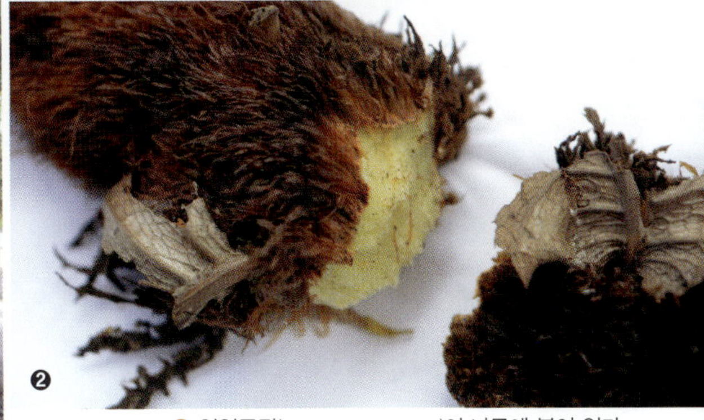

❶ 역엽곡궐(*Drynaria quercifolia*)이 나무에 붙어 있다.
❷ 역엽곡궐의 뿌리줄기

잭프루트, 오크라, 바나나 꽃, 카사바

코치의 재래시장을 찾았더니 다양한 종류의 쌀 그리고 수세미오이, 오크라, 곤약, 여주, 바라밀(잭프루트) 같은 낯익은 식품들은 물론 카사바, 바나나 꽃도 팔고 있다. 이 중 길쭉한 고구마와 같은 외형을 가진 카사바(casava, *Manihot esculenta*)는 남아메리카가 원산지인 다년성 작물로 열대지방에서는 훌륭한 탄수화물 공급원으로 활용되어 왔다. 최근에는 비타민, 무기질 등 풍부한 영양 성분을 함유한 식재료 및 다이어트 식품으로 주목받고 있다. 우리나라에서는 주로 전분, 주정, 식품의 점성을 높이는 보조 재료 등으로 사용된다. 버블티에 들어 있는 타피오카 펄은 바로 이 카사바로 만든다. TV에서 자주 봤던 카사바를 이곳에서 처음 접한다.

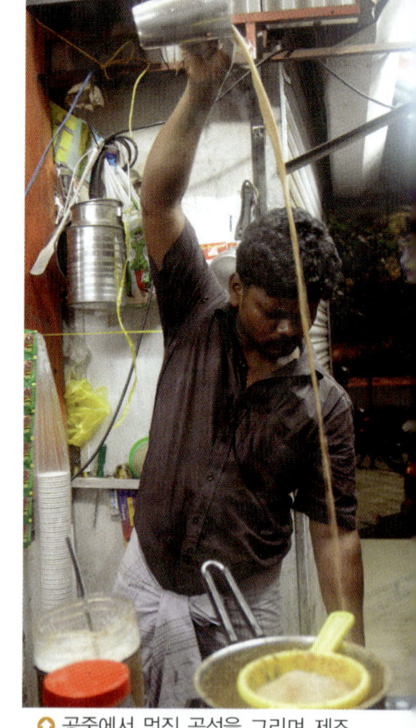

⬆ 공중에서 멋진 곡선을 그리며 제조 중인 인도 차이

이른 새벽에 숙소를 빠져나와 멋진 광경을 목격했다. 인도식 밀크티(milk tea)인 차이(chai)를 만난 것이다. 인도 사람들은 하루를 차이로 시작해서 차이로 마칠 정도로 즐겨 마신다. 먼저 우유에 원하는 양의 물을 붓고 끓인다. 우유가 끓어오르기 직전에 원하는 만큼의 차이

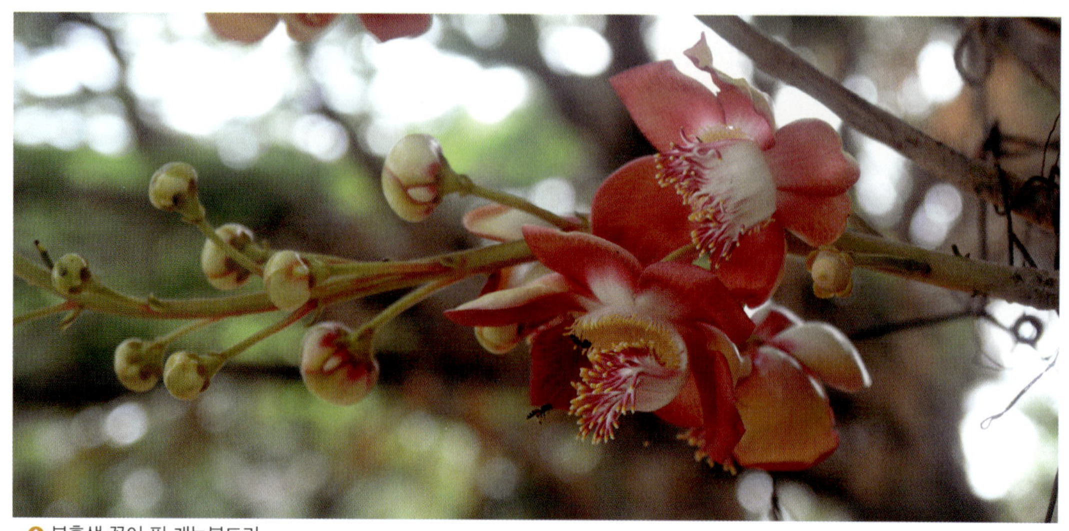

⬆ 분홍색 꽃이 핀 캐논볼트리

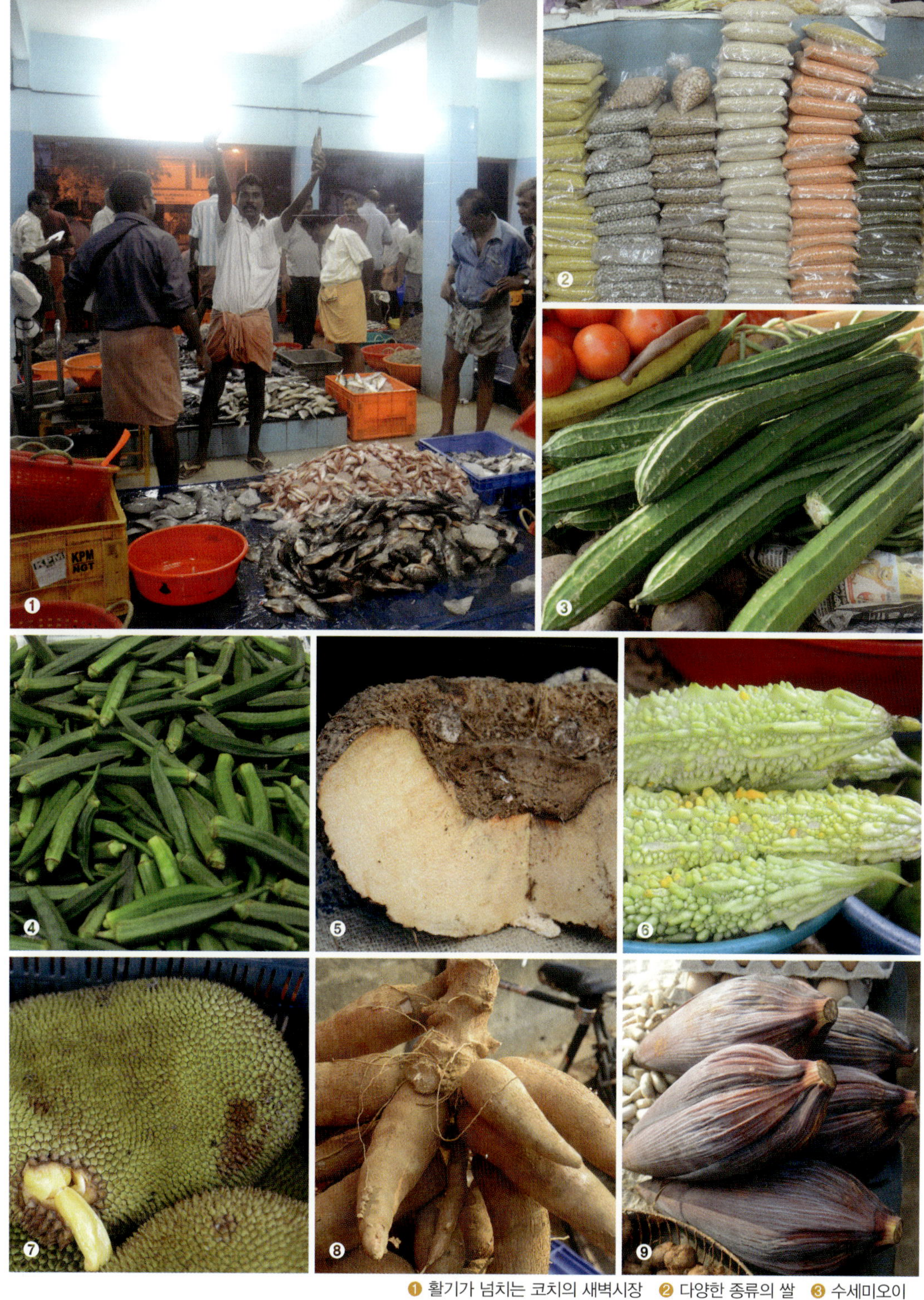

❶ 활기가 넘치는 코치의 새벽시장　❷ 다양한 종류의 쌀　❸ 수세미오이
❹ 오크라　❺ 곤약　❻ 여주　❼ 잭프루트로 불리는 바라밀　❽ 카사바　❾ 바나나 꽃

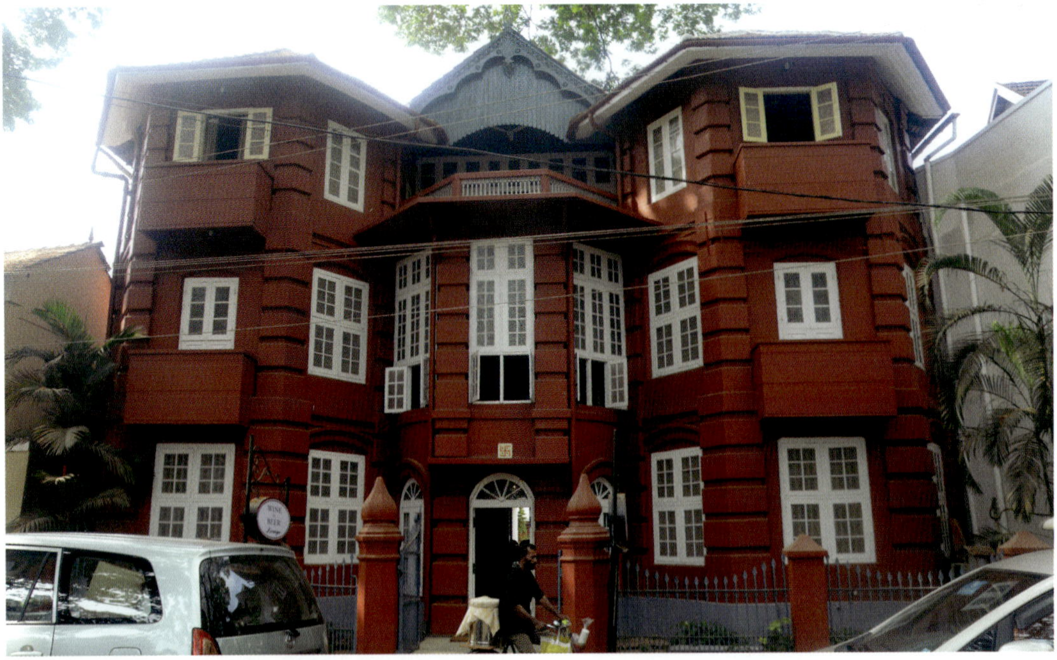

⊙ 코치 해안가의 영국풍 건물. 옆에 역엽곡궐이 자라고 있다.

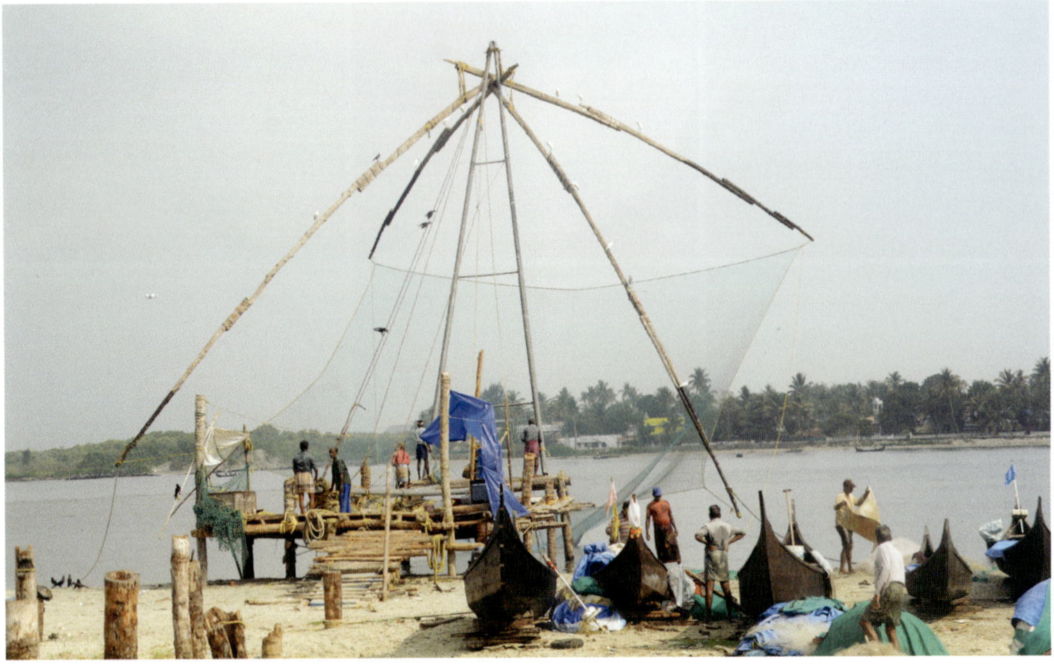

⊙ 코치 주민들의 고기잡이 풍경

가루를 넣고서 우유가 넘쳐 오르기 직전에 불을 끈다. 체로 걸러 잔에 담은 뒤 다른 잔을 하나 더 준비해서 두 잔을 위아래로 하여 공중에서 멋진 곡선을 그리며 따라서 설탕을 섞어준다. 차이 만드는 과정을 조용히 지켜보며 인도의 한약 여행을 마무리한다.

Tips

티루바난타푸람
- **위치** : 인도 남서부 케랄라주의 주도인 티루바난타푸람(Thiruvananthapuram)은 케랄라주의 맨 아래쪽에 위치한다.
- **주소** : Thiruvananthapuram, Kerala, India

코치
- **위치** : 코치(Kochi)는 Cochin으로도 불리며 주도인 티루바난타푸람에서 북쪽으로 약 200km 떨어져 있다.
- **주소** : Kochi, Kerala, India

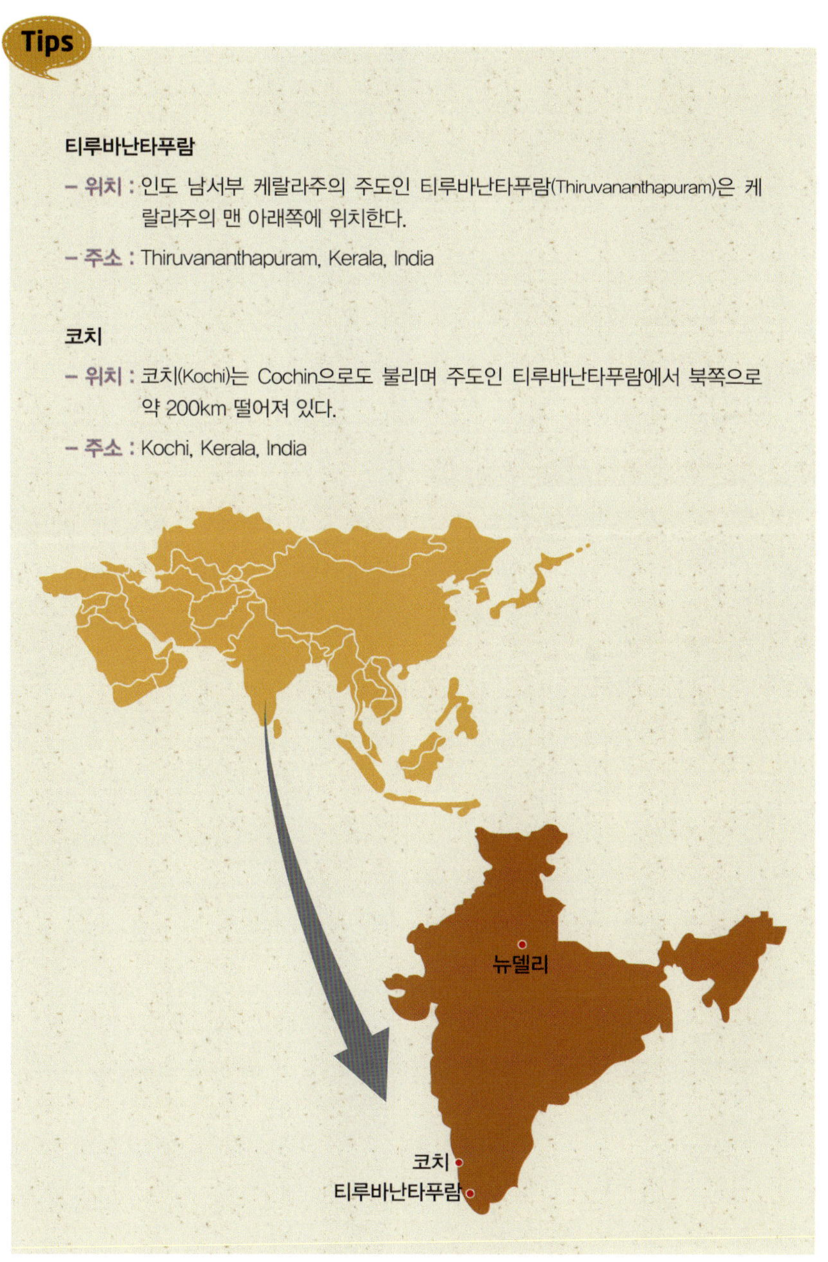

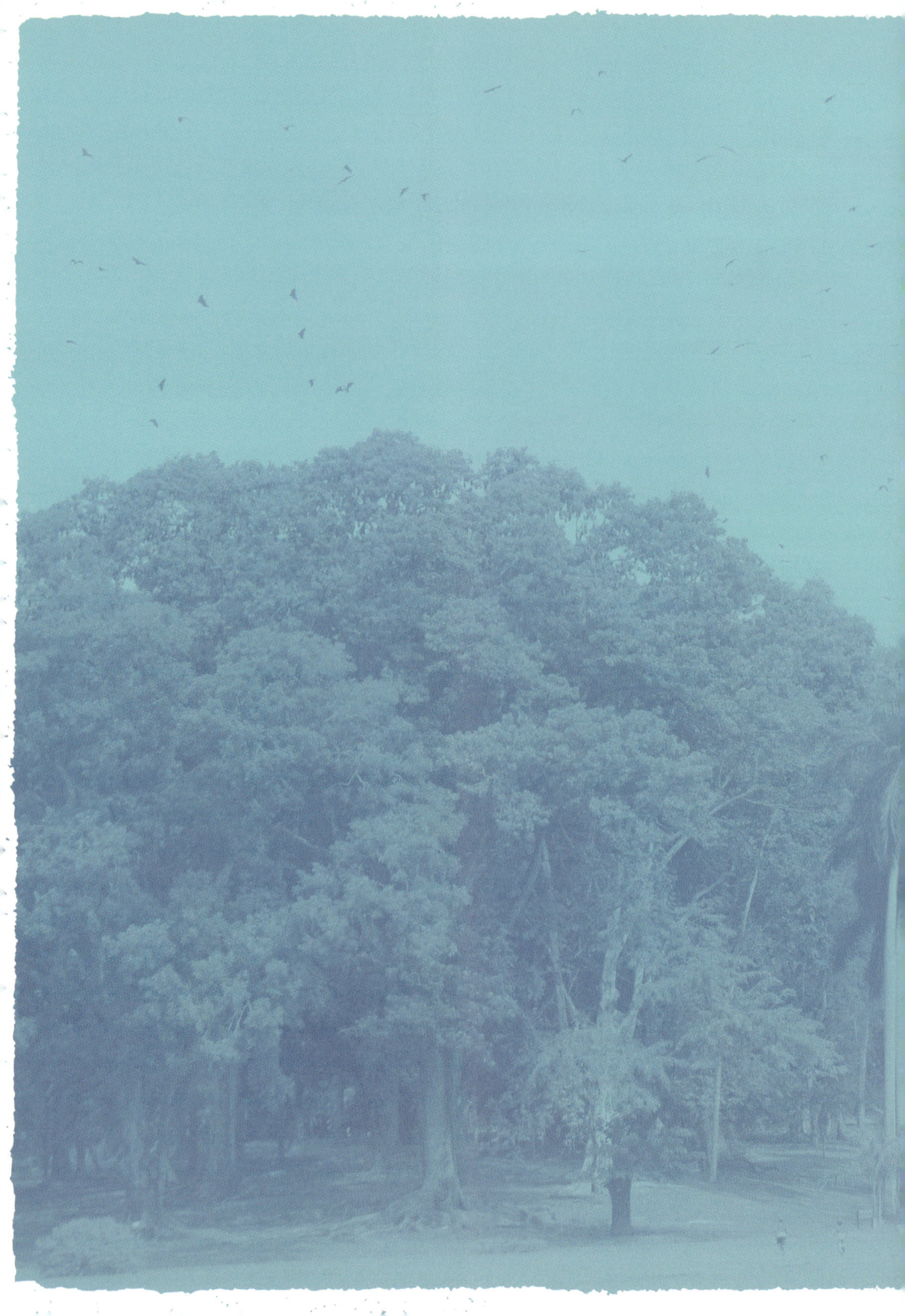

스리랑카의 약초

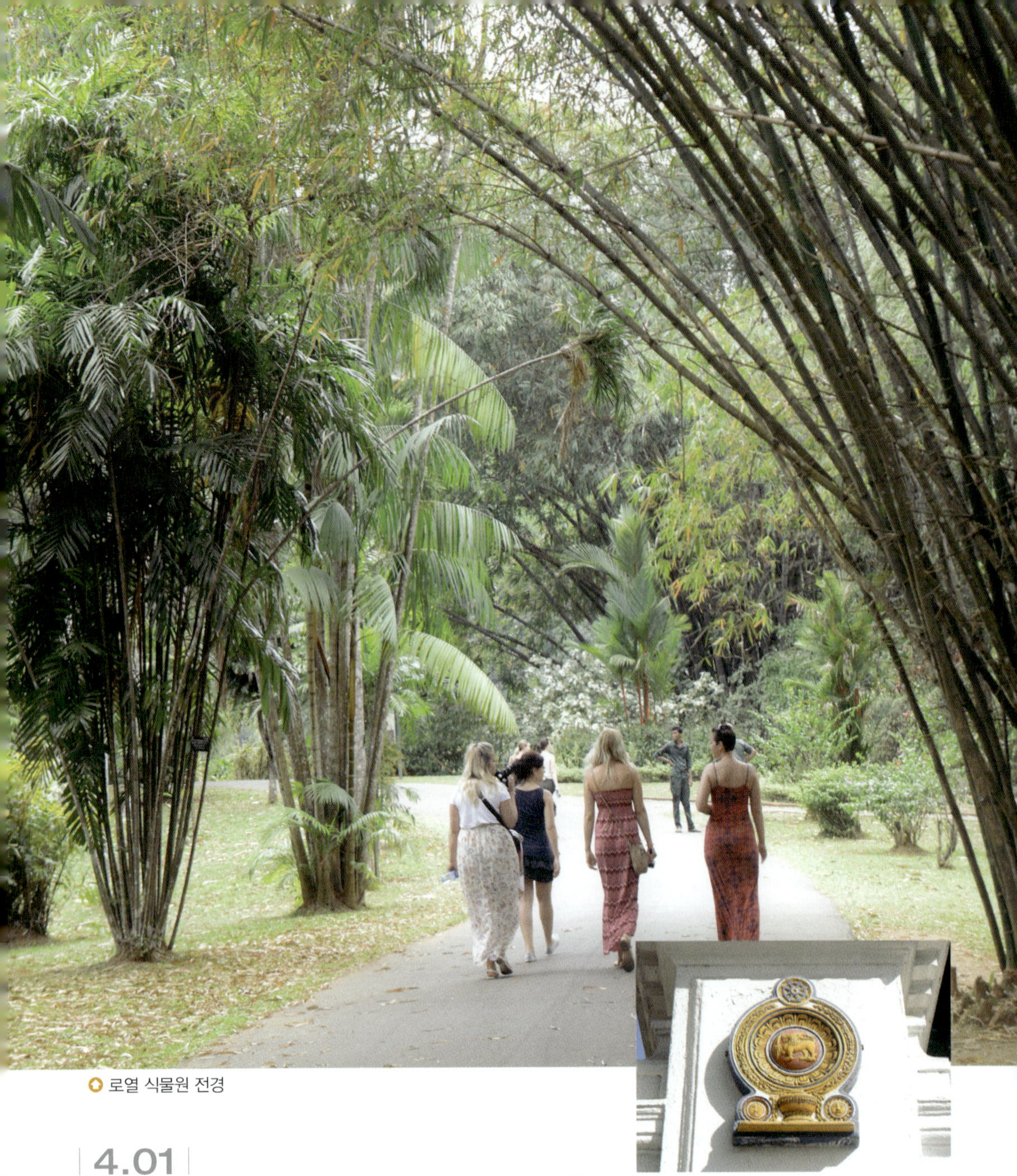

|4.01|

로열 식물원의 약초

스리랑카의 옛 이름은 실론

인도의 남쪽 인도양에 있는 섬나라인 스리랑카는 1972년에 국명을 실론(Ceylon)에서 스리랑카공화국으로 바꾸고 영국연방에서 독립하였으며 1978년에 스리랑카민주사회주의공화국으로 국명을 바꾸었다. 학창 시절 교과서에서 배웠던 인도 아래의 실론이 지도에서 보이지 않아 어디 있는지 찾았더니 스리랑카가 바로 그 실론이었던 것이다.

인도를 방문하고 나서 찾아간 스리랑카는 여러 가지가 인도와 비교되는 나라였다. 힌두교의 나라 인도와 달리 불교 국가인 스리랑카는 사람들의 의상부터 다르다. 인도 여성의 대표적 전통의상인 사리가 많이 보이지 않는다. 인도에선 하도 복잡하여 사리 복장의 여성을 촬영하기가 어려웠다. 스리랑카에 와서 이 모습을 찍어 봐야지 생각했는데 이곳에선 귀한 장면이 되어 버렸다. 인구도 인도보다 확연히 적어 수도인 콜롬보에서도 거리를 활보하기에 그다지 힘들지 않았다.

인천에서 콜롬보까지 직항이 2013년에 생겨서 바로 갈 수 있으니 그렇게 멀게 느껴지지 않는 나라다. 비행기 노선은 인천에서 콜롬보로 갔다가 다시 몰디브로 가는 코스다.

스리랑카에는 6개의 국가 식물원이 있다. 즉 로열(Royal) 식물원, 학갈라(Hakgala) 식물원, 헤나라트고다(Henarathgoda) 식물원, 미리자월라(Mirijjawila) 식물원, 시타와카(Seethawaka) 식물원, 가네와테(Ganewatte) 약용식물원이다. 이 중 3곳 식물원을 찾아 약용식물을 조사했다. 우리글 표기가 알려져 있지 않았던 식물원 이름은 중앙 일간지의 지인 도움을 받아 한글로 표기했다.

스리랑카의 가장 큰 왕립 식물원

로열 식물원은 페라데니야 식물원(Peradeniya Botanical Garden)으로도 불리며 스리랑카의 국가 식물원 중에서 가장 규모가 큰 왕립 식물원이다. 스리랑카에서 두 번째로 오래된 대학인 페라데니야 대학도 식물원 인근에 있다. 식물원은 스리랑카 중부에 위치한 제1의 관광 도시인 캔디시에서 서쪽으로 약 5.5km 떨어진 곳에 있다. 콜롬보에서는 북동쪽으로 약 90km 떨어져 있다. 캔디시는 석가모니의 이[齒]가 봉납되어 있는 달라다 말리가와(Dalada Maligawa) 사원으로 유명하다. 불치사(佛齒寺)라고 알려진 이 사원은 시내에 자리 잡은 호수의

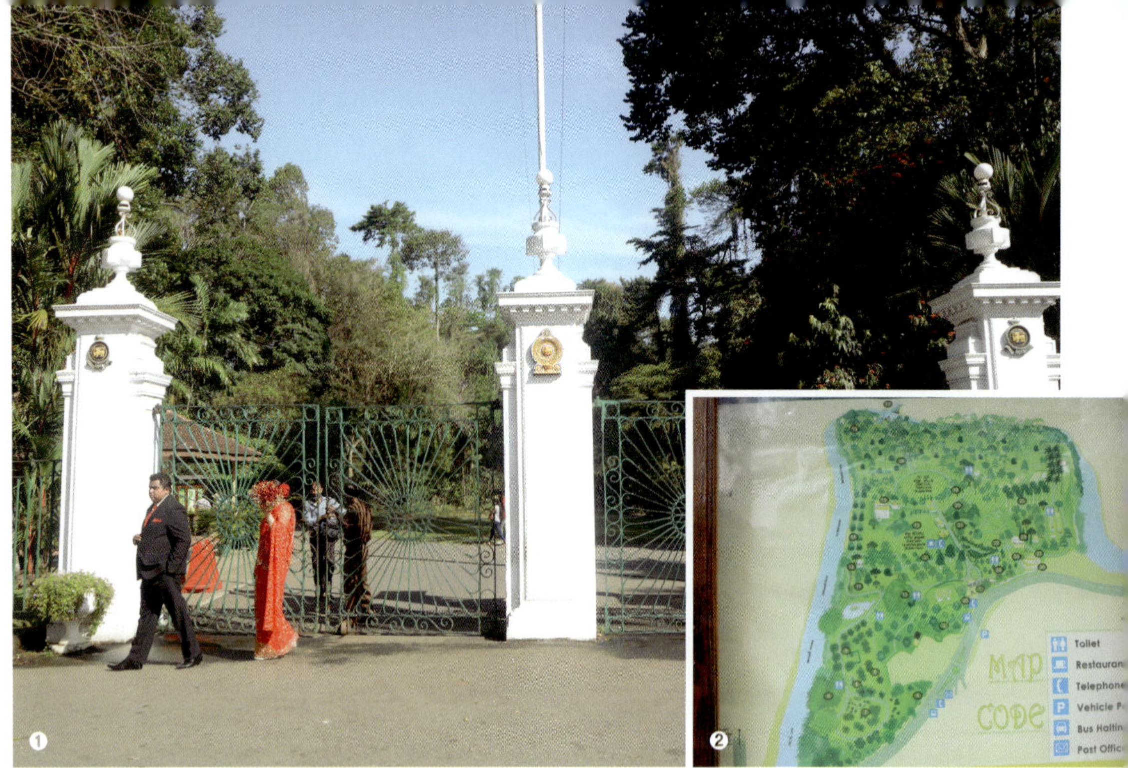

❶ 로열 식물원의 정문　❷ 로열 식물원의 안내도

북쪽에 위치해 있으며 한국에서 불교도들이 성지 순례차 많이 찾는 곳이다. 유네스코의 세계문화유산 목록에 1988년에 등록되었다.

　스리랑카의 로열 식물원은 넓은 면적에 오랜 역사를 자랑하며, 인도네시아의 보고르 식물원과 함께 아시아에서 손꼽히는 식물원이다. 식물원 입구 안내문에는 '설립연도 1821년, 연평균 강수량 1,900~2,500mm, 고도 460m, 전화 081-2388088, 면적 60헥타르, 연평균 온도 18~30도, 식물 종은 4천 종 이상, 개원시간은 오전 7시 30분~오후 5시'로 자세히 적어놨다. 식물원 면적이 60헥타르이니 너무 넓어 하루 만에 다 둘러보기는 힘들다. 또 아침 7시 30분부터 식물원에 들어갈 수 있으니 대단히 일찍 문을 여는 셈이다. 스리랑카 사람들은 하루 일과를 일찍부터 시작하는 모양이다. 관람객은 매년 120만 명이 넘는다고 인터넷 자료에 소개되어 있다. 경내는 약용식물구역을 비롯하여 야자구역, 소철구역, 대나무구역, 꽃 정원, 향신료 정원, 선인장 하우스, 난초 하우스, 국립식물표본관, 연못으로 구성되어 있다.

　유료 입장인데도 많은 사람들이 이곳을 찾는다. 사진 촬영을 마치고 나오는 신혼부부는

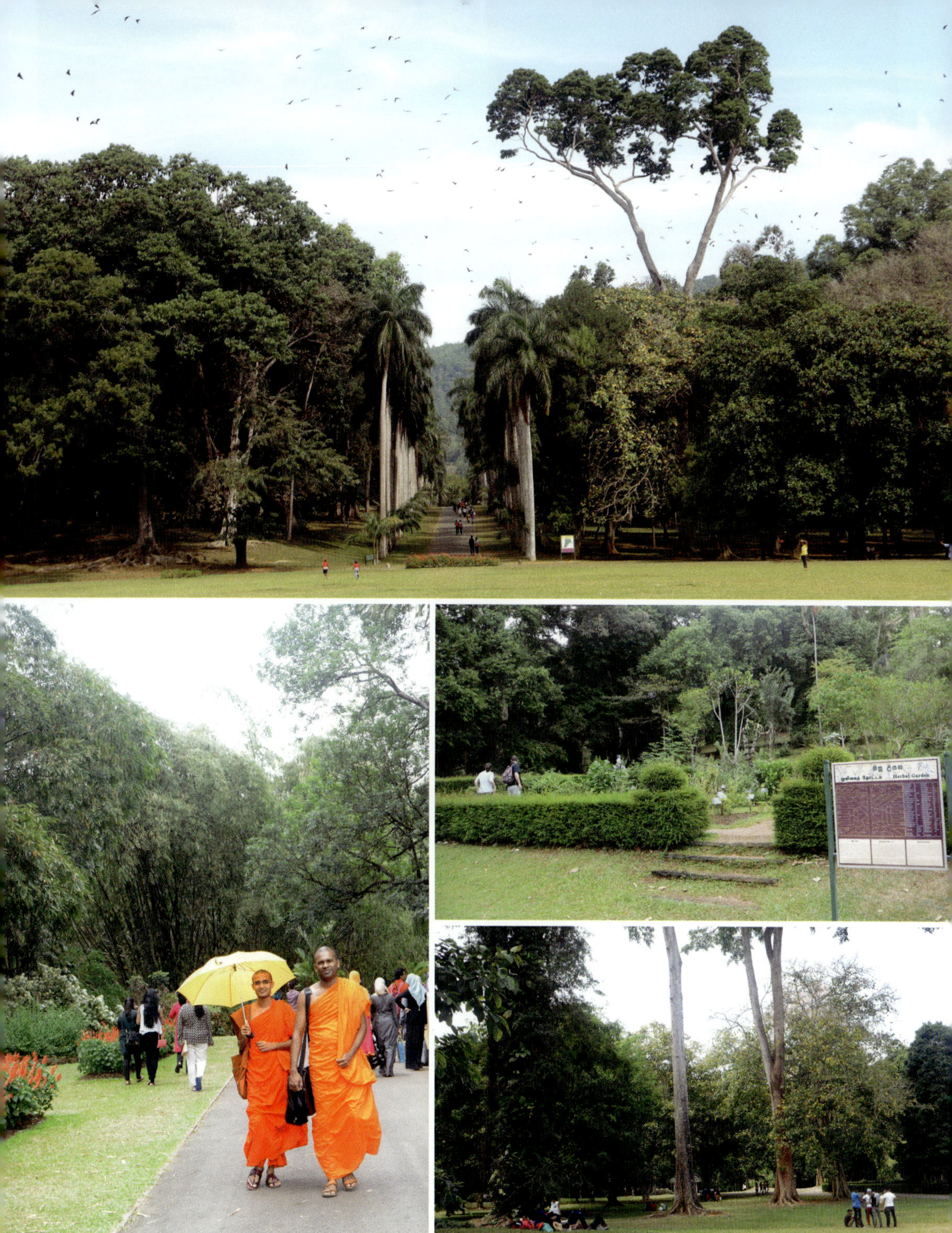

🔶 로열 식물원 전경

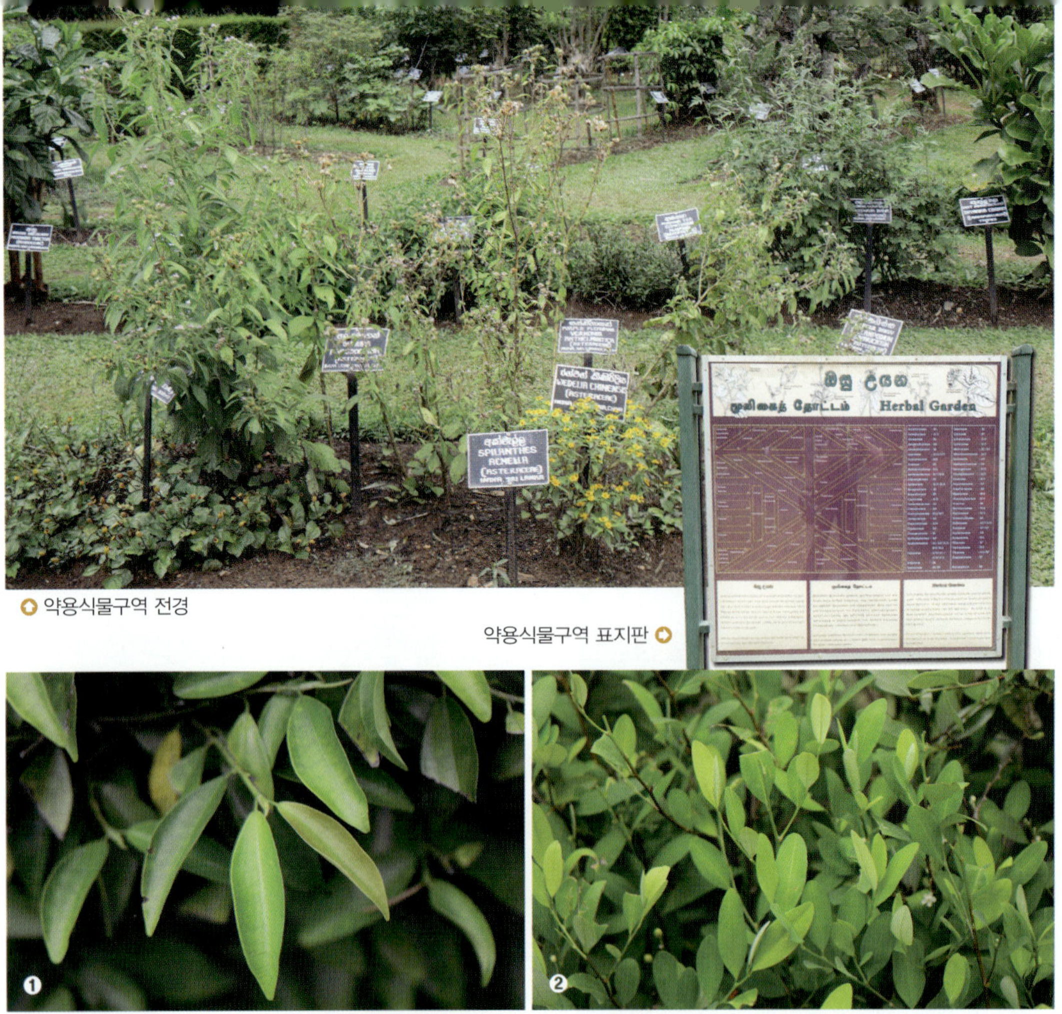

⬆ 약용식물구역 전경

약용식물구역 표지판 ➡

❶ *Erythroxylum moonii* ❷ *Erythroxylum novogranatense*

식물원 입구에서 관광객들의 카메라 세례를 받았다. 잘 정리된 식물원 내에는 기념 촬영을 하는 관람객들이 자주 보인다. 경내에서 한국말이 들려 쳐다봤더니 한국에서 온 관광객들이다. 서로 반갑게 인사한다.

약용식물구역을 찾아가는 길에 만난 현지인은 필자가 한국인임을 알고서 한국 돈을 한 장 달라고 부탁한다. 마침 지니고 있던 돈을 줬더니 옆에 있던 그의 친구가 약용식물구역에까지 찾아와서 자기도 한 장 달라고 매달린다. 그러면서 코카 잎이 어디에 있는지 알려주겠다고 했다. 코카와 비슷한 두 종의 식물(*Erythroxylum moonii, Erythroxylum novogranatense*)이 약용식물구역 한구석에 심어져 있었다.

참쑥, 흰독말풀, 대고량강, 한련초, 갓, 꽃생강

약용식물구역에서 2시간 동안 촬영하여 116종의 식물 사진을 확보했다. 참쑥(*Artemisia dubia*), 흰독말풀(*Datura metel*), 대고량강(*Alpinia galanga*), 한련초(*Eclipta prostrata*), 갓(*Brassica juncea*), 꽃생강(*Hedychium coronarium*) 같은 약초들을 관찰했다. 이 중 대고량강은 뿌리줄기를 갈랑갈이라 부르며 동남아 지역에서 즐겨 쓰는 향신료 식물이다. 생강과 비슷한 향미를 갖고 있지만 향은 생강보다 강하다. 열매는 홍두구로 부르며 한약으로 사용한다. 술독을 풀어주고 음식물이 내려가지 않아 그득하고 답답한 증상을 없애주는 효능을 가진다.

한정된 일정이라 촬영 시간이 워낙 부족했던 필자는 일행의 점심시간에 빠져 점심을 거른 채 빠른 속도로 약용식물 찍기에 열을 올렸다. 카메라 고정대로 사용하는 등산용 지팡이를 받치고 허리를 꾸부려 촬영하는 동양인의 모습이 눈에 띄는지 지나던 관광객들이 힐끗힐끗 훔쳐본다.

육두구와 메이스

식물원 매표소 뒤편에 약용식물인 육두구가 서 있다. 일행 한 분이 이 나무를 발견하고서 필자를 이곳으로 안내해 줬다. 열대지역에서 자라는 이 나무에 열매가 주렁주렁 달려 있는 모습을 보니 감탄사가 절로 나온다. 이렇게 많은 열매가 달린 모습은 처음 본다. 필자가 항상 지니고 다니는

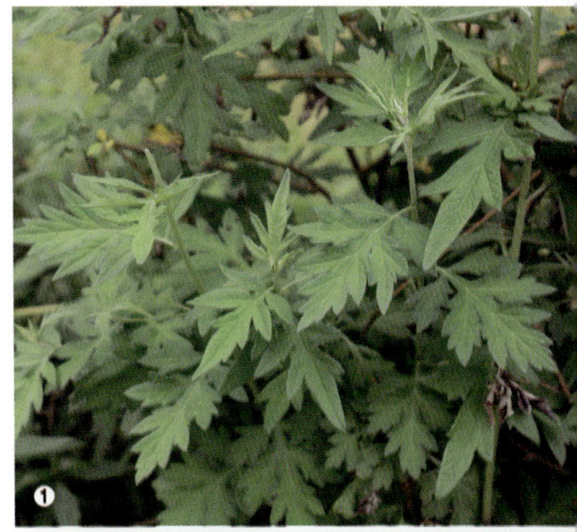

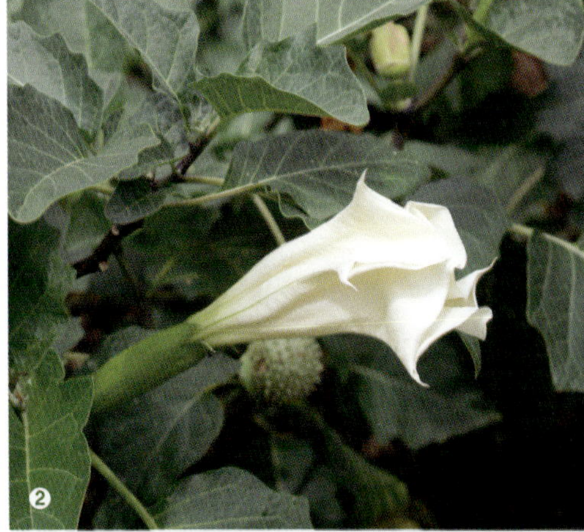

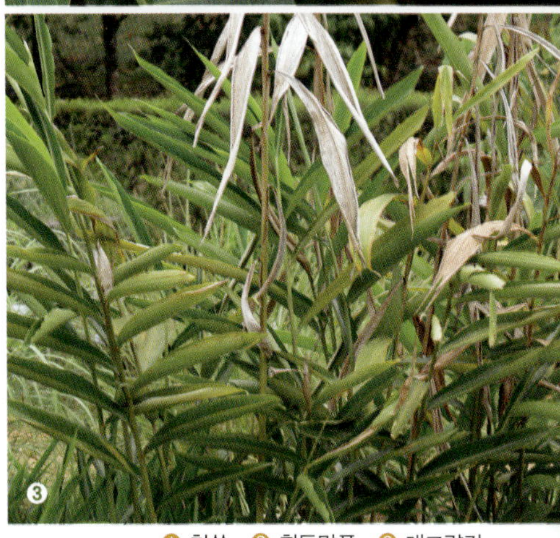

❶ 참쑥　❷ 흰독말풀　❸ 대고량강

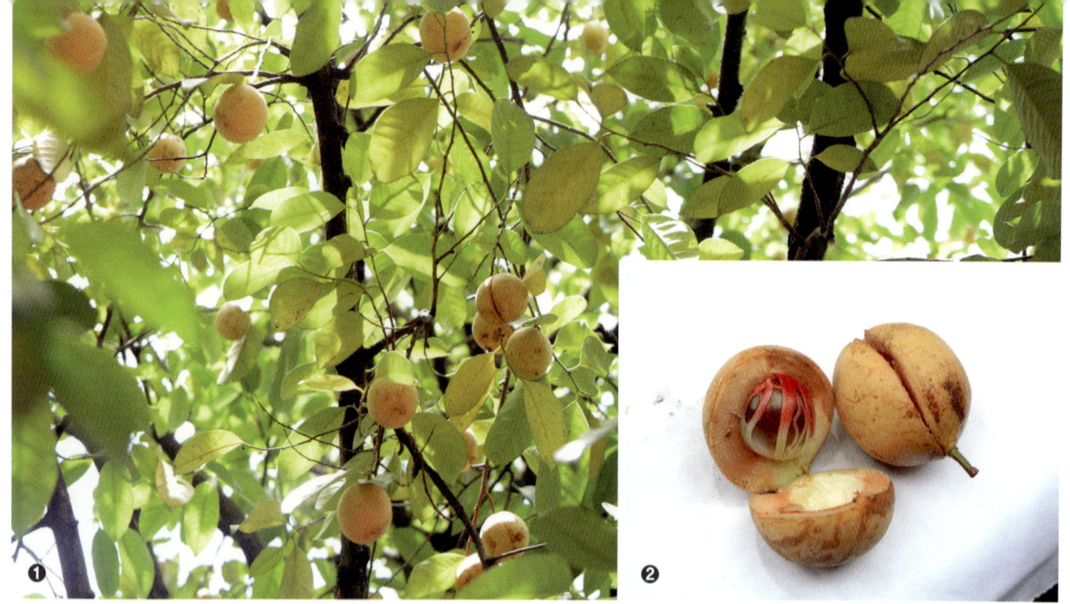

❶ 열매가 달려 있는 육두구 ❷ 육두구 열매를 칼로 쪼개면 씨를 둘러싸고 있는 메이스가 보인다.

등산용 지팡이 덕분에 높이 달려 있는 육두구 열매를 두 개 딸 수 있었다. 불법이지만 열매 안을 쪼개봐야 하니 할 수 없었다. 칼로 쪼개니 심홍색의 씨껍질이 드러난다. 너무나 싱싱하고 선홍색을 띤 가종피(假種皮) 모습을 본다. 씨 표면을 덮고 있는 특수한 부속물을 가종피라고 한다. 처음 만나는 황홀한 이 모습을 수없이 촬영해 뒀다. 시간이 지나 마르면 이 색상은 변한다.

육두구의 열매 안에는 한약으로 쓰이는 씨인 육두구와 이 씨를 둘러싸고 있는 섬유 같은 물질인 메이스(mace)가 있다. 메이스는 씨를 둘러싸고 있는 모습이 마치 꽃처럼 보인다고 해서 육두구 화(花)라고도 부른다. 육두구 열매 속의 씨인 육두구와 씨를 둘러싸고 있는 메이스, 이 두 가지는 모두 약으로 쓰이지만 메이스는 향신료로 더 자주 사용된다. 육두구는 우리나라에서 자라지 않지만 예부터 《동의보감》 탕액편의 풀부에 소개되어 있고 《방약합편》의 향기 나는 한약인 방초(芳草)편에 수재되어 있다. 육두구는 소화를 촉진시키고 장을 튼튼하게 하며 식욕부진, 복부팽만에 효과가 있다. 우리나라 《식품공전》의 '식품에 사용할 수 있는 원료' 부분에 육두구의 씨가 수재되어 있어 식품으로 사용 가능하다.

바라밀나무, 비려륵, 부상화

매표소에서 오른편으로 깊숙이 들어갔더니 잭프루트라 불리는 바라밀나무(*Artocarpus*

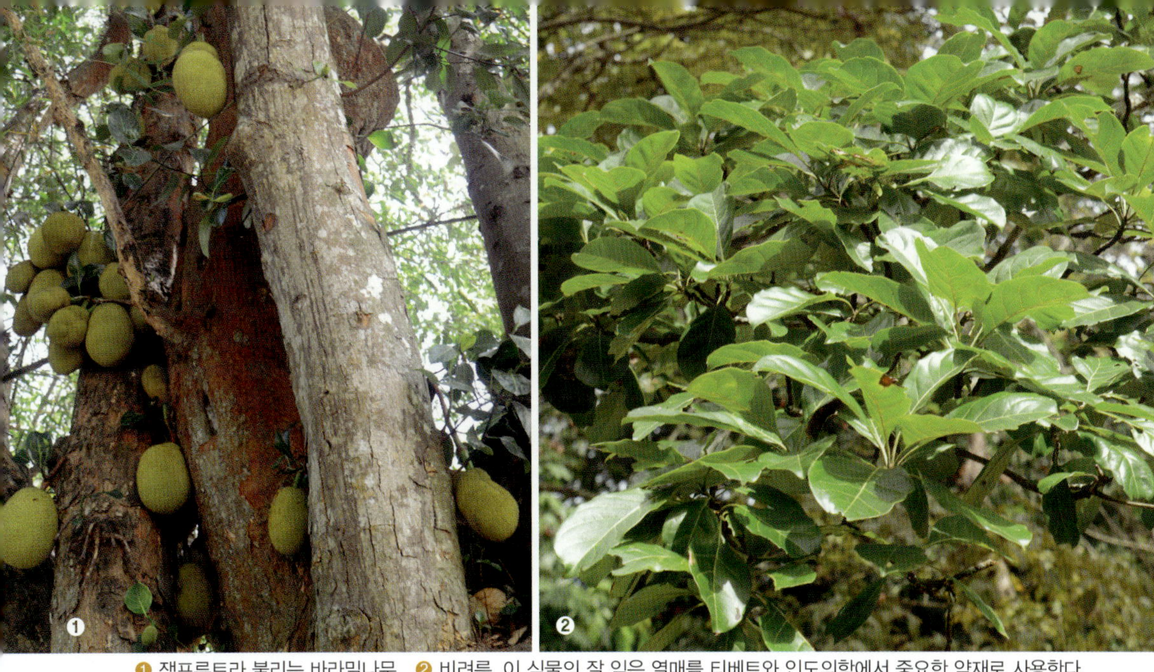

❶ 잭프루트라 불리는 바라밀나무　❷ 비려륵. 이 식물의 잘 익은 열매를 티베트와 인도의학에서 중요한 약재로 사용한다.

heterophyllus)가 있었다. 커다란 바라밀 열매가 나무줄기에 주렁주렁 달려 있는 모습이 장관이다. 저렇게 큰 열매가 떨어지지 않고 달려 있을까 신기하기만 하다. 옆에는 원숭이들이 몰려다니며 관광객들과 조우하는 광경을 연출하고 있다. 바라밀은 열대과일인 두리안과 생김새가 비슷하다. 쫄깃쫄깃해서 고기 씹는 질감이 있다. 열매가 커서 과육을 잘라 나누어 팔기도 한다. 갈증을 멎게 하고 원기를 북돋우는 효능이 있다.

비려륵(毗黎勒, *Terminalia bellirica*)이 보인다. 사군자과인 이 식물의 잘 익은 열매를 한약 모가자(毛訶子)라 부르며 청열해독(淸熱解毒), 수렴양혈(收斂養血)의 효능이 있다. 티베트족의 전통 약재이자 아유르베다의 중요한 약물인 모가자는 가자(訶子), 여감자(余甘子)와 함께 모아서 삼과(三果)라고도 부른다.

부상화(扶桑花, *Hibiscus rosa-sinensis*)도 보인다. 중국 남부, 인도 동부가 원산지인 이 식물은 불상화(佛桑花), 하와이무궁화(Hawaiian Hibiscus)라고도 부른다. 말레이시아는 부상화를 말레이시아의 나라꽃으로 지정했으며 말레이시아의 지폐, 주화에 이 식물이 그려져 있다.

한약인 면실자(棉實子)는 일명 면화자(棉花子) 또는 목면자(木棉子)라고도 한다. 식약처 공정서에는 면실자의 기본 종으로 목화(*Gossypium indicum*)를 기재하고 있으나 비슷한 식물인 수면(樹棉, *Gossypium arboreum*, 이명: *Gossypium nanking*)이나 초면(草棉, *Gossypium herbaceum*)을 선택하는 것이 일반적이

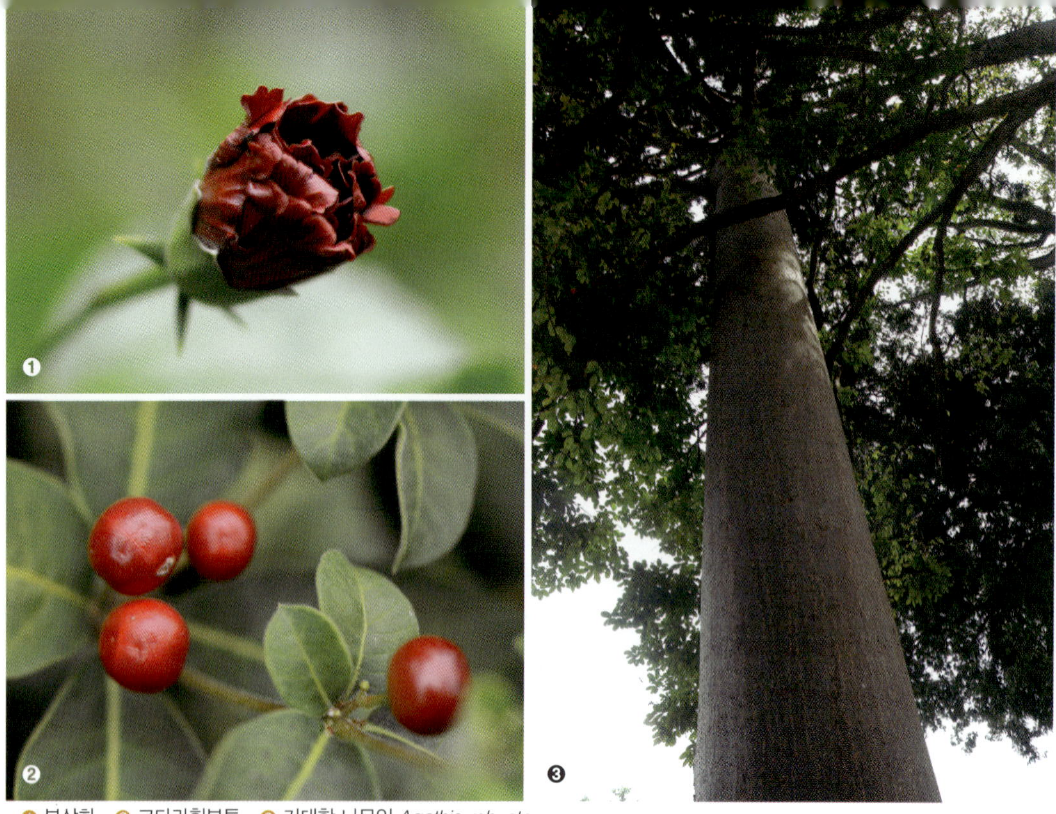

❶ 부상화　❷ 코타라힘부투　❸ 거대한 나무인 *Agathis robusta*

라고 강원대 김창민 명예교수는 말한다. 이 식물원에서 바로 그 초면(*Gossypium herbaceum*)의 약초를 만났다.

코타라힘부투(*Kothala Himbutu, Salacia reticulata*)가 심어져 있다. 이 나무의 줄기나 뿌리로 만든 차는 인도 전통의학인 아유르베다에서 약으로 사용되어 왔으며 초기 당뇨병의 특효약으로도 이용되었다.

키가 높은 *Agathis robusta*가 눈에 띈다. 별명이 퀸즐랜드 카우리(*Queensland kauri*)이다. 거대한 나무가 하늘 높이 뻗어 있다. 매끈한 나무줄기가 마치 몽둥이처럼 보인다. 더위를 피해 나무 아래로 간 관람객들이 땅 위로 튀어나온 뿌리에 걸터앉아 쉬고 있다. 1865년에 심어진 나무다.

폴란드 수상, 러시아 우주비행사의 나무

길가의 양치식물 안내판에는 양치식물의 일생이 그림과 함께 잘 설명되어 있다. 식물 사이에는 유명 인사들이 기념 식수한 안내판이 세워져 있다. 폴란드 수상인 요제프 치란키에비츠(Joseph Cyrankiewicz)가 1960년에 심은 무우수(*Saraca asoca*)가 있다. 무우수는 인도 아대륙에서 매우 중요한 나무다. 인류 최초의 우주비행사인 러시아의 유리 가가린(Yuri Gagarin)이 1961년에 심었다는 노랑무우수(*Saraca thaipingensis*)도 보인다.

식물원 안에는 오래된 고목이 가득하고 스리랑카, 인도 특산식물들도 빨간 팻말에 표기되어 곳곳에 심어져 있었다. 모두들 귀한 식물 자원들이다.

준비한 생수가 떨어져 멀리 떨어진 간이매점을 찾았다. 현지 돈을 준비하지 않아 달러도 가능한지 물어보니 좋다고 한다. 생수 한 병을 사고 달러를 줬더니 돌려주는 스리랑카

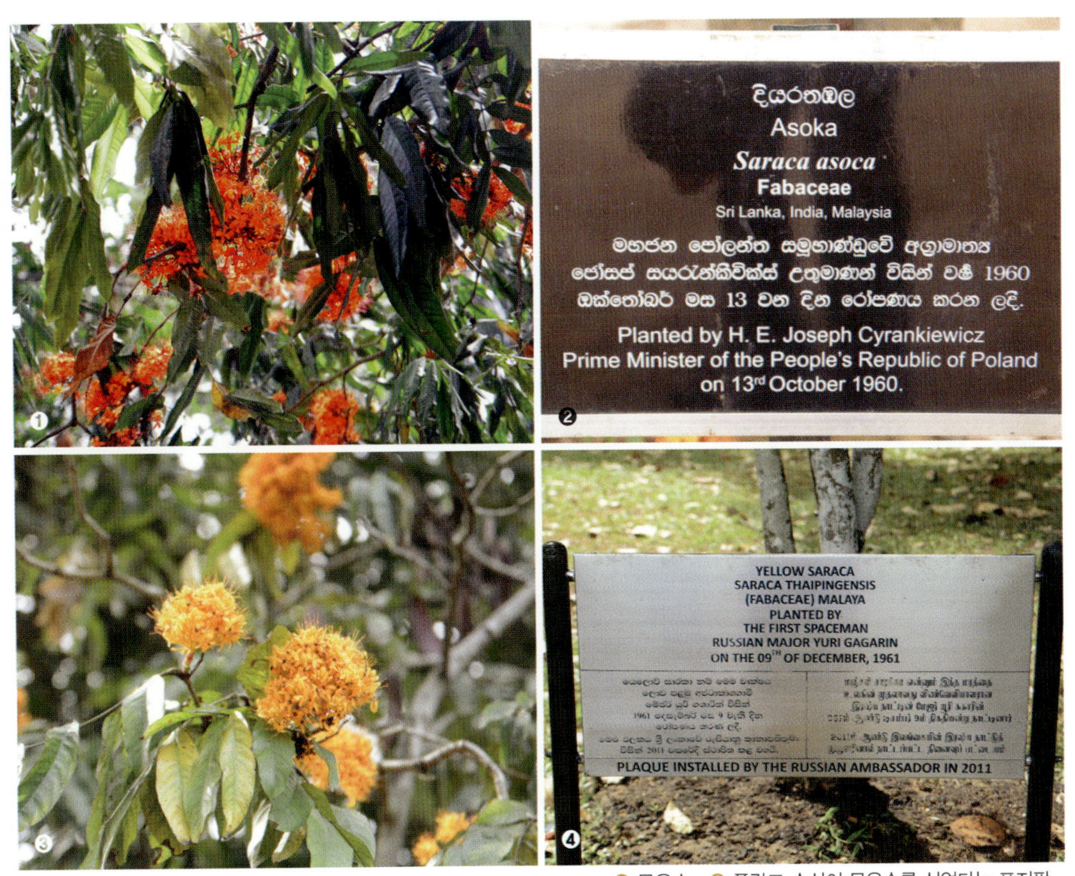

❶ 무우수　❷ 폴란드 수상이 무우수를 심었다는 표지판
❸ 노랑무우수　❹ 러시아 우주비행사인 유리 가가린이 노랑무우수를 심었다는 표지판

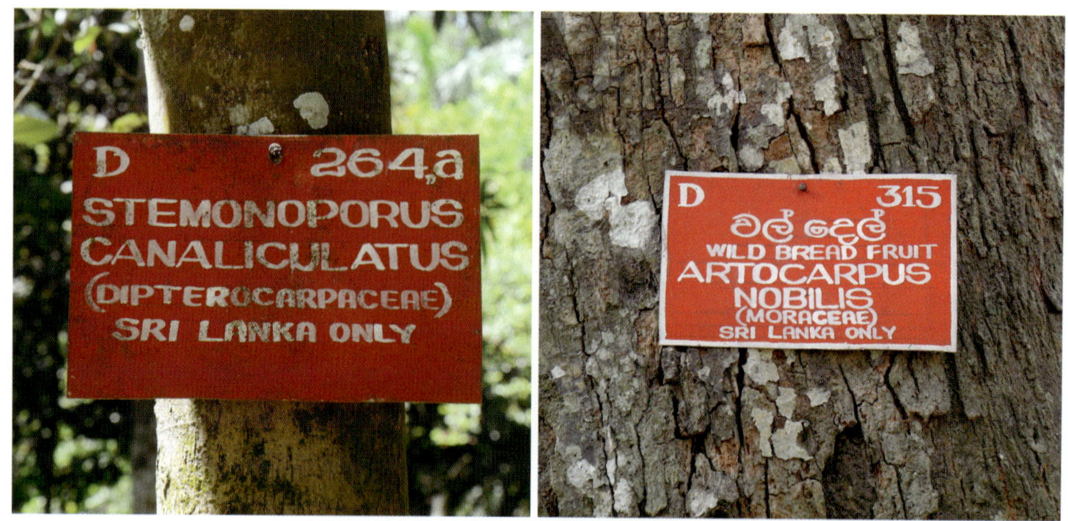

○ 빨간 팻말에 스리랑카의 특산식물이란 표시를 해 놓고 있다.

돈이 너무 적었다. 실랑이를 벌이다가 다투는 시간이 아까워 적당히 해결하고 그냥 와 버렸다.

로열 식물원에서 필자는 195종의 식물을 촬영했다. 약용식물구역에서 찍은 116종의 식물을 과별로 분류해 보니 콩과(Leguminosae)와 운향과(Rutaceae) 식물이 각 11종으로 가장 많았다. 다음으로 국화과(Compositae), 대극과(Euphorbiaceae) 식물 각 9종, 꼭두서니과(Rubiaceae) 식물 8종, 아욱과(Malvaceae) 식물 7종, 꿀풀과(Lamiaceae) 식물 5종, 새모래덩굴과(방기과, Menispermaceae) 식물 4종이 자라고 있다.

일반식물구역에서 촬영한 식물은 79종이다. 이를 분류하면 콩과(Leguminosae) 식물 8종, 쥐꼬리망초과(Acanthaceae) 식물 7종, 아욱과(Malvaceae) 식물 5종, 이우시과(Dipterocarpaceae), 마란타과(Marantaceae), 꼭두서니과(Rubiaceae) 식물 각 4종, 아노나과(포포나무과, Annonaceae), 감나무과(Ebenaceae), 뽕나무과(Moraceae) 식물 각 3종이 재배 중이었다.

한국국제농업개발학회지의 2009년도 논문인 '스리랑카의 약용식물 이용, 연구 및 보존 현황'을 보면, 당시 스리랑카에서 중요하게 연구하는 10종의 약용식물을 알리고 있다. 필자는 그중 3종의 식물을 이곳 로열 식물원에서 촬영할 수 있었는데, 바로 *Coscinium fenestratum*, *Salacia reticulata*, *Woodfordia fruticosa*이다.

224

– 위치 : 스리랑카 중심에 위치한 캔디시에서 서쪽으로 약 5.5km 떨어져 있다.

– 홈페이지 : http://www.botanicgardens.gov.lk/?page_id=4359

– 설립연도 : 1821년

– 면적 : 60헥타르

– 개원시간 : 7시 30분~17시

– 휴원일 : 없음

– 입장료 : 유료

– 주소 : Kandy road, Peradeniya, Sri Lanka

– 전화번호 : +94 81 2388088

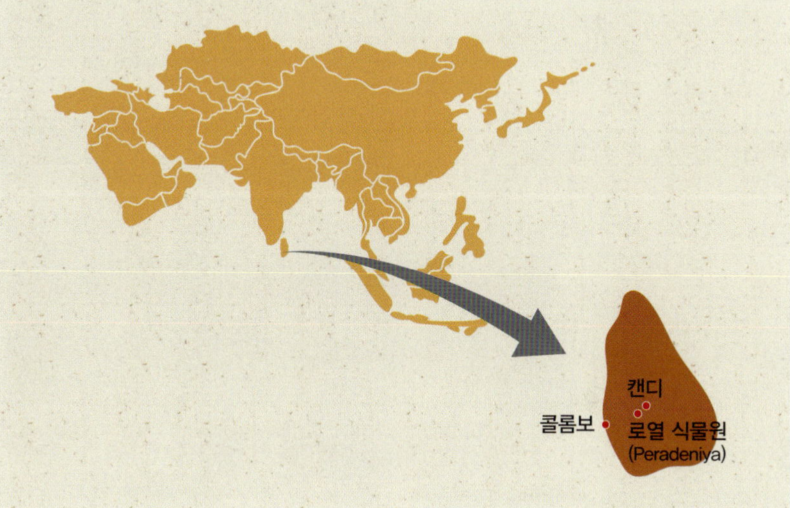

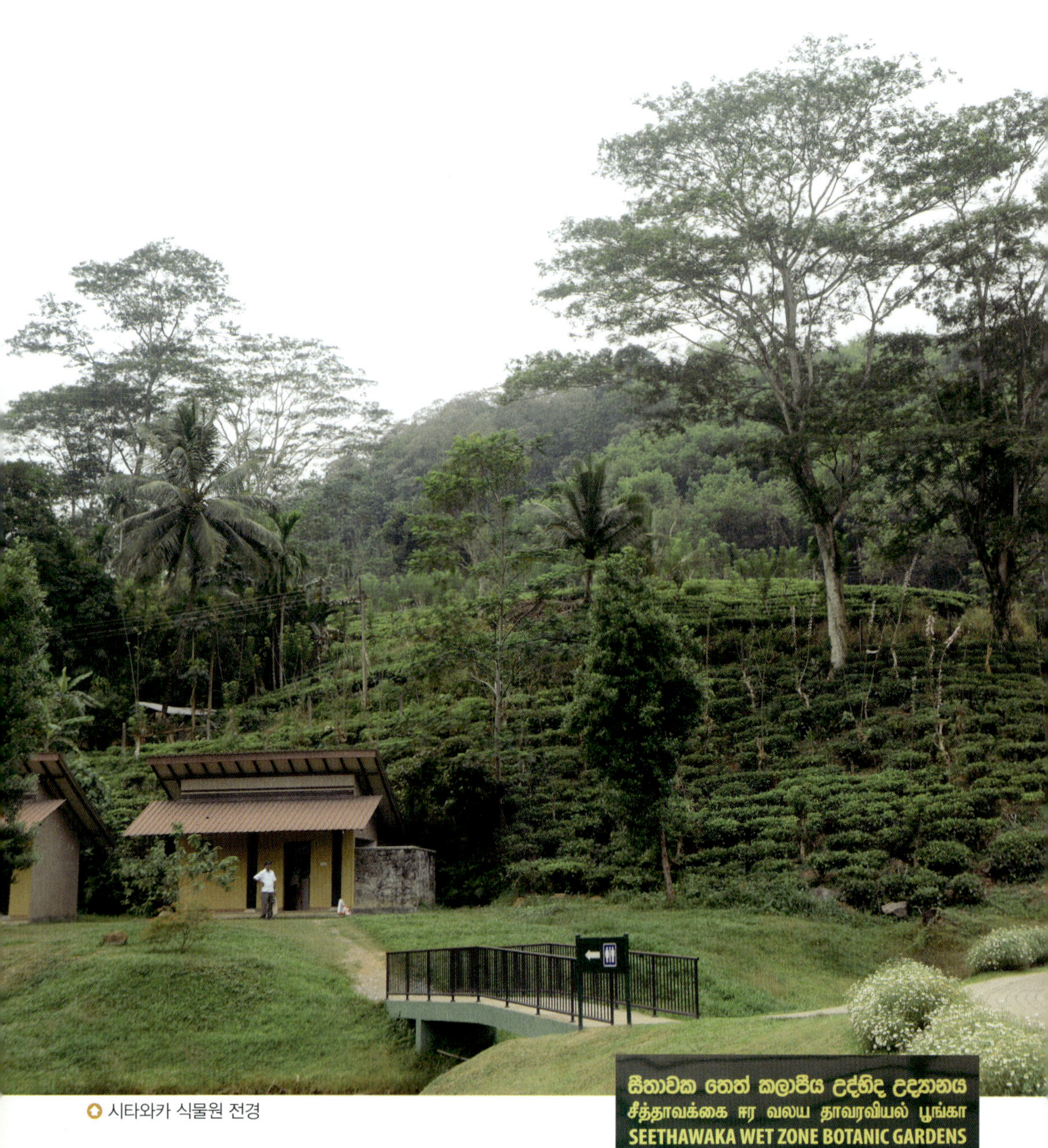

⬦ 시타와카 식물원 전경

| 4.02 |

시타와카 식물원의 약초

가장 최근 개원한 국립 식물원

시타와카(Seethawaka) 식물원은 스리랑카의 6개 국립 식물원 중에서 가장 최근인 2014년에 개원했다. 수도 콜롬보의 오른편에 위치해 있는 이 식물원은 Seethawaka Wet Zone Botanical Garden으로도 불린다. 입구의 식물원 안내문은 영어를 포함해서 3개 언어로 제작되어 있고 필자가 식물원을 찾은 날에는 이곳에서 웨딩 촬영을 마친 신혼부부가 나오고 있었다.

실론계피나무

면적이 32헥타르인 시타와카 식물원은 약용식물구역을 비롯하여 수목원, 화훼원예구역, 산꼭대기 정원, 차밭 등으로 이루어져 있으며, 중앙의 잔디구역에는 많은 방문객들이 찾아

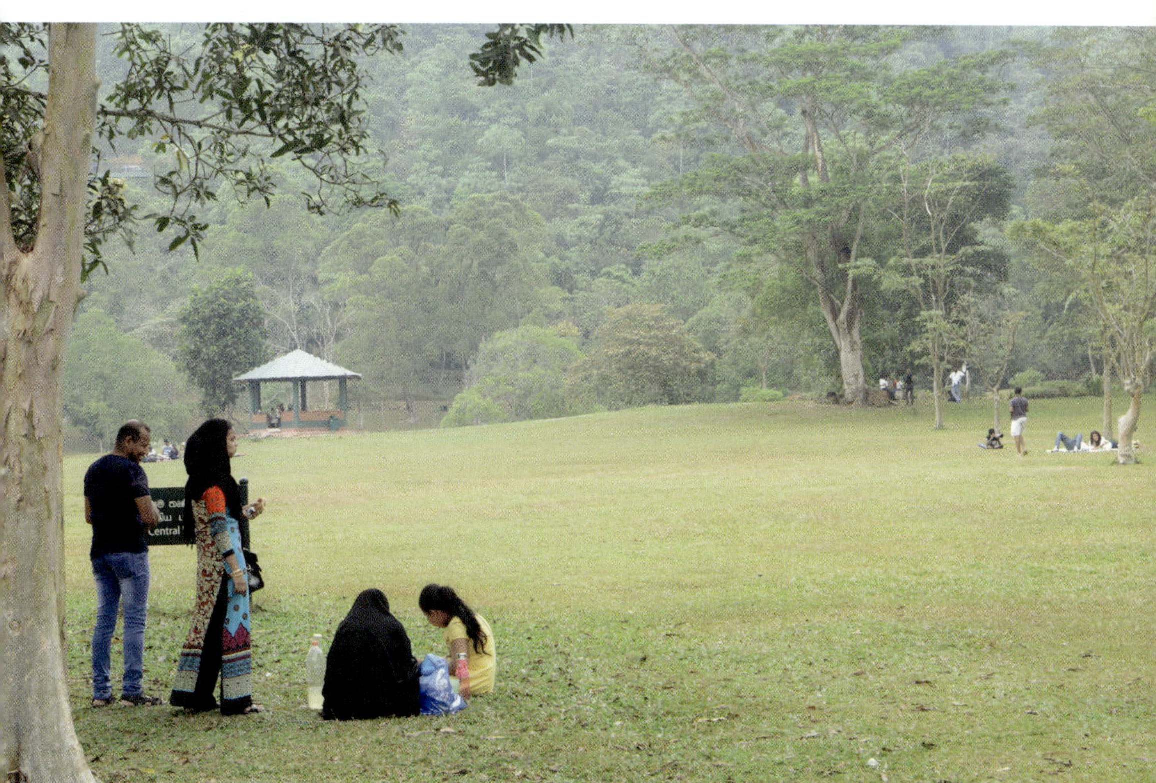

❶ 식물원의 잔디구역

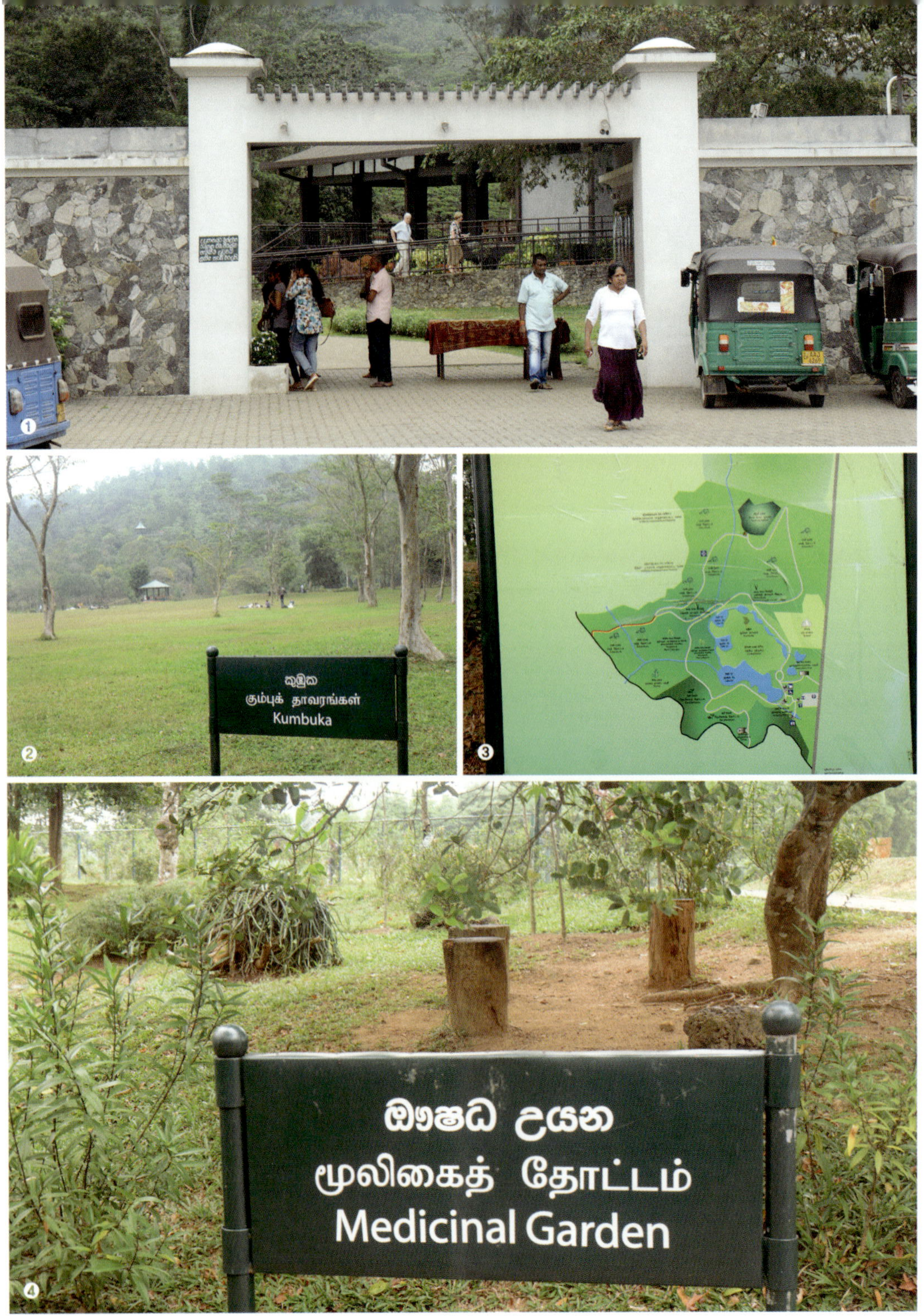

① 식물원 입구 ② 식물원 전경 ③ 식물원 안내도 ④ 식물원 내의 약용식물구역

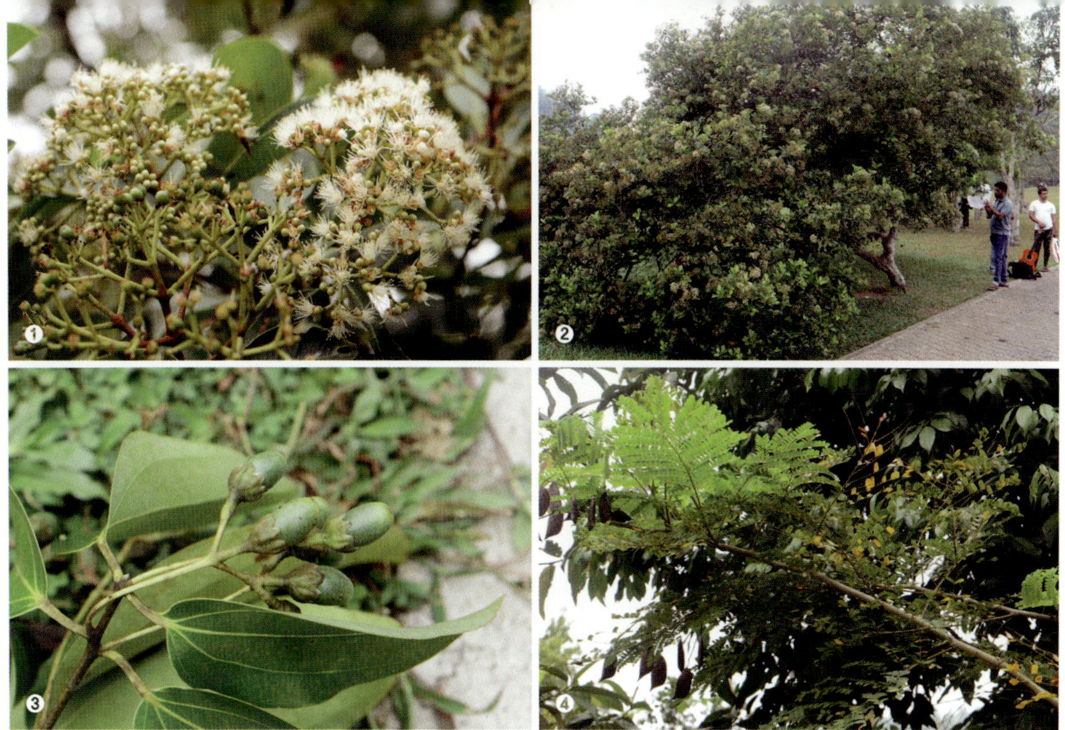

와서 휴식하고 있다. 식물원 입구에는 실론계피나무(*Cinnamomum zeylanicum*)가 심어져 있고 열매가 달려 있다. 유럽인들은 중국계피보다 실론계피를 향신료로 더 즐겨 썼다. 입구를 들어서니 꽃과 열매를 한꺼번에 맺은 정향 종류인 *Syzygium caryophyllatum*이 보인다. 활짝 핀 꽃 앞에서 방문객들은 기념사진을 찍느라 다들 바쁘다. 스리랑카와 남인도에서 자생하는 이 식물은 열매를 식용한다.

소목, 강향단, 인도감나무

관심 있는 약용식물구역은 식물원의 높은 곳에 자리 잡아 숨을 헐떡이며 찾아 올라갔다. 그다지 넓지 않은 이곳에서 필자는 50종의 약초를 사진에 담았다. 이 중 꿀풀과 식물은 4종, 콩과 식물은 3종이 분포하고 있다. 먼저 나무줄기인 심재(心材)를 한약으로 쓰는 소목(*Caesalpinia sappan*)이 눈에 띈다. 산후에 머리가 아찔하고 어지러운 증상, 산후어혈에 의한 창만동통 그리고 가슴과 배가 찌르듯 아픈 증상을 낫게 한다. 이질, 천식에도 유효한 약재다.

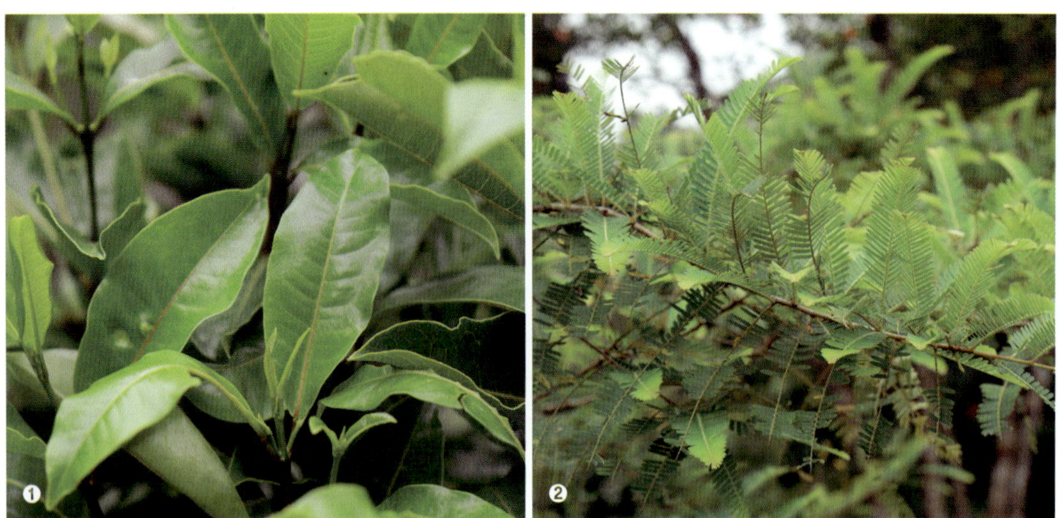

❶ 한약 강향단으로도 불리는 *Acronychia pedunculata*　❷ 삼과의 하나인 여감자. 힌두교에서는 신성한 나무로 여겨졌다.

　한약 강향은 콩과 식물인 강향단(*Dalbergia odorifera*) 뿌리의 심재를 말한다. 강향은 가슴이 막힌 듯이 답답하며 찌르듯이 아픈 병증 그리고 가슴과 옆구리 부위가 그득하여 편하지 않은 병증을 낫게 한다. 구토, 복통에도 사용하는 한약이다. 《동의보감》에는 '성질은 따뜻하며 보통이고 독이 없다. 유행병과 집에 이상한 기운이 있을 때 주로 쓴다. 태워서 나쁜 기운을 물리친다'고 서술되어 있다. 시타와카 식물원에 식재되어 있는 *Acronychia pedunculata*도 강향단이라 불리지만 과명은 콩과가 아닌 운향과이다.

　인도감나무(*Diospyros malabarica*)도 서 있다. 인도의 뱅갈 지방에 이 나무가 많기 때문에 뱅갈감이라고도 한다. 풋과일은 떫은맛이 강해 염색용으로만 이용하고, 익으면 황색으로 변하며 단맛이 나서 식용이 가능해진다. 열매 크기는 작지만 맛이 좋아 인도에서 정원에 즐겨 심는다.

모가자, 가자, 여감자

　티베트족의 전통 약재이자 아유르베다의 중요한 약물인 모가자는 가자(訶子), 여감자(余甘子)와 함께 모아서 삼과(三果)라고도 부른다. 이 식물원에서 삼과의 하나인 여감자(餘甘子. *Phyllanthus emblica*)가 자라고 있다. 아마륵(阿摩勒), 아말라키(Amalaki)라고 부르는 약초다. 인도, 동

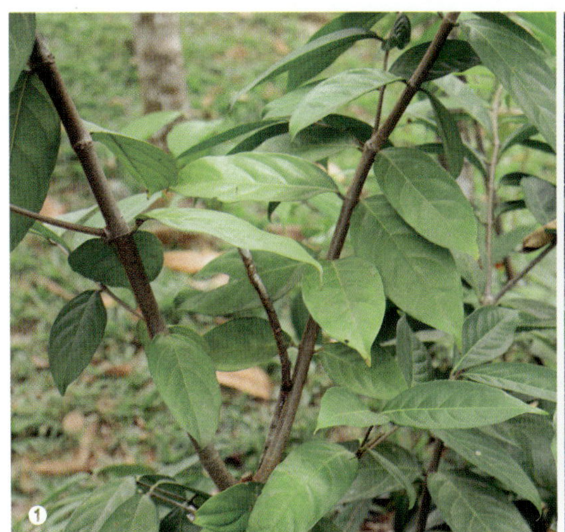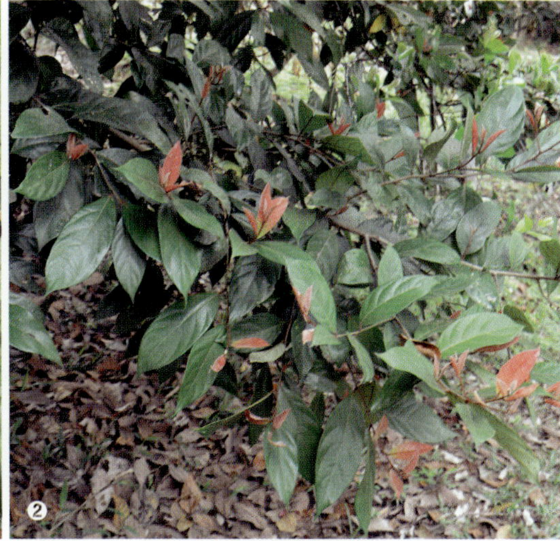

❶ 코타라힘부투인 *Salacia reticulata*　❷ 스리랑카 고유종인 *Litsea longifolia*

남아시아가 원산지이며 열대, 아열대에서 재배하는 이 식물의 열매는 식용으로도 사용한다. 힌두교에서는 신성한 나무로 여겨졌다. 역시 삼과의 하나이며 청열해독(淸熱解毒), 수렴양혈(收斂養血)의 효능이 있는 비려륵(毗黎勒, *Terminalia bellirica*)도 시타와카 식물원에서 자라고 있다. 비려륵의 잘 익은 열매가 한약 모가자(毛訶子)다.

아유르베다 약초인 수면 체리

스리랑카는 인도 아대륙에 위치하니 식물원에는 아무래도 아유르베다 의약과 관련된 약용식물들이 많이 자라고 있었다. 아슈와간다(Ashwaganda)로 부르는 약재인 *Withania somnifera*가 바로 아유르베다 약초다. 수면 체리라고도 부르는 이 식물은 인도, 스리랑카 아유르베다의 중요한 약재다. 예로부터 질병을 앓고 난 후의 회복을 돕거나 강장제로 사용되었으며 종양, 관절염을 비롯한 염증 또는 여러 감염성 질병의 치료에 사용되기도 한다. 아슈와간다는 인삼과 마찬가지로 신체의 항상성을 유지시키는 아답토젠(adoptogen)으로 알려져 있다. 스리랑카, 인도, 방글라데시에서 자생하는 *Cissus quadrangularis*도 아유르베다 의약으로 사용된다. 이 식물은 강장, 진통 작용과 부러진 뼈 관절을 치료하는 데 도움이 된다고 알려져 있다.

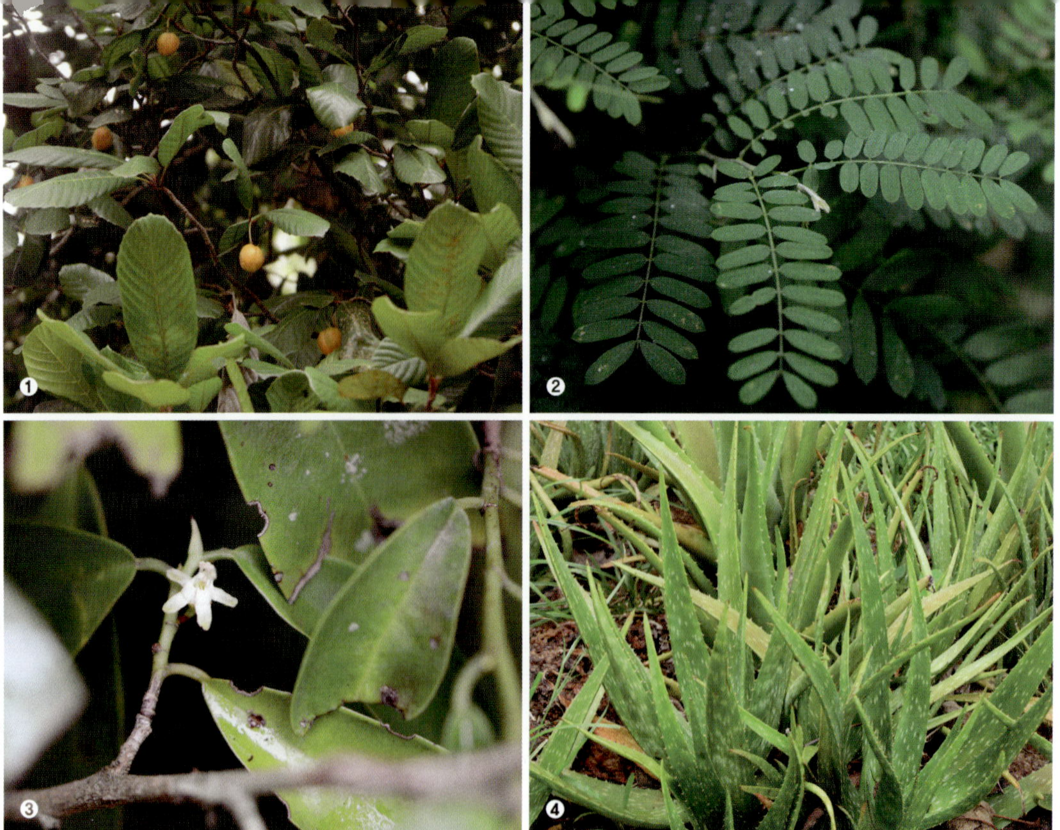

① 열매를 약용하는 *Dillenia retusa*　② 아브린 성분이 함유된 홍두(*Abrus precatorius*)
③ 코카 잎과 비슷한 *Erythroxylum moonii*　④ 알로에

홍두, 인디고, 코카, 바닐라

로열 식물원에서 만났던 코타라힘부투(*Salacia reticulata*), 템부수(tembusu)로 불리는 *Fagraea fragrans*, 스리랑카 고유종인 *Litsea longifolia*, 스리랑카에서 자라며 열매를 약용하는 *Dillenia retusa*가 분포하고 있다. 중국어로 치엽새금연목(齒葉賽金蓮木)인 *Gomphia serrata*, 우리나라에서 좀목형 그리고 중국에서는 황형(黃荊)으로 부르는 *Vitex negundo*, 아브린(Abrin)의 독성 성분이 있는 홍두(*Abrus precatorius*), 트루 인디고(true indigo)로 부르며 인디고 염료로 사용하는 *Indigofera tinctoria*, 코카 잎과 비슷한 *Erythroxylum moonii*가 분포하고 있다. 그 밖에 석류나무(*Punica granatum*), 알로에(*Aloe vera*), 바닐라(*Vanilla planifolia*), 문주란(*Crinum asiaticum*), 폐초강(閉鞘姜, *Cheilocostus speciosus*), 자화단(紫花丹, *Plumbago indica*)도 자라고 있다.

- 위치 : 수도인 콜롬보에서 동쪽으로 47km 떨어진 곳에 위치
- 홈페이지 : http://www.botanicgardens.gov.lk/?page_id=4390
- 설립연도 : 2014년
- 면적 : 32헥타르
- 개원시간 : 8〜17시
- 휴원일 : 없음
- 입장료 : 유료
- 고도 : 90〜180m
- 주소 : Illukowita, Avissawella, Sri Lanka
- 전화번호 : +94 36 379 5295

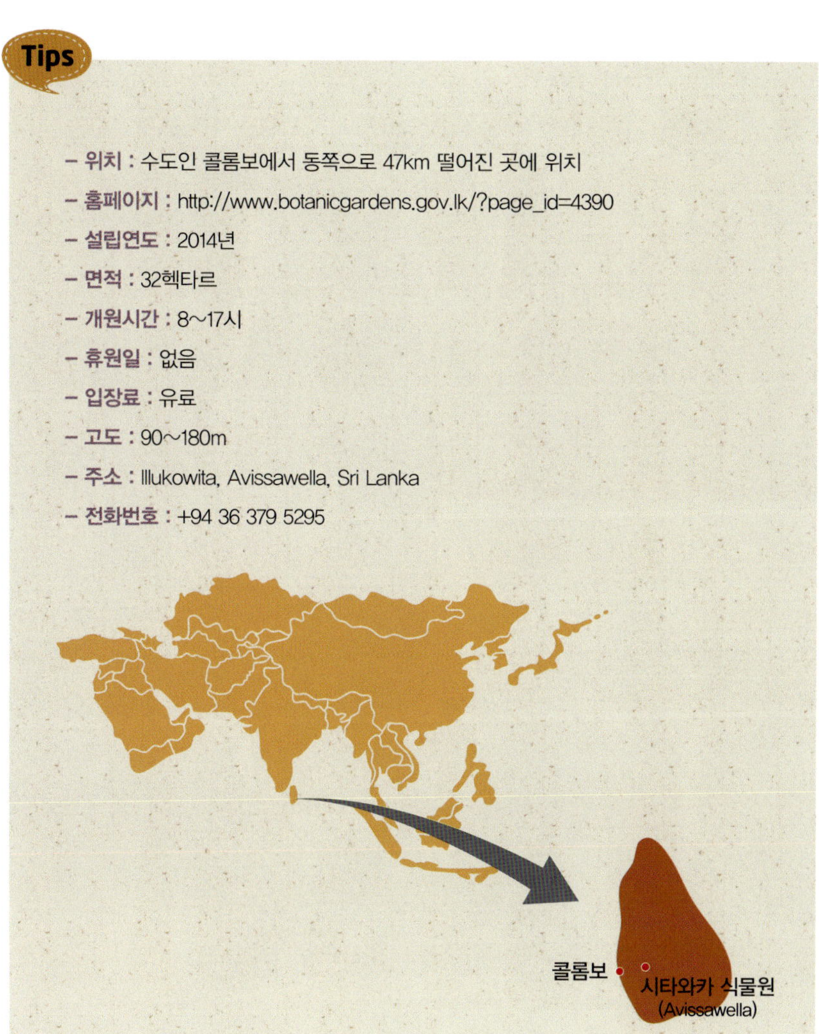

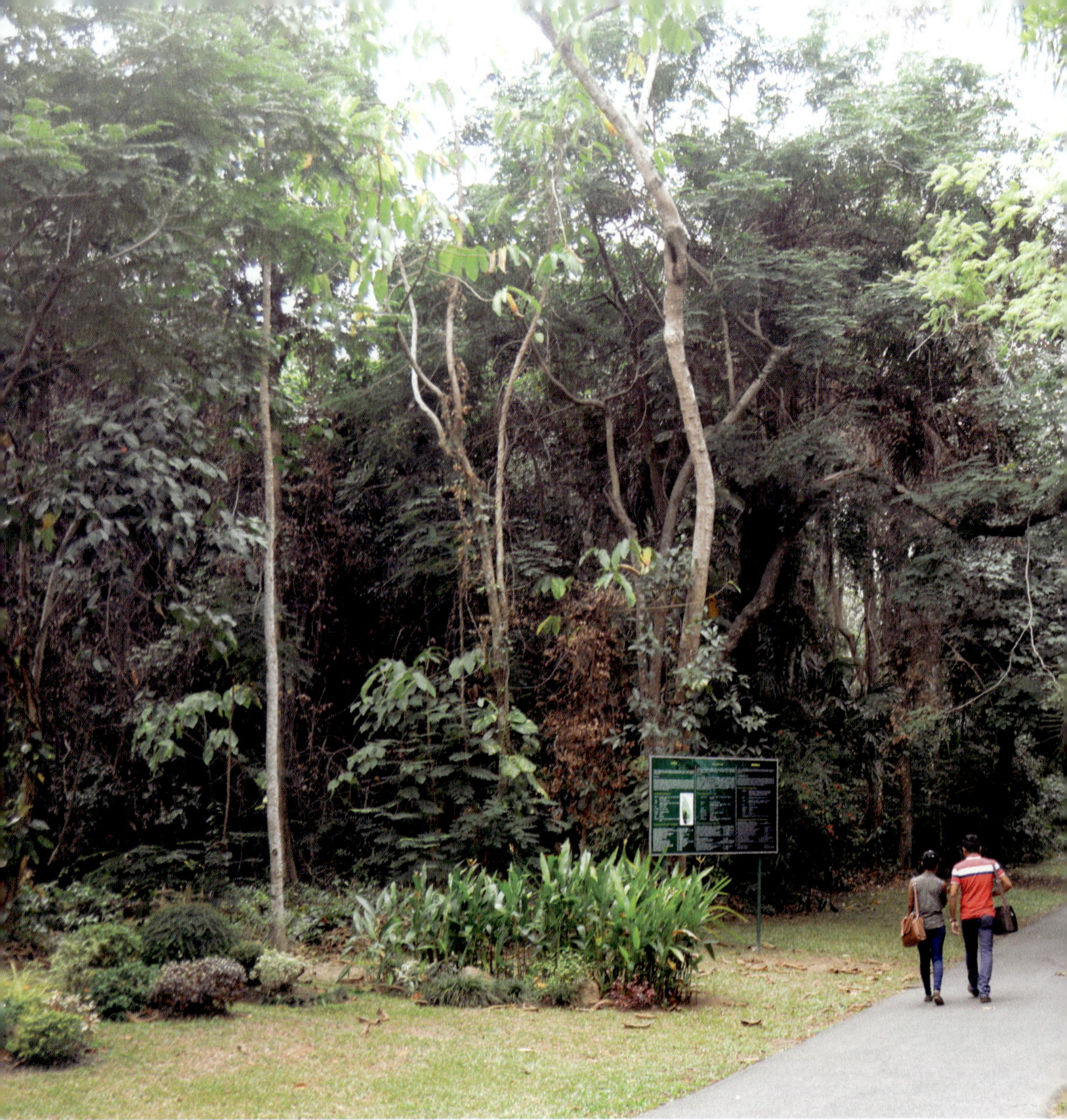

| 4.03 |

헤나라트고다 식물원의 약초

국내에 처음으로 소개하는 식물원

스리랑카의 헤나라트고다(Henarathgoda) 식물원은 스리랑카의 6개 식물원 중 하나다. 수도인 콜롬보에서 동북쪽으로 29km 떨어져 있는 식물원은 공항에서 가깝다. 1876년에 설립되었고 14.6헥타르의 면적에 약 400종의 식물이 자라고 있다. 식물원은 약용식물구역을 비롯하여 과일 정원, 꽃 정원, 일본 정원, 열대 숲 등으로 구분되어 있다. 그중 약용식물구역은 작은 규모로 식물원 깊숙한 곳에 자리 잡고 있다.

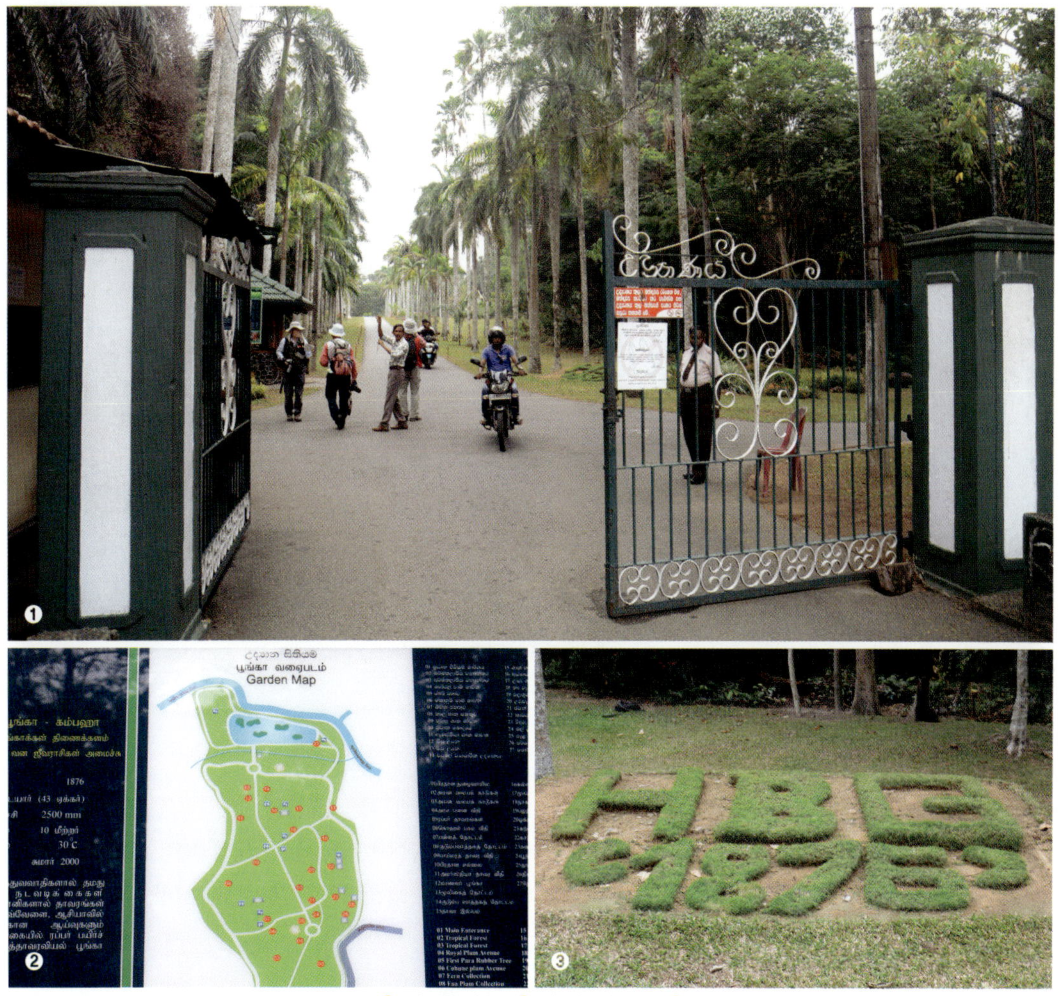

❶ 식물원 정문 ❷ 식물원 안내도 ❸ 식물원 입구에 설립연도인 1876이 쓰여 있다.

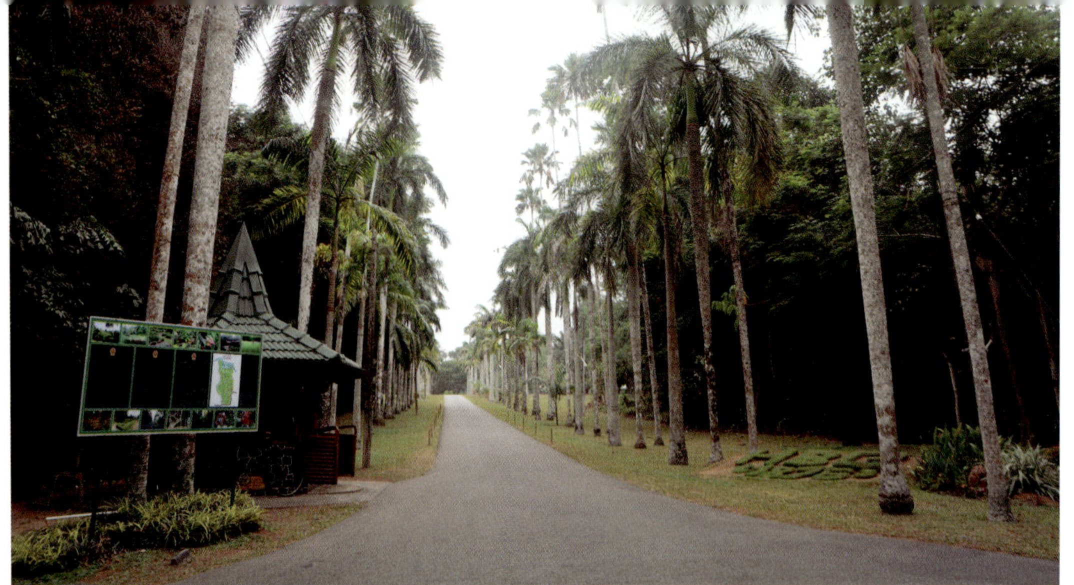

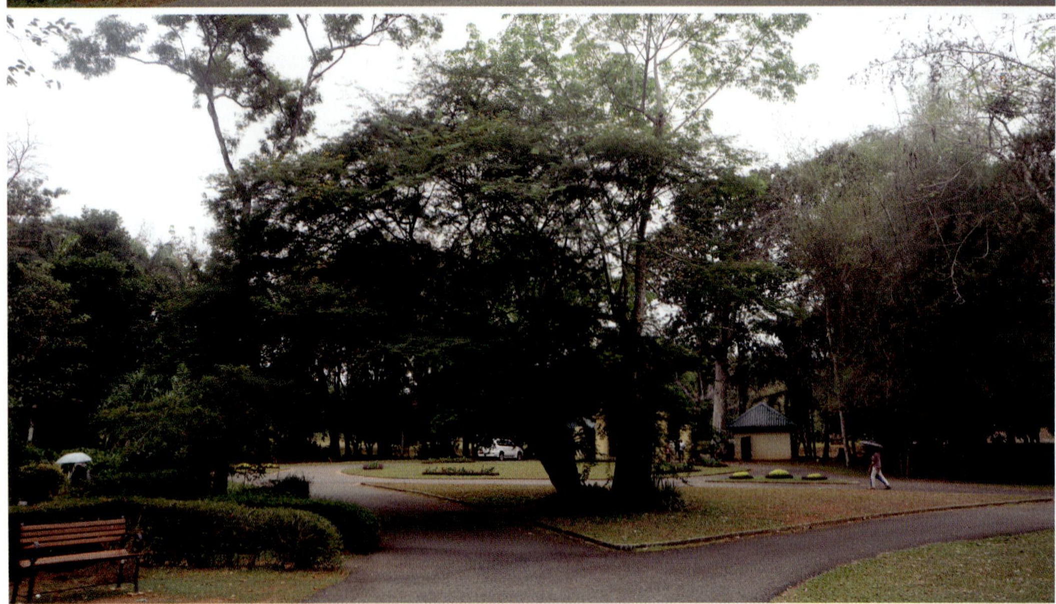

🔆 식물원 전경

갈랑갈, 산내, 갈울금

약용식물구역에서 열대 아시아가 원산지인 갈랑갈(*Alpinia galanga*)을 만났다. 한방에서 갈랑갈의 뿌리줄기를 대고량강(大高良薑) 그리고 열매를 홍두구(紅豆蔲)라고 부르며 약용한다. 우리나라 《식품공전》의 '식품에 사용할 수 있는 원료' 항목에 갈랑갈(이명: 아시아생강)의 뿌리줄기가 수재되어 식용 식물로 분류되어 있다. 뿌리줄기는 생강과 비슷한 향미를 가지고 있지만 향

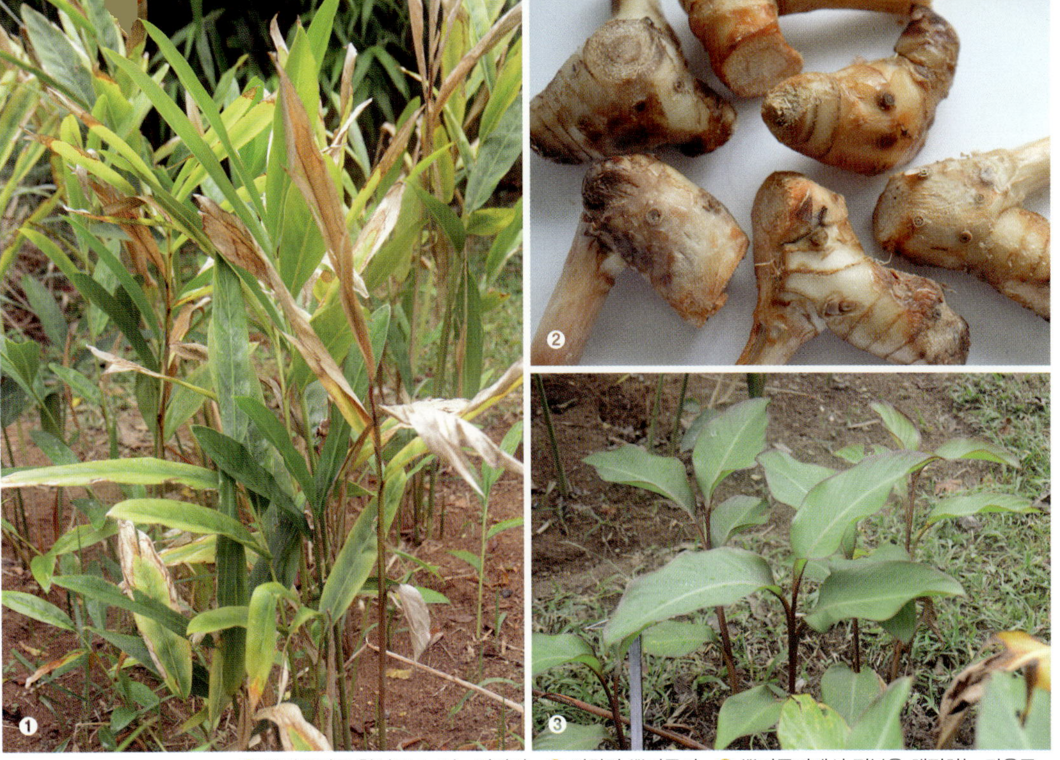

❶ 뿌리줄기를 향신료로 쓰는 갈랑갈 ❷ 갈랑갈 뿌리줄기 ❸ 뿌리줄기에서 전분을 채집하는 갈울금

은 생강보다 강하다. 이는 태국 요리에서 즐겨 사용되는 향신료이며 고기나 생선류 요리의 냄새 제거를 위해 활용한다. 열매인 홍두구(紅豆蔻)는 《동의보감》에서 '물 같은 설사를 하며 복통과 곽란으로 신물을 토하는 것을 낫게 하고 술독을 풀어주며 산람장기 독을 없앤다'고 그 효능을 소개하고 있다. 홍두구 열매는 음식물이 내려가지 않아 그득하고 답답한 식체창만(食滯脹滿), 구토, 말라리아, 이질을 치료하는 작용도 있다.

식약처 공정서에 기재된 한약인 산내(山柰, *Kaempferia galanga*)도 조그만 키로 자라고 있다. 이의 뿌리줄기는 복부가 차고 아픈 증상, 음식이 잘 소화되지 않는 증상에 유효하다. 팔다리를 잘 쓰지 못하고 마비되며 아픈 병증에도 효과가 있다. 갈울금(葛鬱金, *Maranta arundinacea*)이라 부르는 약초도 보인다. 열대 아메리카 원산의 다년초로 뿌리줄기에서 전분을 활용할 목적으로 열대 각지에서 재배하는 식물이다. 전분은 과자 등의 식품 원료로 사용한다. 전분을 이용하는 것이 칡(갈근)과 비슷하고 생김새가 강황(일본에서 울금으로 부름)과 비슷하여 이 같은 이름이 붙여졌다. 애로루트(Arrowroot)라는 영어 이름을 가지며 재배지는 주로 서인도제도, 동남아시아 지역이다.

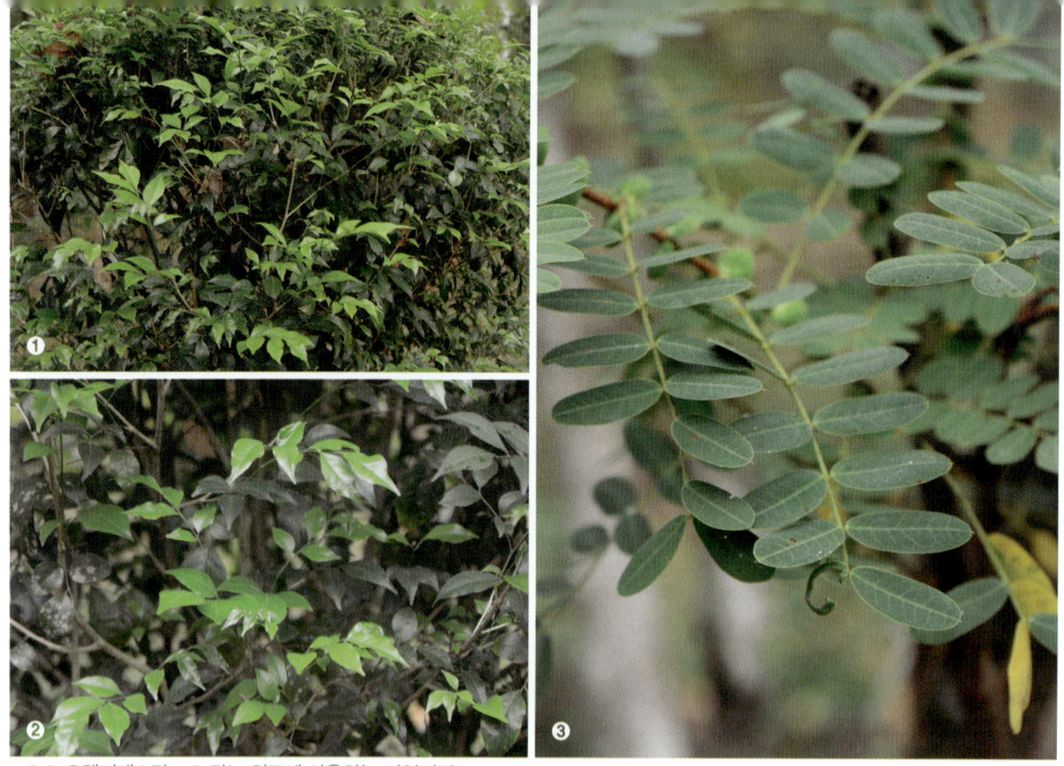

❶❷ 오렌지재스민　　❸ 당뇨 치료에 사용하는 이엽결명(*Senna auriculata*)

흰독말풀, 오렌지재스민, 상귤

이 식물원에서 재배 중인 흰독말풀(*Datura metel*)은 숨이 차면서 기침하는 증상과 저리고 통증이 있는 증상을 낫게 한다. 하지만 독성이 있으므로 주의해야 하는 약초다. 오렌지재스민(*Murraya paniculata*)은 인도네시아 보고르 식물원, 발리 식물원, 보고르농과대학교 식물원, 반둥공과대학교 약초원 등 인도네시아 식물원에서 자주 봤던 약초며, 일본 도쿄도약용식물원 온실, 유메노시마 열대식물관, 교토부립식물원 온실 같은 일본의 온실 식물원에서도 다 재배하고 있던 식물인데 헤나라트고다 식물원에서도 자라고 있다. 근처에는 나무사과(wood apple) 또는 코끼리사과(elephant apple)로 부르는 상귤(象橘, *Limonia acidissima*)이 있다.

이엽결명, 도지령, 난서수기, 황근

이 식물원에서 자라는 나머지 약초는 다음과 같다. 이엽결명(耳葉決明, *Senna auriculata* = *Cassia auriculata*)은 인도, 스리랑카의 건조지역에 분포하는 약초다. 강심배당체 성분을 함유하며 뿌리는 해열, 당뇨와 변비 치료에 쓰인다. 풍선덩굴로 부르는 도지령(倒地鈴, *Cardiospermum halicacabum*)은 청열(清熱), 양혈(凉血), 활혈(活血) 작용이 있으며 당뇨병 치료와 폐렴, 간염, 황달의 치료 효능이 있다. *Osbeckia octandra*의 잎, 줄기, 나무껍질은 당뇨, 간염, 황달, 고지혈증에 사용한다. 동유수(桐油樹, *Jatropha curcas*)의 씨는 독성이 강하지만 하제, 해열제로 이용하는 약용식물이다. 난서수기(蘭嶼樹杞, *Ardisia elliptica*)는 태국에서는 발열을 수반하는 설사에 열매를 사용하고, 말레이시아에서는 잎을 가슴 통증에 사용한다.

기침, 피부 염증을 없애는 황근(黃槿, *Hibiscus tiliaceus*), 실론 새틴우드(Ceylon satinwood)로 부르는 인도, 스리랑카의 특산식물인 *Chloroxylon swietenia*, 인도제브라우드(Indian zebrawood)로 인도, 스리랑카 특산식물인 *Connarus monocarpus*, 리그난 성분을 함유하는 운난석재(云南石梓, *Gmelina arborea*) 그리고 아유르베다 의약인 화엽가두견(花葉假杜鵑, *Barleria lupulina*)과 황화가두견(黃花假杜鵑, *Barleria prionitis*)도 분포하고 있다.

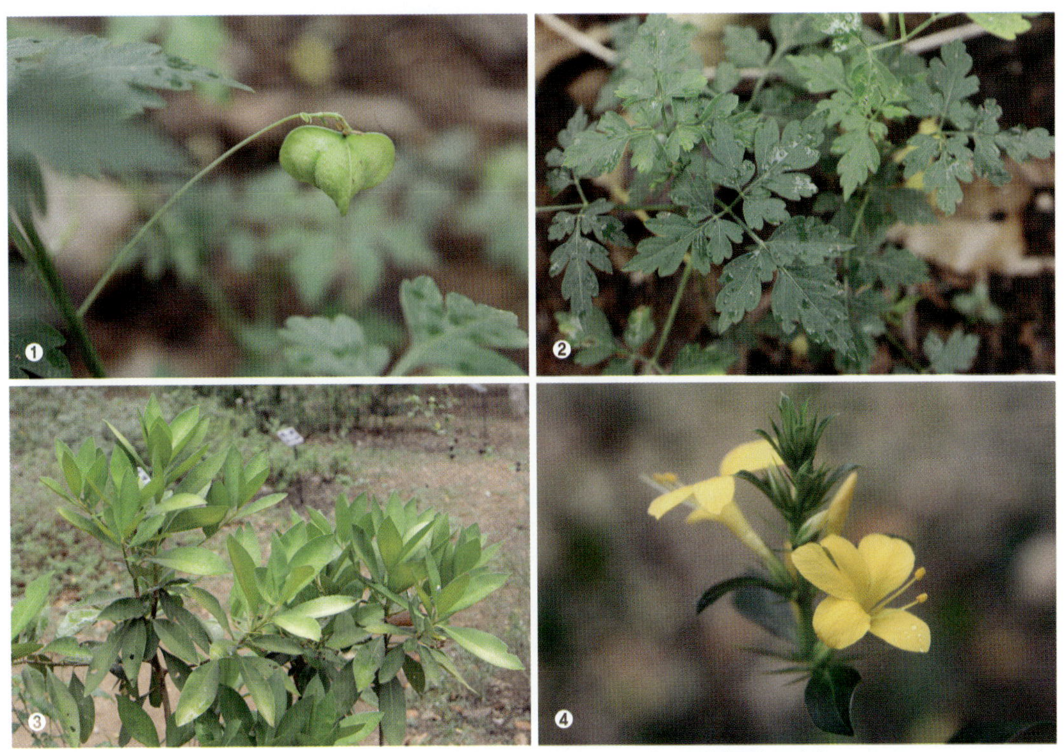

❶❷ 청열, 활혈 효능이 있는 풍선덩굴인 도지령(*Cardiospermum halicacabum*)
❸ 가슴 통증이나 발열에 사용하는 난서수기(*Ardisia elliptica*)　　❹ 아유르베다 의약인 황화가두견(*Barleria prionitis*)

나무강황, 코카, 홍두, 자화단

나무강황(tree turmeric)으로 부르며 자생지가 동남아시아와 중앙아시아인 *Coscinium fenestratum*, 인도가 자생지이며 민간약으로 사용하는 *Canthium coromandelicum*, 전통의약으로 사용하는 *Hemidesmus indicus*가 보인다. 아프리카, 아시아에 널리 분포하고 있는 *Crateva adansonii*, 인도 특산식물인 *Cymbopogon citratus* 그리고 코카 잎과 비슷한 효능을 가지는 *Erythroxylum moonii*도 헤나라트고다 식물원에서 자라고 있다.

함소화(*Magnolia figo* = *Magnolia fuscata*), 백화단(*Plumbago zeylanica*), 문주란(*Crinum asiaticum*), 목호접(木蝴蝶, *Oroxylum indicum*), 항춘황근(恆春黃槿, *Thespesia populnea*), 자화단(紫花丹, *Plumbago indica*), 아주석재(亞洲石梓, *Gmelina asiatica*), 홍두(계모주, 雞母珠, *Abrus precatorius*), 향근초(香根草, *Chrysopogon zizanioides* = *Vetiveria zizanioides*)의 약초가 재배되고 있다. 약용식물구역의 제일 안쪽에는 스리랑카 특산식물인 *Dillenia retusa*의 큰 나무가 서 있고 나무 아래에는 노란 열매가 떨어져 있다. 이 열매는 거식증이나 기침, 구강 질환을 없애는 데 사용한다.

스리랑카의 식물원 중 마지막으로 찾은 이 식물원에서 스리랑카 안내인은 약초 조사를 위해 우리 일행들에게 1시간만 줬다. 식물 조사를 마치고 공항으로 가서 바로 귀국해야 하기 때문이다. 안내인이 준 시간이 너무 짧아 약용식물구역을 찾아 달려갔다. 마치 초등학교 소풍 때 보물찾기 시간에 선생님이 시작을 알리자마자 일제히 보물을 찾으러 뛰어가는 것처럼 말이다. 이곳에서 일행 모두 말없이 사진 촬영에만 열중했다. 주어진 1시간이

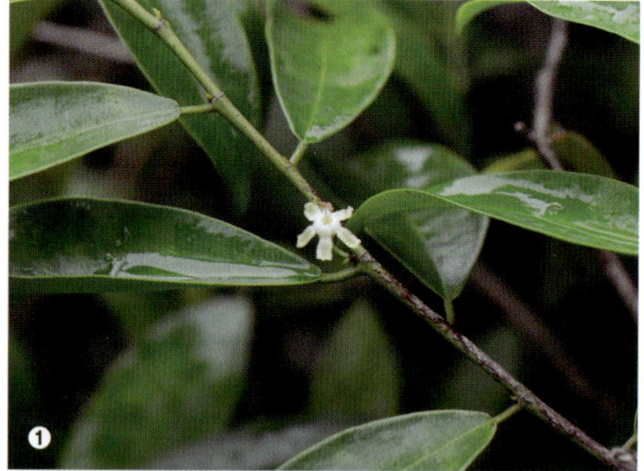
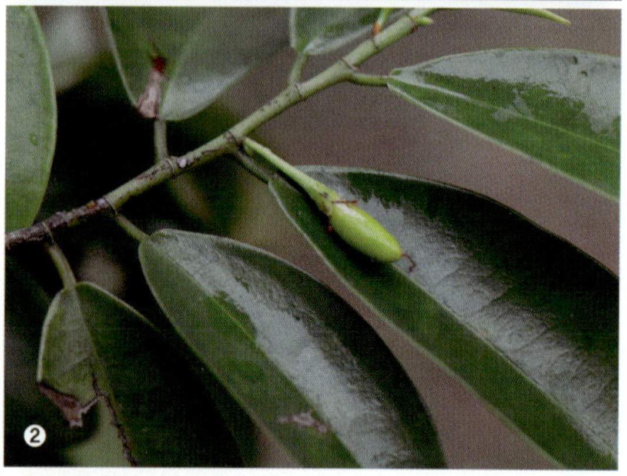

❶ 코카 잎과 비슷한 효능의 *Erythroxylum moonii* 꽃
❷ *Erythroxylum moonii* 열매

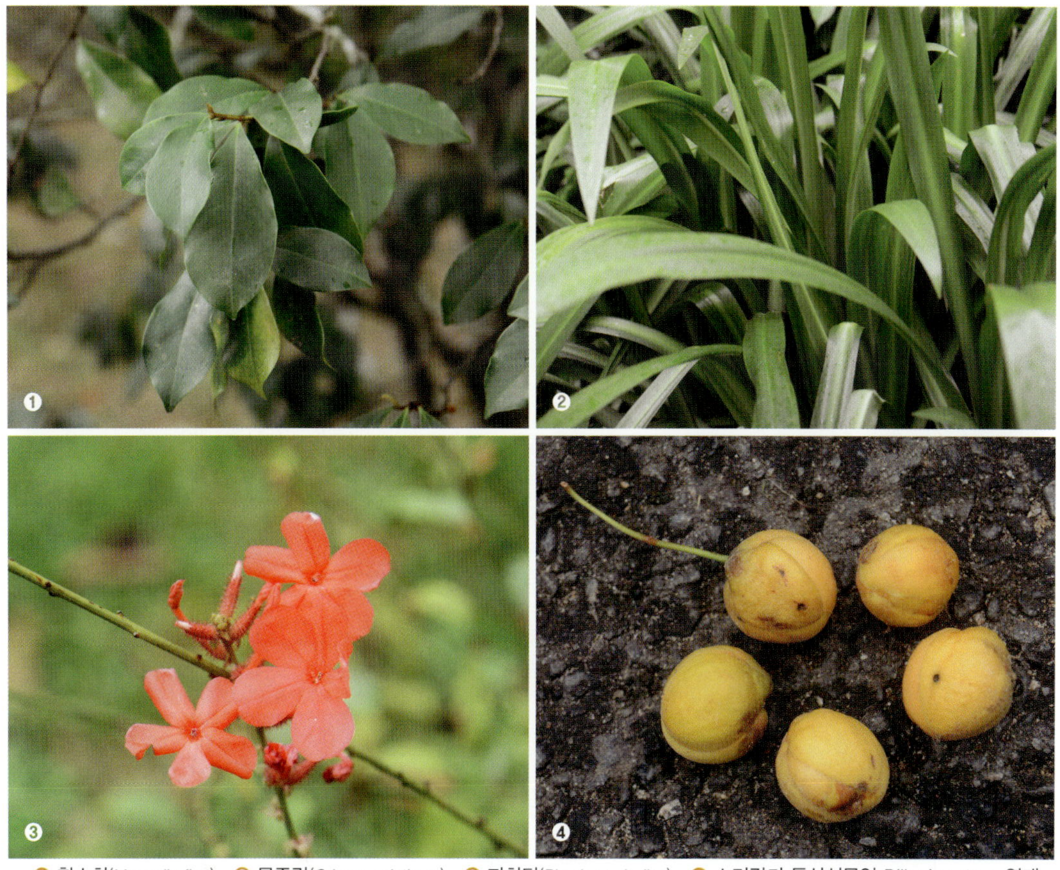

① 함소화(*Magnolia figo*)　② 문주란(*Crinum asiaticum*)　③ 자화단(*Plumbago indica*)　④ 스리랑카 특산식물인 *Dillenia retusa* 열매

다 되어 누군가 출발이라고 몇 번이나 외쳤지만 바로 떠나려는 사람은 없었다. 겨우 촬영을 마무리하고 공항에 도착하니, 항공기 출발 때까지 너무 많은 시간이 남아 있었다. 식물원과 공항이 아주 가까운 거리였던 것이다. 이 정도라면 식물원에 2시간 이상 머물러도 될 뻔했는데 1시간이란 짧은 시간을 준 안내인이 너무 야속했다. 약용식물구역 외에도 많은 식물들이 분포하는 헤나라트고다 식물원을 자세히 봤더라면 하는 아쉬움을 던져준 식물원이었다. 모두들 안내인을 많이 원망했다.

　식물원 곳곳에는 산책을 즐기며 휴식을 취하는 방문객들이 자주 보인다. 차분하게 구경하면서 약초 조사하기에 좋은 식물원이다.

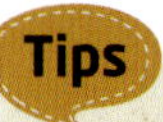

- 위치 : 콜롬보 공항에서 동쪽으로 18km 떨어진 식물원
- 홈페이지 : http://www.botanicgardens.gov.lk/?page_id=4387
- 설립연도 : 1876년
- 면적 : 14.6헥타르
- 연평균 온도 : 30℃
- 식물 종수 : 400종
- 개원시간 : 8시 30분~17시
- 휴원일 : 없음
- 입장료 : 유료
- 주소 : Gampaha, Sri Lanka
- 전화번호 : +94 332 222 316

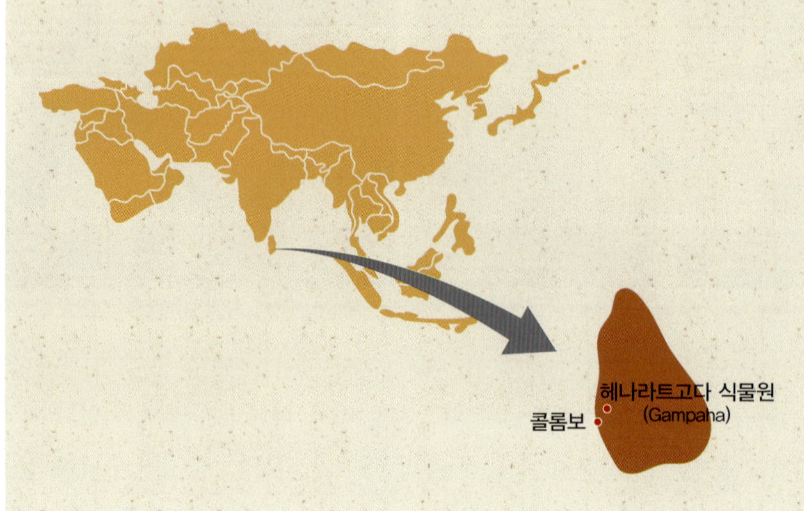

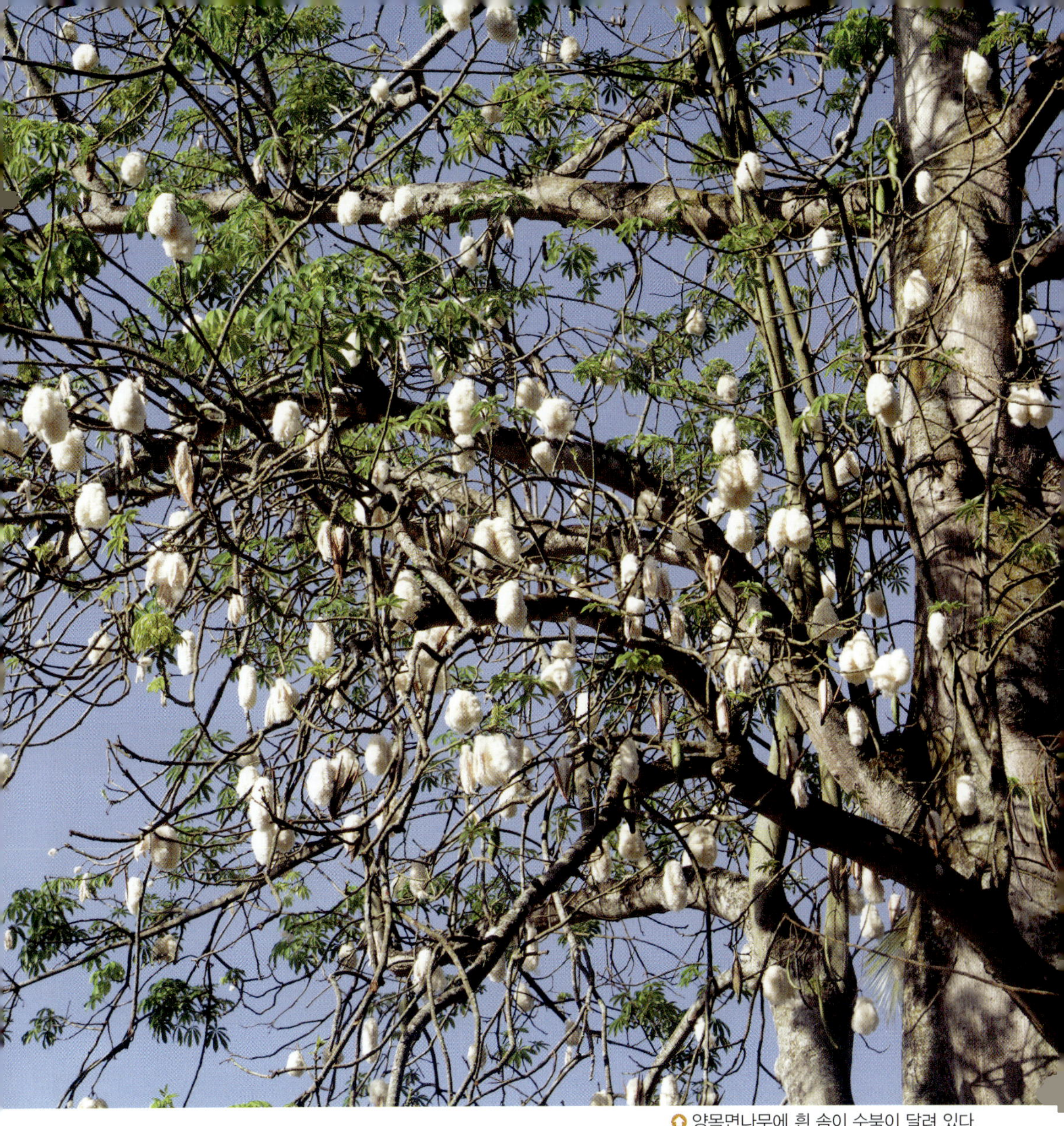

| 4.04 |

스리랑카 길거리의 약초

섬 중앙의 캔디는 조용한 휴양지

한국 전자제품 상점들이 즐비한 콜롬보 공항을 통해 입국한 스리랑카는 3곳의 식물원을 2박 3일 동안 조사해야 하는 짧은 체류 기간으로 관광을 즐길 만한 여유가 없었다. 필자는 이른 아침이나 밤 시간을 활용하여 잠깐씩 숙소 주위의 길거리 약용식물을 둘러보는 시간을 가졌다.

수도인 콜롬보 시내에는 계피 정원(Cinnamon Garden)이라 이름 붙여진 곳이 있다. 이전에 1.17km² 면적의 계피 농장이 있었지만 지금은 수상 관저, 독립기념광장, 콜롬보 국립박물관이 들어서 있다.

스리랑카 섬의 중앙에 위치한 캔디(Kandy)는 관광도시로 잘 알려져 있다. 이곳의 숙소 인근 산책길에서 이른 아침인데도 문을 연 과일가게가 있길래 들어가 본다. 이것저것 둘러보며 사진을 찍어대니 맘씨 좋은 젊은 주인은 파파야를 잘라서 한 조각 권한다. 가게 안에는

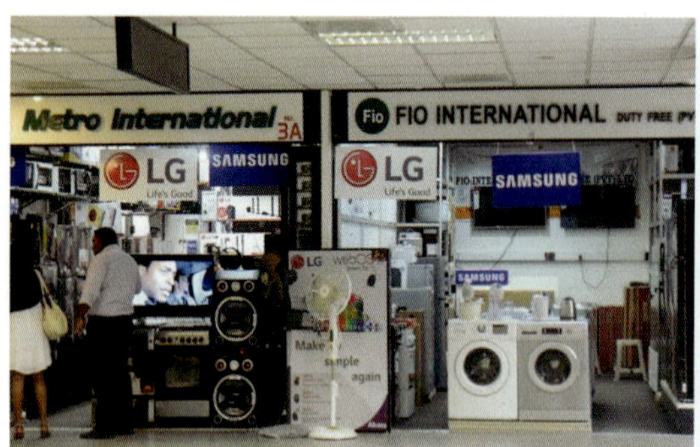

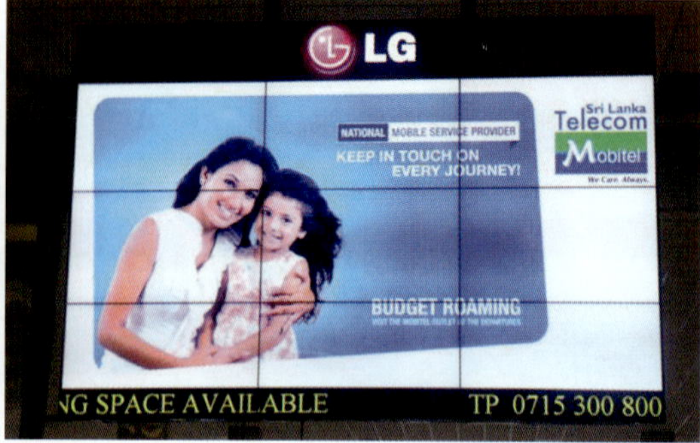

⬆ 콜롬보 공항에는 한국 전자제품의 상점이 즐비하다.

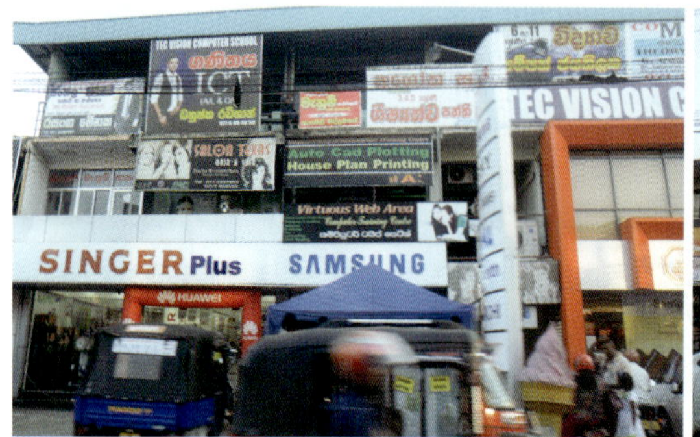

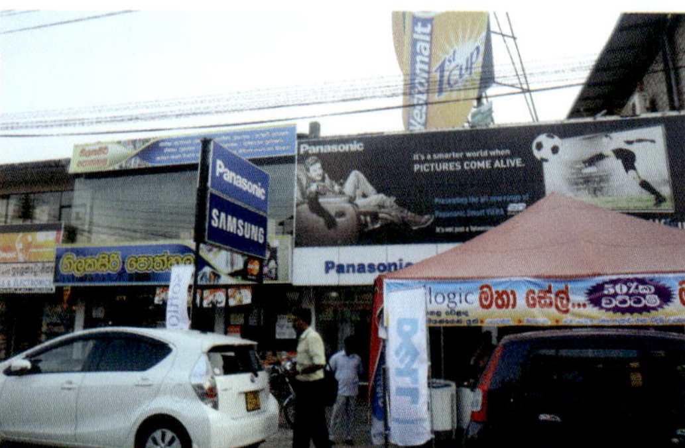

⬆ 콜롬보 시내의 길거리 간판

수박과 건조한 여주가 보이고 바나나는 천장에 주렁주렁 매달아 놓았다. 속껍질이 훤히 보이게 반토막을 낸 야자 열매도 진열장 위에 뒀다. 인근에 있는 아직 문을 열지 않은 약국의 전경을 촬영하다 만난 교통경찰에게 "사진 찍어도 돼냐"고 물으니 "인터넷에만 올리지 않으면 좋다"며 흔쾌히 포즈를 취해준다.

산속의 휴양지 같은 캔디 숙소의 아침 식당에는 다양한 카레 요리가 손님을 기다리고 있다. 스리랑카의 대표 음식이라는 dhal curry를 비롯하여 potato curry, bean·cashew curry가 맛있게 보인다. 카레 원산지인 인도, 스리랑카에서 카레 요리를 맛보니 인도 아대륙에 온 기분이 절로 난다.

잭푸르트, 스트로베리구아바, 스리랑카쇠나무

숙소 정원에는 여러 종의 열대나무들이 심어져 있다. 야간 조명 속에서 빛나는 야자나무가 있고 열매가 주렁주렁 달려 있는 잭푸르트(*Artocarpus heterophyllus*)는 멀리서도 눈에 띈다. 한약 이름이 바라밀인 이 열대과일은 굵고 뾰족한 가시가 없다는 점을 제외하면 겉모양새는 두리안과 거의 같다. '과일의 고기'로 불리는 바라밀은 갈증을 멎게 하며 초조하고 불안한 증상을 풀어주고 원기(元氣)를 북돋워주는 한방 효능이 알려져 있다. 과육은 파인애플과 멜론을 연상시키는 단맛이 있고 쫄깃쫄깃해서 고기 씹는 질감도 난다.

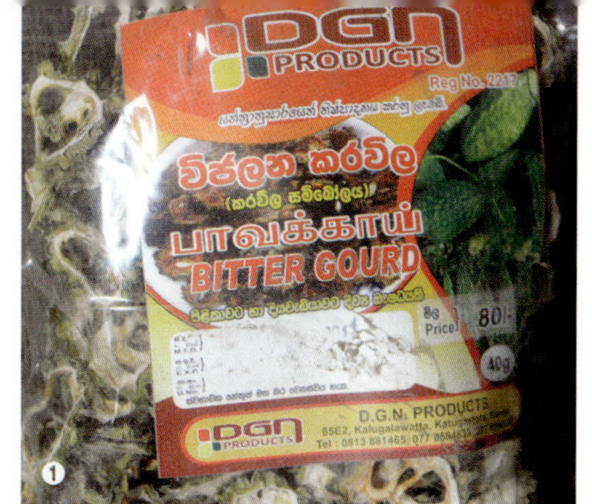

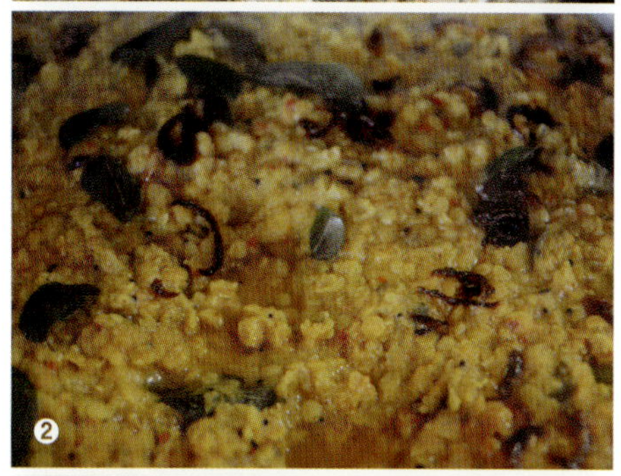

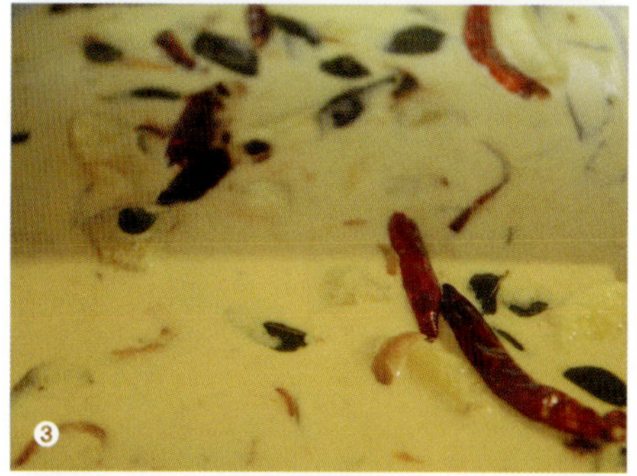

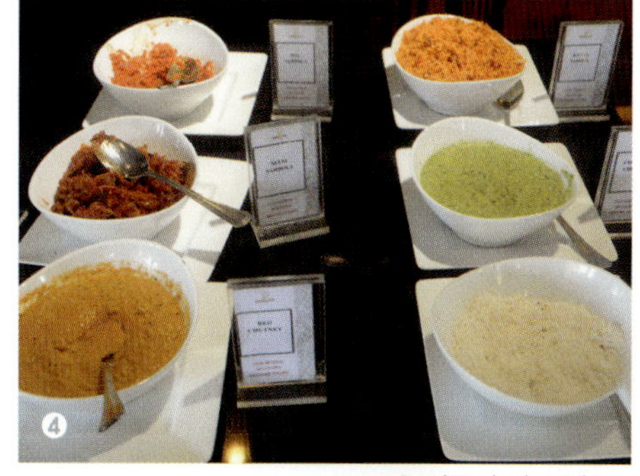

❶ 여주의 건조 제품
❷ 호텔 식당의 dhal curry
❸ 호텔 식당의 potato curry
❹ 호텔 식당의 다양한 소스

열매가 붉은색인 스트로베리구아바(strawberry guava, *Psidium cataleianum*)가 보인다. 열대과일인 구아바와 비슷한 이 열매는 열량이 비교적 낮으며 비타민 C의 좋은 공급원이다. 잎에 함유된 폴리페놀성 성분은 당 흡수를 온화하게 하는 작용이 있어 건강차로도 많이 활용된다. 구아바는 안데스산맥에 고립되었지만 마추픽추와 같은 건축 문화를 꽃피웠던 고대 잉카인들의 건강식으로 알려져 있다. 구아바는 한약명이 번석류건(番石榴乾)으로 캔디, 잼, 젤리, 넥타로 폭넓게 이용되고 있다. 한국 사람들이 유난히 좋아하는 열대과일인 망고(*Mangifera indica*)나무도 서 있다. 인도 북부에서 인도차이나반도에 이르는 지역이 원산지인 망고의 덜 익은 과일은 신맛이 매우 강하지만, 익으면 이 맛이 거의 없어지고 단맛이 나며 좋은 냄새를 풍긴다. 정원에는 스리랑카쇠나무(Sri Lankan ironwood), 코브라 사프란(cobra's saffron)으로 불리는

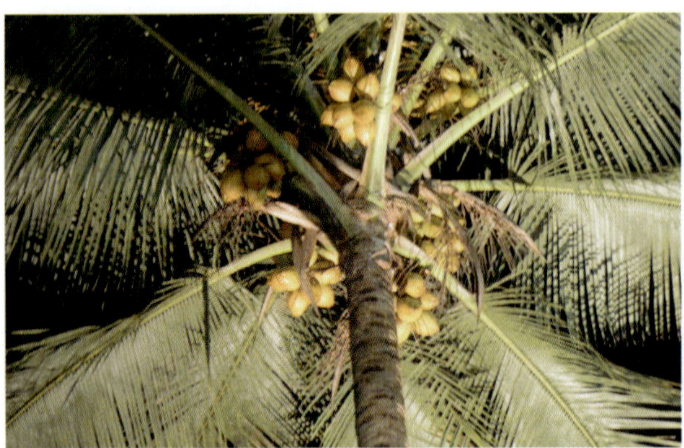

○ 조명으로 빛나는 야자나무

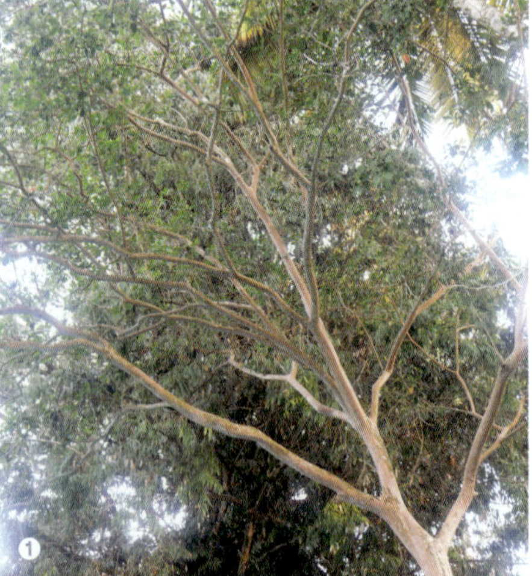

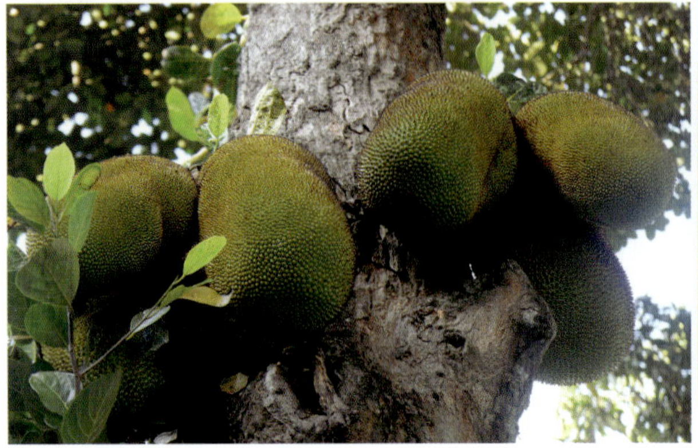

○ 잭프루트로 부르는 바라밀나무에 열매가 달려 있다.

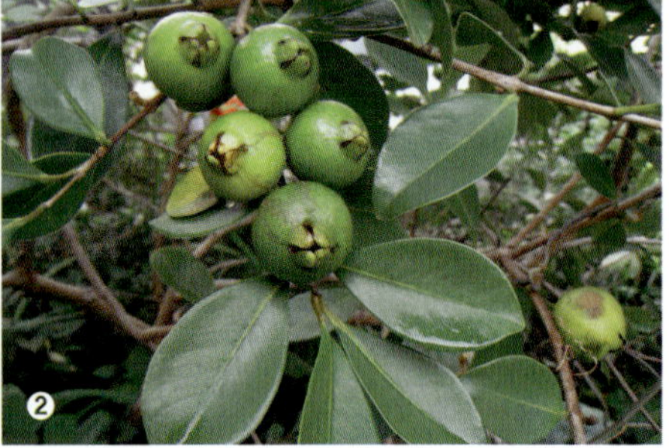

❶ 열대과일 구아바와 비슷한 스트로베리구아바
❷ 스트로베리구아바 열매(필리핀)

246

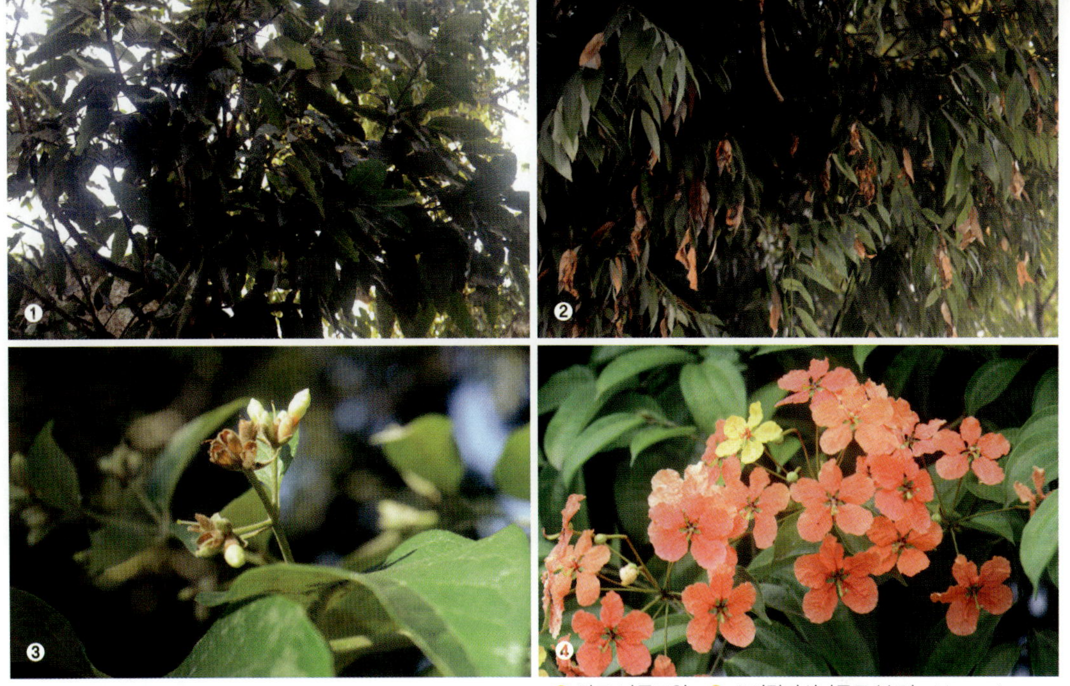

❶ 망고 나무모양 ❷ 스리랑카쇠나무로 부르는 *Mesua ferrea*
❸ 면역촉진, 간보호 작용이 있는 야화(*Nyctanthes arbor-tristis*) ❹ 빨간 꽃이 흐드러지게 핀 *Bauhinia kockiana*

*Mesua ferrea*가 재배되고 있다. 스리랑카의 국가 나무인 이 식물은 인도, 말레이시아에서는 꽃, 잎, 씨, 뿌리를 약용한다. 인도 전통의학인 아유르베다 의약과 동종요법제로 사용하는 야화(夜花, *Nyctanthes arbor-tristis*)는 면역촉진, 간보호, 항진균 작용이 있는 약초다. 빨간 꽃이 흐드러지게 핀 *Bauhinia kockiana*도 투숙객들의 관심을 끈다.

양목면나무, 람부탄

캔디시의 서쪽에 위치한 캔디 식물원으로 이동하는 중에 안내인이 나무 아래에 차를 세워준다. 목화와 비슷한 양목면나무(kapok tree, *Ceiba pentandra*)가 서 있다. 키가 큰 나무 위에는 흰 솜이 수북이 달려 있어 장관이다. 떨어진 솜을 주워 와서 식당에서 자세히 찍어본다. 이와 비슷한 식물인 목화의 씨는 면실자(棉實子)로 부른다. 우리나라 식약처 공정서에 실려 있는 면실자는 산후에 젖이 잘 나오지 않을 때 그리고 자궁출혈, 자궁에서 분비물이 나오는 증상을 치료하는 한약이다.

시타와카 식물원으로 가는 숲속에서 거대한 람부탄 무리도 만났다. 엄청나게 많은 빨간 열매가 주렁주렁 달려 있는 람부탄은 처음 본다. 흔들리는 차 안에서 사진 찍기가 힘들어

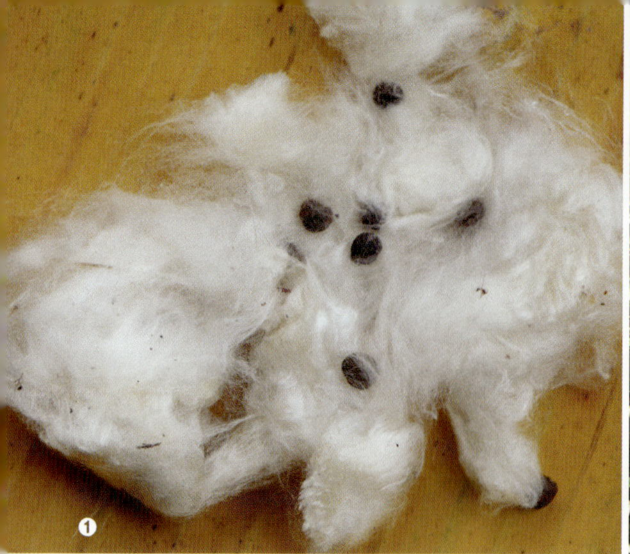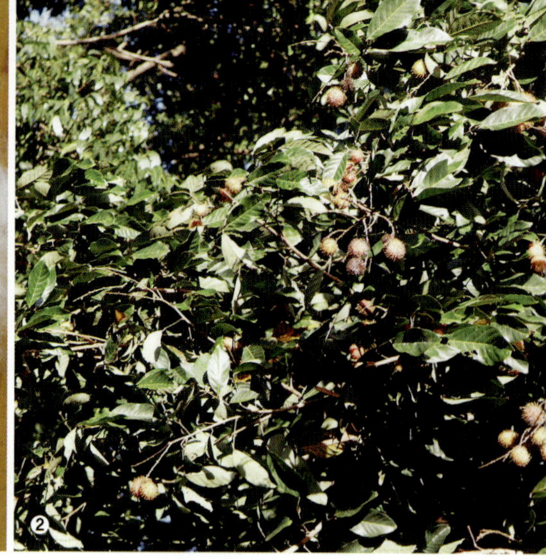

❶ 양목면나무의 솜 ❷ 람부탄(인도네시아)

'먼저 식물원 약초 조사를 마치고 돌아올 때 차분히 찍어야지' 생각했는데 아쉽게도 우리를 태운 차량은 반대쪽 길로 돌아와 버렸다. 무환자나무과에 속하는 람부탄의 열매는 양귀비의 과일로 불리는 여지와 닮은 열대과일이다. 열매껍질에 길고 부드러운 털이 나 있어 '털'을 의미하는 'rambut'로부터 람부탄 이름이 붙여졌다. 한방에서는 람부탄을 소자(韶子)라 부르며 갑작스런 이질이나 배가 냉한 증세를 치료하는 약리작용이 있다. 람부탄에는 뼈나 치아를 튼튼하게 하는 칼슘이나 자외선에 의한 피부 피해를 최소한으로 억제하는 비타민 C가 많으며, 피로하기 쉬운 사람의 영양보충에도 좋은 과일이자 약용식물이다.

2박 3일간 함께 생활한 스리랑카 안내인의 식사 모습도 귀한 경험이었다. 그는 손을 깨끗이 씻더니 익숙한 동작으로 음식을 손으로 뭉쳐 집어먹는 식사 모습을 자랑스럽게 보여준다. TV나 영화에서 보던 장면을 가까이서 보니 신기하다. 숟가락보다 본인의 손이 더 위생적이란 생각도 든다.

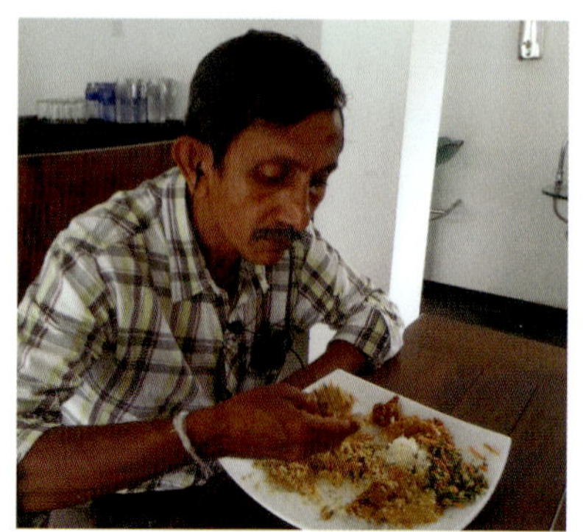

❂ 손으로 식사하는 스리랑카 안내인

스리랑카 마지막 날의 이른 아침, 혼자서 콜롬보 산책을 잘 마치고 돌아가는 중에 호텔 직원을 만났다. 그는 삼성 스마트폰을 보여주며 친근감을 나타내더니 "지금 마침 축제가 있는데 같이 가보자"며 제안한다. "일행과 식사 약속이 있다"고 머뭇거렸더니 "잠깐이면 된다. 너는 오늘 너무 좋은 기회를 만났다"고 부추긴다. 귀가 솔깃하여 마침 뒤에서 오는 이곳의 택시 격인 삼륜차 툭툭이를 잡아타고 이미 혼자서 새벽에 가봤던 절을 한 번 더 구경했다. 다시 보석상점으로 이동하더니 급기야 보석 구입까지 요구한다. 단호히 거절했더니, 결국 필자를 포기한 그는 기다리던 툭툭이로 숙소 인근에 와서는 엄청난 금액의 툭툭이 차비를 요구했다. 갑작스런 경비 청구로 달러와 스리랑카 화폐의 환율을 계산하지 못한 필자는 매우 당황했다. 그는 현지 실정을 잘 모르는 여행객을 노린 사기꾼이었다. 귀국 후 인터넷을 검색하다가 똑같은 수법이 있는 것을 보고 깜짝 놀랐다. 12년 약초 여행에서 처음으로 당한 사기였다. 사기꾼에게 속은 자신이 너무나 부끄러워 일행들에게 얘기하지 못했다.

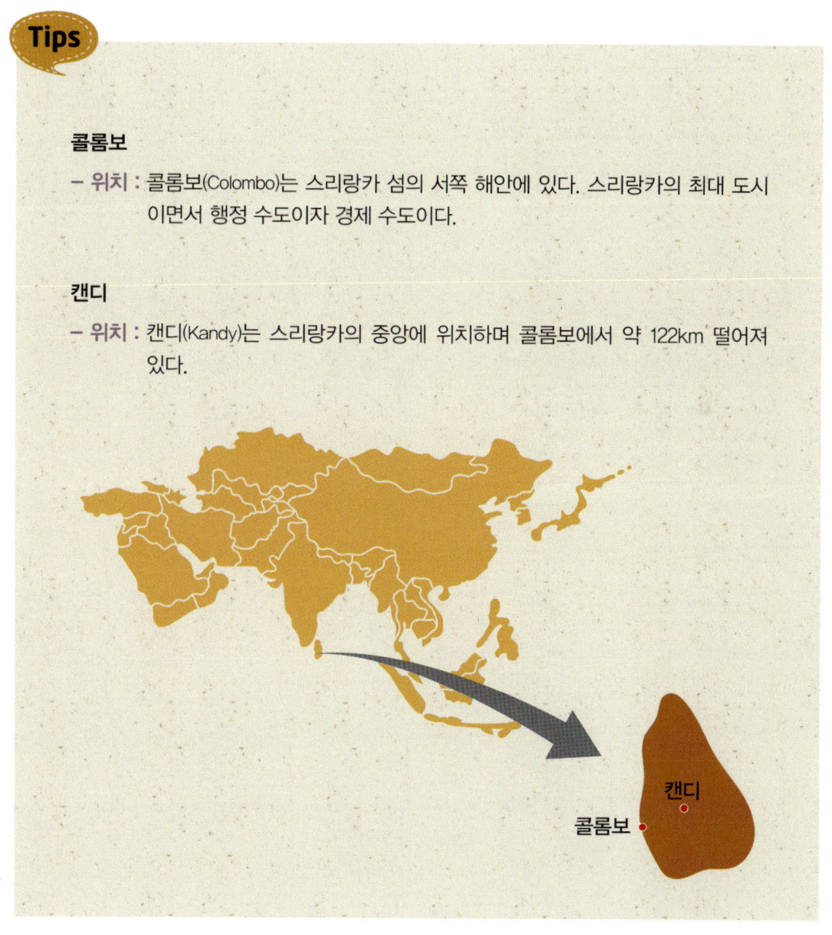

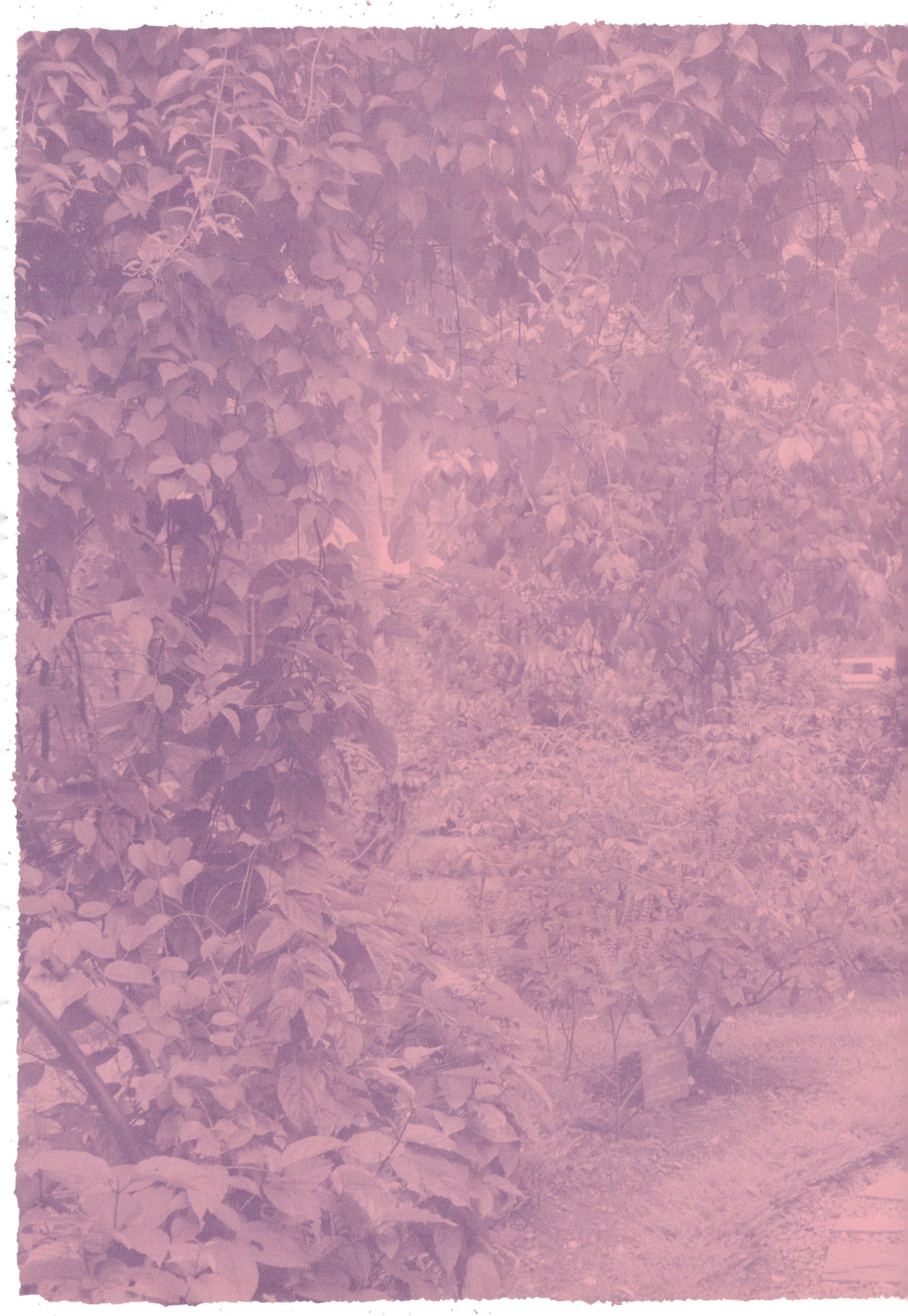

인도네시아의 약초

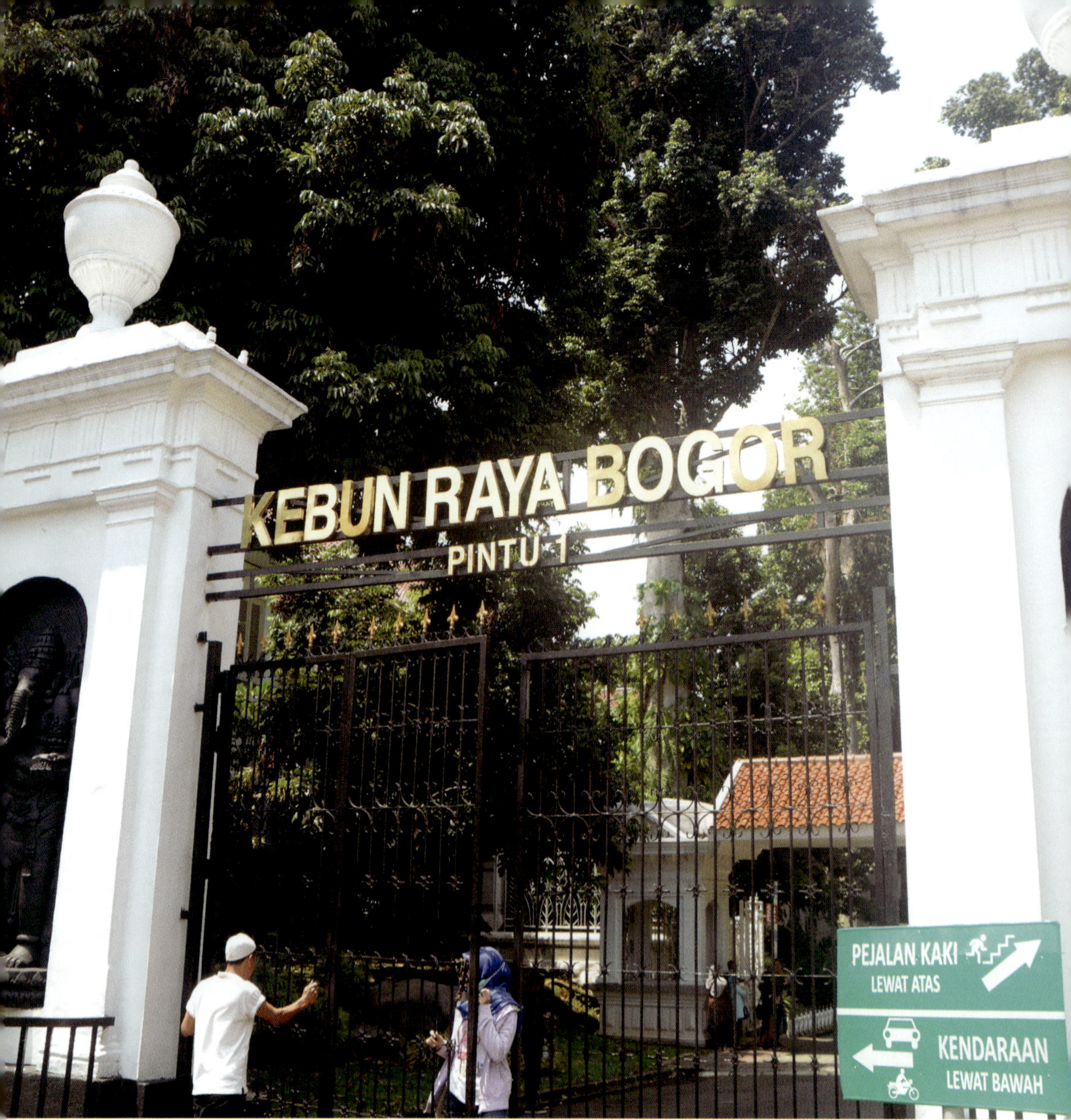

○ 보고르 식물원 정문

| 5.01 |

보고르 식물원의 약초

동양 최대 식물원

인도네시아의 섬들은 적도를 중심으로 북위 5°에서 남위 10° 사이에 위치하므로 완전한 열대성 기후를 나타낸다. 인도네시아는 중국, 인도, 미국에 이어 세계에서 네 번째로 인구가 많은 나라이며, 인구의 절반이 살고 있는 자바섬을 비롯하여 수마트라섬, 칼리만탄섬, 파푸아섬, 술라웨시섬 등으로 이루어진 세계에서 가장 많은 섬을 가진 나라이기도 하다.

수도 자카르타에서 남쪽으로 60km가량 떨어진 보고르(Bogor)시 중심에 세계적인 식물원인 보고르 식물원이 있다. 자카르타에서 보고르까지 고속도로가 건설되어 있어 1시간이면 도착할 수 있지만 교통체증이 심한 편이다. 식물원의 영어 명칭은 Bogor Botanical

◑ 보고르 식물원 전경

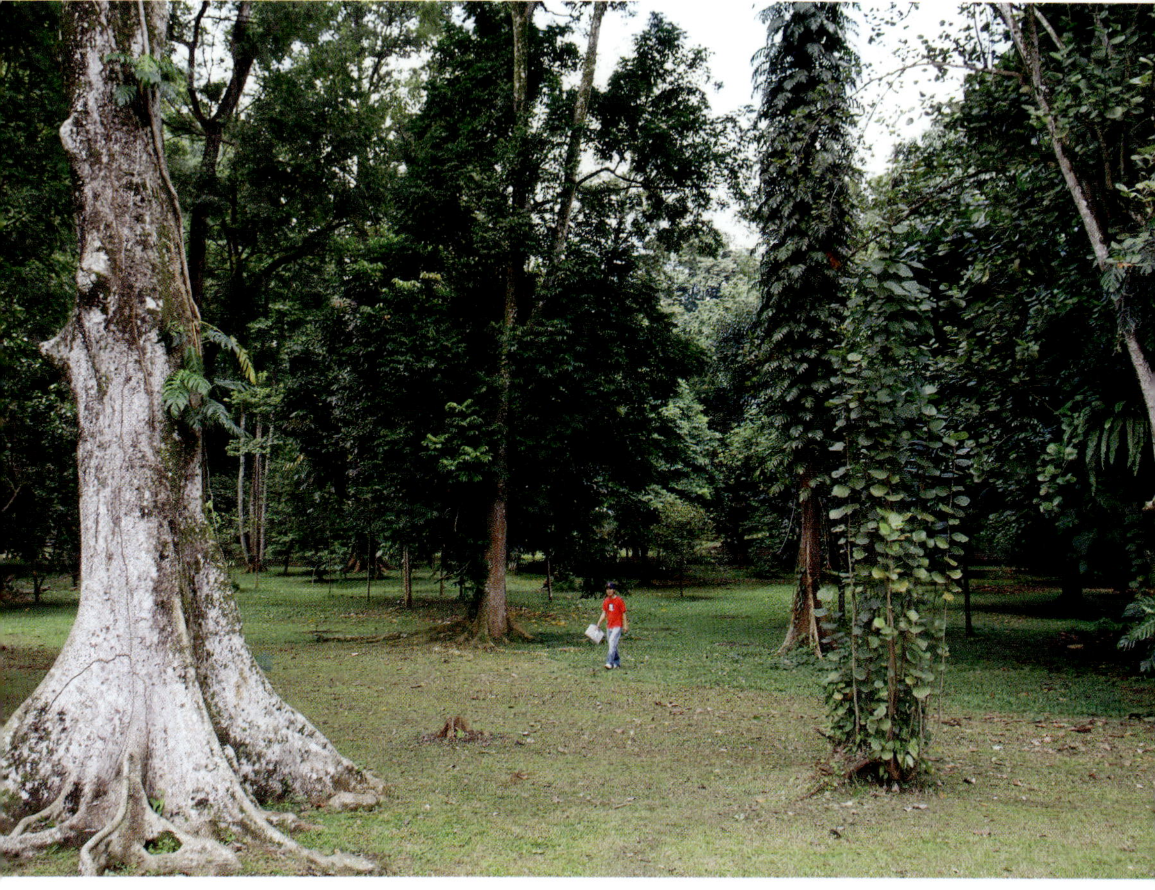

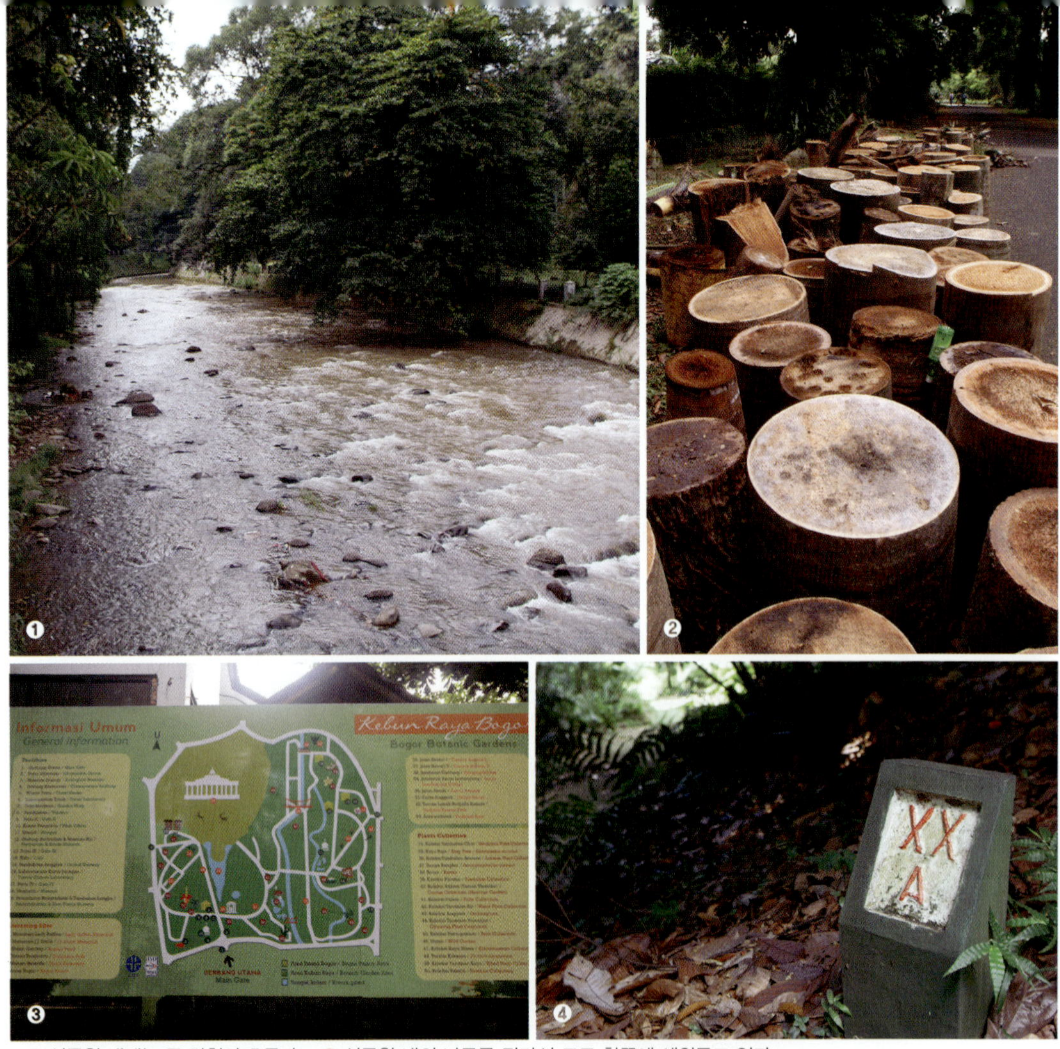

① 식물원 내에는 큰 하천이 흐른다.　② 식물원 내의 나무를 잘라서 도로 한쪽에 세워두고 있다.
③ 식물원 안내도　④ 식물원 경내 표지판

Garden, 인도네시아어로는 Kebun Raya Bogor라고 부른다. 이곳은 네덜란드 식민 통치 시대인 1817년에 당시 44세인 라인바르트(Caspar Georg Carl Reinwardt) 박사에 의해 개원되었다. 그는 식물학과 화학을 전공한 독일인으로 보고르 식물원의 초대 원장이 되었다. 이곳은 87헥타르의 거대한 면적에 1만 4,000종 이상의 식물을 재배하고 있다. 즉 동양 최대 규모 그리고 최다 식물 재배종을 보유한 곳이다. 식물원은 약용식물구역을 비롯하여 선인장, 야자나무, 양치식물, 계피나무, 대나무, 천남성과 식물, 판다누스속 식물, 빅토리아 연꽃, 시체꽃 등의 구역으로 나뉘어 있다.

254

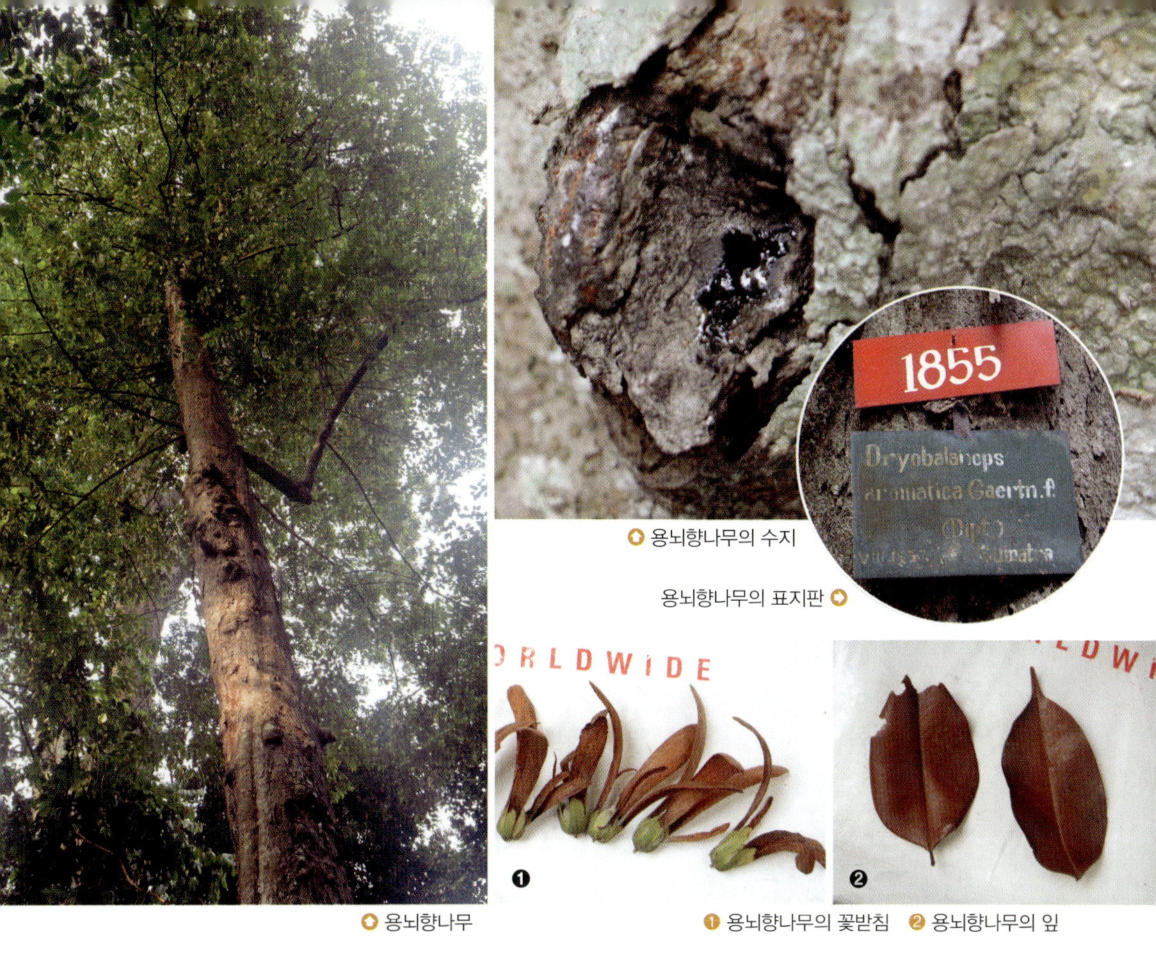

⬆ 용뇌향나무의 수지

용뇌향나무의 표지판 ➡

⬆ 용뇌향나무　　❶ 용뇌향나무의 꽃받침　　❷ 용뇌향나무의 잎

　주말이 되면 식물원 안팎은 많은 시민과 관광객들로 붐빈다. 곳곳에 산책로가 잘 마련되어 있어 더위를 피해 경내를 산책하거나 휴식하는 사람들이다. 식물원 내에는 큰 하천도 흐른다. 넓다 보니 안내 지도만 가지고 원하는 식물을 찾아다니기엔 너무 힘들다. 일행은 식물원 안내원의 도움으로 필요한 약초를 찾으며 시간을 단축했다.

용뇌향나무

　보고르 식물원을 방문한 중요한 목적 중의 하나는 약용식물 용뇌향(龍腦香)나무를 찾는 것이다. 차에서 내려 정면에 보이는 하늘을 찌르는 듯한 큰 나무가 바로 한약 용뇌(龍腦)가 나오는 용뇌향나무다. 한약 용뇌는 용뇌향나무(*Dryobalanops aromatica*)의 수간창구에서 흘러나온 수지(樹脂, 식물체로부터의 분비물 또는 상처로부터의 유출물) 또는 수간과 가지를 썰어 수증기 증류하여 얻은 백색의 결정체를 말한다. 이 한약은 빙편(氷片), Borneol 등의 이명으로 불리기도 한다. 용뇌는 우리나라 공정서인 《대한민국약전외한약(생약)규격집》, 《동의보감》 탕액편의 나무부 그리고 《방약합편》의 향목(香木, 향나무)편에 수재되어 있는 한약이다.

나무껍질에는 벌써 용뇌 수지가 조금씩 나오고 있다. 적은 양의 용뇌 수지를 사진 찍기 위해 서로 경쟁이다. 가파른 경사면을 올라가니 제법 많은 양의 용뇌가 굳어 있다. 큰 나무를 아래에서 위로도 향해 찍어본다. 멀리 여기까지 왔는데 실패한 사진이 없도록 많은 양의 사진을 확보한다. "한국 연구자로서 아마 용뇌향나무를 이번에 처음 만났을 것 같다"는 강원대 김창민 명예교수의 말씀이다. 그래서 "용뇌향나무를 본 것만으로도 인도네시아 답사는 이것으로 마무리해도 좋을 것 같다"고 농담하신다. 한국인으로서 이 나무를 처음 찾았다는 뿌듯한 기분으로 용뇌향나무 앞에서 기념 촬영도 해 본다. 몇 년 뒤 다시 용뇌향나무를 찾은 날에는 하필 비상사태가 발생해 대통령궁이 있는 식물원 곳곳에는 군인들이 경비를 서고 방문객을 모두 식물원 밖으로 나가도록 조치했다. 이 때문에 약초 조사에 시간이 부족했던 필자 일행은 며칠 후 한 번 더 이곳을 찾아야만 했다.

용뇌는 개규성신(開竅醒神, 감각기관의 기능을 정상화하고 정신을 차리게 한다), 산열지통(散熱止痛, 발열을 없애고 통증을 멎게 한다), 명목거예(明目去翳, 눈을 밝게 하고 눈자위를 가리는 눈병을 치료한다)의 한방 효능이 있으며 열이 나고 정신이 혼미한 병증, 목 안이 붓고 아프며 무언가 막혀 있는 느낌이 드는 증상을 낫게 하고, 부종, 통증을 없애는 작용이 있다. 《동의보감》에는 '성질이 약간 차며(따뜻하고 보통이다고도 한다) 맛은 맵고 쓰며 독이 없다. 눈에 생긴 내장과 외장[內外障]에 주로 쓴다. 눈을 밝게 하고 마음을 진정시킨다. 눈이 충혈되면서 부예(膚翳)가 생긴 것, 명치의 나쁜 기운을 치료한다. 풍습(風濕)으로 생긴 배 속의 덩어리를 없애고 삼충(三蟲)을 죽이며 다섯 가지 치질을 낫게 한다'고 그 효능을 수재하고 있다.

침향나무

안내원은 다시 침향나무의 큰 나무가 있다며 산으로 안내한다. 무거운 카메라 가방을 메고 숨을 헉헉거리며 따라 올라간다. 하늘로 치솟은 거대한 침향나무들이 재배되고 있다.

우리나라 의약품 공정서에 한약 침향(沈香)은 *Aquilaria agallocha*의 침향나무 수지가 침착

된 수간목을 가리키지만 이 식물원에는 종이 다
른 식물인 *Aquilaria malaccensis*가 재배되고 있
다. 침향은 공정서인《대한민국약전외한약(생약)
규격집》과《동의보감》탕액편의 나무부,《방약
합편》의 향목(香木, 향나무)편에 수재되어 있는 한약
이다. 이의 한방 효능은 행기지통(行氣止痛, 기운을 잘
소통시키고 통증을 멎게 한다), 온중강역(溫中降逆, 배 속을 따뜻
하게 하고 오심, 구토를 가라앉힌다), 납기평천(納氣平喘, 숨이 잘
들어가게 하고 숨이 가쁘지 않게 한다)이다. 복부가 차고 아
픈 증상, 기가 치밀어 올라 발생한 천식, 허리와
무릎이 연약하고 무력한 증상의 치료에 효과가
있다.

《북한약전》에는 기체로 배가 불어나고 아픈
데, 신허로 숨이 가쁜 데, 기관지천식, 비위허한
으로 인한 구토, 딸꾹질, 신양허로 허리와 무릎
이 시린 데 쓴다고 침향의 효능을 설명하고 있
다.《동의보감》에는 '침향의 성질은 뜨겁고 맛은
매우며(쓰다고도 한다) 독이 없다. 풍수(風水)로 심하게
부은 데 주로 쓴다. 나쁜 기운을 없애고 명치가
아픈 것을 멎게 한다. 신정(腎精)을 돕고 성기능을
높인다. 찬바람으로 마비된 것, 곽란(霍亂)으로 구
토하고 설사하는 것, 근(筋)이 뒤틀리는 것을 치
료한다'고 기재하고 있다.《중국약전》에는 우리
공정서와 다른 백목향(*Aquilaria sinensis*)의 수지를 함
유한 목재를 침향으로 정의하고 있다.

침향나무 아래 산책길에 밑둥치가 거대한 두

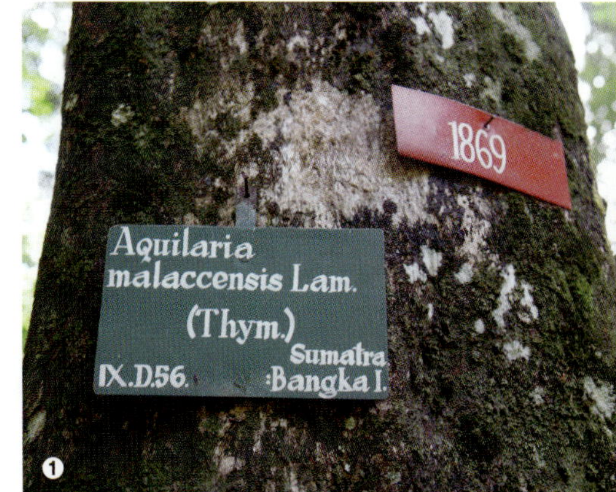

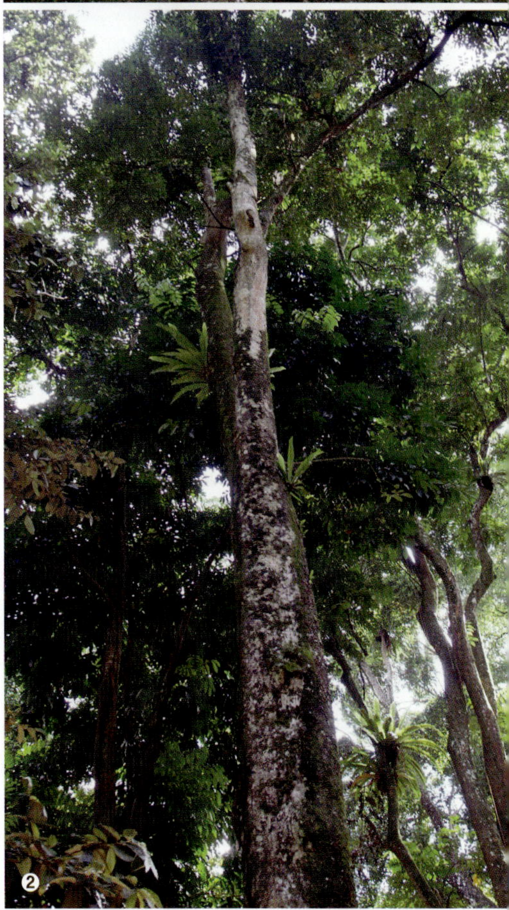

❶ 침향나무(*Aquilaria malaccensis*)의 표지판
❷ 침향나무(*Aquilaria malaccensis*)

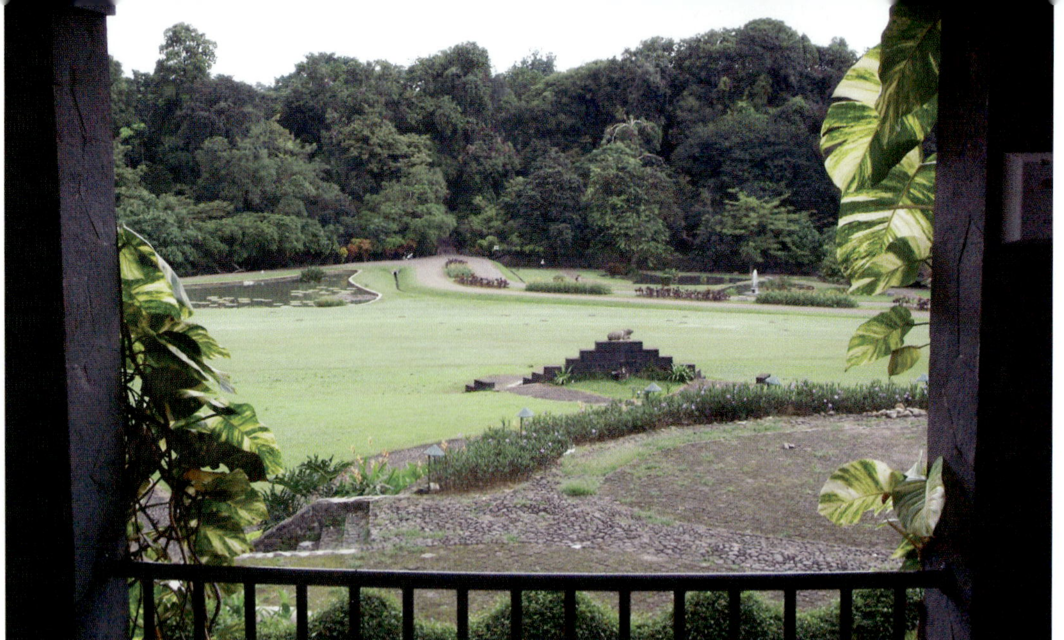

⬆ 식물원 전경

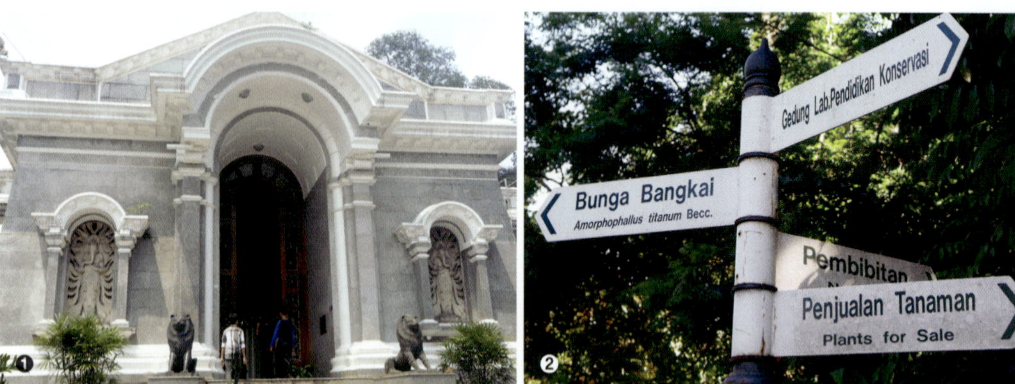

❶ 보고르 식물원의 방문객센터   ❷ 시체꽃 구역 가는 길을 안내하는 표지판

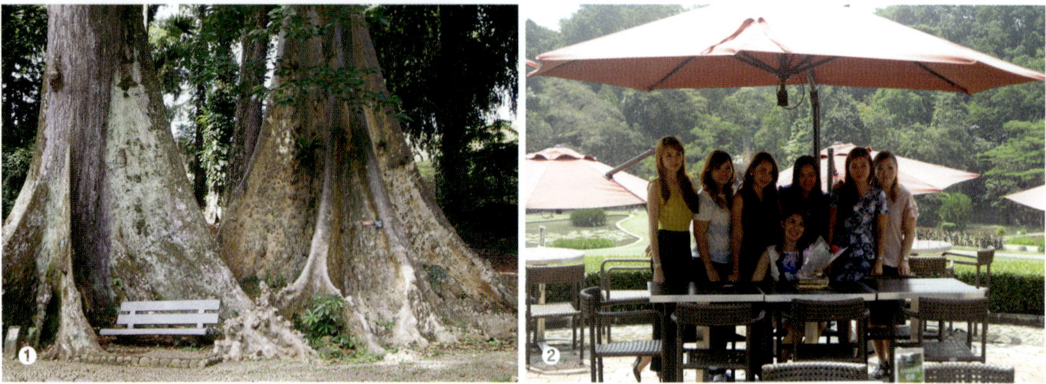

❶ 산책길에 밑둥치가 큰 두 그루의 나무가 쌍둥이처럼 서 있고 벤치도 마련되어 있다.   ❷ 식물원을 배경으로 기념 촬영하는 방문객

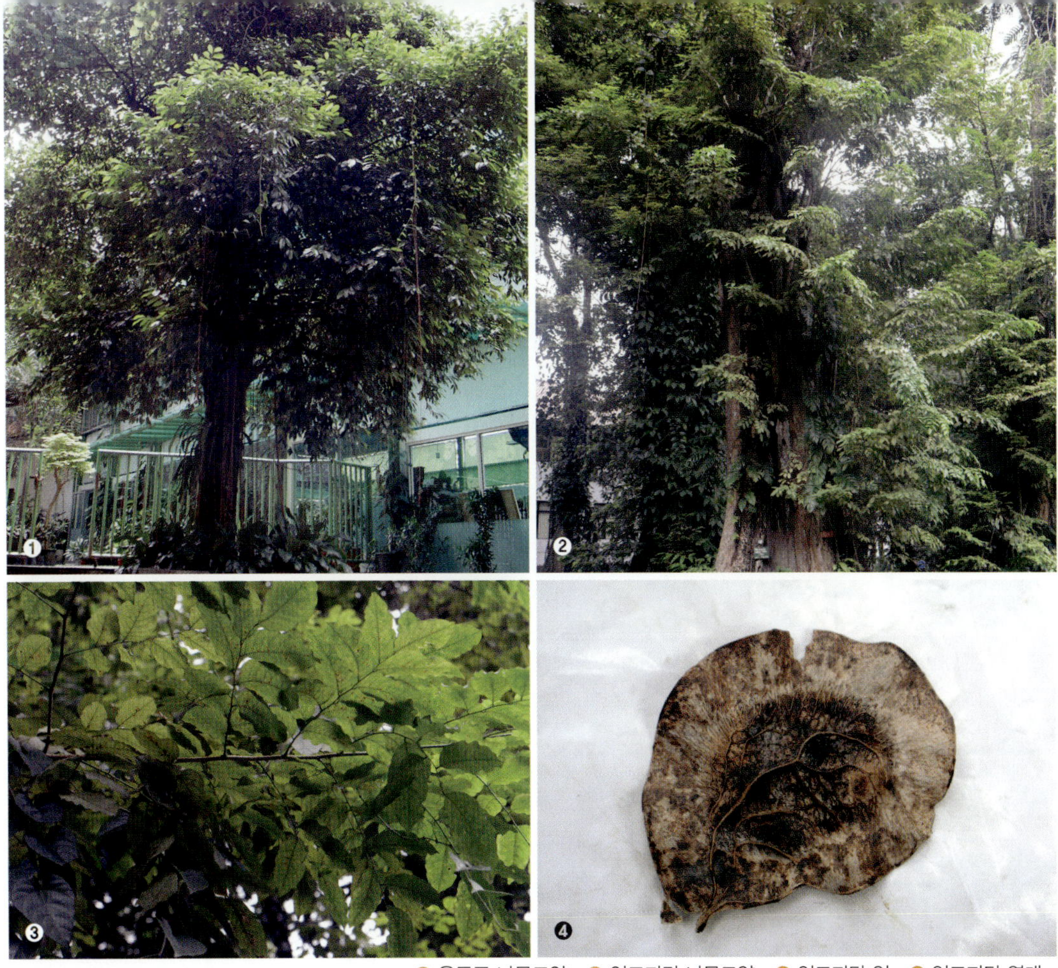

그루의 나무가 쌍둥이처럼 서 있다. 그 앞에는 벤치가 마련되어 그늘 아래에서 잠시 쉬어 간다. 인도네시아, 말레이시아, 싱가포르, 태국에 자생하는 용뇌향과(科)의 *Sorea leprosula* 그리고 인도네시아, 말레이시아, 오스트리아에 분포하는 뽕나무과(科)의 *Ficus albipila*이다. 이 의자는 보고르 식물원의 기념 촬영지가 될 것 같다. 다들 이 벤치에 앉아 기념 촬영을 해본다.

육두구, 육계, 가자, 인도자단, 단향, 안식향

이 외에 육두구(*Myristica fragrans*), 녹나무(*Cinnamomum camphora*), 육계나무(*Cinnamomum cassia*), 가자나무(*Terminalia chebula*), 후추(*Piper nigrum*), 인도자단(*Pterocarpus indicus*), 단향(*Santalum album*), 안식향나

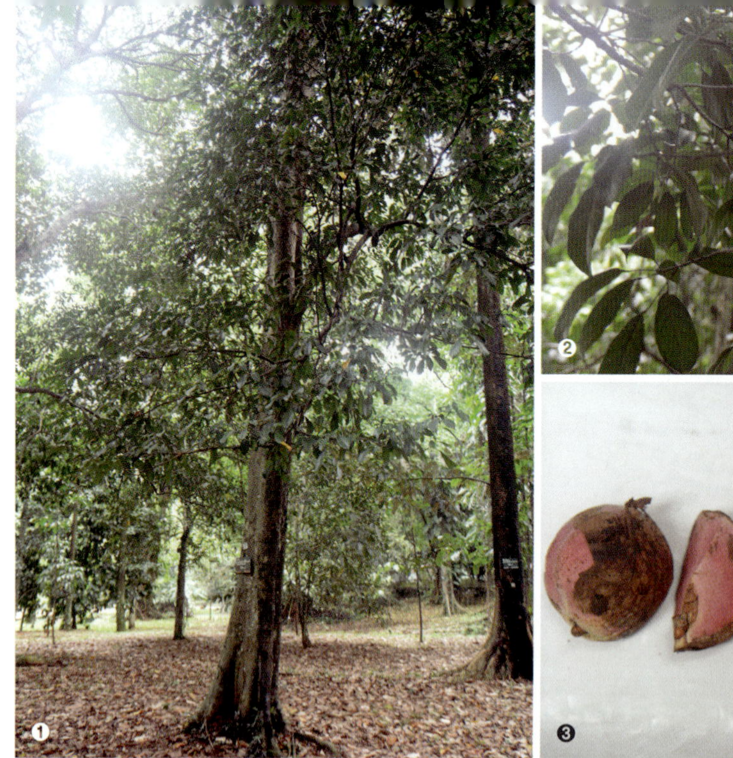

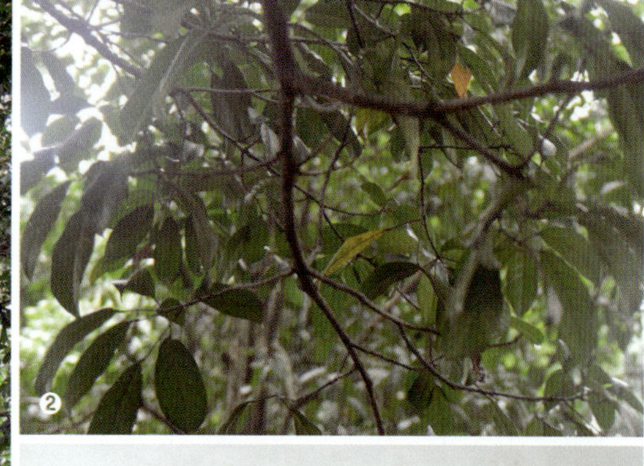

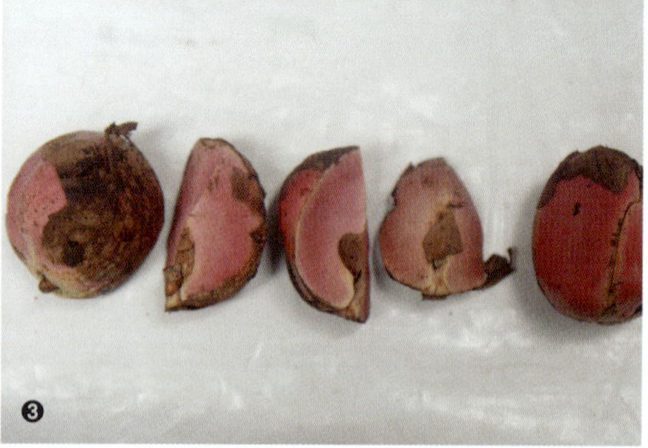

❶ 콜라나무(*Cola acuminata*) 나무모양 ❷ 콜라나무(*Cola acuminata*) 잎 ❸ 콜라나무(*Cola acuminata*) 열매

무(*Styrax benzoin*), 두리안(*Durio zibethinus*), 콜라나무(*Cola acuminata*)의 약초 사진도 카메라에 저장한다. 콜라너트는 콜라 음료의 제조에 필수적인 향신료이지만 현재는 합성제품으로 대체하여 사용한다.

식물원 내의 표지판에는 시체꽃(*Amorphophallus titanum*) 구역으로 가는 길이 안내되어 있다. 시체꽃 학명 위에 꽃(bunga), 시체(bangkai)라는 뜻의 인도네시아어인 'Bunga Bangkai'가 적혀 있다. 열대지방에 서식하는 천남성과의 이 식물은 마치 하나의 꽃으로 보이는 거대한 꽃대를 올리는 것으로 유명하다. 꽃에서 풍기는 동물 썩는 듯한 심한 악취로 세계 각지의 온실에서 재배하는 표본이 개화할 때마다 화제가 되는 식물이다.

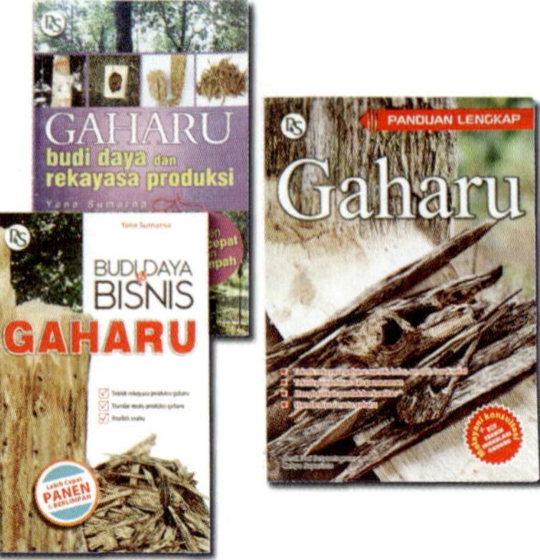

❂ 인도네시아의 침향 책자

260

- 위치 : 자카르타에서 남쪽으로 60km 정도 떨어져 있는 보고르 시내

- 홈페이지 : http://krbogor.lipi.go.id/id/beranda

- 설립연도 : 1817년

- 면적 : 87헥타르

- 개원시간 : 8~17시

- 휴원일 : 연중 무휴

- 입장료 : 유료

- 주소 : Jl. Ir. Haji Djuanda No.13, Paledang, Bogor Tengah, Kota Bogor, Jawa Barat 16122, Indonesia

- 전화번호 : +62 251 8311362

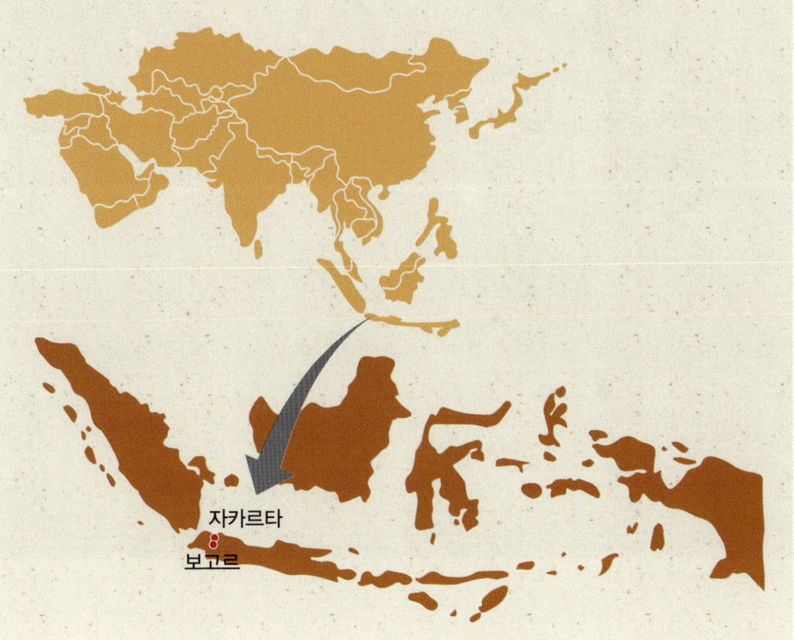

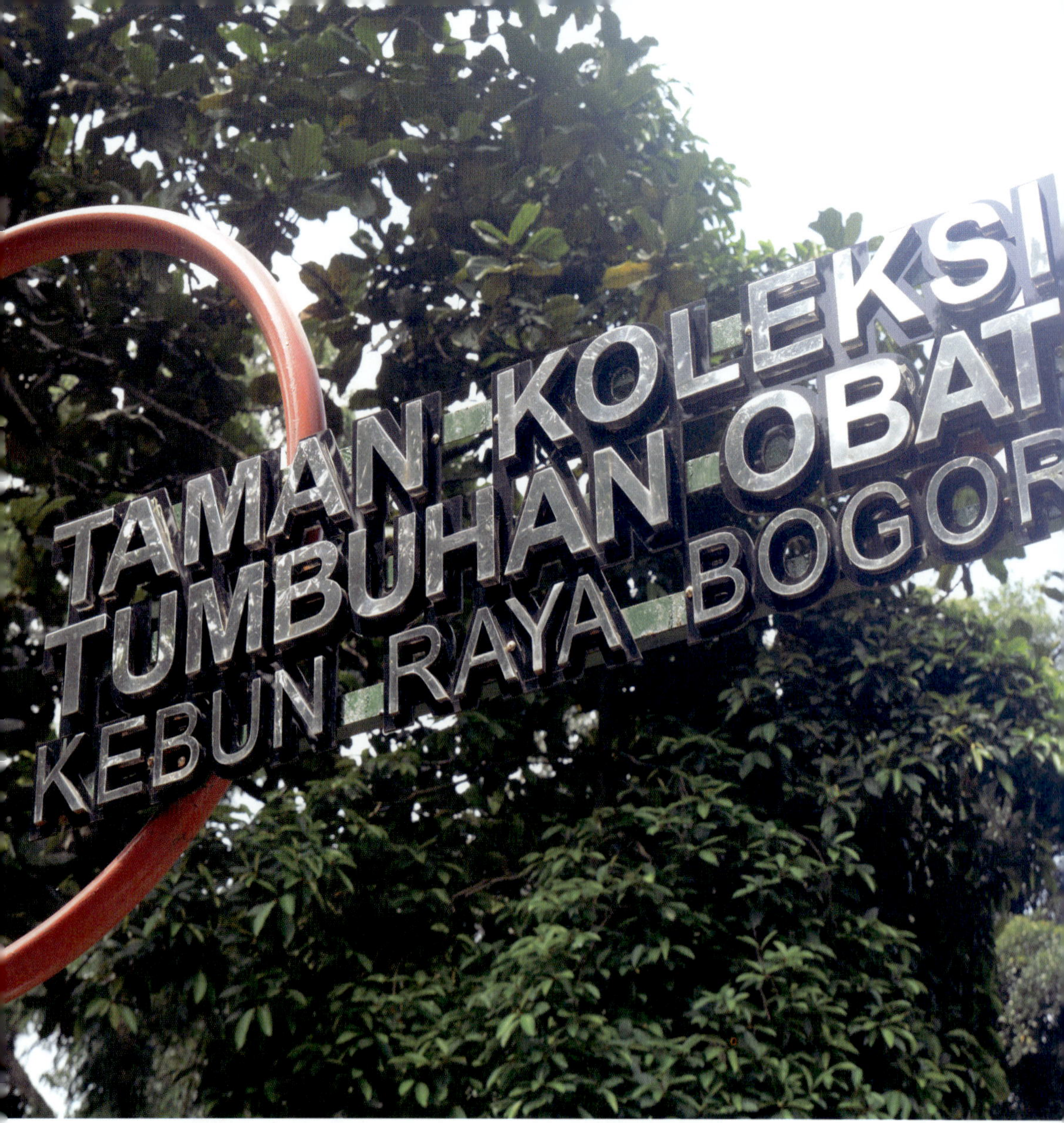

| 5.02 |

보고르 식물원
약용식물구역의 약초

보고르 큰 식물원의 약용식물 수집 정원

인도네시아 보고르 식물원 내의 약용식물구역을 찾아간다. 간판은 'Taman Koleksi Tumbuhan Obat, Kebun Raya Bogor'라고 인도네시아어로 적혀 있다. '보고르 큰[大] 식물원의 약용식물 수집 정원'이란 뜻으로 보면 되겠다. 여기는 피부·생식기 관련 식물구역, 호

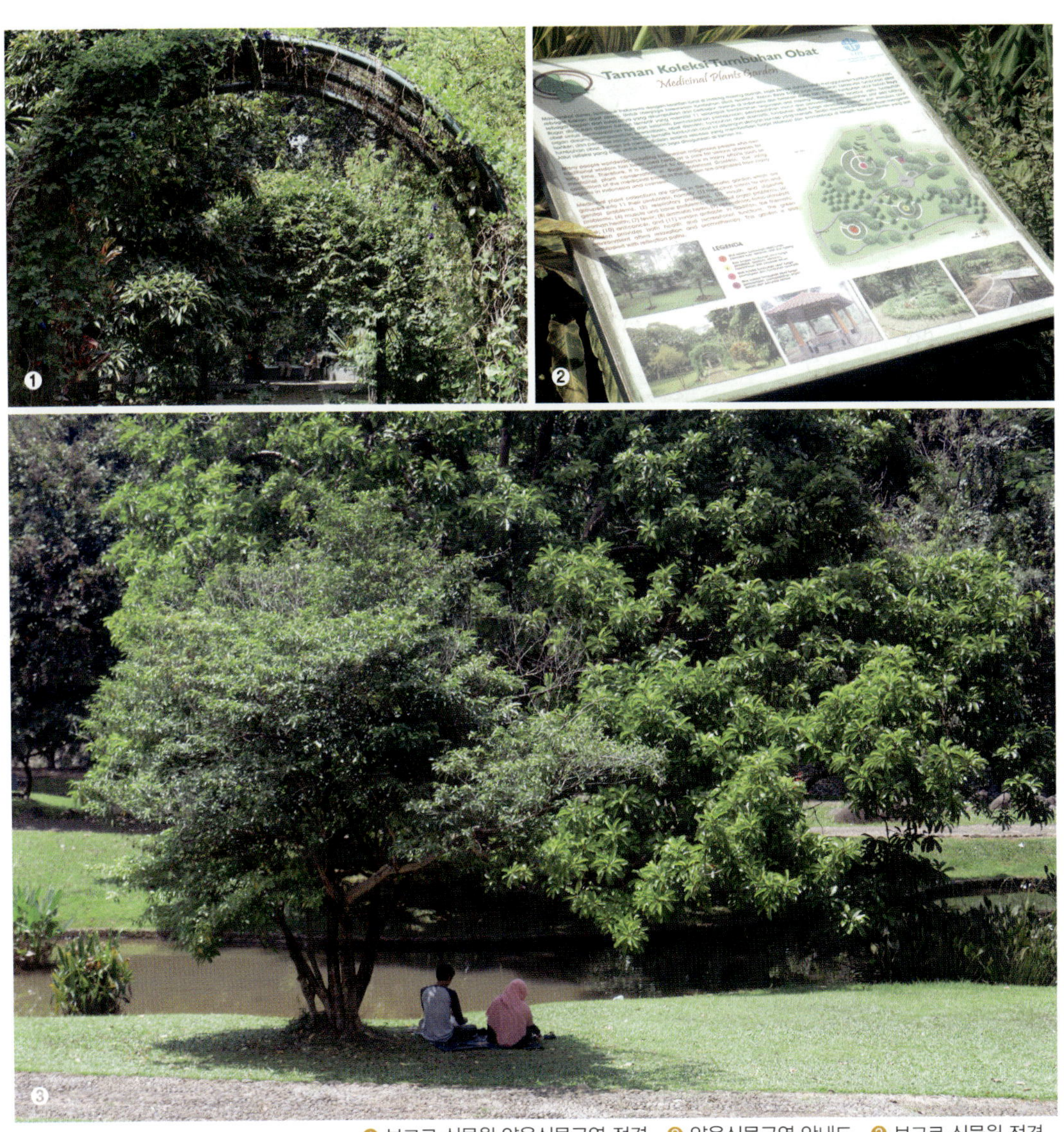

❶ 보고르 식물원 약용식물구역 전경   ❷ 약용식물구역 안내도   ❸ 보고르 식물원 전경

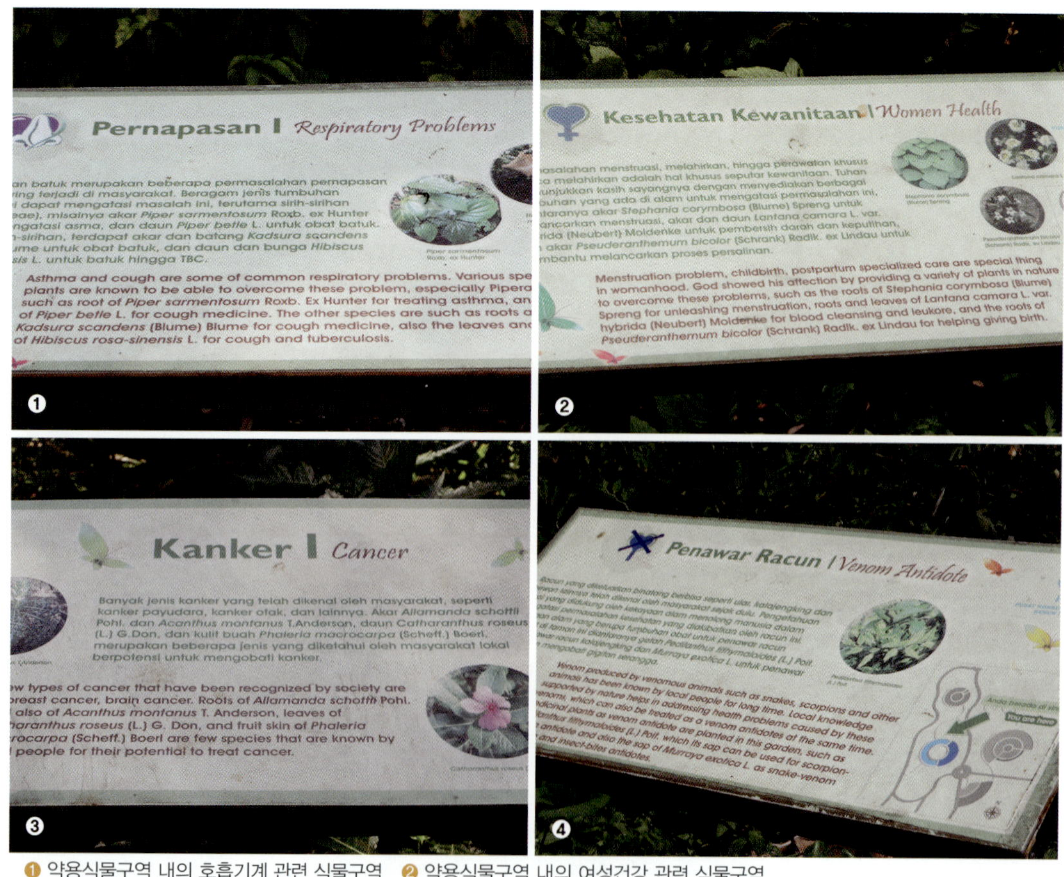

❶ 약용식물구역 내의 호흡기계 관련 식물구역 ❷ 약용식물구역 내의 여성건강 관련 식물구역
❸ 약용식물구역 내의 항암 관련 식물구역 ❹ 약용식물구역 내의 뱀 해독 관련 식물구역

흡기계 관련 식물구역, 구강·소화기계 관련 식물구역, 근·골격계 관련 식물구역, 내장기관 관련 식물구역, 여성건강 관련 식물구역, 해열 관련 식물구역, 방향·약초 관련 식물구역, 최음·강장 관련 식물구역, 항암 관련 식물구역, 뱀 해독 관련 식물구역 등 11구역으로 구분되어 약초들이 재배되고 있다.

보고르 식물원으로 가기 전에 반둥 시내의 반둥공과대학교 약용식물원과 반둥의 약초회사 식물원에서 약초 조사를 마쳤다. 이날 먹었던 점심이 탈이 났는지 심한 배앓이로 반둥의 식물원에서 힘들게 사진 촬영을 마쳤다. 반둥시에서 보고르 식물원으로 가는 차 안에서 4시간 동안 두꺼운 점퍼를 덮고 배를 부여안은 채 누워 이동했다. 두 번째 찾아간 보고르

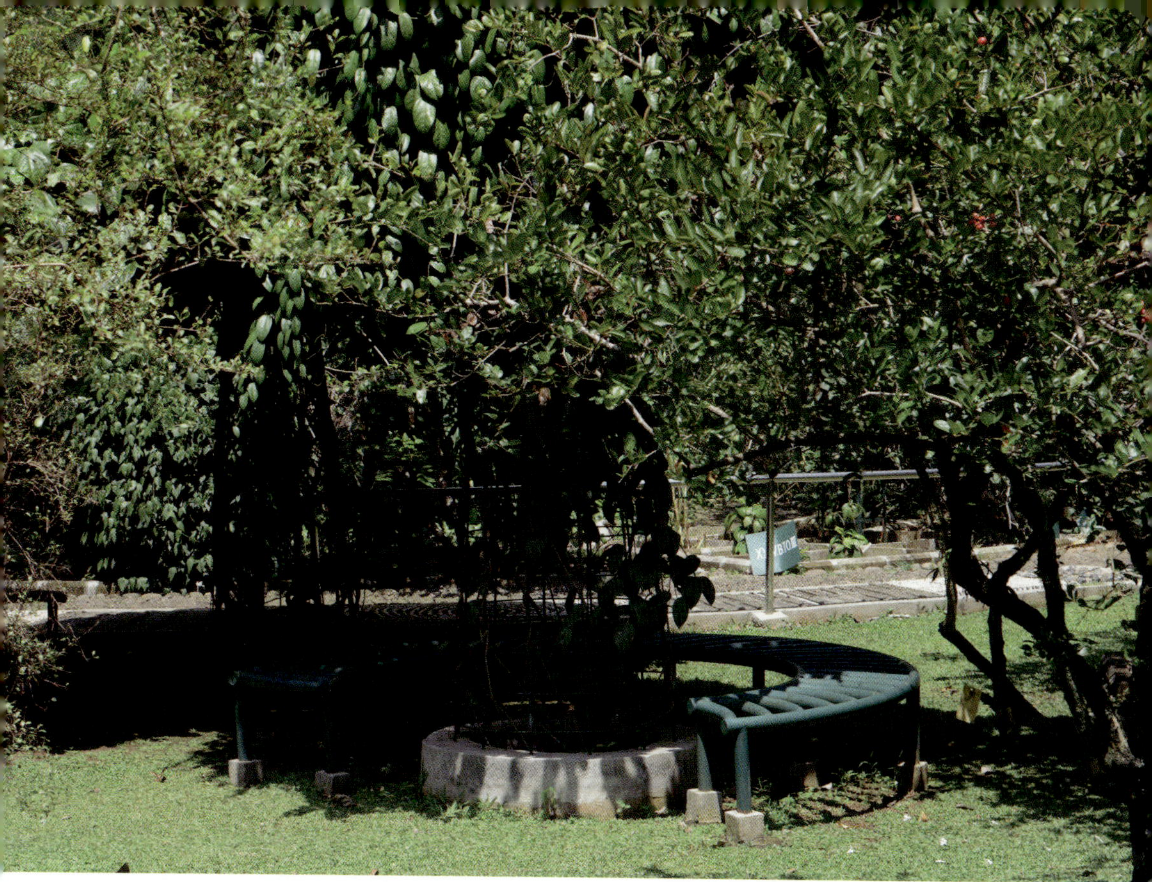

❂ 약용식물구역 전경

식물원 약용식물구역에서도 아픈 배를 쓸며 68종의 약초를 겨우 카메라에 담았다.

후추, 빈랑

보고르 식물원 약용식물구역에는 후추과(科) 식물의 대표인 후추(*Piper nigrum*)를 비롯해서 모두 5종의 후추과 식물이 보인다. *Piper betle*(베틀후추), *Piper caninum*, *Piper retrofractum*(가필발, 假蓽拔), *Piper sarmentosum*(가구, 假蒟)이다. 동남아시아 주민들은 빈랑의 익지 않은 열매에 석회를 묻혀 베틀후추에 싸서 껌처럼 씹는다. 빈랑 열매는 동남아시아 사람들이 오랫동안 이용하여 왔으며 세계적으로 담배와 술, 카페인 다음으로 애용되는 기호품으로 여겨진다. 한약으로 쓰는 빈랑자(檳榔子)는 빈랑나무 열매의 잘 익은 씨를 사용한다. 이 열매는 입안을 깨끗하게 해 청량감을 주고, 기분을 전환시키며, 특히 졸음을 쫓아주는 역할을 한다고 해서 주민들은 자주 씹으며 기호품으로 선호한다. 특히 타이완(臺灣)에서 육체노동을 하는 사

보고르 식물원 약용식물구역의 약초 **265**

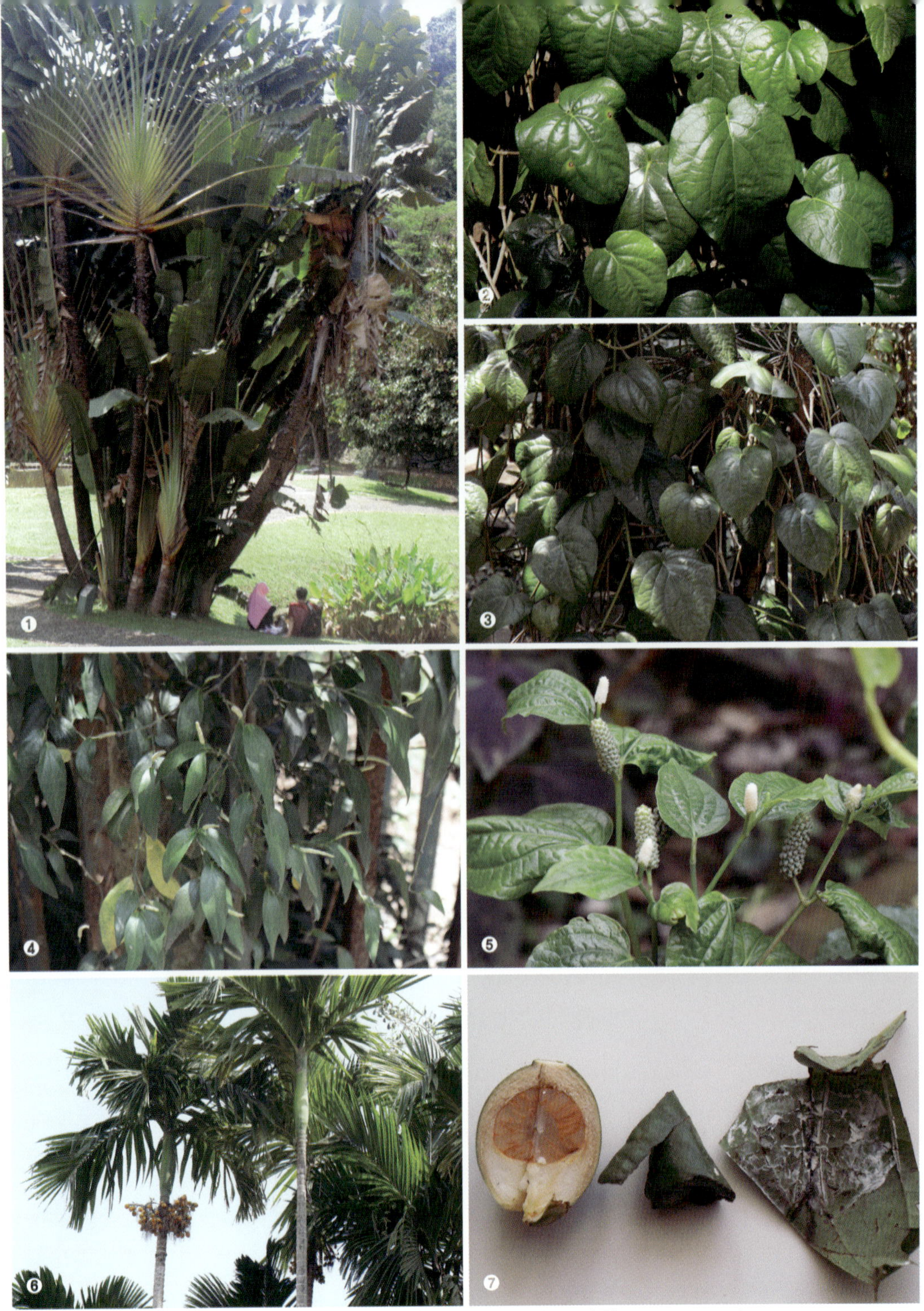

① 보고르 식물원 전경　② 후추　③ 베틀후추　④ 가필발(*Piper retrofractum*)　⑤ 가구(*Piper sarmentosum*)
⑥ 빈랑나무(중국)　⑦ 빈랑 열매에 석회를 묻혀 베틀후추에 싸서 껌처럼 씹는다.

람들과 장거리 운전을 하는 기사들이 졸음을 쫓기 위해 빈랑 열매를 자주 찾는다.

타이완에서 발행되는 잡지인 〈타이완광화(光華)〉는 '빈랑과의 전쟁'이란 기사에서 빈랑의 발암성에 대해 심각하게 경고하고 있다. 타이완 정부 당국은 최근 구강암의 비율이 급속도로 높아지고 있다고 발표했다. 기사 중 '빈랑은 구강암의 원흉'이란 제목의 표에서는 "빈랑 속의 알칼로이드 성분이 실험동물에 종양을 발생시키고 점막하선유증(粘膜下線維症, submucous fibrosis)을 일으켜 이들이 암으로 전환된다"고 설명하고 있다. 그리고 "함께 먹는 석회도 구강 내의 환경을 알칼리성으로 만들어 빈랑 내의 폴리페놀성 성분의 자극을 강하게 해준다"는 기사 내용이다. 빈랑자는 한방에서 모든 풍을 없애며 기를 내려가게 한다. 뼈마디와 9규를 순조롭게 하고 먹은 것을 잘 삭이며 오장육부에 막혀 있는 기를 부드럽게 퍼지게 하고 돌게 하는 효능이 있다. 한약으로서 효능이 좋은 빈랑나무이지만 이처럼 유해한 효능도 있으므로 사용할 때는 조심해야 한다.

갈랑갈, 초두구, 자바백두구, 아출, 약울금

생강과(科) 약용식물도 6종 찾는다. 갈랑갈(*Alpinia galanga*), 초두구(*Alpinia katsumadae*), 자바백두구(*Amomum compactum*), 중국의 《중화본초》에서 식물명이 아출인 *Curcuma aeruginosa*, 일본에서 약울금으로 부르는 *Curcuma zanthorrhiza*, 《일본약전》의 식물명이 아

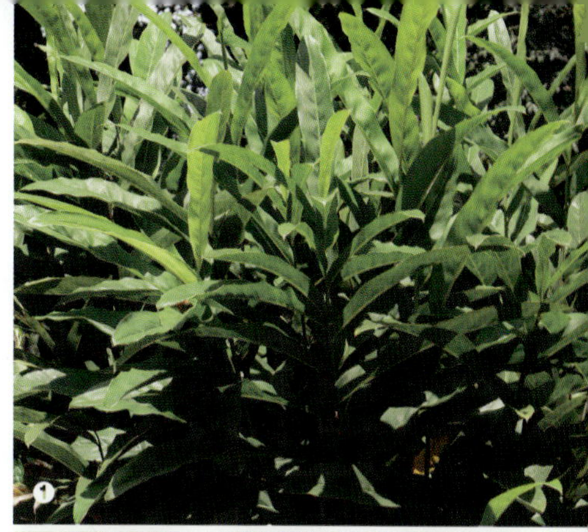
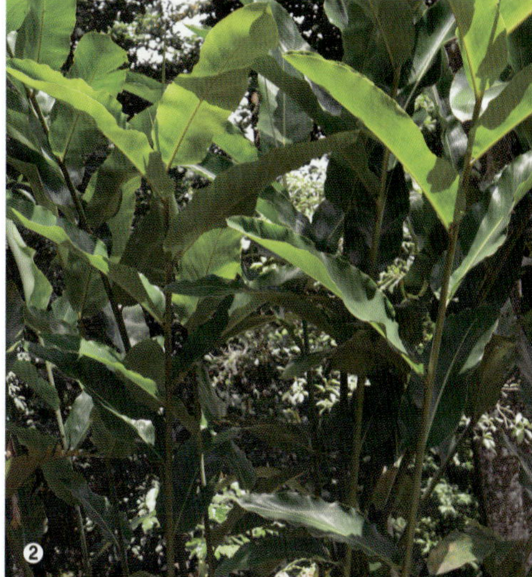
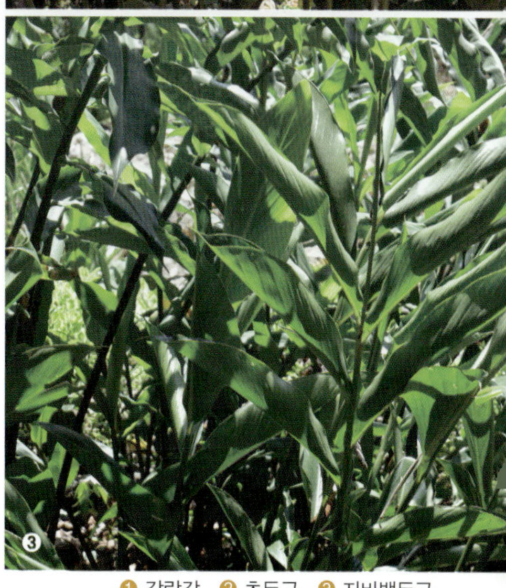

❶ 갈랑갈　❷ 초두구　❸ 자바백두구

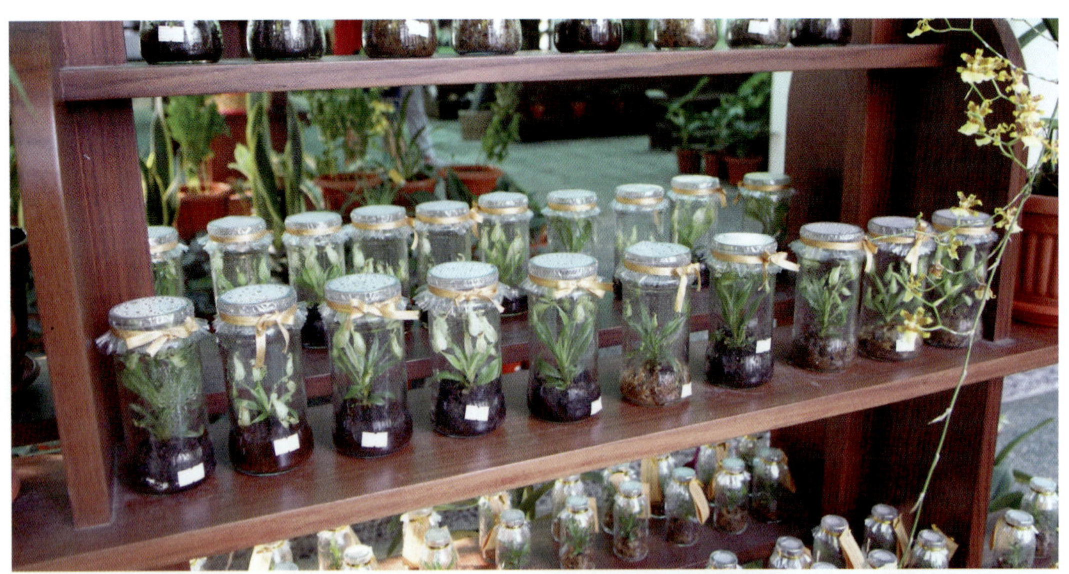

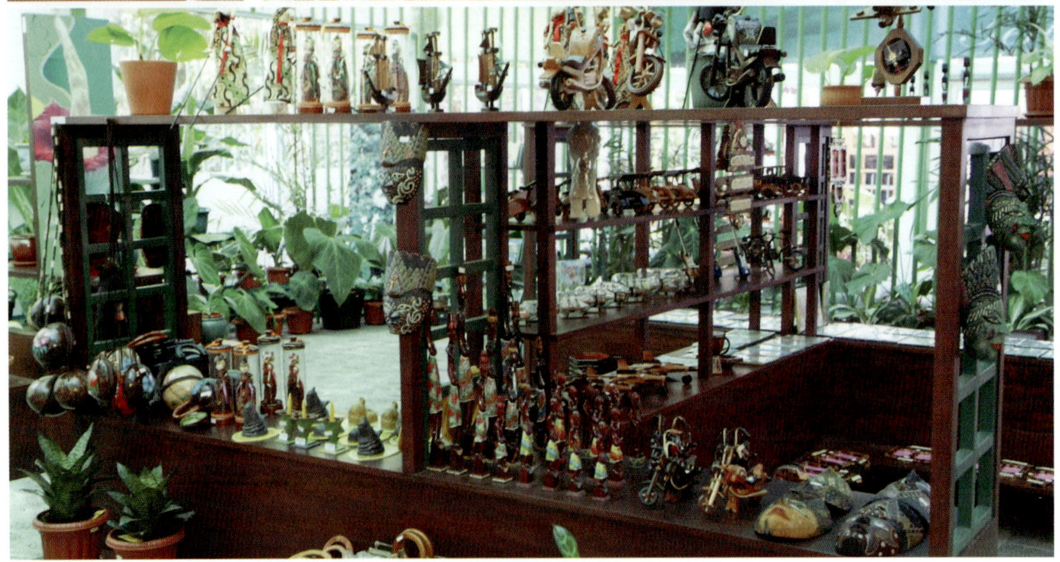

⬆ 식물원의 가든상점

출인 *Curcuma zedoaria*이다. 뿌리줄기의 한약명이 대고량강(大高良薑)인 갈랑갈은 열매를 홍두구(紅豆蔻)라 부른다. 한국 《식품공전》의 '식품에 사용할 수 있는 원료' 부분에 갈랑갈, 이명은 아시아생강으로 뿌리줄기가 수재되어 있다. 생강과 비슷한 향미를 가지고 있지만 향은 생강보다 강하다. 뿌리줄기는 태국 요리에서 즐겨 사용되는 향신료이며 고기나 생선류 요리의 냄새 제거를 위해 활용한다. 《동의보감》은 '홍두구는 성질은 따뜻하고 맛은 매우며(쓰다고도 한다) 독이 없다. 물 같은 설사를 하며 복통과 곽란으로 신물을 토하는 것을 낫게 하고 술독을 풀어주며 산람장기 독을 없앤다'고 기재하고 있다. 한방 효능은 조습행기(燥濕行氣, 습기를 말리고 기를 잘 통하게 한다), 온중지구(溫中止嘔, 배 속을 따뜻하게 하고 구토를 멎게 한다)로서 복부가 부르고 그득하며 통증이 있는 증상, 입 냄새 제거에 좋다. 소두구(小豆蔲)는 강장, 담즙분비 촉진, 식욕증진 효능이 있는 한약이고 '카더몬(cardamon)'으로 부르는 향신료로도 사용한다.

우리나라 식약처의 의약품 공정서인 《대한민국약전》에 한약 아출(莪朮)은 봉아출(蓬莪朮, *Curcuma phaeocaulis*), 광서아출(廣西莪朮, *Curcuma kwangsiensis*) 또는 온울금(溫鬱金, *Curcuma wenyujin*)의 뿌리줄기를 그대로 또는 수증기로 쪄서 말린 것을 말한다. 그렇지만 《일본약전》은 한약 아출의 기원식물을 식물 아출(*Curcuma zedoaria*)로 규정하고 있다. 《중화본초》에는 이 *Curcuma zedoaria*를 *Curcuma aeruginosa*과 같은 식물로 보고 있으나 세계적인 식물학명 목록 웹사이트인 〈The Plant List(플랜트리스트)〉에서는 두 종을 다른 식물로 규정하고 있다. 그래서 이들 두 식물은 다소 혼란스러운 약초다. *Curcuma zanthorrhiza*는 한국과 중국의 공정서에는 수재되지 않았지만 일본에서는 약울금으로 부르는 생강과의 약초다.

인도사목, 사엽나부목, 핑거루트, 겨우살이무화과

협죽도과(科)의 인도사목(*Rauvolfia serpentina*)과 사엽나부목(四葉蘿芙木, *Rauvolfia tetraphylla*)이 자라고 있으며, 우리에게 핑거루트(finger root)로 잘 알려진 *Boesenbergia rotunda*도 재배되고 있다. 말레이시아의 전통의약으로 폐질환, 고혈압, 당뇨, 피부질환에 사용하는 겨우살이무화과(mistletoe fig, *Ficus deltoidea*)도 보인다. 치자나무(*Gardenia jasminoides*), 부상화(扶桑花, *Hibiscus rosa-sinensis*), 알로에(*Aloe vera*), 뽕나무(*Morus alba*)와 열대과일인 두리안(*Durio zibethinus*)과 망고스틴(*Garcinia* × *mangostana*)의 나무도 분포하고 있다.

식물원 내 가든상점에는 식물도감에서부터 다양한 종류의 식물을 판매하고 있는데 특히 식물원에서 수확한 씨를 팔고 있었다. 종류도 다양한 씨가 가공되지 않은 채 그대로 훌륭한 기념품이 되어 주었다. 필자도 여러 모양의 씨를 몇 가지 구입했다. 자카르타를 찾은

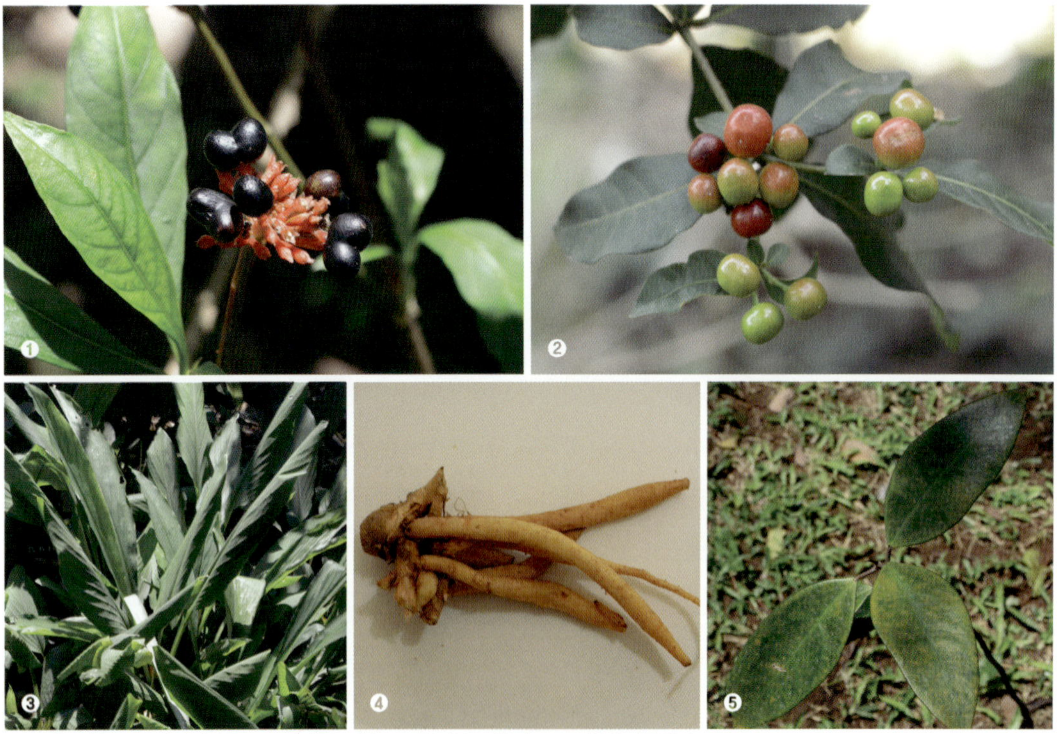

❶ 인도사목 ❷ 사엽나부목 ❸ 핑거루트 잎 ❹ 핑거루트 뿌리 ❺ 겨우살이무화과

당일 인도네시아 수도 한복판에서 외국인 관광객 1명과 현지인 1명이 사망하고 범인들은 모두 사살된 테러 사건이 발생했다. 필자 일행들은 식물원 내 식당에서 점심 식사를 하던 중에 TV 화면을 통해 이 소식을 접했다. 외국의 한약 답사를 12년 동안 다니다 보니 이같이 위험한 일들을 가끔씩 본다.

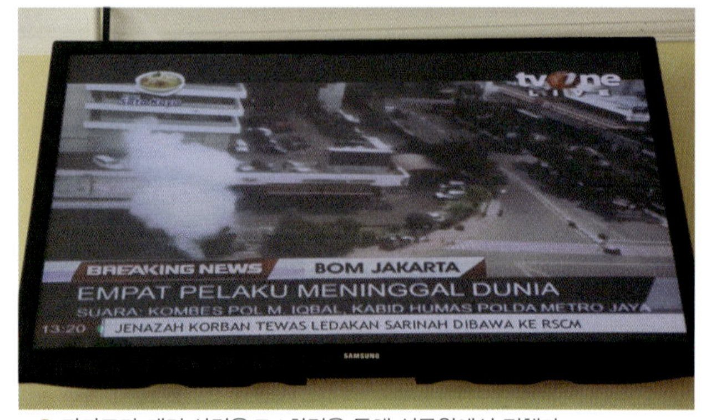

❍ 자카르타 테러 사건을 TV 화면을 통해 식물원에서 접했다.

- **위치 :** 자카르타에서 남쪽으로 60km 정도 떨어져 있는 보고르 시내
- **홈페이지 :** http://krbogor.lipi.go.id/id/beranda
- **주소 :** Jl. Ir. Haji Djuanda No.13, Paledang, Bogor Tengah, Kota Bogor, Jawa
  Barat 16122, Indonesia
- **전화번호 :** +62 251 8311362

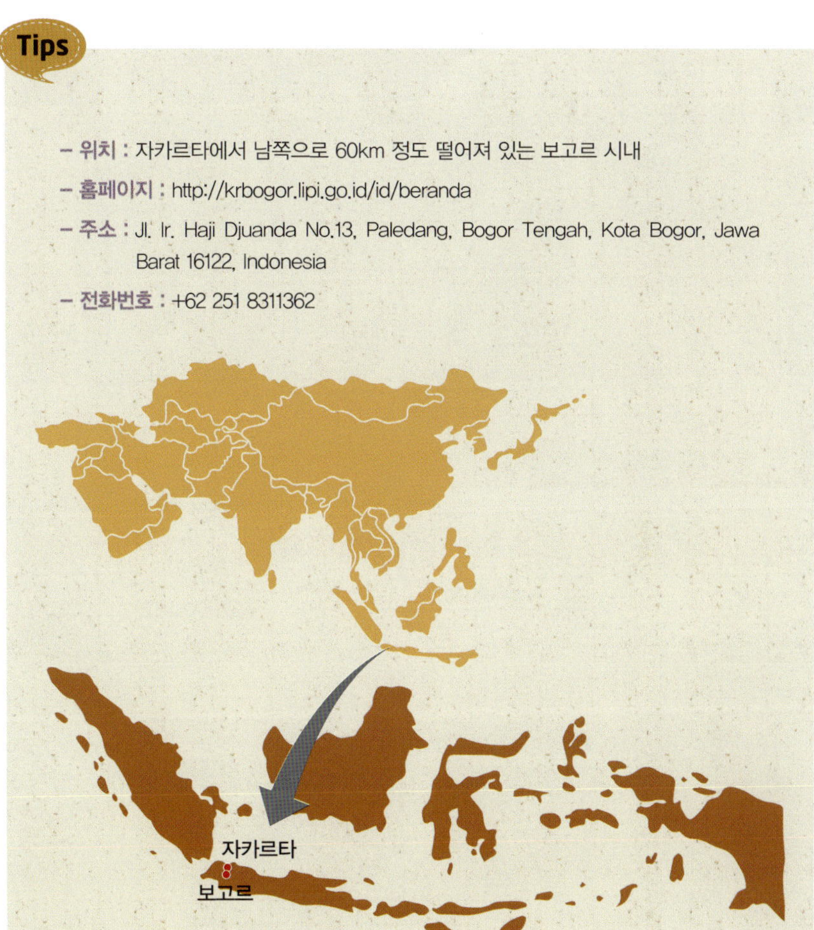

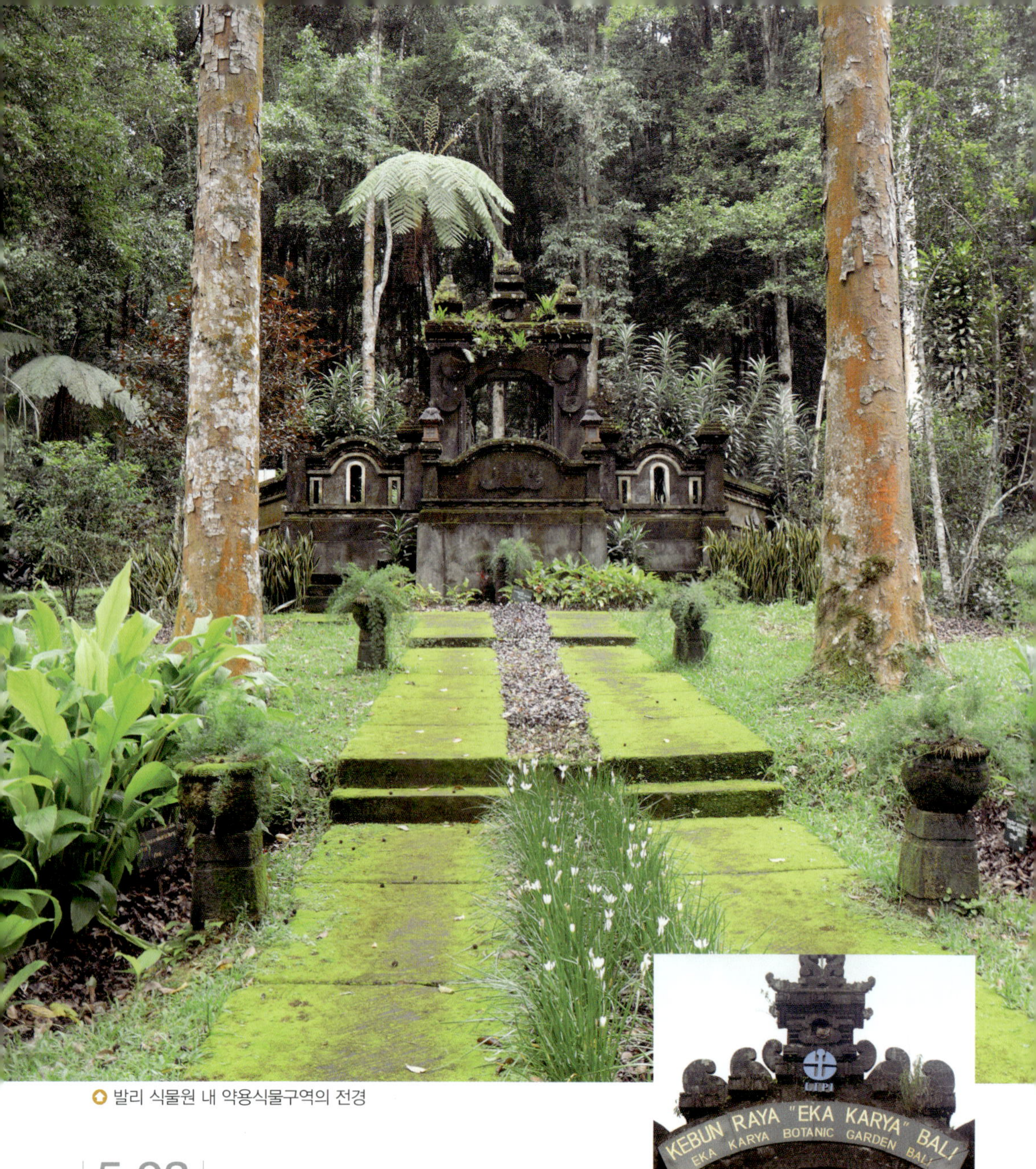

⬥ 발리 식물원 내 약용식물구역의 전경

| 5.03 |

발리 식물원의 약초

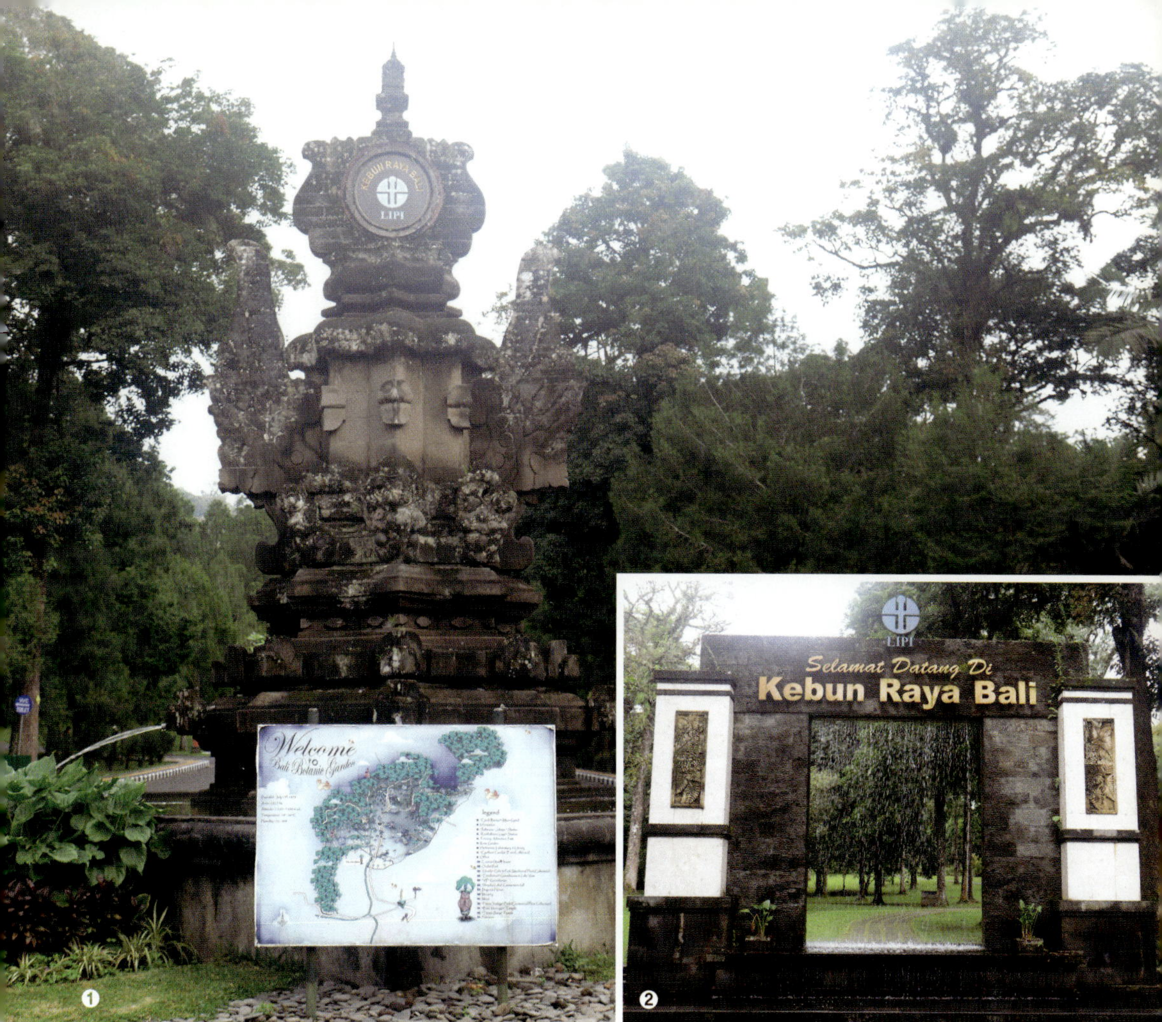

❶❷ 식물원 입구

힌두 문화를 가진 발리

인도네시아의 발리(Bali)는 자바섬에서 동쪽으로 1.6km 떨어진 섬으로 발리해(海)를 사이에 두고 있다. 이슬람화된 인도네시아 중에서 발리는 아직도 힌두 문화의 전통이 남아 있는 섬으로 유명하다. 동남아시아에서 가장 인기 있는 여행지 중 한 곳이 된 이곳은 오래전부터 관광지로 주목받아 왔으며, 지금도 세계 각국에서 많은 관광객이 찾아든다. 국제공항이 있는 남부지역의 덴파사르(Denpasar)와 섬 내륙의 우붓(Ubud)은 여행자들이 즐겨 찾는 곳이다.

발리 식물원(Bali Botanic Garden)은 157헥타르의 면적으로 인도네시아에서 가장 큰 식물원이

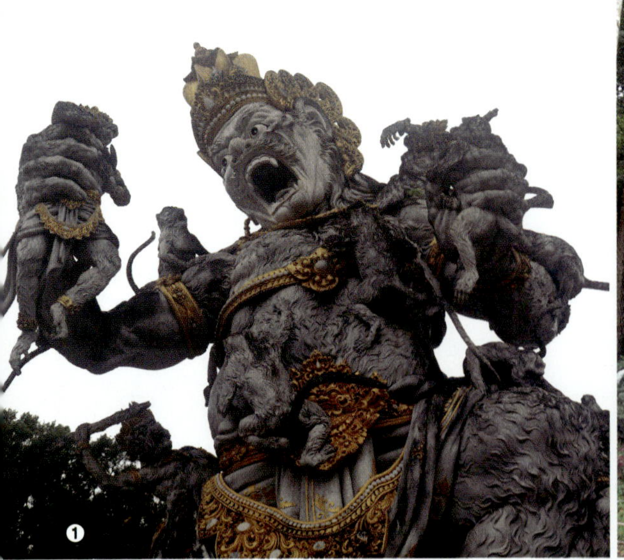
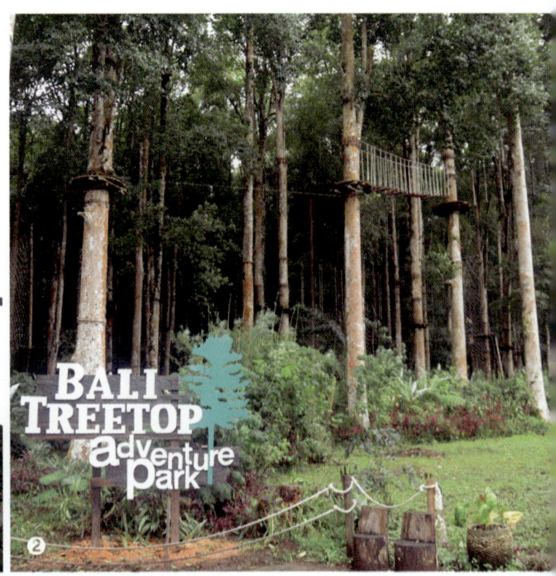

❶ 원숭이와 싸우고 있는 석상인 쿰바카르나 라가　❷ 식물원에 트리 탑 어드벤처가 설치되어 있다.

며 덴파사르에서 북쪽으로 90분 정도 차를 타고 가면 도착한다. 1959년에 설립된 식물원은 처음에는 Eka Karya Botanic Garden으로 불리었다. 발리 언어로 'Eka'는 처음, 'Karya'는 창조의 의미이다. 필자는 가족여행으로 발리를 찾았지만 하루는 틈을 내어 발리 식물원을 방문하여 느긋하게 아침부터 오후 늦게까지 약초를 조사했다. 식물원 입구 표지판에는 'Eka Karya Botanic Garden Bali'라고 적혀 있으며 한가운데에는 원숭이와 싸우고 있는 거대한 석상이자 식물원의 랜드마크인 쿰바카르나 라가(Kumbakarna Laga) 상(像)이 서 있고 왼편에는 트리 탑 어드벤처(Tree Top Adventure)가 설치되어 있다.

약용식물구역의 약초

식물원 입구에서 '병 닦는 솔'이란 뜻의 코키네우스병솔나무(Callistemon coccineus)가 줄지어 꽃을 피우며 관람객을 안내하고 있다. 식물원은 약용식물구역을 비롯하여 장미정원, 양치식물구역, 선인장구역, 난구역, 베고니아구역, 대나무구역, 수생식물구역, 종교의식식물구역 등으로 구성되어 있다. 먼저 식물원 정문에서 멀리 떨어진 약용식물구역을 찾았다. 입구에는 '약'이란 의미의 인도네시아 언어인 'Usada'를 제목으로 전통적으로 약을 제조하는 모습과 설명을 소개하고 있다. 담장이 쳐진 이곳 안으로 들어가서 97종의 약초를 사

274

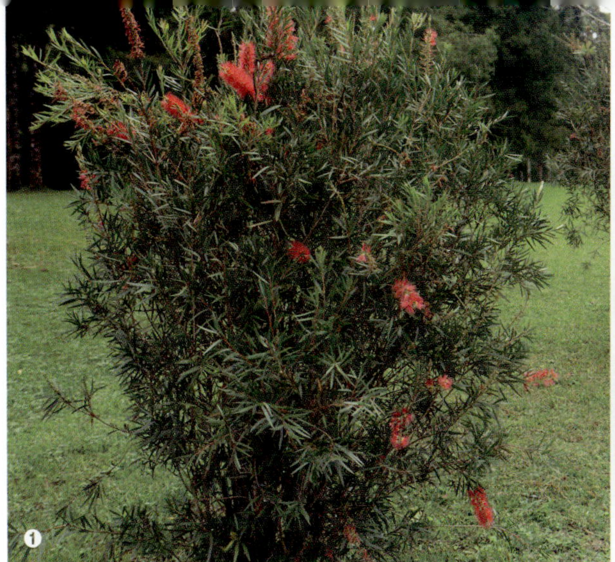

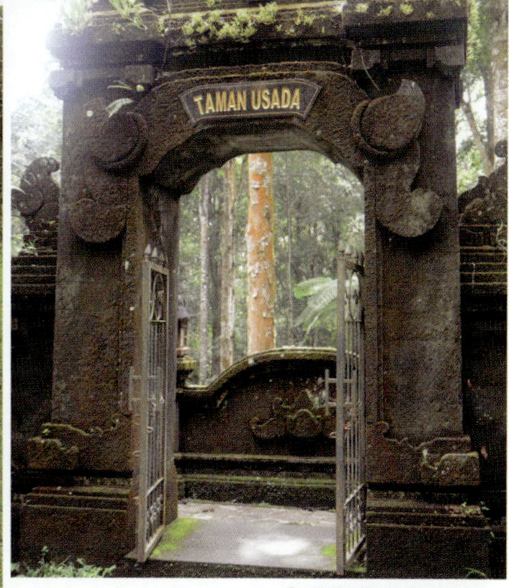
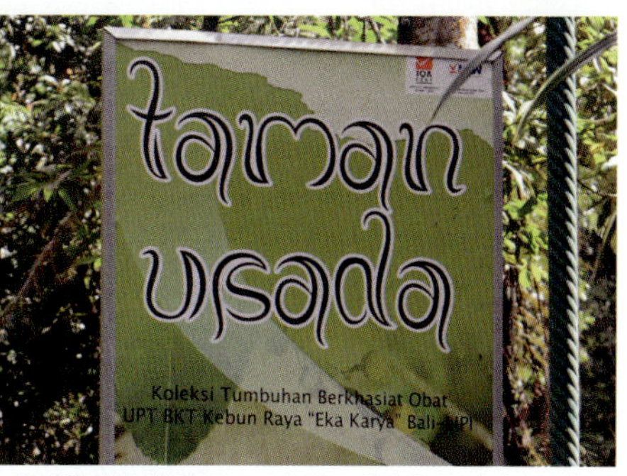

◆ 약용식물구역의 입구

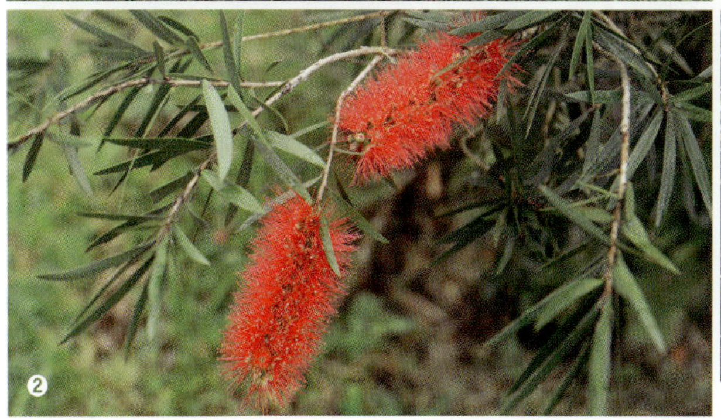

❶❷ '병 닦는 솔'이란 뜻의 코키네우스병솔나무가 꽃을 피우고 있다.

◆ '약'이란 뜻의 'Usada' 인도네시아 글자가 보이는 약용식물구역의 안내문

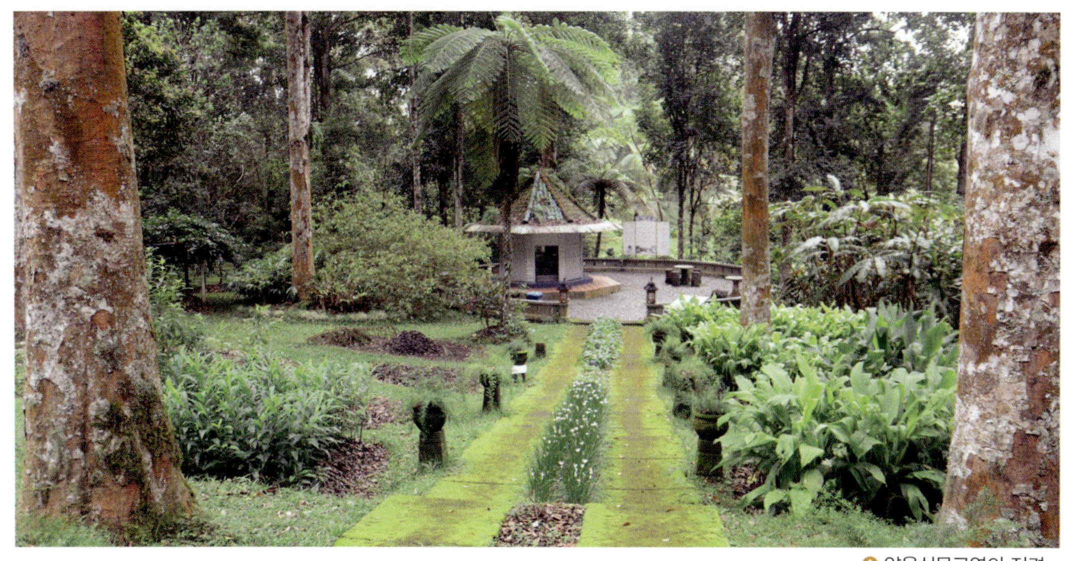

◆ 약용식물구역의 전경

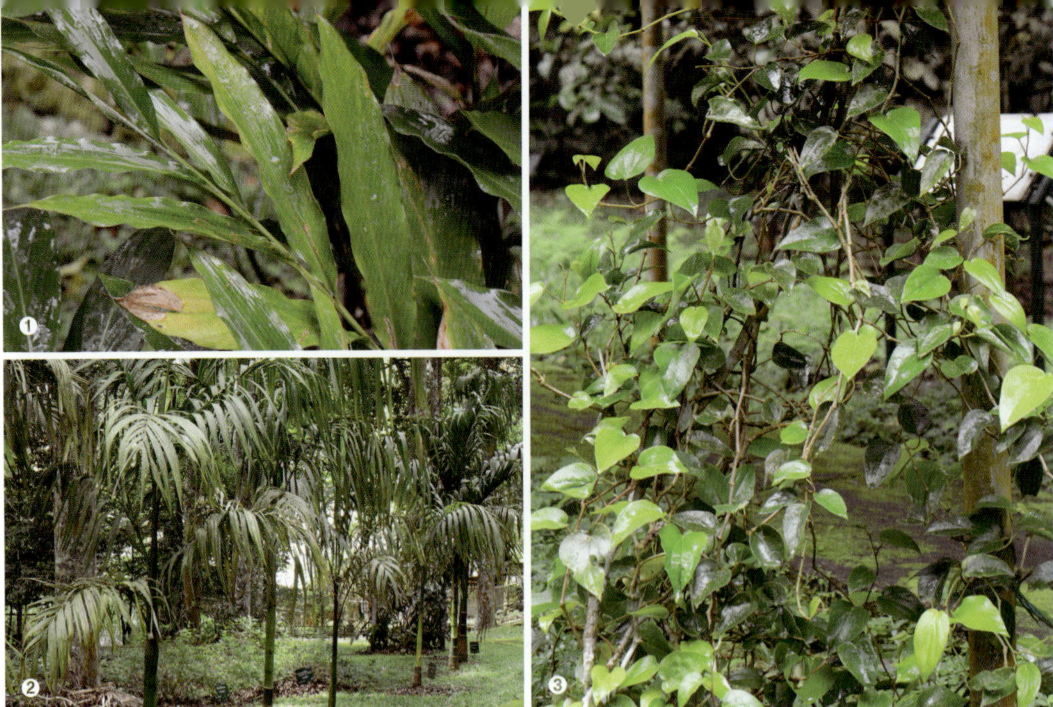

❶ 대고량강　❷ 빈랑자　❸ 베틀후추

진 촬영했다. 가장 많이 분포하고 있는 약초는 생강과(科) 식물로 12종이 자라고 있으며 그 학명은 다음과 같다. *Amomum cerasinum*, *Amomum compactum*, *Boesenbergia rotunda*, *Curcuma aeruginosa*, *Curcuma zanthorrhiza*, *Curcuma zedoaria*, *Etlingera brevilabrum*, *Zingiber officinale*, *Zingiber ottensii*, *Zingiber zerumbet*이다. 다음으로 쥐꼬리망초과 식물 7종, 협죽도과 식물, 후추과 식물이 각 5종 재배되고 있다.

육계나무와 외관이 비슷한 식물인 음향(陰香, *Cinnamomum burmanni*), 알로에(*Aloe vera*), 대고량강(*Alpinia galanga*), 빈랑자(*Areca catechu*), 해남삼칠(海南三七, *Kaempferia rotunda*), 뽕나무(*Morus alba*), 베틀후추(*Piper betle*), 구아바(*Psidium guajava*), 석류나무(*Punica granatum*), 정향나무(*Syzygium aromaticum*), 생강(*Zingiber officinale*), 부상화(*Hibiscus rosa-sinensis*), 병풀(*Centella asiatica*), 청산호(*Euphorbia tirucalli*), 고양이수염(猫須草, *Orthosiphon aristatus*), 활포국(闊苞菊, *Pluchea indica*), 접골초(接骨草, *Sambucus javanica*), 수가(水茄, *Solanum torvum*) 등의 약초가 재배되고 있다. 그리고 파인애플(*Ananas comosus*), 슈가애플(*Annona squamosa*), 스타프루트 또는 카람볼라(*Averrhoa carambola*), 포멜로(중국유자, *Citrus maxima*), 시트론(*Citrus medica*), 레몬그라스(*Cymbopogon citratus*), 재스민(*Jasminum sambac*), 오렌지재스민(月橘, *Murraya paniculata*), 바나나(*Musa × paradisiaca*), 워터애플(*Syzygium aqueum*), 타마린드(*Tamarindus indica*) 같은 식용식물도 함께 심어져 있

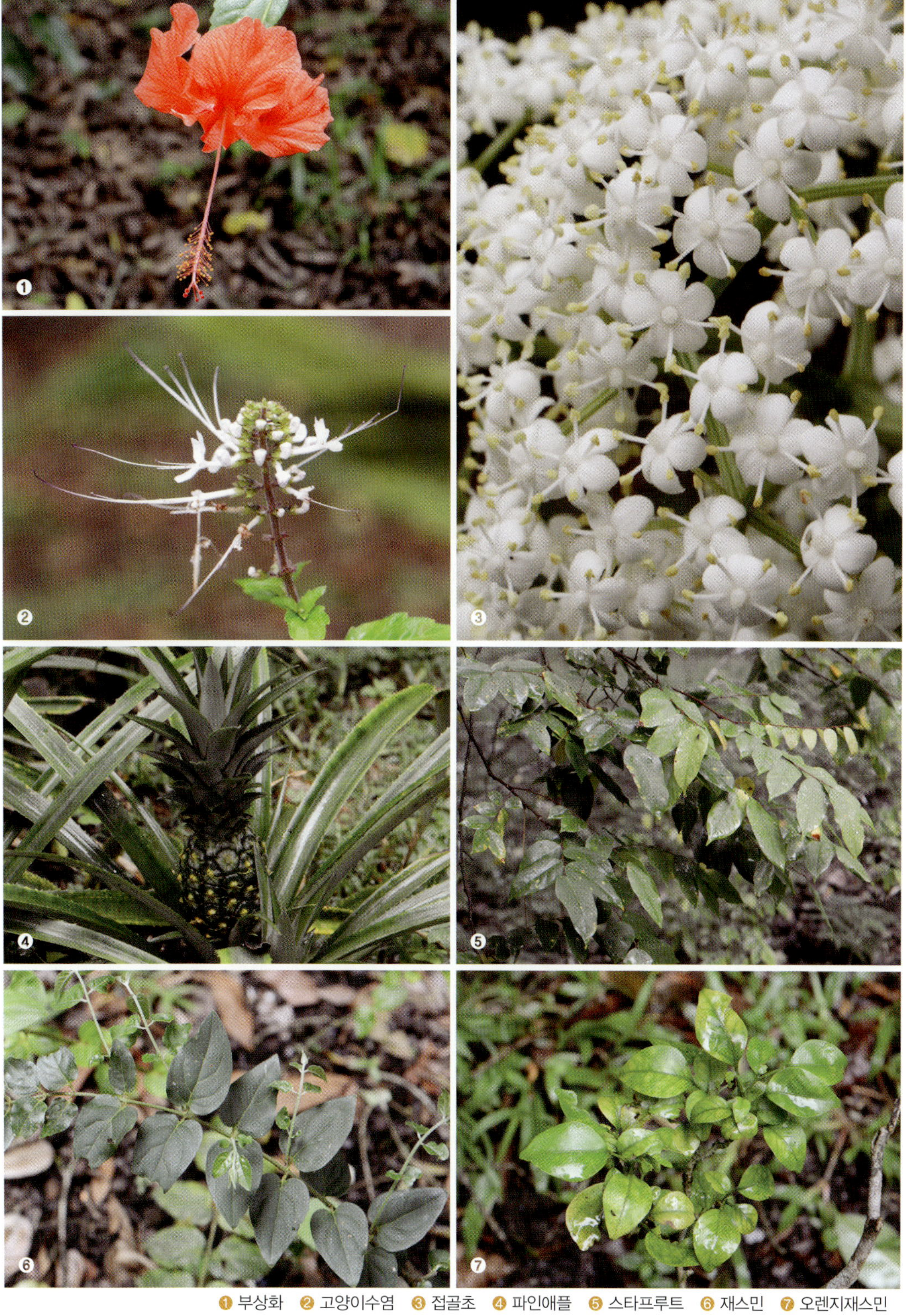

❶ 부상화 ❷ 고양이수염 ❸ 접골초 ❹ 파인애플 ❺ 스타프루트 ❻ 재스민 ❼ 오렌지재스민

다. 파고다나무(pagoda tree) 또는 독참파(dok champa)로 부르며 동남아시아에서 자주 보이는 *Plumeria alba*도 자라고 있다.

슈가애플, 워터애플, 구아바, 정향, 타마린드

이 중에서 슈가애플은 이름에 걸맞게 설탕처럼 단 열매다. 당도가 높고 씹는 맛이 있어 필자의 입맛에도 딱 맞는 과일이었다. 그렇지만 다른 과일에 비해 가격이 비싼 편이다. 열매 모양이 불상 머리와 닮아서 중국에서 석가두(釈迦頭)라 부른다. 청열해독(清熱解毒) 및 살충 효과가 알려져 있는 열매다. 워터애플 또는 수련무(水蓮霧)라 부르는 열대과일은 왁스애플(wax apple)과 모양이 비슷하지만 왁스애플보다 크기가 작다. 종 모양인 워터애플은 왁스

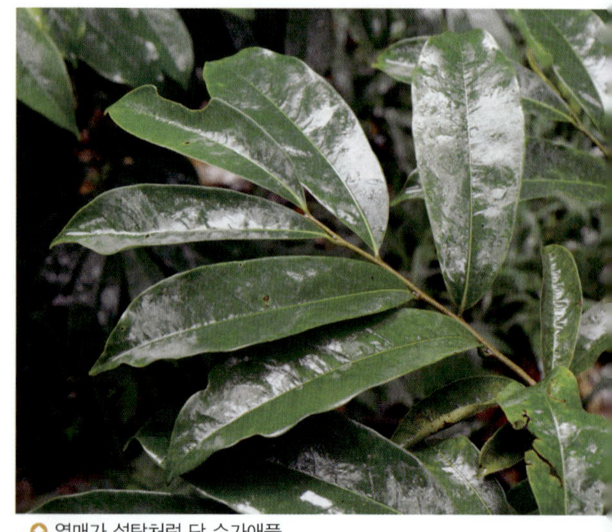

❁ 열매가 설탕처럼 단 슈가애플

애플과 마찬가지로 껍질째 먹을 수 있다. 잘 씻은 후 빨간 껍질이 붙은 채로 먹으면 된다. 왁스애플보다는 떫은맛과 신맛이 적고 당도가 높으며 갈증 해소에 좋은 과일이다.

한방에서 번석류(番石榴)로도 부르는 구아바는 열대식물이지만 제주도, 경남 의령군 그리고 충북 영동, 경기도 안성에서도 재배 중이다. 덜 익었을 때는 열매 색깔이 녹색을 띠지만 익어가면서 황색에서 빨간색으로 변한다. 구아바는, 안데스산맥에 고립되었지만 마추픽추와 같은 건축 문화를 꽃피웠던 고대 잉카인들의 건강식으로 알려져 있다. 이 열매는 위장 장애, 당뇨, 열이 있는 기침, 궤양의 치료에 도움이 된다.

영어 이름이 클로브(clove)인 정향은 중국 하이난(海南)성의 4대 남약(南藥)으로 선정되어 있다. 4대 남약이란 익지, 빈랑, 정향, 육두구를 일컫는다. 펩신(pepsin)의 분비를 증가시켜 건위작용을 나타내며, 정향유(油)와 정향유 성분인 유게놀(eugenol)은 살균, 방부 작용이 알려져 있다. 그래서 방향성 건위제로 소화불량, 급만성 위장염, 설사에 쓴다.

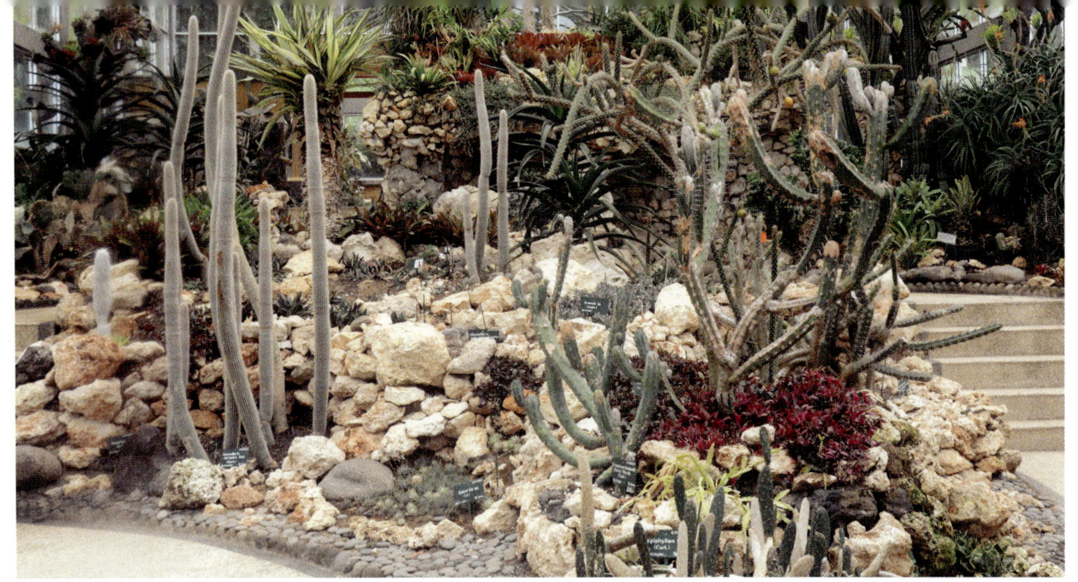

◐ 선인장구역

타마린드는 콩과에 속하고 열매를 식용하며 큰 땅콩처럼 생겼다. 높이 20m 이상 자라는 상록교목으로 열대지방에서는 가로수로도 이용한다. 여름철 더위를 없애주며 체한 음식물을 제거하는 효능이 있고, 열사병의 예방, 식욕부진, 임신구토, 변비를 치료한다. 인도에서는 열매를 음료로 만들어서 열날 때 먹으며, 카레 같은 향신료와 간장, 식초, 조미료로도 사용했다. 중국에서는 산두(酸豆) 또는 산각(酸角)으로 부른다.

대나무구역, 만병초구역, 베고니아구역의 약초

약용식물구역의 약초 조사를 마치고 선인장구역, 난초구역, 만병초구역, 베고니아구역, 수생식물구역, 대나무구역, 종교의식식물구역 순으로 촬영을 시작했다. 이들 구역에서 24과 88종 식물을 촬영했다. 이들 식물을 분석해 보니 베고

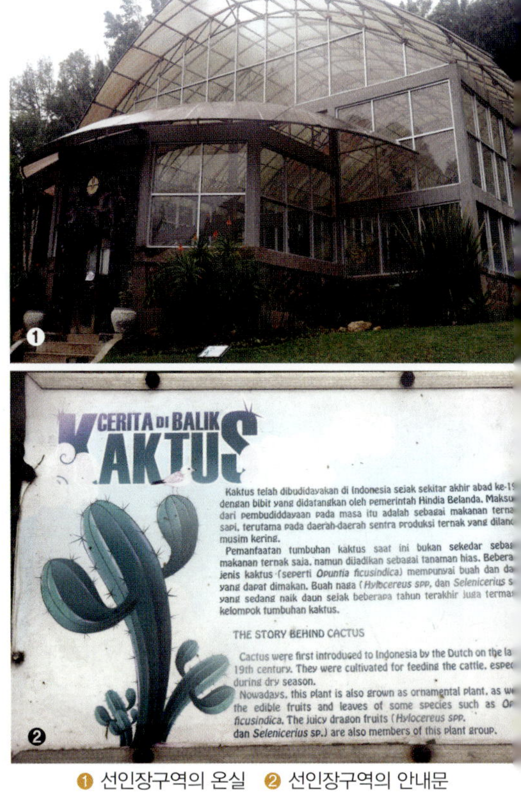

❶ 선인장구역의 온실   ❷ 선인장구역의 안내문

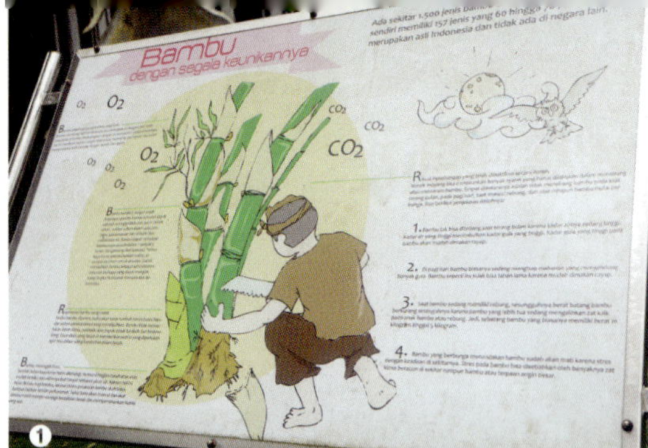

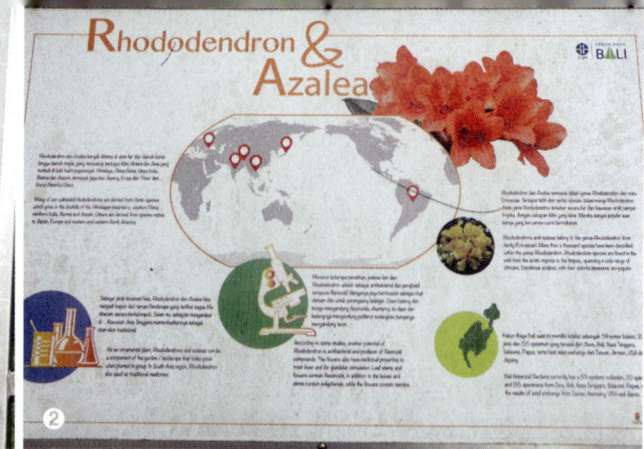

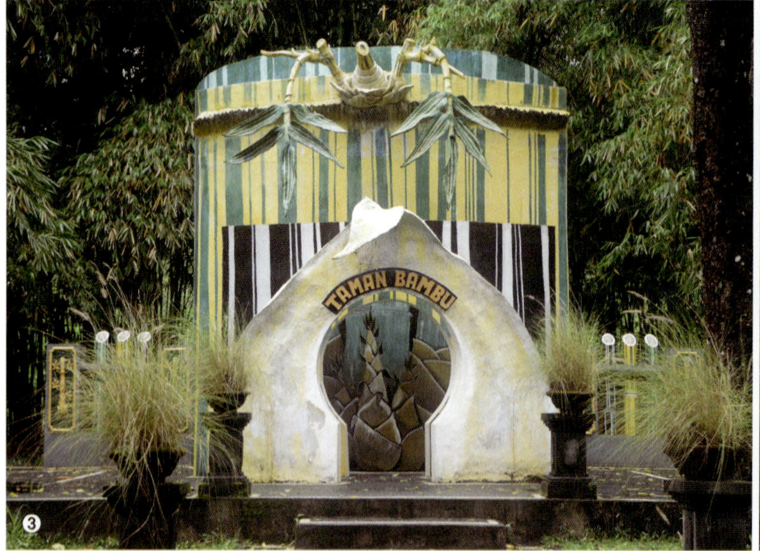

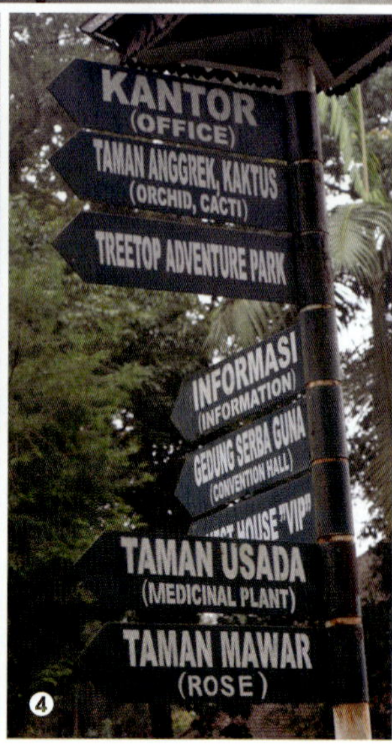

❶ 대나무구역의 안내문 ❷ 만병초구역의 안내문 ❸ 대나무구역 전경 ❹ 식물원 알림판

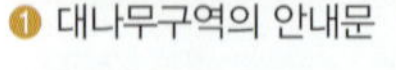

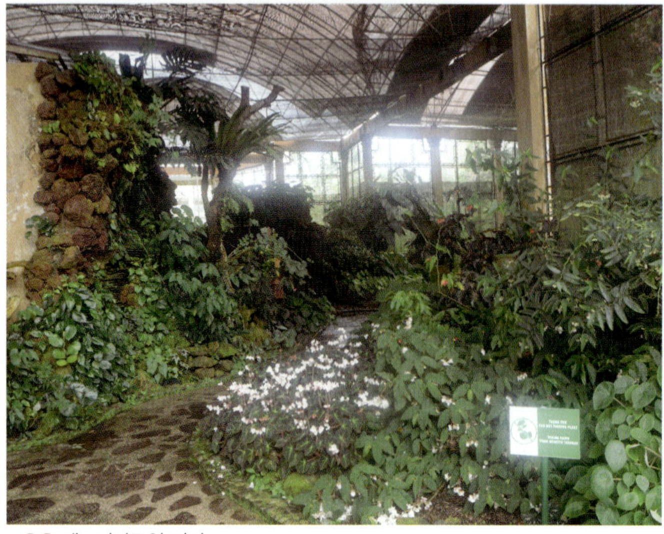

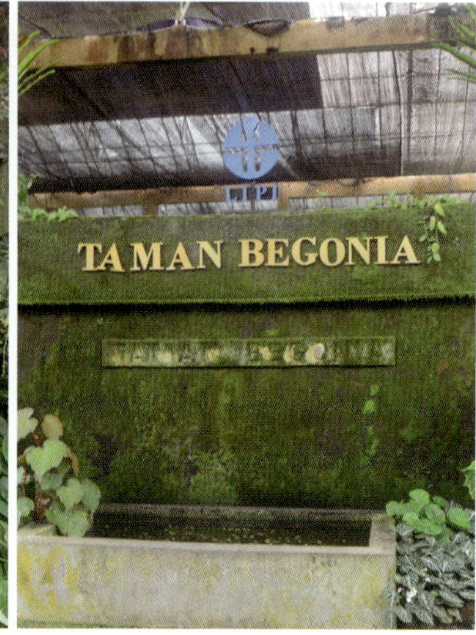

◆◆ 베고니아구역 전경

니아속(*Begonia*) 식물 21종, 거죽속(巨竹属, *Gigantochloa*)과 진달래속(*Rhododendron*) 식물 각 7종, 포도속(蒲桃属, *Syzygium*) 식물은 5종이었다.

대나무구역에서 촬영한 벼과(Poaceae) 13종의 식물은 아직 우리말 식물명이 없지만 기록을 위해 다음과 같이 소개한다. *Bambusa maculata*, *Bambusa vulgaris*(대불두죽, 大佛肚竹), *Dendrocalamus asper*(마래첨용죽, 馬来甜龍竹), *Gigantochloa*

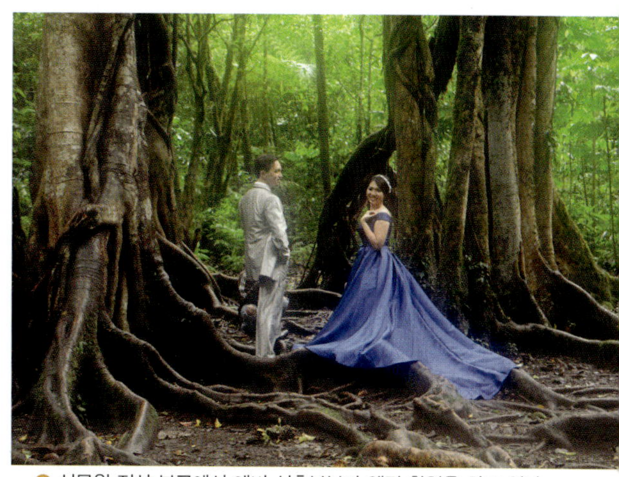

○ 식물원 정상 부근에서 예비 신혼부부가 웨딩 촬영을 하고 있다.

apus, *Gigantochloa atter*(black bamboo), *Gigantochloa hasskarliana*, *Gigantochloa luteostriata*, *Gigantochloa manggong*, *Gigantochloa nigrociliata*, *Gigantochloa pubinervis*, *Neololeba atra*, *Schizostachyum brachycladum*, *Schizostachyum lima*이다. 만병초구역에서 촬영한 진달래과(Ericaceae) 7종 식물도 기록을 위해 소개한다. 일본명이 미츠바츠츠지(三葉躑躅)인 *Rhododendron dilatatum*, 중국명이 백화두견(白花杜鵑)인 *Rhododendron mucronatum*을 비롯하여 *Rhododendron rhodopus*, *Rhododendron inundatum*, *Rhododendron javanicum*, *Rhododendron konori*, *Rhododendron macgregoriae*이다. 베고니아구역의 21종 식물 학명은 다음과 같다. *Begonia aconitifolia*, *Begonia auriculata*, *Begonia baliensis*, *Begonia bowerae*, *Begonia coriacea*, *Begonia didyma*, *Begonia dregei*, *Begonia echinosepala*, *Begonia heracleifolia*, *Begonia listada*, *Begonia manicata*, *Begonia multangula*, *Begonia muricata*, *Begonia obscura*, *Begonia rex*, *Begonia scutifolia*, *Begonia silhetensis*, *Begonia sizemoreae*, *Begonia sudjanae*, *Begonia variegata*, *Begonia venosa*이다.

발리 식물원 인근의 유원지에서 살아 있는 박쥐를 전시하는 곳이 있어 찾았다. 가까이 다가가보니 그들은 나무 막대기에 매달려 끊임없이 배설물을 쏟아내고 있다. 필자 책자에 박쥐 사진을 넣기 위해 입장료를 지불하고 주인과 박쥐를 모델로 한 사진을 수십 장 카메라에 담아왔다.

- **위치** : 덴파사르에서 북쪽으로 52km 떨어진 곳에 위치하지만 승용차로 90분 정도 걸린다.

- **홈페이지** : http://krbali.lipi.go.id

- **설립연도** : 1959년

- **면적** : 157.5헥타르

- **개원시간** : 8~18시

- **휴원일** : 휴원일 없음

- **입장료** : 유료

- **주소** : Jl. Kebun Raya, Candikuning, Baturiti, Kabupaten Tabanan, Bali 82191 Indonesia

- **전화번호** : +62 368 203 3211

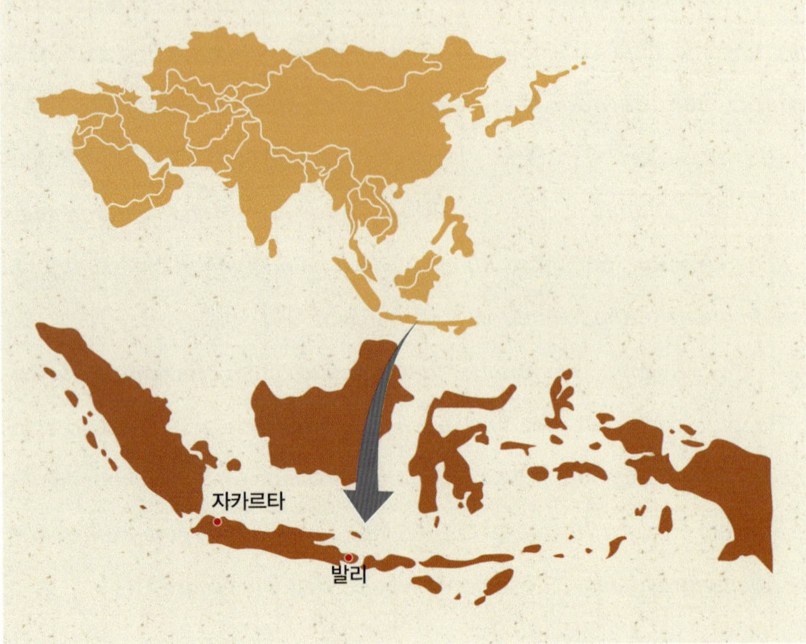

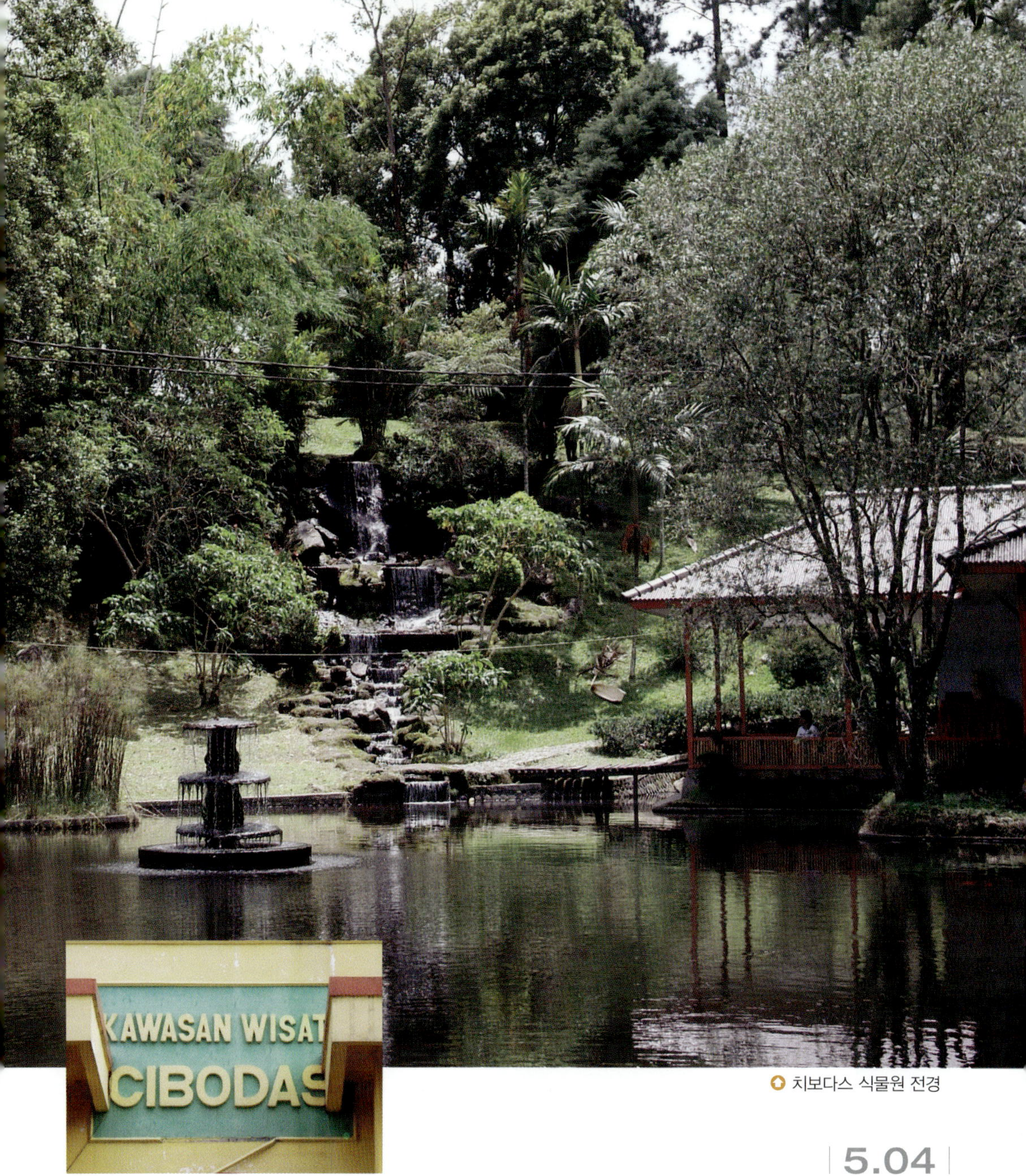

치보다스 식물원 전경

| 5.04 |

치보다스 식물원의 약초

식물원은 주민들의 휴식 공간

인도네시아 치보다스 식물원(Cibodas Botanic Garden)은 수도 자카르타에서 남동쪽으로 약 100km, 보고르에서는 남쪽으로 45km 떨어진 지점에 있다. 보고르에서 차량으로 1시간 정도밖에 걸리지 않는 곳이지만 중간에 관광지가 있어 교통체증이 심한 편이다. 인구가 세계 4위인 인도네시아다 보니 사람은 물론 차량도 너무 많이 운행한다.

약초 조사를 위해 찾은 인도네시아에서 보고르 식물원 방문을 마치고 치보다스 식물원으로 향한다. 이곳은 인도네시아과학연구소(Indonesian Institute of Sciences, LIPI)가 운영하는 4개의 식물원 중 하나이다. 정문에는 Kawasan Wisat Cibodas로 표기되어 있고, 안내판에는 Peta

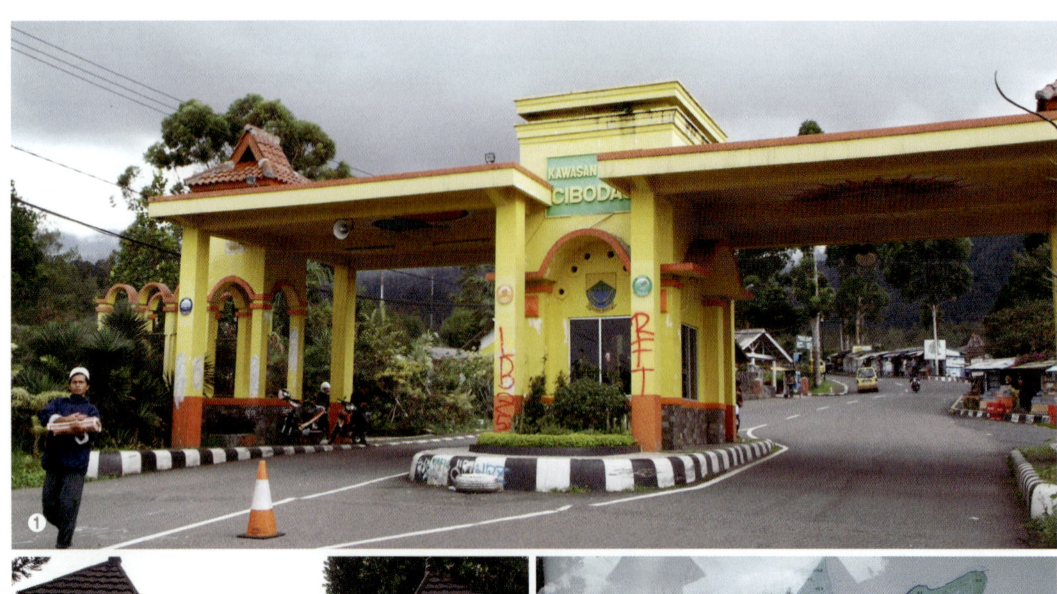

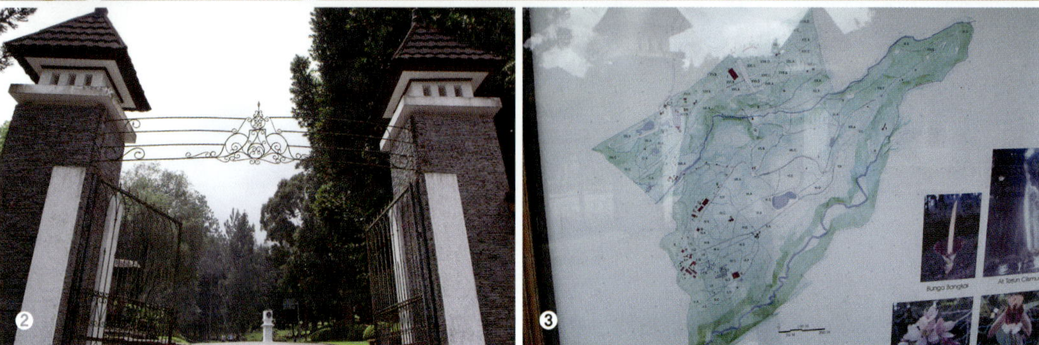

❶ 치보다스 식물원의 정문　❷ 식물원의 후문　❸ 식물원의 안내지도

Kebun Raya Cibodas으로 표기되어 있다. Kebun Raya는 큰 정원(Great Garden)이라는 인도네시아어다. 식물원은 게데빵랑오(Gede-Pangrango) 산 경사에 위치하며 해발 1,300~1,425m에 자리 잡고 있다. 면적은 85헥타르이며 평균 강수량은 2,380mm, 연평균 온도는 18℃로 서늘한 편이다. 1852년 네덜란드의 식물학자이자 박물관 전시책임자인 테이츠만(Johannes Elias Teysjmann) 씨에 의해 개원되었다. 이곳에는 과학자나 학생들을 위한 숙소, 도서관 등이 마련되어 있고 물놀이를 할 수 있는 작은 폭포도 있어 주민들의 즐거운 휴식 공간이 되고 있다.

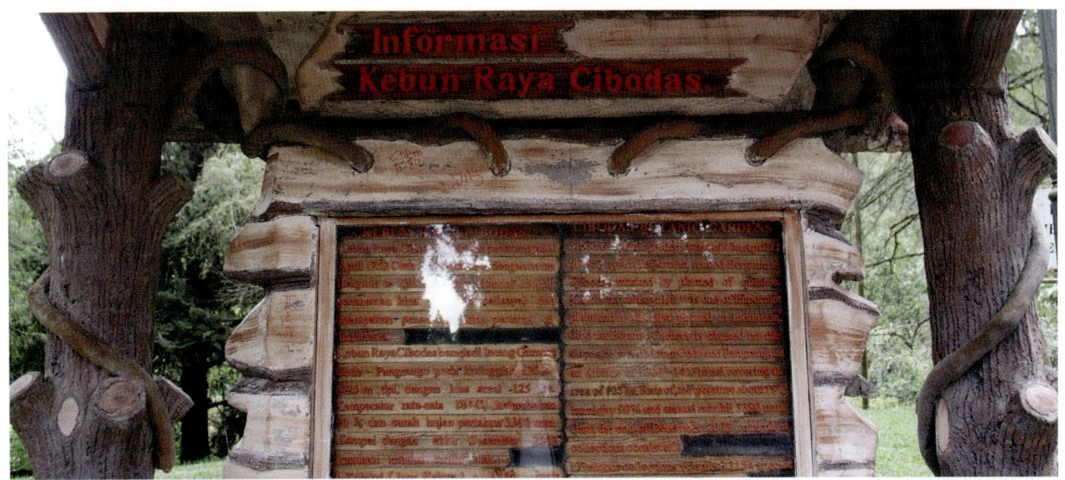

⬆ 식물원 안내판

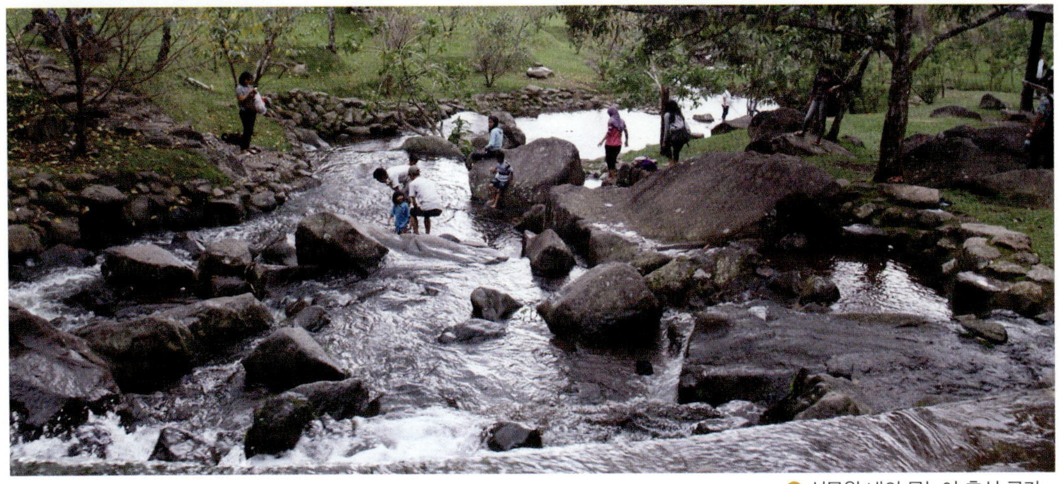
⬆ 식물원 내의 물놀이 휴식 공간

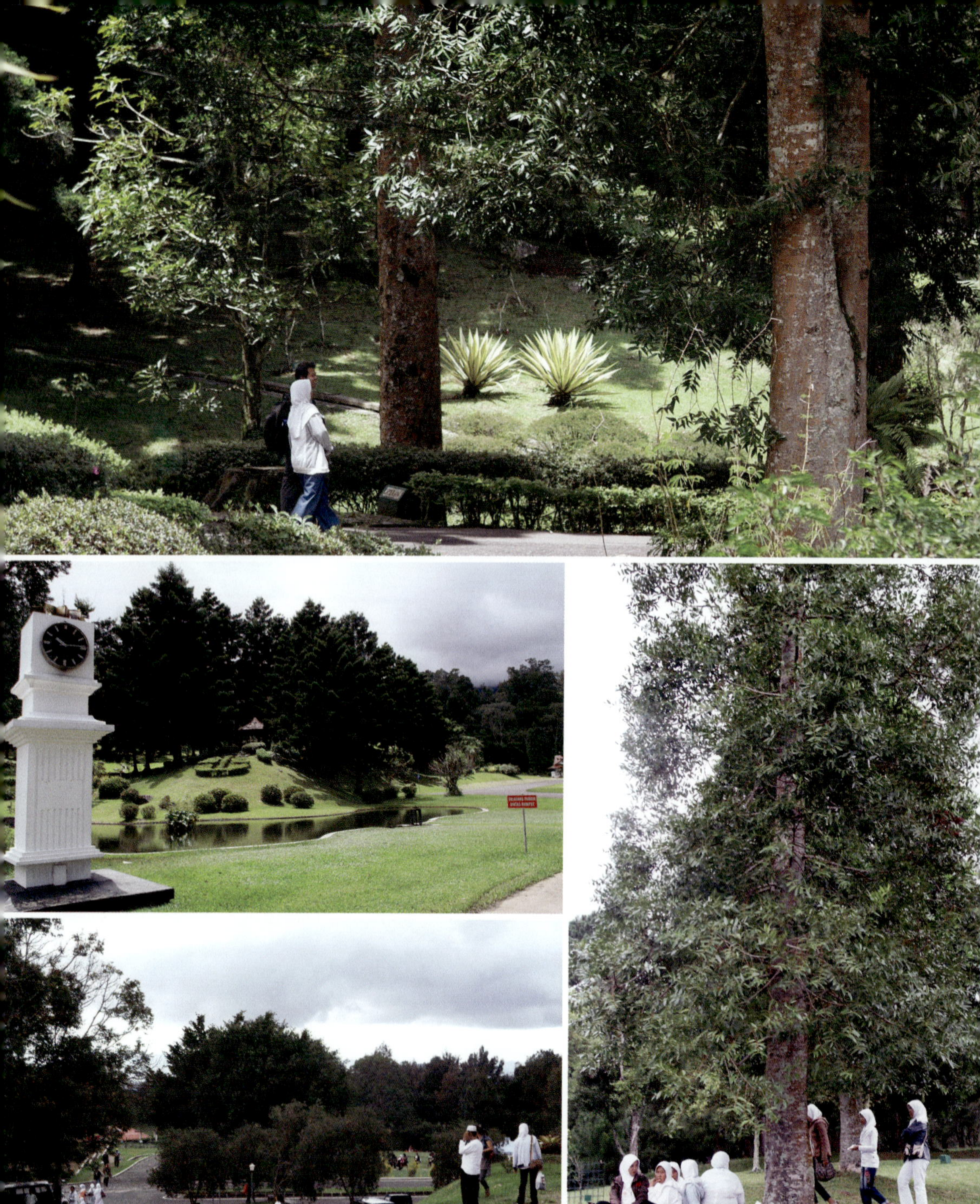

⬆ 치보다스 식물원 전경

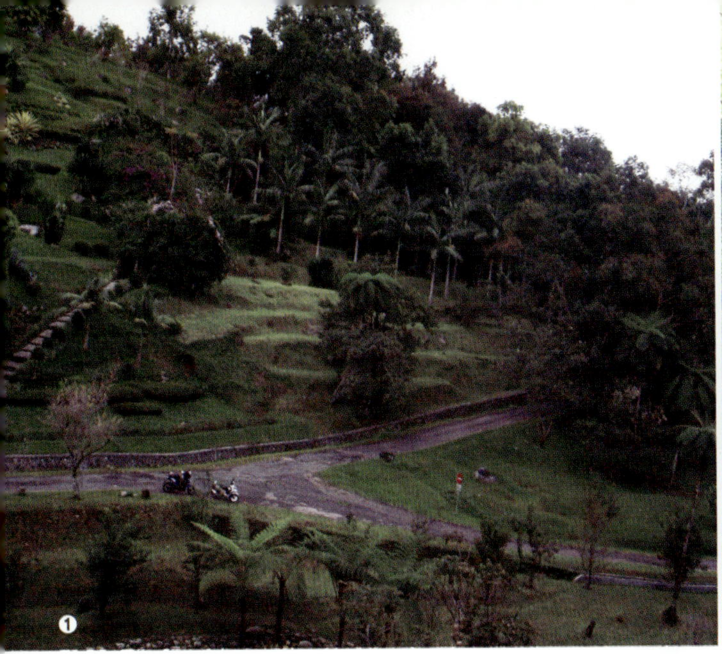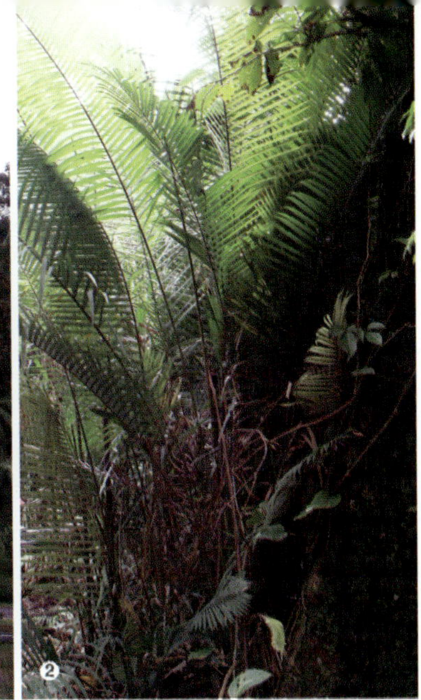

치보다스 식물원에 약용식물구역은 없으나 야자나무구역, 대나무구역, 양치식물구역, 벚꽃구역, 온실 외 호주에서 도입한 63종의 유칼립투스가 재배되고 있는 상록수 정원 등으로 구성되어 있다. 난 320종, 선인장 289종, 다육식물 22종, 양치식물 103종을 포함하여 1만여 종이 넘는 식물 표본도 소유하고 있다.

필자는 이 식물원에서는 기린갈(*Daemonorops draco*), 산계초(*Litsea cubeba*), 인도자단(*Pterocarpus indicus*), 풍향수(楓香樹, *Liquidambar formosana*)를 포함한 12종의 약용식물을 조사했다.

기린갈, 산계초, 인도자단

인도네시아 방문에서 중요한 약초 중 하나인 기린갈 모습을 카메라에 저장했다. 기린갈의 열매에서 삼출된 수지를 가열 압착하여 만든 덩어리가 한약 혈갈(血竭)이다. 이 약초를 찾은 것은 치보다스 식물원 방문에서 얻은 큰 수확이었다. "중국에서는 검엽용혈수(劍葉龍血樹, *Dracaena cochinchinensis*) 혹은 캄보디아용혈수(*Dracaena cambodiana*)의 수지로 만든 용혈갈(龍血竭)이 목혈갈(木血竭)로 유통되나 이는 혈갈과 다른 종류"라고 우석대 한의대 주영승 교수는 말한다. 용혈갈 성분은 기린갈과 같지 않지만 용도는 동일하고 지혈 효과가 우수하다. 기린갈의 수지인 혈갈은 활혈정통(活血定痛, 혈액순환을 촉진하고 통증을 없앤다), 화어지혈(化瘀止血, 어혈을 없애고 지혈

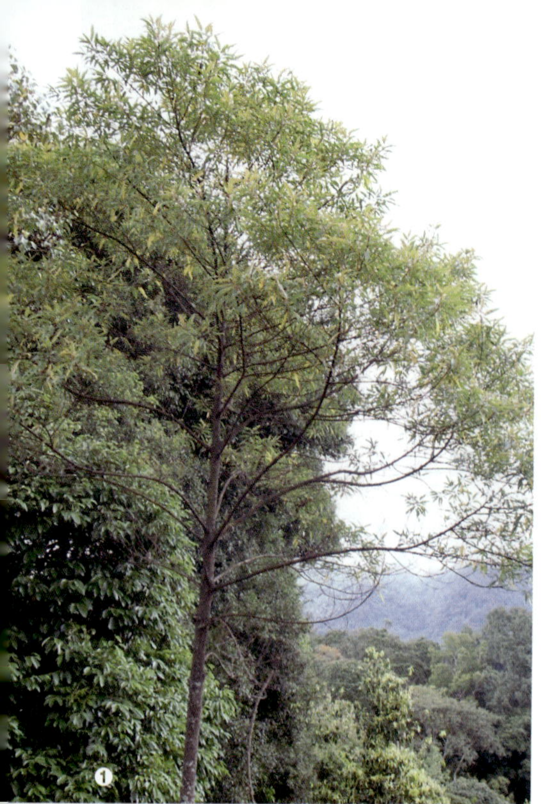

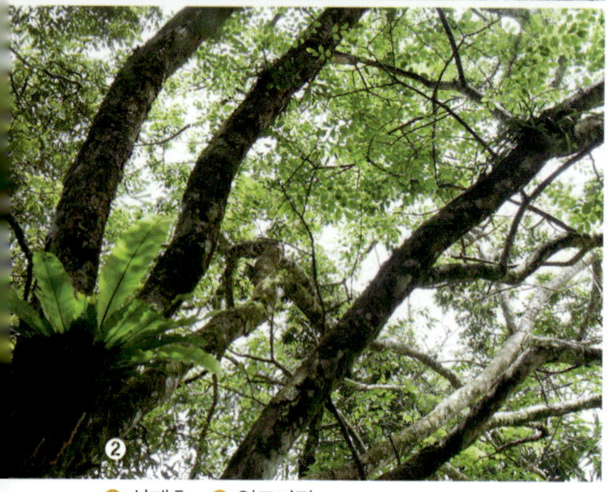

❶ 산계초　❷ 인도자단

시킨다), 생기염창(生肌斂瘡, 새살을 돋게 하고 상처를 아물게 한다)의 한방 효능이 있는 한약이며 새로운 피부 조직의 재생을 촉진시키고 피부궤양이 오래도록 치유되지 않을 때 사용하며 타박상으로 인한 어혈을 풀어주는 작용이 있다. 《동의보감》에서는 '피부가 헐어 아프고 가려우며 벌겋게 부어 곪는 것과 개선에 주로 쓴다. 쇠붙이에 다친 상처를 치료한다. 지혈시키고 진통시키며 살을 돋게 한다. 다만 성질이 급하기 때문에 많이 사용할 수 없다'고 설명한다.

산계초의 덜 익은 열매인 필징가(蓽澄茄)가 자라고 있다. 이는 온중산한(溫中散寒, 배 속을 따뜻하게 하여 추위를 없앤다), 행기지통(行氣止痛, 기운을 잘 소통시키고 통증을 멎게 한다)의 한방 효능이 알려져 있다. 복부가 차고 아픈 증상, 배꼽 주위가 짜는 듯이 아프고 손발이 차가워지는 병증, 소화불량과 음식물이 들어가면 토하는 병증을 치료한다. 《동의보감》에서는 '기를 내리고 소화시키는 데 주로 쓴다. 곽란(霍亂)으로 설사하고 배가 아픈 것, 신기(腎氣)와 방광이 차서 아픈 것을 낫게 한다'고 효능을 설명하고 있다.

자단향(紫檀香)은 식물 자단(*Pterocarpus santalinus*)의 나무줄기 심재이다. 그렇지만 이 자단 식물은 동남아시아, 남아시아 등 어디에서도 찾을 수 없었다. 자단향은 거어화영[祛瘀和營, 어혈을 제거하고 경맥을 통해 운행되는 정기인 영기(營氣)가 부족하거나 한쪽으로 몰린 것을 조화롭게 한다], 지혈정통(止血定痛, 출혈을 멎게 하고 통증을 안정시킨다), 해독소종(解毒消腫, 해독하고 종기를 가라앉힌다)의 효능을 가지는 한약이다. 《동의보감》에서 '악독(惡毒), 풍독(風毒), 음식이 체하여

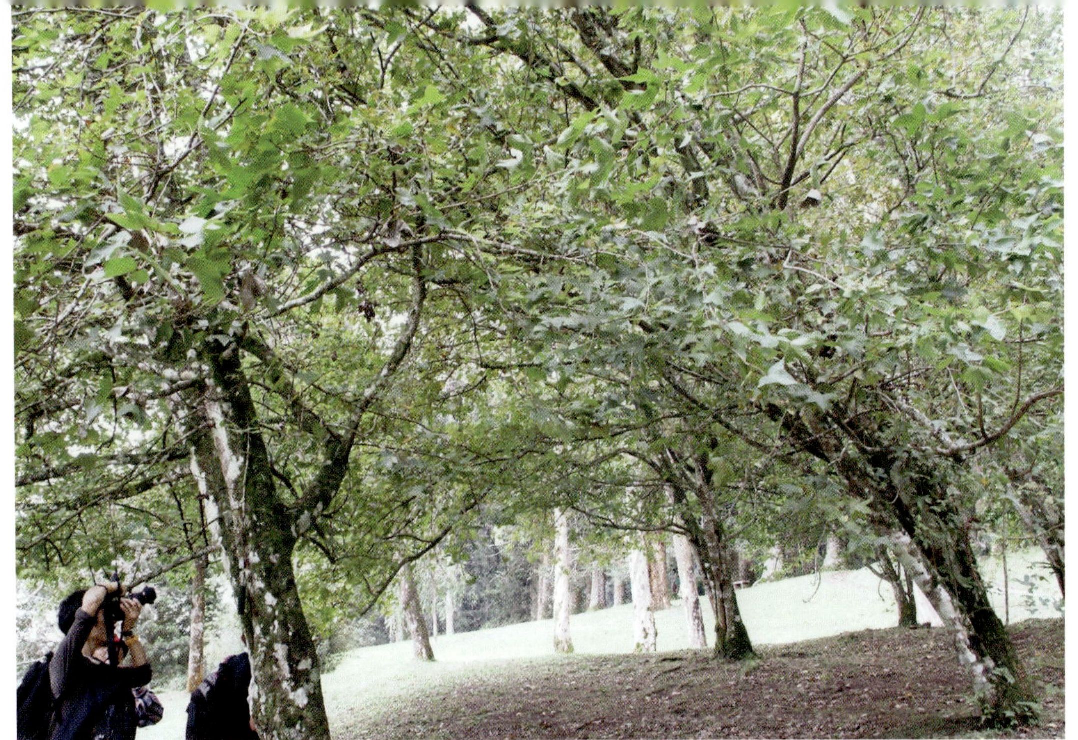

🔶 풍나무

구토하고 설사하는 것, 명치 아래가 아픈 것, 중악(中惡, 중풍의 일종), 헛것에 들린 것을 낫게 한다'고 효능을 기재하고 있다. 이와 유사한 식물인 인도자단(*Pterocarpus indicus*)이 치보다스 식물원에 식재되어 있길래 카메라에 담아둔다.

노로통, 키나나무, 안식향류 나무

한약 노로통(路路通)은 풍나무(*Liquidambar formosana*)의 잘 익은 열매를 말하며 이 풍나무가 식물원에 심어져 있다. 열매 바깥 면은 뾰족한 가시와 부리 모양의 작고 둔한 가시가 많다. 작은 삭과의 머리부분은 열려 있어 벌집 모양의 작은 구멍을 이룬다. 무게는 가볍고 질은 단단하며 쉽게 깨어지지 않는다. 노로통은 열매보다는 나무껍질에서 분비되는 풍향지(楓香脂)가 더 이용도가 높은 한약으로 거풍활락[祛風活絡, 풍(風)으로 인해 막힌 경락을 잘 통하게 한다], 이수(利水, 소변을 잘 나오게 한다), 통경(通經, 월경이 잘 나오게 한다)의 효능이 있다. 그래서 노로통은 몸이 붓고 배가 몹시 불러 오면서 속이 그득한 증상, 출산 후 유즙이 적거나 전혀 나오지 않는 병증, 관절이 마비되며 아픈 증상에 쓰인다.

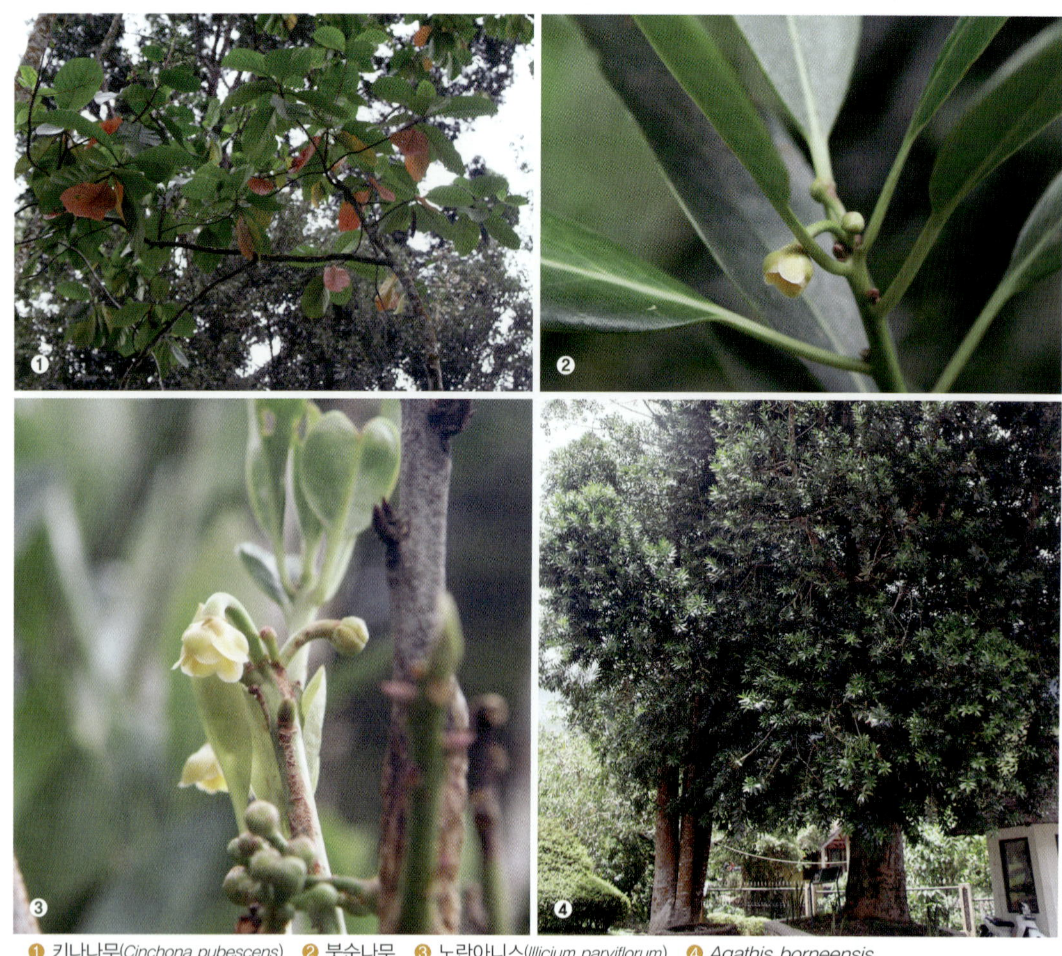

① 키나나무(*Cinchona pubescens*)　② 붓순나무　③ 노란아니스(*Illicium parviflorum*)　④ *Agathis borneensis*

　그 외 말라리아의 특효약인 키니네를 생산하는 키나나무(red cinchona, *Cinchona pubescens*), 안식향류(*Styrax formosanus*), 붓순나무(*Illicium anisatum*), 노란아니스(yellow anisetree, *Illicium parviflorum*)도 볼 수 있다. 후문 근처에는 보르네오카우리(Borneo kauri)로 부르는 키가 큰 나무인 *Agathis borneensis*가 서 있다. 스리랑카의 로열 식물원(페라데니야 식물원)에서 봤던 높고 매끈한 나무줄기의 *Agathis robusta*와 비슷한 식물이다. 직원의 안내를 받았지만 식물원이 너무 넓고 자카르타로 돌아가는 도로가 막힐 수 있다는 정보로 빨리 출발하는 바람에 약초 조사를 많이 하지 못했다.

- **위치** : 자카르타에서 남동쪽으로 약 100km, 보고르에서는 남쪽으로 45km 떨어진 지점

- **홈페이지** :
https://krcibodas.lipi.go.id/https://web.archive.org/web/20090412104652/http://www.bogor.indo.net.id/kri/cdesc.htm

- **설립연도** : 1852년

- **면적** : 85헥타르

- **개원시간** : 8~16시

- **입장료** : 유료

- **주소** : Jl. Kebun Raya Cibodas, Sindangjaya, Cipanas, Kabupaten Cianjur, Jawa Barat 43253, Indonesia

- **전화번호** : +62 263 512233

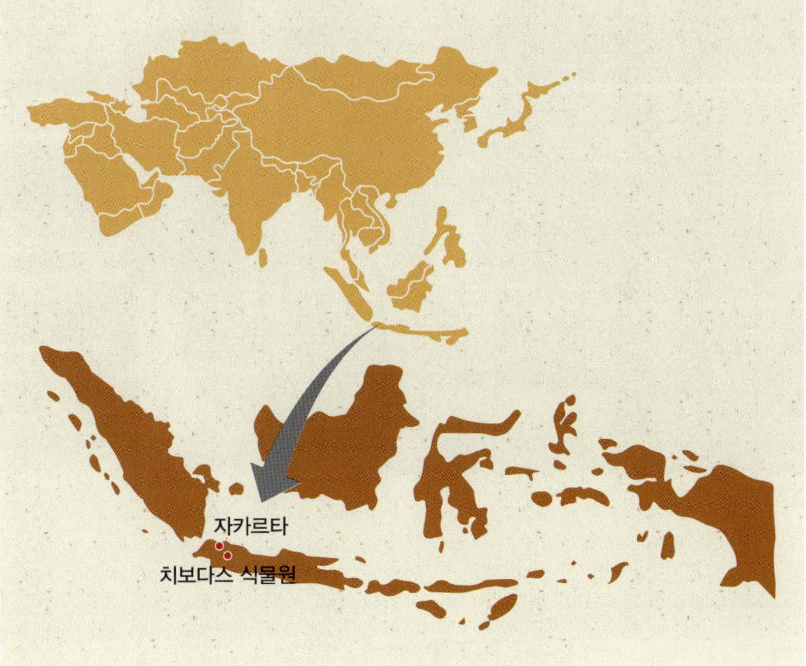

보고르농과대학교 정문

5.05

보고르농과대학교 약초원의 약초

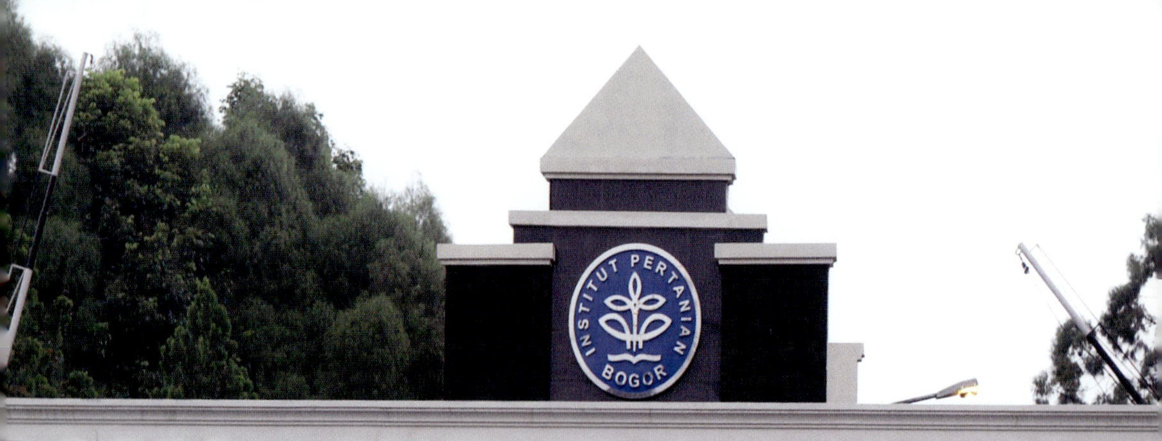

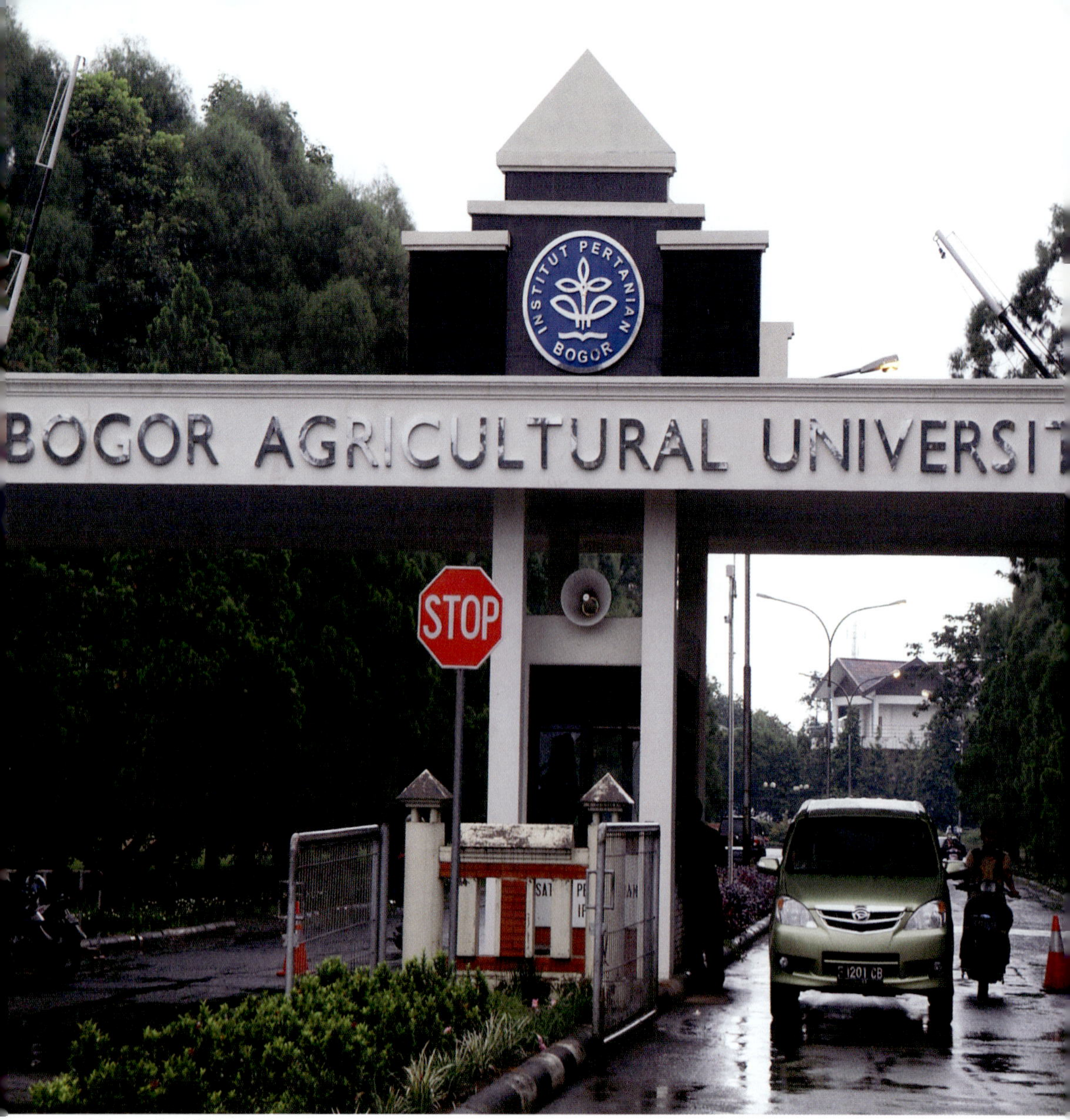

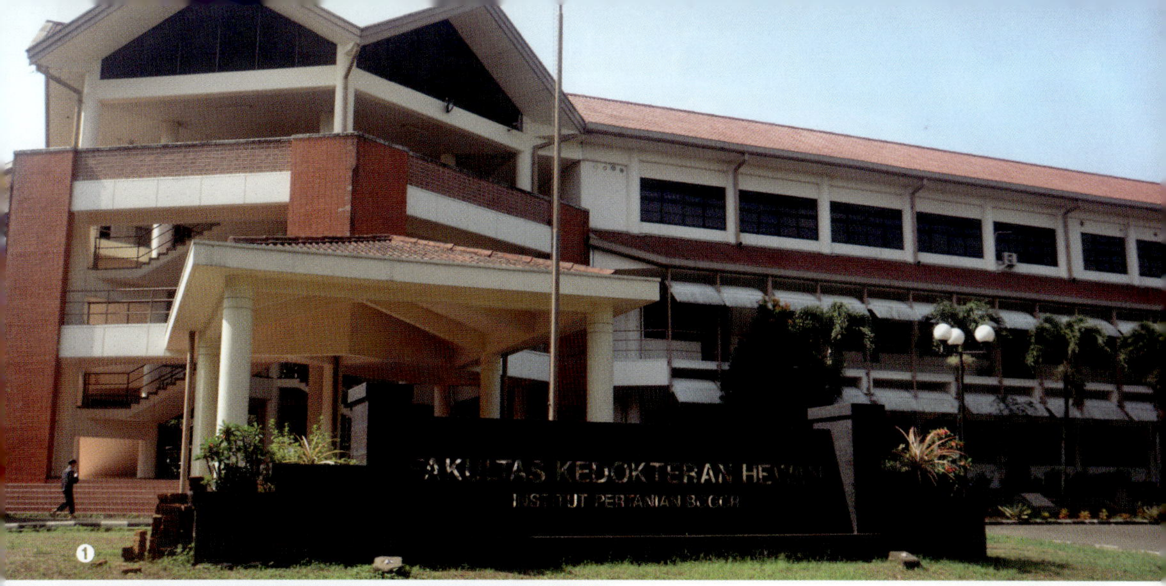

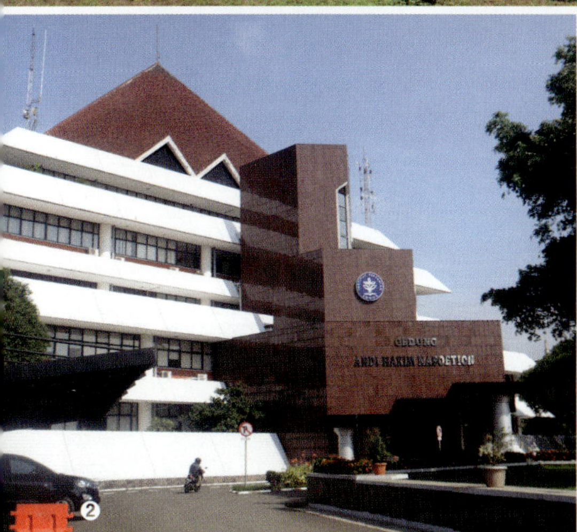
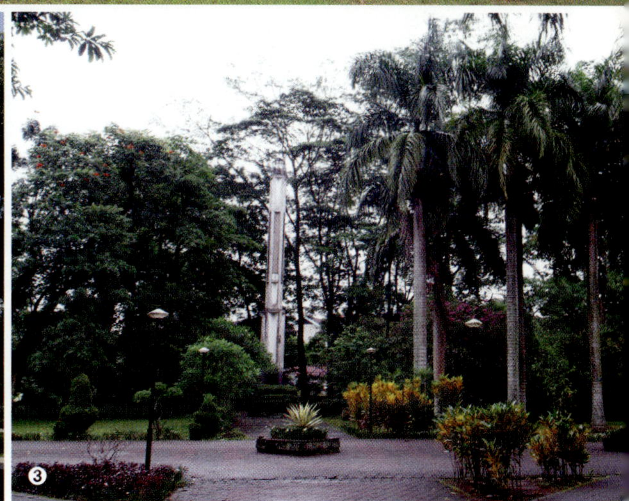

❶❷ 보고르농과대학교 캠퍼스　❸ 대학 정문의 숲

인도네시아의 보고르시는 수도인 자카르타에서 남쪽으로 60km 떨어진 곳에 있다. 이 곳에 위치한 보고르농과대학교(Bogor Agricultural University)는 인도네시아어로 Institut Pertanian Bogor이고, 약자를 사용하여 IPB University로 불린다. 이 대학은 인도네시아의 국립대학으로 1963년에 개교했다.

파두, 사군자, 바라밀, 소바라밀

필자는 보고르농과대학교 약초원을 두 번 찾아 다양한 약초를 조사했다. 대학 정문에서

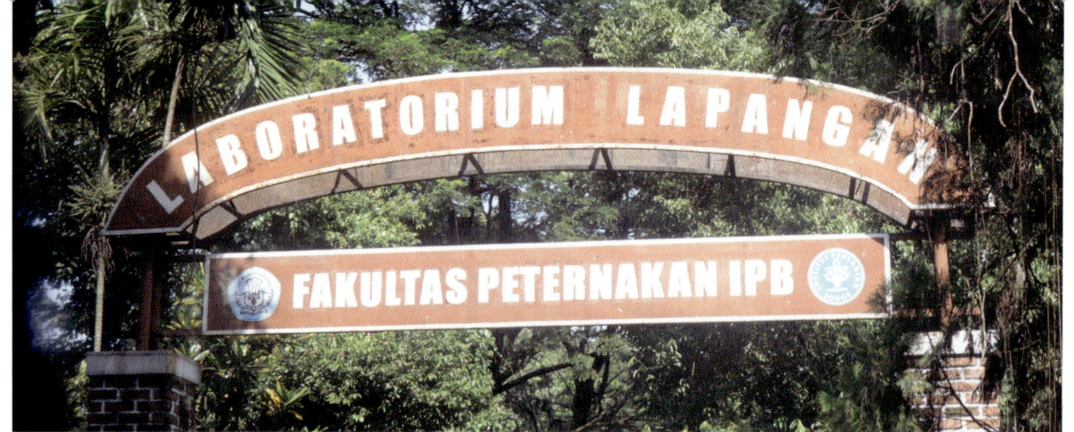

⬆ 약초원 입구

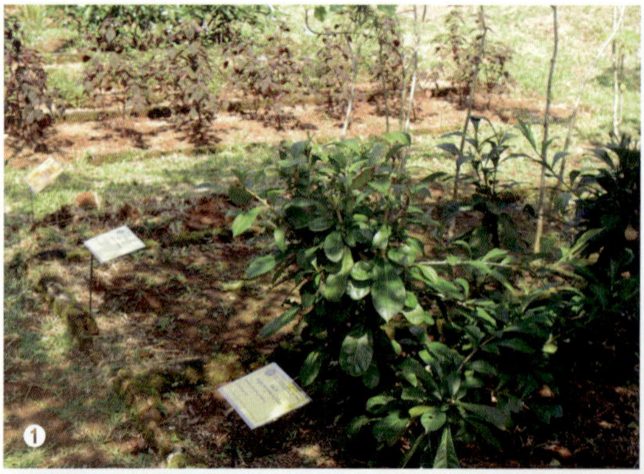

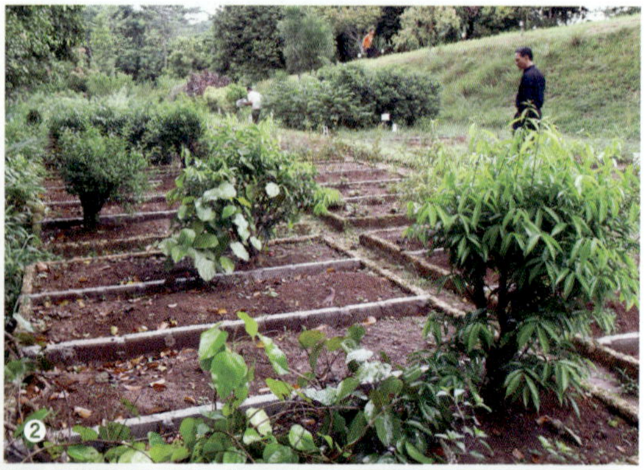

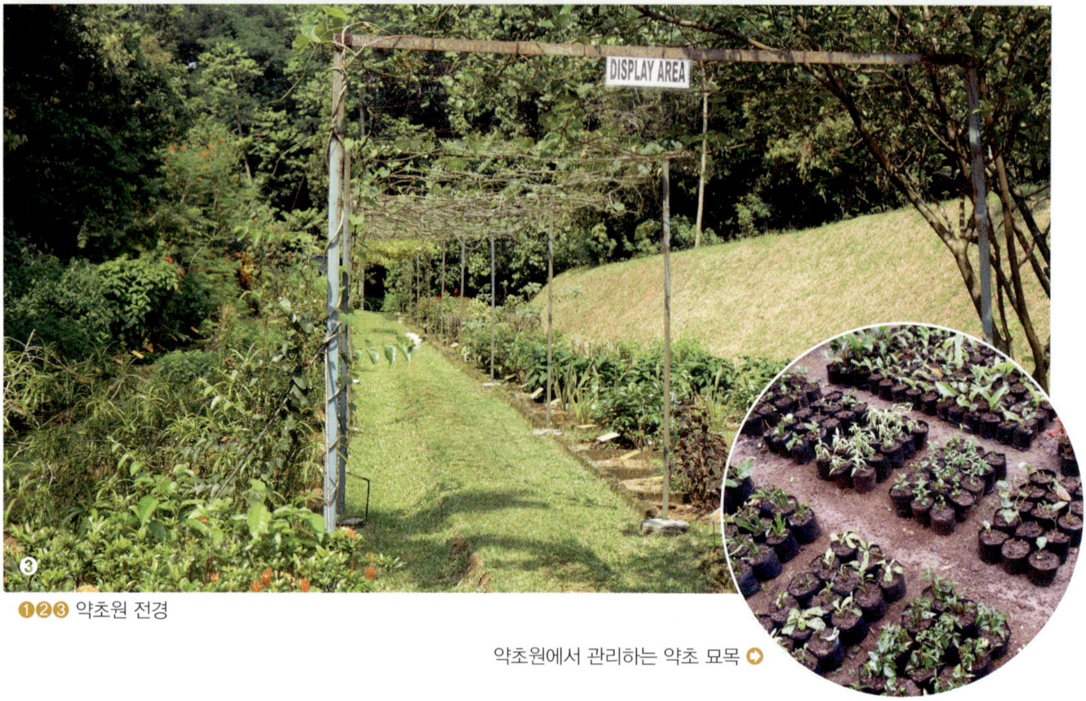

❶❷❸ 약초원 전경

약초원에서 관리하는 약초 묘목 ➡

멀리 떨어진 안쪽에 위치한 약초원에서 담당 교수의 안내를 받아 먼저 파두(巴豆, Croton tiglium), 사군자(使君子, Quisqualis indica), 바라밀(菠蘿蜜, Artocarpus heterophyllus)을 관찰했다. 언덕 위에서 자라는 파두에는 열매가 달려 있었다. 파두 열매의 표면은 보통 6개로 된 세로줄이 있는 것이 특징이다. 파두 열매를 볼 수 있는 귀한 시기라서 답사단의 우석대 한의대 주영승 교수는 삼각대를 설치하고서 열매를 자세히 촬영한다. 한약 파두는 사하한적(瀉下寒積, 찬 기운이 뭉쳐서 생긴 변비를 설사시킨다), 축수퇴종

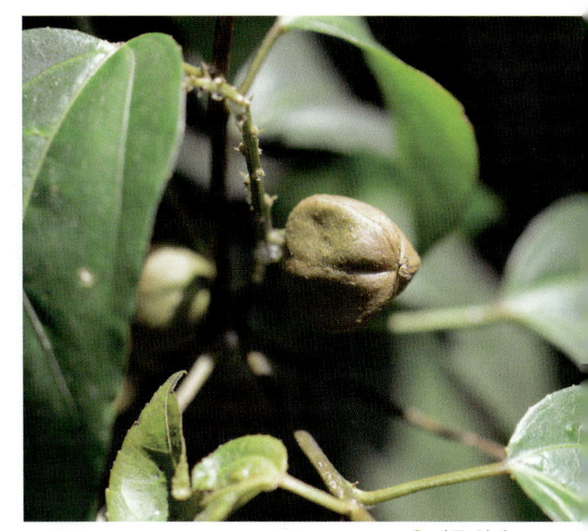

(逐水退腫, 물기를 배출시켜 부종을 가라앉힌다), 거담이인[祛痰利咽, 담(痰)을 제거하고 목구멍을 편안하게 한다], 식창살충(蝕瘡殺蟲, 상처를 삭이고 벌레를 죽인다)의 한방 효능이 있다. 강한 하제(下劑)로서 심한 변비, 특히 다른 종류의 하제가 무효한 경우에만 사용하며, 가슴과 배가 불러 오르고 아픈 증상, 목이 메어 숨을 못 쉬고 삼키지도 못하는 병증, 숨이 차면서 가슴 속이 그득하고 답답한 증상을 낫게 한다. 그렇지만 파두 기름을 20방울 이상 복용할 경우 사망할 수 있으니 조심해야 하는 한약이다.

《동의보감》을 살펴보면 '파두(巴豆)는 오장육부를 씻어 내어 튼튼하게 하고 막힌 것을 통하게 하여 대소변을 잘 나오게 한다. 징가(癥瘕), 배 속에 생긴 덩어리, 담(痰)이 옆구리로 가서 옆구리가 아픈 것, 물이 오랫동안 머물러 있는 것을 없앤다. 열 가지 수병(水病)을 치료하고 귀주(鬼疰), 고독(蠱毒)을 없앤다. 피부가 헐어 아프고 가려우며 벌겋게 부어 곪는 것, 군살을 없애며 유산시킨다. 또한 벌레, 물고기 및 반묘(斑猫)의 독을 없애고 배 속의 벌레를 죽인다'고 설명하고 있다.

한약 사군자는 식물 사군자의 열매다. 살충(殺蟲, 기생충을 죽인다), 소적[消積, 배가 더부룩하거나 아픈 병증인 적취(積聚)를 가라앉힌다], 건비[健脾, 비(脾)를 건강하게 한다]의 한방 효능이 알려져 있으며 기생충에 의한 복통, 복부창만을 치료하고 구충, 소염, 해열 작용이 있다. 《동의보감》에는 '소아의 오

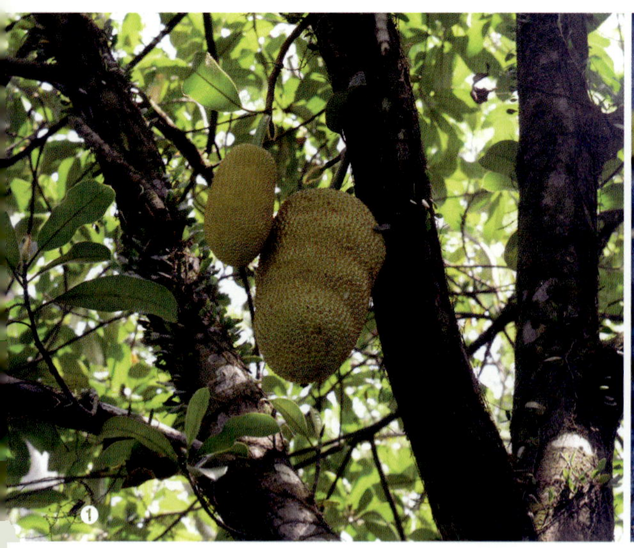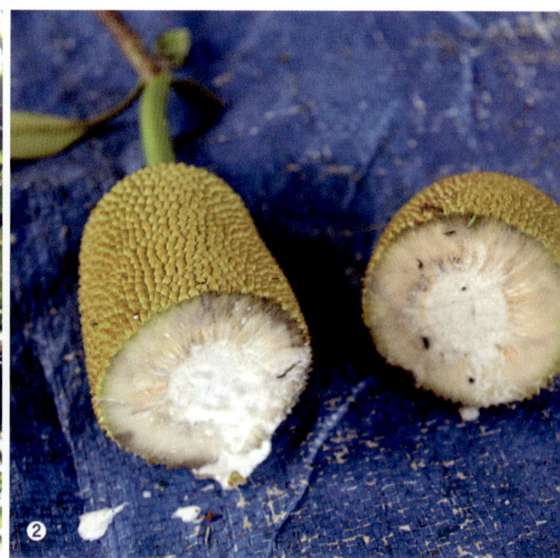

❶ 작은잭프루트라고도 부르는 소바라밀 ❷ 소바라밀의 내부 모습

감(疳)을 낮게 하며 벌레를 죽이고 설사와 이질을 멎게 한다'고 기재되어 있다.

바라밀, 낭까라고도 부르는 잭프루트(jack fruit)는 한국《식품공전》의 '식품에 사용할 수 있는 원료' 부분에 '바라밀'로 수재된 과일이다. 높이 10m까지 빠르게 자라는 나무인데 전체적인 모양이 야생 무화과나무처럼 생겼다. 커다란 열매가 줄기에 직접 열린다. 열매에는 커다란 씨가 있고 굵고 뾰족한 가시가 없다는 점을 제외하면 생김새는 두리안과 거의 같다. 바라밀은 '과일의 고기'로 불린다. 이 바라밀은 갈증을 멎게 하고 초조하며 불안한 증상을 풀어주고 원기(元氣. 인체의 정기)를 북돋게 하는 한방 효능이 알려져 있다. 생진(生津. 음이 허하여 진액이 부족하거나 고열 등으로 인해 진액이 소모된 때 진액을 자양하는 약물을 써서 정상으로 회복시키는 것), 지갈(止渴, 갈증을 그치게 함) 작용이 있고 외용하면 통증을 없애주는 약효도 함께 가지고 있다. 바라밀의 익은 열매에는 씨앗으로 둘러싸인 많은 과육 조각이 있으며 이는 졸깃졸깃해서 고기 씹는 질감이 있다.

소바라밀(小波羅蜜. *Artocarpus integer*)은 약초원 안쪽에서 큰 나무로 자라고 있다. 잘 익은 열매 모양은 바라밀과 유사하나 열매 크기가 작고 과일 겉껍질의 황갈색이 보다 선명하다. 작은 잭푸르트라고도 부르는 이 식물을 고려대 김기중 교수는 작은빵나무로 명명했다.

296

가시여지, 사포딜라, 핑거루트, 토인삼

그 외 '신맛 나는 봉지'를 의미하는 네덜란드어에서 유래한 가시여지(*Annona muricata*)가 보인다. 사워솝(sour sop), 구아나바나(guanabana)로도 불리는 이 식물은 한국 《식품공전》의 '식품에 사용할 수 있는 원료' 부분에 '가시여지'로 수재되어 있어 식용이 가능하다. 겉껍질은 단단하지 않고 부드러우며 구부러진 바늘 모양의 가시가 있는 것이 특징이다. 외국 논문을 살펴보면 이 과일이 항암 효과가 있다는 연구결과가 발표되어 있고 류머티즘 치료 효능과 바이러스 억제 작용도 있음을 알 수 있다.

중국에서 인심과(人心果)로 불리는 사포딜라는 사포테과에 속하며 식물 학명은 *Manilkara zapota*로서 열매를 식용한다. 갈색의 부드러운 껍질을 가진 이 열매는 말랑말랑하고 맛은 설탕처럼 달콤하다. 물론 녹색의 익지 않은 과일은 약간 떫은맛이 난다. 열매의 생김새는 용안과 비슷한데 열매 하나당 씨가 보통 2~3개 들어 있다. 이 나무의 수액에서 츄잉껌의 원료가 되는 치클을 얻는다. 콜럼버스가 신대륙을 발견했을 당시 이미 그곳 사람들은 사포딜라의 치클인 껌을 씹고 있었다고 한다. 과일은 해열, 진해 작용이 있으며 또한 체력을 높여주는 효능도 알려져 있다.

우리나라에서도 유행하는 핑거루트(finger root, *Boesenbergia rotunda*)를 재배하고 있다. 뿌리가 사람의 손가락 모양을 닮았다고 해서 이름 붙여진 핑거루트는 생강의 한 종류로 외국 문헌을

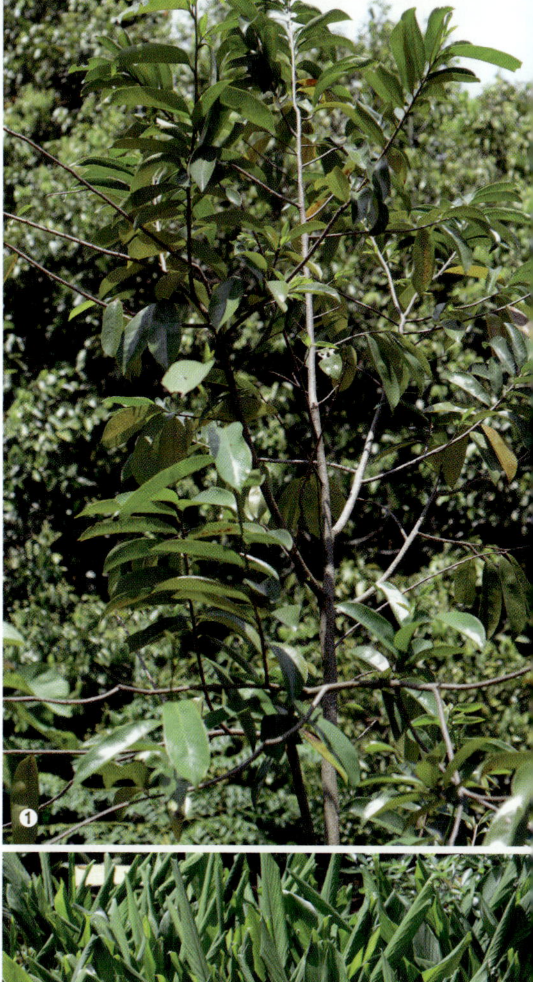

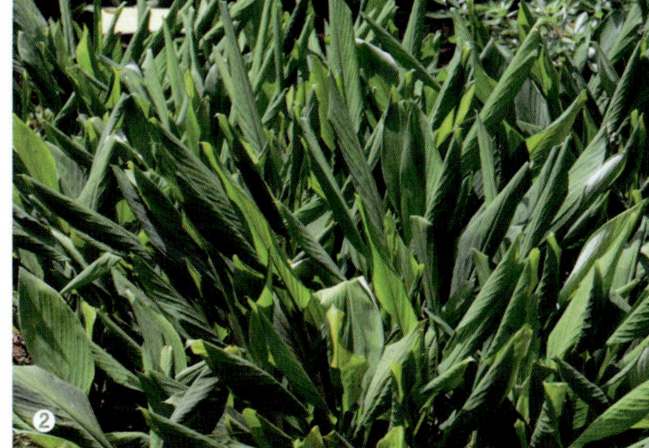

❶ 가시여지 ❷ 핑거루트

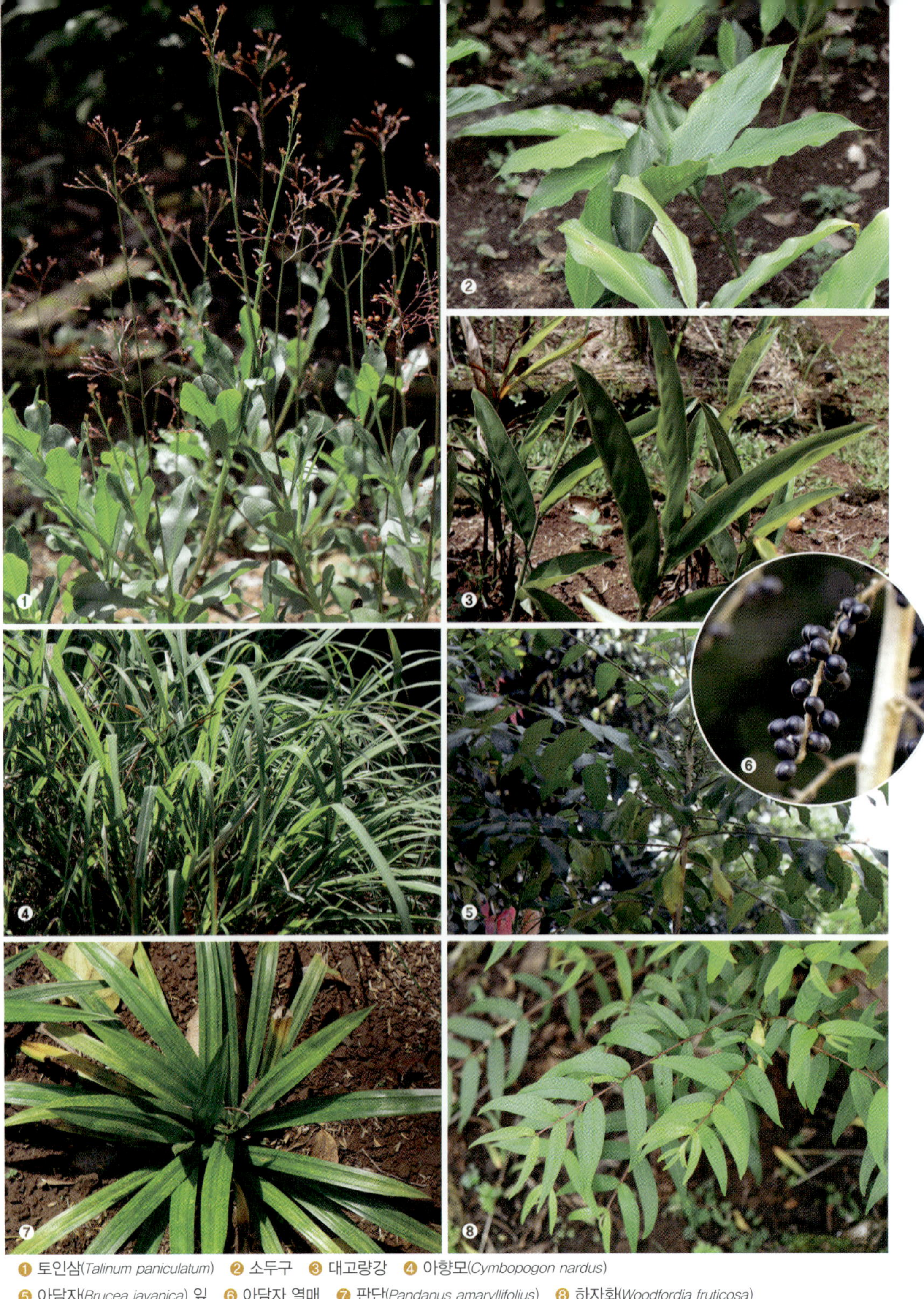

❶ 토인삼(*Talinum paniculatum*)　❷ 소두구　❸ 대고량강　❹ 아향모(*Cymbopogon nardus*)
❺ 아담자(*Brucea javanica*) 잎　❻ 아담자 열매　❼ 판단(*Pandanus amaryllifolius*)　❽ 하자화(*Woodfordia fruticosa*)

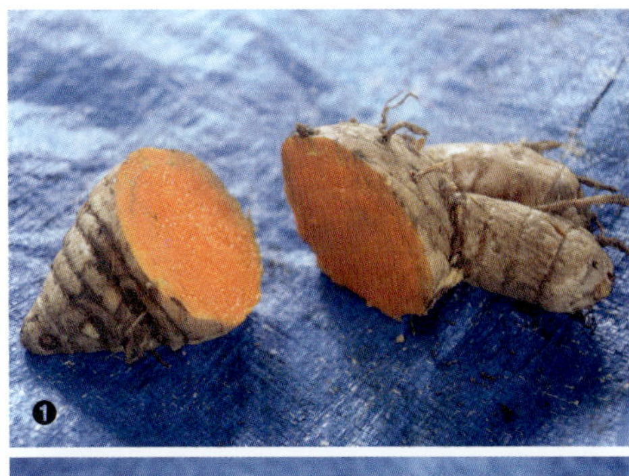

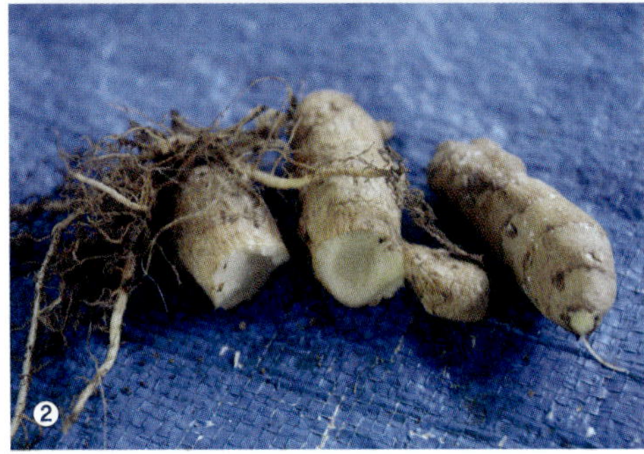

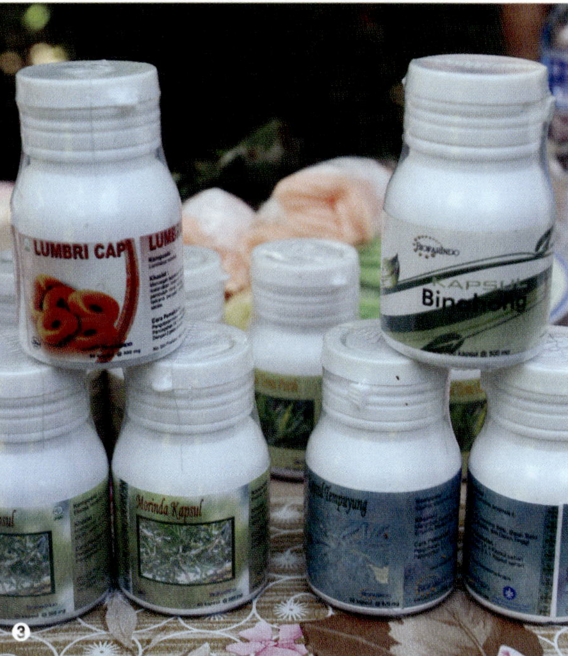

❶ 자바강황(*Curcuma zanthorhiza*)　❷ *Curcuma zedoaria*　❸ 보고르농과대학교에서 제조한 인도네시아 전통의약인 자무약

찾아보면 구강 습진, 구강 궤양 등의 구강 질환과 이질, 복부 통증을 치료하고 피부염을 유발하는 진균을 억제하는 효능이 알려져 있다. 토인삼(土人參, *Talinum paniculatum*)이 보인다. 저절로 땀이 축축하게 나거나 잠자는 동안에 땀이 나고, 잠이 깨면 땀이 멎는 증상에 좋은 약초이다.

광곽향, 소두구, 인도자단, 대고량강, 콜라나무, 카레나무

그 외 이 약초원에서 조사한 식물 중 우리말이나 한약 이름이 있는 약초를 정리해 보면 다음과 같다. 사간(*Belamcanda chinensis*), 광곽향(*Pogostemon cablin*), 삼잎만형자(만형, *Vitex trifolia*), 쇠비름(*Portulaca oleracea*), 치자나무(*Gardenia jasminoides*), 소두구(cardamon, *Elettaria cardamomum*), 흰독말풀(*Datura metel*), 인도자단(*Pterocarpus indicus*), 대고량강(*Alpinia galanga*), 왕질경이(greater plantain, *Plantago major*), 오면마(烏面馬, *Plumbago zeylanica*), 아향모(亞香茅, *Cymbopogon nardus*), 아담자(鴉膽子, *Brucea javanica*), 인도사목(*Rauvolfia serpentina*), 해남삼칠(海南三七, *Kaempferia rotunda*), 콜라나무(*Cola acuminata*), 카레나무(curry tree,

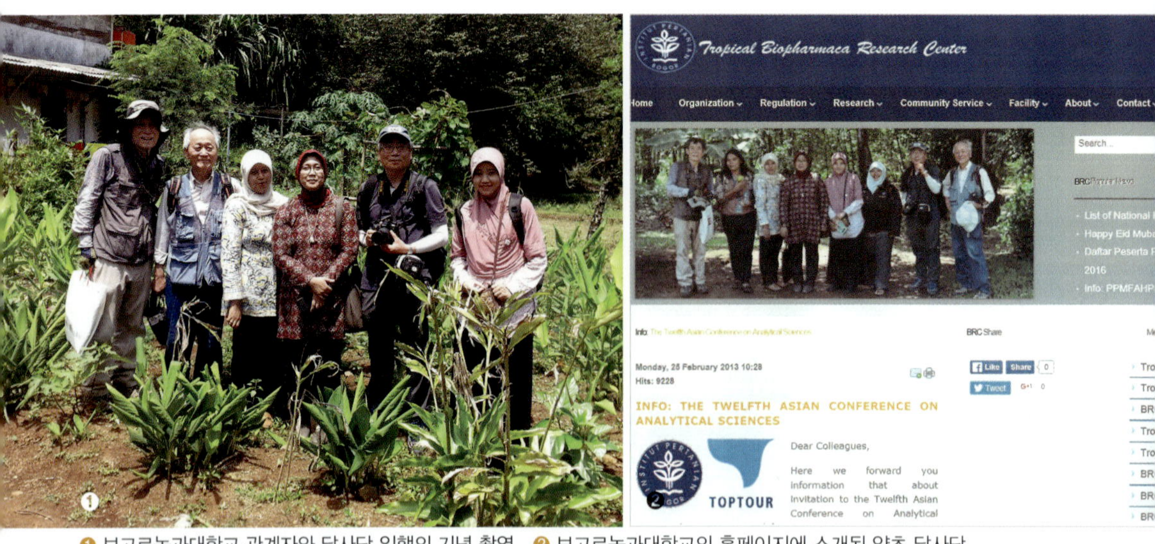

❶ 보고르농과대학교 관계자와 답사단 일행의 기념 촬영   ❷ 보고르농과대학교의 홈페이지에 소개된 약초 답사단

Murraya koenigii), 오렌지재스민(*Murraya paniculata*), 사포딜라(*Manilkara zapota*), 가구(假蒟, *Piper sarmentosum*)이다.

그리고 판단(*Pandanus amaryllifolius*), 장화용혈수(長花龍血樹, *Dracaena angustifolia*), 나도사프란(*Zephyranthes candida*), 조와봉과(爪哇鳳果, *Garcinia dulcis*), 활포국(闊苞菊, *Pluchea indica*), 낙지생근(落地生根, *Bryophyllum pinnatum*), 홍두(*Abrus precatorius*), 하자화(蝦子花, *Woodfordia fruticosa*), 서인도느릅나무(West Indian elm, *Guazuma ulmifolia*), 겨우살이무화과(mistletoe fig, *Ficus deltoidea*), 야화(夜花, *Nyctanthes arbor-tristis*), 부아메라(red fruit, 인도네시아어 buah merah, *Pandanus conoideus*), 자이언트시계초(giant granadilla, *Passiflora quadrangularis*), 난서수기(*Ardisia elliptica*), 나비매(羅比梅, lovi-lovi, *Flacourtia inermis*)도 분포하고 있다.

필자는 이 약초원에서 46과(科) 108종의 식물을 사진 촬영했다. 촬영한 식물들을 과(科)별로 분석하면 국화과(Compositae) 11종, 생강과(Zingiberaceae) 9종, 쥐꼬리망초과(Acanthaceae) 8종, 대극과(Euphorbiaceae), 꿀풀과(Lamiaceae)의 각 6종, 콩과(Leguminosae) 5종, 협죽도과(Apocynaceae), 아스파라거스과(Asparagaceae), 아욱과(Malvaceae), 운향과(Rutaceae)의 각 4종이다. 보고르농과대학교 약초원을 찾은 답사단의 모습은 이 대학 홈페이지에 소개되었다.

– 위치 : 보고르 시내

– 대학 홈페이지 : https://ipb.ac.id

– 대학 설립연도 : 1963년

– 주소 : Jl. Raya Dramaga, Kampus IPB Dramaga, Bogor, West Java 16680 Indonesia

– 대학 전화번호 : +62 251 8622642

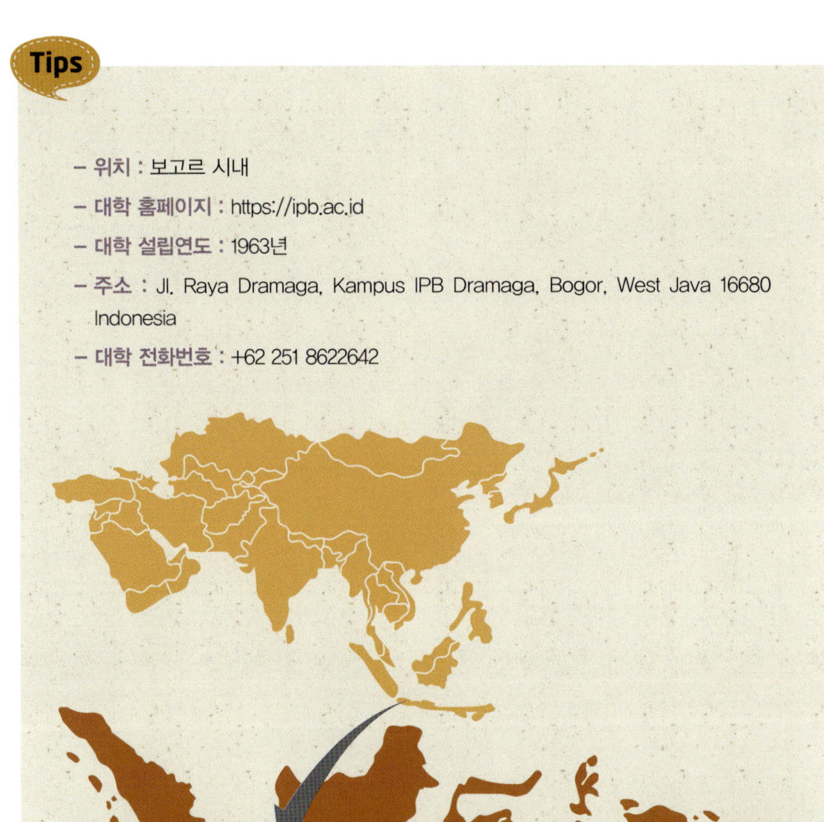

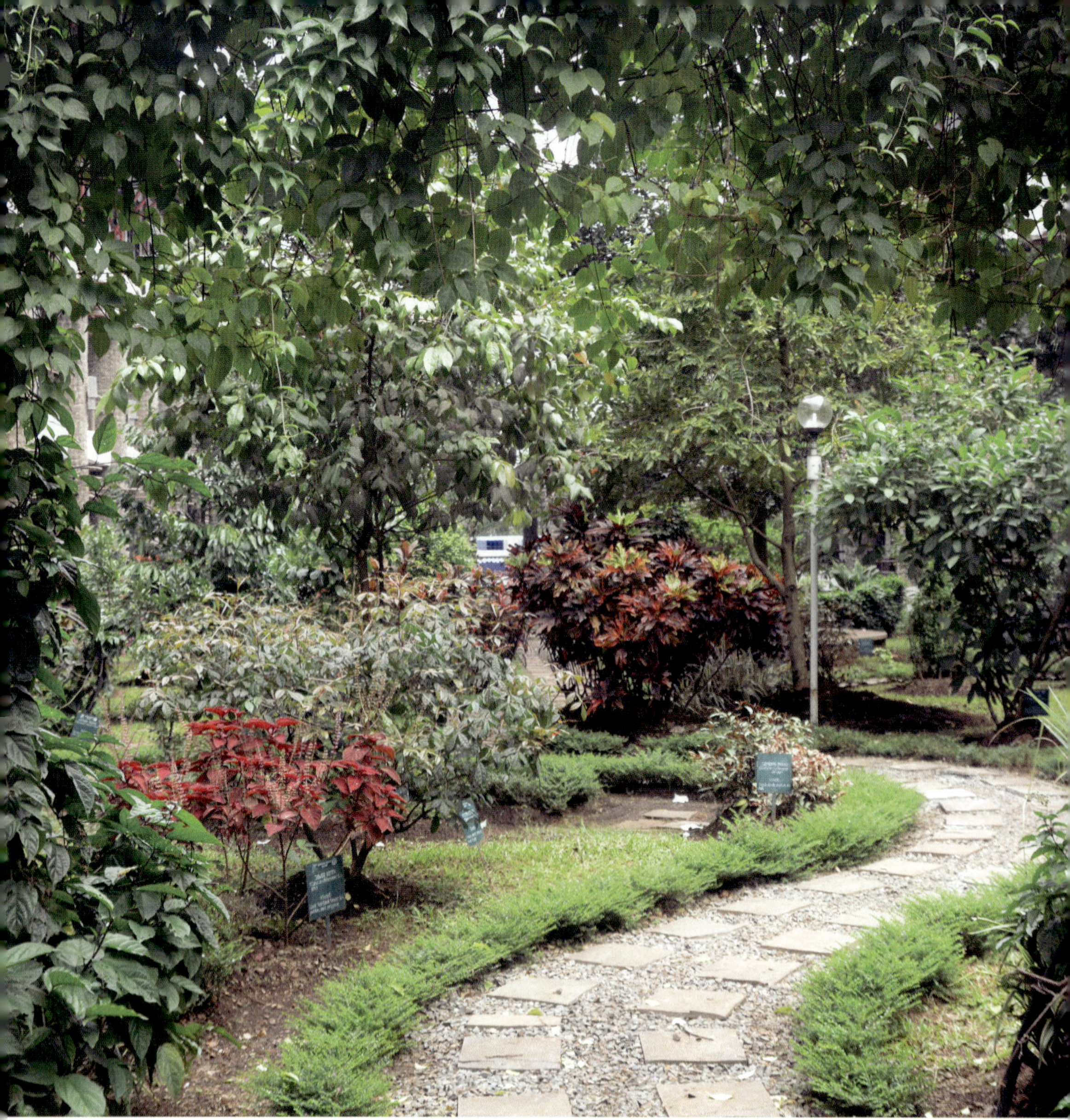

| 5.06 |

반둥공과대학교 약초원의 약초

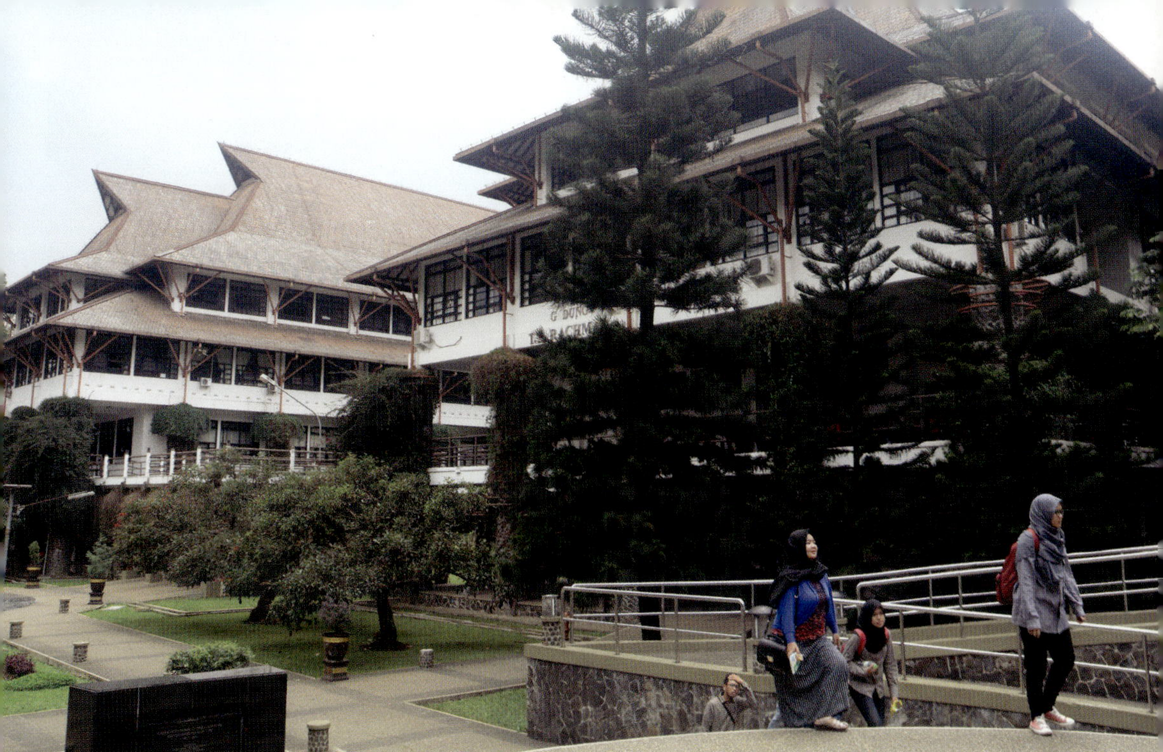

반둥선언을 한 도시, 반둥

반둥(Bandung)시는 자바섬에 위치한 서자바(West Java)주의 주도(州都)로 인도네시아에서 세 번째로 큰 도시이다. 자카르타에서 남동쪽으로 170km 떨어진 고원지대에 있으며 자카르타에서 차량으로 3시간가량 걸린다. 이 도시에서 제1차 아시아·아프리카회의가 열려 반둥선언을 채택했다. 인도의 네루 총리, 인도네시아 수카르노 대통령, 중국 저우언라이 총리 그리고 이집트 나세르 대통령이 중심이 된 이 회의는 반둥회의(Bandung Conference)라고도 한다. 1955년에 제1차 회의가 개최되었지만 제2차 회의는 개최되지 않았다.

보고르 시내에서 보고르 식물원을 조사한 일행은 반둥시로 이동하여 반둥공과대학교 약초원을 방문했다. 반둥 시내의 반둥동물원 인근에 있는 반둥공과대학교는 Bandung Institute of Technology의 영어 이름을 가지며 보통 인도네시아어 Institut Teknologi Bandung의 약칭인 ITB로 불린다. 대학의 여러 학부 중에 약학부가 있고 약학부에서 이 약초원을 소유하고 있다.

반둥공과대학교 약초원은 약학부 건물 바로 옆에 마련된 아담한 크기의 식물 포장(圃場)

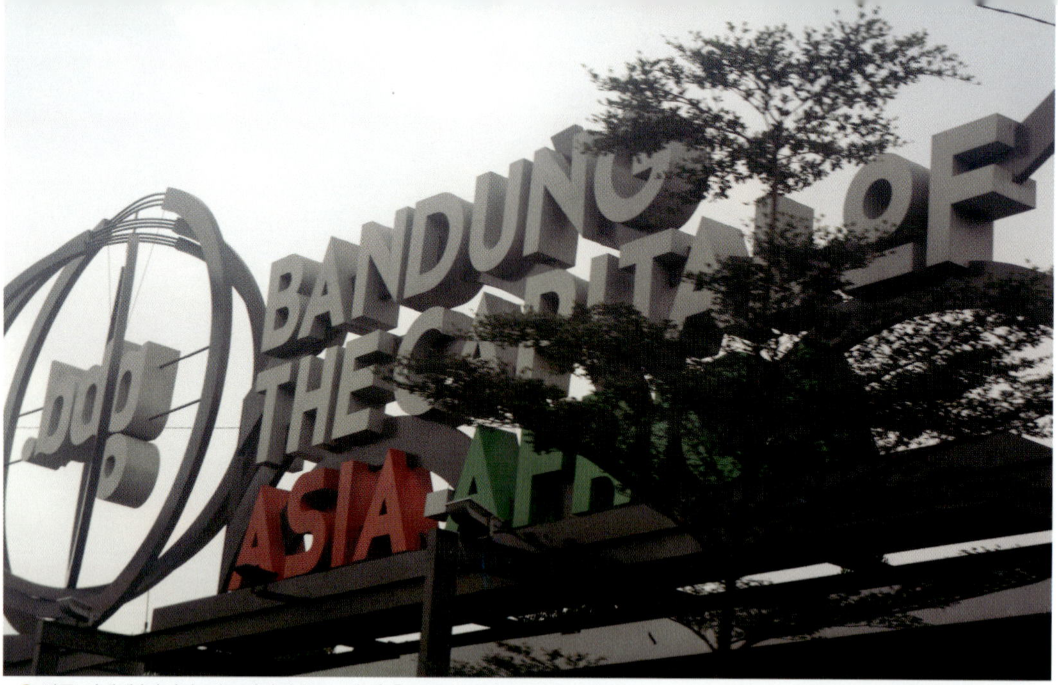

◐ 반둥 시내에 '아시아, 아프리카의 수도, 반둥' 홍보물이 세워져 있다. 이동 중인 차 안에서 촬영하다보니 정면을 찍지 못했다.

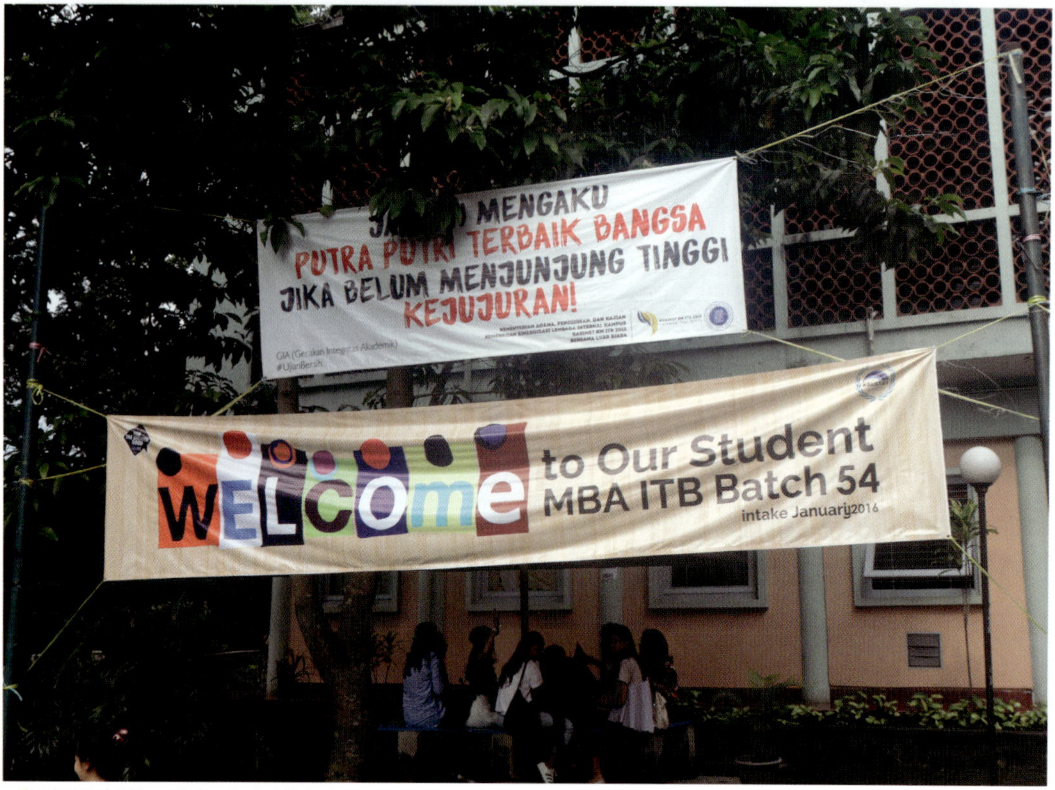

◐ 반둥공과대학교 캠퍼스에 걸린 현수막

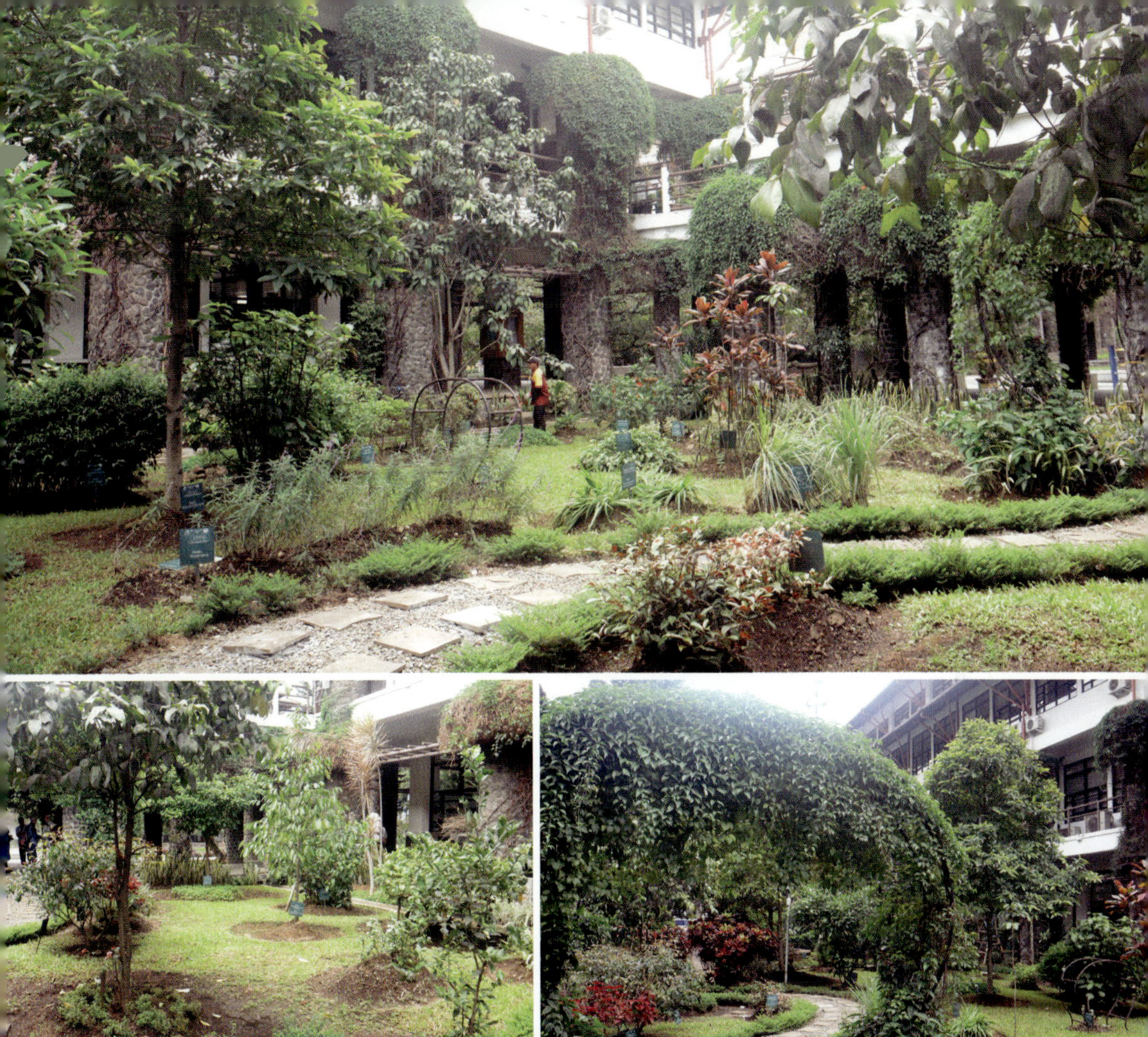

⬢ 반둥공과대학교 약초원 전경

이었다. 이 약초원은 아마 한국에 처음 소개하는 것으로 생각된다. 여기서 조사한 약초는 26과 43종으로 쥐꼬리망초과(Acanthaceae) 식물이 6종이며 꿀풀과(Lamiaceae) 식물 5종, 대극과(Euphorbiaceae) 식물 4종이 자라고 있다.

대필발, 가구, 토인삼, 홍두

그중 눈에 띄는 약초는 장과필발(長果蓽茇)이라고도 부르는 대필발(大蓽茇, *Piper retrofractum*) 그리고 가구(假蒟, *Piper sarmentosum*), 토인삼(土人參, *Talinum paniculatum*), 홍두(紅豆, *Abrus precatorius*)이다.

한약 필발(蓽撥, 蓽茇, *Piper longum*)은 식물 필발의 덜 익은 열매를 말한다. 온중산한(溫中散寒, 배 속을 따뜻하게 하여 추위를 없앤다), 하기지통(下氣止痛, 기운을 아래로 내리고 통증을 멎게 한다)의 한방 효능으로 복부가 차고 아픈 증상, 가슴이 막히는 듯하면서 아픈 병증에 효과가 있는 약재이자 향신료이기도 하다. 필발과 비슷한 약초로 장과필발이라고도 부르는 대필발과 가구의 두 종이 약초원에서 자라고 있다. 대필발도 온중건위(溫中健胃, 배 속을 따뜻하게 하고 위를 건강하게 한다), 거한지통[祛寒止痛, 한(寒)으로 인한 통증을 멎게 한다] 효능이 있으며 발한 작용과 신진대사 촉진 작용이 있는 향신료, 조미료로 쓰이는 약초다. 가구는 온중산한(溫中散寒), 행기지통(行氣止痛, 기운을 잘 소통시키고 통증을 멎게 한다), 화습소종(化濕消腫, 습기를 없애고 종기를 가라앉힌다) 효능으로 배가 부르고 통증이 있는 증상, 풍습으로 인해서 저리고 아픈 것, 고환이나 음낭이 커지면서 아픈 병증에 도움이 된다.

토인삼은 보기윤폐[補氣潤肺, 기(氣)를 보하고 폐를 촉촉하게 한다], 지해(止咳, 기침을 멎게 한다), 조경(調經, 월경

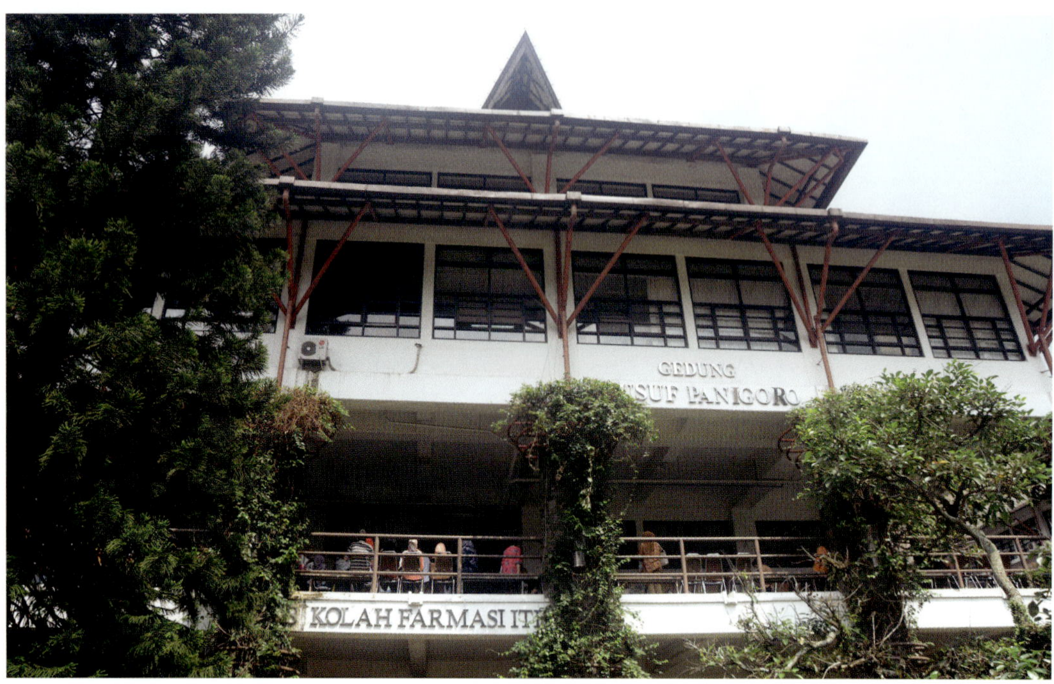

○ 반둥공과대학교 약학부 건물

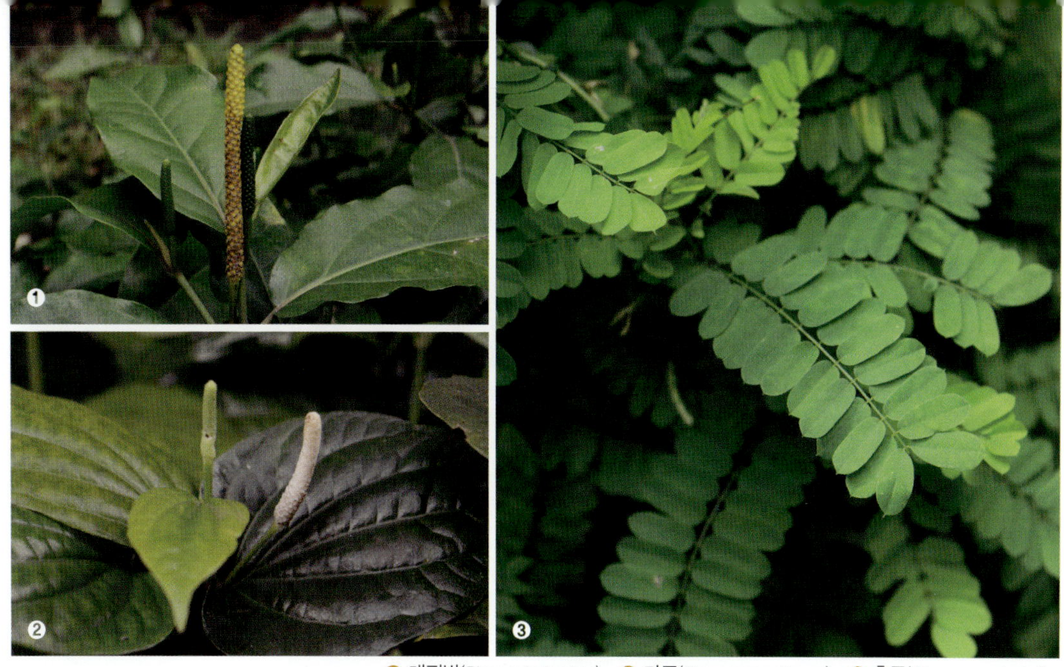

❶ 대필발(*Piper retrofractum*) ❷ 가구(*Piper sarmentosum*) ❸ 홍두(*Abrus precatorius*)

을 순조롭게 한다)의 효능을 가지는 약초다. 홍두는 뿌리를 한방에서 상사자근(相思子根), 잘 익은 씨는 상사자(相思子), 잎과 줄기는 상사등(相思藤)이라 부른다. 씨는 독성이 있지만 목 안이 붓고 아픈 증상, 기관지염, 간염 치료에 도움이 되는 약초로 알려져 있다. 청열해독[淸熱解毒, 열독(熱毒)을 해소한다], 거담[祛痰, 담(痰)을 제거한다], 살충(殺蟲)의 효능이 있으며 이하선염과 풍습(風濕)으로 인해 뼈가 아픈 병증에 효과가 있다.

대고량강, 치자, 음향, 콜라나무, 오렌지재스민

약초원에서 촬영한 약초 사진 중에서 우리나라나 중국 이름이 있는 식물을 정리하면 다음과 같다. 대고량강(*Alpinia galanga*), 화엽가두견(花葉假杜鵑, *Barleria lupulina*), 황화가두견(黃花假杜鵑, *Barleria prionitis*), 라벤더(*Lavandula angustifolia*), 치자(*Gardenia jasminoides*), 병풀(*Centella asiatica*), 음향(陰香, *Cinnamomum burmanni*), 악취화(鰐嘴花, *Clinacanthus nutans*), 소박골(小駁骨, *Justicia gendarussa*), 의란(依蘭, *Cananga odorata*), 주초(硃蕉, *Cordyline fruticosa*), 국삼칠(菊三七, *Gynura japonica*), 평와국삼칠(平臥菊三七, *Gynura procumbens*), 낙지생근(落地生根, *Bryophyllum pinnatum*), 홍수철현채(紅穗鐵莧菜, Philippines Medusa, *Acalypha hispida*), 변엽목(變葉木, *Codiaeum variegatum*), 청산호 또는 녹옥수(綠玉樹, *Euphorbia tirucalli*), 홍배계화(紅背桂花, *Excoecaria cochinchinensis*), 고양이수염(*Orthosiphon aristatus*), 좌수향(左手香, *Plectranthus amboinicus*), 삼

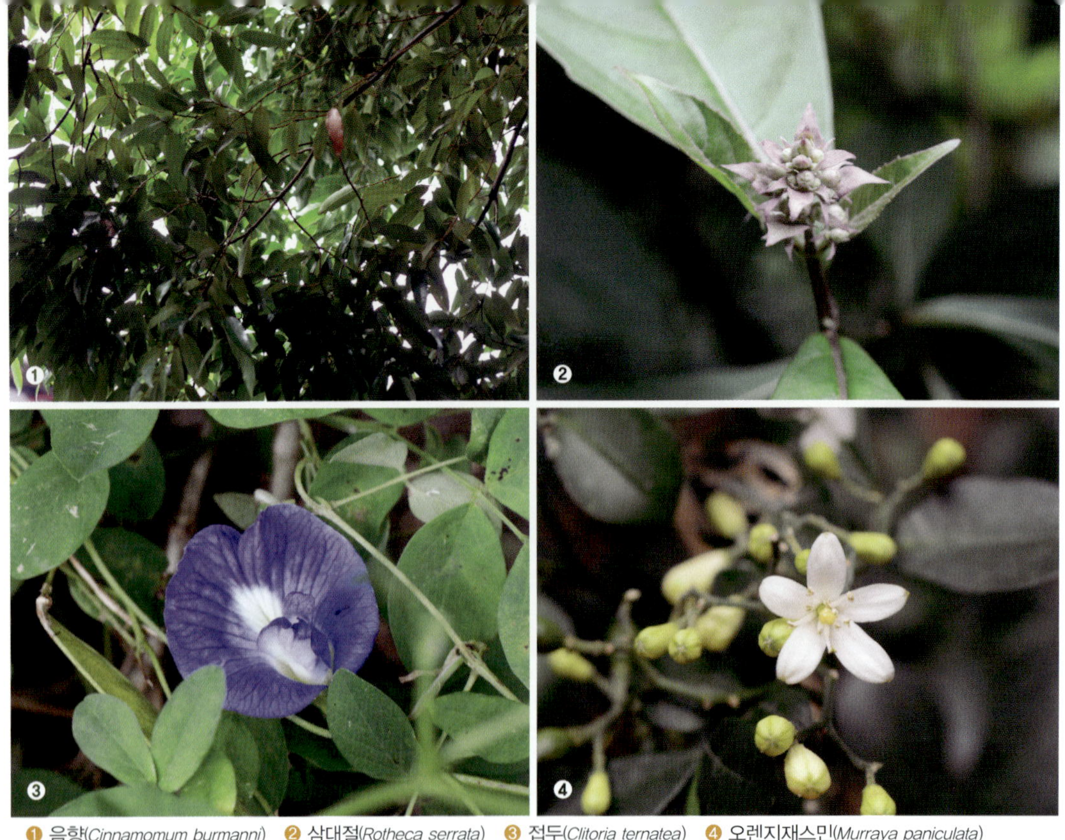

❶ 음향(*Cinnamomum burmanni*)　❷ 삼대절(*Rotheca serrata*)　❸ 접두(*Clitoria ternatea*)　❹ 오렌지재스민(*Murraya paniculata*)

대절(三對節, *Rotheca serrata*), 고랑수(苦郞樹, *Volkameria inermis*), 접두(蝶豆, *Clitoria ternatea*), 세엽설가화(細葉雪茄花, *Cuphea hyssopifolia*), 참파크(champak, *Magnolia champaca*), 콜라나무(*Cola nitida*), 모엽윤환등(毛葉輪環籐, *Cyclea barbata*), 천층금(千層金, *Melaleuca bracteata*), 오면마(烏面馬, *Plumbago zeylanica*), 오렌지재스민[Orange jessamine, 월귤(月橘), *Murraya paniculata*], 나비매(羅比梅, *Flacourtia inermis*) 등이다.

　인도네시아에서 국립식물원인 보고르 식물원, 발리 식물원, 치보다스 식물원과 보고르 농과대학교 약초원, 반둥공과대학교 약초원 그리고 2곳의 회사 식물원 이렇게 7곳의 인도네시아 식물원을 찾았더니 서로 비슷한 약초들이 많이 발견되었다. 즉 대고량강은 보고르 식물원, 발리 식물원, 보고르농과대학교 약초원, 반둥공과대학교 약초원, 토인삼은 보고르 농과대학교 약초원, 반둥공과대학교 약초원, 부미허발다고 식물원, 음향은 발리 식물원, 반둥공과대학교 약초원, 가구는 보고르 식물원, 보고르농과대학교 약초원, 반둥공과대학교 약초원, 대필발은 보고르 식물원, 반둥공과대학교 약초원, 황화가두견은 보고르농과대학교 약초원, 반둥공과대학교 약초원, 부미허발다고 식물원 그리고 화엽가두견은 보고르

농과대학교 약초원, 반둥공과대학교 약초원에 공통적으로 자라고 있었다.

인도네시아로 출발하기 전에 한국에서 인터넷을 뒤져 어렵게 반둥공과대학교 약학부의 데주데주 데주하에라(Djudju Djuhaera) 박사를 찾아내어 사전 약속을 하고서 약초원을 찾았다. 만나보니 그녀가 서울대에서 박사학위를 취득했다는 사실을 알고는 더욱 반가웠다. 약초 촬영이 급했지만 그곳 교수들이 마련한 환영회에 참석하여 인사말을 하고 필자의 약초도감을 대학 도서관에 기증하는 등 교류 시간을 가지기도 했다. 일행들의 열정적인 약초 촬영 모습을 옆에서 지켜보던 교수들은 반둥 시내의 제약회사 약초원도 소개해 줬다. 시간을 내어 안내해 준 반둥공과대학교 교수들께 감사드린다.

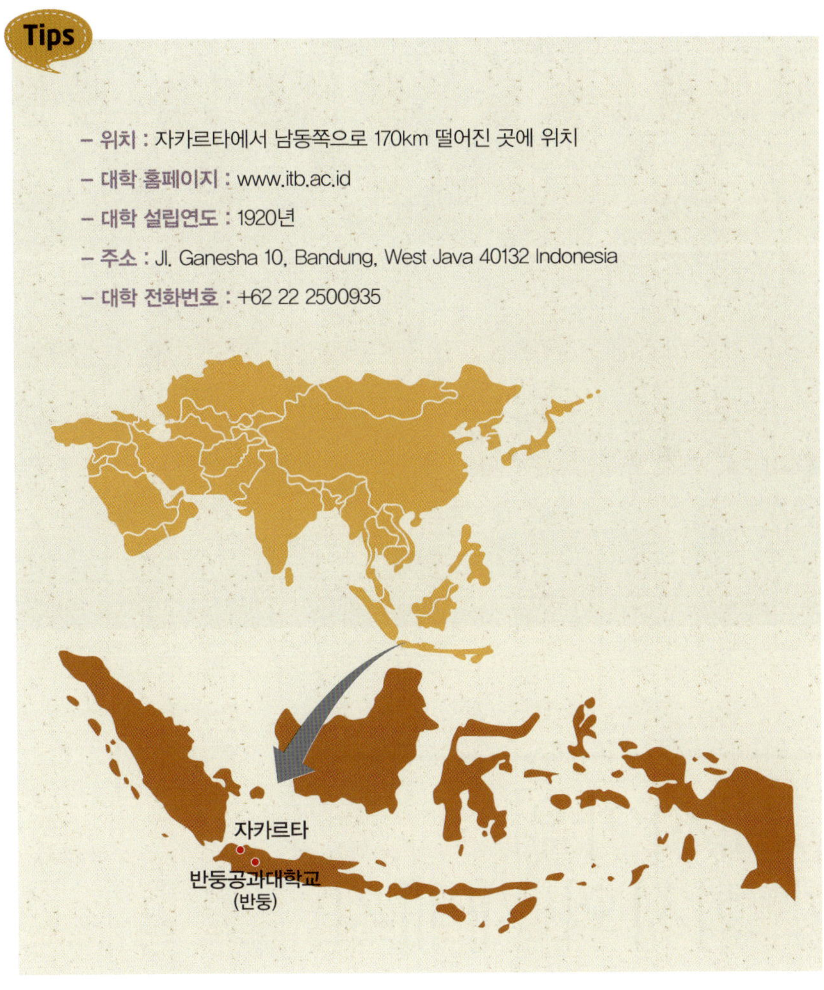

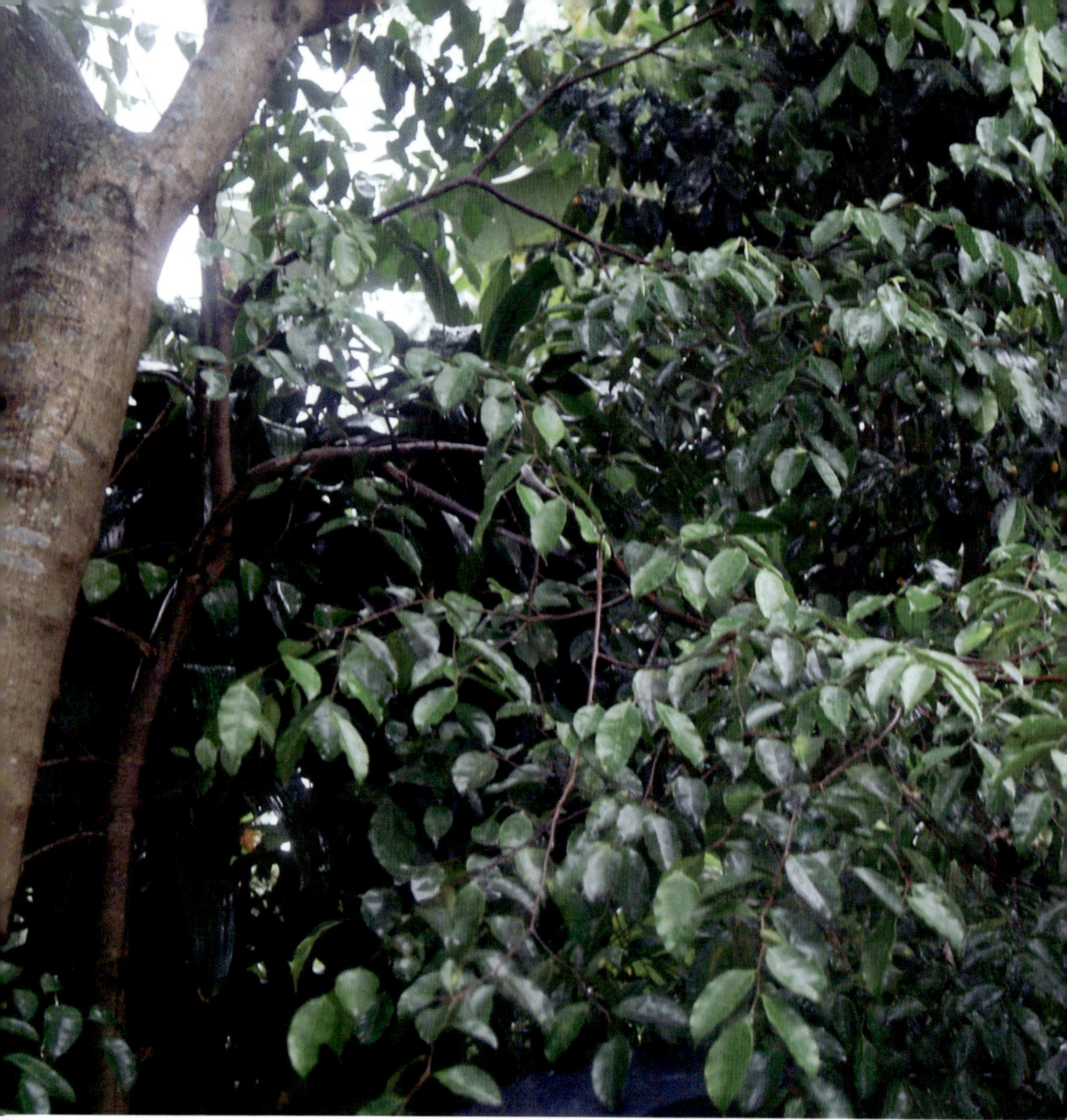

| 5.07 |

인도네시아의
침향 회사와 재배지

침향은 수지가 침착된 나무줄기

침향(沈香)은 우리나라 의약품 공정서인 《대한 민국약전외한약(생약)규격집(KHP)》에서 '침향나무 *Aquilaria agallocha* Roxburgh(팥꽃나무과)의 수지가 침착된 수간목'으로 정의한다. 침향의 학명이 공정서에는 '*Aquilaria agallocha* Roxburgh'로 기재되어 있지만, 큐 왕립식물원과 미주리 식물원이 설립한 식물종의 식물 학명 목록인 〈The Plant List(플랜트리스트)〉에는 이 학명이 아직 미해결 학명(unresolved name)으로 되어 있어 다소 혼란스럽다. 약전(藥典, Pharmacopoeia)은 국가 또는 국가가 공인한 기관 등에서 제정한 의약품에 대한 품질 규격서를 말하며, 의약품 규격을 위한 대표적인 공정서(公定書)에 해당한다.

기를 잘 통하게 하는 침향

침향은 한방에서 기(氣)를 소통시키는 약물인 이기약(理氣藥)으로 분류하며 행기지통(行氣止痛, 기운을 잘 소통시키고 통증을 멎게 한다), 온중강역(溫中降逆, 배 속을 따뜻하게 하고 오심, 구토를 가라앉힌다), 납기평천(納氣平喘, 숨이 잘 들어가게 하고 천식을 멎게 한다)의 효능을 가진 주요한 약재다.

우리나라에서 생산되지 않지만 침향은 오래 전부터 외국에서 수입하여 약재로 사용해 왔다. 《동의보감》에는 '성질은 뜨겁고 맛은 매우며(쓰다고도 한다) 독이 없다. 풍수(風水)로 심하게 부은 데

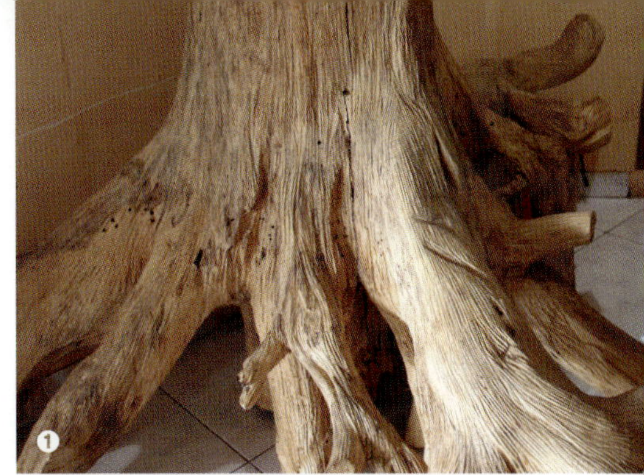

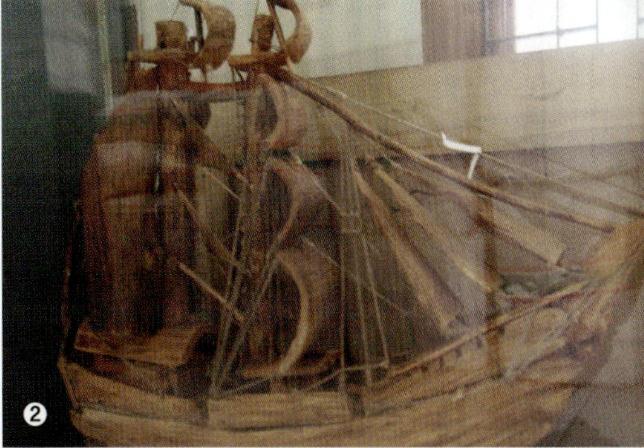

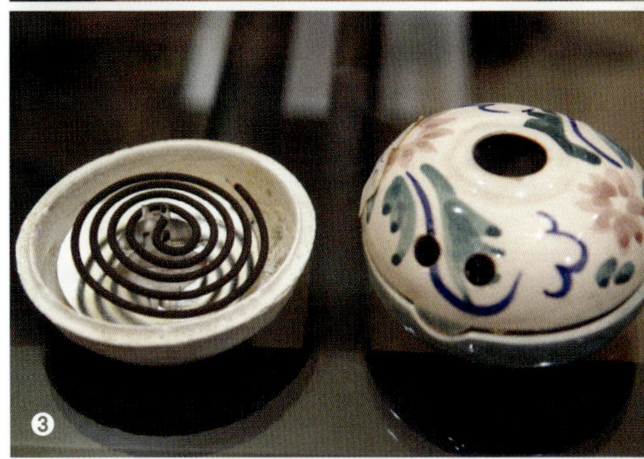

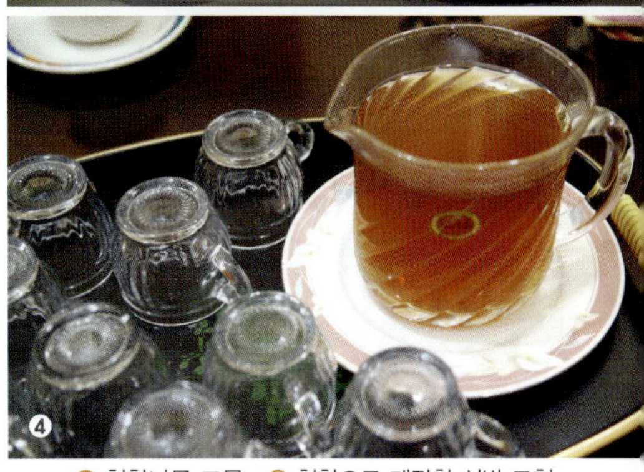

❶ 침향나무 고목 ❷ 침향으로 제작한 선박 모형
❸ 침향 향 ❹ 침향 차

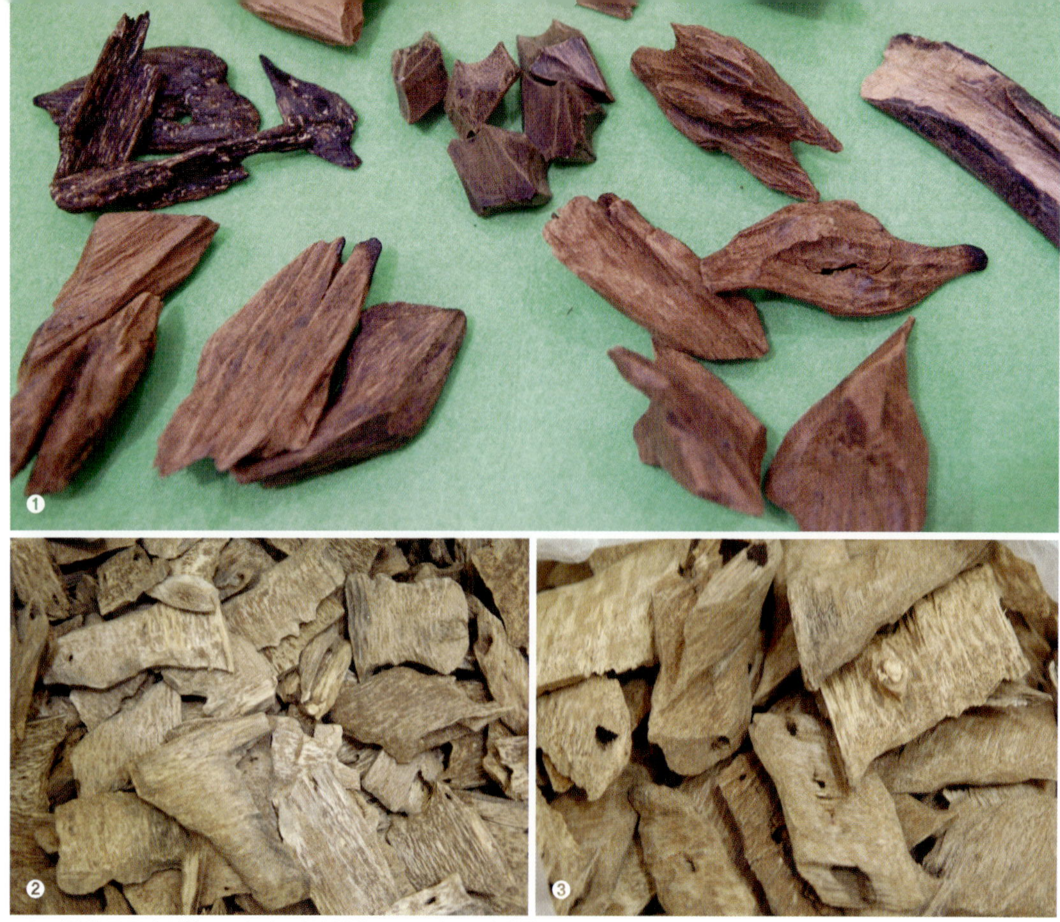

❶ 다양한 종류의 침향 ❷ 수마트라산 침향 ❸ 동티모르산 침향

주로 쓴다. 나쁜 기운을 없애고 명치가 아픈 것을 멎게 한다. 신정(腎精)을 돕고 성기능을 높인다. 찬바람으로 마비된 것, 곽란(霍亂)으로 구토하고 설사하는 것, 근(筋)이 뒤틀리는 것을 치료한다'고 기재되어 있다.

Aquilaria malaccensis, *Aquilaria filaria*, *Gyrinops*속 침향

인도네시아의 침향 회사와 재배지를 방문했다. 회사 입구에는 커다란 나무뿌리가 전시되어 있길래 '아마 침향이겠지'라고 생각했는데 "수령 35~40년 된 침향 고목"이라고 얘기해 준다. 침향으로 만들었다는 배도 유리상자 안에 전시되어 있다.

사장실로 들어가니 응접탁자 위엔 침향 향이 피워져 있고 책장에는 다양한 침향들이 전시되어 있다. 사장은 "인도네시아에는 다른 나라보다 다양한 종류의 침향이 있다"며

312

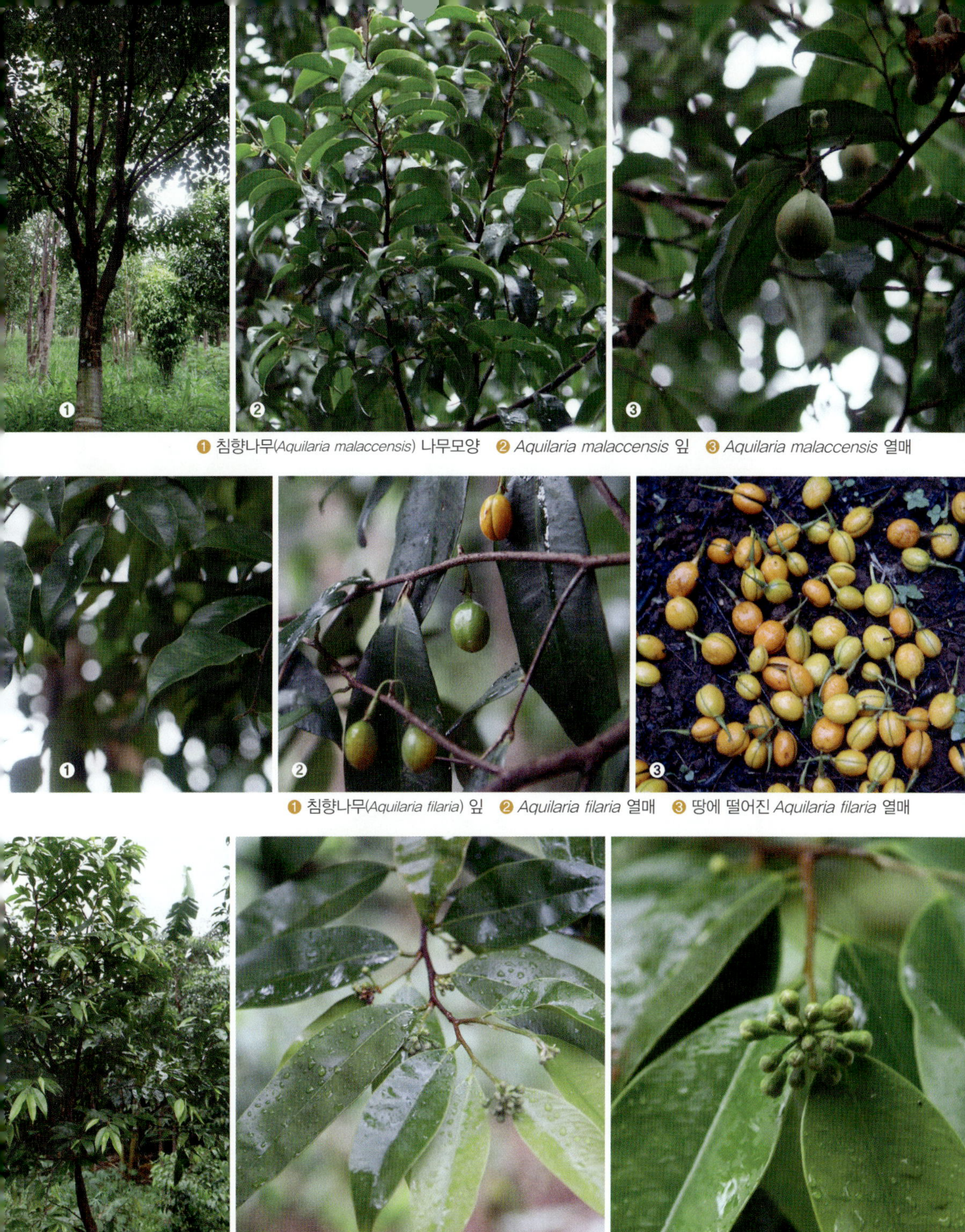

① 침향나무(*Aquilaria malaccensis*) 나무모양　② *Aquilaria malaccensis* 잎　③ *Aquilaria malaccensis* 열매

① 침향나무(*Aquilaria filaria*) 잎　② *Aquilaria filaria* 열매　③ 땅에 떨어진 *Aquilaria filaria* 열매

① *Gyrinops*속 침향나무 나무모양　② *Gyrinops*속 침향나무 잎　③ *Gyrinops*속 침향나무 꽃봉오리

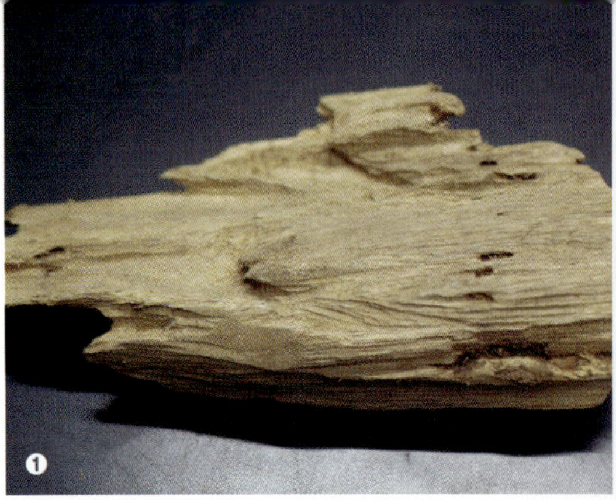

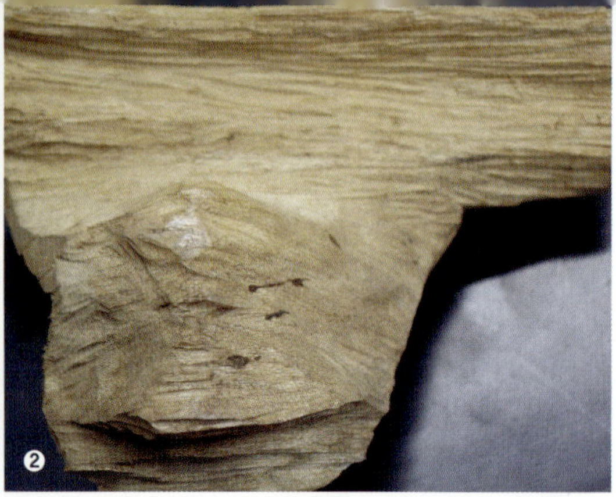

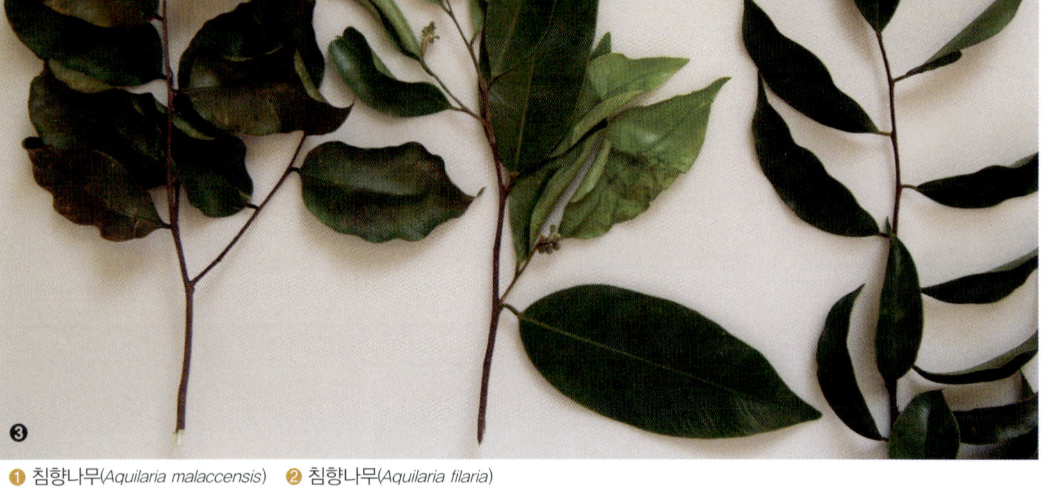

① 침향나무(*Aquilaria malaccensis*)　② 침향나무(*Aquilaria filaria*)
③ 침향나무(*Aquilaria malaccensis*, 좌), *Gyrinops*속 침향나무(중), 침향나무(*Aquilaria filaria*, 우)의 잎 비교

Aquilaria malaccensis, *Aquilaria filaria* 그리고 *Gyrinops*속 침향을 소개해 준다. *Aquilaria malaccensis*가 인도네시아의 대표 침향이다. 먼저 대형 비닐봉지에 들어 있던, 자카르타의 왼편에 있는 섬인 수마트라(Sumatra)와 인도네시아의 제일 오른편 끝자락에 위치한 동티모르에서 재배한 침향을 꺼내 보여준다. 수마트라산은 *Aquilaria malaccensis* 침향이고 동티모르산은 *Gyrinops*속(屬) 침향으로 나무의 중간중간에 구멍이 나 있다. 귀한 침향이 이렇게

마구 담겨 있어 의아했는데 사장은 "모두 상품 가치가 떨어지는 침향"이라고 말한다.

일행들에게 침향 차도 한 잔씩 대접한다. 그렇지만 다들 침향 사진을 찍느라 침향 차에는 관심을 두지 않는다. 차가 쓰면 설탕을 타서 먹어보라고 권했지만 필자도 마시는 둥 마는 둥 진열해 둔 침향을 촬영하느라 정신없이 시간을 보냈다. 사장은 일행들을 옆 사무실로 안내하더니 침향 강의를 시작한다. 그는 해박한 지식으로 침향에 대한 내용을 하얀 칠판에다 적어가면서 영어와 인도네시아어로 설명해 줬다.

침향나무 재배지

회사에서 1시간 30분 정도 달려서 보고르(Bogor)의 산 중턱에 있는 침향나무 재배지로 다시 일행을 안내한 사장은 재배 중인 *Aquilaria malaccensis*, *Aquilaria filaria*, *Gyrinops*속 침향나무를 보여주고 가지를 잘라서 각각의 잎을 비교해 준다. *Aquilaria malaccensis*는 잎이 둥글고 *Aquilaria filaria*, *Gyrinops*속 침향나무는 잎이 가늘다. *Aquilaria filaria*는 *Gyrinops*속 침향나무보다 잎이 더 좁게 보인다.

비가 내리는 불편한 날씨였지만 침향나

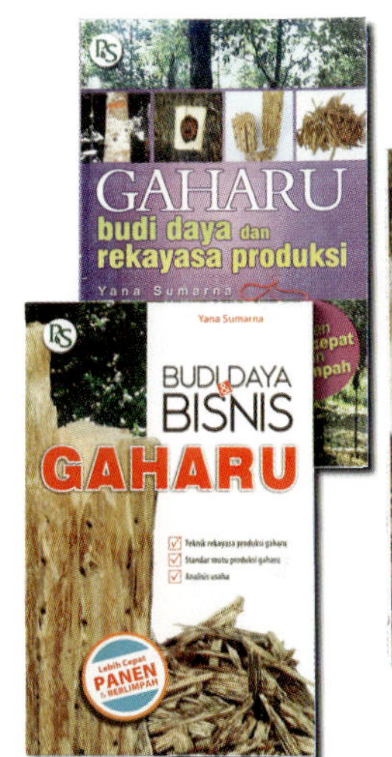
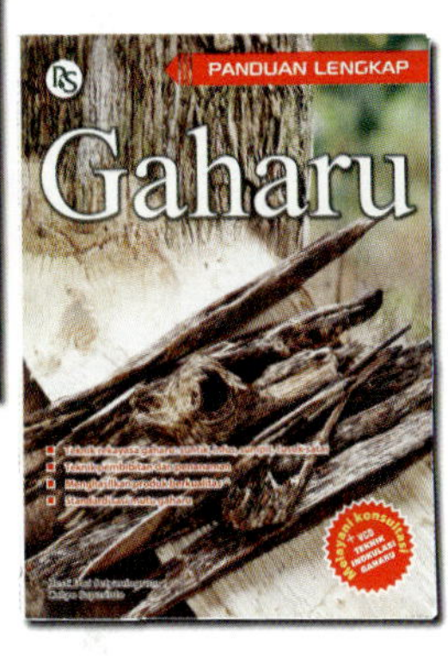

⬡ 인도네시아의 침향 책. Gaharu는 침향의 인도네시아어다.

무를 향해 카메라 셔터를 연신 누른다. 우산을 쓰고 사진 찍고 설명 듣고 펜으로 기록하는 등, 정말 혼자서 북 치고 장구 치는 심정으로 열심히 작업한다. 마침 *Aquilaria filaria* 침향나무에는 익은 열매와 푸른 열매가 함께 달려 있다. 멀리 떨어진 조그만 열매라 팔을 쭉 뻗은 채 카메라를 멀리 내밀어 찍어본다. 그 아래에 떨어진 열매들도 있어 어두워졌지만 다시는 이런 기회를 잡기가 어려울 것 같아 다들 혼신의 힘을 다해 촬영 중이다. 준비하여 간 접사렌즈로 바꾸어 촬영하면 좋을 텐데 비가 너무 많이 쏟아져 그러지 못했다.

침향 회사의 인도네시아 안내원은 식물 학명을 라틴어로 얘기하니 금방 소통이 되었다.

일반인이 라틴어 학명을 얘기한다는 것은 좀 무리인데 식물 전공자도 아닌 그는 바로 이해한다. 학명을 적어주니 휴대폰 인터넷을 통해 바로 찾아준다. 식물에 대해 너무 잘 알고 있어 전공이 뭐냐 물어보니 대학에서 공부한 적이 없다고 하는데도 말이다. 침향으로 잘 알려진 인도네시아의 침향나무 재배지와 회사를 견학하여 주요 한약재인 침향을 현지에서 학습한 귀한 답사 여행이었다.

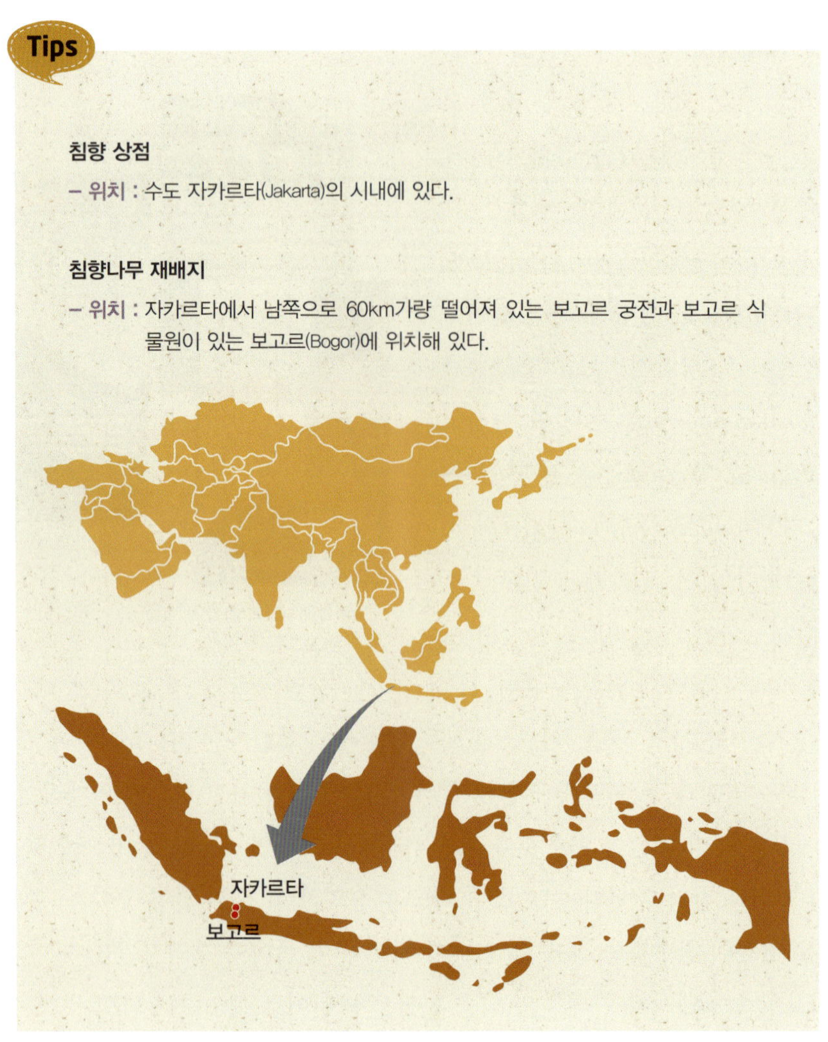

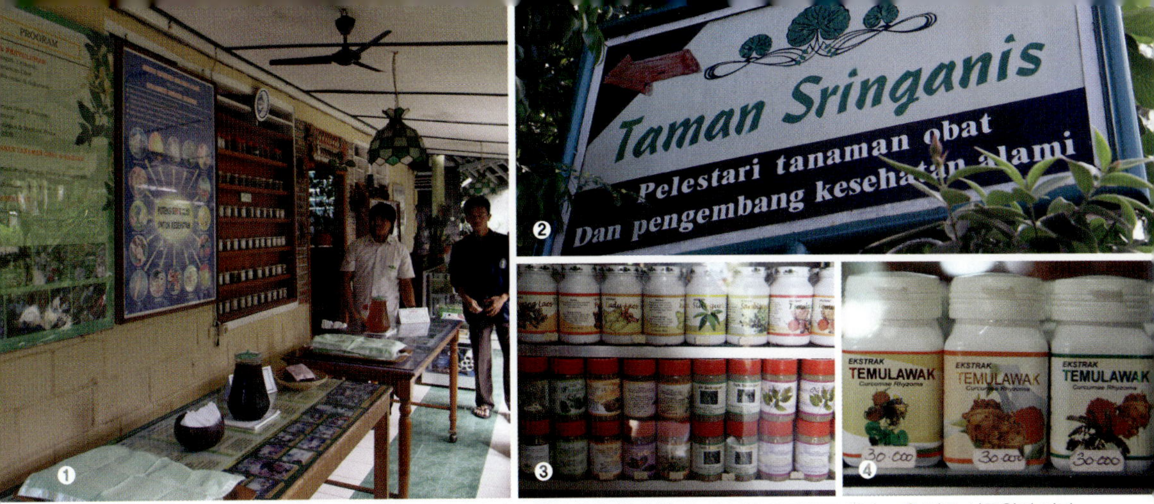

❶ 자무 약초 포스터와 약초 달인 물을 준비해놓고 손님을 기다리고 있다. ❷ 자무 식물원의 간판
❸ 다양한 자무약들을 진열해두고 있다. ❹ 강황류 제품. temulawak은 자바강황이다.

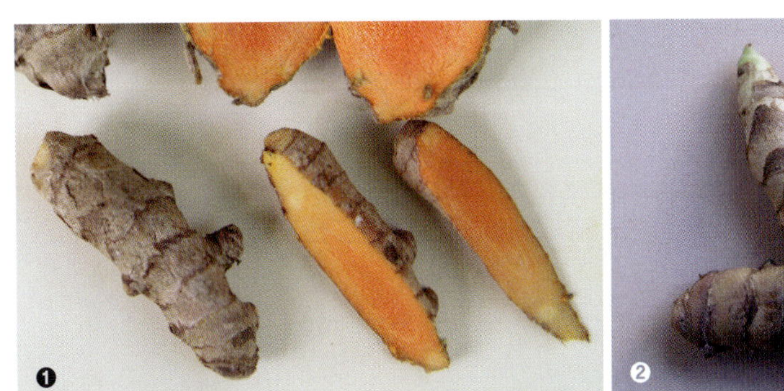
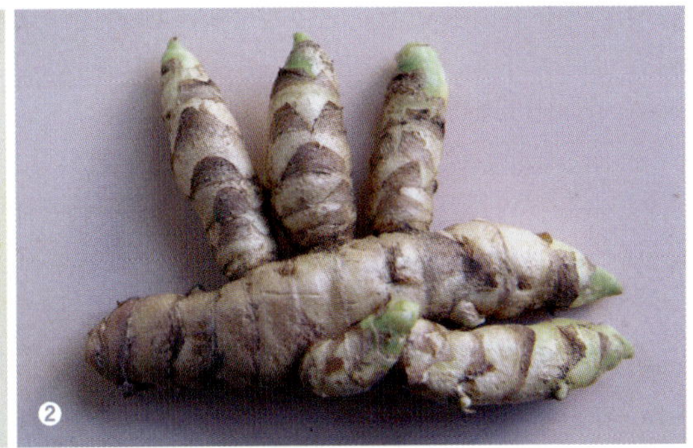

❶ 자바강황으로 부르는 *Curcuma zanthorrhiza* ❷ 건조한 *Curcuma heyneana* 뿌리줄기

자무 식물원

자무 약초 식물원은 인도네시아 보고르 시내에서 남쪽에 위치한 정원으로 치보다스 식물원 가는 길에 들렀다. 이곳 상호인 Taman Sringanis는 Sringanis Park라는 뜻이다. 간판에는 'Rumah Jamu' 자무 집이란 뜻의 인도네시아어도 쓰여 있다.

본관 건물 왼편에는 자무 약초 달인 물과 과립제 약들이 진열되어 있고 자무 약초에 관한 포스터도 붙여 놨다. 이곳에서는 여러 종류의 자무약은 물론 강황류 제품도 팔고 있다. 인도네시아어 temulawak으로 이름 붙여진 것은 자바강황(Javanese turmeric, *Curcuma zanthorrhiza*) 또는 자바생강(Java ginger)으로 부르는 강황류다. 인도네시아어 Temu giring으로 적어놓은 강황류인 *Curcuma heyneana*의 뿌리줄기가 많이 보인다. 핑거루트(finger root)와 많이 닮았지만 우리말 이름은 아직 없다. 핑거루트의 학명은 *Boesenbergia rotunda*이고 이명은 *Curcuma* *rotunda*이니 다른 약초다.

인도네시아에서는 강황을 kunyit으로 부르는데 학명을 *Curcuma domestica*로 적어났다. 우리가 강황으로 부르는 *Curcuma longa*의 이명이다. 뿌리줄기를 자르니 한국에서 보던 노란색이 아닌 주황색이다.

식물원 교육장에는 인체 모형도와 여러 자무약을 담아 놓은 빨간 바탕의 접시가 사진 촬영의 훌륭한 모델이 되어 주었다. 지금도 이 사진은 다양한 곳에 활용하고 있다. 짧은 시간이었지만 인도네시아의 전통의약인 자무의약을 체험한 귀한 시간이었다.

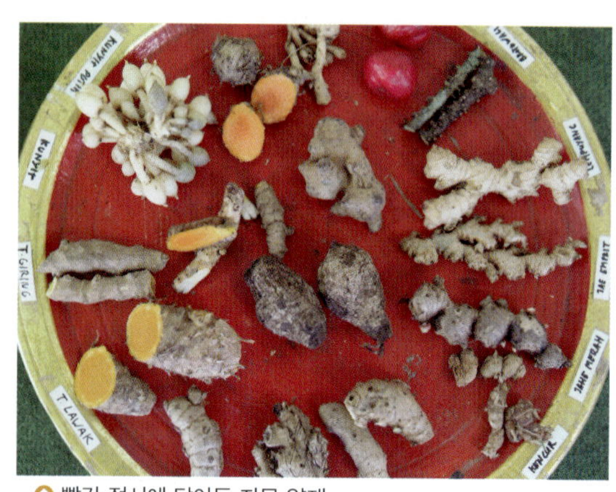

○ 빨간 접시에 담아둔 자무 약재

단향, 흑단나무, 콜라나무

조그만 식물원에는 여러 약초들이 자라고 있다. 한약재로 익숙한 단향(*Santalum album*)과 회향(*Foeniculum vulgare*)이 보인다. 자바강황으로 부르는 *Curcuma zanthorrhiza*와 뿌리줄기에 가지가 나와 있는 *Curcuma heyneana*가 있다. 국가표준식물목록에서 덩굴모밀로 부르는 *Persicaria chinensis*가 심어져 있다. 자단과 더불어 귀한 나무인 흑단나무(*Diospyros celebica*)는

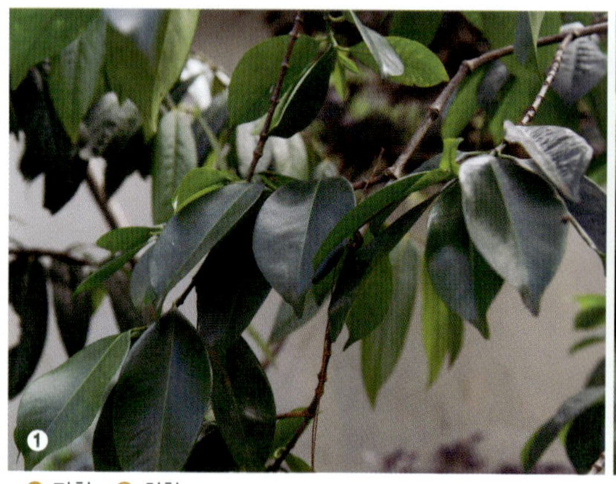

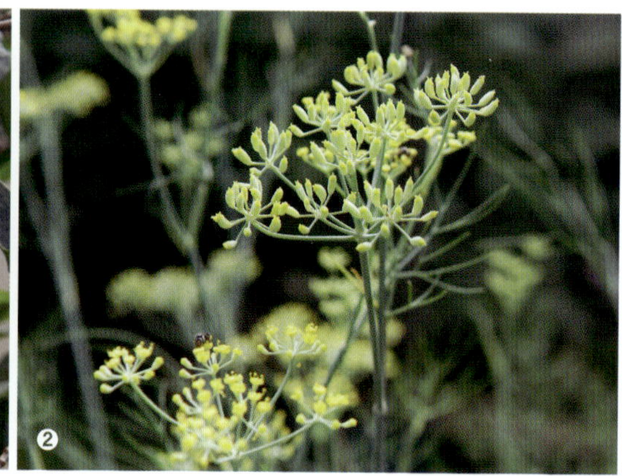

❶ 단향 ❷ 회향

320

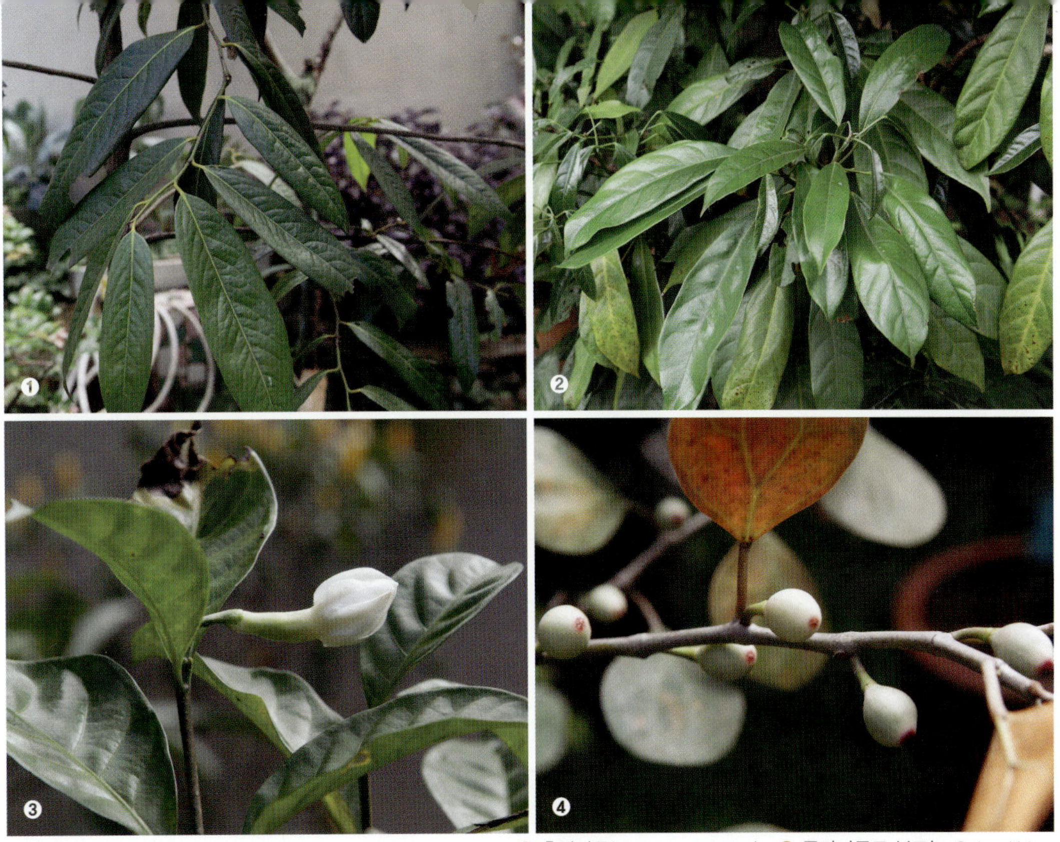

인도네시아어 kayu hitam로 부르는데 술라웨시(Sulawesi)섬의 중부, 북부에서 자란다. 술라웨시는 보르네오 섬 중에서 인도네시아령을 가리키는 현지 이름인 칼리만탄(Kalimantan)의 동쪽 섬이다.

인도네시아에서 자주 봤던 콜라나무(Cola nitida)도 이곳에서 만난다. 참고로 인도네시아 보고르농과대학교 약초원과 보고르 식물원 그리고 일본의 도쿄도약용식물원 온실에서 재배 중인 *Cola acuminata*도 콜라나무로 부른다. 서아프리카가 원산지이며 남미, 중미, 인도네시아가 주산지인 콜라너트는 콜라 음료의 제조에 필수적인 향신료이지만 현재는 합성제품으로 대체하여 사용한다. 위액분비 촉진 효능이 있어 소화를 돕고 이뇨, 지사 작용도 있다. 주성분은 카페인이며 적은 양의 테오브로민(theobromine) 성분도 함유한다.

알칼로이드 성분을 함유하고 독성이 있지만 약용하는 산마차(山馬茶, *Tabernaemontana divaricata*) 그리고 겨우살이무화과(mistletoe fig, *Ficus deltoidea*), 프랑스장미(*Rosa gallica*)도 재배되고 있다.

자무 약국

  수도 자카르타 시내의 자무약 판매점을 찾아 제품화된 의약품을 구입했다. 자무약 포장 박스 한쪽에 식물 도안과 함께 자무(Jamu)라는 글자를 표시해 뒀다. 선반에 진열된 자무 약 상자를 자료로 활용하고자 카메라에 담았다. 포장에는 식물 학명이 표기되어 있지 않아 식물명을 알 수 없었지만 여러 약상자에는 강황류 그림이 그려져 있다. 열대과일인 가시여지

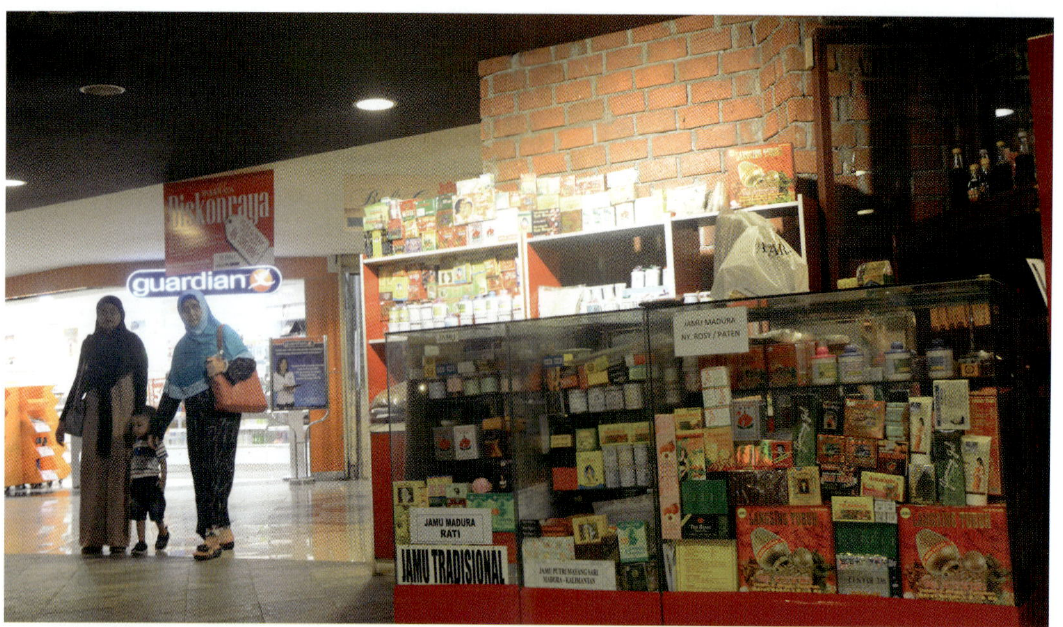

⬆ 백화점 내에 있는 자무 약국

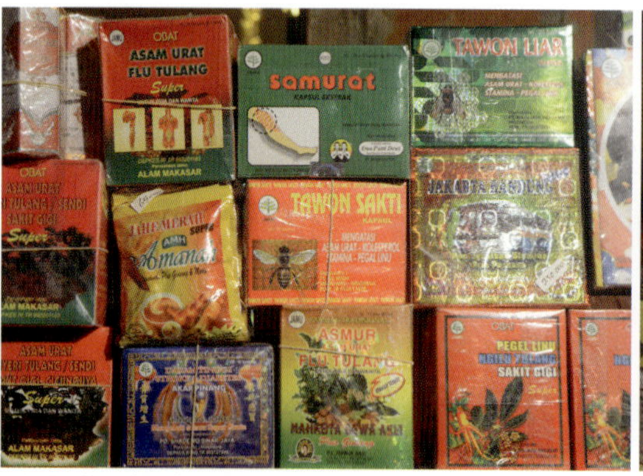
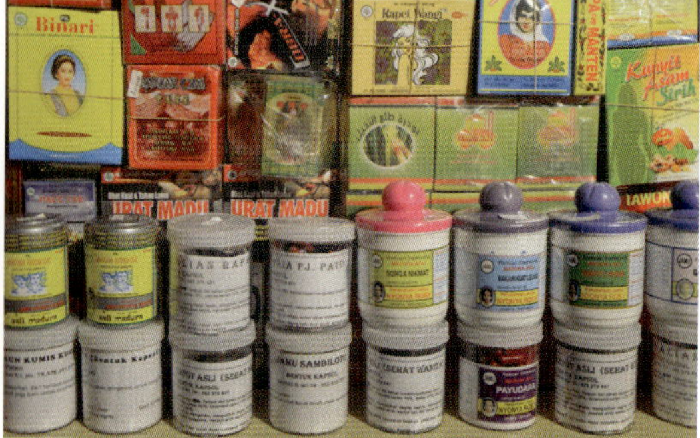

⬆⬆ 자무 약국에 진열되어 있는 자무약

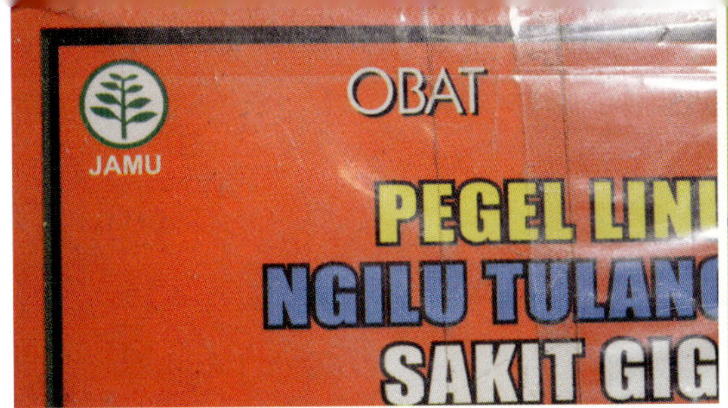

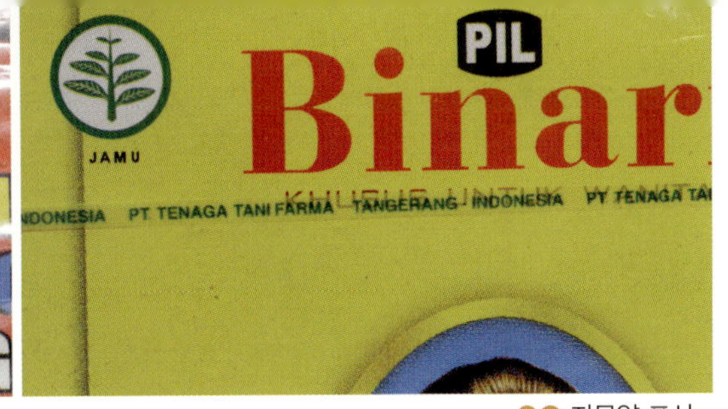

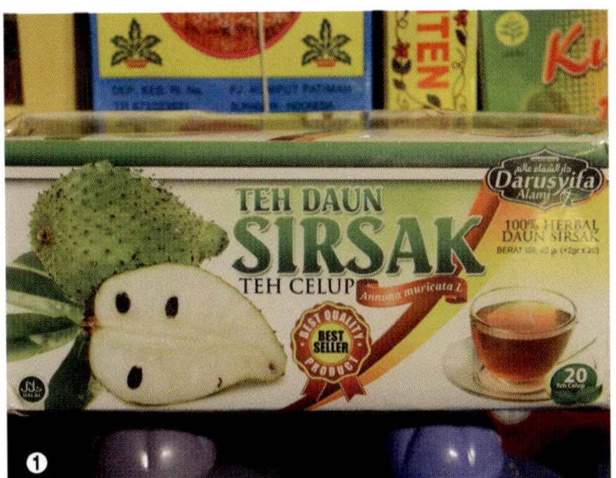

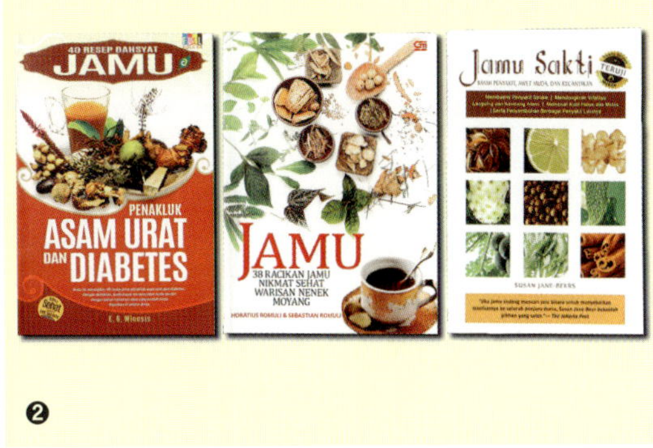

◐◑ 자무약 표시

❶ 열대과일인 가시여지로 제조한 차. 할랄(halal) 표기가 되어 있다.   ❷ 자무약 도서

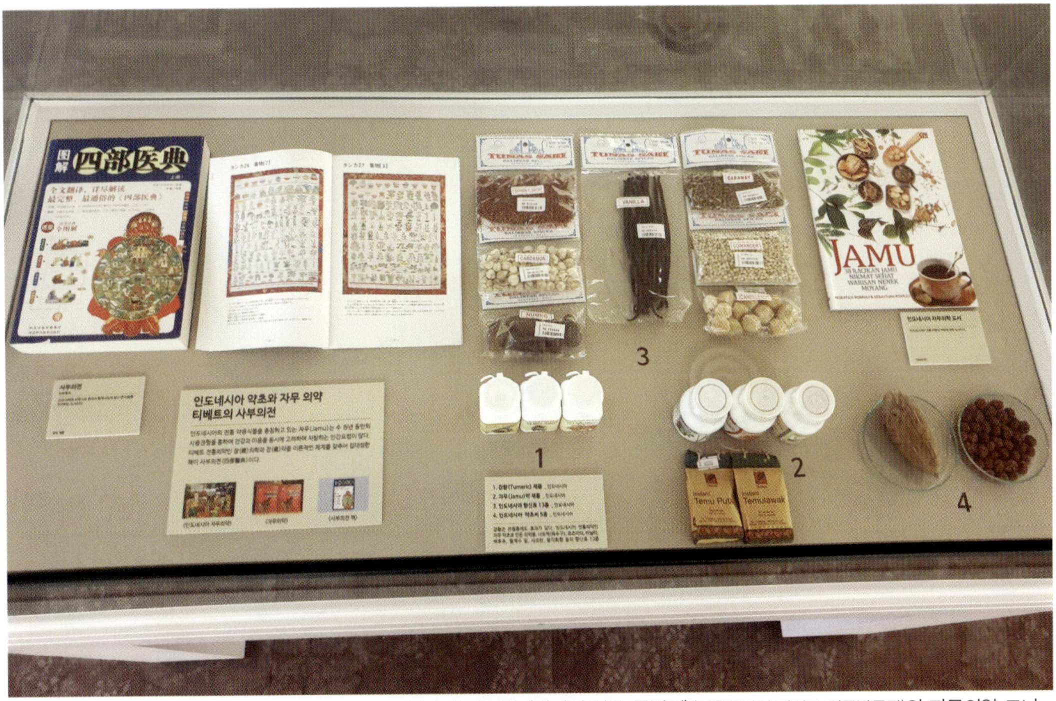

⬆ 필자가 전시한 〈세계의 약초 특별전〉(서울특별시 강서구 허준박물관)의 자무의약 코너

(*Annona muricata*)로 만든 차 제품도 보인다. 인도네시아에서 sirsak으로 부르는 가시여지 겉면에는 구부러진 바늘 모양의 가시가 있는 것이 특징이다. 이것에는 이슬람교도들이 먹고 쓸 수 있는 제품을 총칭하는 할랄(halal)이 표기되어 있다. 예전부터 관심이 많았던 자무약의 현대 의약제품을 인도네시아 자무 본산지(本産地)에서 만나니 마음이 뿌듯했다. 보고르농업대학을 방문했을 때 직원이 자무약을 가져와서 다시 본 적이 있고 시내 서점에서 자무약 도서들을 구입하기도 했다.

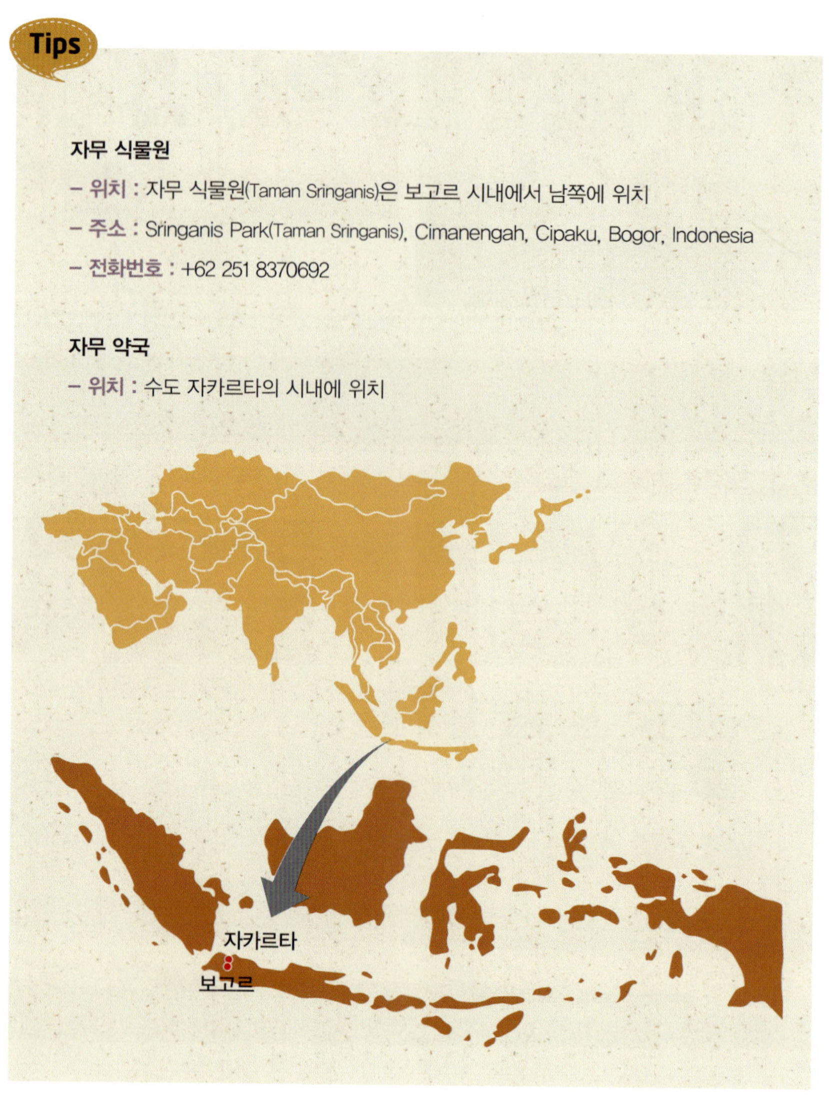

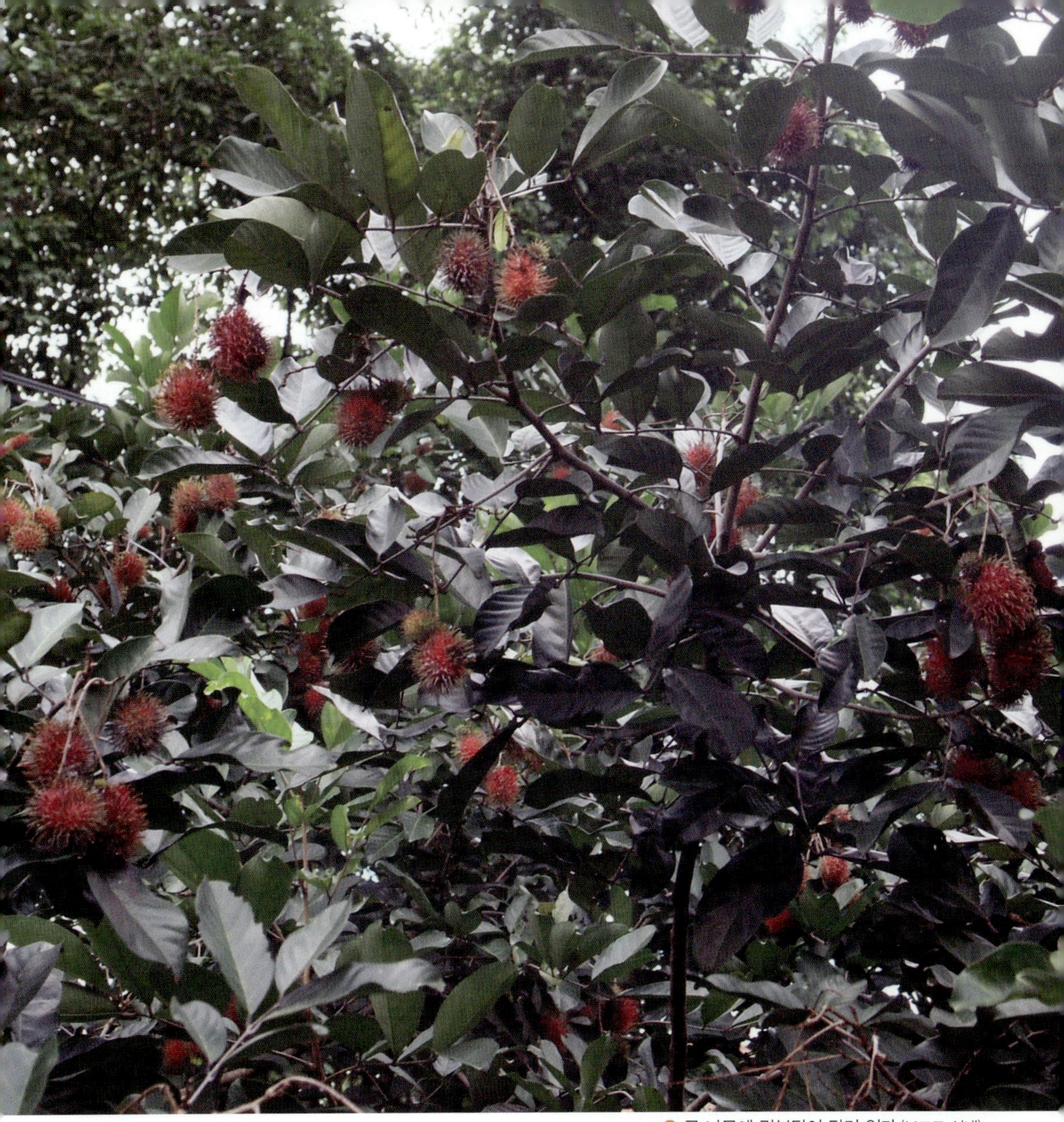

| 5.09 |

보고르의 약초

보고르의 람부탄

   수도인 자카르타에서 남쪽으로 60km 떨어진 보고르(Bogor)의 한 주택에서 나무 람부탄(rambutan, *Nephelium lappaceum*)을 만났다. 외국에서 항상 이른 아침에 혼자 나서는 산책길에서다. 눈앞에 펼쳐진 열매가 주렁주렁 달려 있는 람부탄의 모습은 장관이다. 시장에서 판매하는 람부탄은 수없이 봤지만 이런 전경은 처음이다. 담장 밖에서 망원렌즈로 힘들게 람부탄을 찍고 있는 필자를 본 집주인은 집 안으로 들어와서 촬영하도록 배려해 준다. 그녀는 한국 드라마 DVD를 보여주면서 한류 팬이라고 자신을 소개했다. 가족의 아침 식사 준비로 바쁜 시간이었지만 필자를 위해 바나나를 구워 주고 간단한 기념품을 주는 등 친절을 베풀어 줬다. 한류의 힘을 느낄 수 있는 기회였다. 차를 타고 지나가는데 상인들이 람부탄을 건네며 호객 행위를 하고 시장에는 빨간 람부탄을 많이 준비해 뒀다. 이 나라에서 쉽게 만날 수 있는 열대과일이 람부탄이다.

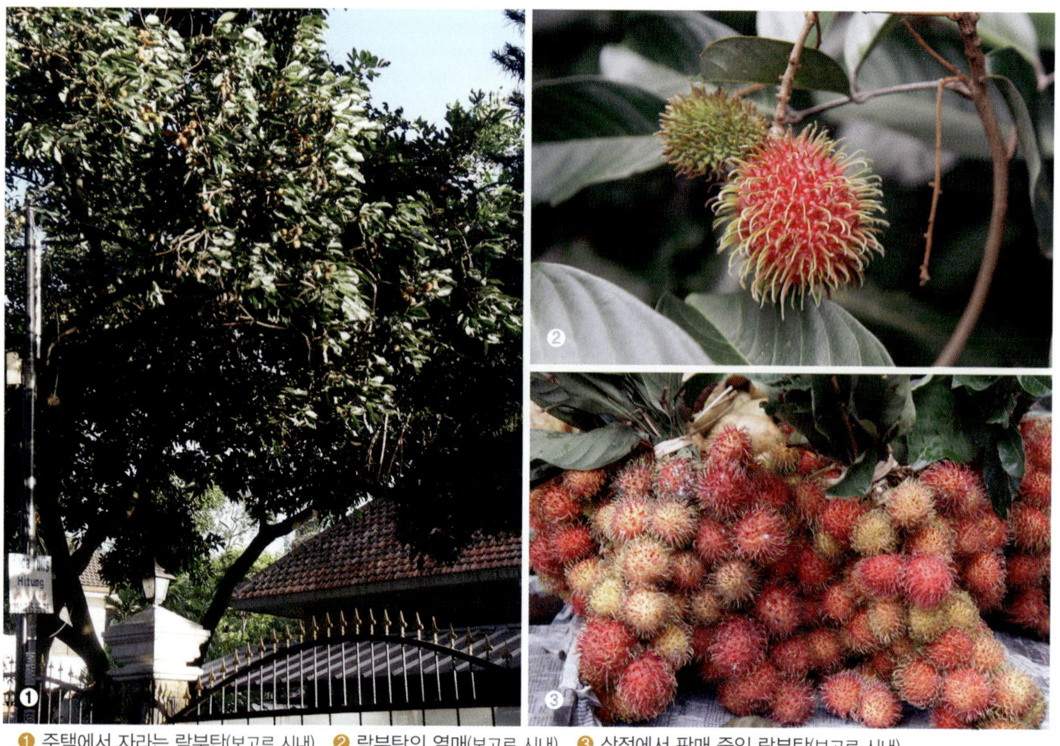

❶ 주택에서 자라는 람부탄(보고르 시내)　❷ 람부탄의 열매(보고르 시내)　❸ 상점에서 판매 중인 람부탄(보고르 시내)

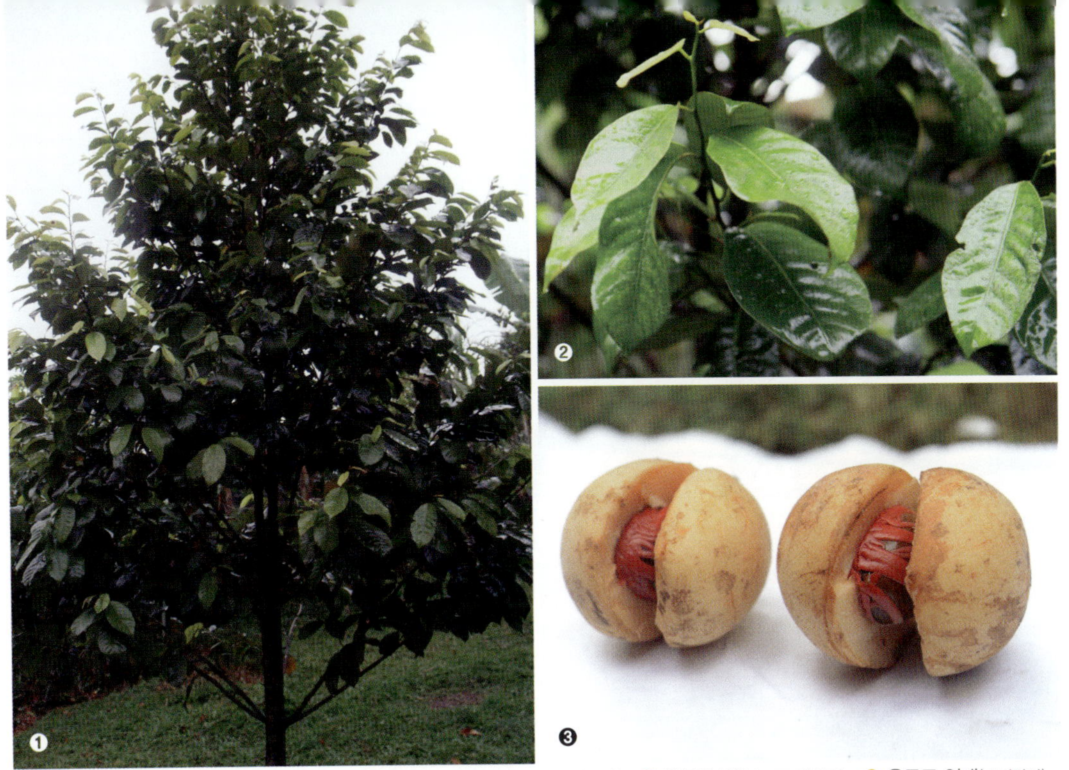

❶ 육두구 나무모양(보고르 재배지)   ❷ 육두구 잎(보고르 재배지)   ❸ 육두구 열매(스리랑카)

여지나 용안과 같은 무환자나무과에 속하는 람부탄은 이들과 친구 격이고 과육 색상도 비슷하다. 한방에서는 람부탄을 소자(韶子)라 부르며, 맛은 달고 성질은 따뜻하며 독이 없는 과일로 알려져 있다. 갑작스런 이질이나 배가 냉한 증세를 치료하는 데 도움이 된다. 람부탄에는 뼈나 치아를 튼튼하게 하는 칼슘이나 자외선에 의한 피부 피해를 최소한으로 억제하는 비타민 C가 많으며, 피로하기 쉬운 사람의 영양보충에도 좋다.

육두구, 고량강, 바질

보고르 산 중턱의 재배지에서 육두구, 고량강, 바질을 관찰한다. 육두구(肉豆蔻, *Myristica fragrans*)는 배 속을 따뜻하게 하고 기운이 잘 통하게 하는 한약이지만 너트멕(nutmeg)으로 불리는 향신료이기도 하다. 강한 향과 맛을 내므로 생선구이, 조개, 치즈 요리에 어울리고 채소와 감자를 양념할 때도 사용한다. 고량강(高良薑, *Alpinia officinarum*) 뿌리줄기는 복부가 차고 아픈 증상에 쓰이며, 음식을 지나치게 많이 먹어서 위장에 쌓여 생기는 병증에 사용하는 약재다. 북한에서는 '량강뿌리'로 불린다. 바질(basil, *Ocimum basilicum*)은 토마토와 궁합이 잘 맞

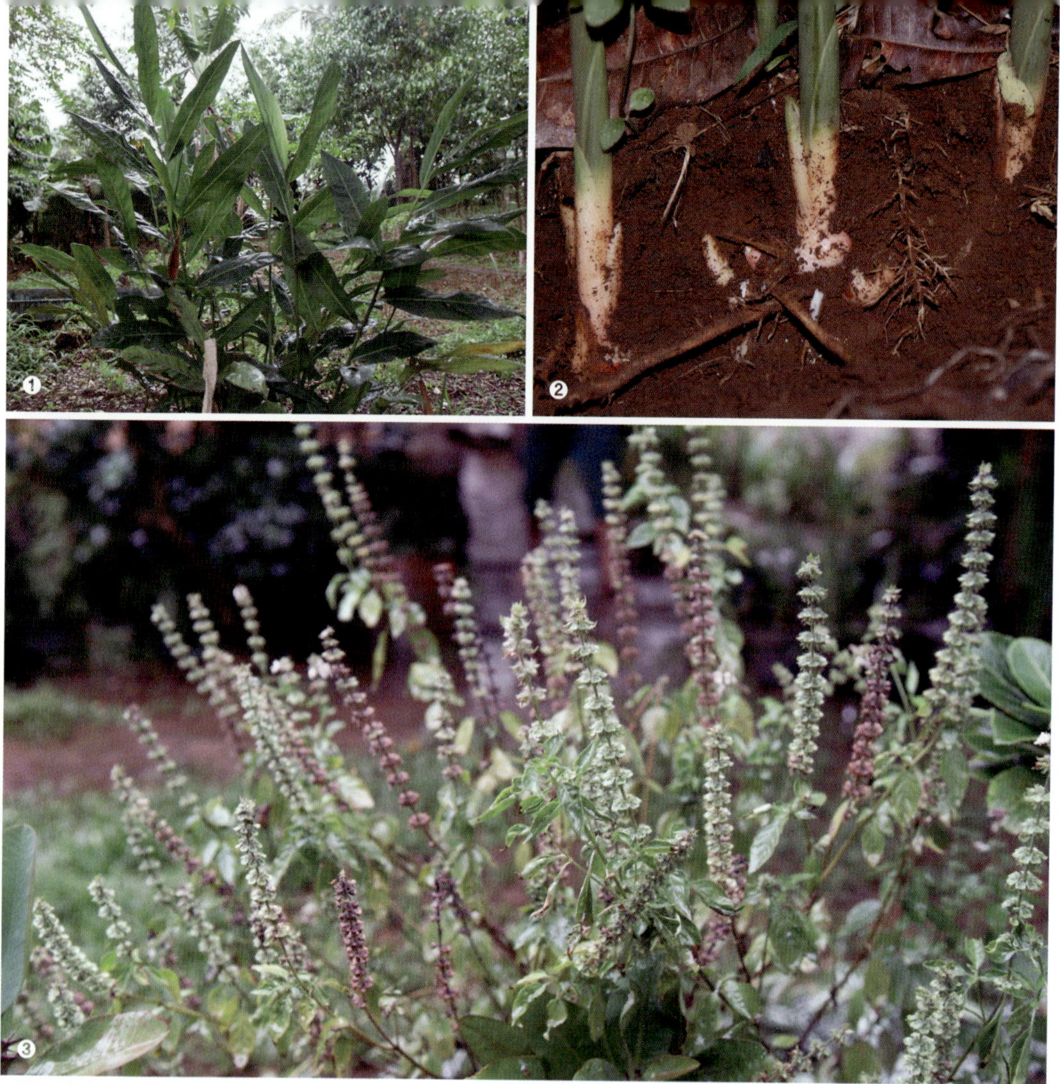

❶ 고량강(보고르 재배지)　❷ 고량강의 뿌리줄기가 조금 보인다.(보고르 재배지)　❸ 바질(보고르 재배지)

아 토마토 샐러드나 피자에 잘 어울리며 이탈리아 요리에 빠지지 않는 향신 식물이다. 음식이 소화되지 않고 오랫동안 정체되는 증상 그리고 입 냄새를 없애는 데 도움이된다.

젠콜콩, 간다리아, 갈랑갈

보고르 숙소 인근의 아침 시장으로 나가봤다. 시끌벅적한 시장에는 수많은 사람들이 모여들어 인도네시아의 민낯을 보는 것 같다. 처음 보는 젠콜콩(djenkol, jenkol, *Archidendron pauciflorum*)이 여기저기서 팔리고 있다. 동남아시아가 원산지인 이 콩은 인도네시아, 태국,

328

말레이시아에서 주로 소비하는데, 볶거나 튀겨 먹으며 날것을 먹기도 한다. 하지만 콩에는 약한 독성을 일으킬 수 있다고 발표되어 있다.

열대과일인 간다리아(gandaria, *Bouea macrophylla*)가 좌판에 수북이 쌓여 있다. 태국에서 널리 쓰

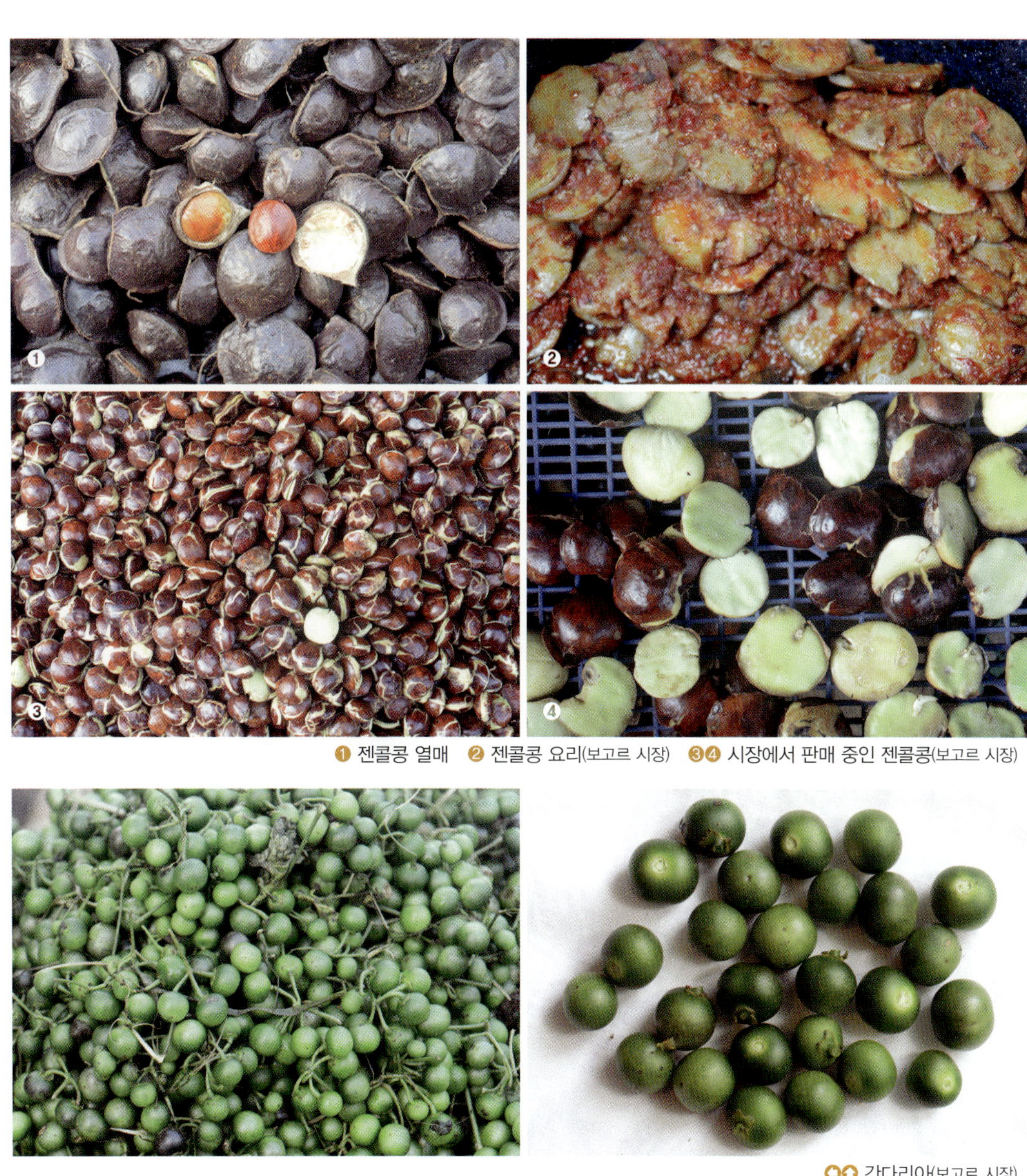

❶ 젠콜콩 열매 ❷ 젠콜콩 요리(보고르 시장) ❸❹ 시장에서 판매 중인 젠콜콩(보고르 시장)

❺❻ 간다리아(보고르 시장)

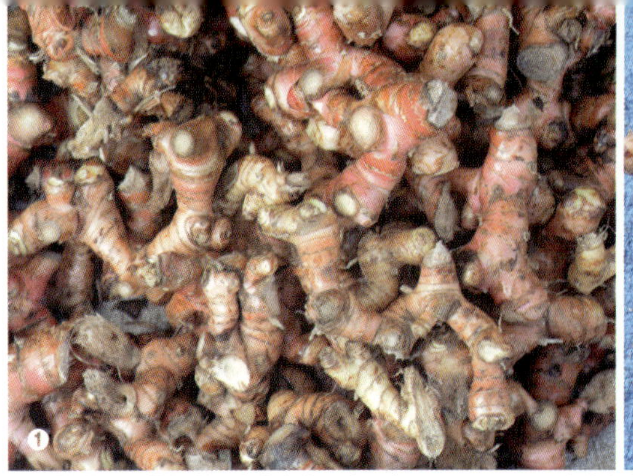
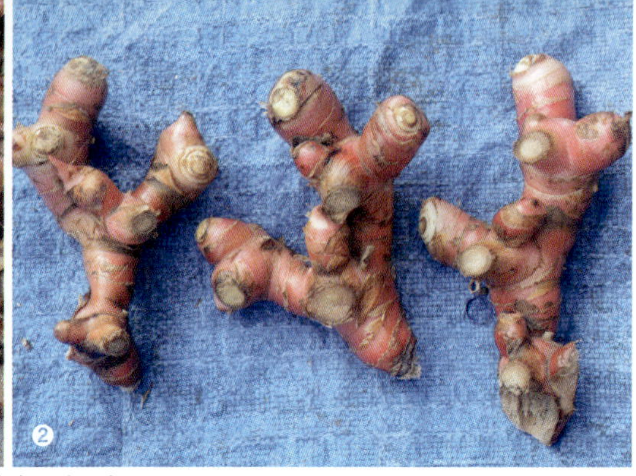

❶ 향신료로 활용하는 갈랑갈의 뿌리줄기(보고르 시장)　❷ 갈랑갈의 뿌리줄기(보고르 시장)

이는 이름은 마프랑이다. 망고와 같이 옻나무과에 속하며 망고처럼 중간에 하나의 종자가 있으나 대부분 단맛을 가지고 즙액이 많아 망고와는 전혀 다른 맛과 풍미를 느낄 수 있는 과일이다. 그렇지만 간다리아의 별명에는 plum mango 또는 mango plum 같은 망고 글자가 들어간다. 한국에서 보기 힘들었던 갈랑갈(galangal, *Alpinia galanga*)은 시장에서 수없이 만난다. 이 뿌리줄기를 대고량강(大高良薑) 그리고 열매는 홍두구(紅豆蔻)라 부르는 약용식물이지만 뿌리줄기는 동남아 요리에 즐겨 사용하는 향신료이기도 하다. 한국 《식품공전》에는 이명인 '아시아생강'으로 수재되어 있다. 그래서 생강과 비슷한 향미를 가지고 있지만 향은 생강보다 강하다. 인도네시아 현지에서는 lengkuas로 불린다.

믈린조, 프타이콩, 살락, 불수과, 강황

믈린조(melinjo, *Gnetum gnemon*)도 자주 눈에 띈다. 빨갛고 노랗게 익은 열매 모습은 이 시장

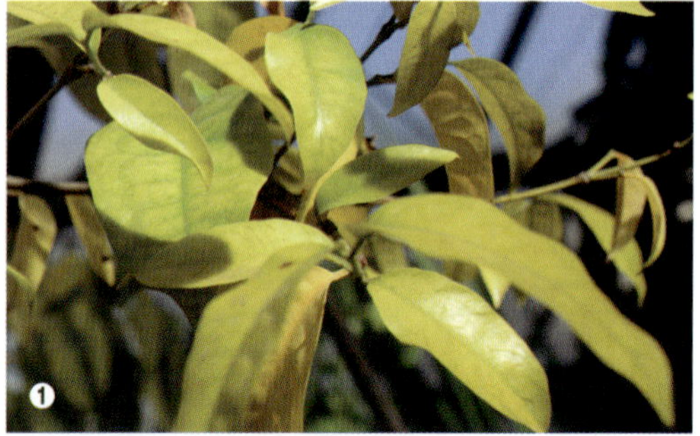
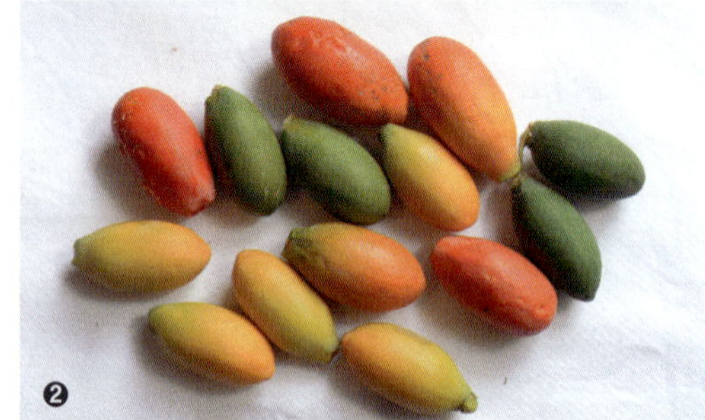
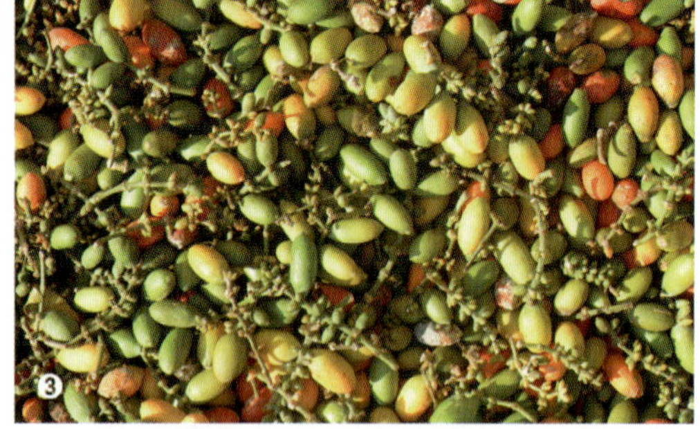

❶ 믈린조 잎(일본 호시약과대학 약용식물원)

❷ 믈린조 열매(보고르 시장)

❸ 시장에서 판매 중인 믈린조(보고르 시장)

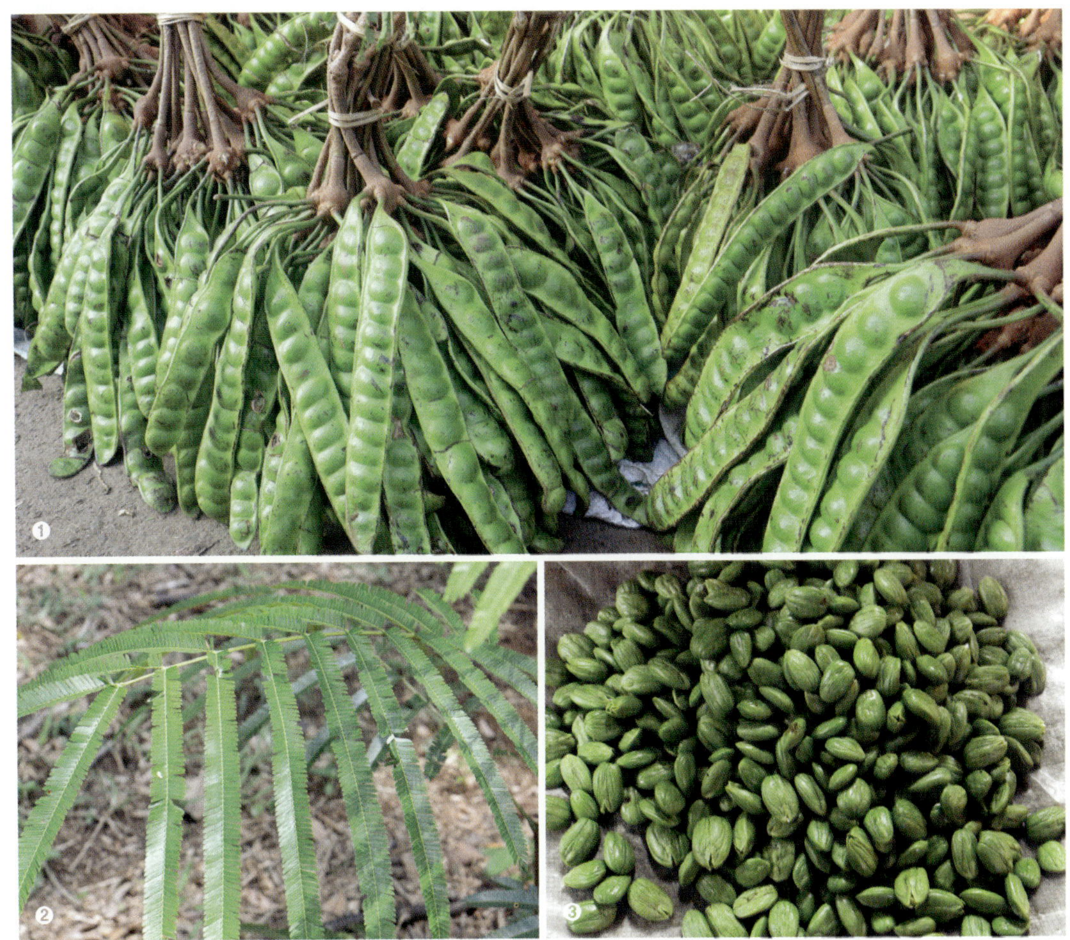

❶ 커다란 꼬투리를 가진 프타이콩(보고르 시장)　❷ 프타이콩 잎(보고르농과대학교 약초원)　❸ 보고르 시장에서 판매 중인 프타이콩

에서 봤던 열대과일 중에서 가장 예쁜 열매 같다. 열매는 그대로 또는 익혀서 먹고 잎, 꽃도 식용할 수 있으며 뿌리는 해독제로 활용한다. 최근에는 씨에 함유된 레스베라트롤 성분을 건강식품으로 활용한다. 프타이콩 또는 페타이콩(petai, *Parkia speciosa*)의 영어 이름은 bitter bean, stink bean이다. 식품이지만 혈당저하의 효능도 알려져 있다. 이곳 사람들이 많이 찾는지 프타이콩 파는 곳을 몇 군데 봤다. 보고르농과대학교 약초원에서 자라는 키 작은 프타이콩을 봤는데 그 잎 사진을 몇 장 촬영해 놨다.

살락(salak, *Salacca zalacca*)은 뱀 껍질 같아서 스네이크프루트(snake fruit)라는 이름이 붙여졌지만

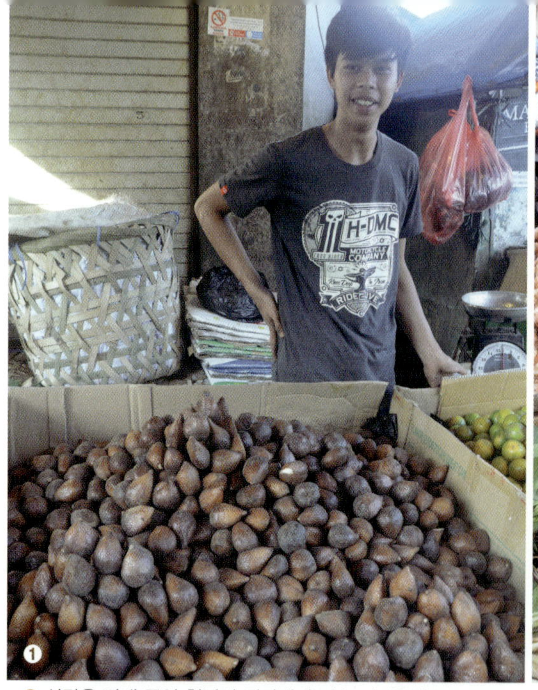

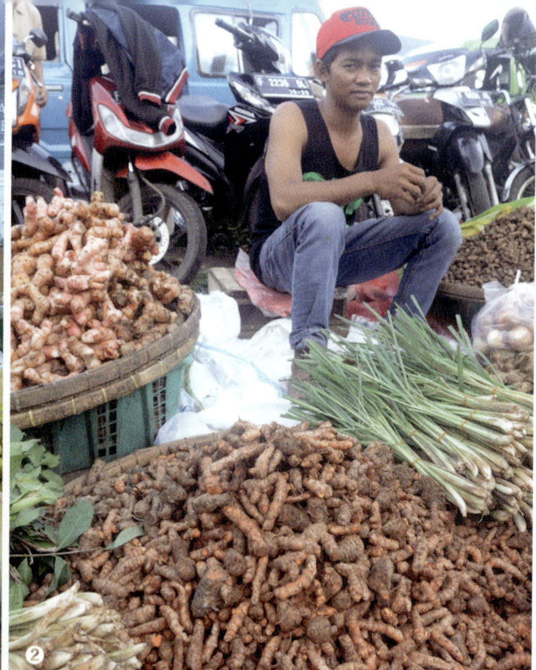

❶ 살락을 판매 중인 청년이 필자에게 미소 지어준다.(보고르 시장)
❷ 강황을 판매하는 청년이 쳐다보길래 그 모습도 한 컷 담아본다.(보고르 시장)

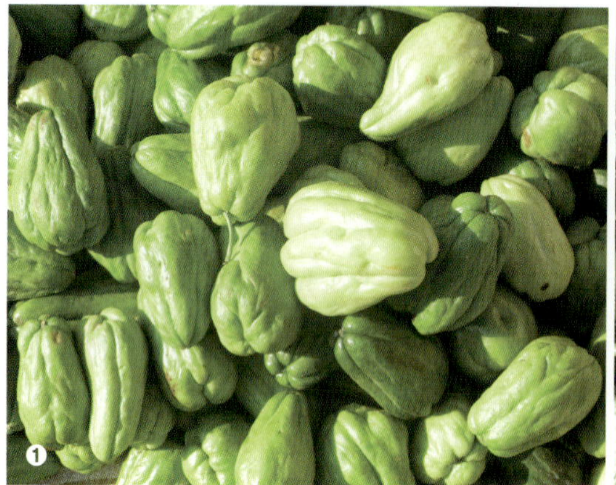

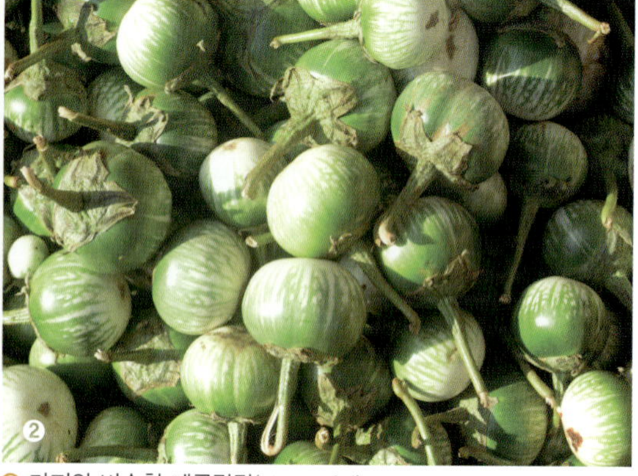

❶ 부처님의 오므린 손가락 모양을 닮았다는 차요테(보고르 시장)　❷ 가지와 비슷한 떼롱랄랍(보고르 시장)

과육이 맛있는 열대과일이다. 살락을 가득 쌓아두고 팔고 있던 청년이 사진 찍는 필자를 향해 미소 지어준다. 차요테(chayote, *Sechium edule*)는 부처님의 오므린 손가락 모양과 닮았다고 해서 '불수과(佛手果)'로도 부른다. 열매와 잎은 이뇨, 소염 작용이 있다. 특히 잎으로 만든 차는 고혈압, 동맥경화에 좋고, 신장 결석을 녹이는 데도 효과가 있다. 인도네시아에서 가지를 떼롱(terong)으로 부른다. 이 글자가 들어간 떼롱랄랍(terong lalap)은 둥근 애기호박같이 생긴 가지다. 인도네시아 사람들이 즐기는 강황(turmeric)을 소쿠리에 수북이 쌓아놓고 팔고 있다. 반가운 마음에 강황 사진을 몇 장 찍는데 주인 청년이 쳐다보길래 그 모습도 한 컷 담아본다. 여기서는 강황을 kunyit으로 부른다. 아침 식사 후 숙소 근처를 돌다 우연히 발견한 시장에서 젠콜콩, 간다리아, 믈린조, 프타이콩의 사진을 확보하는 큰 소득을 얻었다.

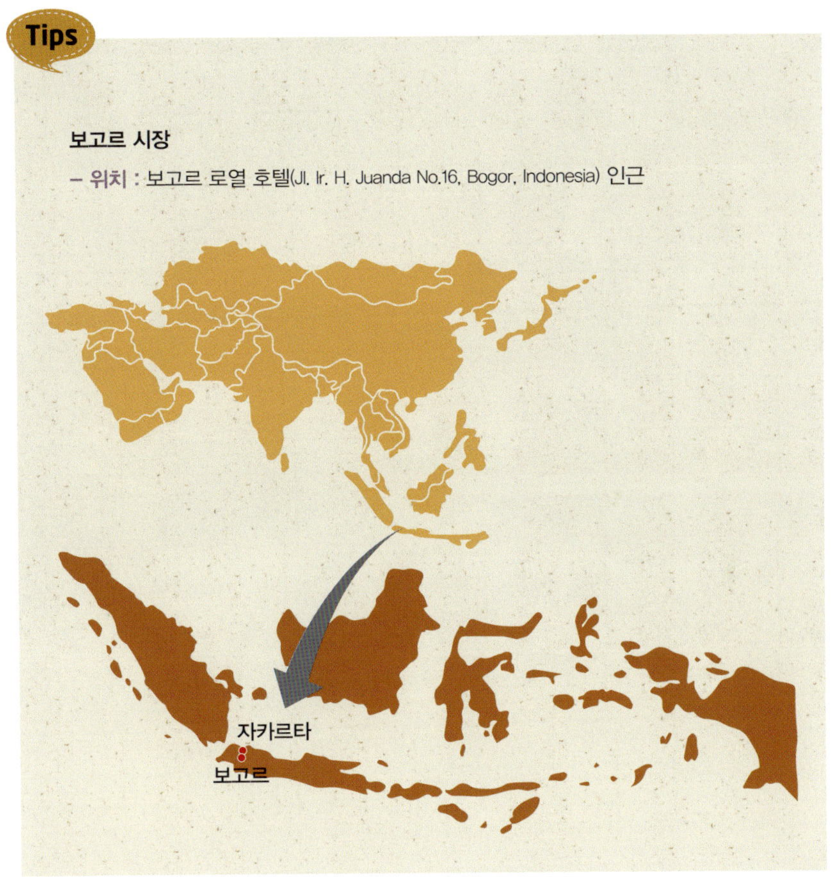

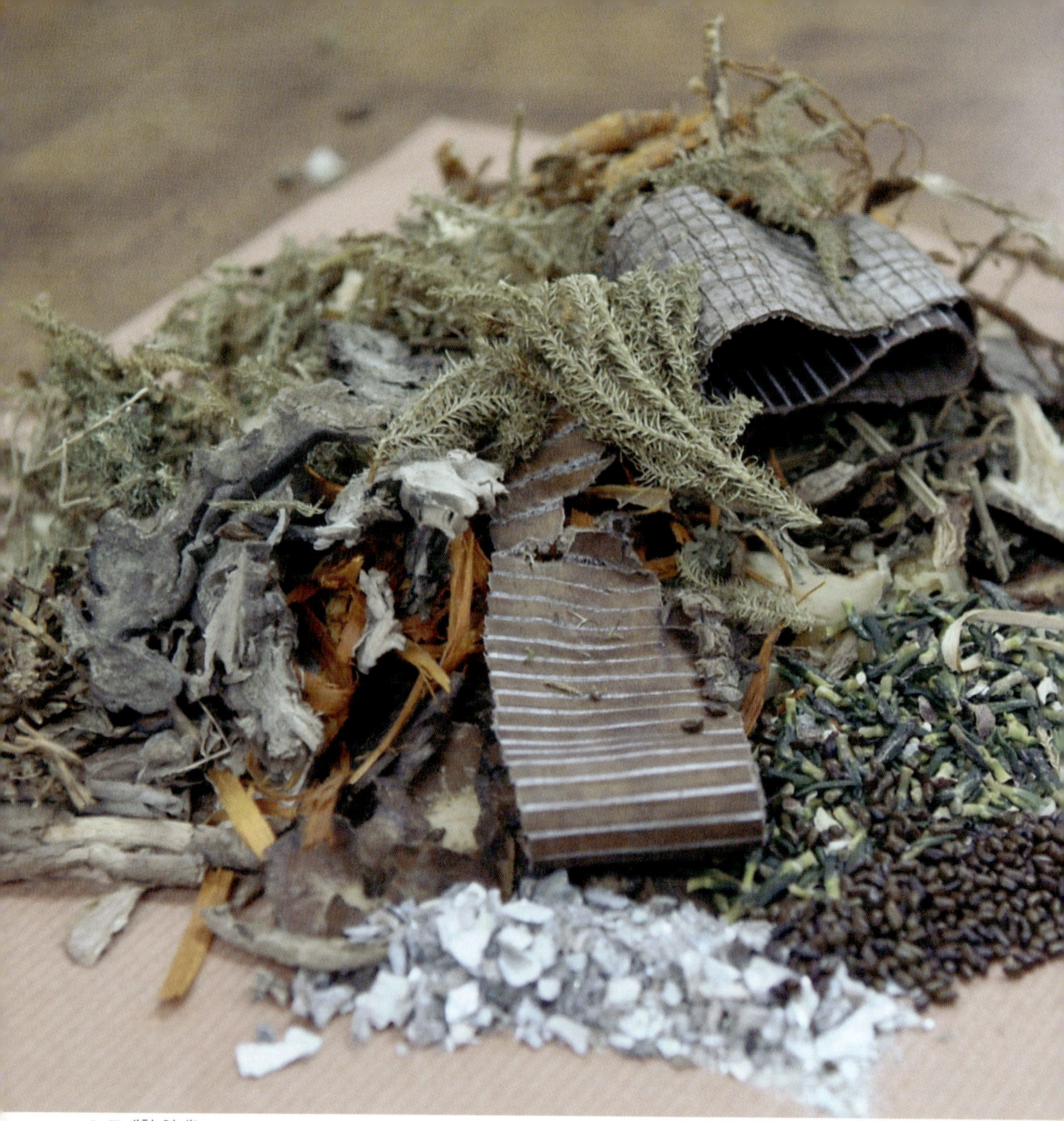

| 5.10 |

자카르타의 약초

살락, 슈가애플, 잭푸르트, 람부탄, 랑삿

　자카르타(Jakarta)의 규모가 큰 시장에서 열대과일인 살락, 슈가애플, 잭푸르트, 람부탄, 랑삿을 만난다. 살락(salak, *Salacca zalacca*)의 열매는 갈색의 광택이 있는 비늘 모양의 껍질이 있어 약간 기분 나쁜 인상을 받을 수 있지만 껍질을 벗기면 유백색의 부드러운 과육이 나타나고 맛이 좋다. 과일 생김새는 길죽한 서양배 모양이지만 이 같은 '뱀 껍질' 때문에 스네이크프루트(snake fruit)란 특별한 이름이 붙었다. 슈가애플(sugar apple, *Annona squamosa*)은 이름에 걸맞게 설탕처럼 달고 씹는 맛이 있어 필자의 입맛에 딱 맞는 과일이었다. 열매는 한방에서 청열해독(清熱解毒) 및 살충 효과가 알려져 있다. 잭푸르트(jack fruit, *Artocarpus heterophyllus*)는 인도네시아에서는 낭까(nangka)로 부르는 열대과일로 과육은 졸깃졸깃해서 고기 씹는 질감을 가지고 있다. 랑삿(langsat, *Lansium parasiticum*)은 멀구슬나무과로서 용안과 다르지만 과육 모양은 용안육처럼 생겼다. 두쿠(duku)로도 부르는 랑삿은 씨를 씹으면 매우 쓰다.

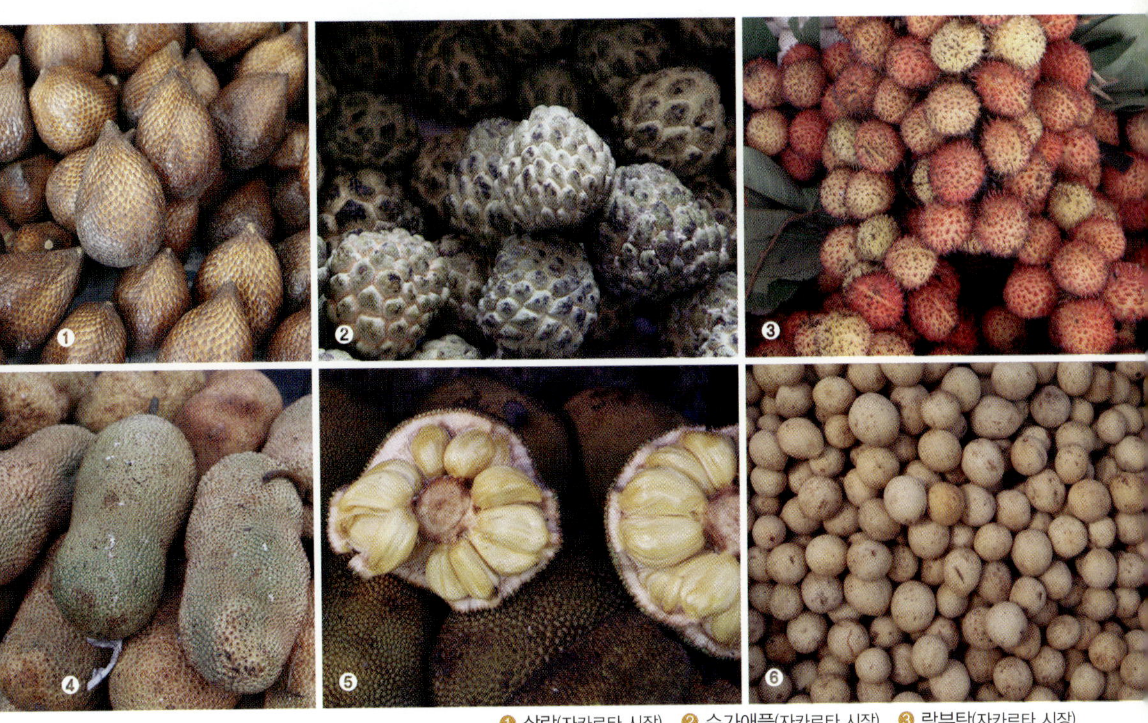

① 살락(자카르타 시장)　② 슈가애플(자카르타 시장)　③ 람부탄(자카르타 시장)
④ 잭푸르트(자카르타 시장)　⑤ 작은잭푸르트 내부(자카르타 시장)　⑥ 랑삿(자카르타 시장)

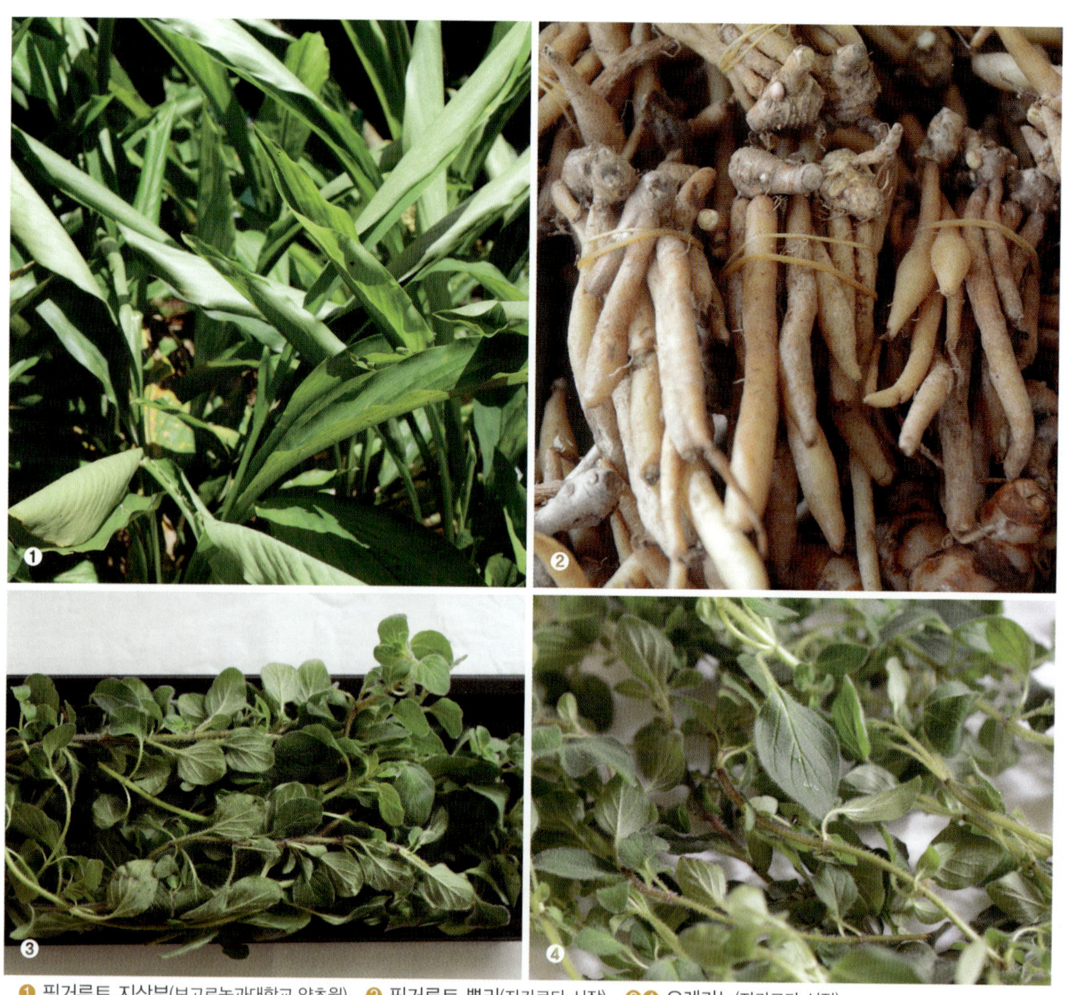

① 핑거루트 지상부(보고르농과대학교 약초원)　② 핑거루트 뿌리(자카르타 시장)　③④ 오레가노(자카르타 시장)

핑거루트, 오레가노, 갈랑갈, 가시여지

자카르타의 작은 시장을 찾았더니 여기서도 몇 가지 열대과일과 약초를 만났다. 핑거루트, 오레가노, 갈랑갈, 가시여지, 타라곤, 간다리아, 프타이콩, 인도네시아월계수, 카피르라임(kaffir lime) 잎이다.

핑거루트(*Boesenbergia rotunda*, *Boesenbergia pandurata*)는 인도네시아에서 테무쿤시(temu kunci), 태국에서는 크라차이(krachai)로 불리며 중국생강(Chinese ginger)이라는 별명도 가지고 있는 생강과의

336

열대식물이다. 뿌리 모양이 손가락을 닮았다고 해서 핑거루트(finger root)라는 이름이 붙었다. 뿌리의 맛과 향이 좋아 차로 우려 먹거나 가루 내어 향신료로 사용한다. 시장에서 말린 핑거루트를 쉽게 볼 수 있다. 식약처의 건강기능식품 기능성 인정 원료로서 자외선에 의한 피부손상으로부터 피부 건강을 유지하는 데 도움을 줄 수 있다는 것과 체지방 감소에 도움을 줄 수 있다는 기능성을 인정받고 있다. 필자는 보고르농과대학교 약초원과 보고르 식물원에서 재배 중인 핑거루트를 관찰한 적이 있다. 오레가노(oregano, *Origanum vulgare*)는 꿀풀과에 속하는 향신료다. 그래서 잎을 샐러드와 파스타 요리에 넣어 사용하며 향을 내기 위해 가루를 바베큐 요리에 뿌려주기도 한다. 소염, 항

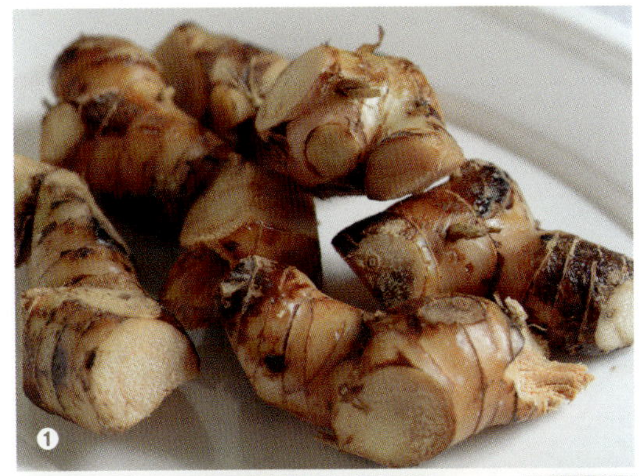

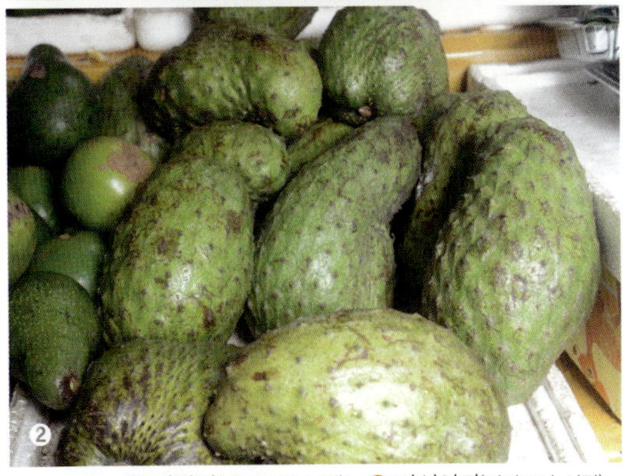

❶ 갈랑갈(자카르타 시장) ❷ 가시여지(자카르타 시장)

균 작용과 함께 기(氣) 순환을 도와주는 효능이 있다. 열대지방에서 향신료로 자주 활용하는 갈랑갈(galangal)과 열대과일인 가시여지(sour sop, *Annona muricata*)도 어김없이 팔고 있다.

타라곤, 간다리아, 프타이콩, 인도네시아월계수, 카피르라임

타라곤(tarragon, *Artemisia dracunculus*)은 estragon이라는 별명을 가진 향신료다. 프랑스 요리에 자주 사용되며 예전에는 왕궁의 정원에서 재배하여 귀한 약초로 쓰였다고 전한다. 소스, 샐러드 등에 향기가 나는 잎을 사용한다. 타라곤의 식물 사진은 유럽의 크로아티아 자그레브 식물원과 체코 카를대학교 식물원에서 확보해 뒀다. 영어로 간다리아(gandaria, *Bouea macrophylla*) 또는 마리안플럼(marian plum)으로 부르는 열대과일도 보인다. 원산지는 태국이며 태국에서 부르는 이름은 마프랑이다. 프타이콩(petai, *Parkia speciosa*)은 인도네시아, 말레이시

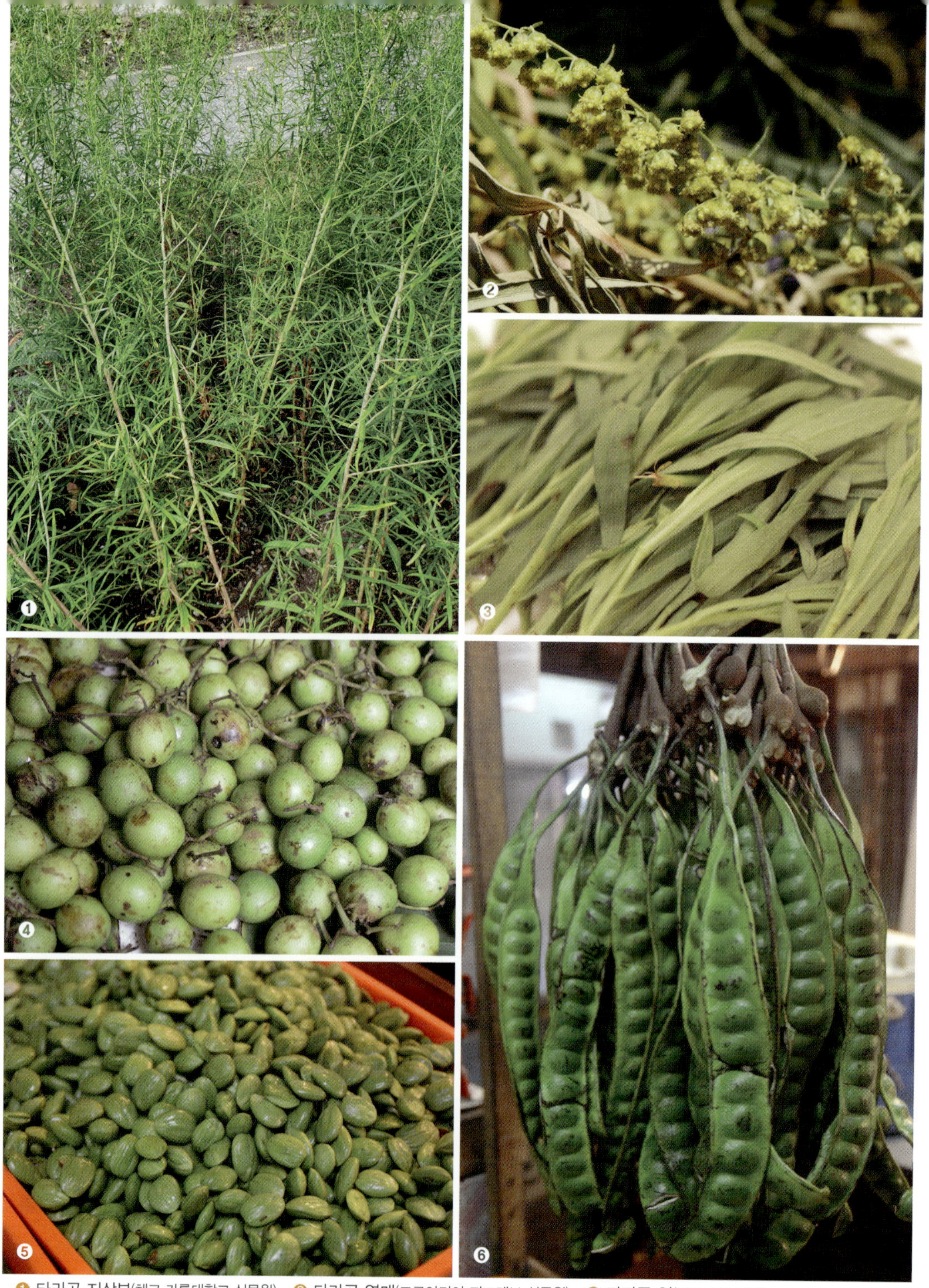

❶ 타라곤 지상부(체코 카를대학교 식물원)   ❷ 타라곤 열매(크로아티아 자그레브 식물원)   ❸ 타라곤 잎(자카르타 시장)
❹ 간다리아(자카르타 시장)   ❺❻ 프타이콩(자카르타 시장)

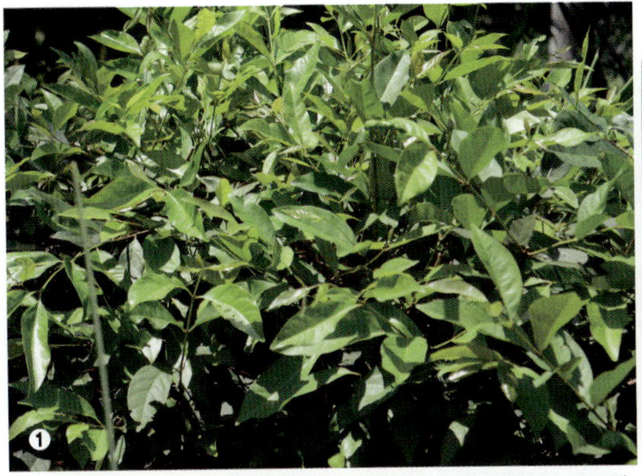

❶ 인도네시아월계수 지상부(보고르농과대학교 약초원)

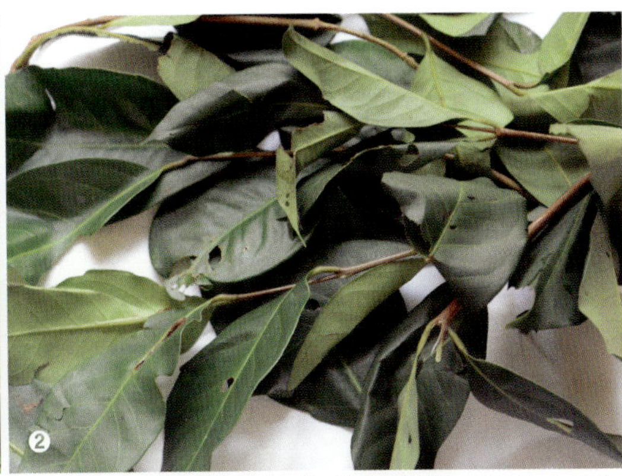

❷ 현지에서 살람으로 부르는 인도네시아월계수 잎(자카르타 시장)

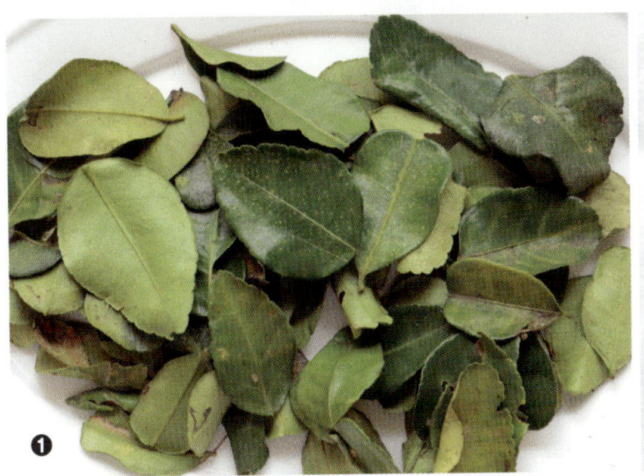

❶ 카피르라임 잎(자카르타 시장)　❷ 카피르라임 열매(인도네시아 발리)

아, 태국에 주로 분포한다. 인도네시아 길가나 시장에서 긴 콩을 걸어놓고 판매하는 것을 볼 수 있다. 커다란 꼬투리와 그 속에 들어 있는 콩이 인상적이다. 프타이콩의 영어 이름은 bitter bean 또는 stink bean이다.

　살람(salam, *Syzygium polyanthum*)으로 일컫는 열대식물은 인도네시아월계수(Indonesian bay leaf) 또는 인도월계수(Indian bay leaf)의 별명도 가진다. 그래서 잎은 월계수 잎과 비슷한 방식으로 다양한 요리에 쓰인다. 인도네시아어로 jeruk purut인 열대과일은 라임의 일종인 카피르라임(kaffir lime, *Citrus hystrix*)이다. 아직 우리에게 생소한 이름이지만 동남아에서는 요리의 향신료로 자주 등장하는 카피르라임은 인도네시아에서는 잎을 국에 넣어 사용하므로 열매뿐 아니라 잎도 시장에서 자주 보인다.

강황, 자바강황, 고려인삼

자카르타 백화점의 식품매장에 강황 코너가 있다. 매대의 넓이를 보니 인도네시아 인들이 얼마나 강황을 좋아하고 많이 찾는지 알 수 있다. 여러 종류의 강황류 뿌리줄

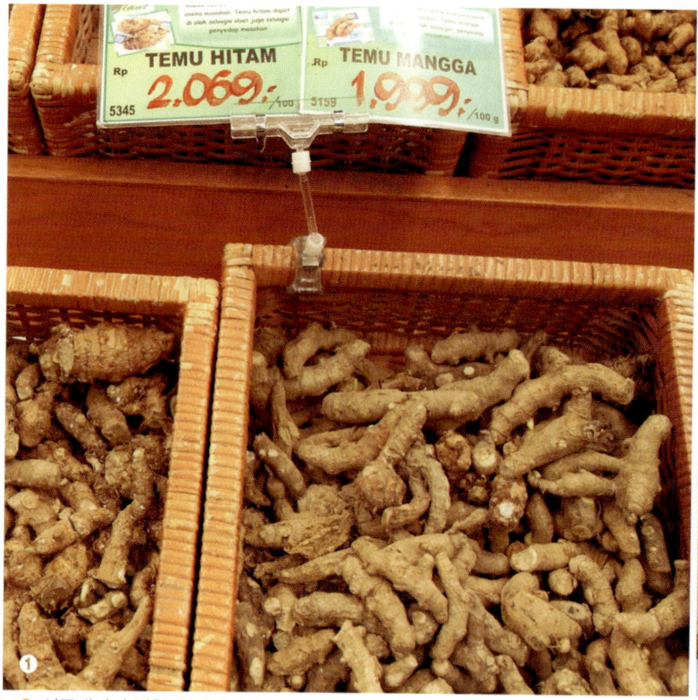

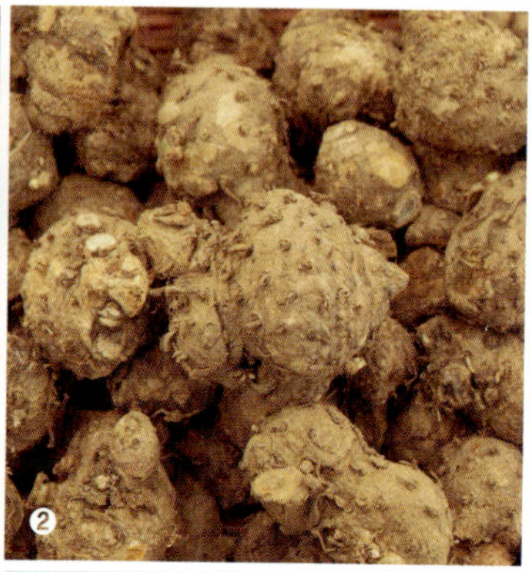

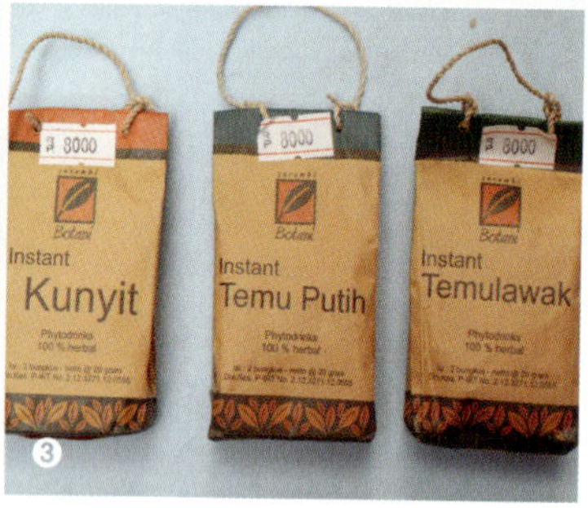

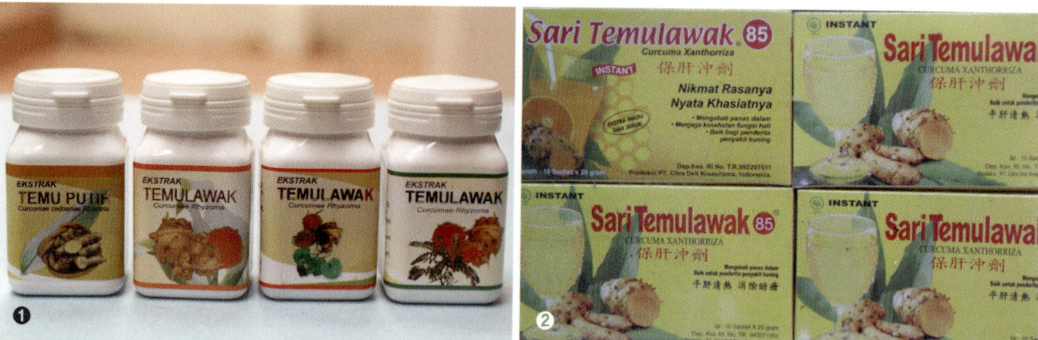

❶ 식품매장의 강황 판매점(자카르타 백화점) ❷ 자바강황(자카르타 백화점)

❸ 강황류 제품. kunyit은 강황, temu putih는 아출, temulawak은 자바강황이다.(자카르타 백화점)

❶ 강황류 제품(자카르타 백화점)

❷ temulawak으로 부르는 자바강황 제품(자카르타 약국)

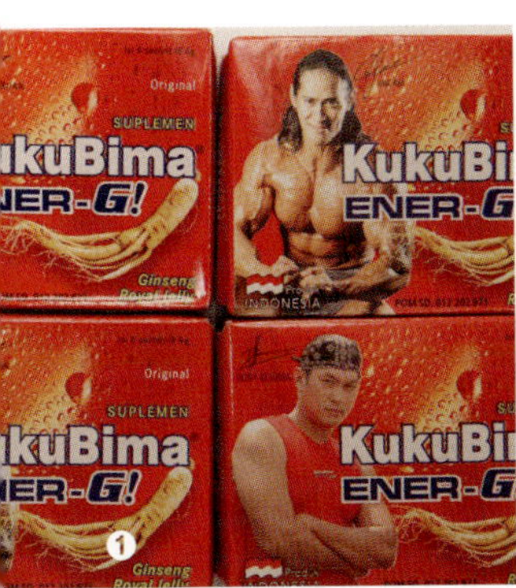
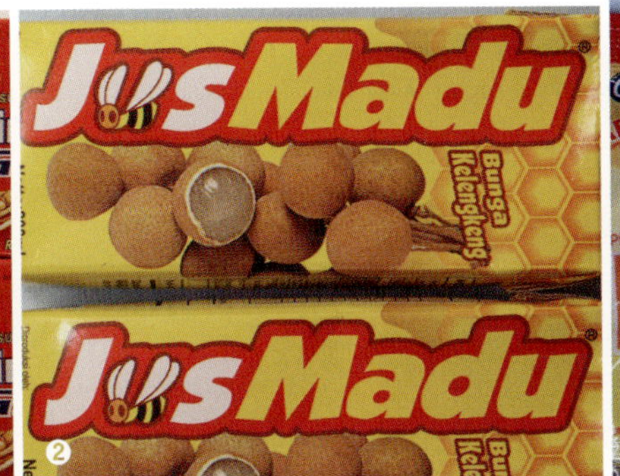
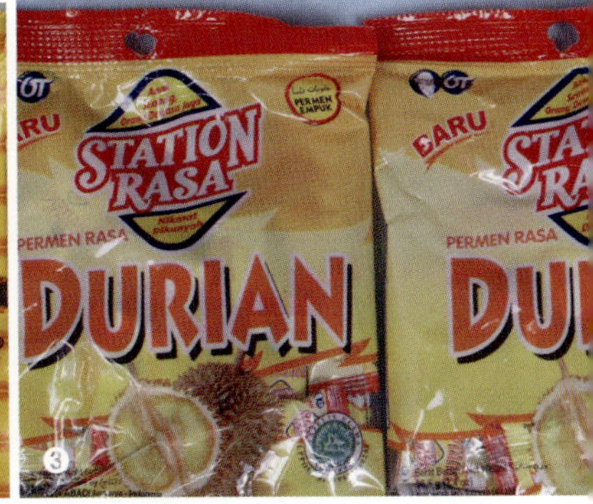

❶ 고려인삼 제품(자카르타 백화점)　❷ 용안육 드링크(자카르타 백화점)　❸ 두리안 사탕(자카르타 백화점)

기 중에서 자바강황(Javanese turmeric)인 *Curcuma zanthorrhiza*가 많이 담겨 있다. 자바강황은 인도네시아에서 temulawak으로 부르고 자바생강(Java ginger)이란 별명도 가진다. temu mangga인 *Curcuma mangga*도 옆에 진열되어 있다. 일반적인 강황은 현지에서 kunyit(*Curcuma longa*)으로 부른다. 이 같은 강황류 뿌리줄기뿐 아니라 강황으로 만든 제품들도 상점에 진열되어 있다.

우리 고려인삼 제품들도 진열되어 있다. 제품 겉면에 남성이 근육을 자랑하는 광고 사진이 눈에 띈다. 옆에는 용안육 드링크와 두리안 사탕이 있다. 생김새가 용의 눈알과 비슷하다고 해서 이름 붙여졌다는 용안(龍眼, *Dimocarpus longan*)은 람부탄과 같은 속(屬) 식물로, 몸과 마음이 허약하고 피로하며 기억을 잘 잃어버리거나 걸핏하면 잘 놀라는 증세 치료에 도움이 된다고 알려져 있다. 두리안은 '냄새는 지옥, 맛은 천국'이라는 별명을 가진 열대과일의 황제'로 불린다. 냄새가 지독해서 처음 대할 땐 누구나 기겁을 하고 돌아서지만, 한번 맛을 들이면 어떤 과일보다 맛있다고 평가하기 때문에 붙여진 별명이다. 요즘 우리나라에도 많이 수입되어 팔리고 있다.

연와, 삼칠, 진주모

자카르타의 약국에 인도네시아 전통의약인 자무(Jamu)로 사용되는 자바강황 제품이 진열되어 있다. 연와(燕窩, 바다제비가 분비한 타액과 깃털 등으로 만든 둥지) 제품, 삼칠(三七) 또는 전칠(田七)로 부르는 제품, 국화 제품 그리고 진주모(眞珠母)도 함께 보인다. 삼칠(*Panax notoginseng*)은 중국삼으

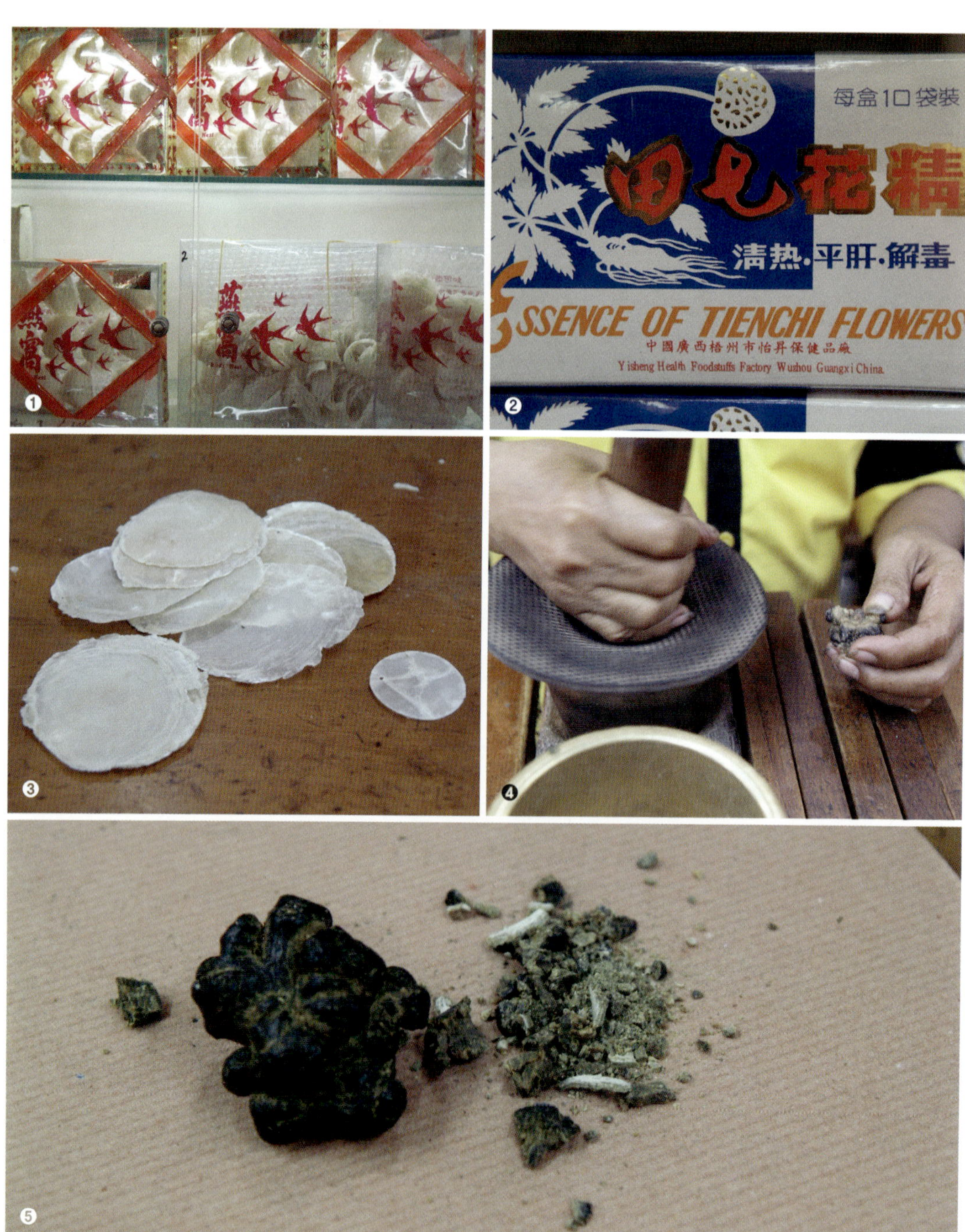

❶ 바다제비 둥지인 연와 제품(자카르타 약국)　❷ 삼칠의 꽃 제품. 전칠로도 부른다.(자카르타 약국)　❸ 진주모(眞珠母)(자카르타 약국)
❹ 단단한 삼칠을 쪼개는 모습이 인상적이다.(자카르타 약국)　❺ 부서진 삼칠(자카르타 약국)

로도 불리며 중국 사람들이 애용하는 한약이다. 주로 어혈을 없애고 출혈을 멎게 하며 종기를 가라앉히고 통증을 멎게 하는 데 쓰인다. 약국 내에서 단단한 삼칠을 쪼개어 조제하는 모습이 인상적이다. 서점에 고려인삼에 관한 책이 있길래 한 권 구입했다. 인도네시아 사람들도 우리의 인삼에 대해 관심이 많은가 보다.

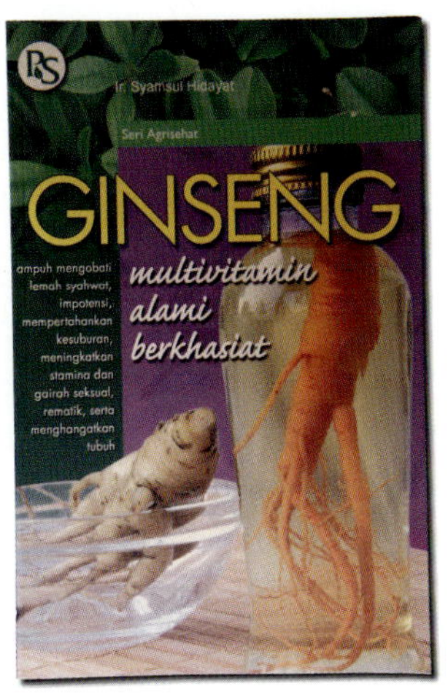

⬆ 고려인삼 도서(자카르타 서점)

Tips

자카르타

– **위치** : 자카르타(Jakarta)는 인도네시아의 수도이자 인도네시아의 최대 도시이다. 자바(Java)섬의 서쪽 끝에 위치하며 옛 이름은 바타비아(Batavia)이다.

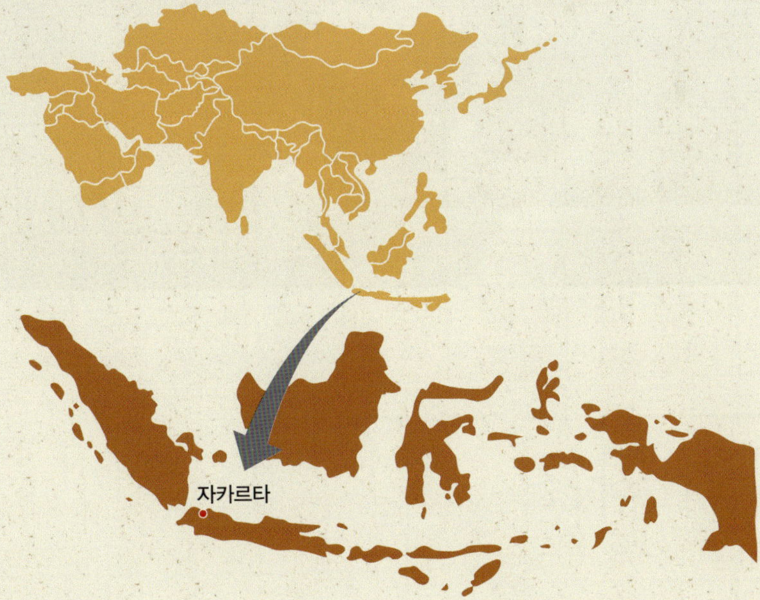

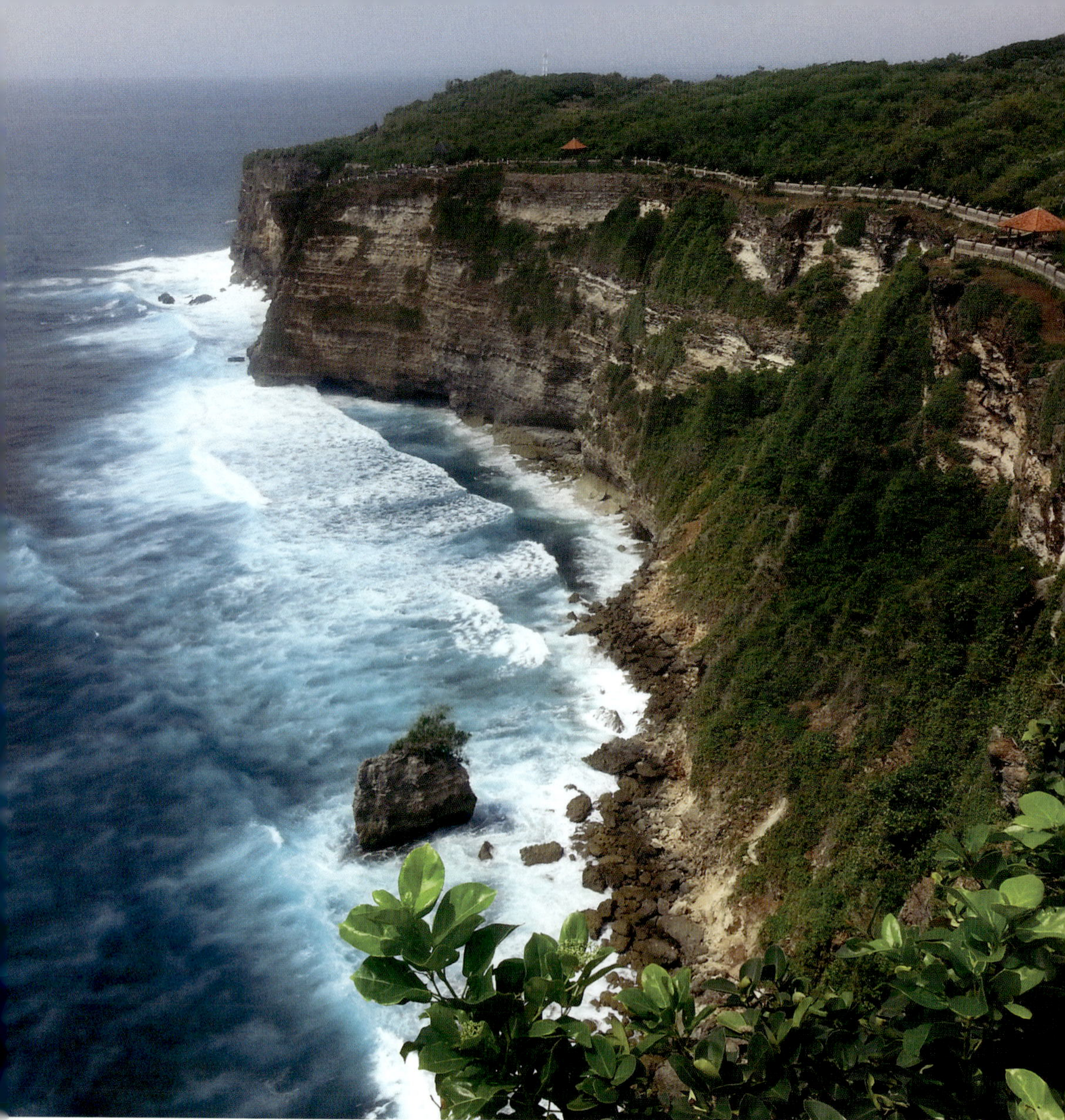

| 5.11 |

발리의 약초

빈랑, 베틀후추

발리(Bali)섬은 신혼부부와 가족여행객들로 북적대는 세계적인 관광지다. 인도네시아에서 이슬람교의 영향을 받지 않은 유일한 섬으로 주민들은 대부분 힌두교를 믿는다. 그래서 인도네시아에서 아직도 힌두 문화의 전통이 남아 있는 섬으로 유명하다. 섬에는 수많은 힌두 사원이 있으며 이는 주민들의 생활과 밀착해 있다. 발리섬의 많은 관광지 중, 최남단의 울루와투 사원(Uluwatu Temple)은 절벽에 부딪치는 높은 파도의 절경 때문에 그리고 빠당빠당(Padang Padang) 비치는 '먹고 기도하고 사랑하라'의 영화 촬영 장소로 유명해져 항상 관광객이 넘쳐난다.

덴파사르(Denpasar)는 섬 남부에 있는 항구로 발리의 중심도시다. 이곳 시장으로 들어가니 빈랑(Areca catechu)과 베틀후추(Piper betle) 잎을 같이 파는 모습이 보인다. 동남아시아 사람들은 베틀후추 잎에 석회를 약간 바르고 빈랑의 생열매를 싸서 껌처럼 씹어 먹는 것을 좋아한

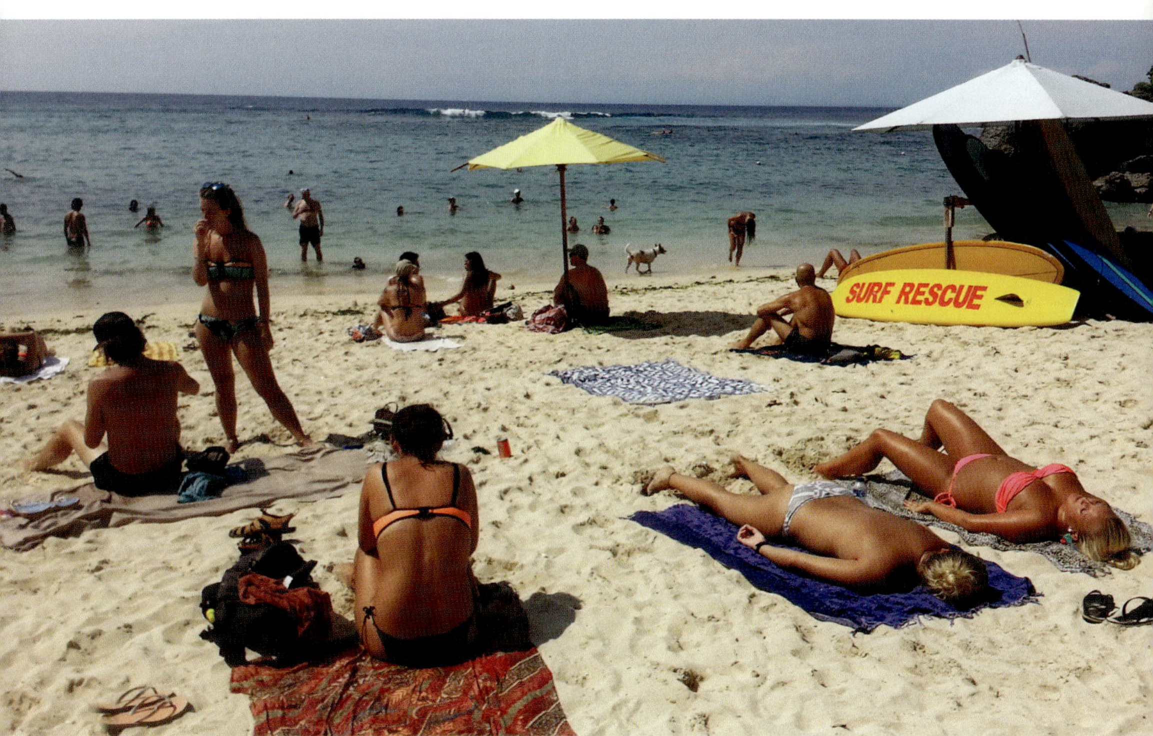

⬆ 영화 촬영 장소로 잘 알려진 빠당빠당 비치

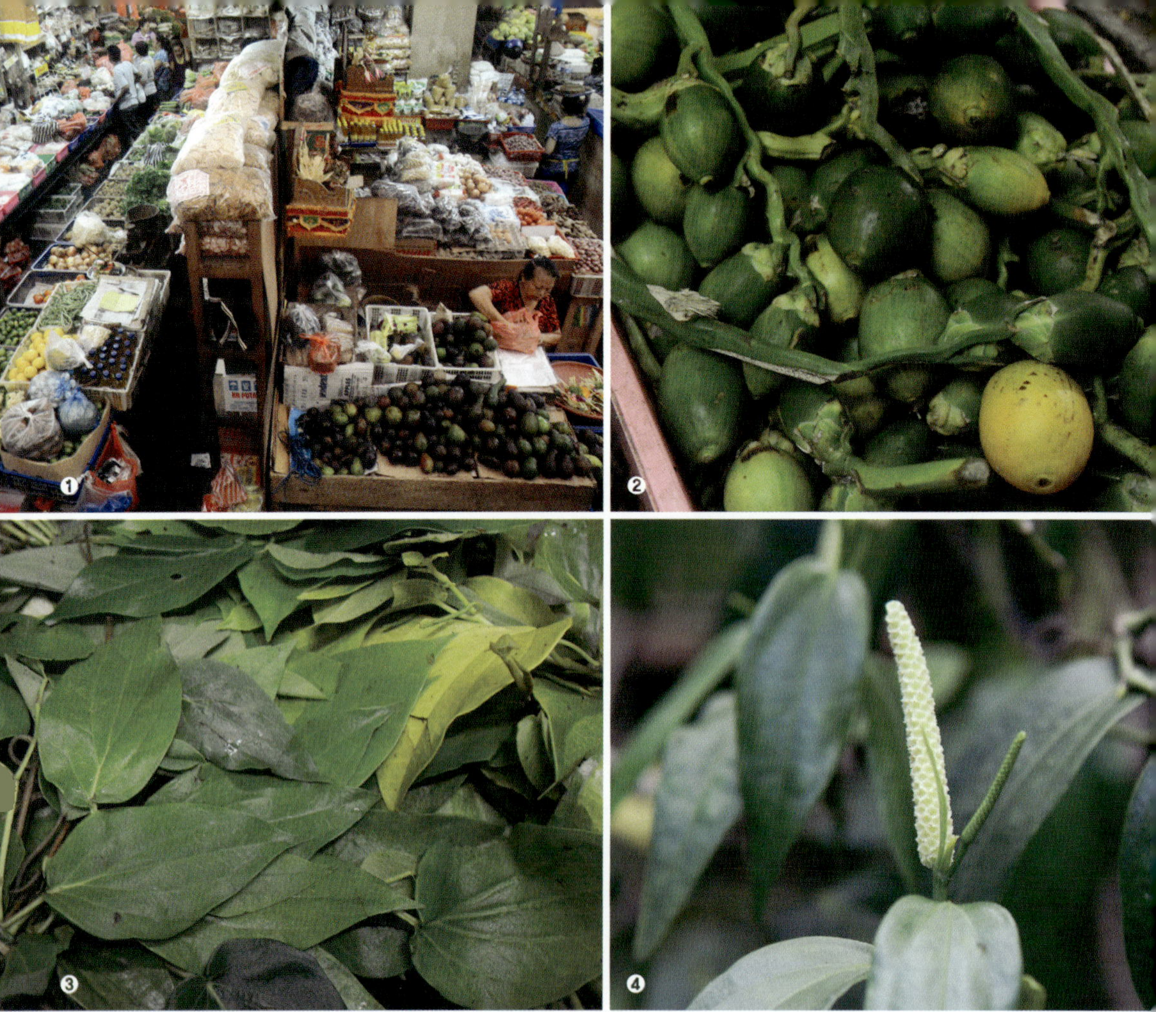

① 덴파사르 시장 내부 전경   ② 빈랑(덴파사르 시장)
③ 빈랑과 함께 씹는 베틀후추 잎(덴파사르 시장)   ④ 베틀후추 열매(보고르 식물원)

다. 씹으면 기분이 좋아진다고 한다. 하지만 구강암 발생의 위험으로 빈랑 씹는 습관을 경고하는 경우가 많다. 반랑은 인도네시아에서 피낭(pinang) 그리고 베틀후추는 인도네시아와 인도에서 시리(sirih)로 부른다.

카피르라임, 젠콜콩, 프타이콩, 잭푸르트, 가시여지, 핑거루트

짙은 녹색의 울퉁불퉁한 껍질을 가진 카피르라임(kaffir lime, *Citrus hystrix*)이 라임과 함께 시장 어두운 곳에 진열되어 있다. 열대지역의 요리에 많이 활용되는 열매다. 카피르라임 옆에는 라임도 보인다. 젠콜콩(djenkol, jenkol, *Archidendron pauciflorum*)으로 부르는 콩 그리고 길다란 꼬투리

속에 들어 있는 프타이콩(petai, *Parkia speciosa*)도 판매 중이다. 젊은 여성이 야자 속껍질의 가루 내는 작업을 한창 진행 중이고, 옆에는 할머니 두 분이 묵묵히 잭프루트(jack fruit, *Artocarpus heterophyllus*)를 손질하고 있다. 인도네시아 현지에서 테무쿤시(temu kunci)로 부르는 핑거루트(*Boesenbergia rotunda*)는 말려서 팔고 있고 가시여지도 진열되어 있다.

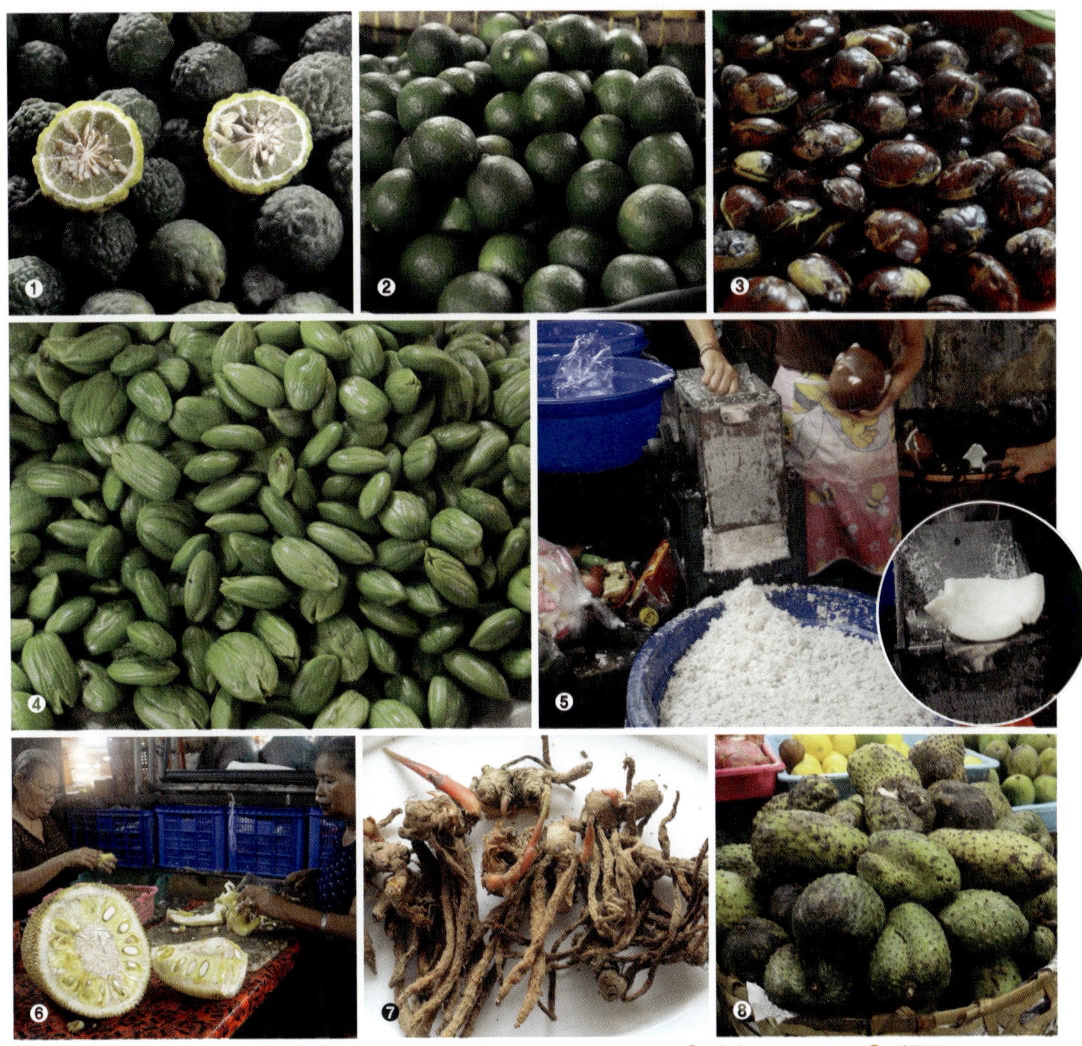

❶ 울퉁불퉁한 껍질을 가진 카피르라임(덴파사르 시장)　❷ 라임(덴파사르 시장)　❸ 젠콜콩(덴파사르 시장)
❹ 프타이콩(덴파사르 시장)　❺ 야자 열매의 하얀 속껍질을 가루 내는 작업(덴파사르 시장)
❻ 잭프루트를 손질하는 할머니들(덴파사르 시장)　❼ 말린 핑거루트(덴파사르 시장)　❽ 가시여지(덴파사르 시장)

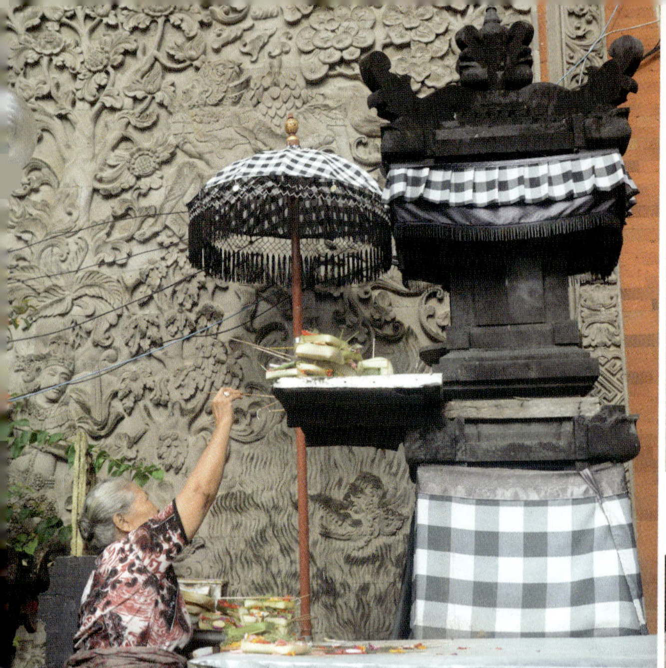

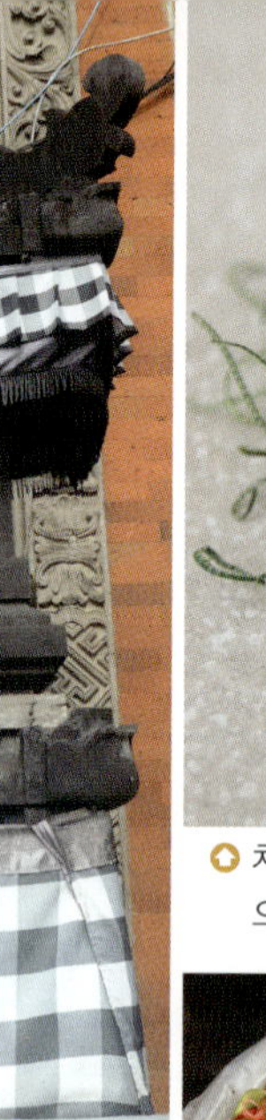

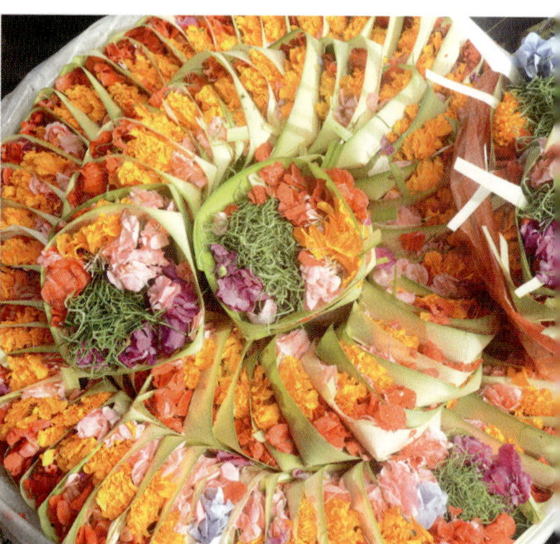

⬡ 차낭사리에 들어가는 가늘게 썬 녹색 잎. 판단 잎으로 추정된다.(우붓)

⬡ 제단 위에 차낭을 올리는 할머니(우붓)

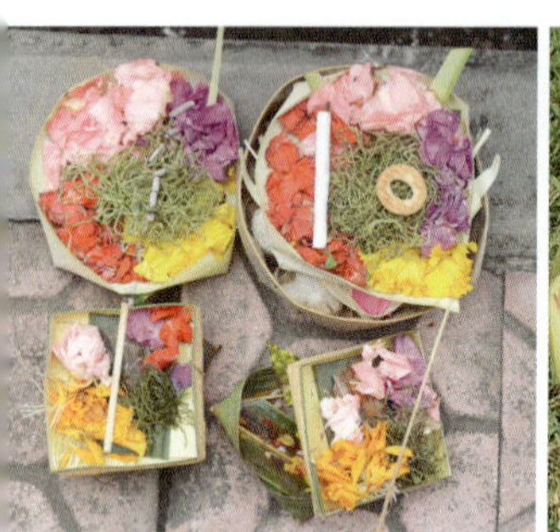

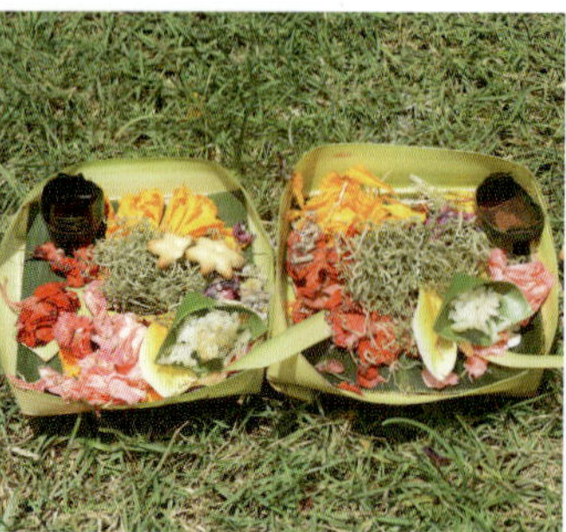

⬡⬡ 힌두교인들이 신께 드리는 차낭사리(우붓)

⬡ 시장에서 판매 중인 차낭사리(덴파사르 시장)

신께 드리는 차낭사리

차낭사리(canang sari) 혹은 차낭이라 짧게 부르는 작은 바구니를 발리의 힌두교인들이 매일 정성들여 신께 드린다. 꽃으로 장식한 이 바구니는 집 앞뿐 아니라 우체통 위, 길바닥에도 놓는다. 일행을 기다리는 중에 할머니 한 분이 제단 위에 차낭을 올리는 모습을 봤다. 뒤이어 젊은 여성도 또 올린다. 차낭의 주재료는 베틀후추의 잎(betel leaf), 빈랑(betel nuts), 석회 (lime), 아선약(阿仙藥, gambier) 등이라고 〈위키피디아〉는 설명하고 있다. 여기서 아선약은 아선 약나무(*Uncaria gambir*)의 잎 및 어린가지에서 얻은 건조수성엑스를 말한다. 이는 새로운 피부 조직을 재생시키고 수렴성 지사의 효능이 있으며 구강청량제로도 쓰이는 약재다.

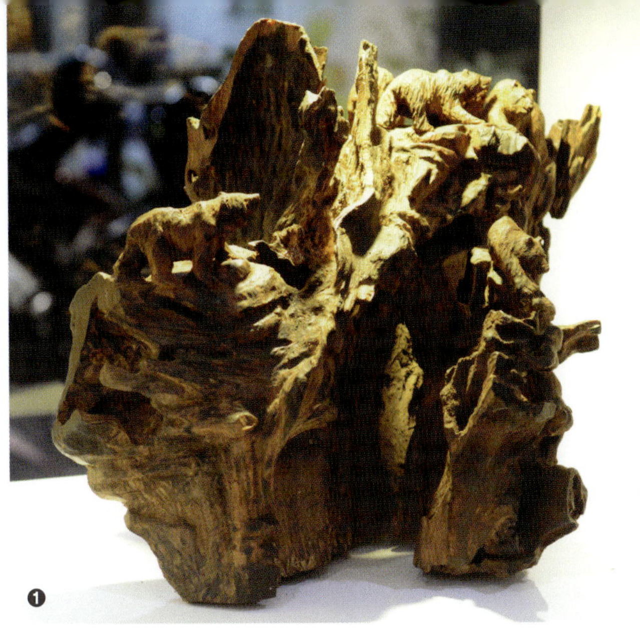

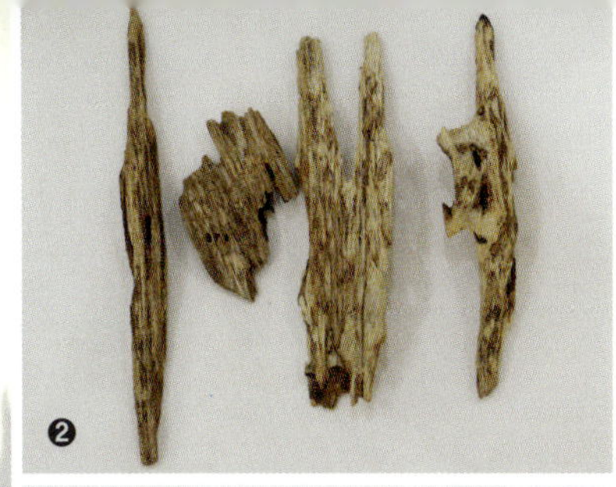

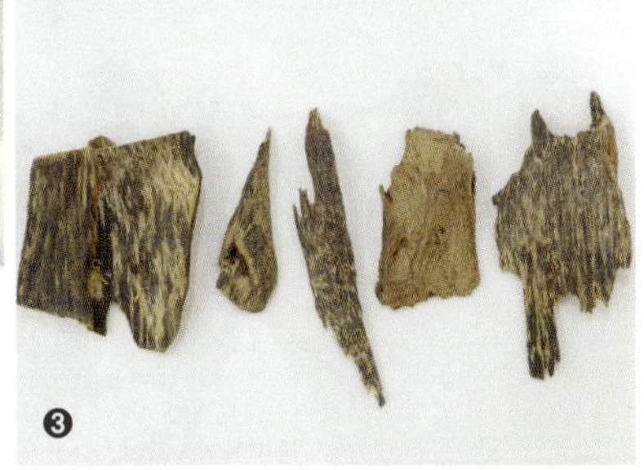

① 침향 상점에 진열 중인 침향(덴파사르 상점)
② 칼리만탄섬에서 재배한 침향(덴파사르 상점)　③ 술라웨시섬에서 재배한 침향(덴파사르 상점)

한편 국제인도네시아문화사회논문집인 〈Komunitas〉(85-93, 2016)에 따르면 차낭(canang)은 베틀후추(betel) 그리고 사리(sari)는 꽃을 뜻한다고 한다. 차낭에는 판단(pandan) 잎을 얇게 썬 것도 더해진다고 설명하고 있다. 발리 현지에서 봤던 차낭사리 안의 얇고 가늘게 썰린 녹색 잎은 판단이 아닐까 하는 생각을 수없이 했다. 귀국 후에도 이에 관한 자료는 찾을 수 없었는데 마침 이 논문집에 판단이 나오길래 차낭 속의 녹색 잎은 판단으로 추정한다. 판단(*Pandanus tectorius*)은 열매가 파인애플처럼 생겼으며 야자나무처럼 생긴 잎이 많다. 인도네시아에서는 판단 잎으로 짠 작은 바구니에 쌀을 넣고 쪄 먹기도 한다. 한방에서는 비위(脾胃)를 보하고 원기를 튼튼하게 하며 가래를 삭이는 효능이 있다고 알려져 있다.

시장에서 다양한 차낭들을 팔길래 이색적인 이 모습을 담느라 바삐 움직였다. 우연히 만난 한 아주머니는 필자를 따라다니며 이것저것을 설명해주더니 결국 이층 상점으로 데려가서 사프란 같은 향신료를 사라고 권했다. 사양하고 내려왔지만 집요하게 곁을 서성이던 아주머니를 물리치는 게 여간 힘들지 않았다.

침향, 노니, 인도아몬드

덴파사르의 침향 상점에 들러 칼리만탄(Kalimantan)섬과 술라웨시(Sulawesi)섬에서 생산한 침

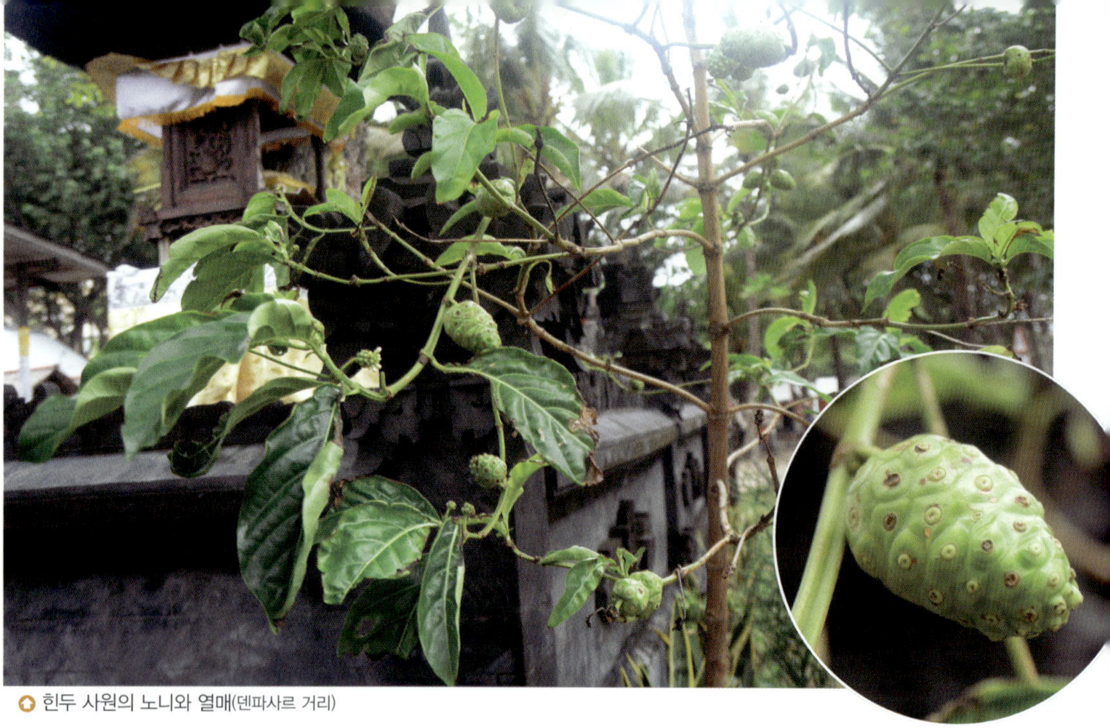

⬆ 힌두 사원의 노니와 열매(덴파사르 거리)

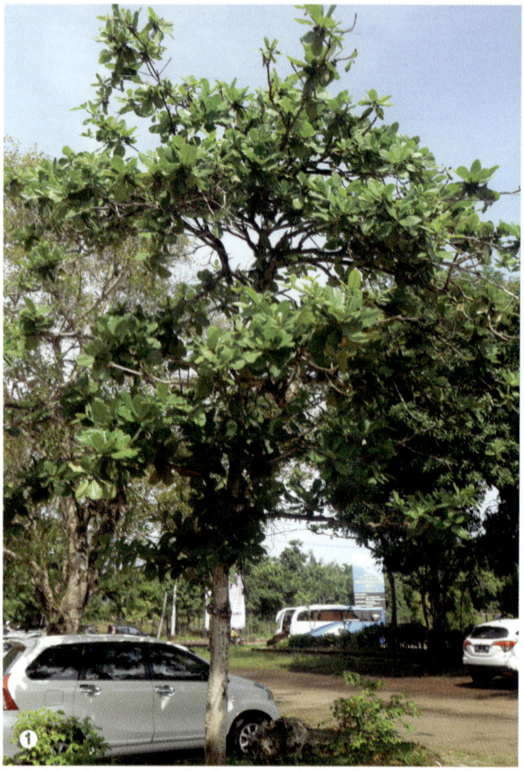

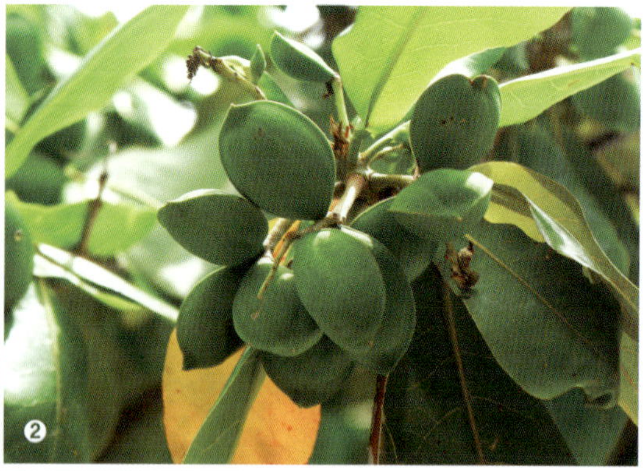

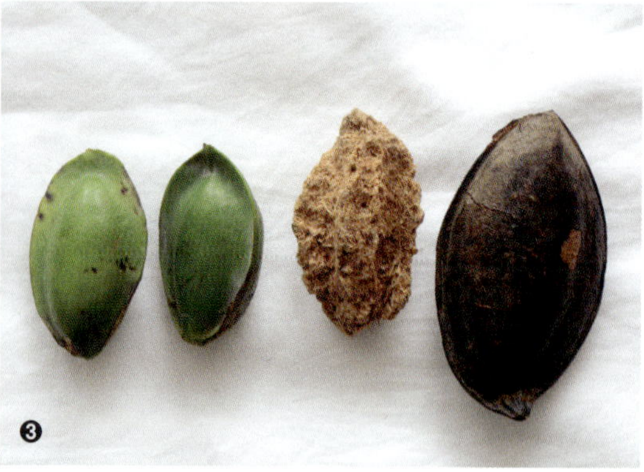

❶ 인도아몬드 나무모양(덴파사르 거리)　❷ 인도아몬드 열매(덴파사르 거리)　❸ 인도아몬드 열매(채취품, 덴파사르 거리)

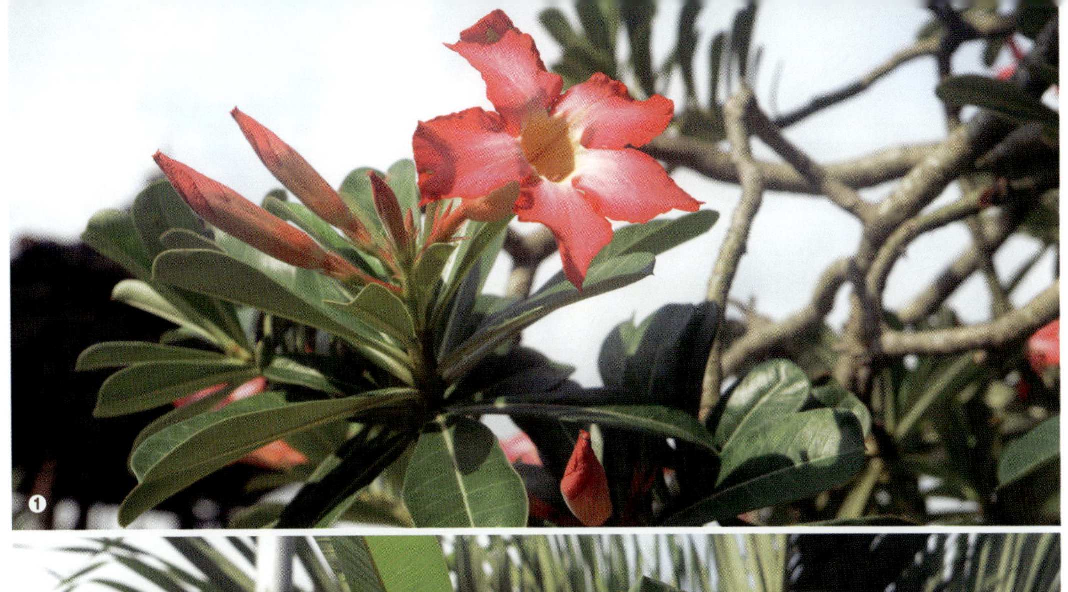

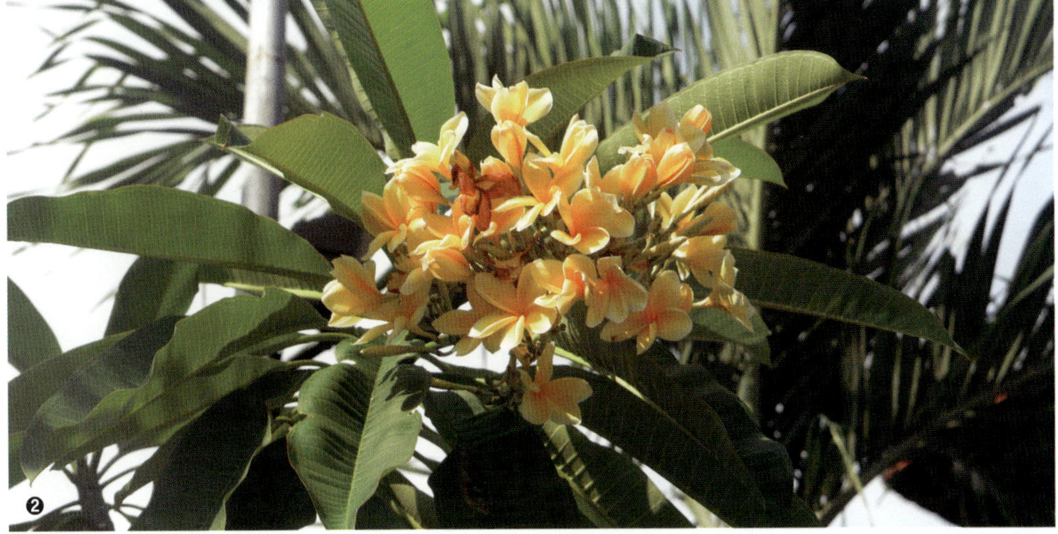

❶ 캄보자(*Plumeria rubra*) 꽃(우붓)　❷ 캄보자(*Plumeria alba*) 꽃(우붓)

향(沈香)을 봤다. 침향은 식약처의 의약품 공정서인 《대한민국약전외한약(생약)규격집(KHP)》에서 팥꽃나무과의 침향나무(*Aquilaria agallocha*)의 수지(樹脂)가 침착된 수간목으로 규정한다. 수지는 나무에서 분비하는 점도가 높은 액체를 일컫는다. 친절한 주인의 도움으로 포장된 침향을 뜯어 빛 반사 없이 사진을 촬영할 수 있었다. 칼리만탄은 인도네시아에 속한 보르네오섬의 남쪽 부분을 일컬으며 술라웨시는 칼리만탄섬의 동쪽에 있는 섬이다.

노니(noni, *Morinda citrifolia*) 열매는 덴파사르 해변의 힌두 사원에서 만났다. 인도아몬드(Indian almond, *Terminalia catappa*)는 발리섬의 길가에서 자주 보인다. 인도아몬드의 열매는 익으면 약간

캄보자 제품(우붓)

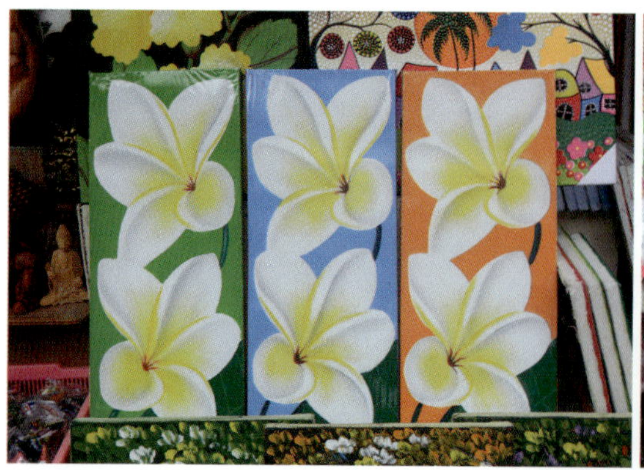

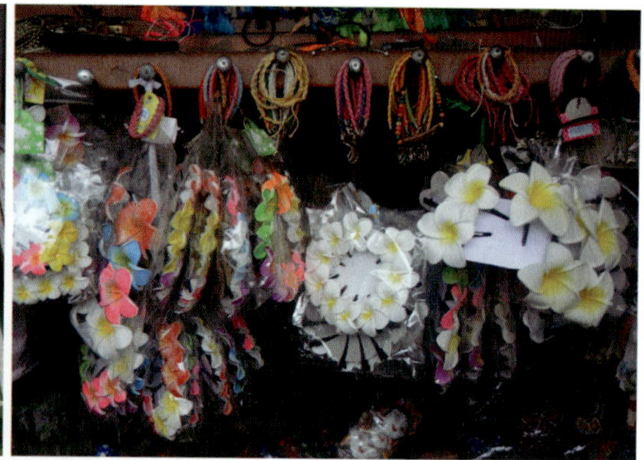

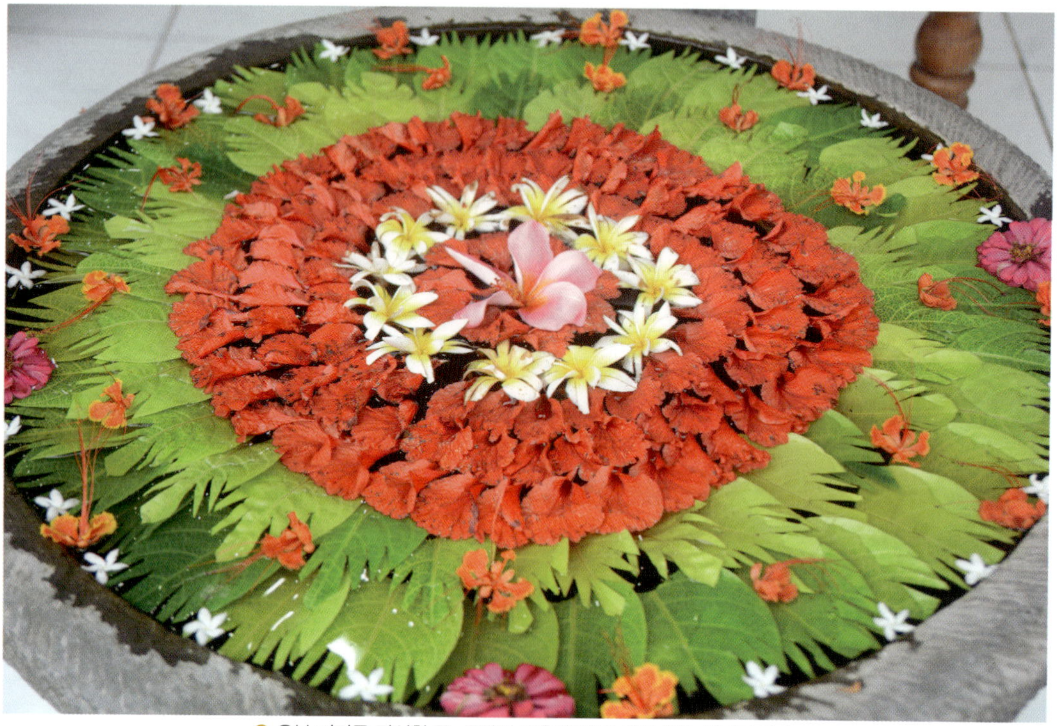

우붓 거리를 장식한 꽃. 중앙의 분홍색 꽃과 흰색 꽃은 캄보자이다.

납작하고 가장자리에 능선이 발달한다. 씨를 볶아서 먹거나 기름으로 짜서 활용한다. 아몬드와 맛이 비슷하며 인도네시아에서는 ketapang으로 부른다.

우붓(Ubud)은 발리섬의 중부에 있는 작은 마을로 발리 예술과 문화의 중심지 중 한 곳이

다. 인도네시아의 꽃인 *Plumeria rubra*(빨간색 꽃), *Plumeria alba*(흰색 꽃)는 우붓 관광지에서 특히 많이 볼 수 있다. 현지에서 이 꽃을 캄보자(kamboja)라 부른다. 우붓의 보도 위를 장식한 꽃 중에 사진에서 보이는 중앙의 분홍색과 흰색이 바로 캄보자다. 캄보자는 관광상품으로 제작되어 많이 진열되어 있고 길을 걷다가 관심있게 쳐다보면 곳곳에서 캄보자 문양을 만날 수 있다. 라오스는 *Plumeria alba*인 독참파(dok champa)가 국화(國花)이지만 인도네시아도 이에 못지않은 캄보자(*Plumeria alba*)의 나라 같다.

Tips

발리 덴파사르

– **위치** : 덴파사르(Denpasar)는 인도네시아 발리섬 남부에 있는 항구 도시이며 발리섬 관광의 중심지이다.

발리 우붓

– **위치** : 우붓(Ubud)은 발리섬 중부의 관광지로 덴파사르에서 북쪽으로 23km 떨어져 있지만 도로 사정으로 차로는 4~5시간이나 걸린다.

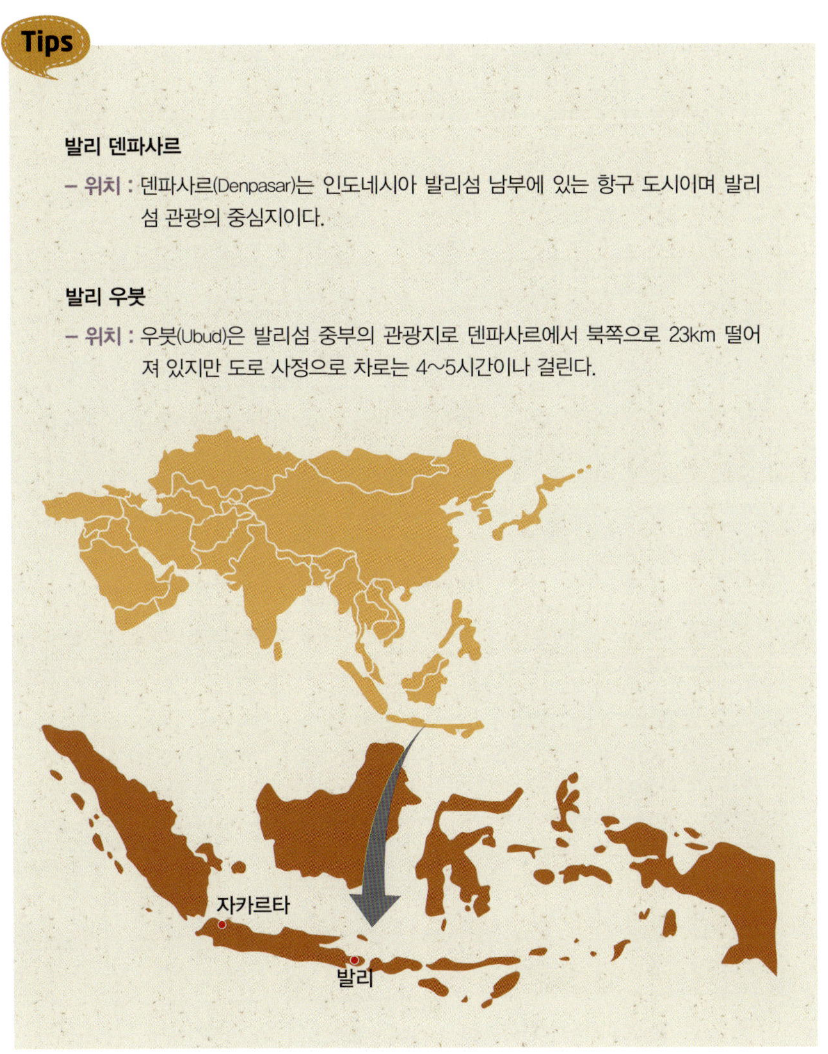

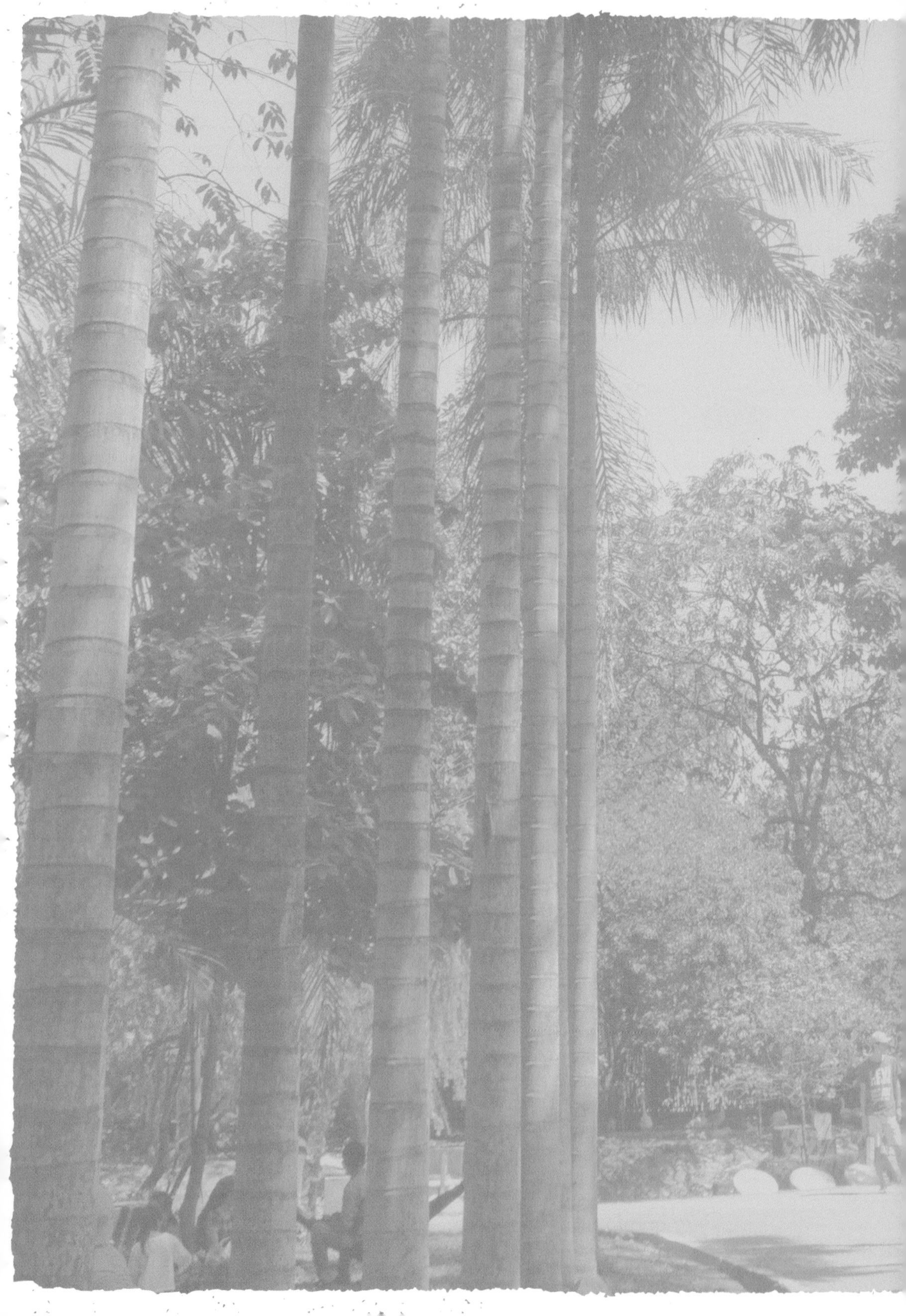

베트남의 약초

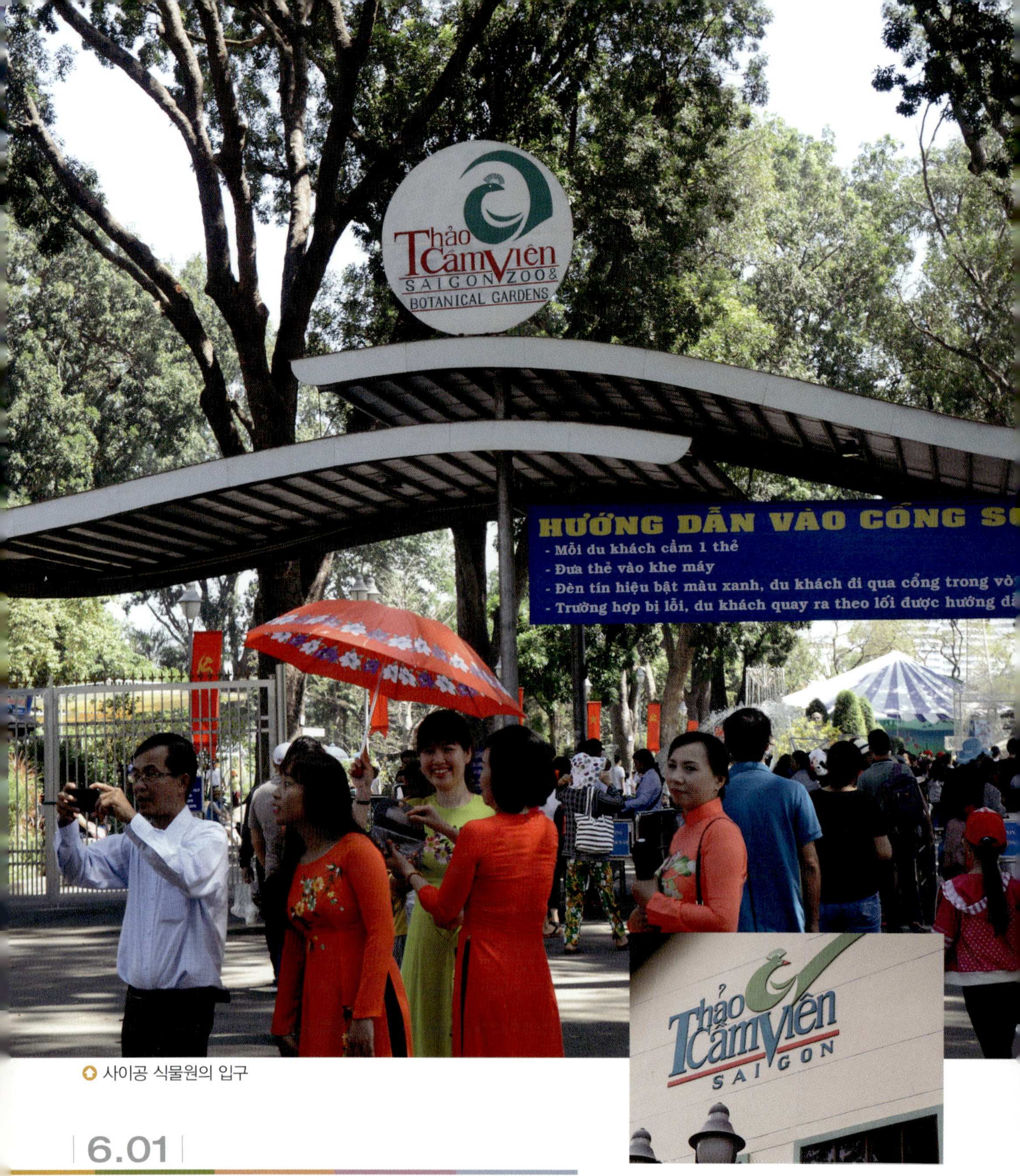

○ 사이공 식물원의 입구

사이공 식물원의 약초

동물원과 함께 있는 식물원

　사이공 동·식물원(베트남어: Thảo Cầm Viên Sài Gòn, 영어: Saigon Zoo and Botanical Gardens)은 베트남 호치민시에 있는 동물원과 식물원이다. '사이공'은 이전 남베트남(월남)의 수도였지만 베트남이 하나로 통일되면서 호치민시로 개명되었다. 동물원과 식물원이 같은 공간에 있어 '사이공 동·식물원'으로 부르지만 여기선 편의상 '사이공 식물원'으로 표기한다. 면적 33헥타르에 달하는 식물원은 호치민 시청에서 1.3km 떨어진 시내 중심에 있어 시민들에게는 편리하고 훌륭한 휴식 공간이 되고 있다.

　필자는 이 식물원을 두 번 방문했다. 두 번째 찾은 날은 마침 베트남의 명절이라 많은 여성 방문객들이 민속의상인 아오자이를 입고 이곳으로 나들이를 나왔다. 정문으로 들어서니 건너편 오른쪽에 흉상이 보인다. 이 식물원의 건립자인 루이스 피에르(Jean Baptiste Louis Pierre, 1833~1905년)의 기념비다. 프랑스의 해외 영토인 동아프리카 섬의 레위니옹(Réunion) 생 앙

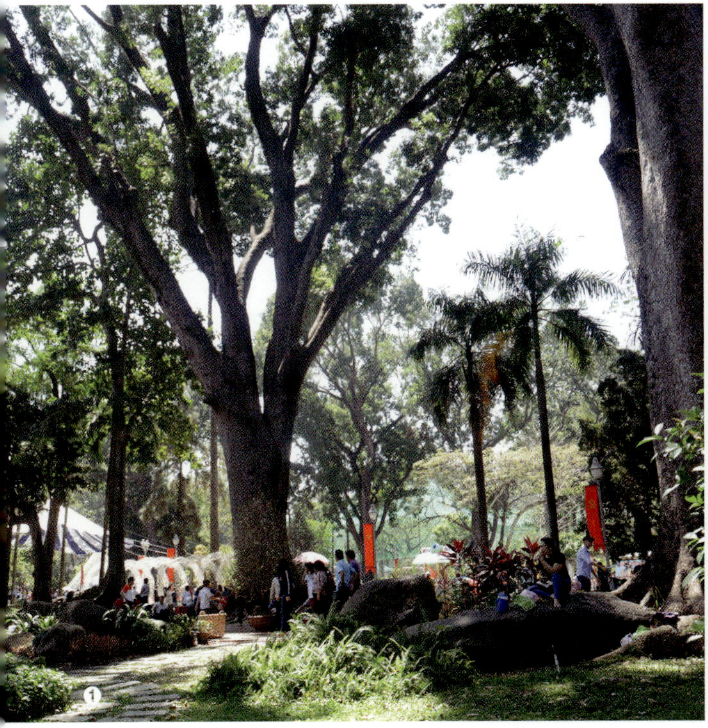

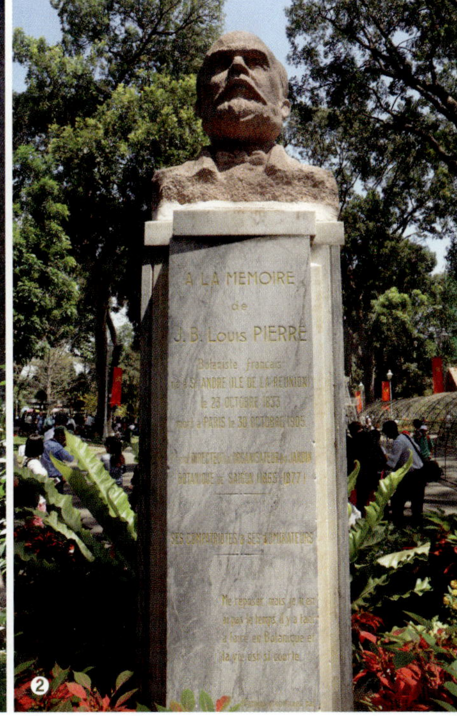

❶ 사이공 식물원 전경　❷ 식물원의 건립자이자 식물학자인 루이스 피에르의 흉상

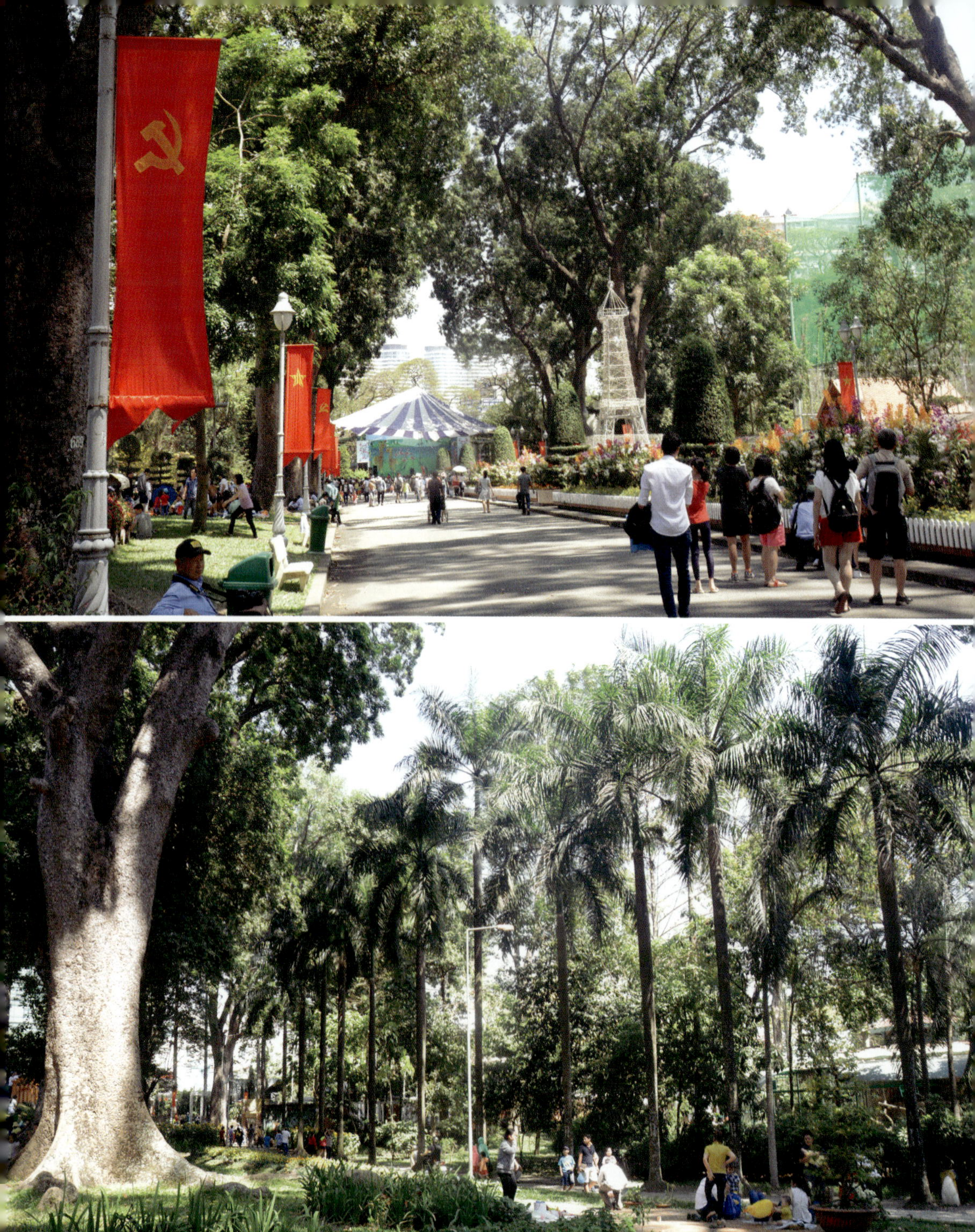
식물원 전경

드레(Saint-André)에서 태어난 피에르는 프랑스 식물학자다. 그는 1864년에 사이공 식물원을 건립하여 1877년까지 식물원을 관리했다.

용의 눈알과 비슷하다는 용안

목본 식물이 주로 보이는 식물원에서 용안, 타마린드, 비려륵, 바나바를 볼 수 있다. 동남아 지역에서 자주 보이는 용안(龍眼, *Dimocarpus longan*)의 아종(亞種)인 *Dimocarpus longan* subsp. *malesianus*가 눈에 띈다. 《동의보감》에서는 '중국 남부가 원산지인 용안은 생김새가 용의 눈알과 비슷하다고 해서 이름 붙여졌다'고 그 유래를 설명하고 있다. 높이 12m까지 자라는 상록성 나무로서 나무줄기가 매우 굵으며 꽃은 커다란 다발 형태로 피고 후에 여지처럼 생긴 열매가 많이 달린다. 용안의 열매 과육은 용안육(龍眼肉)으로 부른다. 동남아

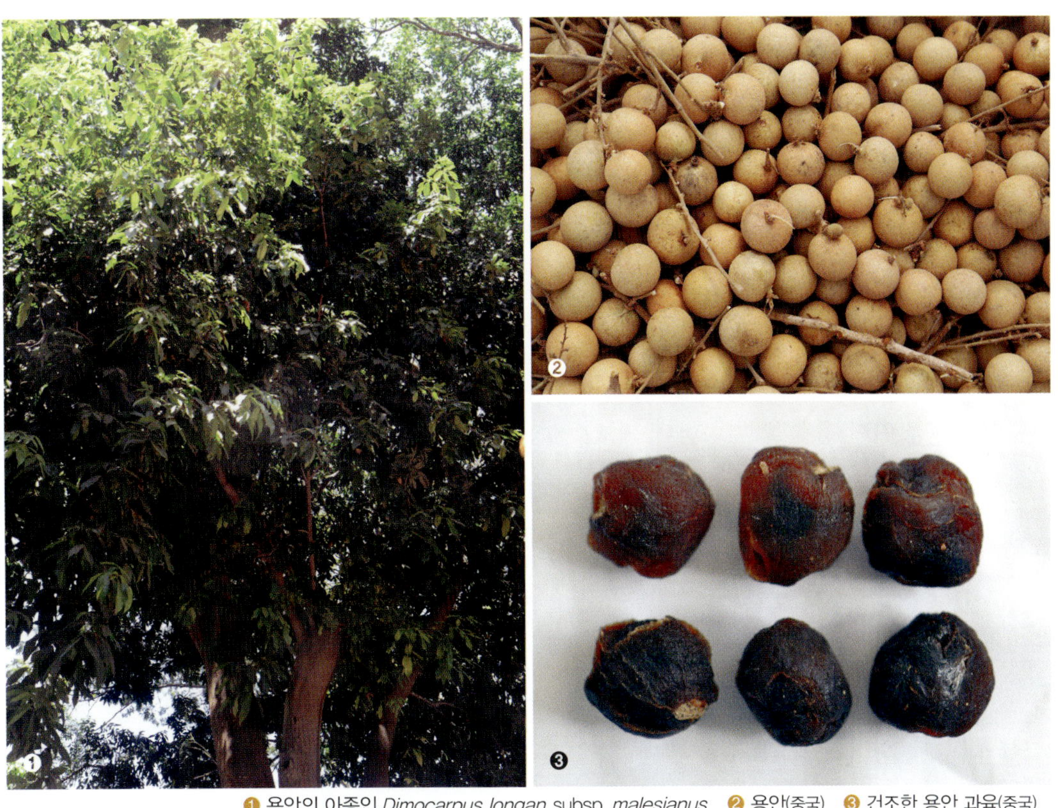

❶ 용안의 아종인 *Dimocarpus longan* subsp. *malesianus* ❷ 용안(중국) ❸ 건조한 용안 과육(중국)

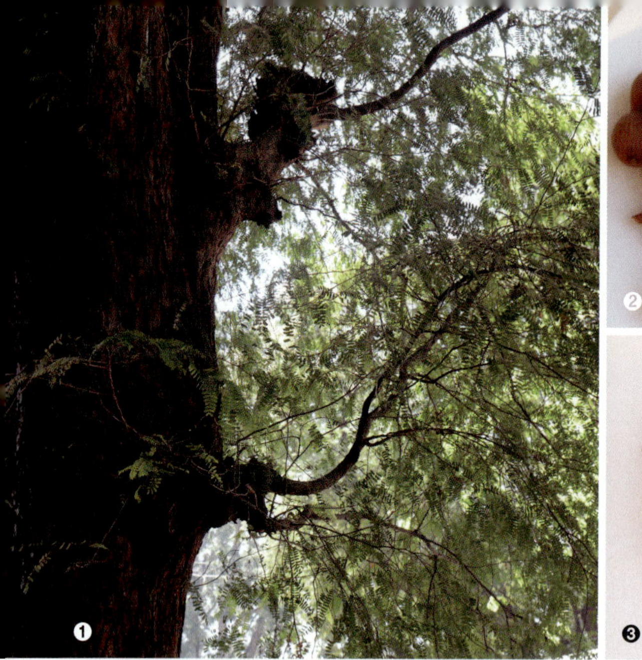
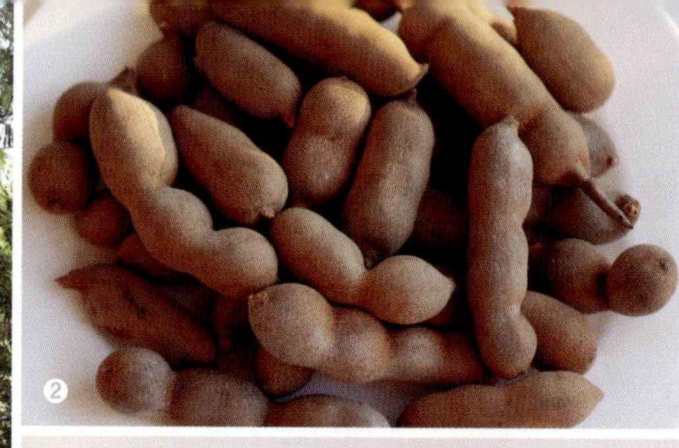
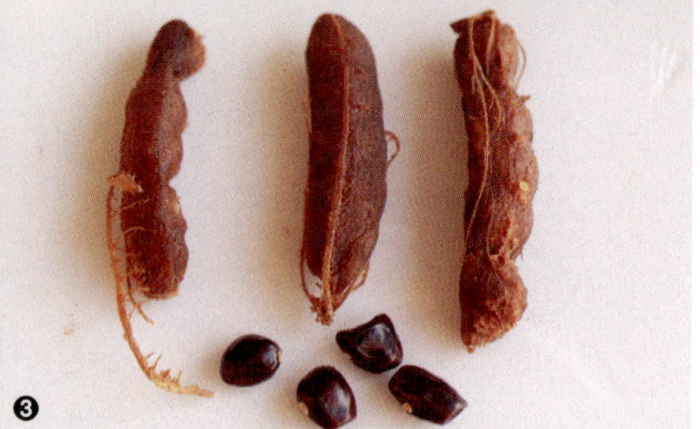

❶ 타마린드 나무모양 ❷ 타마린드 ❸ 타마린드 과육과 씨(태국)

그리고 중국의 광시(廣西)성, 푸젠(福建)성, 광둥(廣東)성, 쓰촨(四川)성, 타이완 등지에서 많이 재배된다. 중국의 식품매장 어디에서나 쉽게 만날 수 있으며 겨울철에도 말린 용안을 상점에서 판다. 중국 재래시장에서도 나뭇가지째 묶어서 파는 말린 용안을 자주 볼 수 있다. 여지보다 크기가 작은 용안은 살도 여지보다 적다.

한방에서 용안은 맛이 달고 성질은 따뜻한 성미를 가지고 있다. 심비(心脾)를 보익하고 기혈을 보양하며 정신을 안정시키고, 몸과 마음이 허약하고 피로하며 기억을 잘 잃어버리거나 걸핏하면 잘 놀라는 증세 그리고 심한 정신적 자극을 받거나 심장이 허할 때 가슴이 울렁거리고 불안한 증상을 치료한다. 용안 씨인 용안핵도 약으로 쓴다. 중국 한방 책인《본초강목》에는 '액취에는 용안핵 6개를 호초 14개와 함께 갈아 땀이 나면 바른다'고 되어 있다. 축농증에는 용안핵을 구리쇠로 만든 화로 속에 넣고 태워서 나오는 연기를 통(筒)을 통해 콧구멍에 쏘이면 되고, 소변이 잘 나오지 않을 때도 검은 껍질을 제거한 용안핵을 부수어 달여 복용하면 좋다.

타마린드, 비려륵, 바나바

큰 나무로 자라고 있는 콩과 식물인 타마린드(*Tamarindus indica*)는 열매를 한약 이름으로 산

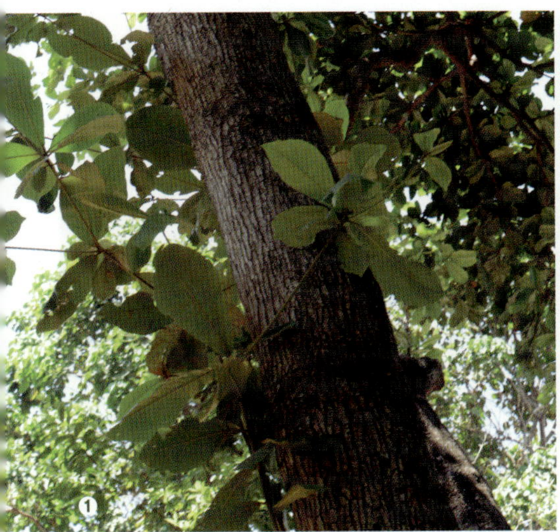 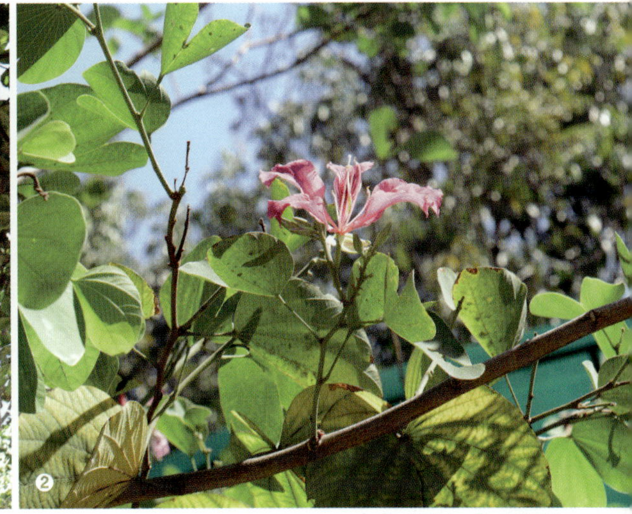

각(酸角)이라 부른다. 열대 아프리카가 원산지이며 인도, 동남아시아, 미국 등의 아열대지방 및 열대지방에 걸쳐 분포하고 있다. 동남아에서 잎을 말라리아 치료제, 나이지리아에서 잎과 줄기를 위장병 치료제 그리고 인도에서는 살균제로 사용하는 약용식물이다. 산각은 한방에서 청열해서(清熱解暑, 열증이 나타나는 병증을 치료한다), 화위소적[和胃消積, 위기(胃氣)를 조화롭게 하고 배가 더부룩하거나 아픈 병증을 제거한다]의 효능이 있다. 더위 먹은 증상, 어린애가 음식 조절을 못해서 생기는 체증, 변비를 치료하며, 만성 기관지염, 만성 인후염 치료에도 도움이 된다. 타마린드는 요리의 산미료나 식품 첨가물로 이용하며 시럽, 청량 음료수로 가공하는 등 식품으로도 이용 범위가 넓다.

비려륵(毗黎勒, *Terminalia bellirica*)이 보인다. 사군자과인 이 식물의 잘 익은 열매를 한약 모가자(毛訶子)라 부르며 청열해독(清熱解毒), 수렴양혈(收斂養血)의 효능이 있다. 티베트족의 전통 약재이자 아유르베다의 중요한 약물인 모가자는 가자(訶子), 여감자(余甘子)와 함께 모아서 삼과(三果)라고 부른다. 식물원에서 자라는 자양제갑(紫羊蹄甲, *Bauhinia purpurea*)은 항균, 항당뇨, 소염, 진통 작용이 있으며, 잎 추출물은 동물실험에서 항궤양 효과가 인정되었다. 이 약초는 청열해독(清熱解毒, 열사를 제거하고 열독을 풀어준다)의 한방 효능이 알려져 있으며 기침을 멎게 하는 작용도 있다.

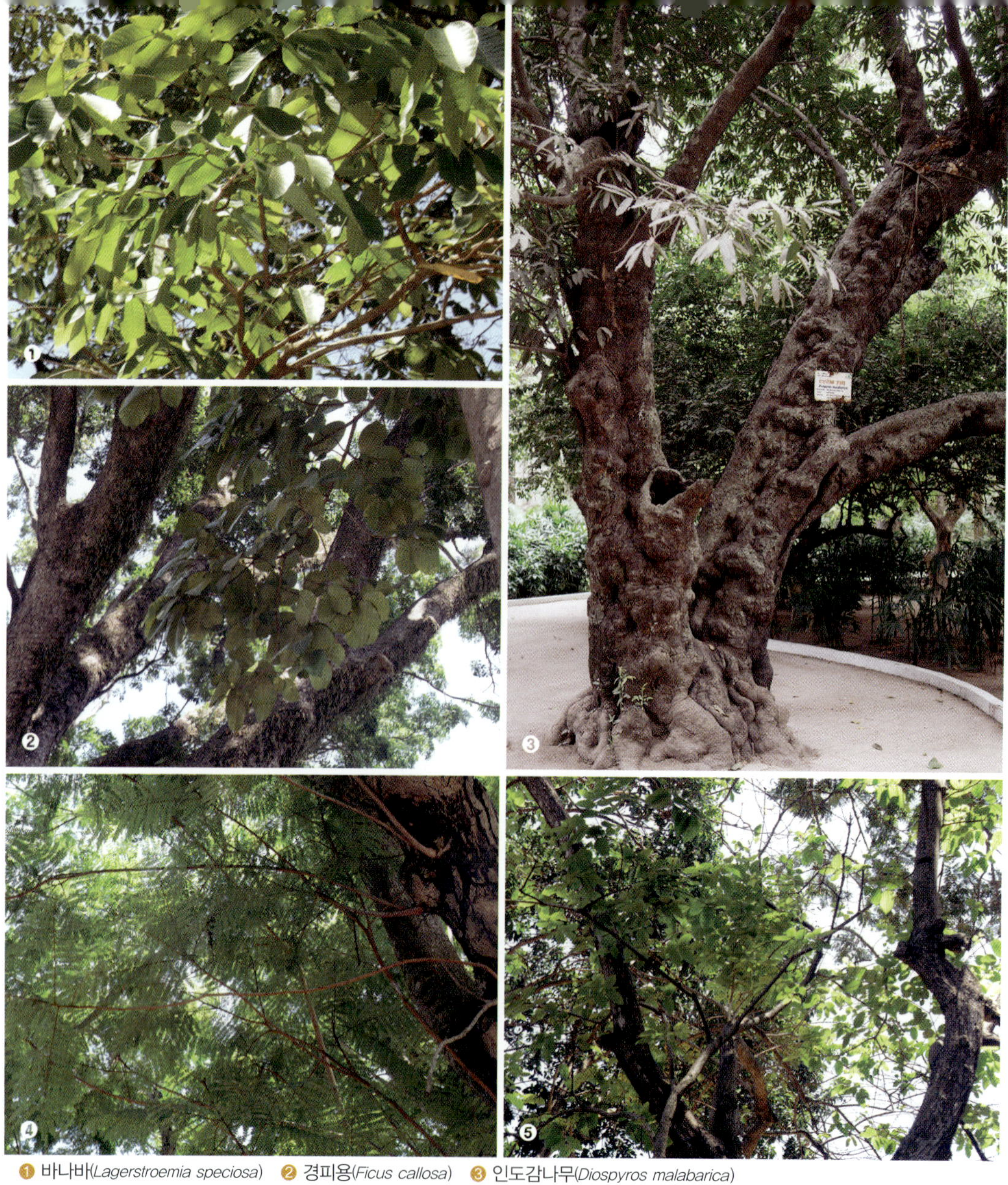

① 바나바(*Lagerstroemia speciosa*)　② 경피용(*Ficus callosa*)　③ 인도감나무(*Diospyros malabarica*)
④ 순주목(*Peltophorum pterocarpum*)　⑤ 도적필(*Wrightia pubescens*)

　　건강 차로 활용하는 바나바(Banaba, *Lagerstroemia speciosa*) 잎은 우리나라에서 건강기능식품으로 사용하며 식후 혈당상승 억제에 도움을 줄 수 있다. 중국에서는 이를 대화자미(大花紫薇)로 부른다. 그 밖에 인도감나무(*Diospyros malabarica*), 경피용(硬皮榕, *Ficus callosa*), 순주목(盾柱木, *Peltophorum pterocarpum*), 도적필(倒吊笔, *Wrightia pubescens*)도 자라고 있다.

– **위치** : 호치민 시청에서 1.3km 떨어진 시내 위치
– **홈페이지** : http://www.saigonzoo.net/
  https://en.wikipedia.org/wiki/Saigon_Zoo_and_Botanical_Gardens
– **설립연도** : 1864년
– **사이공 동 · 식물원의 면적** : 33헥타르
– **주소** : 2 Nguyen Binh Khiem St, District 1, Ho Chi Minh City 700000, Vietnam
– **전화번호** : +84 28 38 291 425

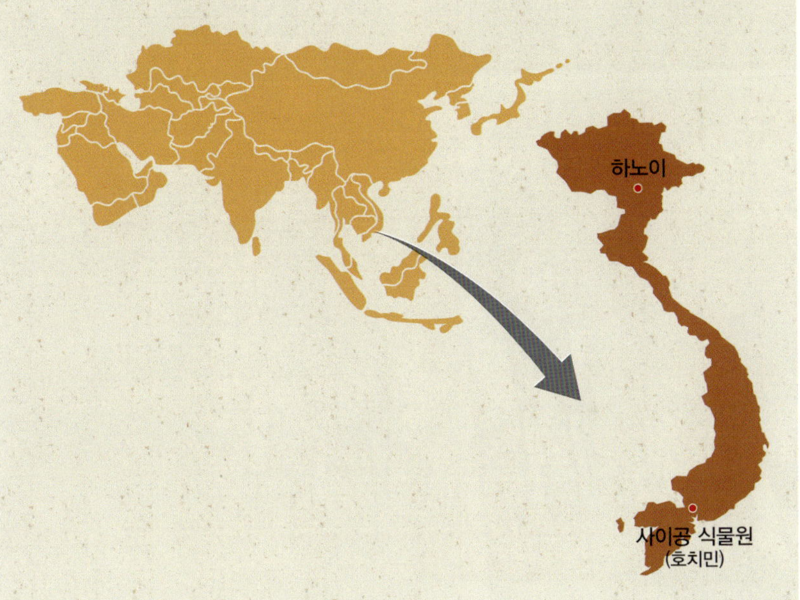

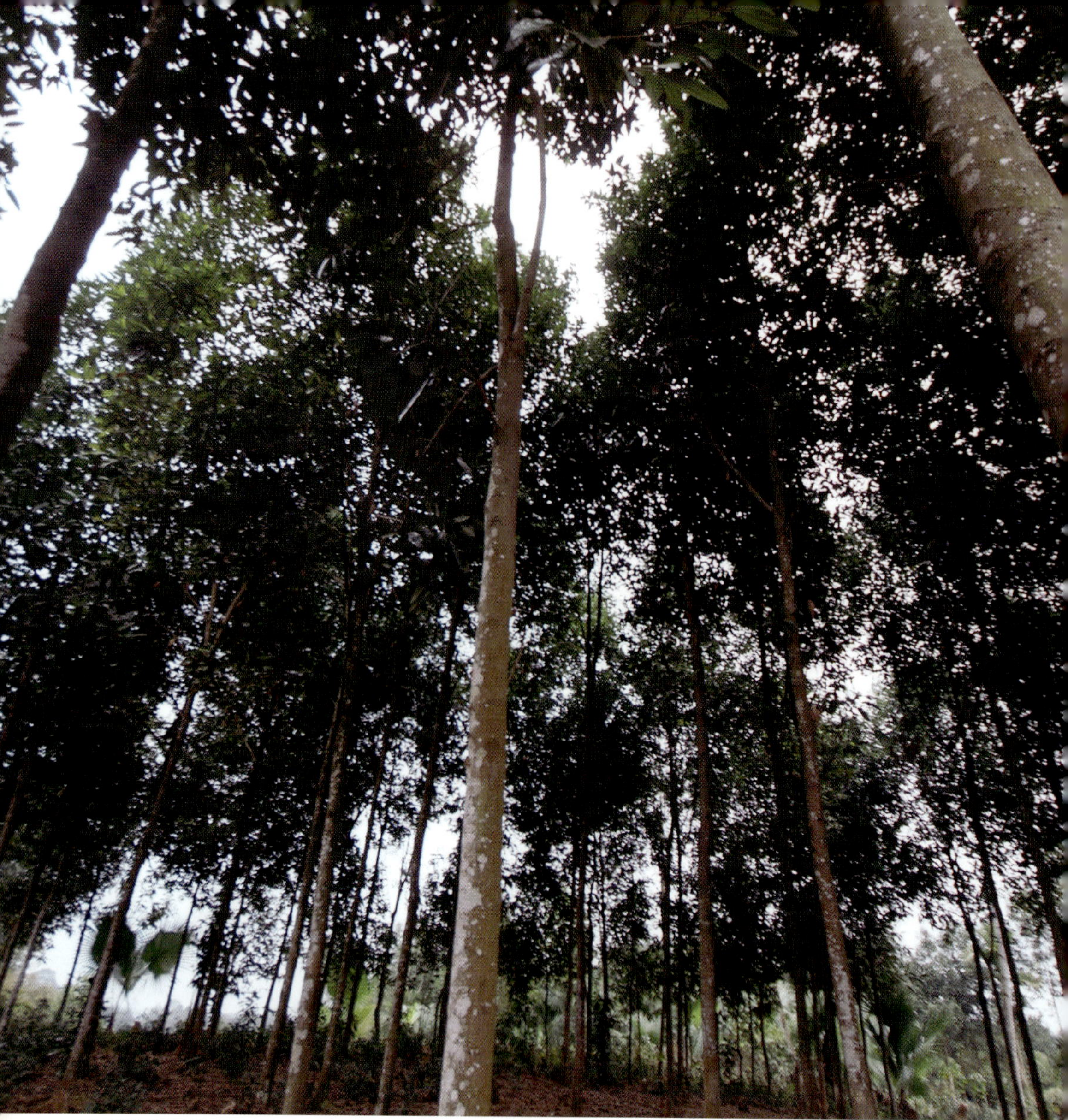

| 6.02 |

베트남의
계피(육계) 가공공장과 재배지

하노이 인근의 계피 가공공장

하노이 시내에서 동북쪽에 위치한 박닌(Bắc Ninh, 北寧)성(省) 인근에 나무껍질을 계피로 쓰는 육계 가공공장이 있다.

공장 입구에 들어서니 왼쪽 건물에서 20~30명의 베트남 여성들이 굵은 육계를 일일이 손으로 다듬고 있다. 먼지 때문에 모두들 수건으로 마스크를 대용하며 각자 맡은 육계를 열심히 손질하고 있다. 뒤편으로 수북이 쌓아놓은 육계 자루가 보인다. 육계는 한 개씩 손질하는데 그들 앞에는 육계 묶음이 몇 다발씩 쌓여 있다.

오른쪽 건물로 들어선다. 2층으로 올라서니 간이 천막을 쳐둔 1층 건물 옥상에는 반으로 쪼갠 계피를 건조 중이다. 생각했던 것보다 그 양이 너무 많아 입이 벌어진다. 말리는 모습도 그만큼 장관이다.

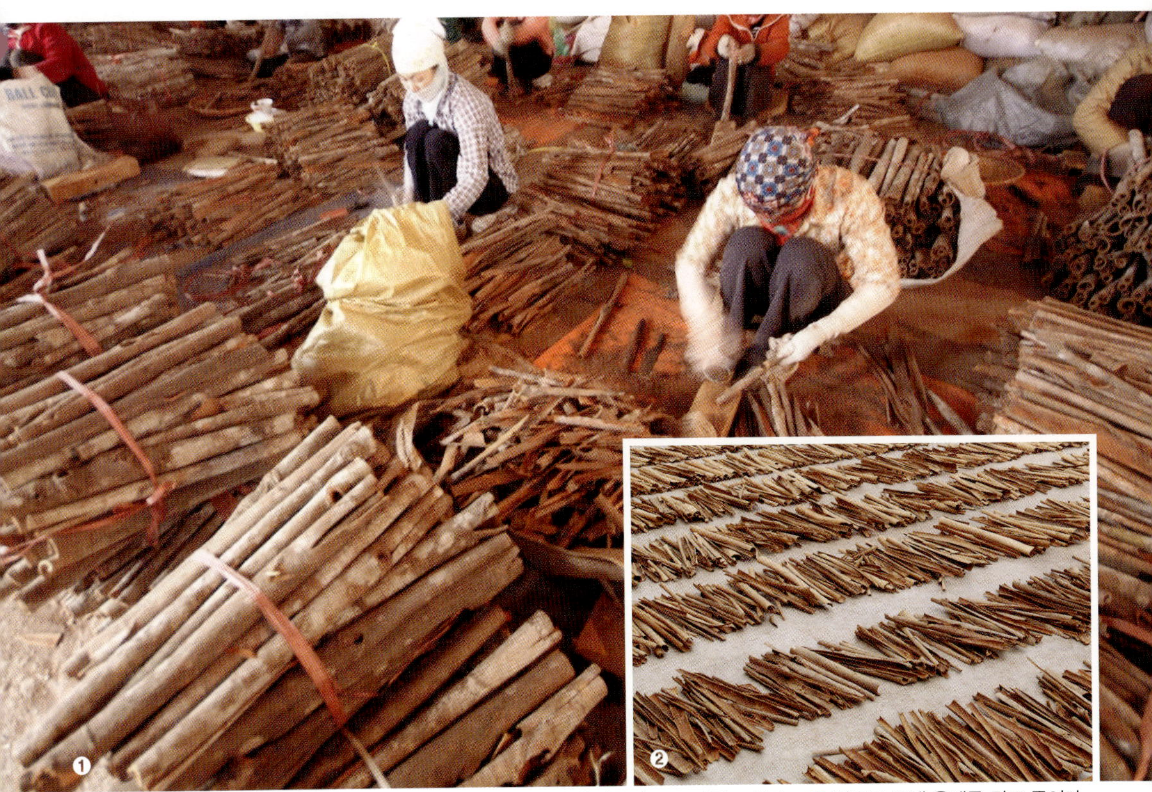

❶ 베트남 여성들이 육계를 손으로 다듬고 있다. ❷ 반으로 쪼갠 육계를 건조 중이다.

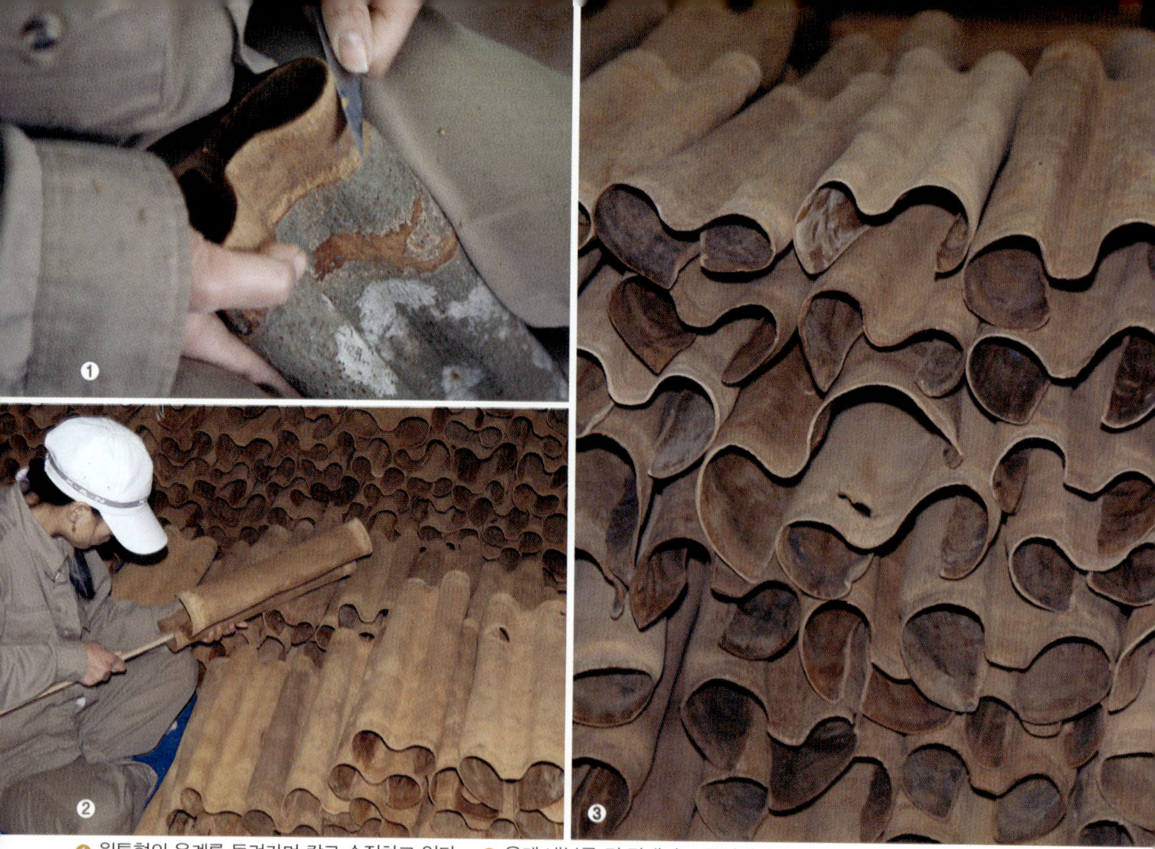

❶ 원통형의 육계를 돌려가며 칼로 손질하고 있다.   ❷ 육계 내부를 긴 막대기로 긁어내며 손질하고 있다.   ❸ 완성된 육계

　　2층 건물 안 작업장에서는 더 엄청난 광경이 벌어지고 있었다. 이미 일행 몇 명은 장면장면을 담기 위해 정신없이 카메라의 셔터를 누르고 있었다. 작업복을 입고 흰 모자나 흰 두건을 쓴 한 무리의 아가씨들이 원통형의 육계를 일일이 이리저리 돌려가며 달인의 손길로 손질하고 있다. 깔끔하게 다듬어진 육계가 이름 모를 예술작품처럼 차분하게 태어나고 있다. 한 아가씨는 육계 내부를 긴 막대기로 긁어내고 다른 아가씨는 칼로 가장자리를 손질한다. 이렇게 태어난 육계는 막 사용하기 아까울 정도로 깔끔하게 잘 다듬어진 모습이다.

　　옆 건물의 옥상에서도 파란 방수포를 깔아놓고 마지막 손질에 열심이고 무게를 달아 상품으로 묶어내는 작업에 쉴 틈이 없다. 대단한 양의 육계 가공공장이다. 공장 한쪽에는 육계를 넣은 박스가 보인다. '원산지 베트남, 육계 15kg' 표시가 되어 있다.

　　하노이에서 북서쪽으로 가면 옌바이(Yên Bái, 安沛, 안패)성(省)이 나온다. 하노이 시내에서 버

366

스로 한참 달리다 하얀 아오자이의 여학생 무리를 만났다. 아오자이를 입은 채 자전거를 타고 씽씽 달리는 이들의 하교 모습이 메마른 대지 위로 쏟아지는 하얀 포말처럼 싱싱한 파노라마를 이룬다.

사탕수수 노점상

도중에 길거리에서 사탕수수를 파는 노점상들도 만난다. 휴식을 취할 겸 버스에서 내려 구입한 사탕수수 껍질을 벗겨서 씹어 먹으니 단맛이 기가 막힌다. 이 사탕수수가 장거리 여행에 지친 우리들의 피로회복제 역할을 톡톡히 해준다. 한쪽에서는 아버지와 어린 아들이 사탕수수 노점을 나른하게 지키고 있다가 꼬마가 해맑은 미소를 띠며 포즈를 취해준다. 주위의 이곳저곳 모습도 사진을 좋아하는 필자에게 외

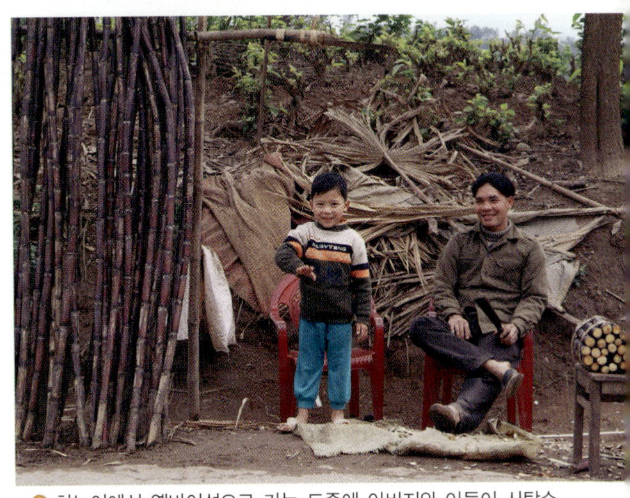

⬡ 하노이에서 옌바이성으로 가는 도중에 아버지와 아들이 사탕수수 노점을 지키고 있다.

국 정취를 만끽할 수 있는 훌륭한 피사체가 되어 주었다. 피사체들이 원래 있어야 할 그 자리에서 배경과 하나된 이 모습이 너무나 좋다. 달리는 버스 창가에 자리 잡은 필자는 쉴 새 없이 셔터를 눌러 본다.

육계나무 재배지

한참 달리다 보니 목적지인 육계나무 재배지가 나온다. 산 전체가 육계나무로 성숙기에 접어든 숲을 이루고 있다. 재배지의 안내인은 답사단을 위해 육계나무 한 그루를 골라 껍질을 벗겨 주었다. 모두들 빙 둘러서서 이 현장 모습을 카메라에 담기 위해 열심히 셔터를 눌러댄다. 그리고 껍질을 벗긴 육계나무 옆에 서서 베트남 육계 산지의 기념사진도 남기기 위해 촬영을 한 컷 했다.

❶ 육계나무 나무껍질 ❷ 육계나무에서 나무껍질을 벗기고 있다. ❸ 나무껍질을 벗긴 육계나무

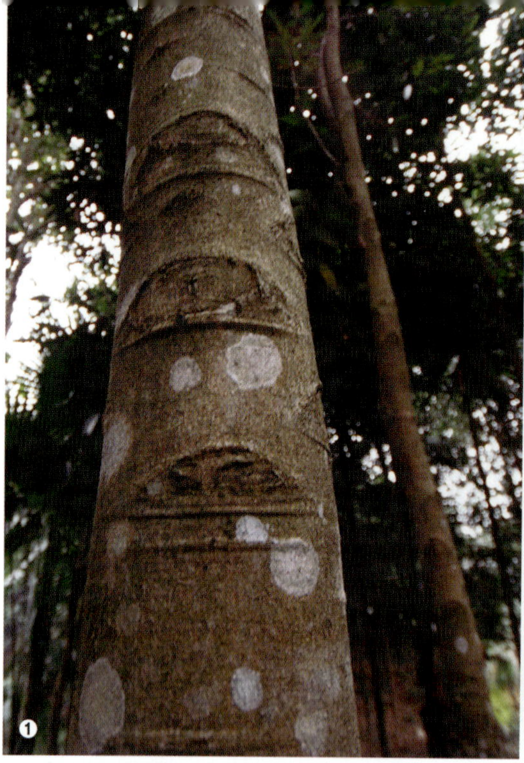

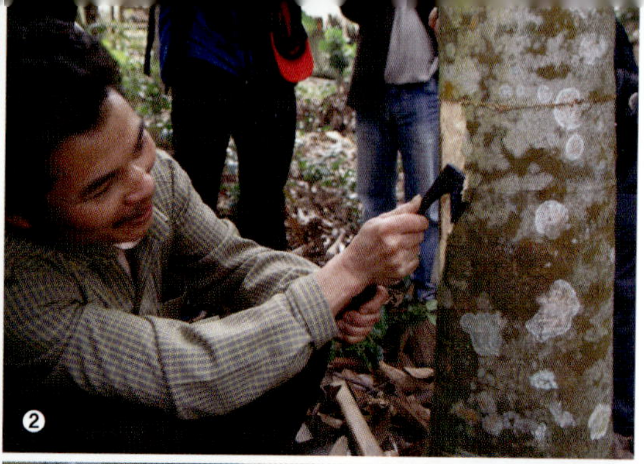

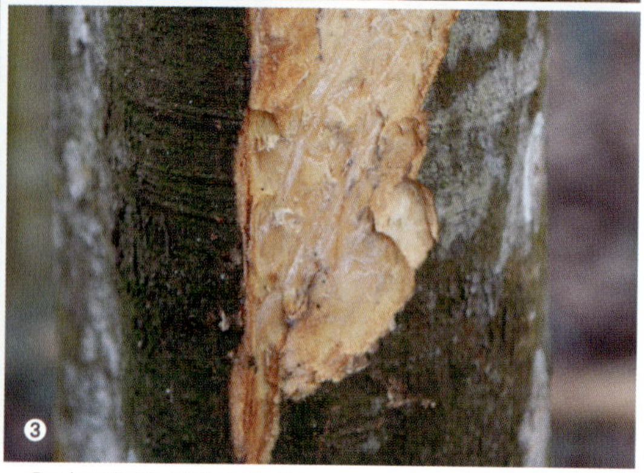

근처의 육계 가공공장에는 10여 명의 아가씨들이 베트남 전통모자를 쓴 채 계지(桂枝)를 기계에 넣어 자르고 옆에서는 선별 작업을 하고 있다. 엄청난 양의 계지를 자루에 담아 작업장 뒤편으로 쌓아 올리고 있다. 육계산지와 가공공장을 돌아 나름대로 한 묶음의 베트남 한약 답사의 여행 파일이 되었다.

전통모자를 쓴 아가씨가 계지 자르기 작업을 하고 있다.

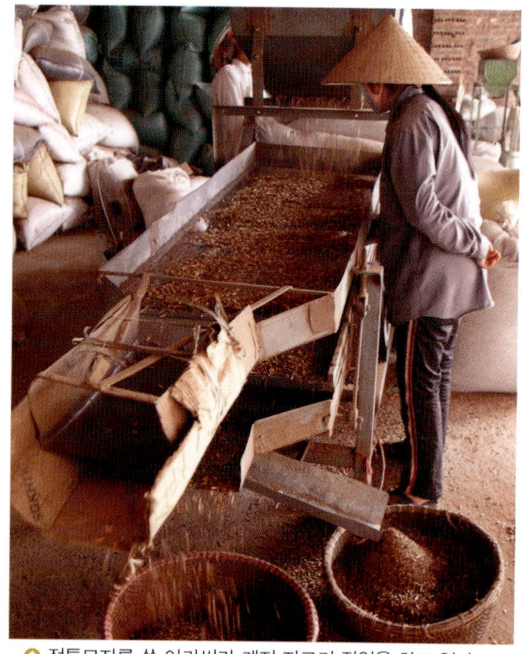

박닌성

– 위치 : 박닌(Bắc Ninh)성은 하노이 인근 동북쪽에 위치한 성(省)

옌바이성

– 위치 : 옌바이(Yên Bái)성은 하노이 북서쪽에 위치한 성(省)

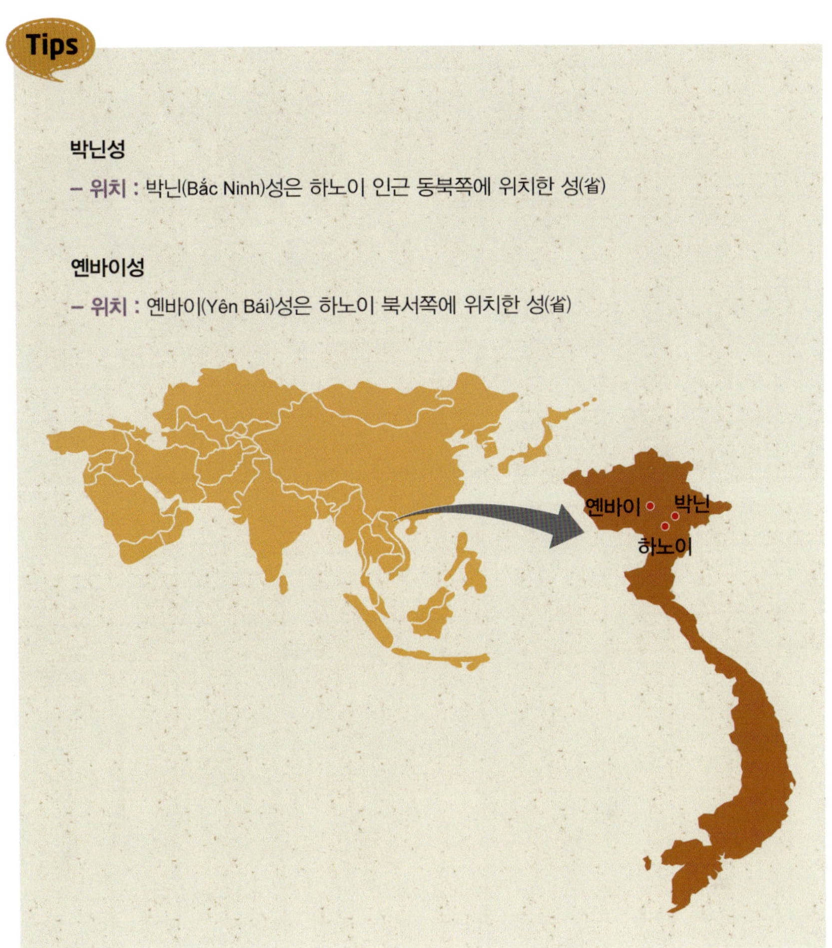

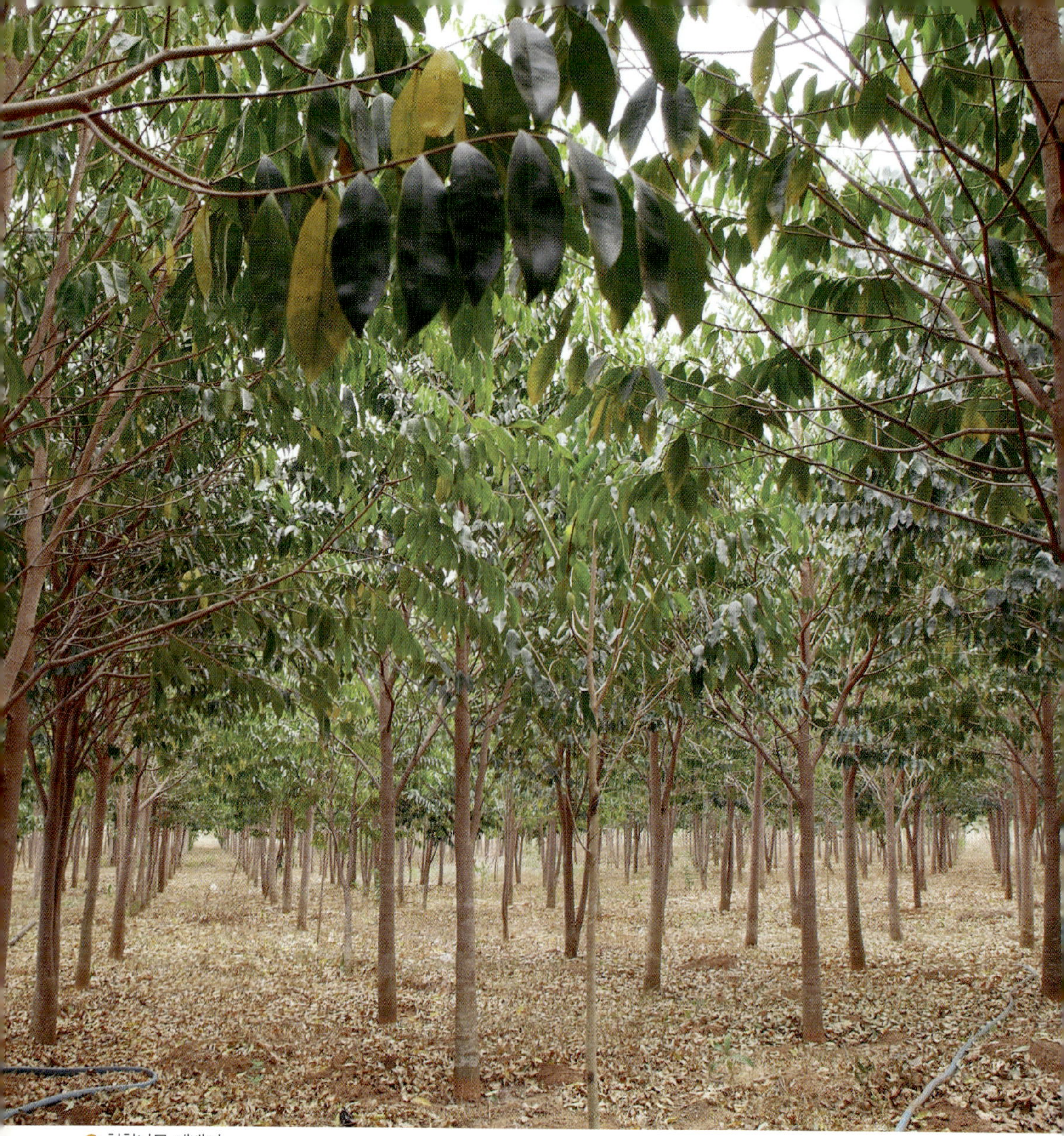

| 6.03 |

베트남의 침향나무 재배지

호치민 인근의 침향나무 재배지

베트남 남부의 중심 도시인 호치민(Ho Chi Minh, 胡志明)시에서 북쪽으로 한참을 가다 보면 캄보디아와 국경을 접하는 지역에 빈프억(Bình Phước, 平福)성(省)이 나온다. 이 성 내의 도시인 안록(An Lộc, 安祿)을 거쳐 빈롱(Bình Long) 지역을 가면 침향 농장이 나온다. 침향 농장 대표의 안내를 받아 이곳을 찾았다.

고무나무

침향 농장으로 가는 도중에는 고무나무가 대량으로 재배되고 있었다. 버스를 타고서 10여 분 동안 고무나무를 구경했으니 그 재배면적이 얼마나 넓은지 상상할 수 있을 것이다. 몬순의 멋진 고무나무 풍광을 카메라에 담고 싶었는데 차가 너무 흔들리는 바람에 제대로 된 사진을 찍지 못했다. 마침 나무가 숲 속 도로 위로 넘어져 있어서 버스가 지나갈 수가 없게 되자 잠시 정차했다. 이 틈을 노려 재빨리 몇 장의 고무나무 모습을 카메라에 담아보기도 한다.

향 중의 으뜸은 침향

드디어 침향나무 재배지가 눈앞에 나타난다. '물에 가라앉는 향'이라는 뜻을 가진 침향은 나무 속에서 500년 이상의 장구한 세월에 걸쳐 생성된 열대식물 침향나무에서 나오는 나무기름 덩어리를 말한다. 그냥 보면 나뭇조각 같지만 나무에 난 상처를 자가 치유

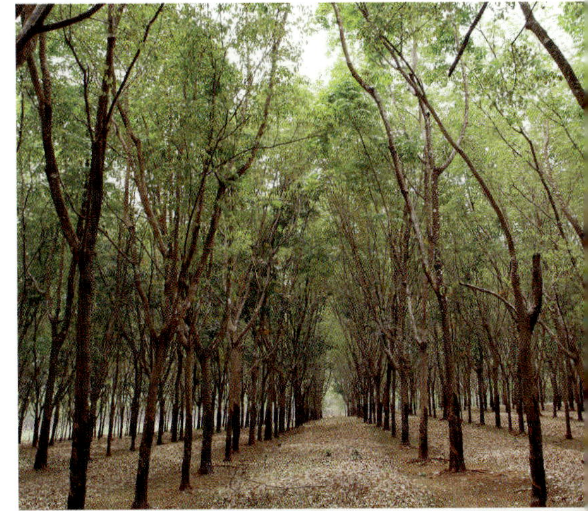

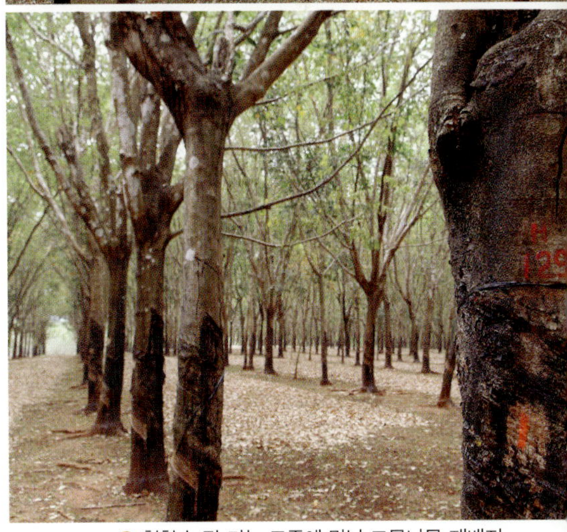

🔸 침향 농장 가는 도중에 만난 고무나무 재배지

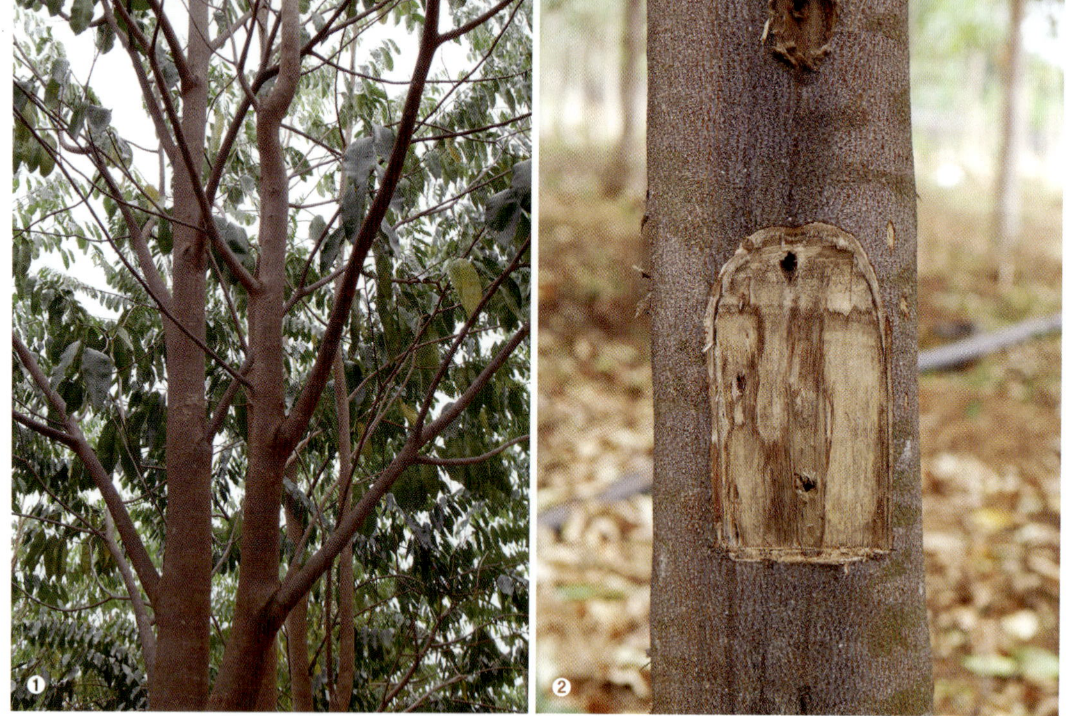

❶ 재배 기간이 4~5년 정도된 침향나무   ❷ 나무껍질을 벗긴 침향나무

하기 위해 상처 부위에 생성된 수지(樹脂)가 수년에서 수천 년에 걸쳐 응결된 귀한 덩어리인 것이다.

"예로부터 향(香) 중에는 침향을 으뜸으로 여겼다. 침향은 약용 이외에도 부처님과 하나님께 바치는 최고의 향이고, 왕족이나 최고의 갑부만 사용할 수 있으며, 삼계(三界)의 영기(靈氣)를 모두 통할 수 있는 것으로 보인다." 동의대 한의대 김인락 교수는 신비스런 설명을 덧붙여 이렇게 소개했다.

중국은 백목향, 인도네시아는 *Aquilaria malaccensis*

침향은 "중국에서는 백목향(*Aquilaria sinensis*), 베트남은 *Aquilaria crassna*, 인도네시아에서는 *Aquilaria malaccensis*를 대표적으로 쓰고 있으며, 이들 중 베트남산을 우수한 것으로 인정하고 있다"고 고(故) 강병수 동국대 한의대 명예교수는 전했다.

베트남 빈프억성의 넓은 밭에서 침향나무는 잘 자라고 있었다. 한두 그루의 침향나무는 본 적이 있지만 이처럼 대량으로 재배하고 있는 침향나무는 처음 경험한다. 재배 기간이 4~5년밖에 되지 않았지만 2~3m의 키를 자랑하며 자라고 있고 그 옆에는 어린 모종을 빽

빽하게 심어 놓아 탐스럽다. 이곳의 침향은 *Aquilaria agallocha*라고 하지만 베트남의 침향은 보통 *Aquilaria crassna*이니 이 학명일지도 모르겠다.

　농장 직원이 먼저 칼과 망치를 이용하여 침향나무의 껍질을 벗겨 본다. 벗긴 자리에 불을 붙여 보았지만 냄새가 그다지 나지 않아 수지가 있다고 여겨지는 부위를 선택하여 다시

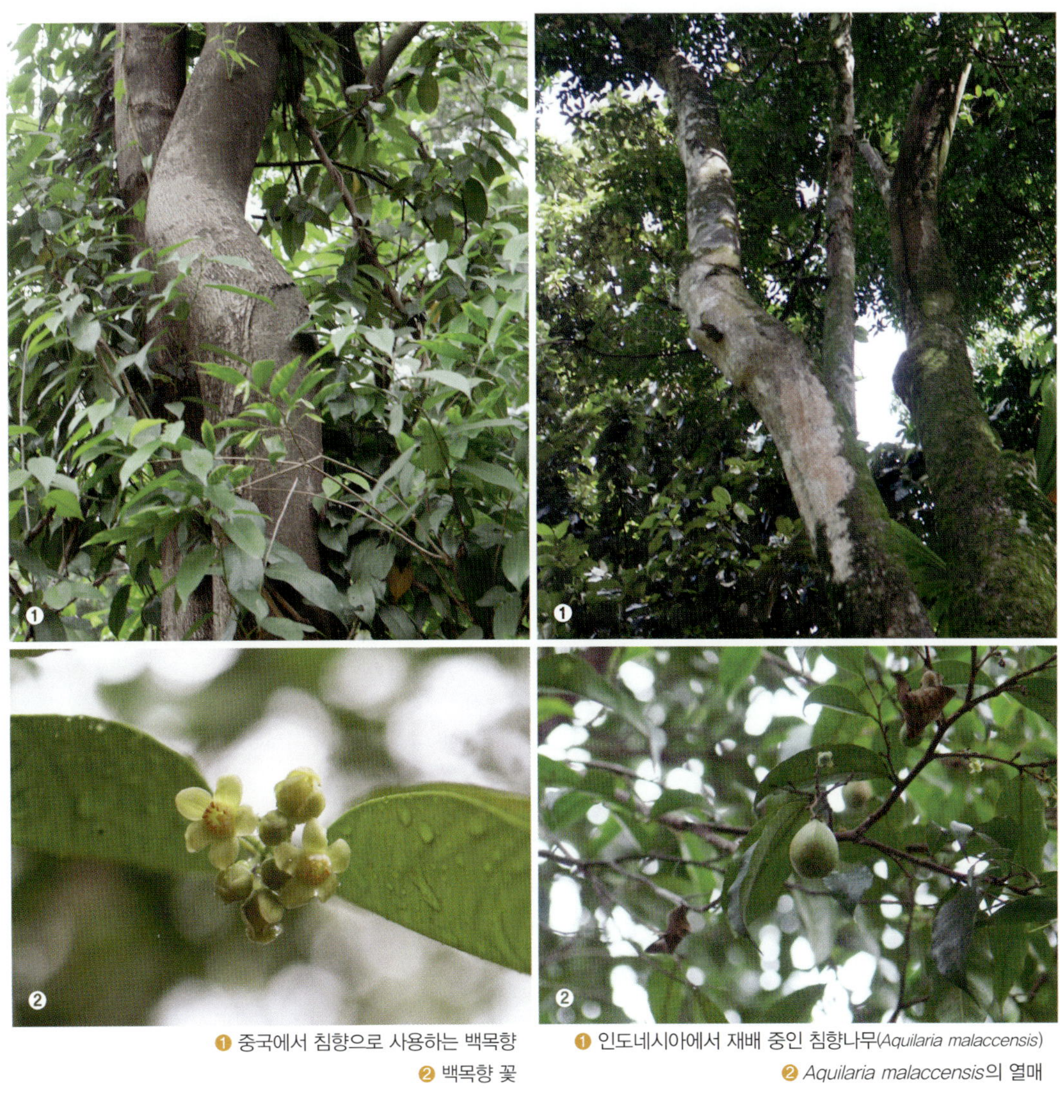

❶ 중국에서 침향으로 사용하는 백목향
❷ 백목향 꽃
❶ 인도네시아에서 재배 중인 침향나무(*Aquilaria malaccensis*)
❷ *Aquilaria malaccensis*의 열매

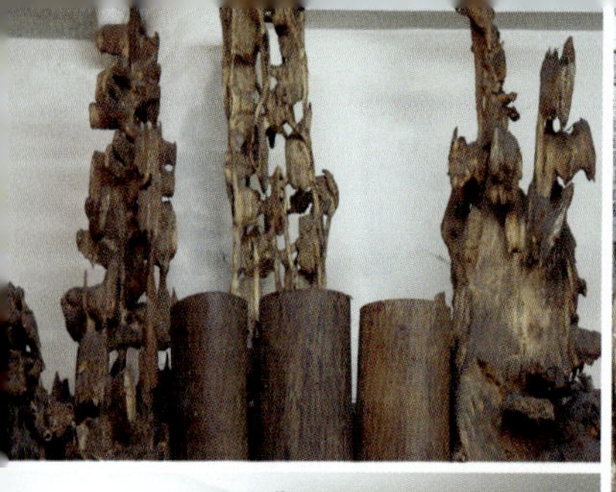
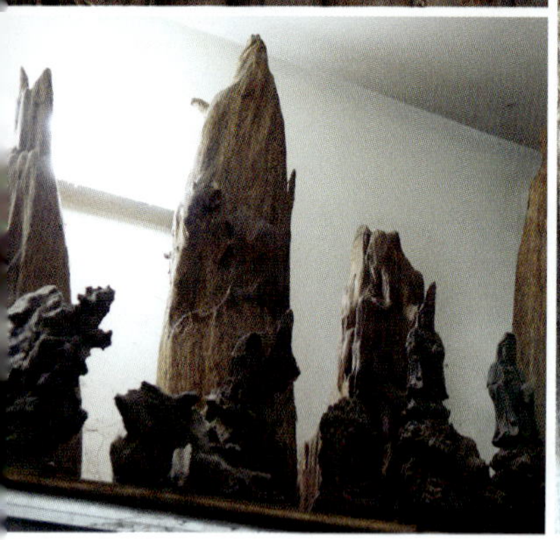
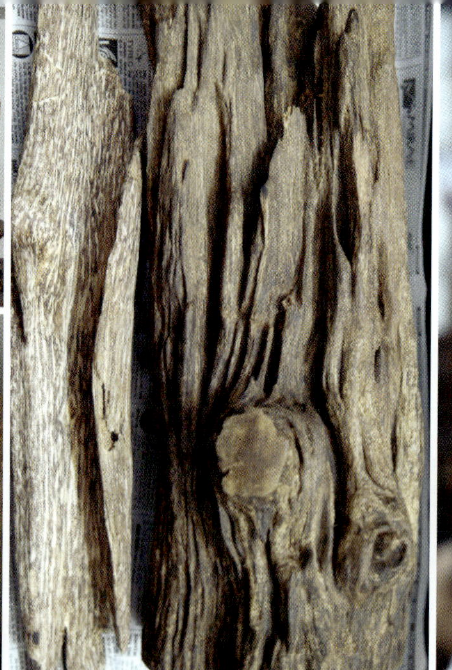
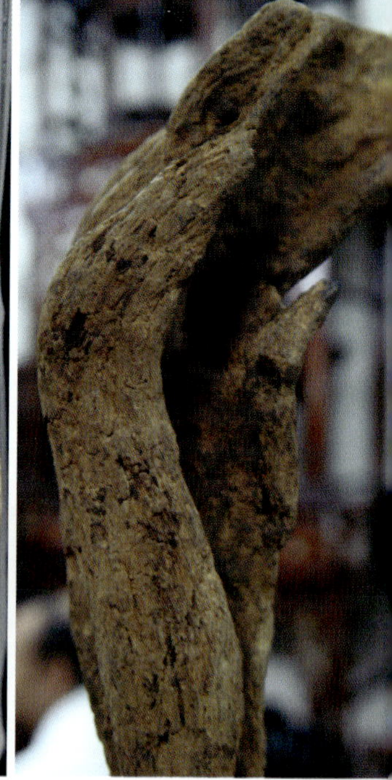

호치민 시내의 침향 가게에서 판매 중인 침향

불을 붙여보니 향 냄새가 약간 난다. 이 나무들을 이용해서 훌륭한 침향을 얻으려면 몇 세대 후에야 가능할 것이다. 농장 대표에게 어떻게 침향을 채취하는지 물어보지만 통역이 신통치 않아 필담을 섞어 대화한다.

농장 사무실로 들어가니 침향 차 제품이 놓여 있다. 질 좋은 제품을 만들기 위해 첨가물, 보존제, 색소를 사용하지 않는다는 설명문도 들어 있다.

침향 판매점

농장 견학을 마친 후 이 농장에서 운영하는 호치민 시내의 침향 가게로 향한다. 늦은 밤이지만 다들 상품화된 침향을 본다는 기대로 들떠 있다. 가게에

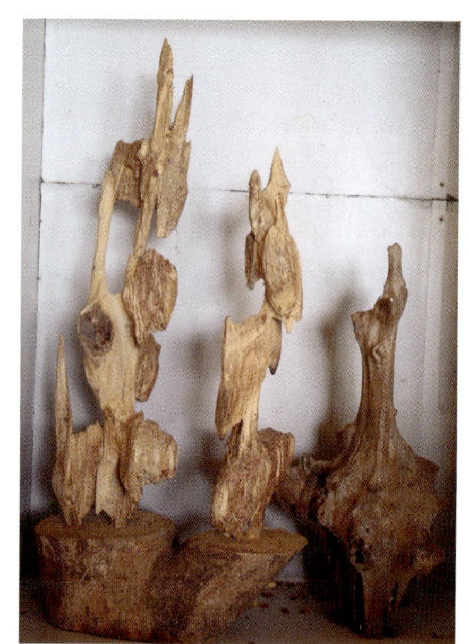

침향 농장에서 전시 중인 침향

들어서니 큼직한 침향나무에서 염주에 이르기까지 다양한 침향 상품이 진열되어 있다. 일

374

행 중 한 분이 침향 구입을 위해 흥정해 보지만 워낙 고가이다 보니 가격 결정이 힘들다. 품질이나 무게에 따라 가격도 제각각이다. 그렇지만 침향의 본고장 베트남까지 왔으니 마침내 제법 큼직한 침향 한 개를 구입해서 기념 촬영을 해 두었다.

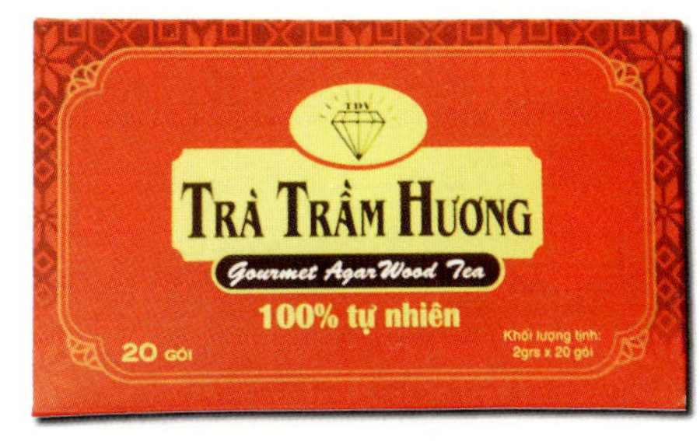

베트남의 침향 차 제품

우리나라에서는 침향이 너무 귀하다 보니 침향에 대한 독특한 제조 문화가 형성되어 왔다. 즉 향나무를 잘라 강과 바다가 만나는 갯벌에 오랜 세월 동안 묻어 두었다가 얻은 매향(埋香)이라는 대체품을 개발해낸 것이다.

Tips

– **위치 :** 빈프억(Bình Phước)성(省)은 호치민시에서 북쪽으로 캄보디아와 국경을 접하는 지역에 있다. 빈프억성의 서쪽 지역에 빈롱(Bình Long)이 위치한다.

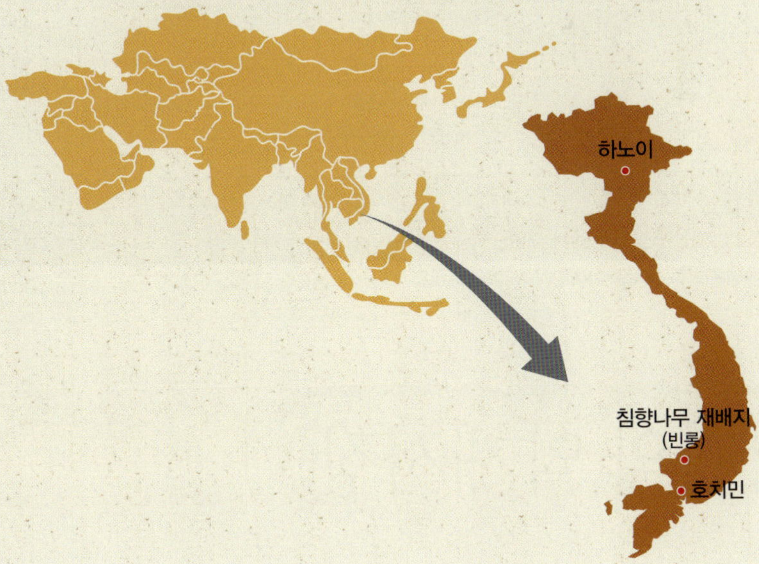

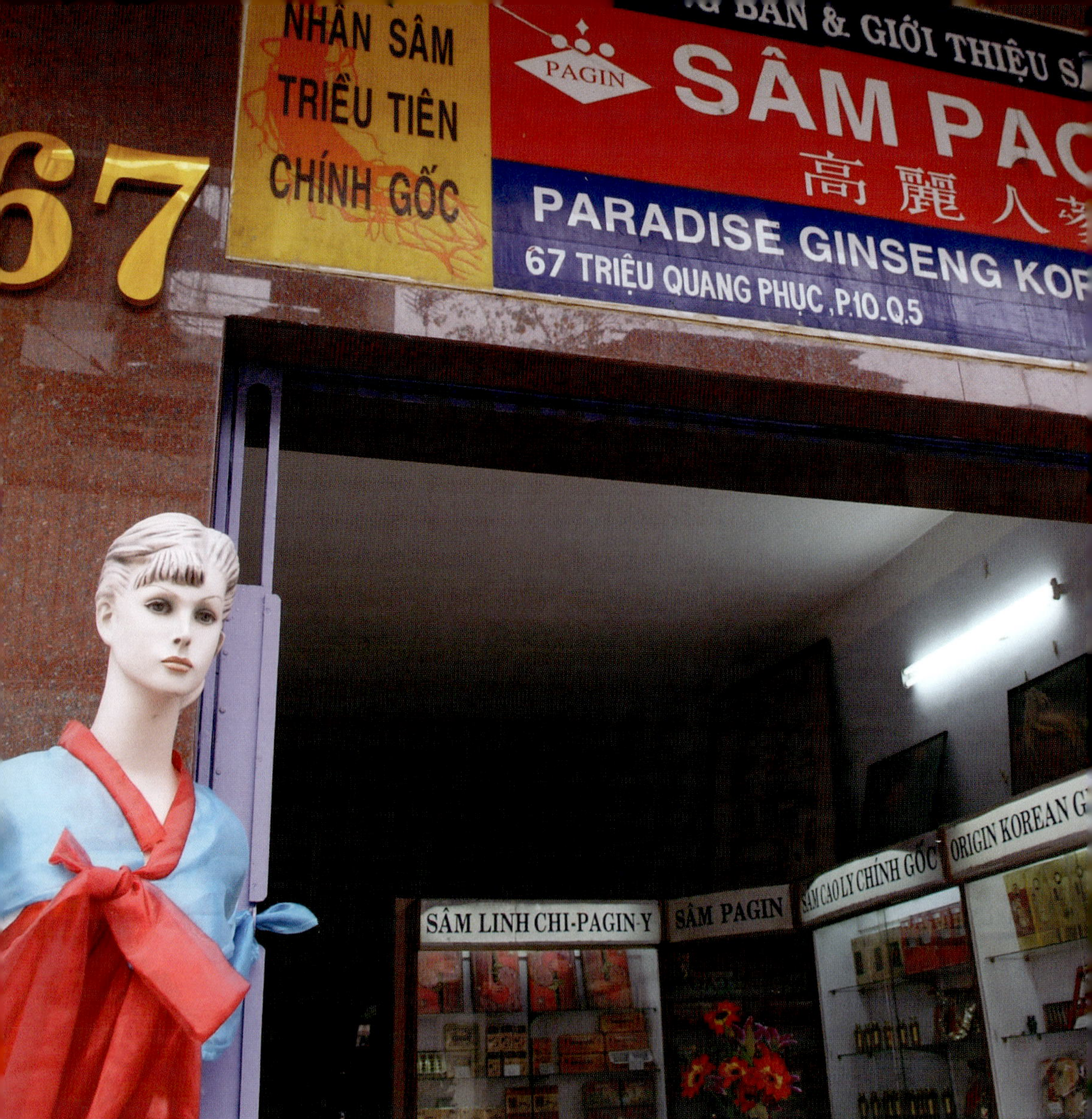

○ 인삼 상점 앞에 한복을 입혀둔 마네킹이 서 있다.

호치민의 약재시장

호치민 5군의 약재시장

통일 전 사이공시로 불렸던 호치민(Ho Chi Minh, 胡志明)시에서 베트남의 약재 거리로 5군(郡)의 시장이 가장 유명하다. 군(郡)은 베트남어 Quận으로 표기되며 호치민시의 행정구역 단위다. 이곳 거리명은 하이 트엉 란 옹(Hải Thượng Lãn Ông)이며 전국의 약재 도매상들이 밀집되어 있어 많은 소규모 상인들과 일반인들이 찾는 시장이다. 베트남 전통의학의 유명한 학자인 하이 트엉 란 옹(1720~1791)의 이름을 딴 거리다. 이분의 실제 이름은 레 흐우 짝(Lê Hữu Trác)이며 작가이기도 했다.

호치민의 약재시장을 버스로 찾아간다. 저녁 퇴근 시간이라 시장 가는 사거리에는 오토바이의 물결이 장관이다. 신호 대기 중에는 도로 전체가 오토바이로 가득 차 버릴 정도다. 경적을 울리며 온 도로를 채운 이들의 물결은 베트남의 성장 동력이자 베트남의 이미지다. 도로에 가득 찬 오토바이 행렬을 잘 찍어 보려고 버스 창문을 열고서 카메라를 창밖으로 내밀어 수십 장을 찍는다.

시장에 들어서니 가이드는 몇 번이나 주의사항을 챙긴다. 워낙 많은 사람들로 붐비고 오토바이와 차량이 질서 없이 달리므로 조심해야 한다.

한자를 함께 쓴 간판

약재상에는 한자가 병기된 간판이 가끔씩 보인다. Boi An Duong은 培安堂(배안당), Minh Duc Duong은 明德堂(명덕당), Dai Nguon Duong은 大元堂(대원당), Van Loi은 萬利(만리)와 같이 적혀 있다. 그러고 보니 베트남어와 한자의 발음이 서로 비슷하기는 하다.

태극기가 붙어 있는 인삼차 제품이 진열되어 있고 중국인들이 좋아하는 연와(燕窩,

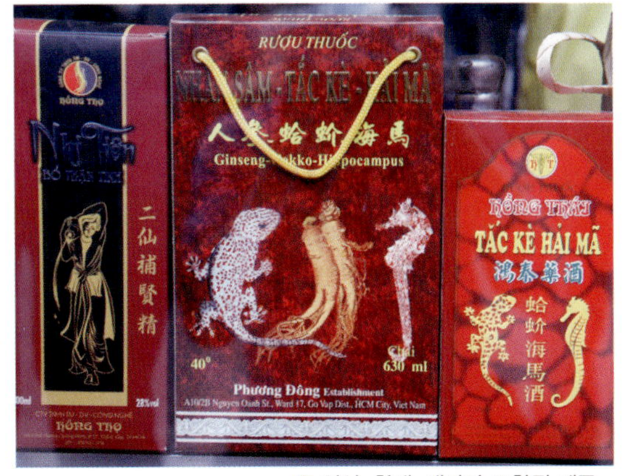

○ 인삼, 합개, 해마가 포함된 제품

바다제비가 분비한 타액과 깃털 등으로 만든 둥지로 중국인들의 전통식품), 녹용을 전문적으로 판매하는 상점들이

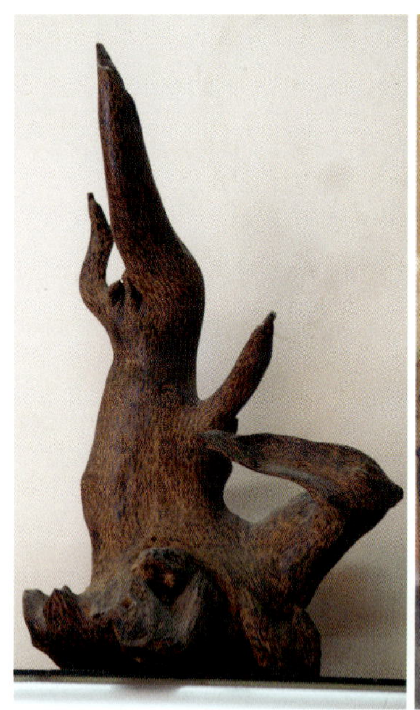
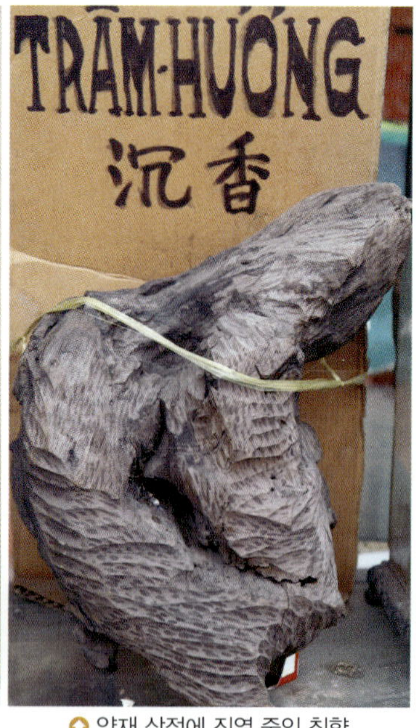

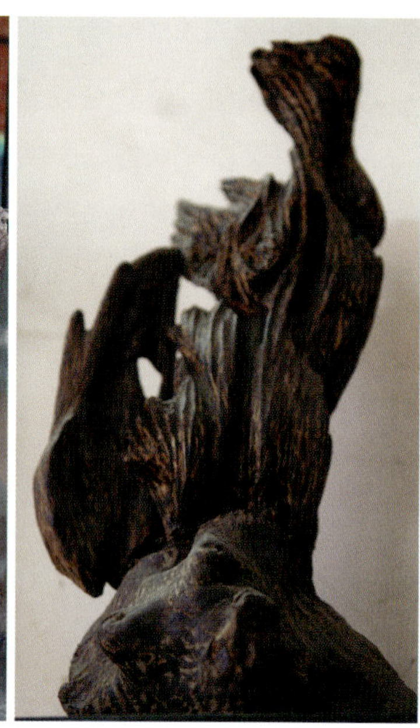

⬆ 약재 상점에 진열 중인 침향

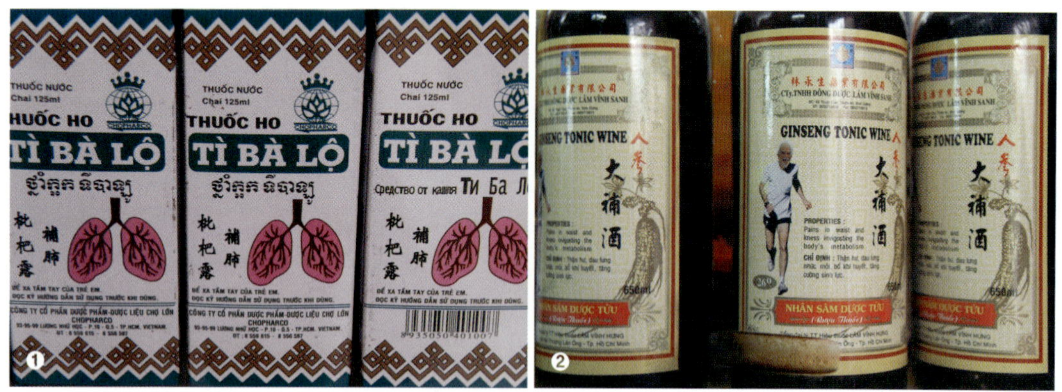

❶ 비파가 함유된 비파로(枇杷露)　❷ 인삼이 포함된 인삼대보주

여럿 있다. 인삼, 합개, 해마 제품이 전시되어 있으며 계피, 침향도 군데군데 진열되어 있다. 중국에서 잘 알려진 비파 제품인 비파로(枇杷露)가 있다. 기관지, 폐에 좋다는 이 제품은 한자로도 적혀 있다. 인삼이 들어간 인삼대보주(人蔘大補酒)에는 인삼 뿌리 그림과 함께 건강한 노인의 달리는 모습이 보인다. 외국인 여성이 한 가게에서 한약을 코에 대고 냄새를 맡아보는 모습 그리고 상점 앞 거리에서 약재를 정리 중인 젊은이들의 밝은 미소도 보인다.

378

한복 마네킹의 상점

고려인삼 판매점. 입구에서 한복을 입혀둔 마네킹이 손님을 반기고 있다. 마네킹 모습이
외국인이고 한복도 빨간 치마에 파란 저고리의 촌티 나는 모습이지만 우리 한복을 베트남
의 시장에서 만나니 엄청 반갑다. 상점 안에는 다양한 인삼 제품이 진열되어 있다. 가격이

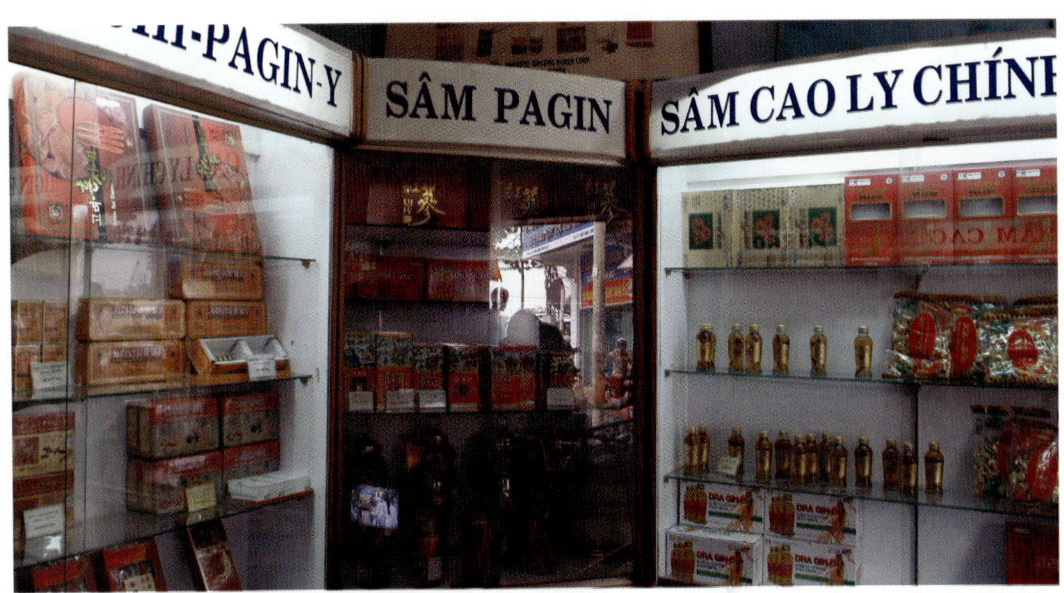

⬆ 인삼 상점 내부

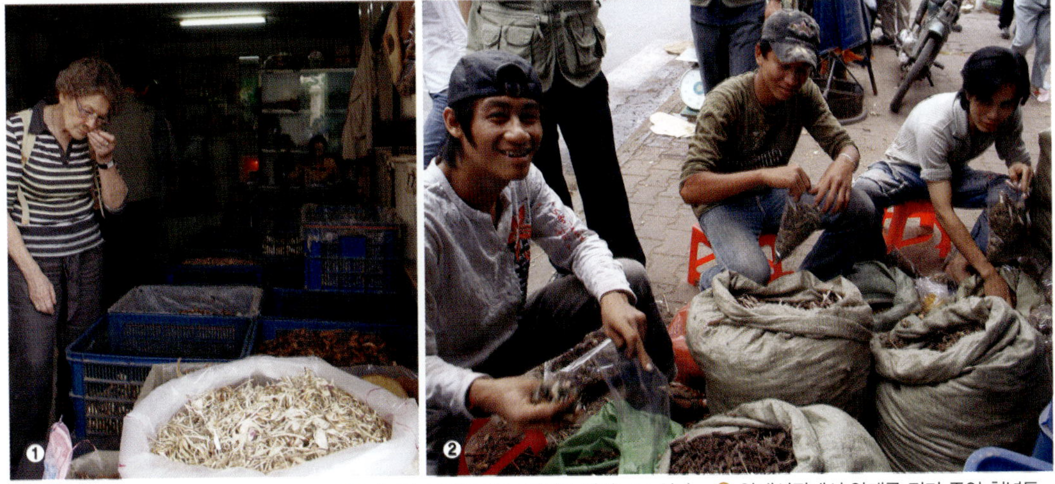

❶ 외국인 여성이 약재 냄새를 맡아보고 있다.　❷ 약재시장에서 약재를 정리 중인 청년들

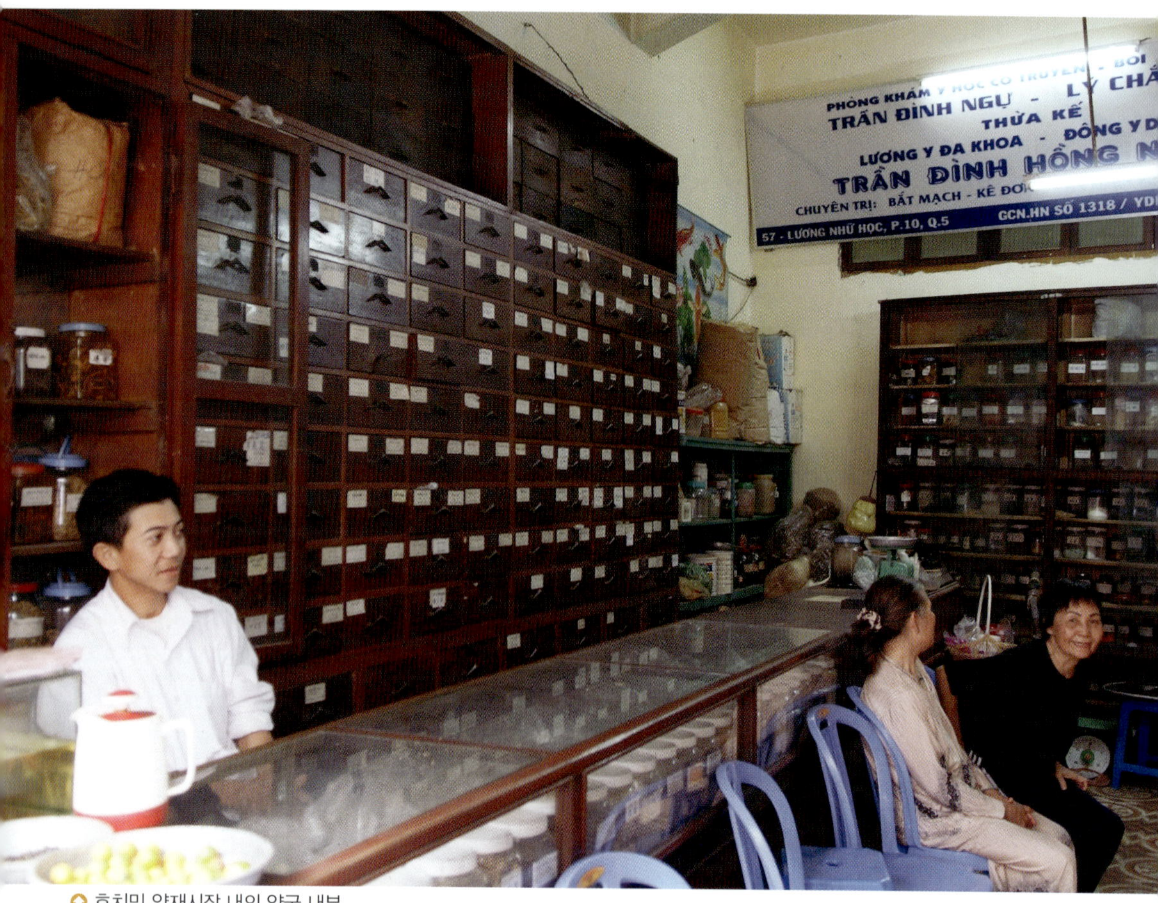

⬆ 호치민 약재시장 내의 약국 내부

비싼지 인삼은 모두 유리 진열장 안에 보관되어 있다.

　한약을 조제하고 있는 약국으로 들어가 봤다. 약장에는 방기, 방풍, 향부자, 속단 등의 표기가 보인다. 깨끗한 흰 종이 위에 저울로 한약 무게를 재어가며 조제하는 청년의 모습이 매우 진지하다. 한약 상점에서는 대부분 천장에 한약을 매달아 두고 있다. 짧은 시간에 일행을 따라가며 바삐 사진 촬영을 하고 또다시 일행을 따라가야 하는 일정에서 힘든 시간을 보냈다. 다시 오기 어려운 지역이라는 생각에 될 수 있으면 많은 현장을 카메라에 담고자 했다. 베트남에 없는 희귀 약재들은 중국, 라오스, 캄보디아 같은 인근의 나라에서 수입해 팔고 있다고 현지 신문은 전한다.

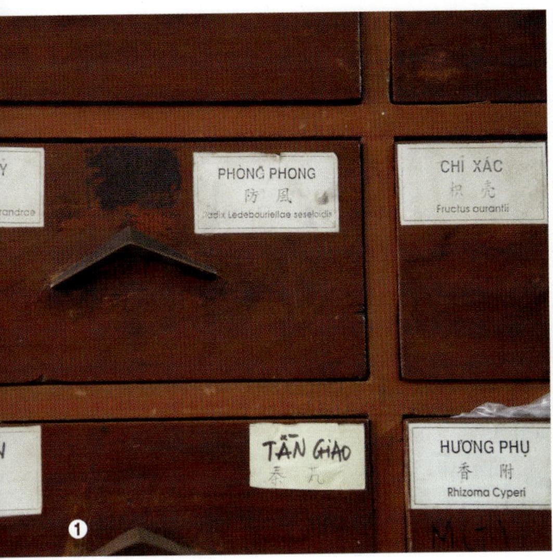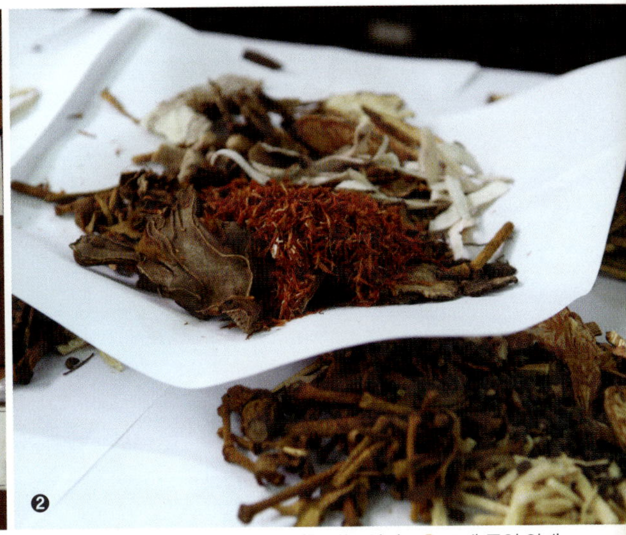

❶ 방기, 방풍, 향부자 등을 넣는 약장 ❷ 조제 중인 약재

Qui bột Sâm bột Nghệ đen + vàng hà thủ ô
Trinh nữ hoàng cung
Mướp đắng
Nhĩ bông
Đông cô
Nhân trần
5
4
7
6
La hán
Cần gà
10
9
Thang thuốc Bổ
Chè Thanh nhiệt Thái Bình
Chè đắng
Cúc hoa
Kim tiền thảo
Diên
Tâm sen
Chè dây
ATISÔ
CỎ NGỌT
KORIAN RED GINSENG

한 가게에 삼칠이 수북이 쌓여 있고 옆에는 아티초크, 고려인삼 제품도 보인다.

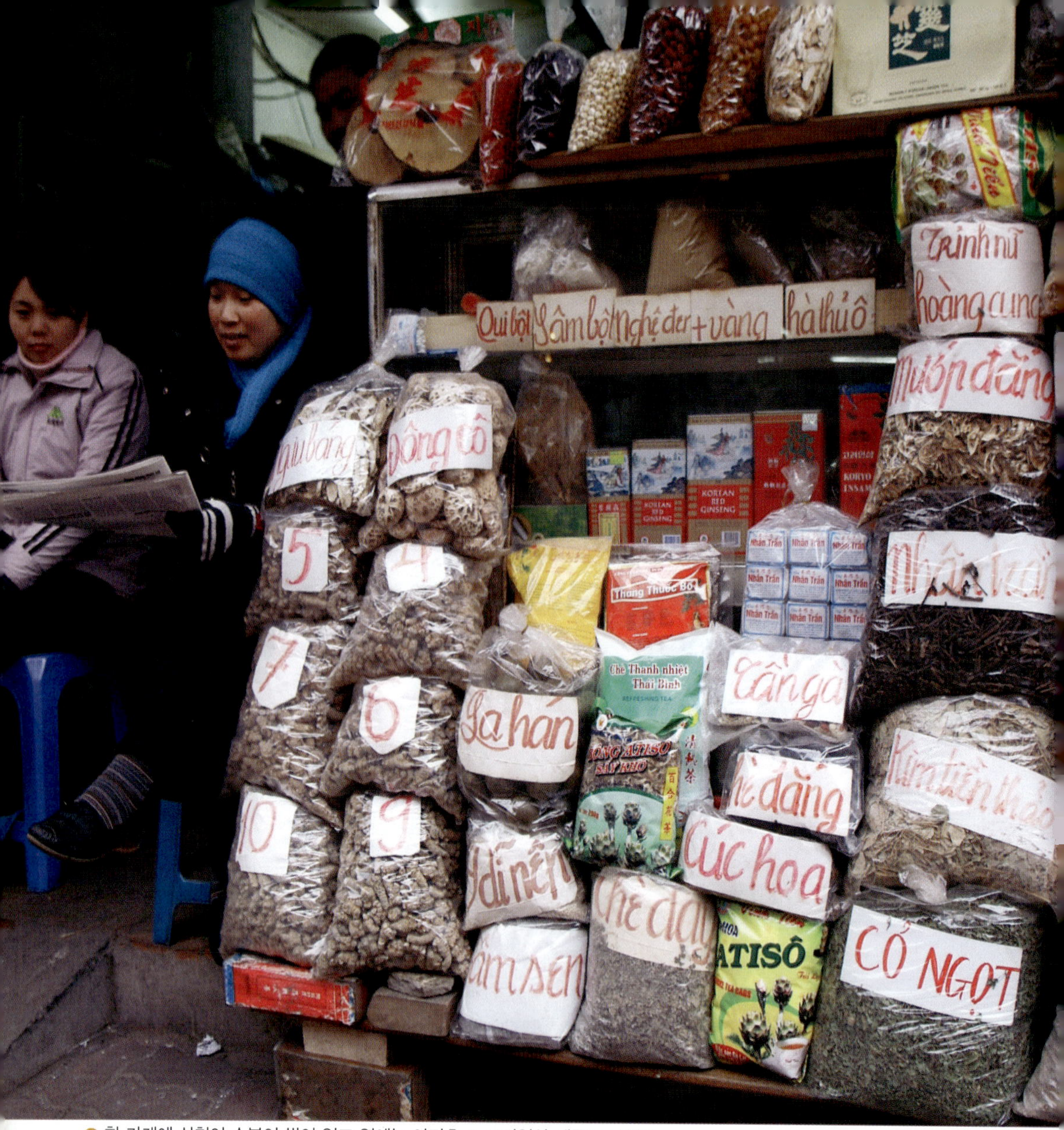

하노이의 약재시장

하노이 란옹 거리

하노이의 란옹(Lãn Ông) 거리는 약재시장으로 잘 알려진 곳이다. 베트남의 민족 지도자인 호치민의 시신이 안치되어 있는 호치민 묘소에서 동쪽으로 약 2km 떨어진 곳에 이 시장이 있다. 거리의 약재 상점 간판에는 베트남어와 함께 한자도 적혀 있어 이전에 중국 사람들이 많이 거주했음을 알 수 있다.

인삼, 아티초크

시장에는 인삼 판매점이 눈에 자주 띈다. 북한산 인삼 제품과 한국 브랜드의 고려인삼 정과(正果)도 보인다. 한 가게 입구에는 중국 삼인 삼칠(三七)이 수북이 쌓여 있고 옆에는 아티초크(Cynara scolymus), 고려인삼 제품도 보인다. 삼칠은 베트남어로 Tam Thất Bắc로 적어 놨는

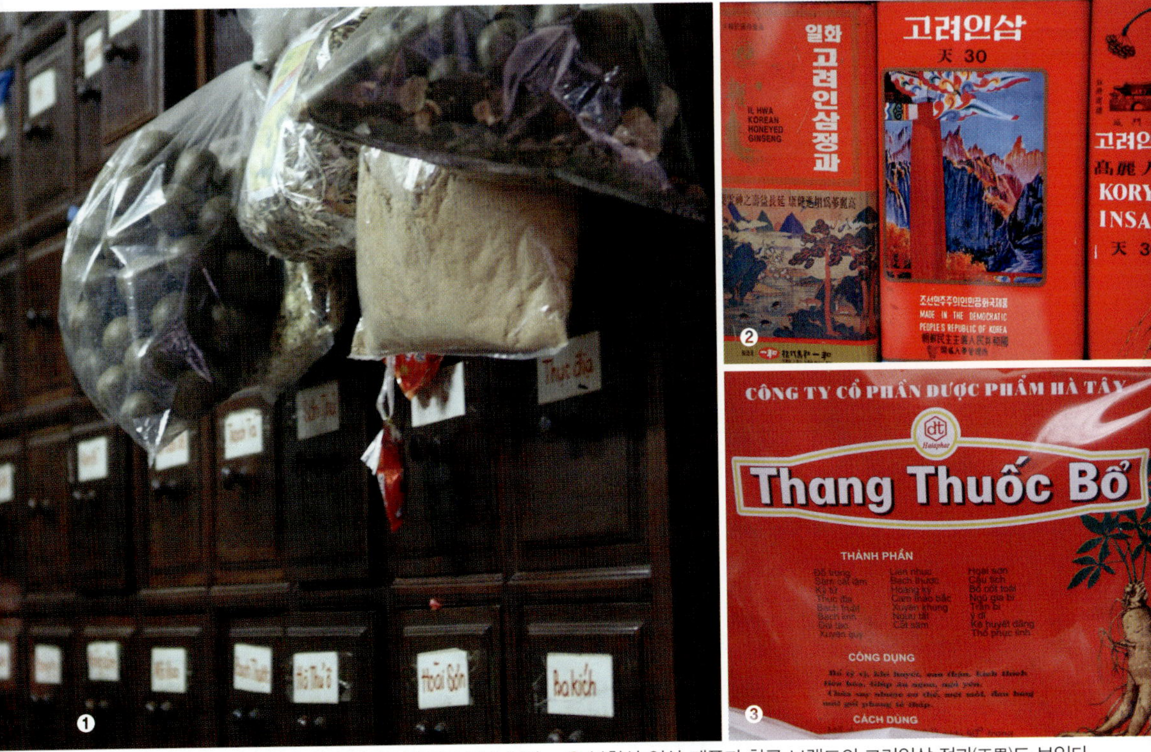

① 하노이 약재시장의 약국 약장 앞에 나한과가 걸려 있다.　② 북한산 인삼 제품과 한국 브랜드의 고려인삼 정과(正果)도 보인다.
③ 인삼이 함유된 Đại Bổ Thang. 이는 대보탕(大補湯)이란 뜻이다.

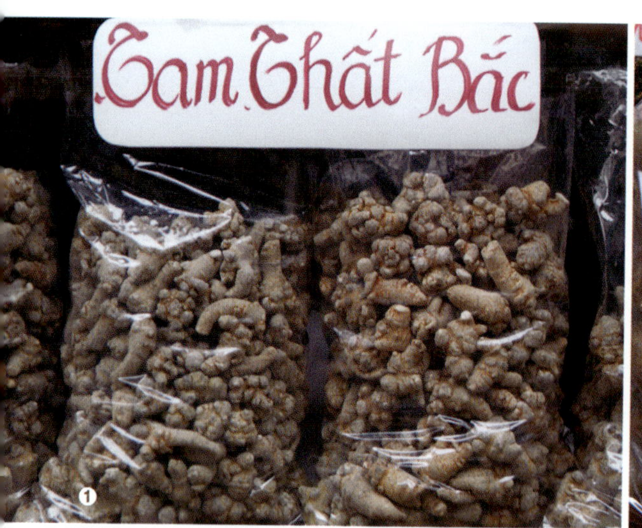

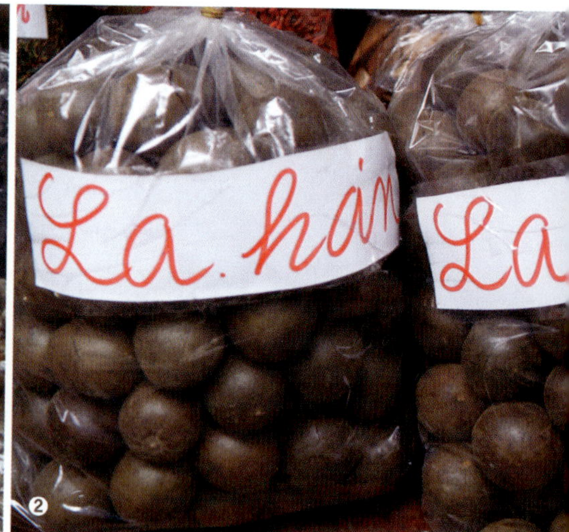

❶ 중국 삼인 삼칠을 팔고 있다. ❷ 말린 속살을 먹는 나한과

데 tam은 숫자 '삼' 그리고 thất은 숫자 '칠'이란 뜻이다. 아티초크 제품에는 아티초크 사진과 함께 한자로 청열차(淸熱茶)라고 소개하고 있다. 간염, 지방간, 황달의 치료에도 좋은 아티초크는 그냥 익혀 적당한 소스와 함께 먹어도 되고 또는 커다란 비늘처럼 생긴 부분을 한 장씩 떼어 입에 넣고 눌러서 치아로 긁어 먹어도 된다.

인삼 그림이 그려진 제품인 Đại Bổ Thang이 눈에 띈다. 인삼이 들어 있다 보니 십전대보탕(十全大補湯) 같다. 귀국 후 베트남 사전을 찾아보니 제품에 적힌 Đại Bổ Thang은 영어식 발음과 비슷한 대보탕(大補湯)이란 의미였다. 고려인삼 전문 판매점 유리창 너머로 알코올 병에 들어 있는 인삼 뿌리가 보인다. 인삼 뿌리의 생생한 모습은 지나는 사람들의 시선을 끌고 있다. 이래저래 이 시장에는 인삼 제품이 여럿 진열되어 있다.

나한과

한 약국의 약장 앞에 나한과가 걸려 있다. 열대과일로 주로 먹는데 약국에서도 이처럼 자주 보이니 약으로도 많이 사용하는가 보다. 나한과(羅漢果, *Siraitia grosvenorii*)는 박과에 속하며 열매 속의 과육을 식용한다. 건조한 열매는 껍질이 얇아서 삶은 달걀을 까듯이 살짝 치면 잘 깨진다. 바삭바삭한 말린 열매 속의 속살을 꺼내 먹는다.

384

미국 FDA가 1995년 나한과 주성분의 식품 사용을 인정한 이후, 나한과는 기능성 천연 감미료로서 주목받고 있다. 중국 광시좡족자치구에서는 오랫동안 먹으면 장수할 수 있다고 믿었으므로 '장수과일'로 통했다. 모양이 부처님의 배(腹)와 똑같이 생겼다고 해서 나한(羅漢)이란 이름이 붙게 되었다는 유래도 전해온다. 나한과는 청폐[淸肺, 폐열(肺熱)을 식한다], 윤장(潤腸, 대변이 잘 나오게 한다)의 한방 효능이 있다.

또 다른 약국에서는 검은 가죽점퍼를 입고 중절모를 쓴 분이 열심히 한약을 조제하고 있다. 누런 종이 위에 10여 가지 약재를 넣는 중이다. 이분의 예전 모습 사진과 경력이 약국 벽에 걸려 있는데 아마 유명했던 분인가 싶다.

란옹 거리는 이전에는 중국의 푸젠성(福建省, 복건성)에 뿌리를 둔 중국인들이 대부분이어서

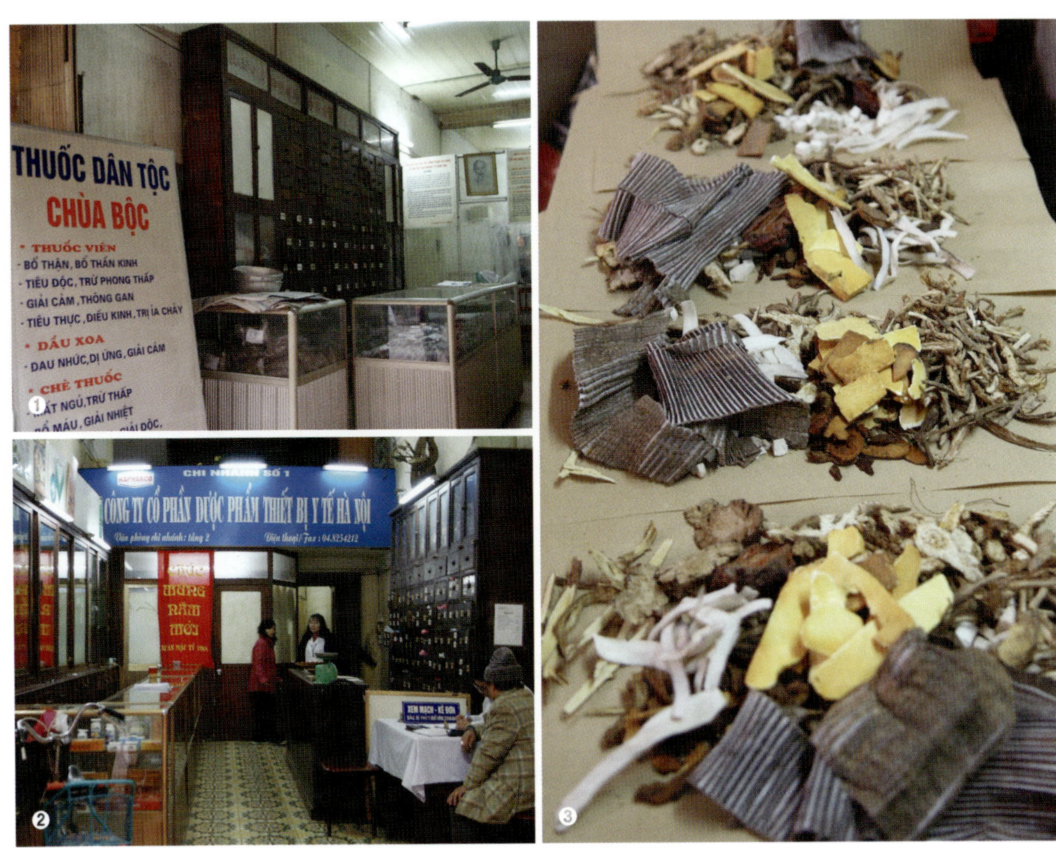

❶ 하노이 약재시장의 약국 내부   ❷ 진료소에서 상담 중인 환자   ❸ 조제를 마친 약재

하노이 약재시장의 인삼 전문 판매점에 진열된 인삼 제품

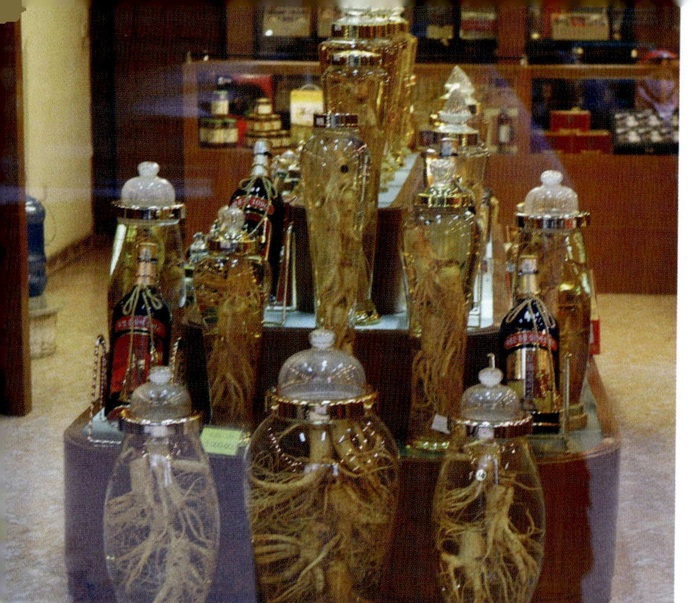

푹끼엔(Phúc Kiến)이라는 이름으로 불렸다고 한다. 이곳에서 생활했던 대부분의 중국인들은 현재 중국으로 돌아갔지만 그들의 문화적 특색은 여전히 거리 곳곳에 남아 있다고 현지 신문은 전한다.

Tips

– **위치 :** 약재시장은 하노이시의 호치민 묘소 동쪽으로 약 2km 지점에 있다.

– **주소 :** Lãn Ông, Hoàn Kiếm, Hà Nội, Vietnam

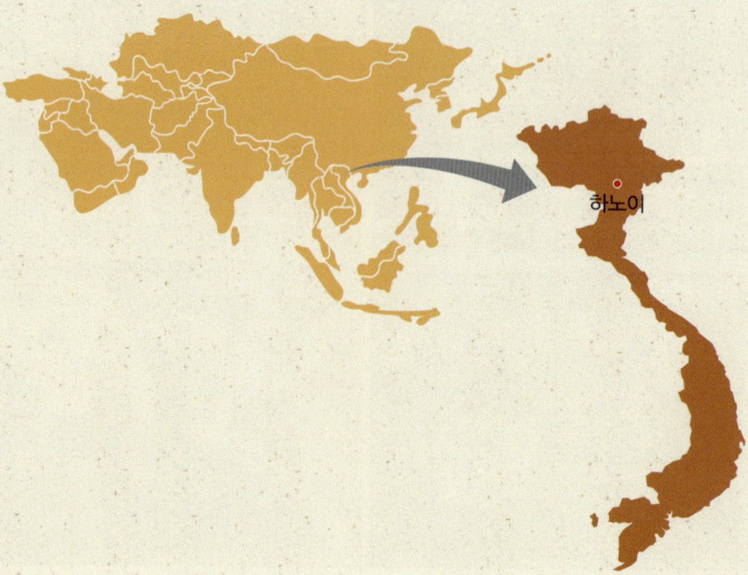

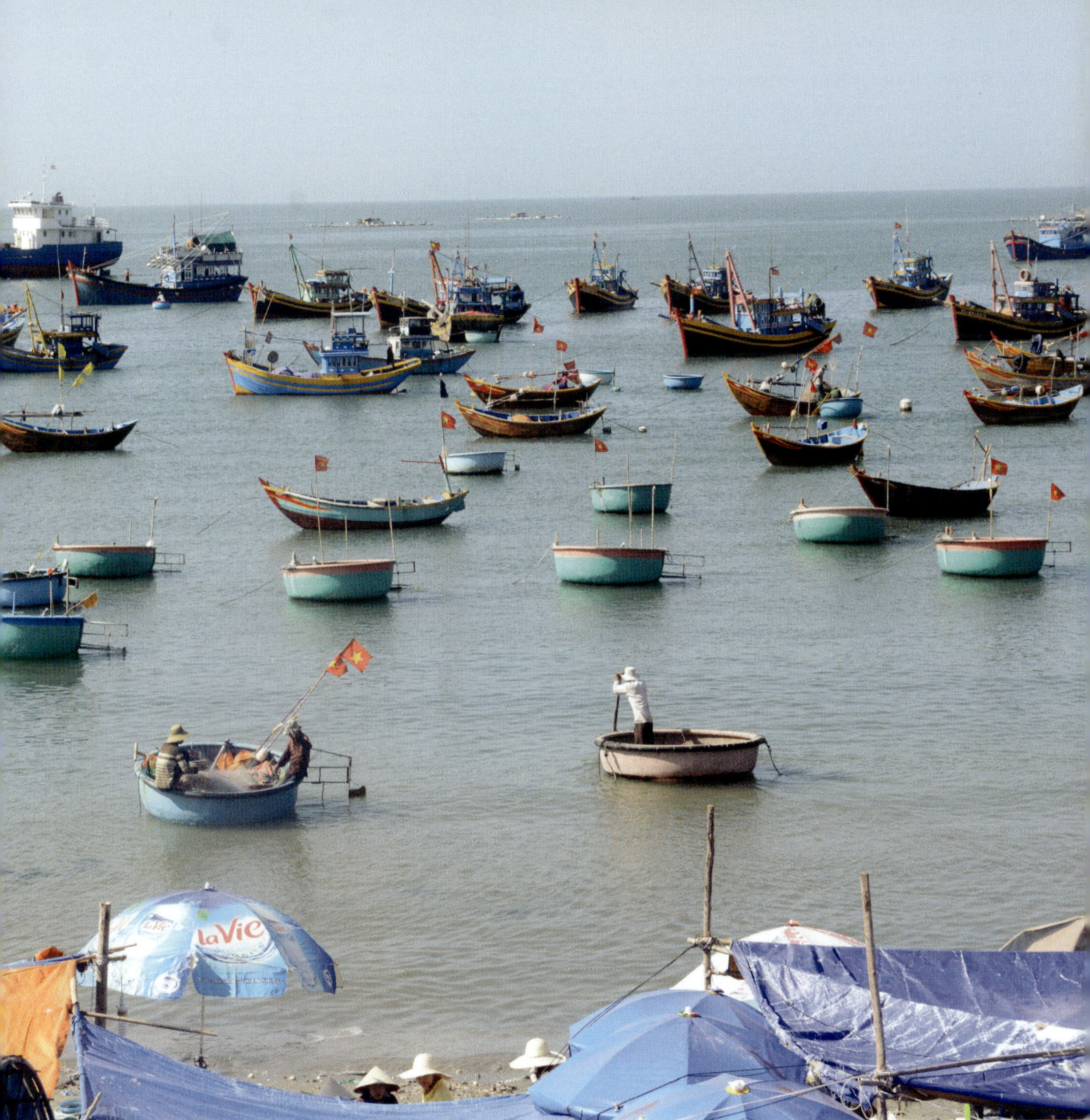

� 무이네의 해변 풍경

| 6.06 |

무이네의 약초

캄보자, 판단

무이네(Mũi Né)는 베트남 남부의 빈투언(Bình Thuận)성 판티엣(Phan Thiết)에 있는 해변 휴양지로 호치민시에서 동쪽으로 200km 정도 떨어져 있다. 사막과 바다를 함께 만날 수 있는 무이네는 한국의 배낭여행족들에게 인기 있는 관광지다. 바다에서는 둥근 바구니처럼 생긴 베트남의 전통 배들이 작업하고 있고 해변에서는 해산물을 파는 아주머니들이 손님을 기다리고 있다. 무이네의 모래언덕과 그 옆의 호수 모습도 아름답다. 지프를 타고 모래가 고운 사막을 둘러볼 수 있고 사구에서 시트를 깔고 모래 썰매를 타 볼 수도 있는 멋진 곳이다.

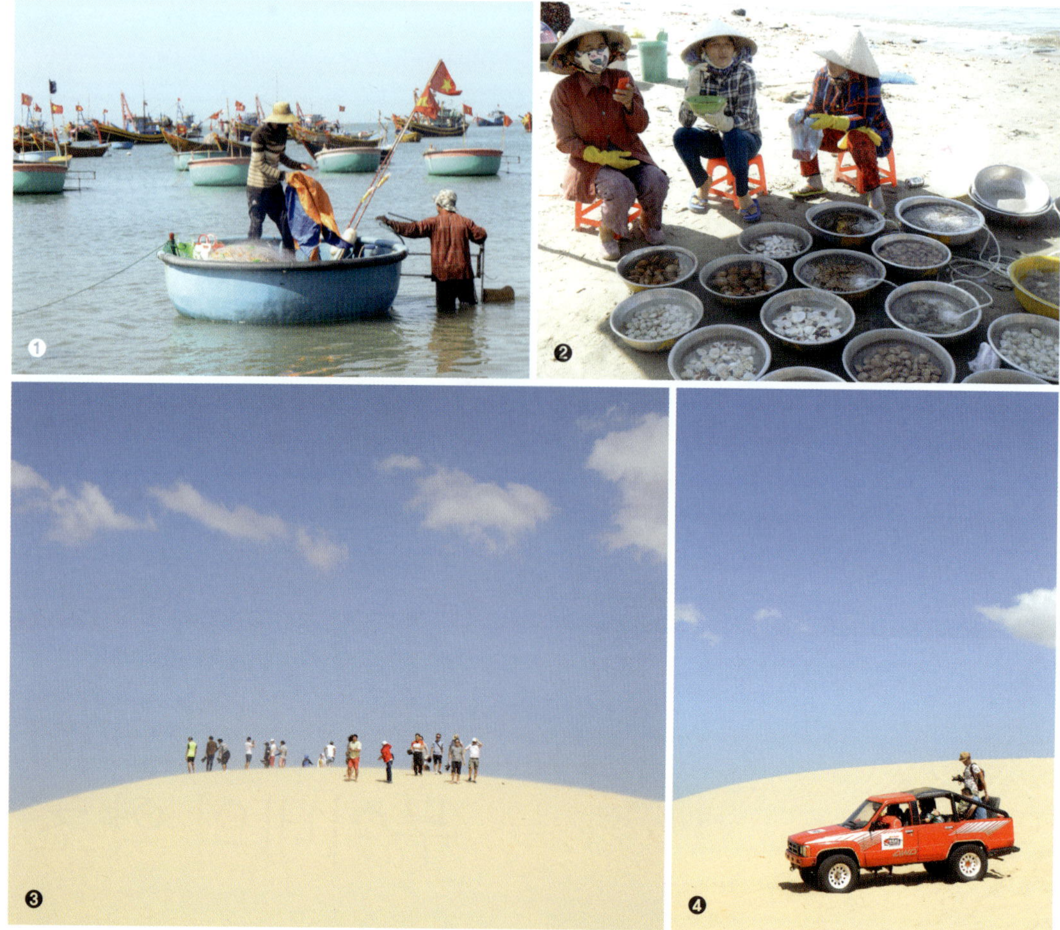

❶ 무이네 해변에서 작업 중인 둥근 바구니처럼 생긴 전통 배   ❷ 무이네 해변의 해산물 판매점   ❸❹ 무이네의 모래언덕 풍경

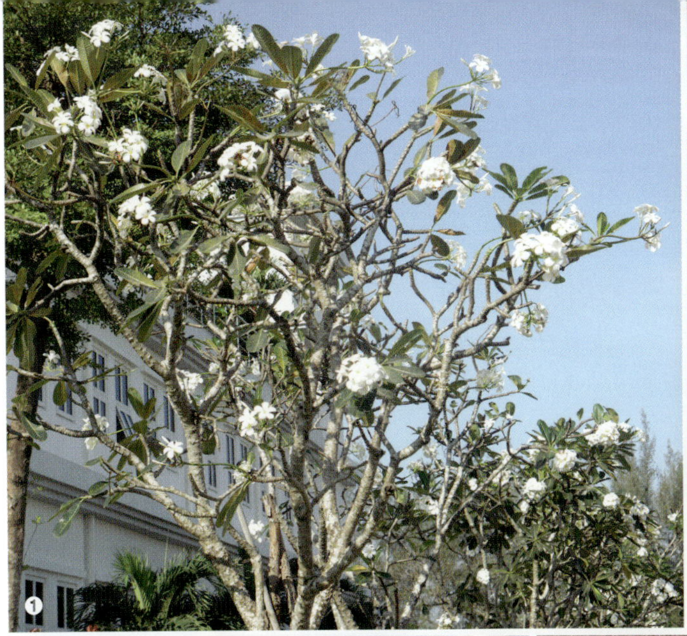

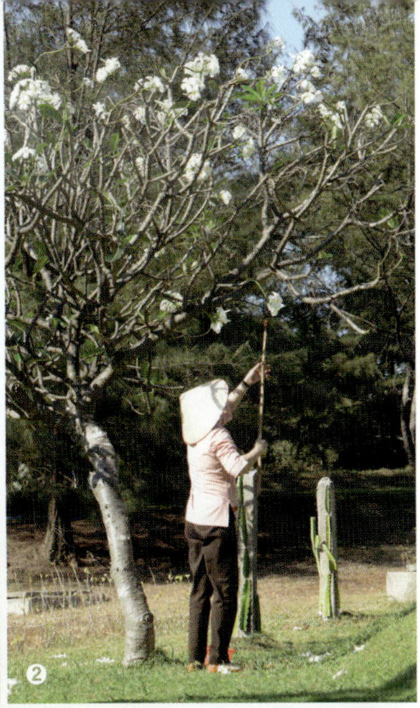

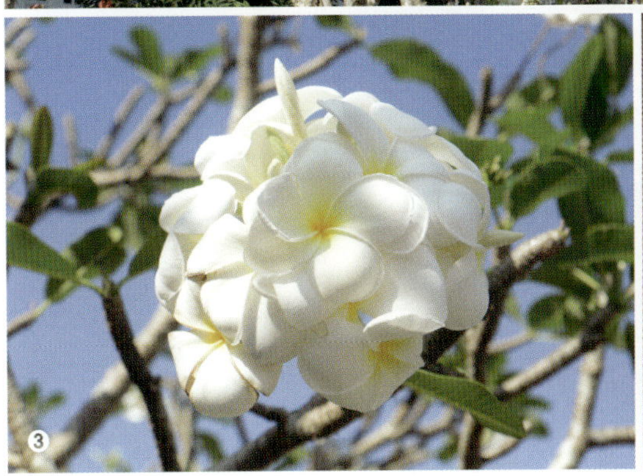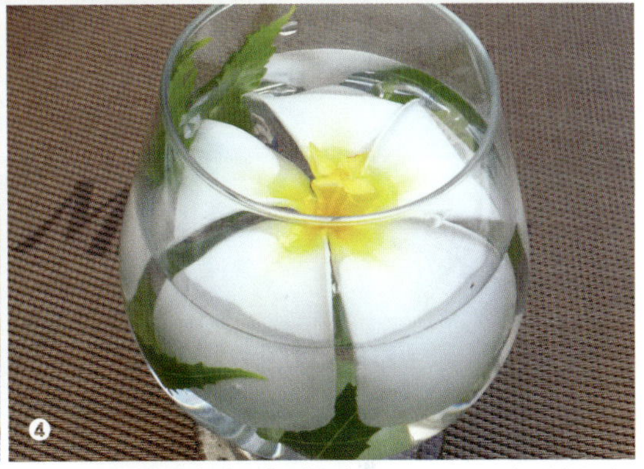

❶ 인도네시아에서 캄보자로 부르는 *Plumeria alba*(무이네 숙소)
❷ 숙소 직원이 *Plumeria alba* 꽃을 긴 막대기로 따고 있다.(무이네 숙소)
❸ *Plumeria alba* 꽃(무이네 숙소)　❹ 식당 식탁 위의 컵 안에 하얀 *Plumeria alba* 꽃을 담아 놓았다.(무이네 숙소)

　　인도네시아에서 캄보자(kamboja)로 부르고 라오스에서는 독참파(dok champa)라고 하는 *Plumeria alba*는 동남아시아에서 흔하게 보는 열대식물이다. 빈투언성 무이네 인근의 숙소에서 지켜보니 직원은 이 나무의 꽃을 긴 막대기로 따기도 하고 떨어져 있는 꽃을 줍기도 한다. 숙소 식당의 컵 안에 하얀 이 꽃을 담아 놓고 손님들의 아침 기분을 좋게 해준다. 숙소에서 산책하다 판단(pandan, screw pine, *Pandanus tectorius*) 열매를 발견한다. 우리나라《식품공전》에서는 판단을 '아단'으로 표기하며 그의 학명은 *Pandanus odoratissimus*로 기재하고 있다. 판단 잎은 가루 내어 향미를 내는 데 사용되며 요리의 초록색을 내는 데도 쓰인다.

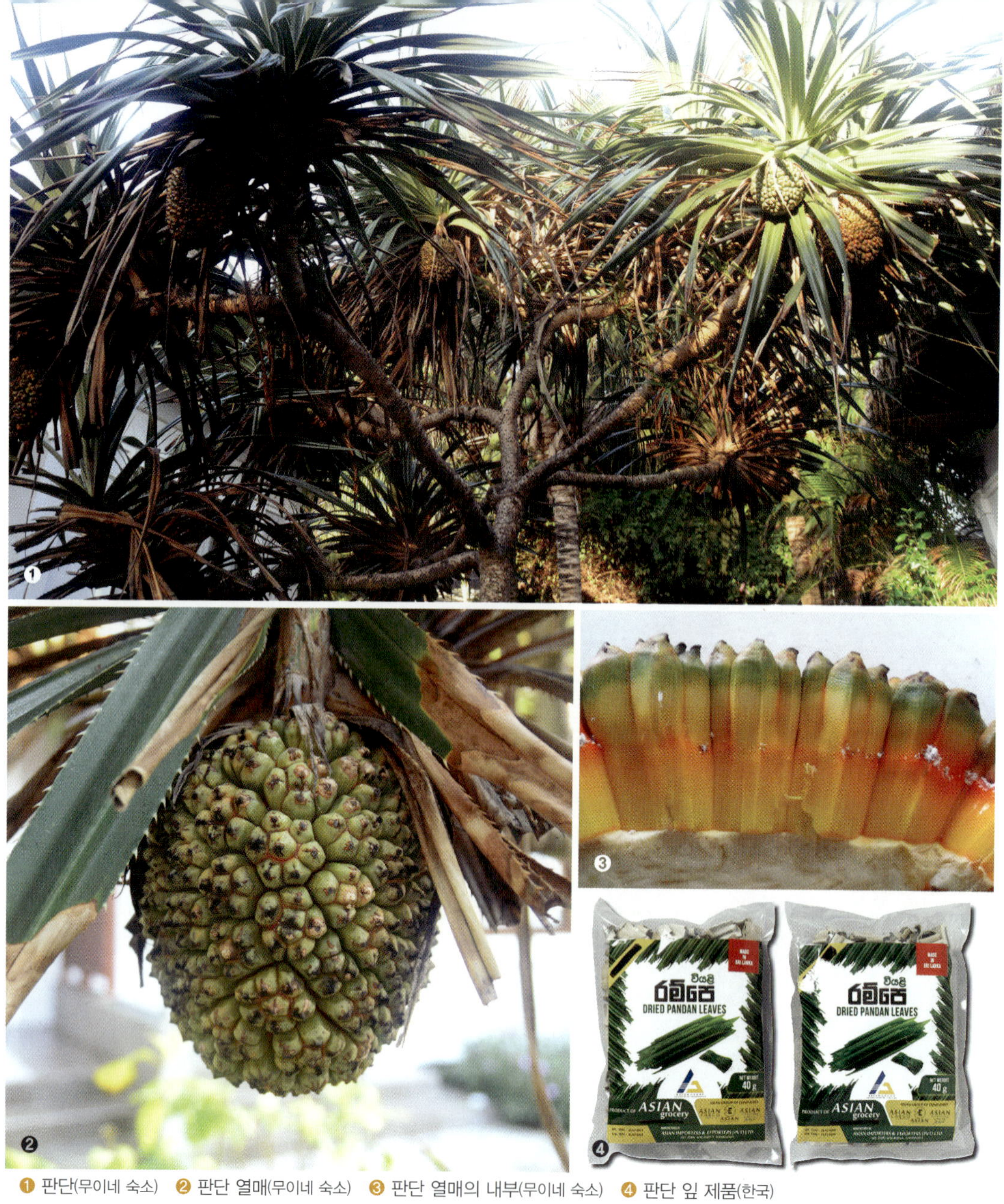

❶ 판단(무이네 숙소)　　❷ 판단 열매(무이네 숙소)　　❸ 판단 열매의 내부(무이네 숙소)　　❹ 판단 잎 제품(한국)

아티초크, 실리마린, 은행잎의 의약품

무이네 인근의 약국에서 약초로 만든 의약품들을 구경한다. 아티초크 제품이 눈에 자주 띈다. 아티초크(artichoke, *Cynara scolymus*)의 두화(頭花)에는 시나린(cynarine) 성분이 많아 간염, 지방간의 치료에 도움을 주는 약초다. 두화는 꽃대 끝에 많은 꽃이 뭉쳐 붙어서 머리 모양

390

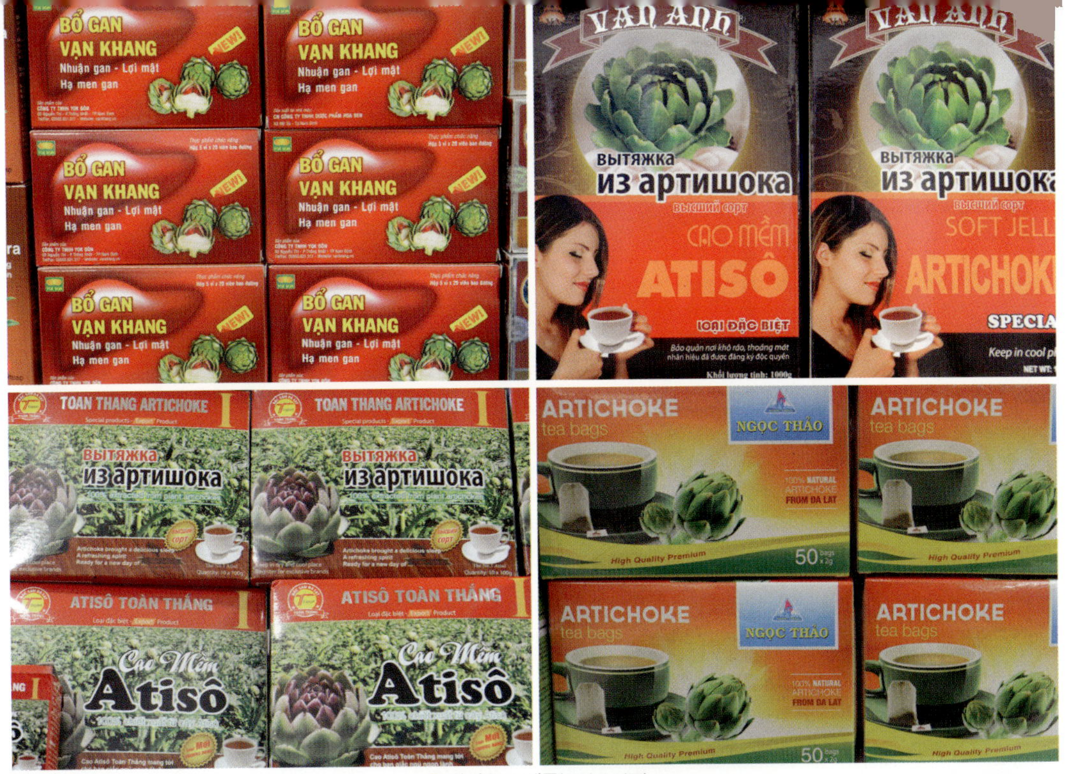

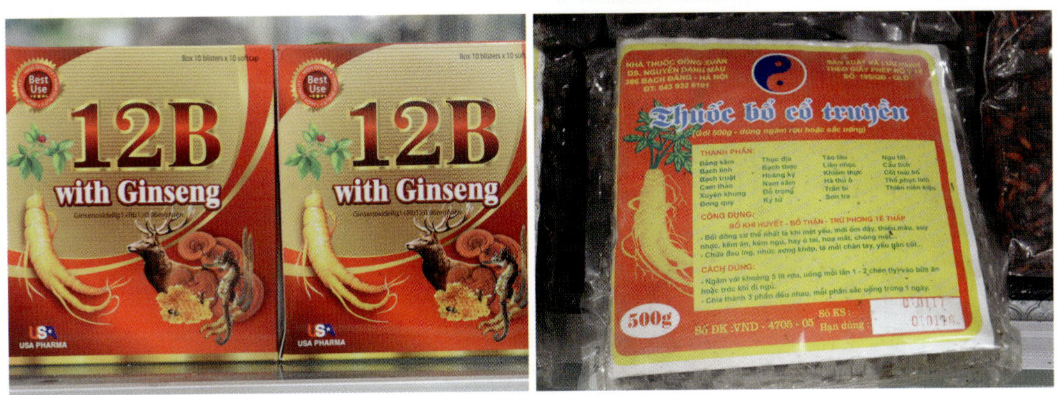

⬆ 아티초크 제품(무이네 약국)

⬆ 고려인삼 제품(무이네 약국)

을 이룬 꽃으로 두상화와 같은 말이다. 아티초크로 만든 제품은 약국뿐 아니라 식품점에서
도 자주 보인다. 이에 못지않게 고려인삼 제품도 많이 진열되어 있다. 흰무늬엉겅퀴(*Silybum
marianum*)의 성분인 실리마린(silymarin)으로 만든 간장약 제품이 선반에 있다. 이 제품은 세계
에서 널리 쓰이는 간 보호제 의약품이다. 은행잎과 서남문주란(*Crinum latifolium*)으로 만든 제품
도 시선을 끈다.

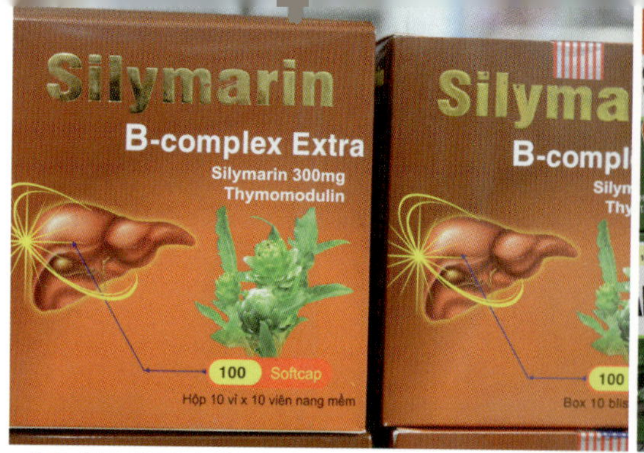
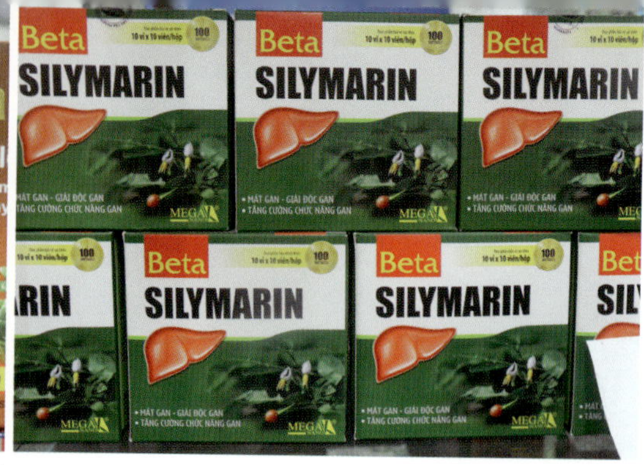

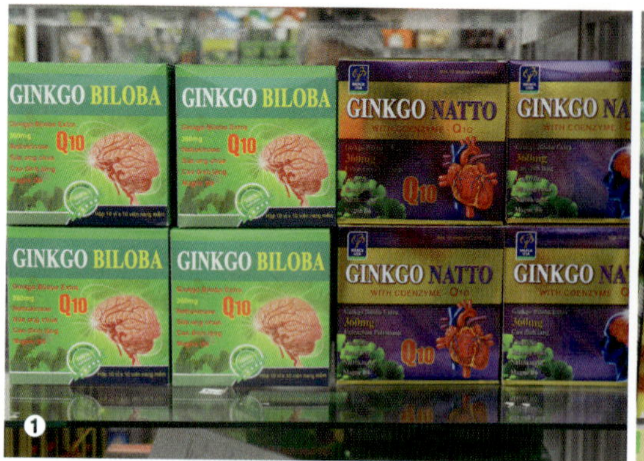
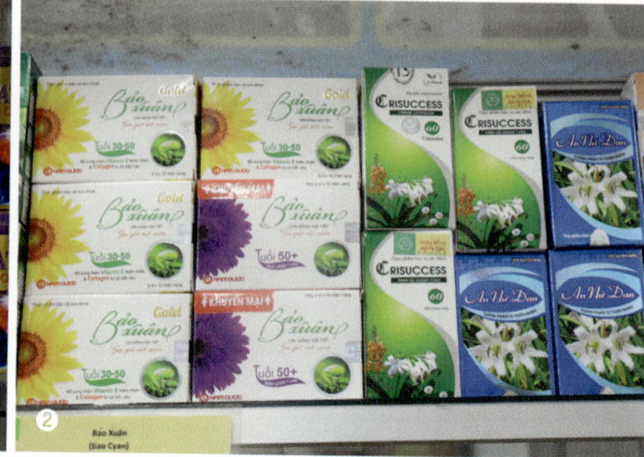

◑◑ 흰무늬엉겅퀴 성분인 실리마린으로 만든 의약품(무이네 약국)

❶ 은행잎 제품(무이네 약국)　❷ 서남문주란 제품(무이네 약국)

갈랑갈

무이네의 한 식당에서 홍보하는 악어, 타조, 캥거루, 뱀으로 만든 희귀 요리 사진이 눈길을 끈다. 식사 메뉴판을 보니 필자가 주문한 요리에는 열대 향신료인 갈랑갈이 들어 있었다. 주방으로 가서 물어보니 주인은 요리하고 남은 갈랑갈을 꺼내 보여준다. 갈랑갈(galangal, *Alpinia galanga*)의 뿌리줄기

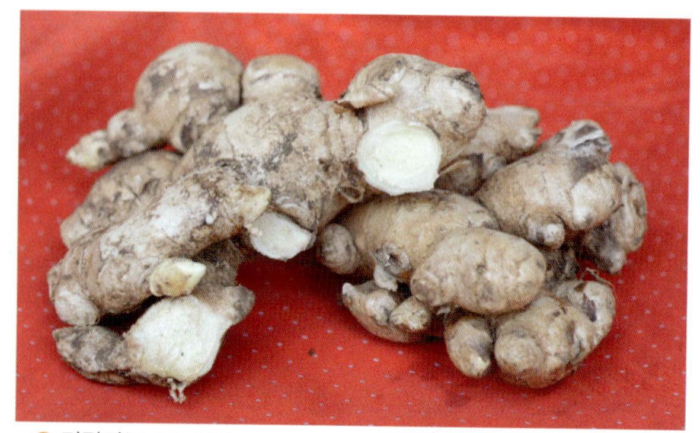

⬆ 갈랑갈(무이네 식당)

는 동남아시아 요리에 자주 활용되는 향신료다. 위(胃)를 따뜻하게 하고 기(氣)를 소통시켜 통증을 멎게 하는 약초이기도 하다. 우리나라에서는 생산되지 않지만 경기도 안산시의 다문화거리 식품점에서 수입한 갈랑갈을 팔고 있다.

392

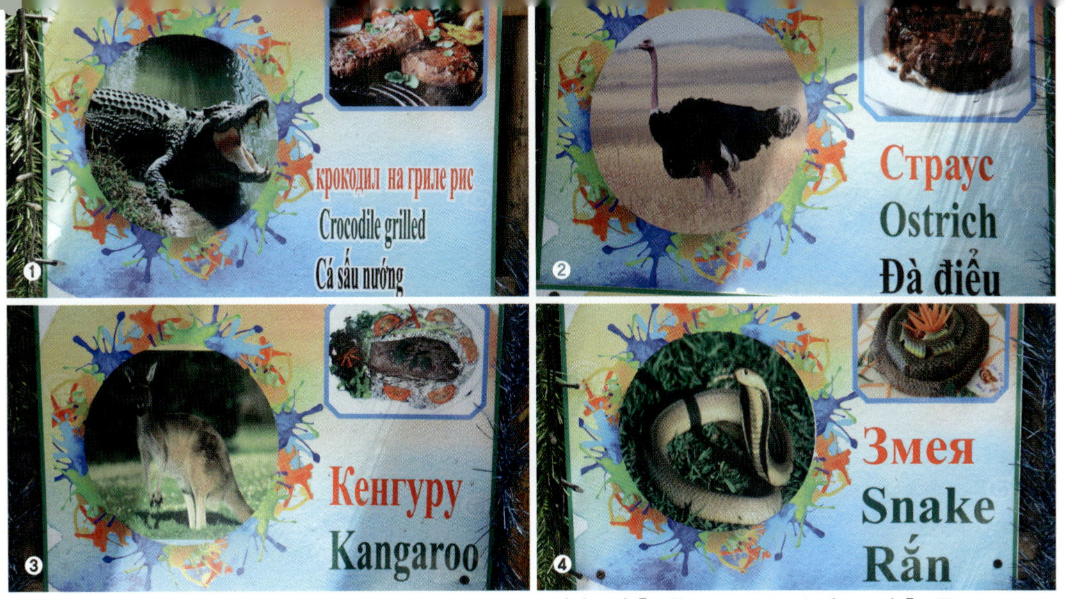

❶ 악어 요리 홍보물(무이네 식당) ❷ 타조 요리 홍보물(무이네 식당)
❸ 캥거루 요리 홍보물(무이네 식당) ❹ 뱀 요리 홍보물(무이네 식당)

Tips

무이네

– **위치 :** 무이네(Mũi Né)는 베트남 남부의 빈투언(Bình Thuận)성 판티엣(Phan Thiết)에 있는 해변 휴양지이다. 호치민시에서 동쪽으로 약 200km 떨어져 있다.

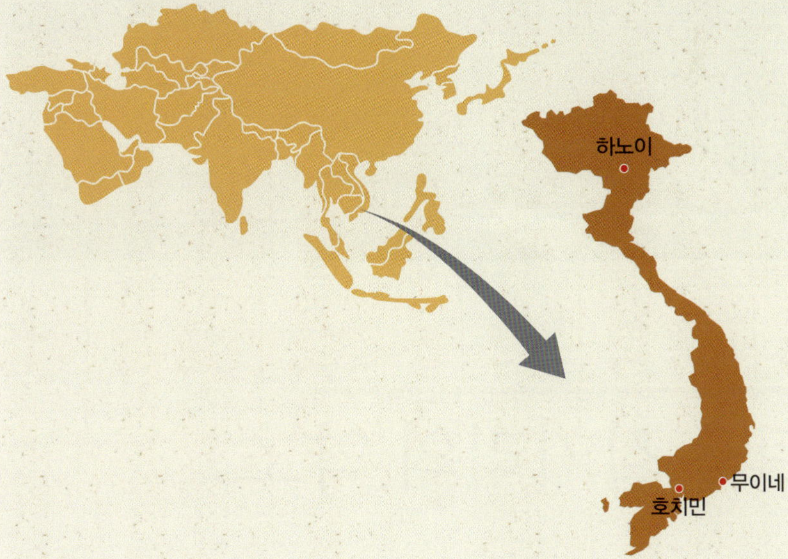

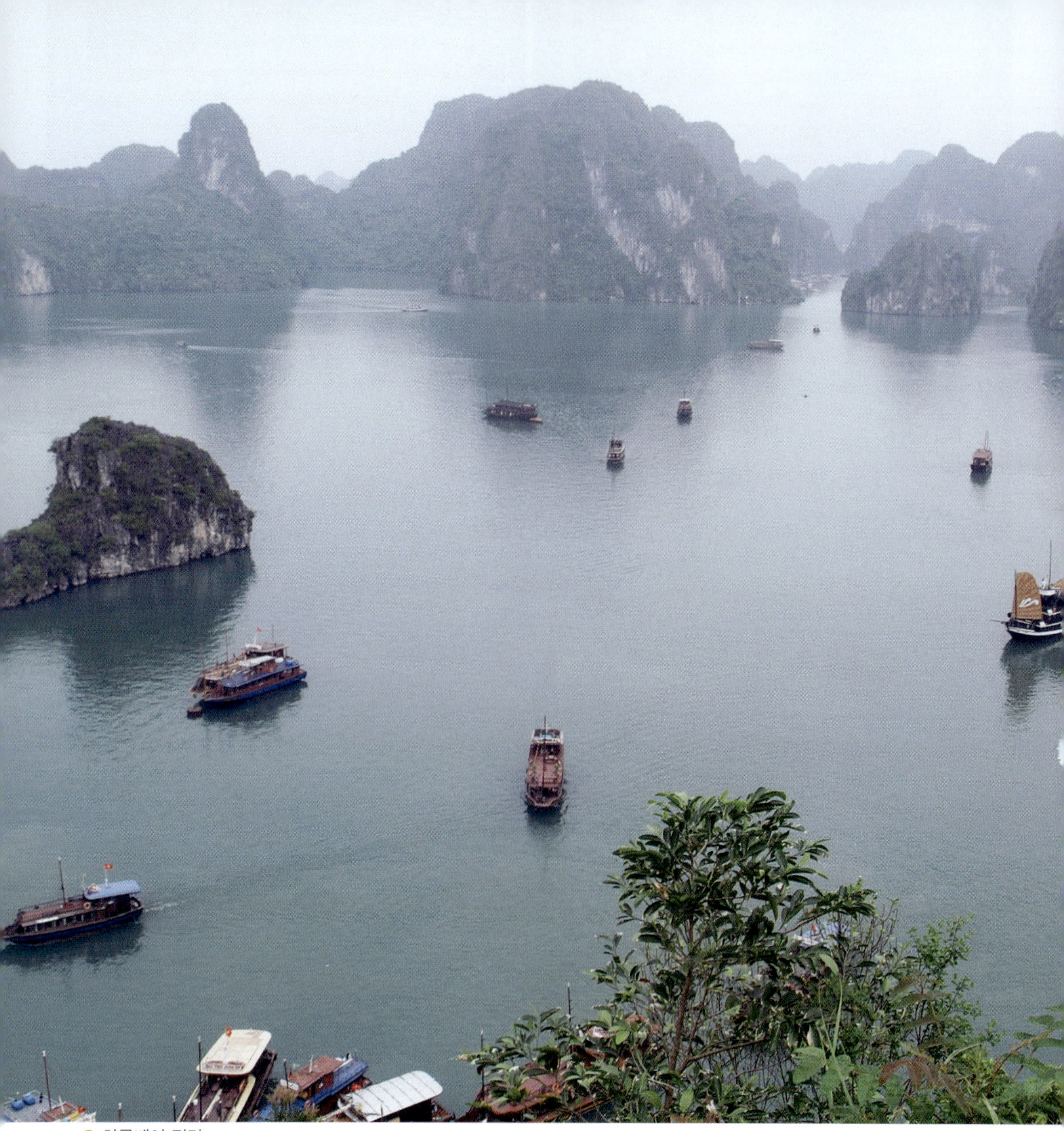

| 6.07 |

베트남 길거리의 약초

마닐라야자, 카더몬

호치민(Ho Chi Minh) 시내에서 끊이지 않는 오토바이 행렬의 진풍경을 한참 동안 지켜봤다. 아이 둘을 태우고 4명이 달리는 오토바이, 강아지와 함께 달리는 오토바이 등 재미있는 모습도 보인다.

시 외곽의 아침 산책길에서 만난 마닐라야자에는 덜 익은 열매가 풍성하게 달려 있다. 식물명을 몰라 귀국 후에 고려대 김기중 교수의 도움으로 알아냈다. 마닐라야자(Manila palm, *Adonidia merrillii*)는 관상용으로 길가의 가로수, 호텔의 정원수 등으로 많이 심는다.

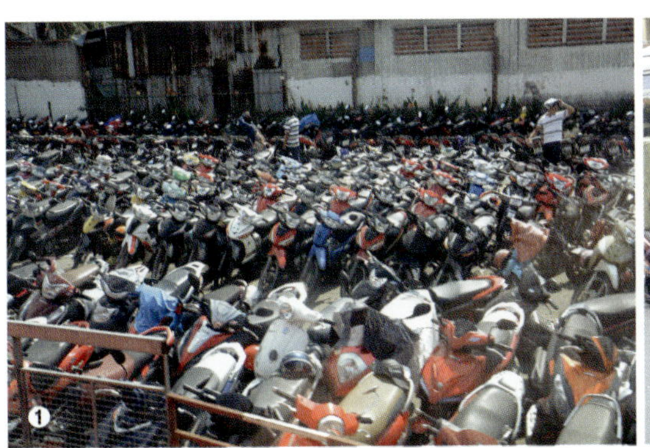

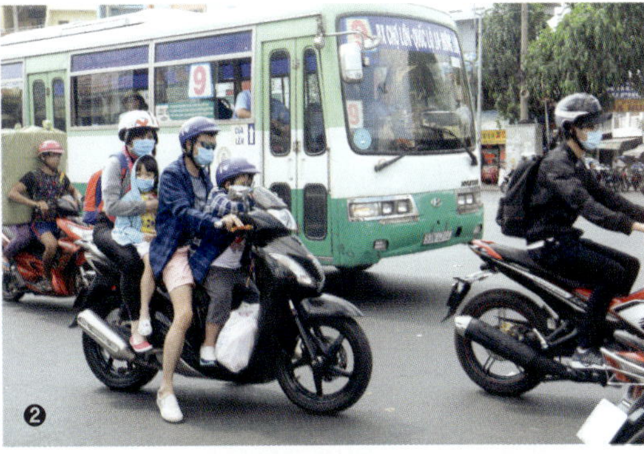

❶ 오토바이 보관소(호치민)　❷ 시내의 오토바이 풍경(호치민)

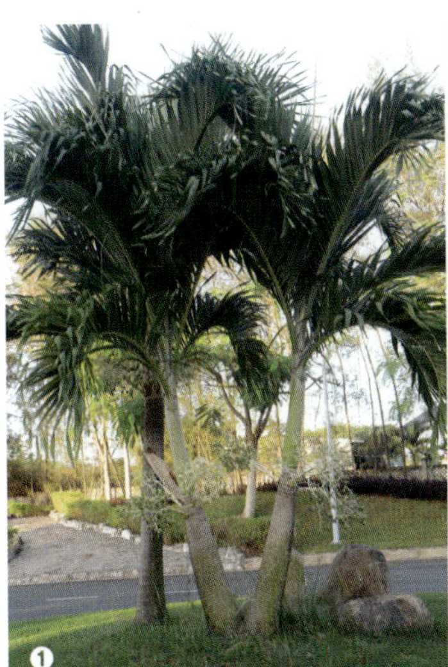

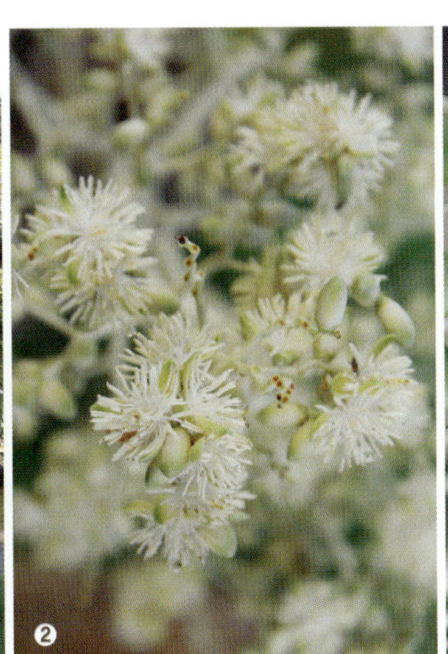

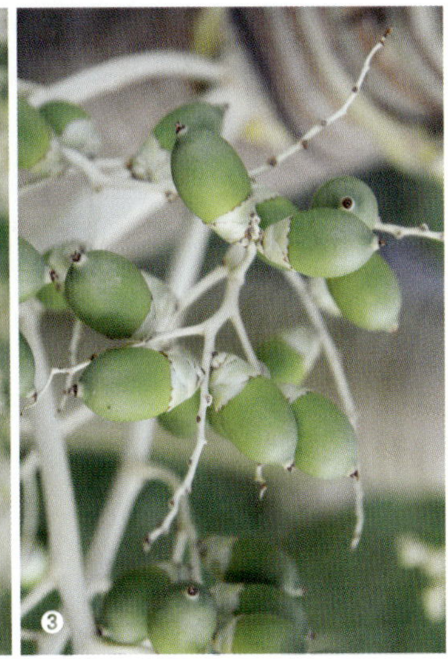

❶ 마닐라야자 나무모양(호치민)　❷ 마닐라야자 꽃(호치민)　❸ 마닐라야자 덜 익은 열매(호치민)

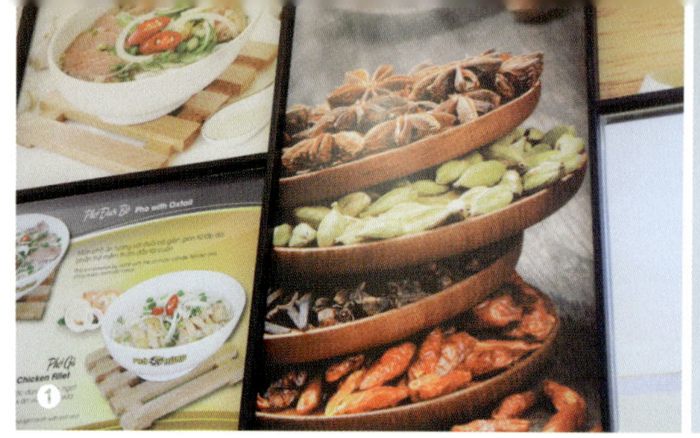 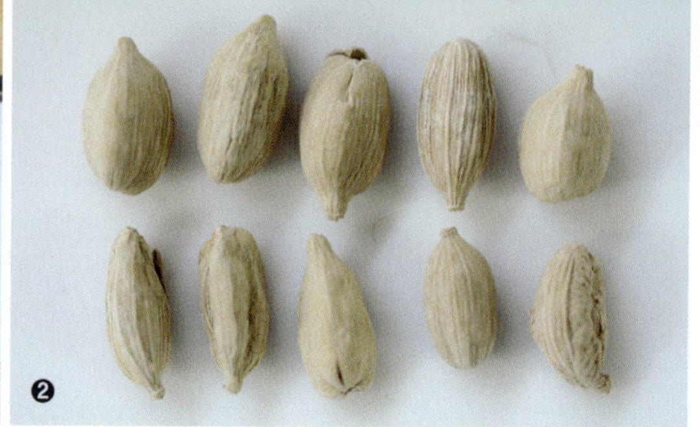

❶ 베트남 쌀국수 식당의 팔각회향(제일 위), 카더몬, 정향의 향신료 사진(호치민) ❷ 카더몬으로 불리는 소두구(프랑스)

호치민 시내의 식당에서 베트남 쌀국수를 먹는다. 식당 한쪽 벽에는 팔각회향, 카더몬, 정향의 향신료 사진이 붙어 있다. 팔각회향, 정향은 흔한 향신료로서 열대지방의 음식에 많이 활용하지만 베트남 쌀국수에 카더몬이 들어간다는 사실은 처음 알았다. 카더몬(cardamon, *Elettaria cardamomum*)은 인도 남부와 스리랑카가 원산지인 향신 식물로 한방에서는 소두구(小豆蔲)로 부른다. 식품으로 파는 카더몬인 소두구 열매는 몇 번 본 적이 있으나 세계 여러 지역을 답사했지만 식물 상태의 소두구는 그동안 만나지 못했다. 그러다 인도의 케랄라산림연구소 식물원과 인도네시아 보고르농과대학교 약용식물원에서 소두구 몇 그루를 관찰할 수 있었다.

소두구는 중요한 약재이자 향신료이지만 그 효능이나 설명은 현재 발행된 도감이나 인터넷에서 찾기 어렵다. 전문가들이 자주 활용하는 약초 도서인 《중화본초》나 《중약대사전》에도 실려 있지 않다. 공정서인 《대한민국약전》과 《일본약전》에 그 기원은 수재되어 있지만 《중국약전》, 《대만중약전》, 《북한약전》에는 아예 실려 있지도 않다. 그러다 보니 반가운 마음에 베트남 요리에 들어가는 식당의 소두구 사진을 풍부하게 촬영해뒀다.

슈가애플, 용안, 용과, 빈랑

하롱베이(Ha Long Bay)는 베트남 북부 하노이(Hanoi)시의 동쪽에 위치해 있다. 하롱베이를 한자로 쓰면 '下龍灣(하롱만)'이 된다. 즉 '하늘에서 용이 내려온 만'이란 뜻이다. 석회암 대지가 오랜 침식작용을 거쳐 생긴 바위와 절벽은 관광객들을 감동시키기에 충분하다.

하롱베이 아침 시장이 숙소 옆에 형성되어 있다. 조그만 시장이라 한 바퀴 돌아보는 데 그다지 많은 시간이 걸리지 않았다. 하지만 슈가애플을 이처럼 많이 늘어놓고 파는 모습은 처음 본다. 보통은 식품점에서 몇 개만 판매하는데 찾은 날이 마침 수확철인지 엄청난 물

396

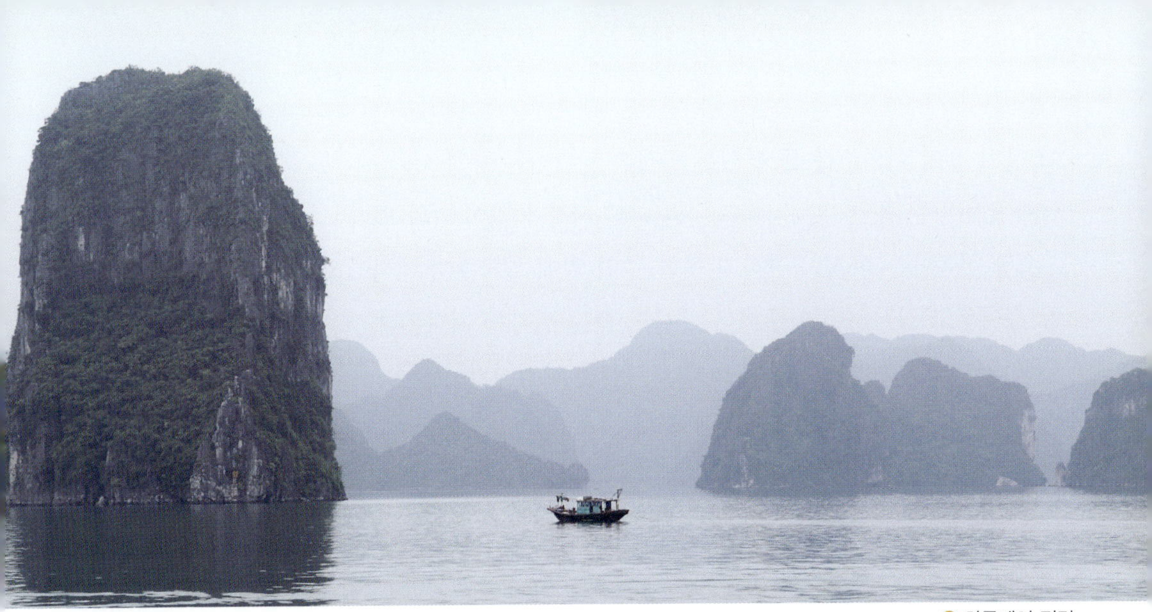

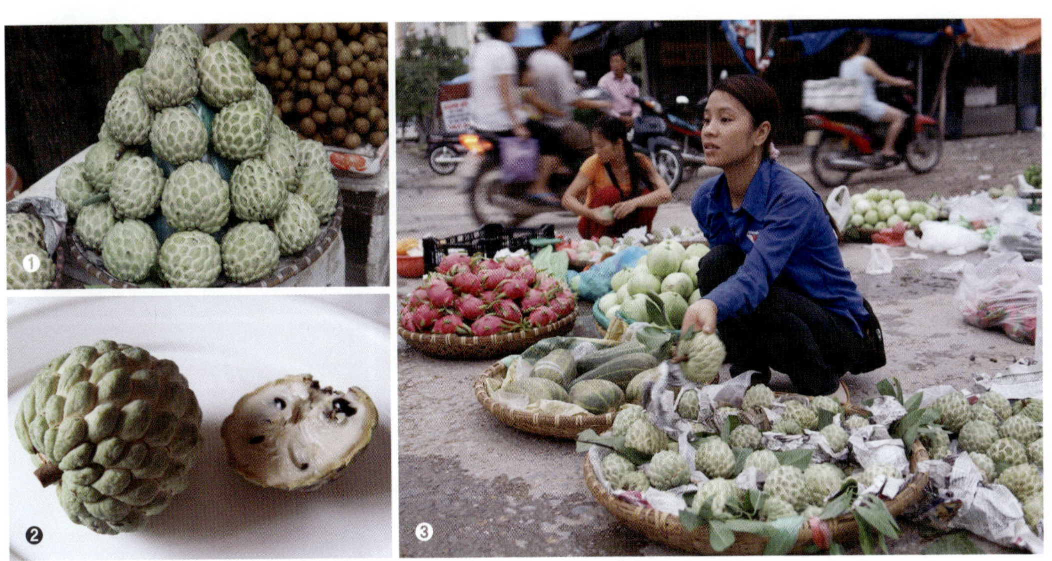

◆ 하롱베이 전경

❶ 시장의 슈가애플(하롱베이)　❷ 슈가애플 내부 모습(하롱베이)　❸ 슈가애플을 파는 상인(하롱베이)

량의 슈가애플을 소쿠리나 신문지에 담아서 팔고 있었다. 슈가애플(sugar apple, *Annona squamosa*)
은 과일 모양이 불상의 머리와 닮아서 별명으로 석가두(釋迦頭)라 불리고, 번여지(番荔枝) 또는
석가과(釋迦果)로도 불린다. 비위(脾胃)를 튼튼하게 하고 인후염 치료에도 도움되는 과일로 알
려져 있다. 슈가애플은 다른 과일에 비해 가격이 다소 비싸지만 맛은 설탕만큼 달다. 두 개
를 사서 숙소에서 슈가애플 내부 모습을 찍고 달콤한 맛도 즐겼다. 가지에 달린 열매 모습

이 마치 용이 여의주를 물고 있는 형상과 닮았다는 용과(dragon fruit, *Hylocereus undatus*)와 용의 눈
알과 닮았다는 용안(longan, *Dimocarpus longan*)도 시장에 많이 나와 있다.

　시장 한쪽에는 아직 식사하지 못한 주인 옆에 쌀국수가 기다리고 있고 베트남 전통모자
를 걸어두고 장사하는 아주머니는 사진 찍는 필자를 쳐다본다. 모자 속 보이지 않는 곳에
붙여놓은 꽃과 아가씨 사진 그리고 모자끈을 고정시키는 양쪽 실 모두 예쁜 피사체가 되어
줬다. 수북이 쌓아놓은 빈랑 열매와 넓은 자리를 차지한 푸른 바나나도 만난 행복한 아침
시장 나들이였다.

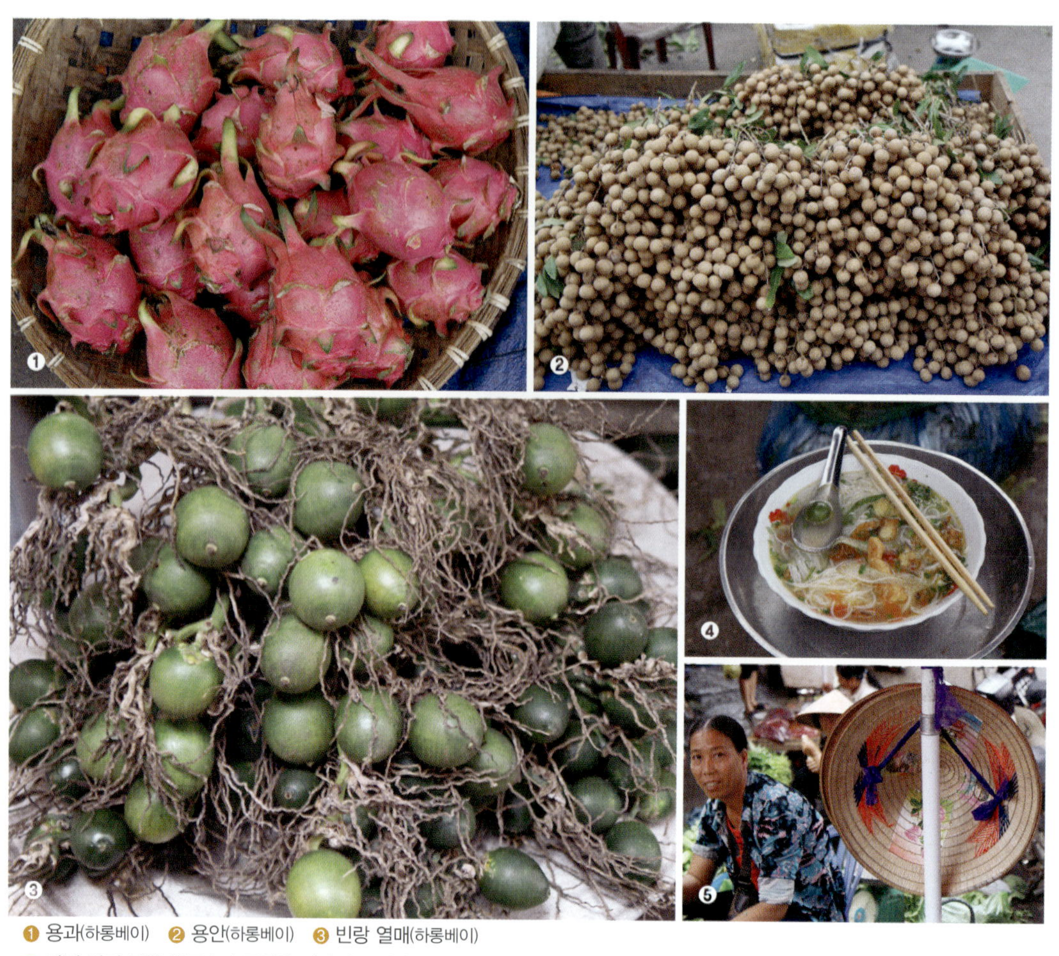

❶ 용과(하롱베이)　❷ 용안(하롱베이)　❸ 빈랑 열매(하롱베이)
❹ 아직 먹지 못한 쌀국수가 주인을 기다리고 있다.(하롱베이)　❺ 베트남 전통모자 안에 꽃과 아가씨 사진이 붙어 있다.(하롱베이)

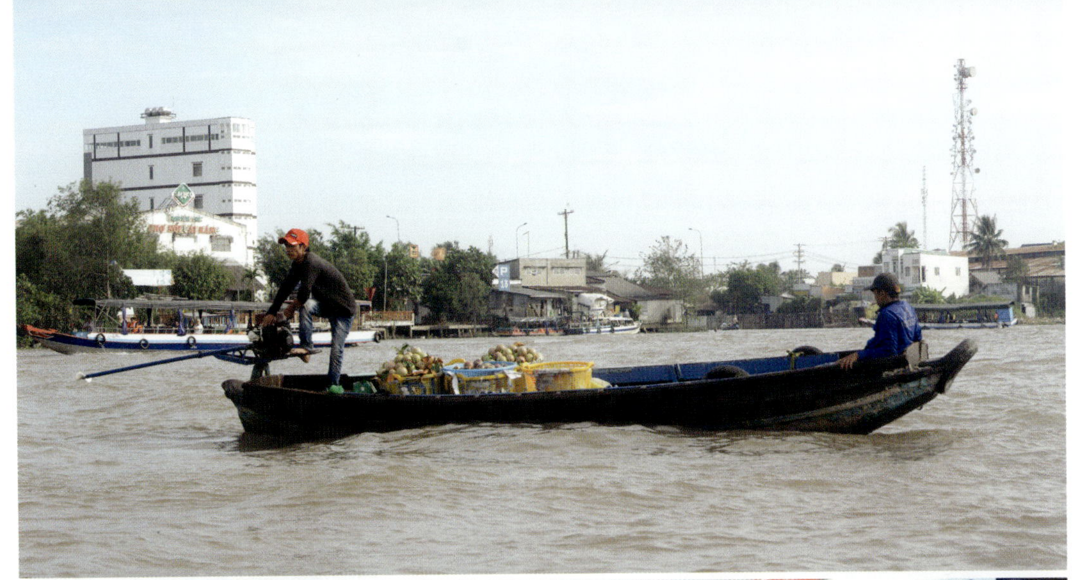

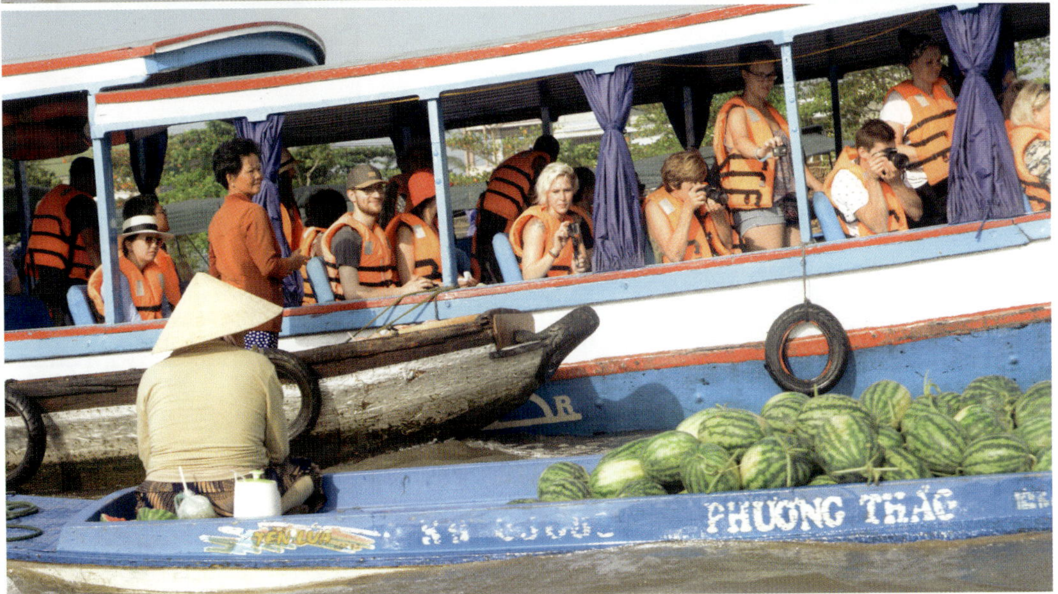

⬆ 까이랑 수상시장의 풍경(껀터)

람부탄, 오크라, 왁스애플, 백향과

껀터(Can Tho)는 베트남 남서부 메콩강의 삼각주에 있는 최대의 도시로 베트남에서 4번째로 큰 도시다. 호치민시에서 서쪽으로 170km 정도 떨어진 곳에 있다. 이곳에는 까이랑 수상시장(Cai Rang Floating Market)이 유명하다. 관광객을 태운 보트 주위로 과일 파는 상인들의 쪽배가 몰려들고, 과일을 가득 실은 벌크선 뒤쪽에는 살림살이도 보인다.

껀터 숙소와 호치민으로 돌아가는 휴게소에서 열대과일을 만났다. 뷔페식당에는 왁스애플(wax apple, *Syzygium samarangense*)을 준비해 놓았는데 특이하게 옆에 소금이 함께 있다. 왁스애플 맛이 싱거워서 이 소금을 찍어 먹는 모양이다. 왁스애플은 왁스를 발라놓은 것처럼 표면이 빛나고 형태는 서양배처럼 생긴 과일이다. 길고 부드러운 털이 나 있는 람부탄(rambutan, *Nephelium lappaceum*)은 한방에서 소자(韶子)라 부르며 갑작스런 이질이나 배가 냉한 증세를 치료하는 데 도움이 된다. 람부탄과 왁스애플은 관광객들이 많이 찾는 열대과일이다. 오크라(okra, *Abelmoschus esculentus*)는 샐러드로 먹을 수 있으며 특히 가로로 자르면 별 모양이 되

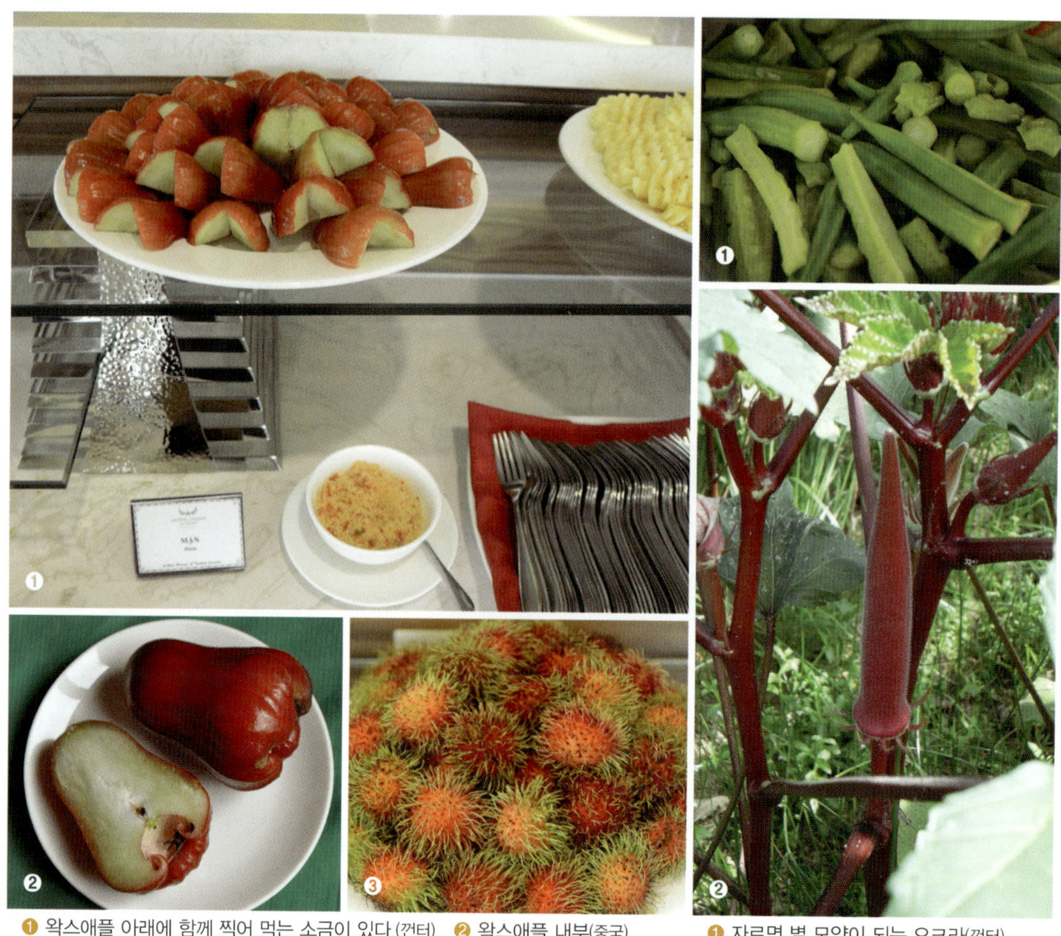

❶ 왁스애플 아래에 함께 찍어 먹는 소금이 있다.(껀터)　❷ 왁스애플 내부(중국)
❸ 부드러운 털이 나 있는 람부탄(껀터)

❶ 자르면 별 모양이 되는 오크라(껀터)
❷ 오크라 재배지(한국)

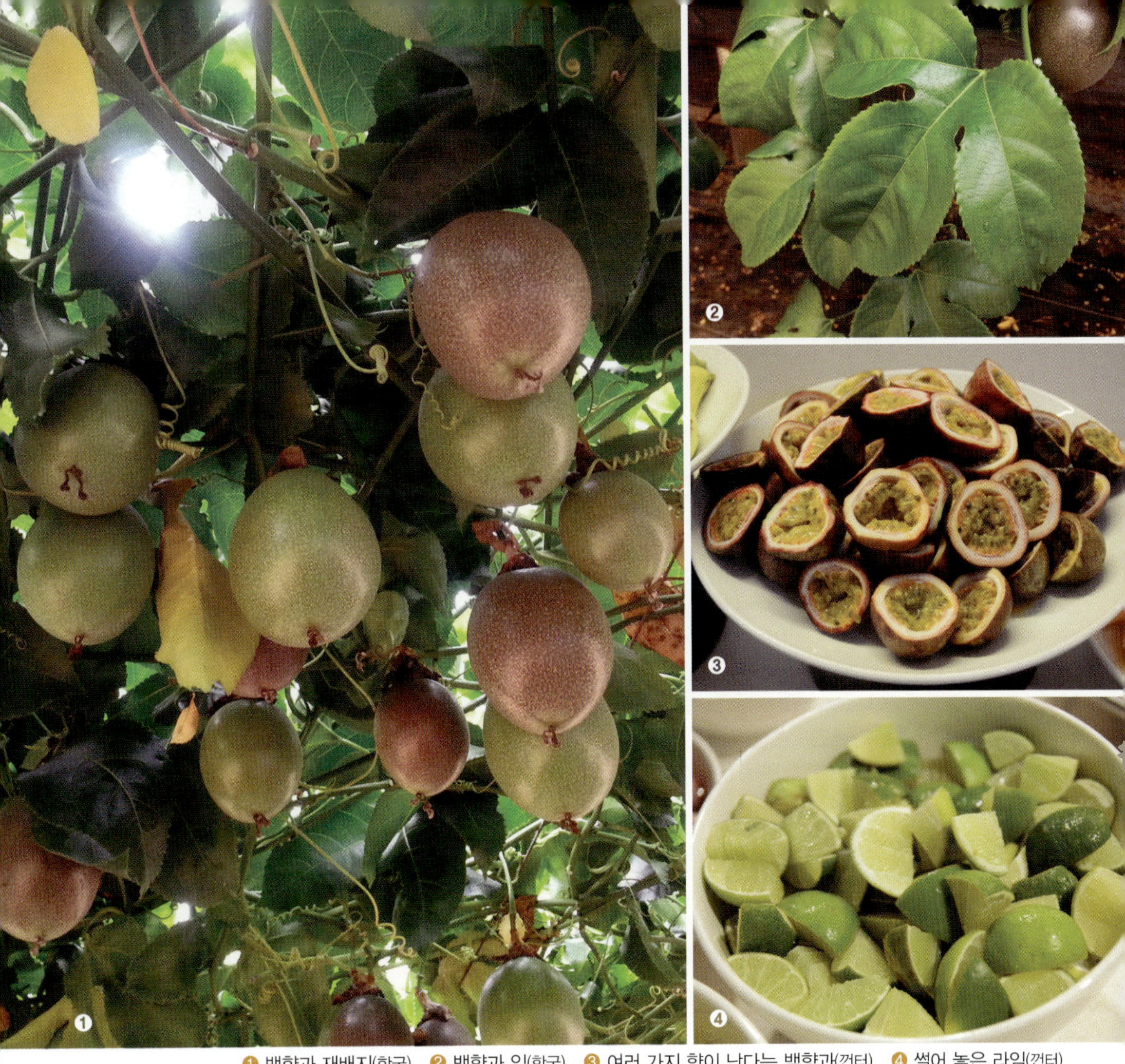

❶ 백향과 재배지(한국)   ❷ 백향과 잎(한국)   ❸ 여러 가지 향이 난다는 백향과(껀터)   ❹ 썰어 놓은 라임(껀터)

어 보기 좋다. 콜레스테롤 농도를 저하시키고 변비에도 효과 있는 약초다. 이제 우리나라에서도 재배하는 열대과일인 백향과(passion fruit, *Passiflora edulis*)도 차려놨다. 여러 가지 향이 난다는 백향과는 정신을 안정시키고 기침을 없애는 데 도움이 된다. 향신료인 라임(lime, *Citrus aurantifolia*)은 다른 식당에서도 자주 만난다.

살락, 타마린드, 워터애플, 구아바, 포멜로

휴게소 과일상점에는 표면이 뱀 비늘 같다는 살락(snake fruit, *Salacca zalacca*), 과육이 진득진

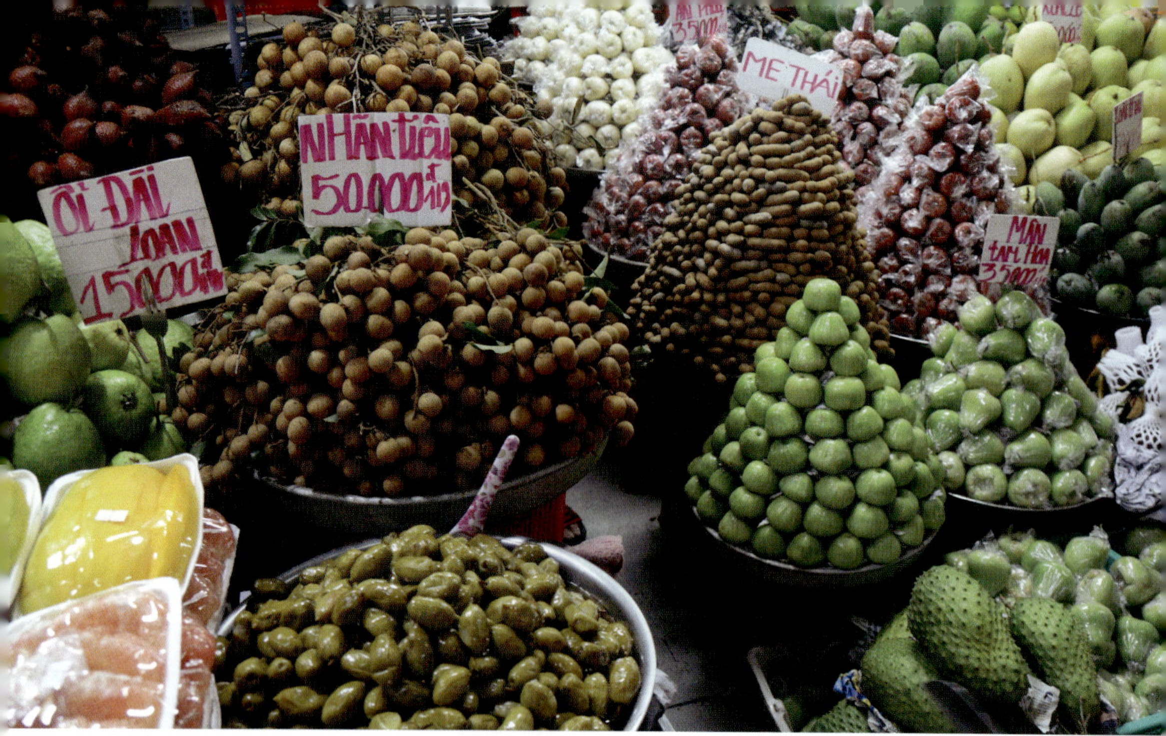

⬆ 열대과일 상점(휴게소)

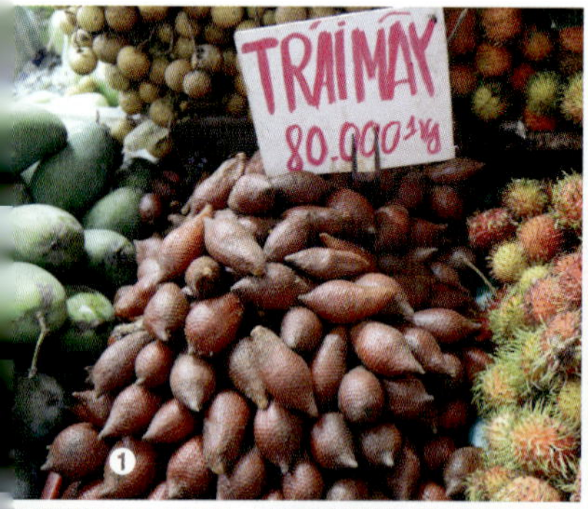

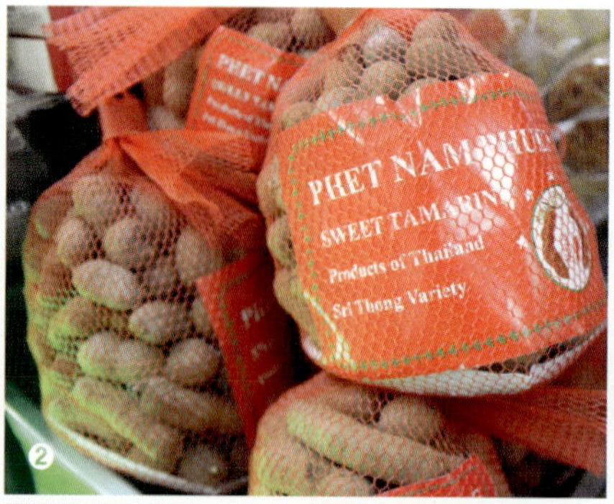

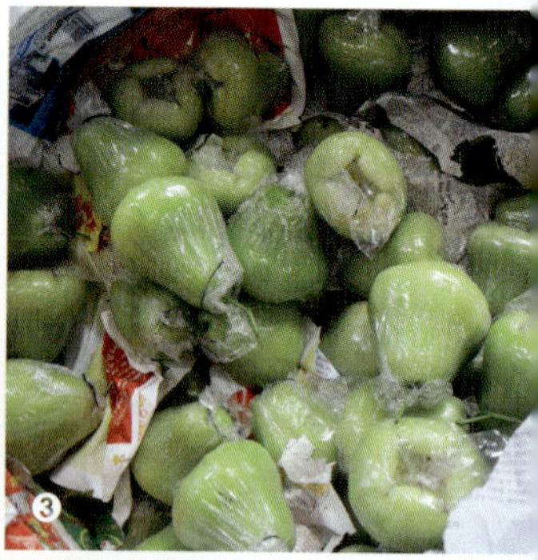

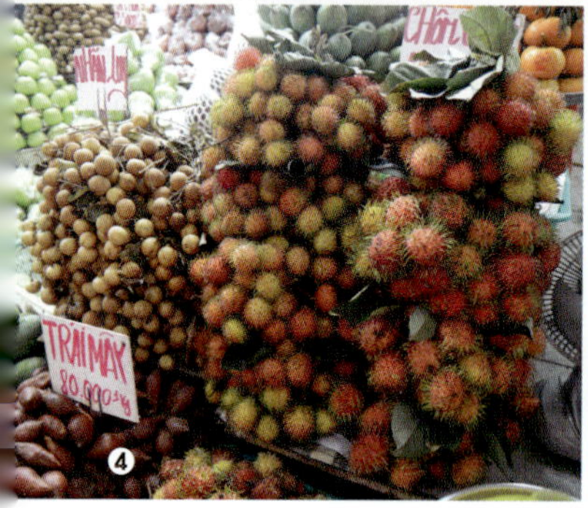

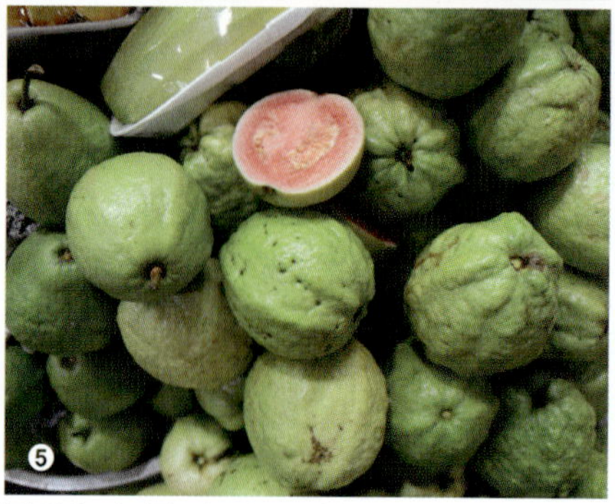

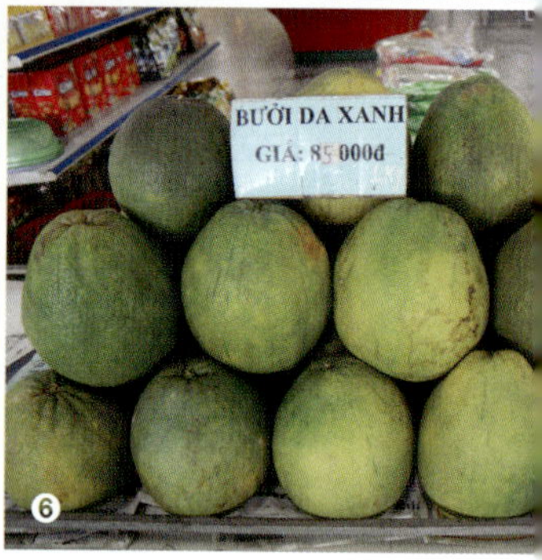

❶ 뱀 비늘 같다는 살락(껀터) ❷ 과육이 곶감 같은 타마린드(껀터) ❸ 왁스애플보다 크기가 작은 워터애플(껀터)

❹ 용안(좌)과 람부탄(우)(껀터) ❺ 잉카인들의 건강식, 구아바(껀터) ❻ 감귤류 중 가장 큰 포멜로(껀터)

득한 곶감 같은 타마린드(tamarind, *Tamarindus indica*), 왁스애플과 비슷하나 크기가 작은 워터애플(water apple, *Syzygium aqueum*) 그리고 용안, 람부탄을 진열해 놨다. 고대 잉카인들의 건강식으로 알려져 있는 구아바(guava, *Psidium guajava*), 감귤류 과일 중에서 열매가 가장 크다는 포멜로(pomelo, *Citrus maxima*)도 입맛을 다시게 한다.

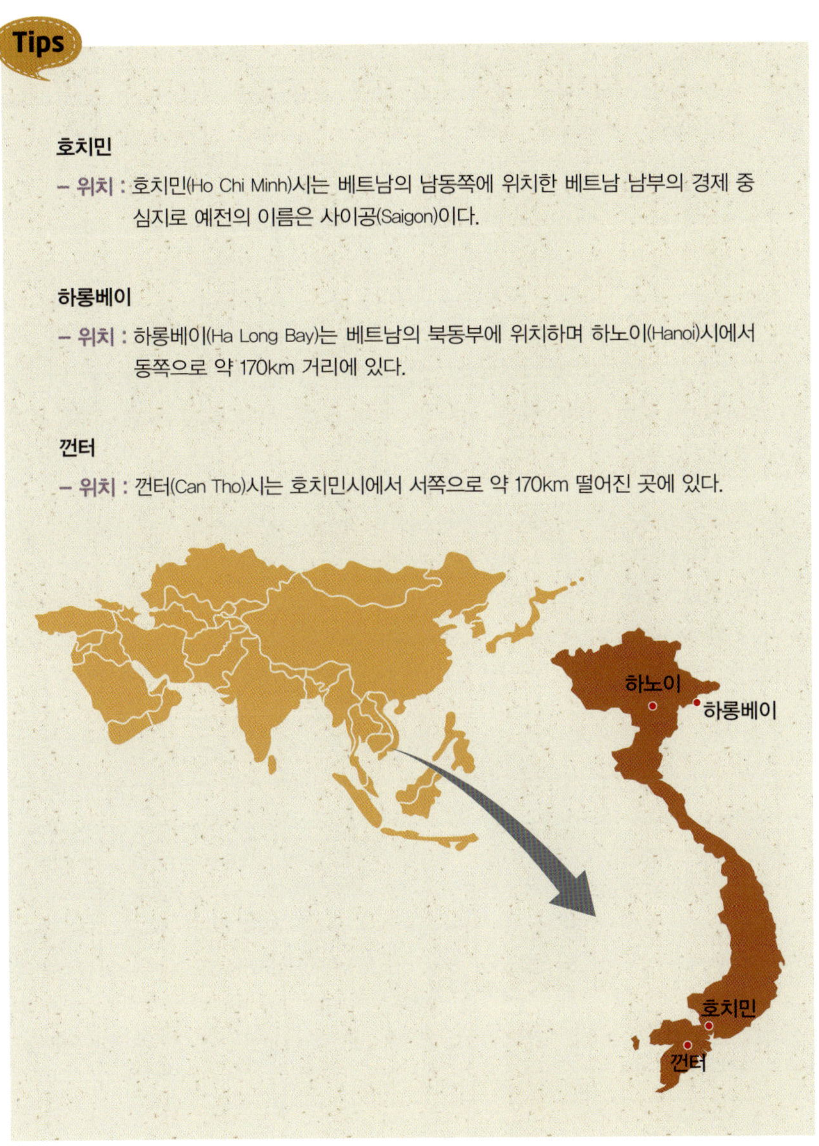

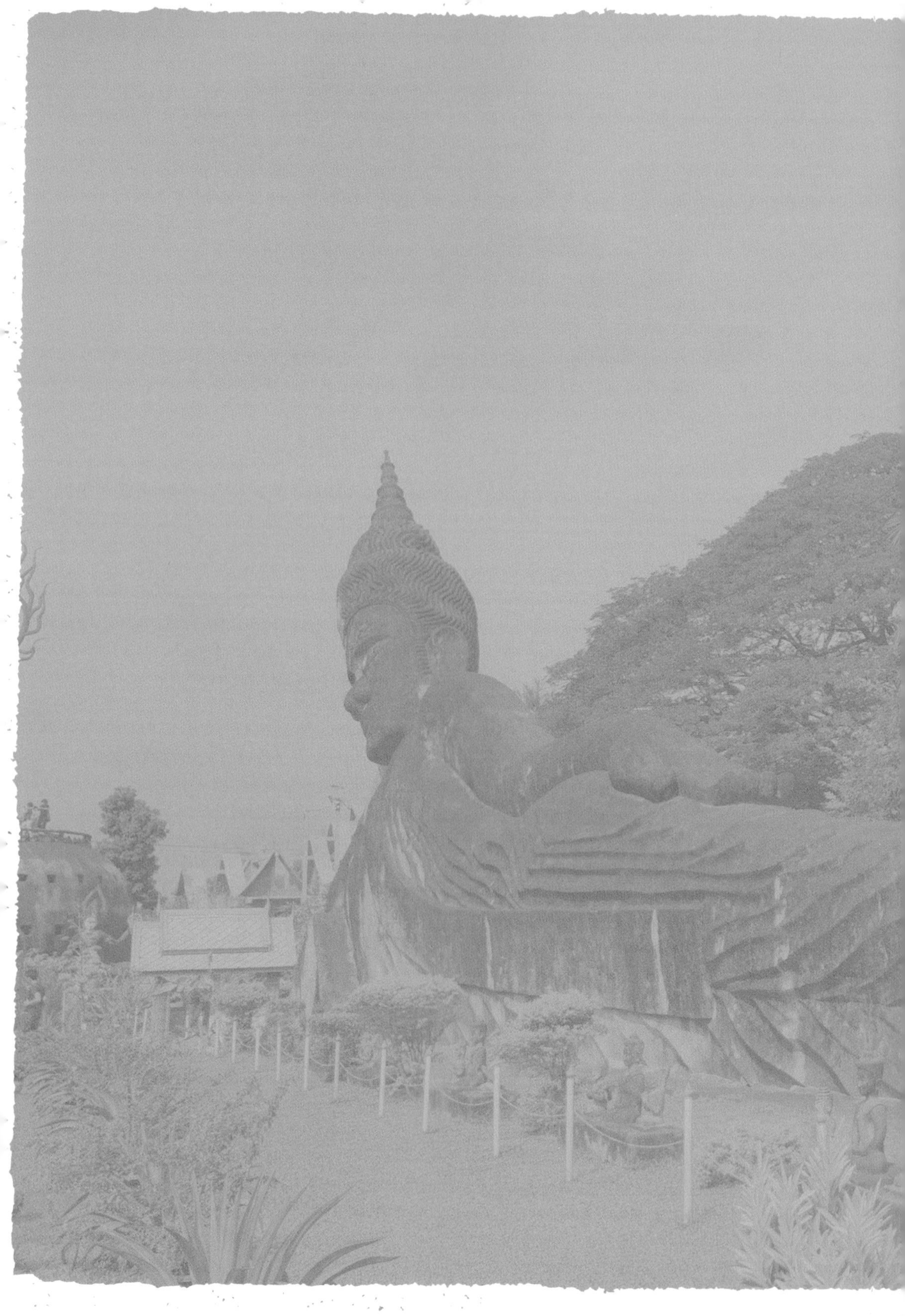

제 7 장

라오스의 약초

01 라오스의 약초 – 비엔티안에서 방비엥까지

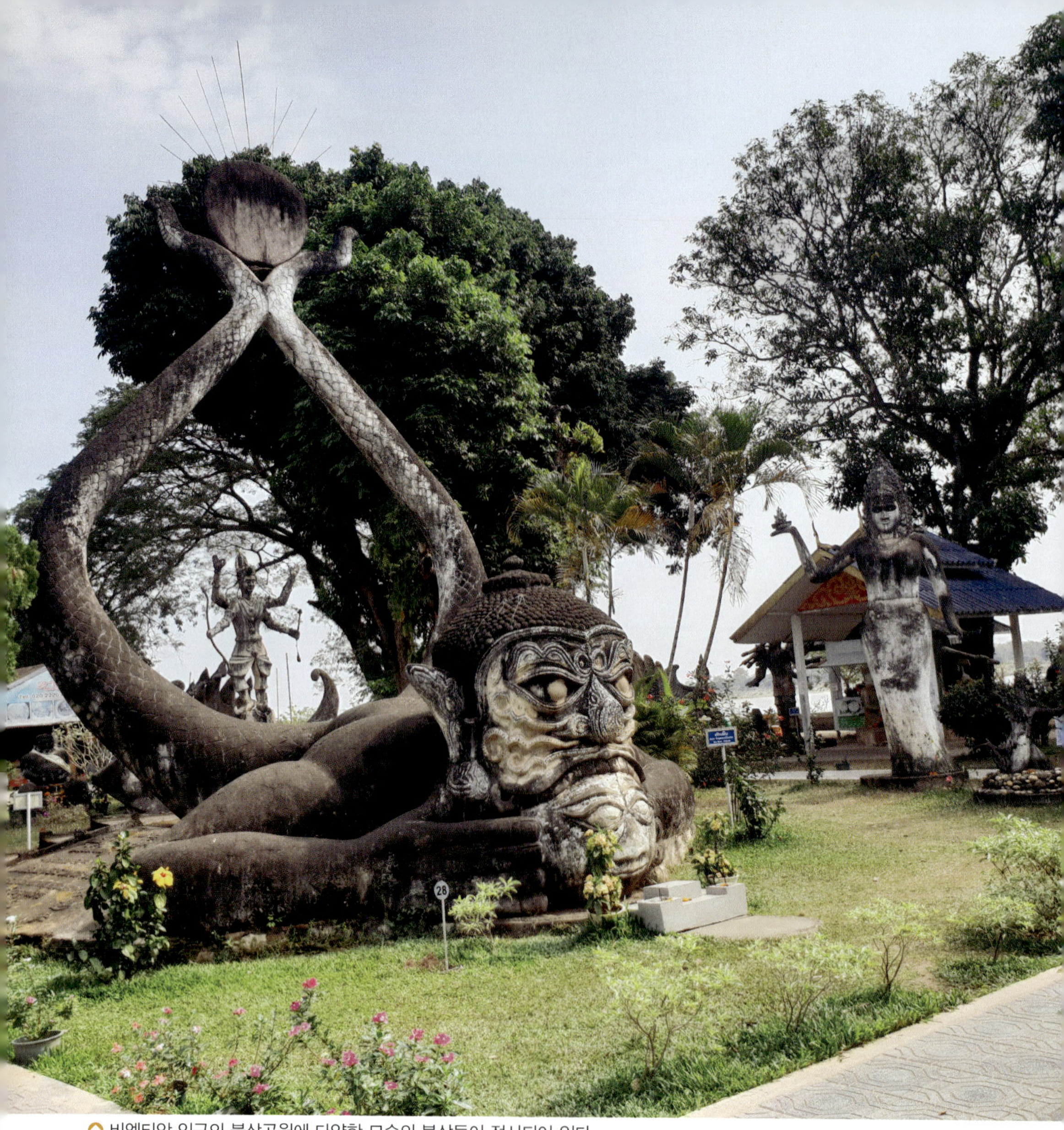

✿ 비엔티안 인근의 불상공원에 다양한 모습의 불상들이 전시되어 있다.

| 7.01 |

라오스의 약초
— 비엔티안에서 방비엥까지

바다가 없는 라오스

라오스는 동남아시아의 인도차이나반도에 있는 공화국으로 정식 명칭은 라오인민민주주의공화국(Lao People's Democratic Republic)이다. 동쪽으로 베트남, 남쪽으로 캄보디아, 서쪽으로 태국, 북서쪽으로 미얀마 그리고 북쪽으로 중국과 국경을 접하는 동남아 유일의 내륙국이다. 한반도와 비슷한 면적을 가지며 수도는 비엔티안(Vientiane)이다.

라오스 국화인 흰 꽃의 독참파(dok champa, *Plumeria alba*)는 라오스 전역에서 볼 수 있다. 인도네시아에서는 캄보자(kamboja)로 부른다. 사원을 장식하는 데 많이 쓰이며 특히 독참파는 라오스인들에게 '삶의 진정성과 기쁨(sincerity and joy in life)'을 의미한다고 알려져 있다. 파고다나무(pagoda tree)로도 불리는 이 식물은 라오스뿐 아니라 동남아시아 곳곳에서 어렵지 않게 만날 수 있다.

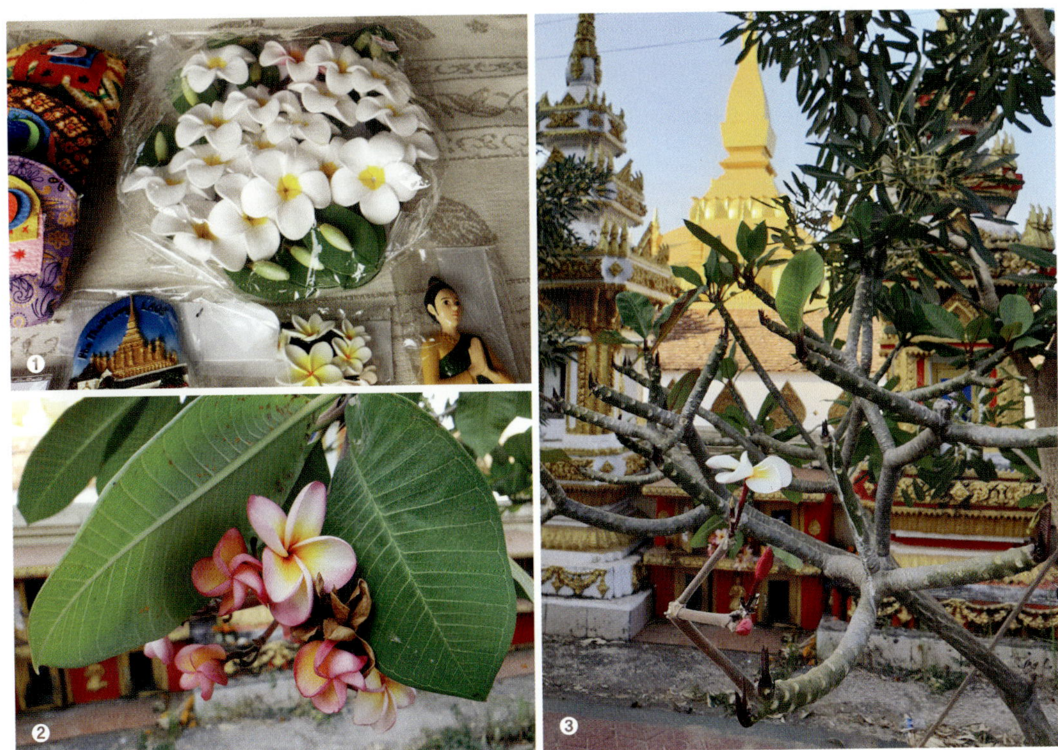

❶ 라오스의 국화인 독참파. 비엔티안 호파깨우에서 판매하는 관광상품이다.
❷ 독참파 꽃(비엔티안 탓 루앙)　　❸ 독참파(비엔티안 탓 루앙)

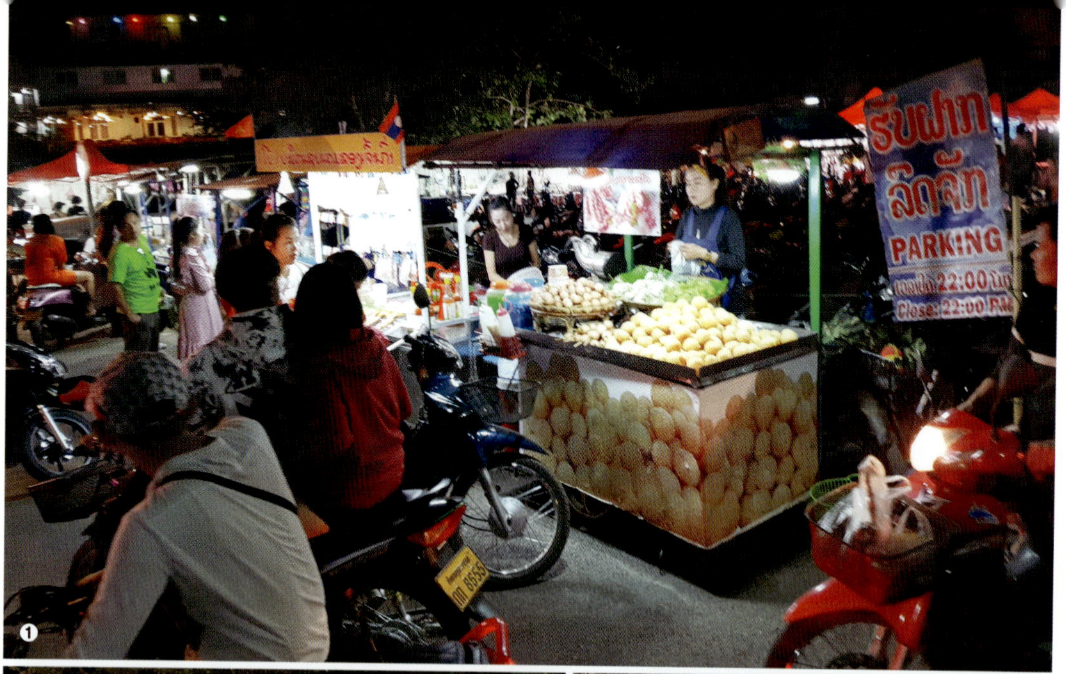

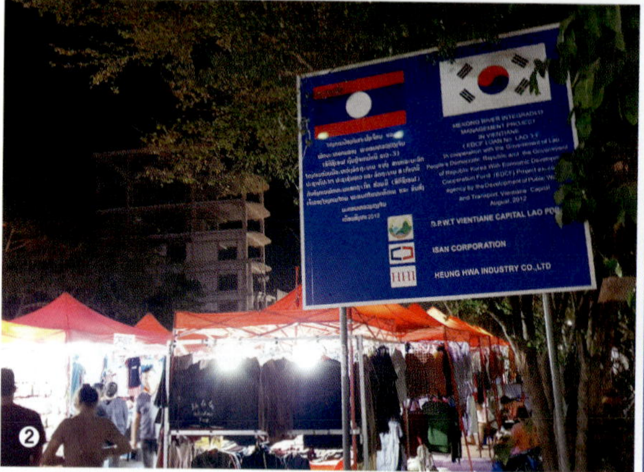
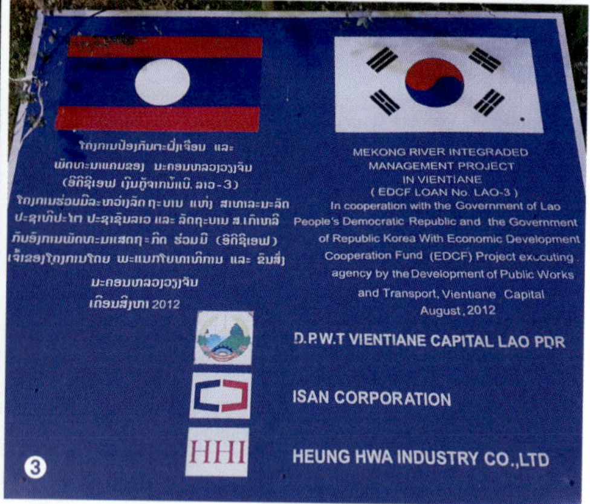

❶ 메콩강 야시장의 전경 ❷❸ 야시장 입구에 한국과 라오스 정부의 공동 프로젝트 내용을 담은 간판이 있다.

노니, 모링가, 로젤

비엔티안의 메콩강 야시장 입구에는 2012년에 한국과 라오스 정부가 메콩강 프로젝트를 공동 수행했다는 내용을 담은 간판을 세워놨다. 출국 전의 짧은 일정으로 이 시장을 찾았지만 너무 많은 인파로 길을 걷기 힘들 정도다. 몇 군데 자리 잡은 약재 상점에서 급하게 약초를 구입한다. 진열된 약초 중에 노니(*Morinda citrifolia*), 모링가(*Moringa oleifera*), 로젤(*Hibiscus sabdariffa*), 태국흑생강(*Kaempferia parviflora*), 사차인치(*Plukenetia volubilis*)가 관심을 끈다.

노니(noni)는 한약 파극천과 모양이 비슷해서 한자로 해파극천(海巴戟天)으로도 부른다. 노니

408

는 동남아시아에 분포하고, 여러 개의 작은 열매가 모여서 한 개의 열매를 이루고 있으며 수많은 작은 열매에는 씨앗이 하나씩 들어 있다. 노니는 성기능 강장제로 효과가 있고 요도 관련 질병, 발열, 통증을 치료하는 데 유용하다고 알려져 있다. 일본에서는 이 열매로 술을 담가 마시면 근육통에 효과가 있어 육체노동을 하는 사람들에게 좋다고 한다.

모링가(moringa)는 드럼스틱나무(drumstick tree)로도 불리며 원산지는 인도와 파키스탄이다. 잎부터 뿌리까지 거의 모든 부위를 사용할 수 있어 활용도가 높다. 특히 열매에 해당하는 꼬투리는 인도와 파키스탄의 카레 요리와 인도의 매운 스튜 요리의 식재료로 쓰인다. 꼬투리와 잎은 식용뿐 아니라 전통의약품으로도 사용되는 모링가는 콜레스테롤 조절, 면역력 상승의 효과가 알려져 있다.

로젤(roselle)은 낙신화(洛神花), 미국부용으로도 불리는데 서아프리카가 원산지다. 신진대사

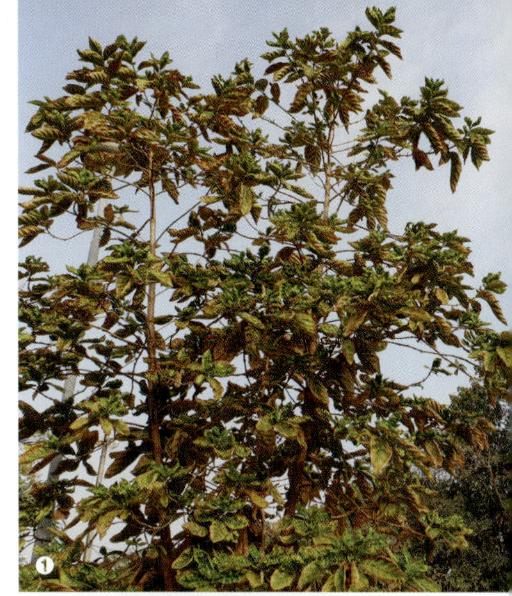

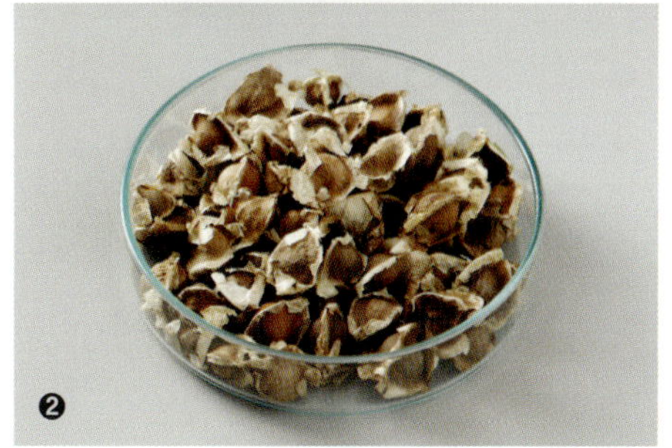

❶ 노니 나무모양(비엔티안 호파깨우)
❷ 메콩강 야시장에서 구입한 모링가 씨

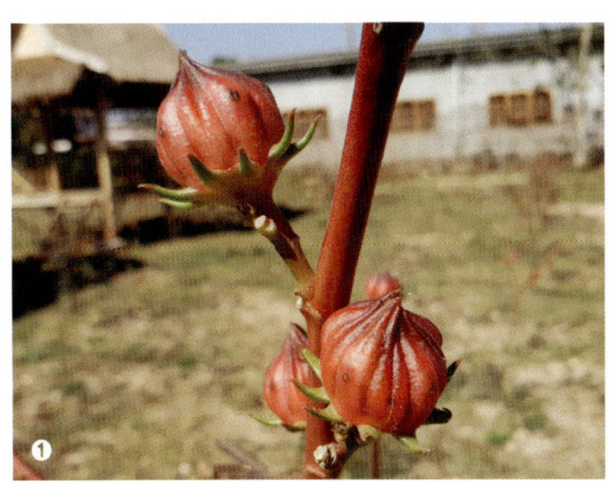

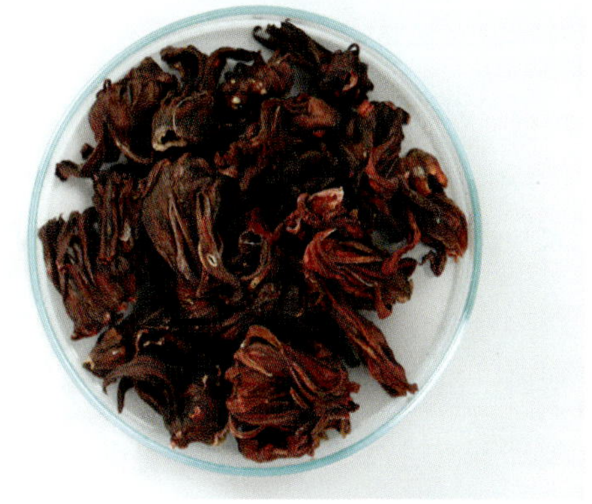

❶ 비엔티안 재배지에서 촬영한 로젤　❷ 메콩강 야시장에서 구입한 말린 로젤 꽃

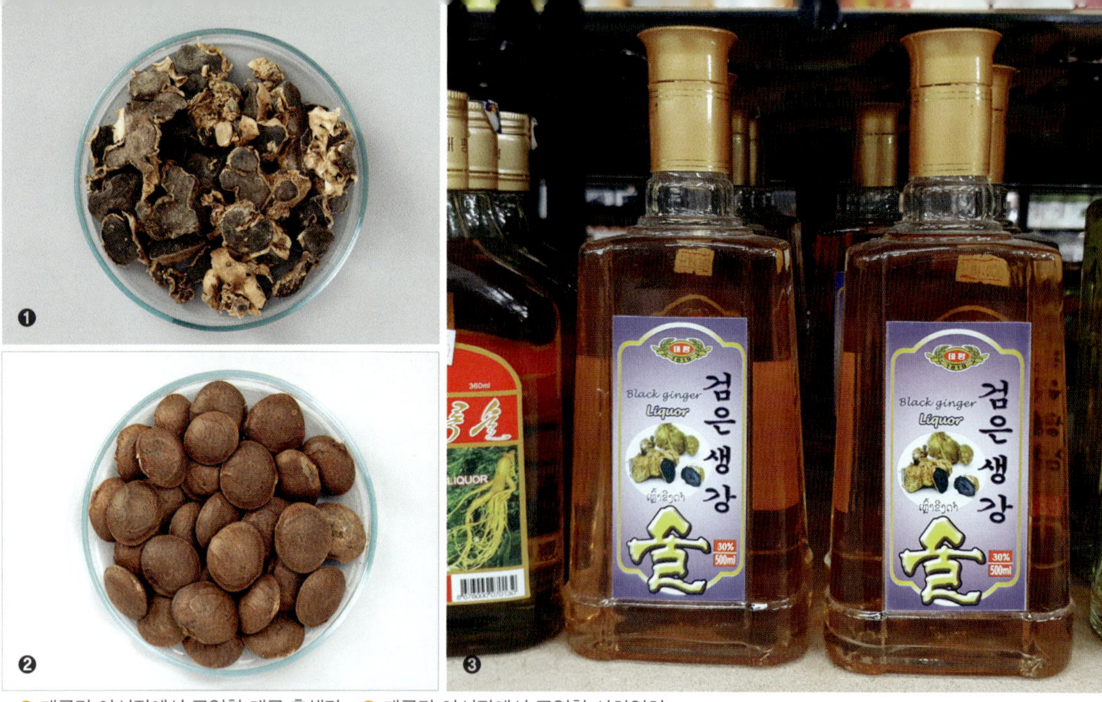

① 메콩강 야시장에서 구입한 태국 흑생강　② 메콩강 야시장에서 구입한 사차인치
③ 라오스에서 팔고 있는 북한의 흑생강 술(방비엥 상점)

촉진 작용이 있고 심장병에도 효과가 있다. 혈압을 내리고 숙취에 좋은 효능이 있어 대만에서는 차로 즐겨 마신다.

태국흑생강, 사차인치

태국흑생강(Thai black ginger)은 태국인삼(Thai ginseng), 끄라차이담(krachaidam), 블랙갈랑갈(black galagal)로도 불리며 원산지는 태국이다. 자양강장, 정력증강, 피로회복에 효과가 있으며 장수약으로도 사용된다. 일본에서는 건강식품으로 활용하고 있다.

사차인치(sacha inchi)는 잉카땅콩(Inca peanut), 잉카너트(Inca nut), 스타시드(star seed), 오메가너트(omeganut), 산땅콩(mountain peanut) 등의 별명이 있다. 페루의 안데스산맥, 아마존 열대우림에서 자생하는 다년생 덩굴식물의 씨앗이다. 현재는 태국, 라오스를 비롯한 동남아시아 지역에서 상업적으로 재배되고 있다. 별 모양 열매 안에는 타원형의 흑갈색 씨앗이 4~5개 들어 있다. 오메가 지방산 특히 오메가 3와 오메가 6가 다량 함유되어 심혈관 건강과 당뇨 예방에도 도움을 주는 견과류로 알려져 있다. 과하게 먹으면 설사나 복통을 유발할 수 있고 칼로리가 높기 때문에 살이 찔 수도 있다.

독참파, 협죽도

불상공원(Budha Park)은 수도 비엔티안에서 남동쪽으로 25km 떨어져 있으며 현지인들에게 '영(靈)의 도시'를 의미하는 씨엥쿠안(Xieng Khuan)으로 알려져 있다. 와불 등 다양한 모습의 불상들을 전시하고 있어 관람객들이 많이 찾는 곳이다. 이 불상공원을 조성한 조각가는 1975년 공산주의 혁명 때 종교 박해를 피해 태국으로 망명했다고 한다. 공원에는 이 나라 국화인 독참파의 다양한 품종이 심어져 있다. 여러 모습과 자세를 한 불상을

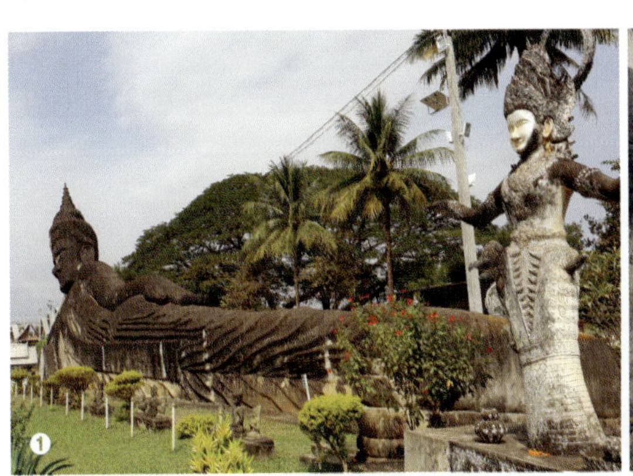

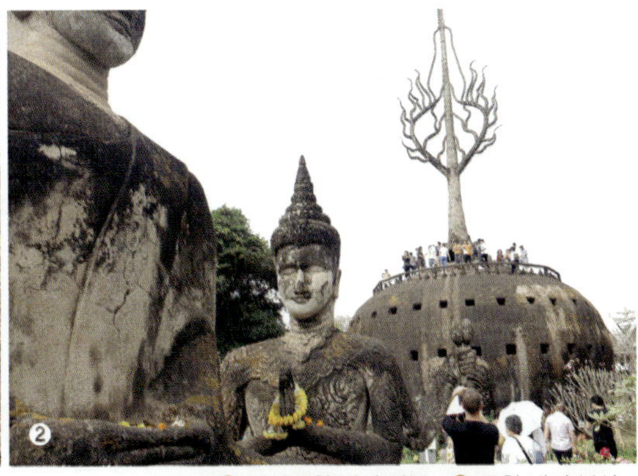

❶ 불상공원 내의 와불　❷ 공원 내의 불상

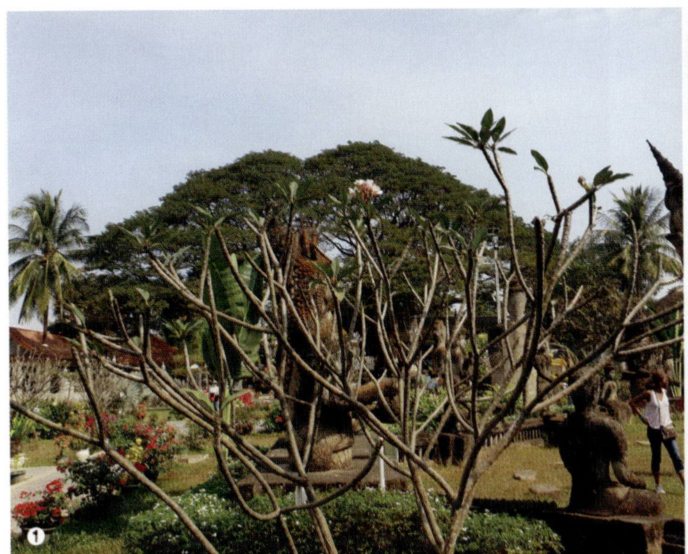

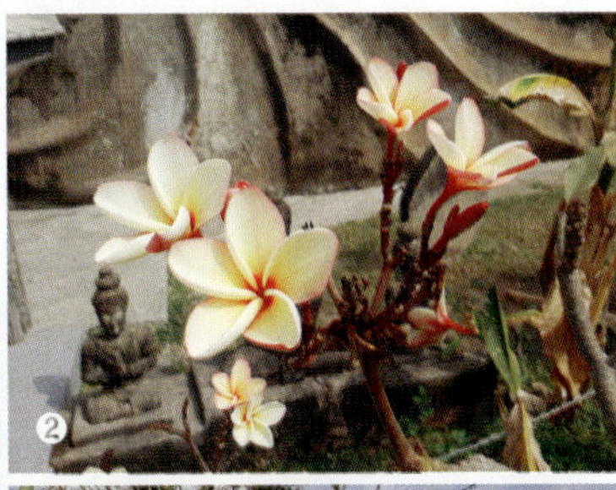

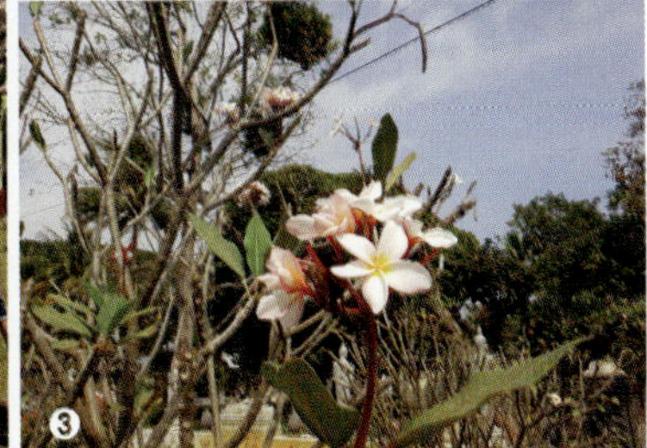

❶ 불상 뒤의 독참파(불상공원)　❷ 와불 앞의 독참파 꽃(불상공원)　❸ 공원 내의 독참파 꽃(불상공원)

배경으로 한 독참파의 사진을 수십 장 찍어냈다. 공원 입구에는 분홍색 꽃이 핀 협죽도도 보인다.

고수, 용과, 타마린드, 딜

방비엥(Vang Vieng)은 수도인 비엔티안에서 북쪽으로 150km 정도 떨어진 작은 관광 마을이다. 시내에서 조금 떨어진 곳에 방비엥 재래시장이 있다. 입구로 들어서니 고추를 손질하는 깜찍한 소녀 그리고 박쥐를 파는 아주머니가 사진 찍는 필자를 쳐다본다. 촬영하느라 바쁜 시간을 보내는 필자를 위해 일행은 포즈를 취해준 아주머니에게 대신 감사 표시의 팁을 챙겨준다.

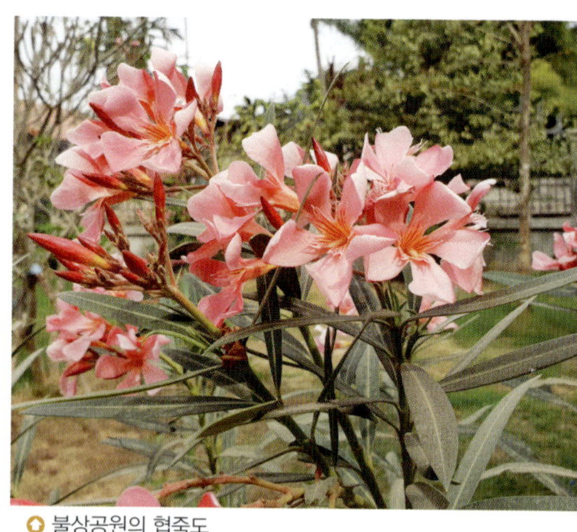

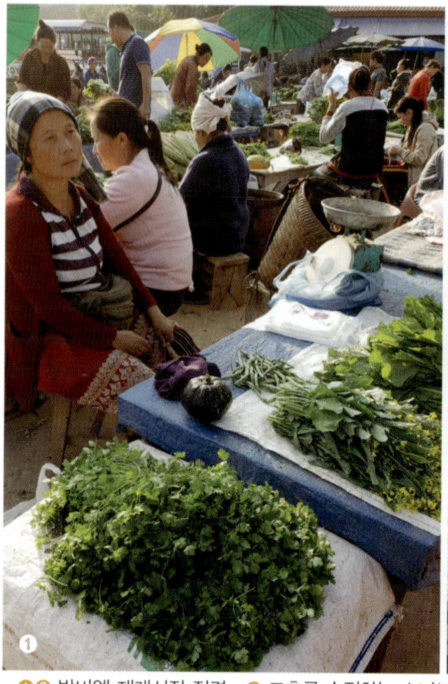

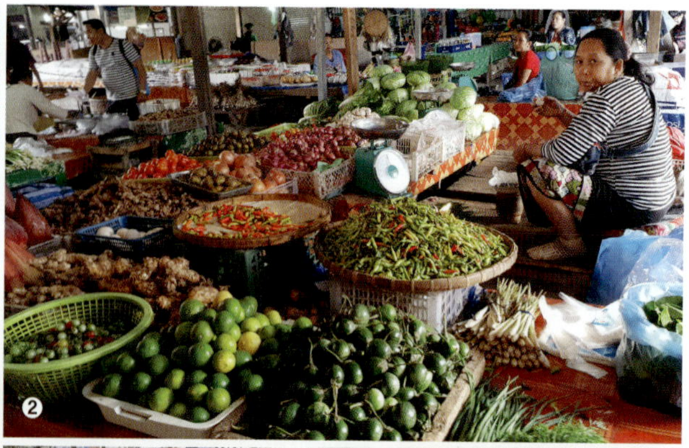

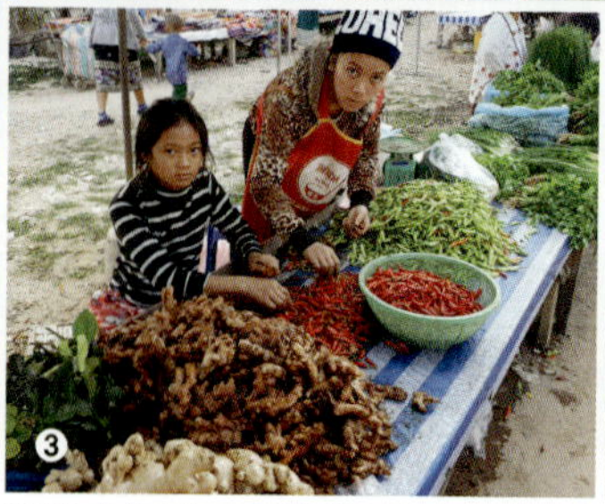

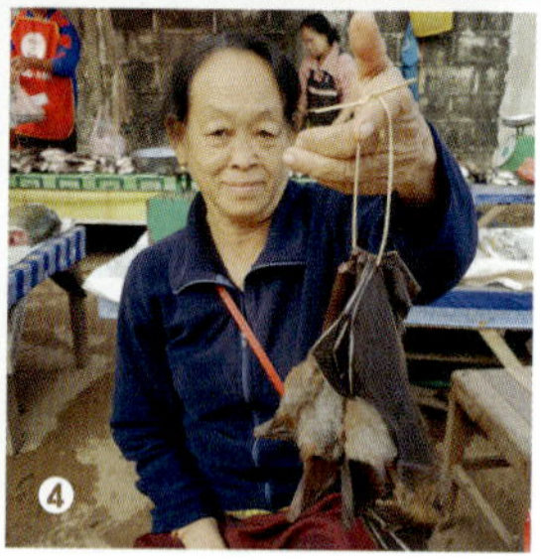

⬆ 불상공원의 협죽도

❶❷ 방비엥 재래시장 전경 ❸ 고추를 손질하는 소녀(방비엥 재래시장) ❹ 박쥐를 들어 보이는 아주머니(방비엥 재래시장)

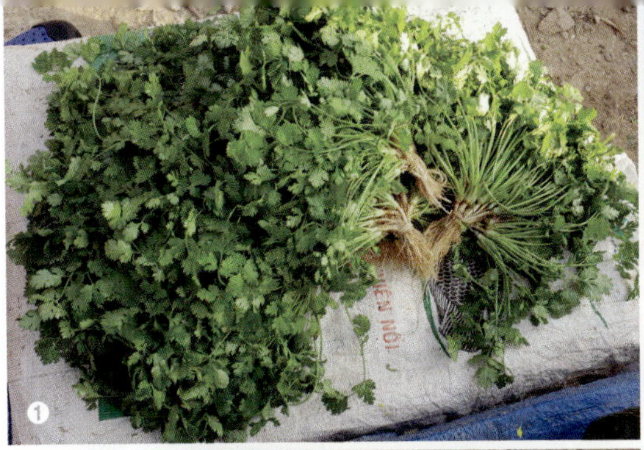

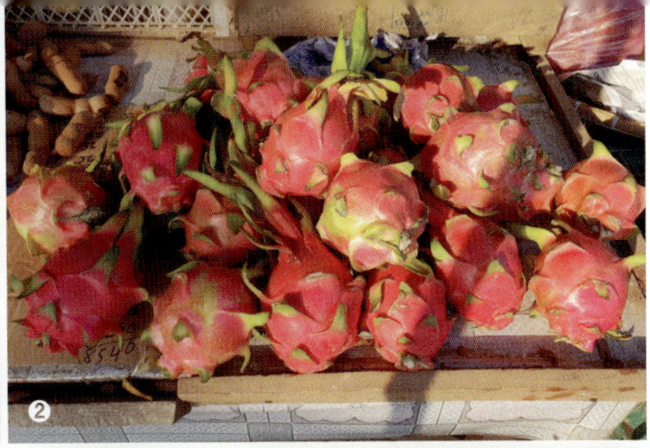

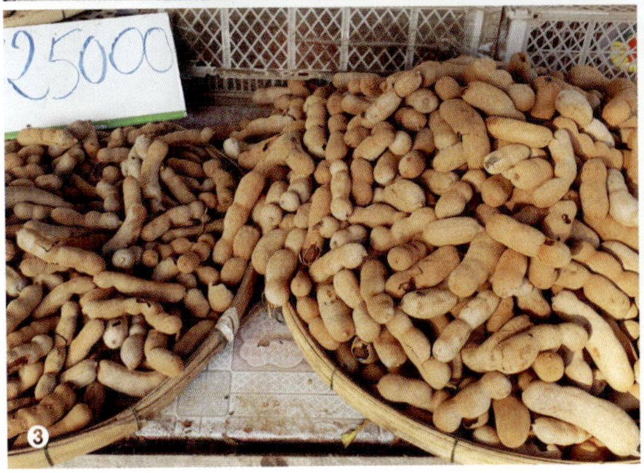

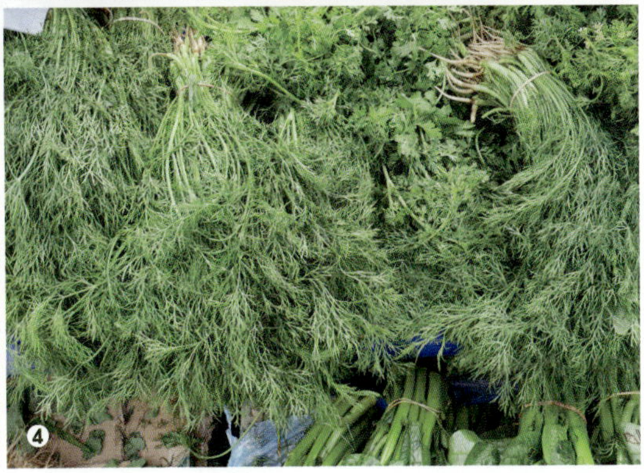

❶ 고수. 열매는 세계인들이 차로 즐겨 마신다.(방비엥 재래시장)
❷ 용과. 용이 여의주를 물고 있는 모습과 같다고 하여 이름 붙여졌다.(방비엥 재래시장)
❸ 타마린드. 달고 새콤한 맛이 나는 열매다.(방비엥 재래시장)   ❹ 딜. 유럽에서 음식에 즐겨 사용한다.(방비엥 재래시장)

고수가 보인다. 특유한 빈대 냄새가 나서 한국 사람은 대부분 싫어하지만 동남아에서는 엄청 많이 활용하는 향미채소다. 고수 열매는 코리앤더(coriander)라고 부르며 세계인들이 차로 즐겨 마신다. 열매는 배가 더부룩하거나 아픈 병증을 제거하는 효능이 있다. 가지에 달린 열매 모습이 마치 용이 여의주를 물고 있는 형상과 닮았다는 용과(龍果, dragon fruit) 몇 개가 진열되어 있다.

태국에서 많이 생산되는 타마린드(tamarind)를 라오스 시장에서도 팔고 있다. 과육은 정장(整腸) 작용이 있어 여행 중에 조금씩 먹으면 위장 상태가 좋아진다고 알려져 있다. 유럽의 거의 모든 나라에서 음식에 사용하는 딜(dill)이 보인다. 소화촉진, 입 냄새 제거에 좋은 향신료다. 바나나 꽃은 물론 바나나의

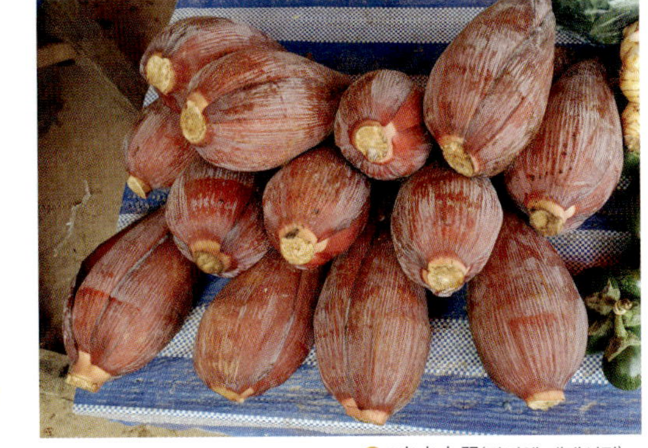

⬆ 바나나 꽃(방비엥 재래시장)

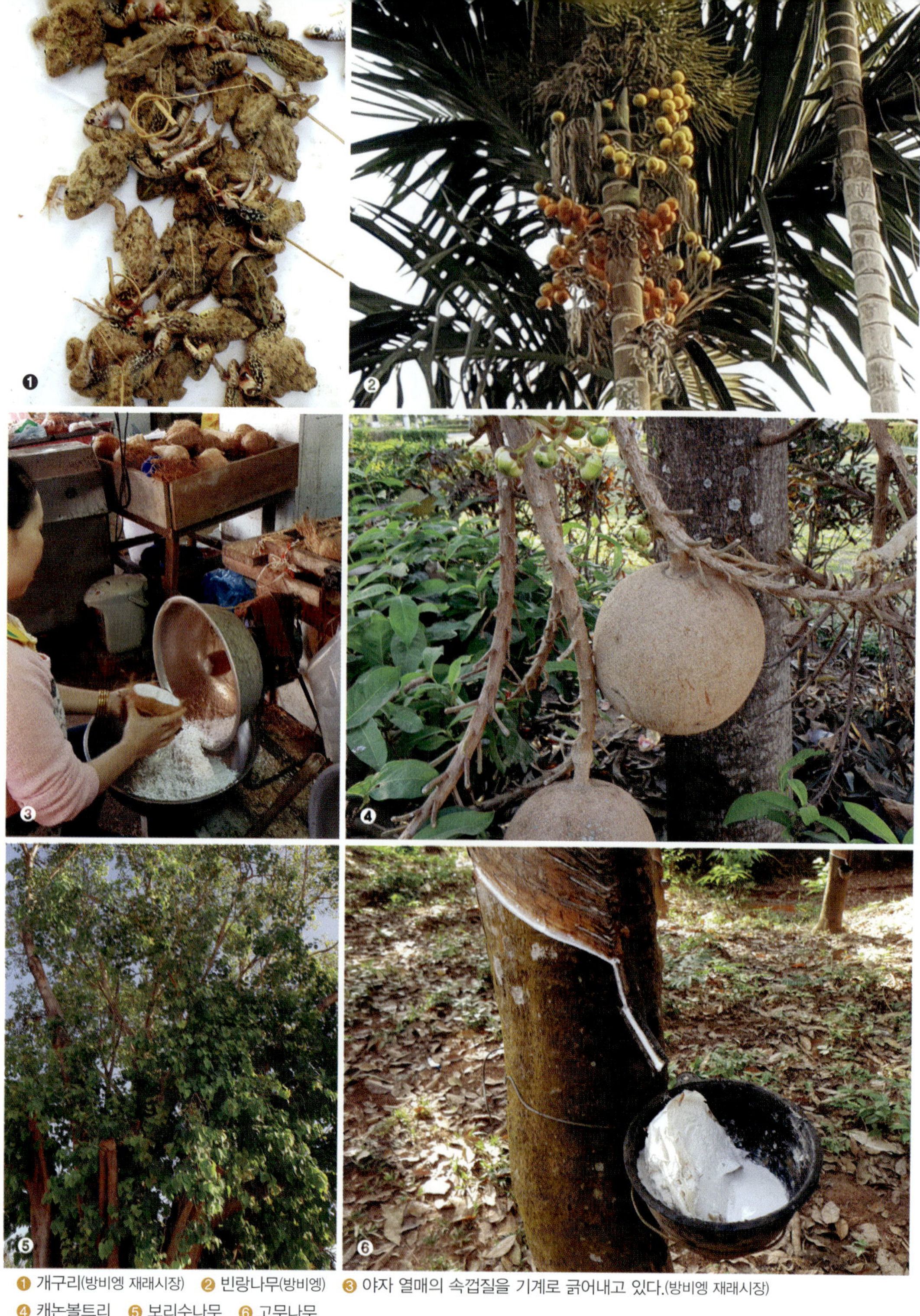

❶ 개구리(방비엥 재래시장) ❷ 빈랑나무(방비엥) ❸ 야자 열매의 속껍질을 기계로 긁어내고 있다.(방비엥 재래시장)
❹ 캐논볼트리 ❺ 보리수나무 ❻ 고무나무

줄기도 판매 중이다. 바나나 줄기는 여기서 쓰임새가 있는 모양이다. 개구리, 장수풍뎅이, 참새 같은 동물도 시장에 나와 있다.

　시장을 나오는데 아주머니 한 분이 야자 열매의 속껍질을 기계로 긁어내고 있다. 야자 열매의 물을 마신 뒤 고소한 맛이 나는 이 하얀 속껍질을 긁어 먹기도 한다. 이방인들에게 신기하고 흥미로운 장면을 선사한 방비엥 재래시장이었다. 방비엥에서 비엔티안으로 오는 길에는 빈랑나무(*Areca catechu*), 캐논볼트리(*Couroupita guianensis*), 보리수나무(*Ficus religiosa*) 그리고 고무나무도 만났다.

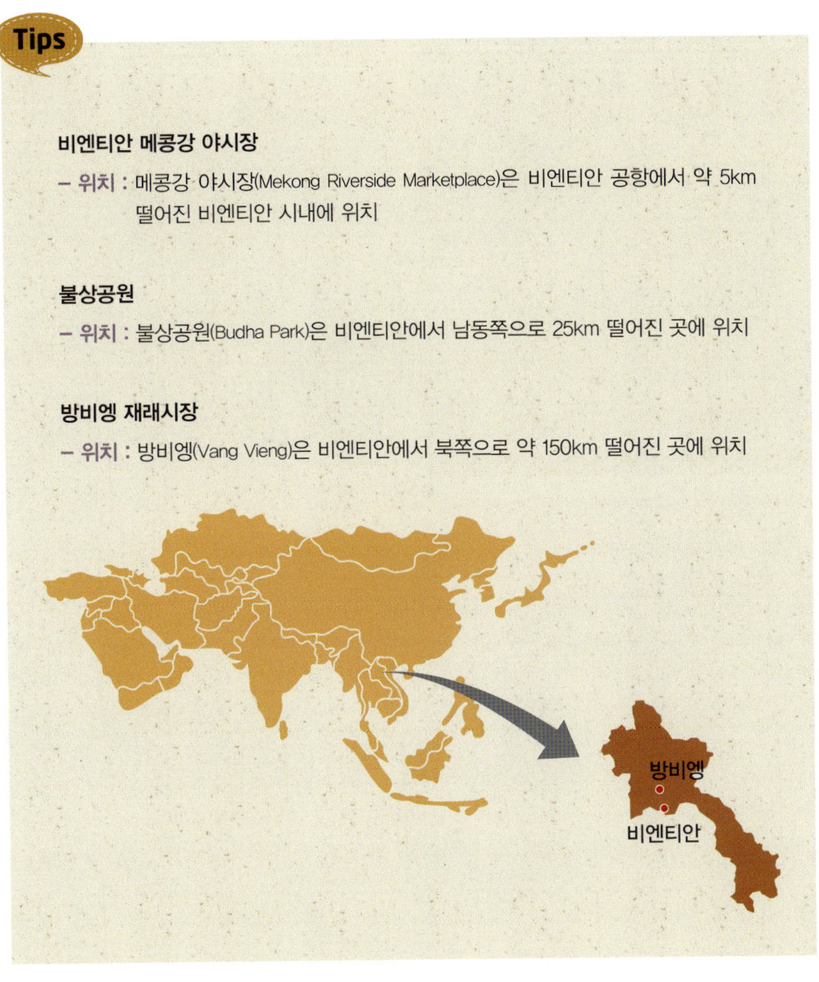

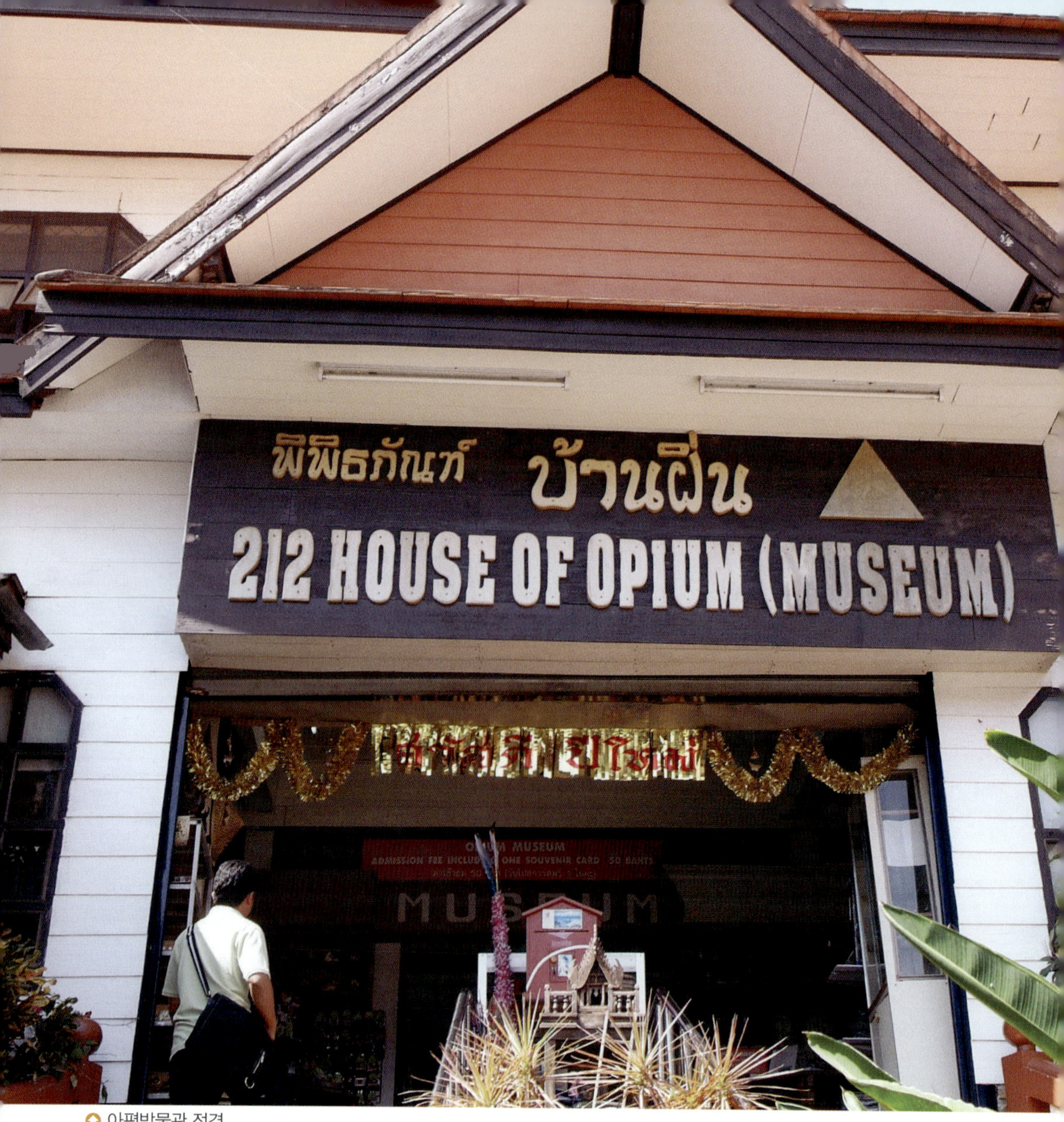

⬆ 아편박물관 전경

| 8.01 |

골든 트라이앵글의 아편박물관

아편박물관, 212 House of Opium

한국인들에게도 잘 알려진 관광지인 치앙마이(Chiang Mai)는 태국에서 두 번째로 큰 주(州)이며 더 위로 올라가면 치앙마이와 비슷한 이름을 가진 최북단 주인 치앙라이(Chiang Rai)가 나온다. 이곳에 태국·라오스·미얀마 3개국의 국경이 만나는 꼭지점인 '황금의 삼각지대' 즉 '골든 트라이앵글(Golden Triangle)'이 있다. 이전에 아편 생산과 거래로 악명이 높았던 지역이다.

치앙라이주의 북부 끝자락에 위치한 치앙샌(Chiang Saen) 마을은 골든 트라이앵글과 가깝고 특히 이곳에는 아편박물관(212 House of Opium)이 자리 잡고 있어 아편의 역사를 한눈에 볼 수 있다. 박물관의 영어 명칭에 들어 있는 '212'의 의미는 알 수 없으나 조그만 규모의 지역 박물관이다.

아편은 양귀비 열매의 즙액을 말린 것

양귀비(Papaver somniferum)의 덜 익은 열매에 칼로 흠집을 내면 즙액이 나오는데 이 액이 말라 굳은 것이 아편(opium)이다. 아편에는 여러 가지 성분들이 들어 있다. 그중 가장 중요한 성분은 마약으로 분류되며 강력한 진통 작용을 가지는 모르핀(morphine)이다. 그 밖에 기침을 없애는 진해 작용이 있는 코데인(codeine)과 테바인(thebaine), 파파베린(papaverin), 노스카핀(noscapine)이라는 알칼로이드 성분도 함유되어 있다.

박물관은 아편 역사, 아편 모종삽, 아편 박스, 아편 담뱃대 등의 8개 구역으로 구분된 1층과 물 담뱃대, 카렌족과 치앙샌 지역의 볼거리 등 3개 구역으로 나누어진

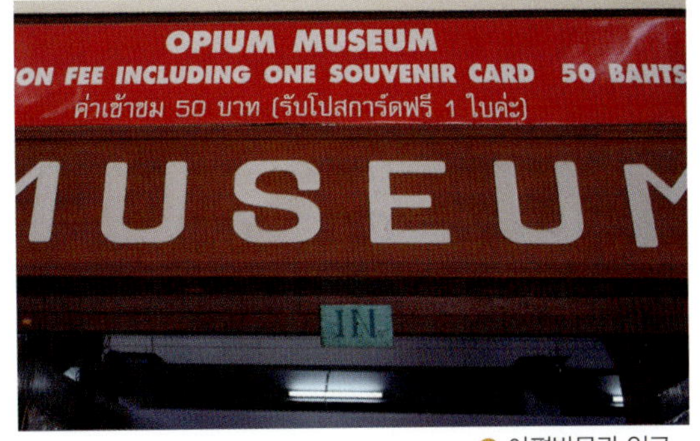

⬆ 아편박물관 입구

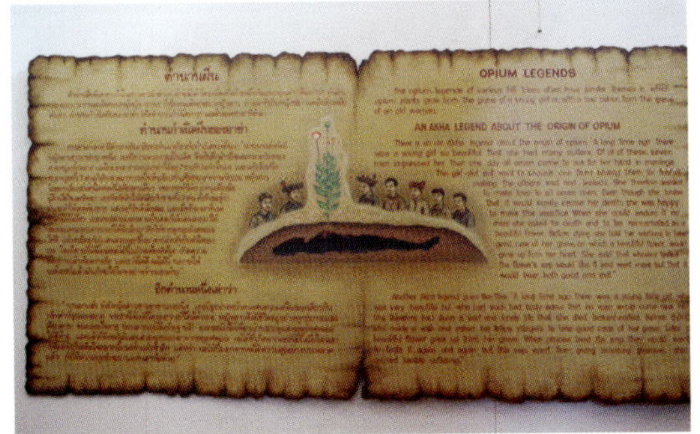

⬆ 지역의 아편 전설을 담은 설명문

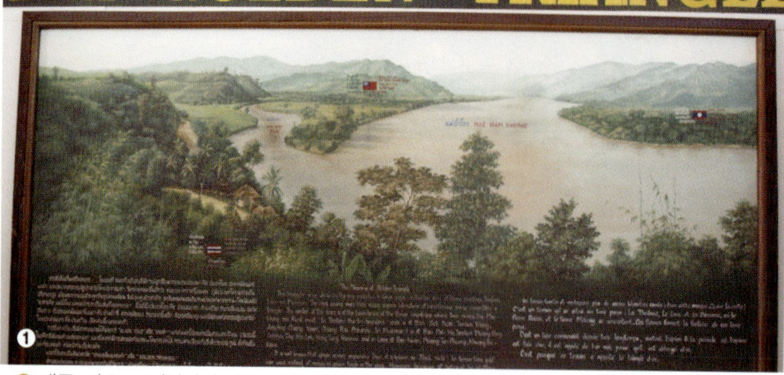

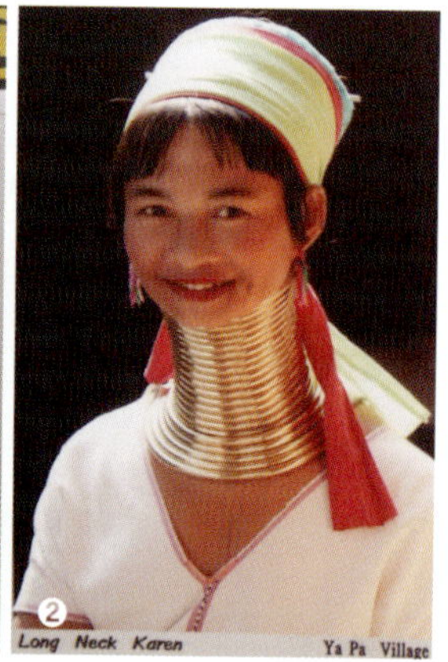

❶ 태국, 라오스, 미얀마의 국기 표시를 한 골든 트라이앵글 지역
❷ 양귀비 재배에 동원됐던 카렌족. 여성들의 목에 두꺼운 링을 둘러 긴 목을 갖게 된 고산족이다.(아편박물관 전시 사진)

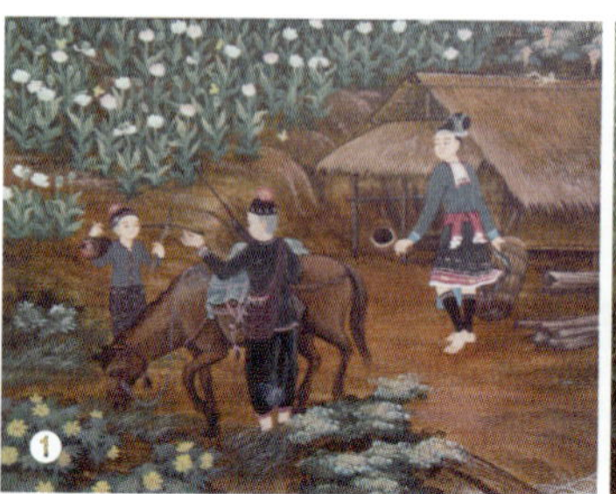

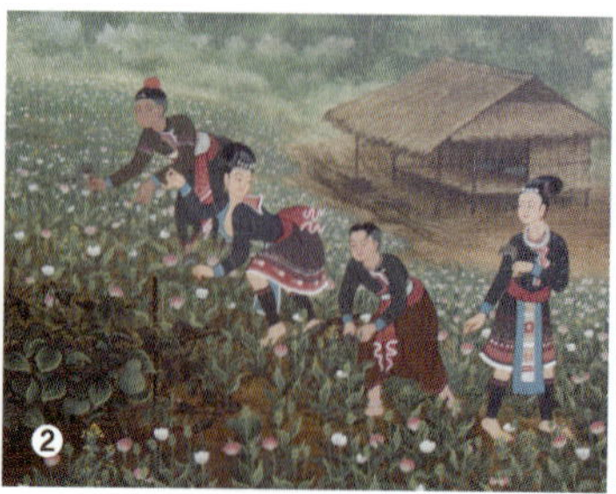

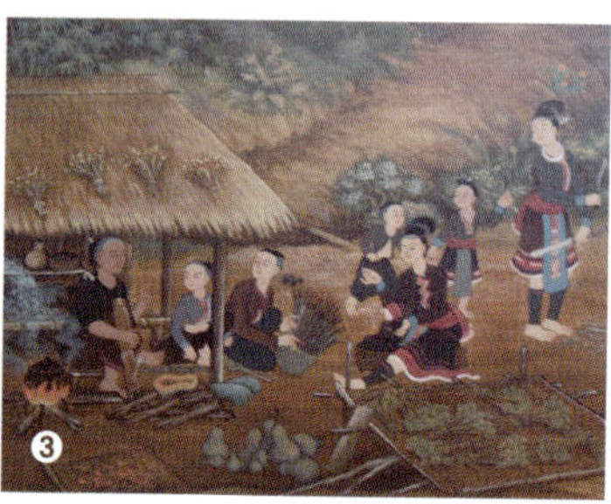

❶ 11~12월에 피는 양귀비 꽃(아편박물관 전시 사진)
❷ 12~1월에 양귀비 열매를 수확하고 칼로 상처를 내어 즙액(아편)을 얻는다.(아편박물관 전시 사진)
❸ 2~3월에 양귀비 씨를 채집한다.(아편박물관 전시 사진)

2층으로 이루어져 있다.

계단을 따라 올라가서 박물관으로 들어서면 입구에는 태국·라오스·미얀마의 국기 표시를 한 골든 트라이앵글의 커다란 사진이 걸려 있고 더 들어가면 양귀비 재배에 동원됐던 소수 민족 특히 여성들의 목에 두꺼운 링을 둘러 긴 목을 갖게 된 카렌족의 사진이 보인다.

9월에 씨 뿌려서 1월에 아편 수확

양귀비 재배·수확 모습을 담은 그림도 전시되어 있다. 그림 설명은 다음과 같다. '3~4월에 양귀비 재배기구를 준비하고 7~8월에 재배지에 불을 질러 깨끗이 정리하며 9월에 양귀비 씨를 뿌린다. 10월에 잡초를 솎고 김을 매고 나면 11~12월에는 양귀비 꽃이 핀다.

420

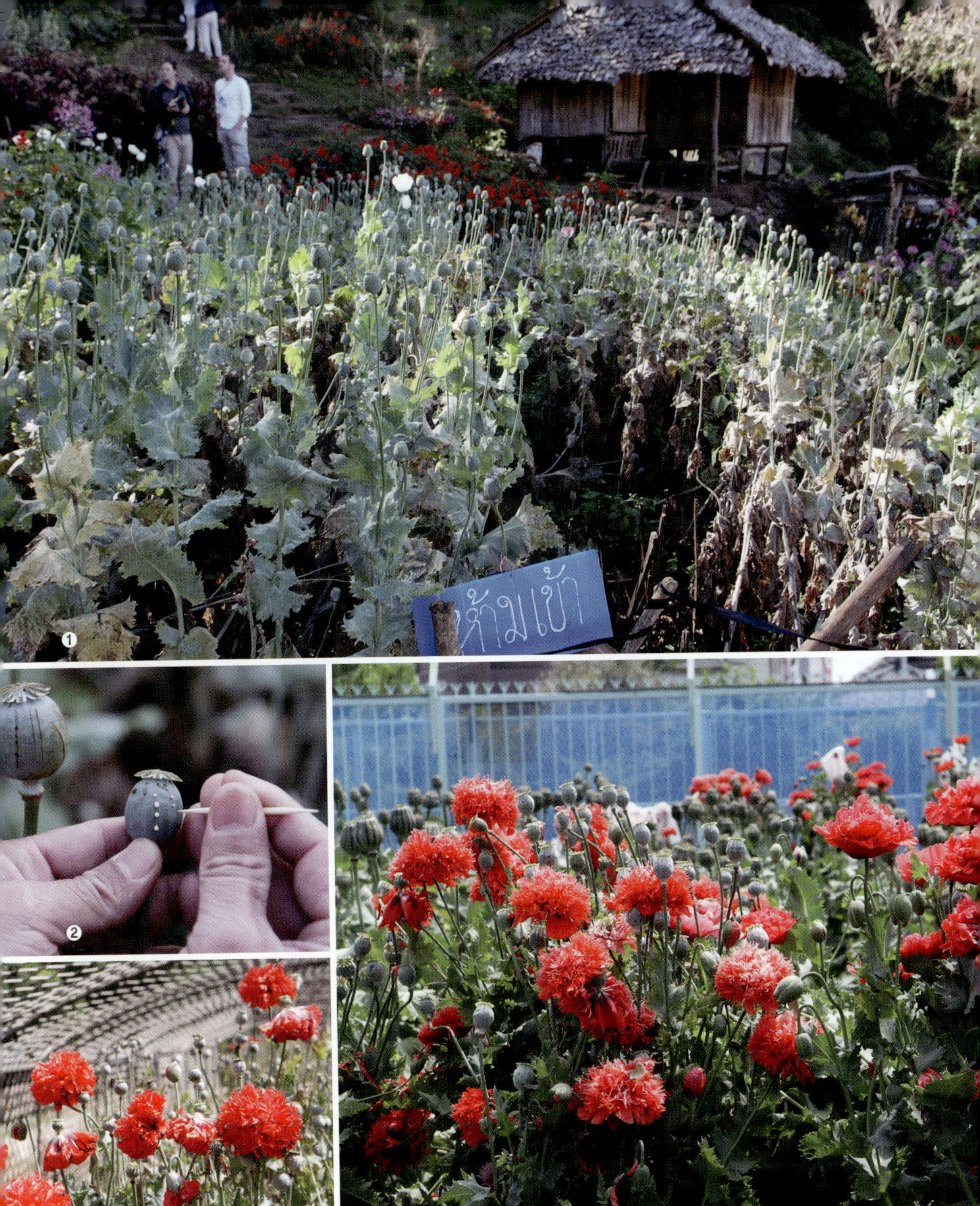

❶ 관광지로 활용하고 있는 태국의 양귀비 재배지　❷ 양귀비 열매에 상처를 내면 즙액(아편)이 나온다.(태국)
❸ 중국 우한식물원의 양귀비 재배지　❹ 일본 도쿄도약용식물원의 양귀비 재배지

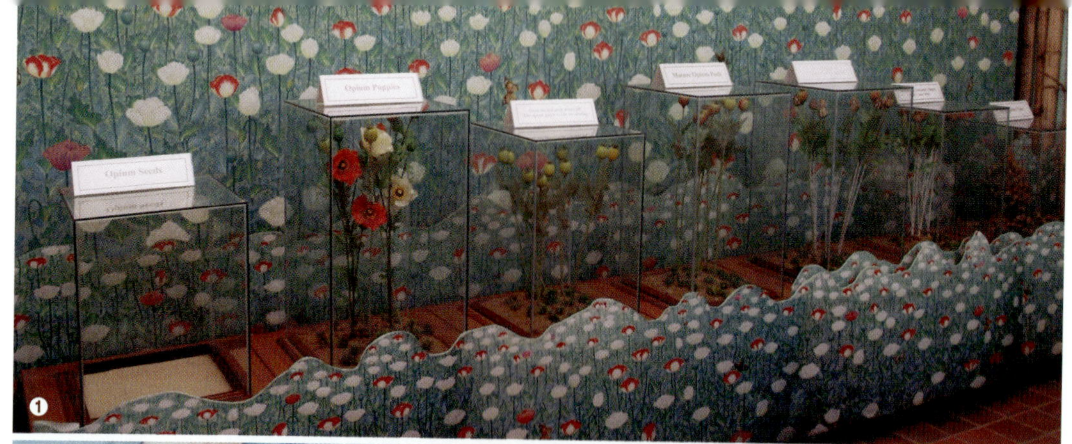

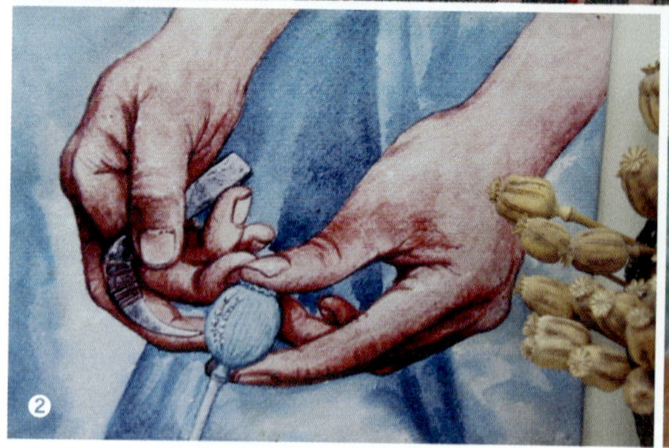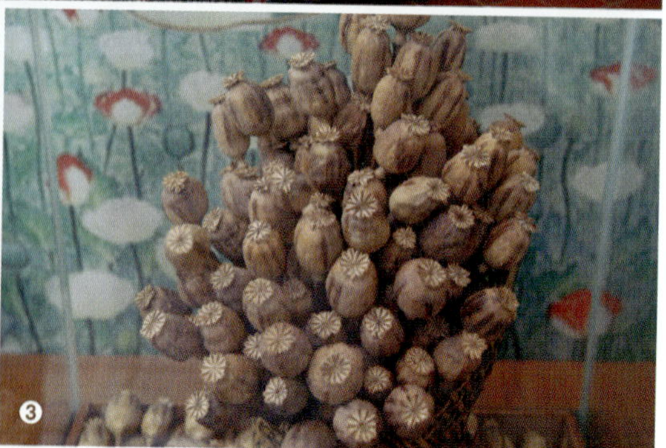

❶ 꽃 핀 양귀비 재배밭을 배경으로 열매의 성숙 과정을 실물로 전시해 놨다.
❷ 양귀비 열매에 칼로 상처를 내서 즙액(아편)을 얻는 모습 ❸ 칼로 상처를 내서 아편을 얻었던 양귀비 열매

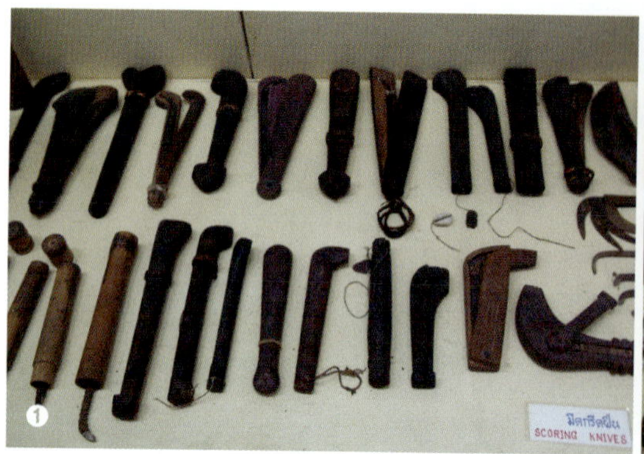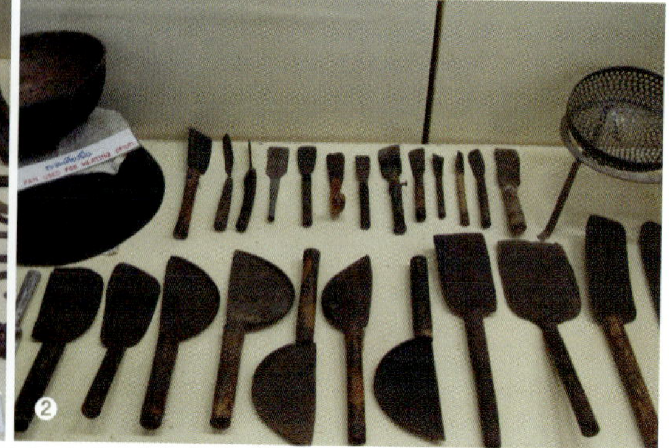

❶ 아편 채취에 필요한 다양한 칼 ❷ 아편 채집에 필요한 기구들

12~1월에 양귀비 열매에 칼로 상처를 내어 나오는 즙액(아편)을 얻고 나서 2~3월에 양귀비 씨를 채집한다.' 이 그림들을 엽서로 제작하여 팔길래 2세트를 구입해 버렸다. 수업 자료로 활용하고 세계 약초 전시회 때도 쓰려고 샀는데 전시 공간 문제로 실제 전시물로는 사용하지 못했다.

드넓은 양귀비 재배밭을 배경으로 양귀비 열매의 성숙 과정을 실물로 전시해 놓은 코너도 보인다. 그 옆에는 칼로 상처를 내서 즙액(아편)을 얻었던 양귀비 열매 그리고 열매에 상처를 내는 여러 종류의 칼과 재배기구들을 진열하고 있어 관람객들의 시선을 끌고 있다.

박물관 1층을 한 바퀴 돌아보니 이 지역의 아픈 역사인 아편 재배의 힘든 과정을 이해하는 데 큰 도움이 되었다. 설명문을 자세히 읽어봐야 하고 사진도 여러 장 찍어야 하는 필자에게는 박물관 투어에 많은 시간이 필요했지만 밖에서 기다리는 일행들이 있으니 혼자서만 너무 많은 시간을 보낼 수가 없어 아쉬운 발걸음을 옮겼다.

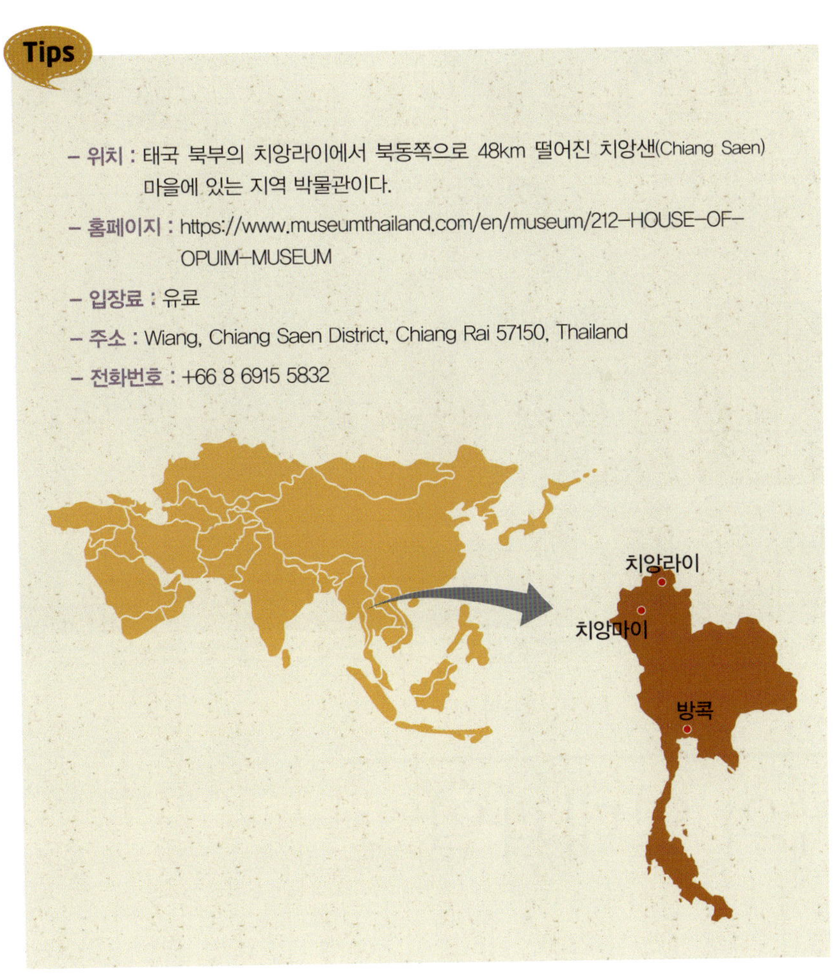

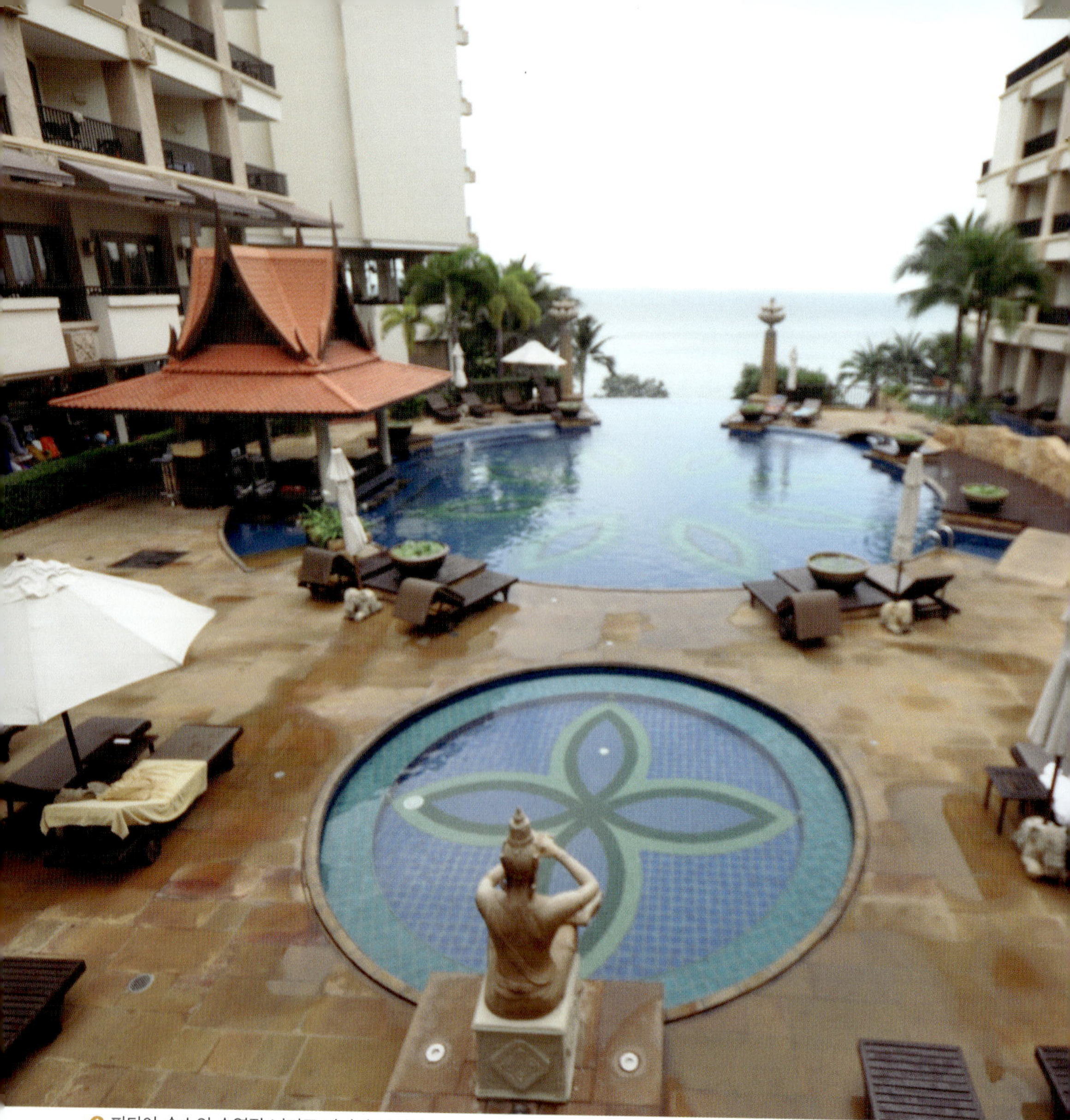

| 8.02 |

태국의 열대과일

마닐라타마린드, 타마린드

마닐라타마린드(Manila tamarind, *Pithecellobium dulce*)는 열대과일인 타마린드의 이름이 붙여져 있고 열매 모양도 이와 비슷하다. 열대아메리카의 습한 지역이 원산지인 마닐라타마린드는 태국 현지에서 마캄콩 또는 마캄텟으로 부르며 monkeypod, sweet inga의 별명도 가진다. 팔찌같이 동그랗게 생긴 열매는 나무에서 빨갛게 익으면 꼬투리가 저절로 벌어진다. 과육은 그대로 먹고, 씨는 볶아서 먹거나 말려서 가루 내어 활용한다. 소화불량, 이질, 치통에 사용하는 약초가 되기도 한다. 동남아시아를 몇 번 찾아 열대과일을 관심 있게 봤지만 타

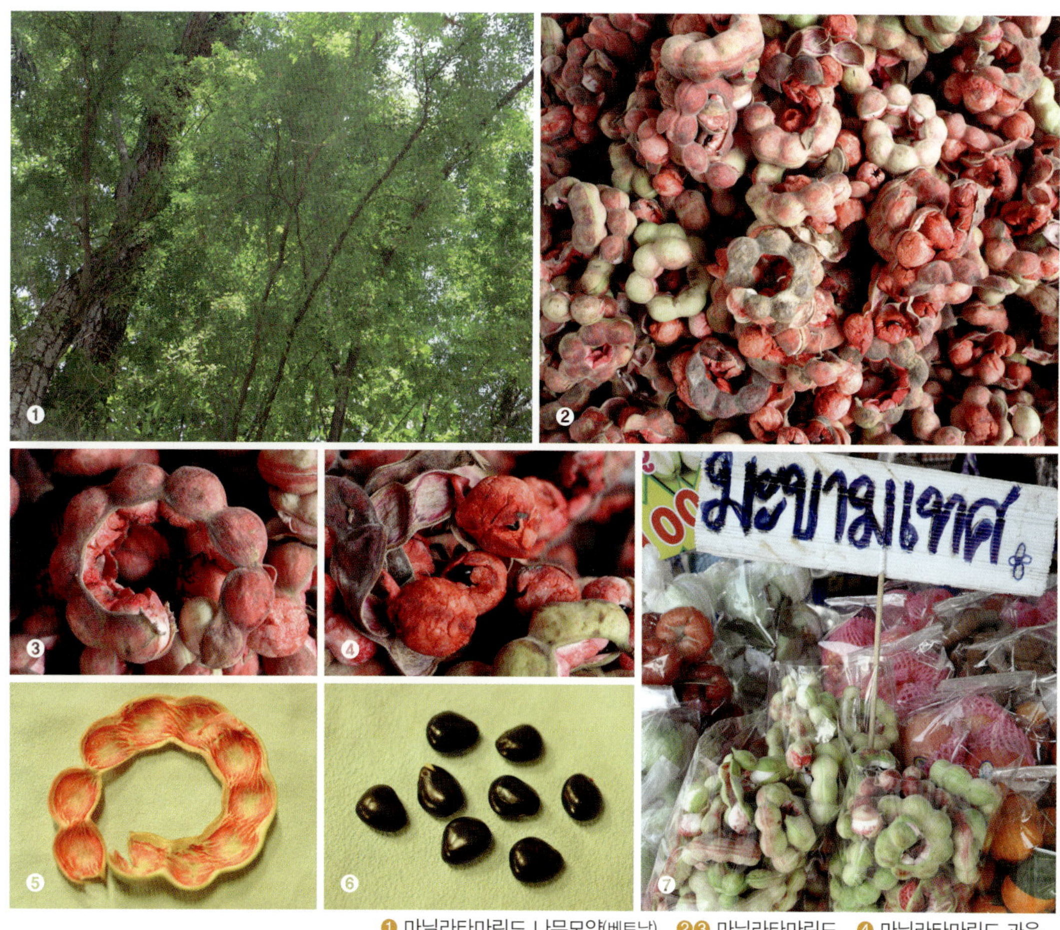

❶ 마닐라타마린드 나무모양(베트남)　❷❸ 마닐라타마린드　❹ 마닐라타마린드 과육
❺ 마닐라타마린드 열매껍질　❻ 마닐라타마린드 씨　❼ 파타야 시장에서 판매 중인 마닐라타마린드

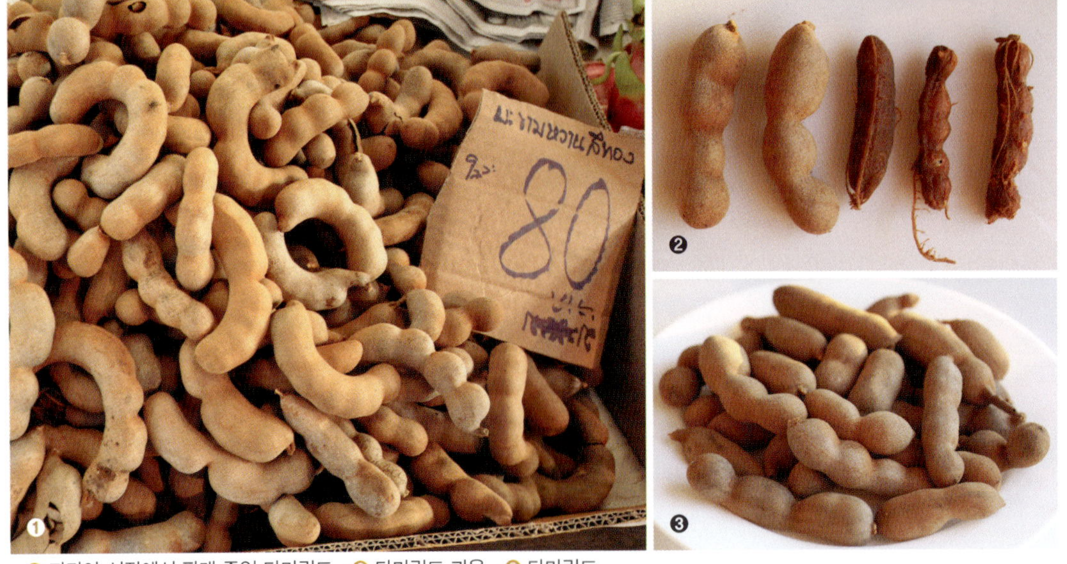

❶ 파타야 시장에서 판매 중인 타마린드 　❷ 타마린드 과육 　❸ 타마린드

마린드는 수없이 만났는데도 마닐라타마린드는 여기서 처음 본다. 파타야(Pattaya)의 전통시장에서 일행이 필자를 불러 특이하게 생긴 열매가 있다고 말해줘서 만나게 되었다. 2월이었는데 아마 그때가 마닐라타마린드가 생산되는 시기였는지 모르겠다.

이와 친구 격인 타마린드(tamarind, *Tamarindus indica*)는 말린 것을 시장이나 노점에서 그대로 또는 상자에 넣어 제품으로 판다. 태국에서 아주 흔하게 만나는 열대과일로, 태국어로 마캄(makham)이라 부른다. 손가락으로 누르면 껍질은 쉽게 부서지며 적갈색 과육을 먹으면 과일 특유의 달고 새콤한 맛이 난다. 곶감 살과 비슷한 끈적끈적한 과육 때문에 손에 묻기 쉬우므로 먹을 때 물수건이 있으면 편리하다. 소화불량. 기침, 비뇨기 염증 치료에 도움이 되며, 우리나라《식품공전》의 '식품에 사용할 수 있는 원료' 부분에 타마린드가 수재되어 있어 식품 재료로 쓸 수 있다. 최근 타마린드 양념소스의 라면도 한국에서 개발되었다.

왁스애플, 워터애플

서로 비슷한 모양의 열대과일인 왁스애플과 워터애플을 파타야에서 자주 만났다. 전통시장 한쪽에 빨갛게 익은 왁스애플(wax apple, *Syzygium samarangense*)을 가득 쌓아놓고 손님을 기다리는 광경 그리고 호텔 조식 때 잘라서 가득 담아놓은 왁스애플 모습은 '이곳이 정말 동남아시아가 맞구나' 하는 생각이 절로 들게 한다. 왁스애플의 나무를 중국에서 양포도(洋蒲桃)라 부른다. 말레이시아가 원산지인 왁스애플은 해열, 이뇨, 혈압강하 작용을 가지는 약용식물이기도 하다. 워터애플(water apple, *Syzygium aqueum*)은 왁스애플과 모양이 비슷하지만 크기가 더 작고 밝은 선홍색이며 과육은 흰색에서 붉은색이다. 숙소 인근의 새벽 시장에서 아직 녹색인 상태의 워터애플을 판매 중인 현장을 발견한다.

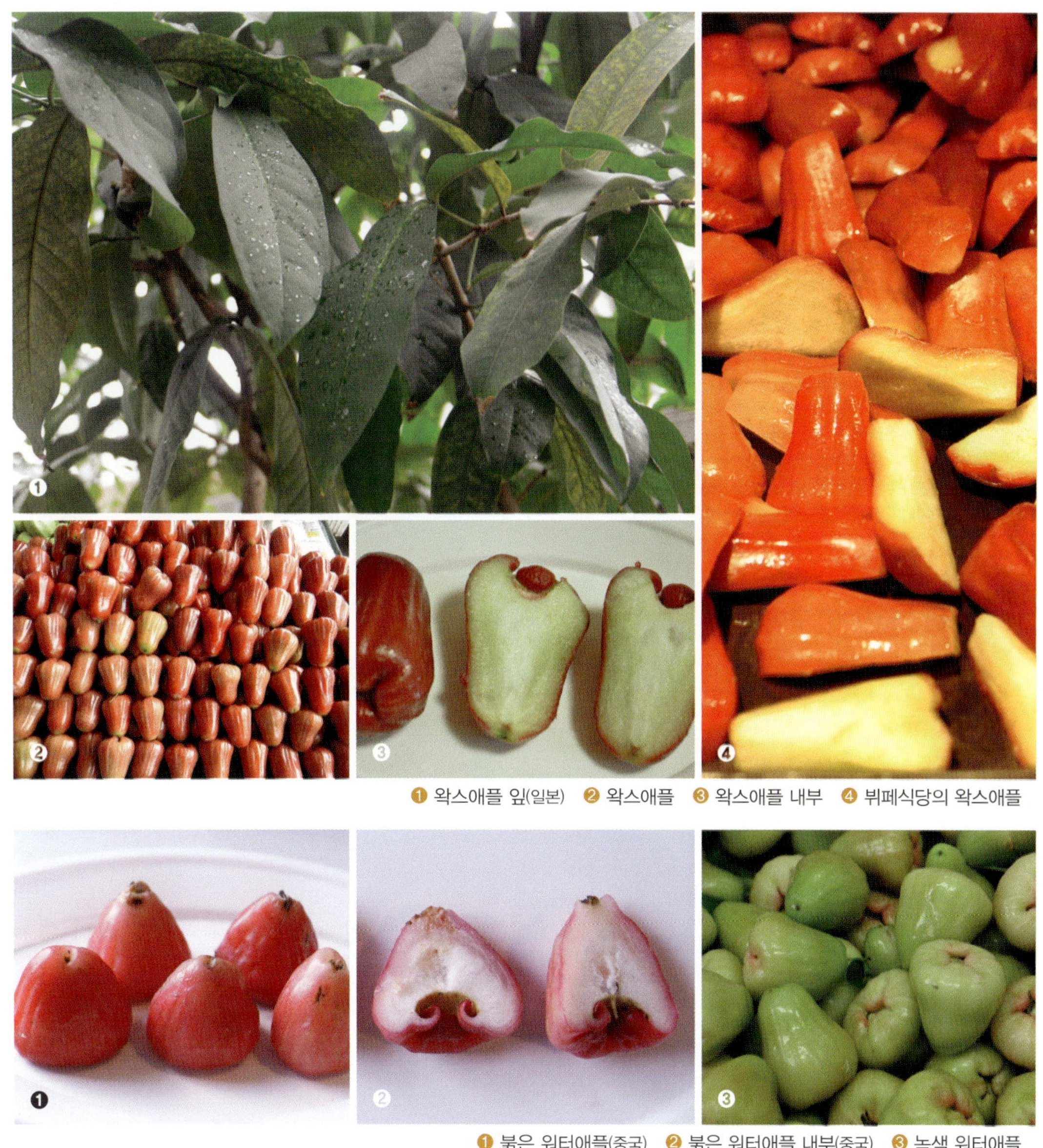

❶ 왁스애플 잎(일본)　❷ 왁스애플　❸ 왁스애플 내부　❹ 뷔페식당의 왁스애플

❶ 붉은 워터애플(중국)　❷ 붉은 워터애플 내부(중국)　❸ 녹색 워터애플

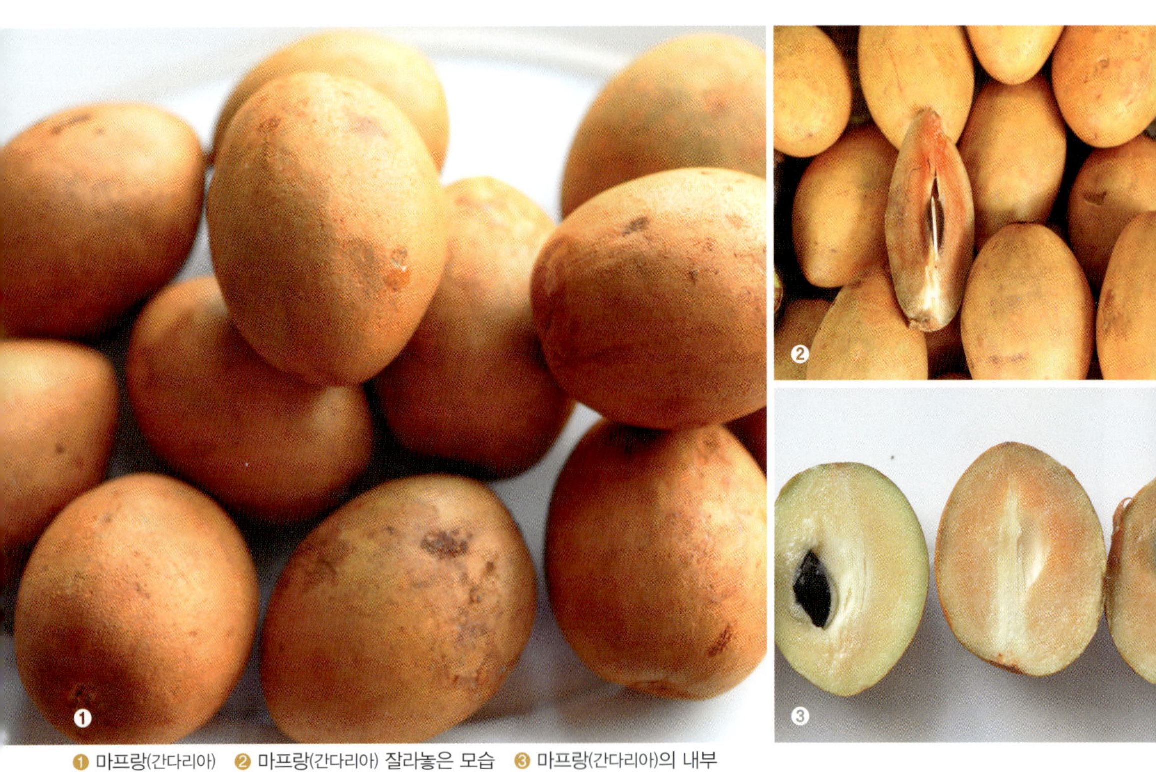

① 마프랑(간다리아) ② 마프랑(간다리아) 잘라놓은 모습 ③ 마프랑(간다리아)의 내부

마프랑(간다리아), 구아바

마프랑(maprang, *Bouea macrophylla*)은 태국에서 널리 불리는 이름이다. 영어로 gandaria, marian plum, plum mango, mango plum으로 부르는 황금색 달걀 모양인 마프랑(간다리아)은 태국 등 동남아 시장에서 만날 수 있다. 생과일을 그대로 먹으며 잼이나 시럽으로 만들기도 한다. 인도네시아 보고르 시장에서는 아직 녹색 상태인 마프랑을 엄청 많이 따서 팔고 있었다.

호텔 식당에서 구아바(guava, *Psidium guajava*) 열매를 나무 꼬챙이에 끼워서 손님들이 먹기 편하게 준비해놨다. 시장에서는 잘라 놓은 열매를 플라스틱 용기에 넣어 팔고 있다. 숙소에서 한 개 잘라 흰 속살을 자세히 살펴본다. 구아바는 과일 그대로 먹거나 잼, 젤리로 가공해서 먹는다. 열매 외에 잎은 식후 혈당상승 억제에 도움을 줄 수 있다는 기능성으로 우리나라 식약처 건강기능식품으로 등록되어 있다.

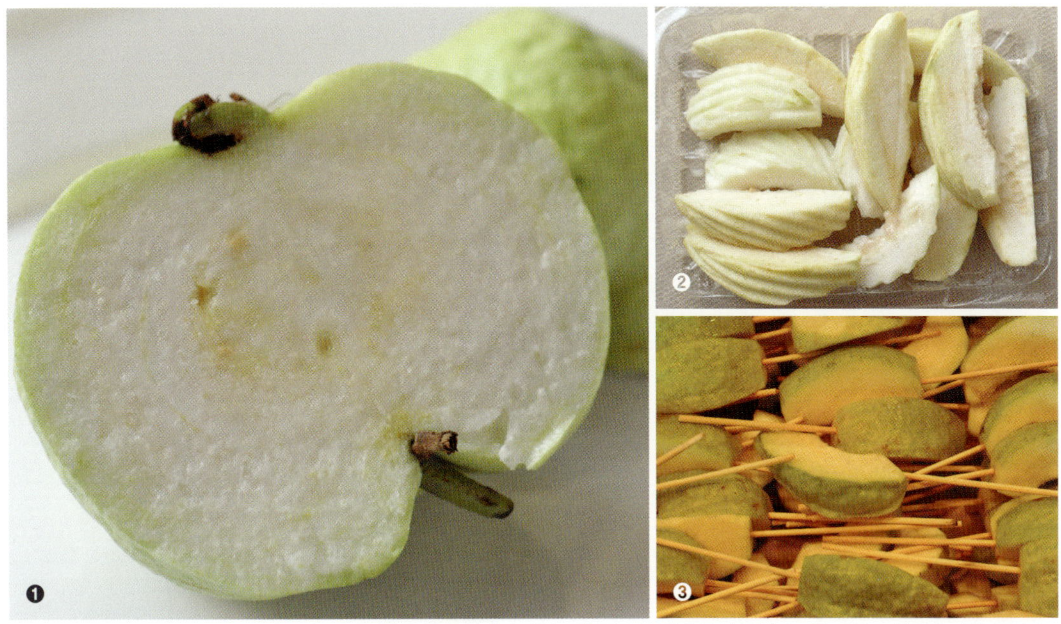

❶ 구아바 내부 ❷ 잘라서 판매 중인 구아바 ❸ 나무 꼬챙이에 끼운 구아바

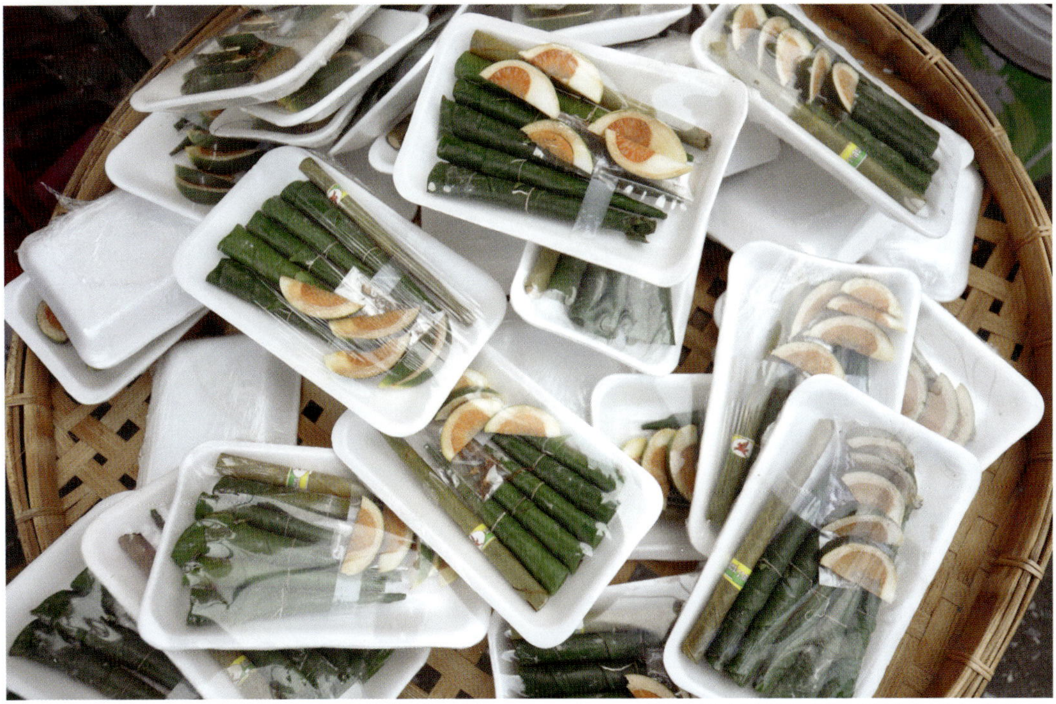

⬆ 파타야 시장에서 판매 중인 빈랑, 베틀후추 세트

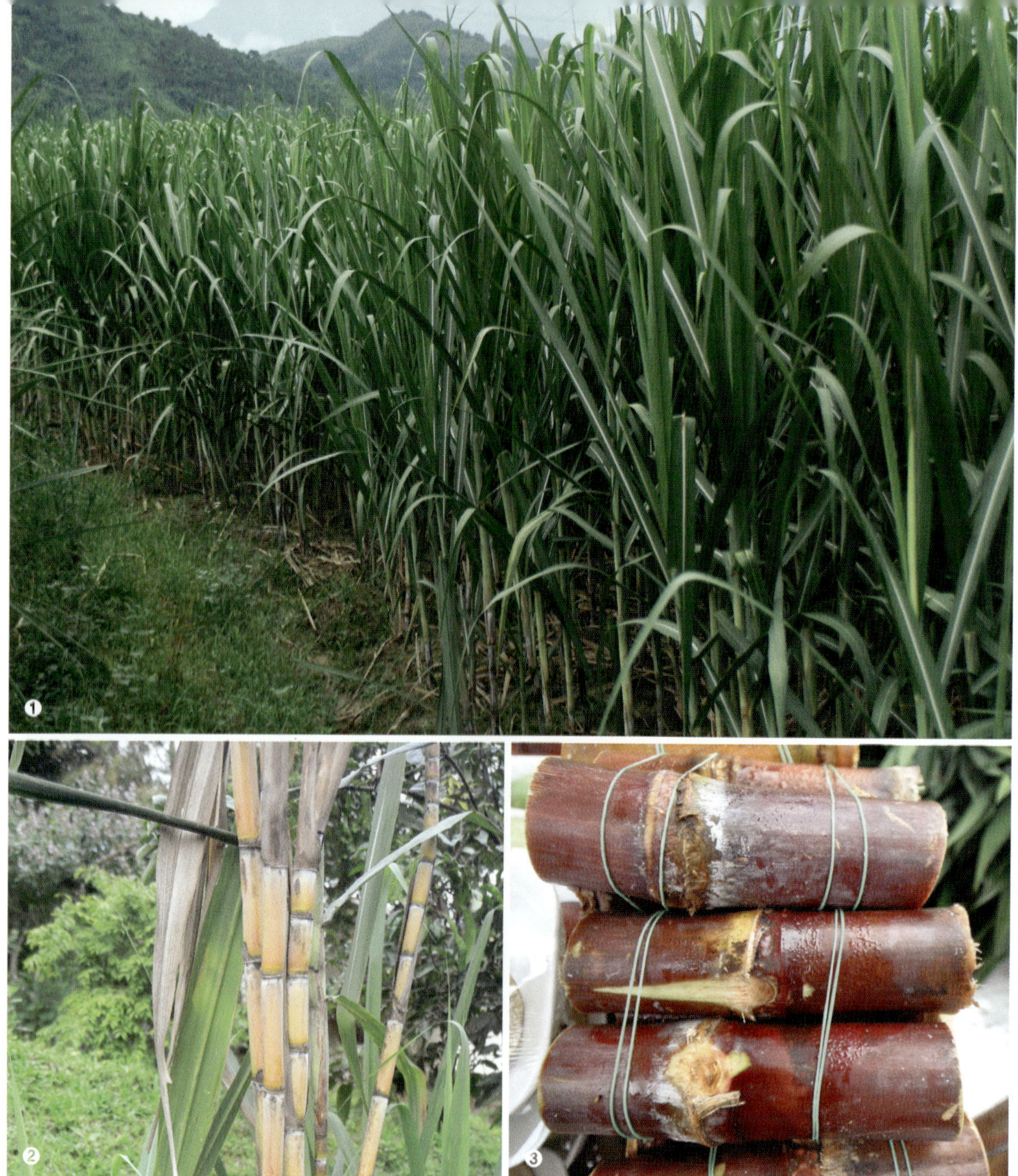

● 사탕수수 재배지(중국)　● 사탕수수(인도네시아)　● 파타야 시장에서 판매 중인 사탕수수 줄기

사탕수수, 빈랑

파타야 시장에서 사탕수수(*Saccharum officinarum*)도 만난다. 이 줄기에서 나오는 액즙을 건조시 킨 조결정체를 '흑사당(黑砂糖)'이란 한약명으로 부르고 《동의보감》과 《방약합편》에는 '사당(砂 糖)'이란 이름으로 실려 있다. 한방에서 청열(淸熱), 생진(生津) 효능이 있으며 갈증을 없애주고

주독(酒毒, 술의 중독으로 인하여 얼굴에 붉은 점이 생기는 증세)도 풀어주는 효과가 알려져 있다. 사탕수수의 줄기껍질을 벗겨서 씹어 먹으면 단맛이 나는데 사탕을 먹는 것이나 진배없을 정도다.

용과, 파파야, 잭프루트(바라밀), 두리안, 두쿠(랑삿), 스네이크프루트(살락), 스타프루트, 용안 그리고 하얀 꽃의 협죽도(*Nerium oleander*), 캐논볼트리(포탄나무, *Couroupita guianensis*)도 만난다. 다양한 용도로 활용하는 바나나 잎을 쌓아두고 파는 모습이 이국적이고 동남아 사람들의 기호식품인 빈랑과 베틀후추 잎을 한 묶음씩 판매하는 장면도 인상적이다.

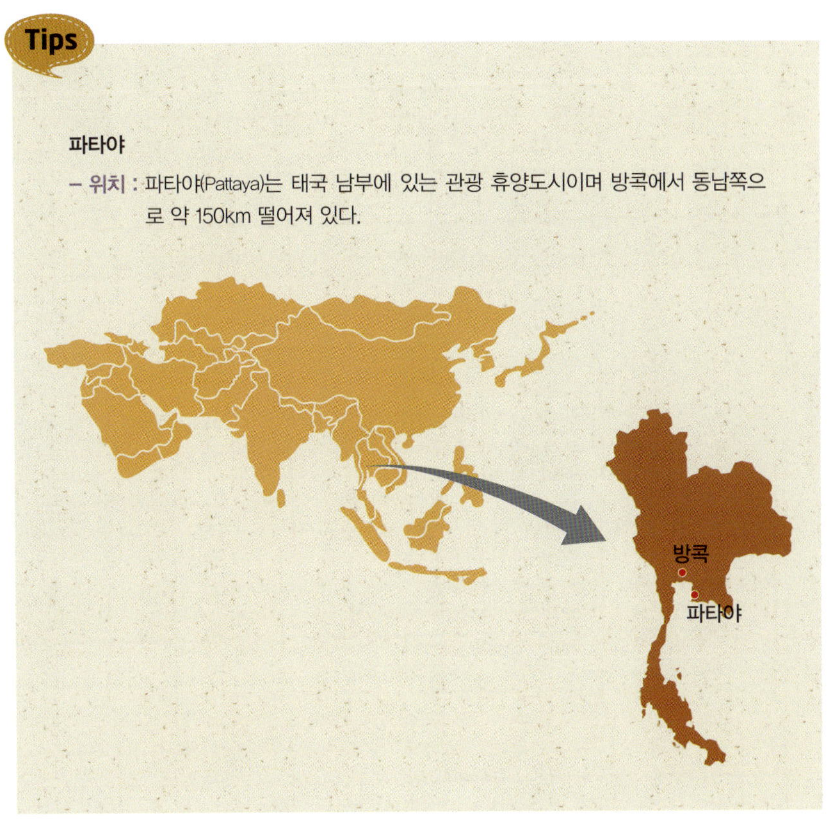

제 9 장

캄보디아의 약초

01 캄보디아의 열대과일

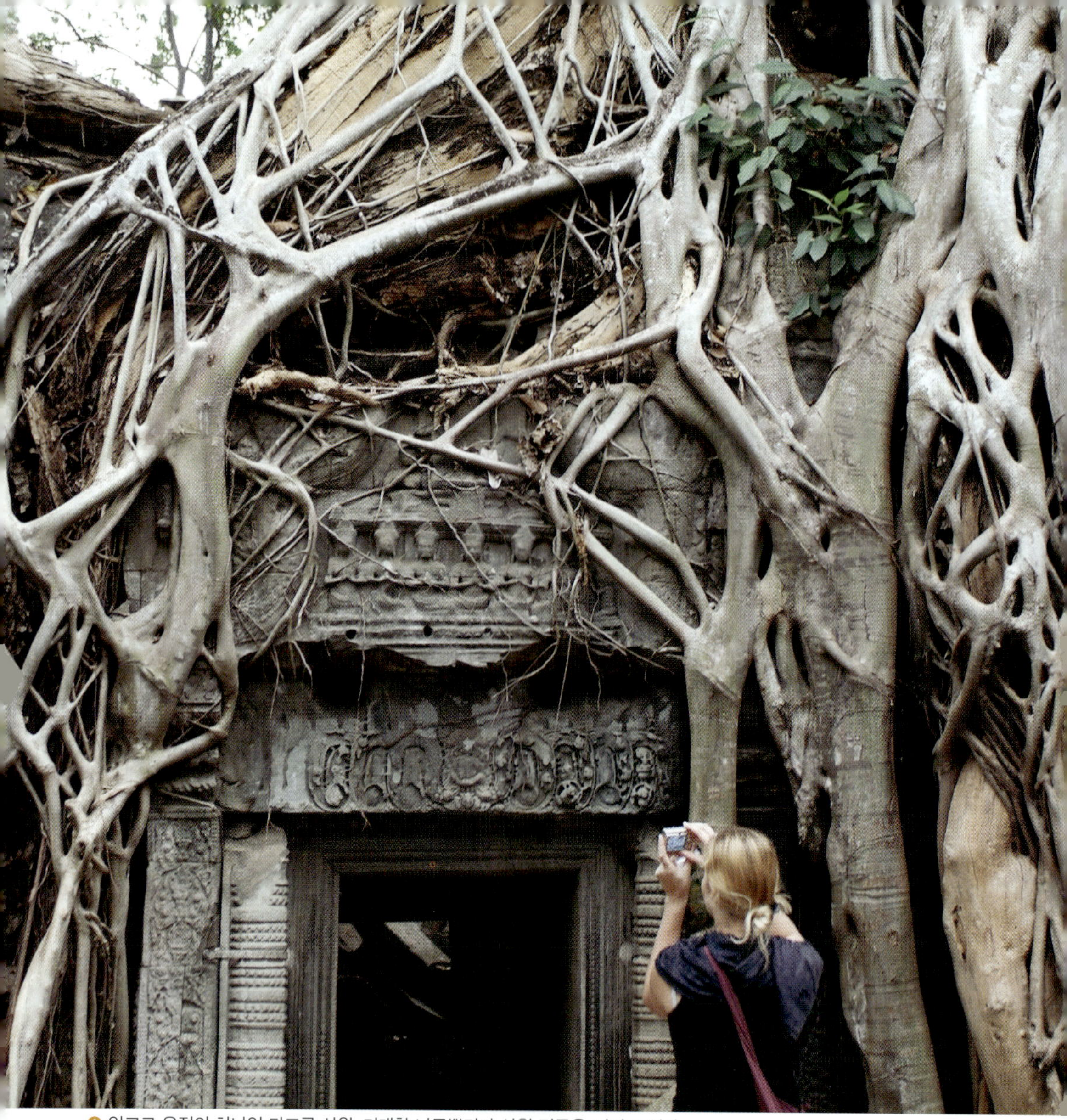

| 9.01 |

캄보디아의 열대과일

인도차이나반도의 남부에 있는 캄보디아는 태국, 라오스, 베트남과 국경을 접하며 한반도보다 약간 작은 나라다. 이 나라의 앙코르 유적을 보기 위해 시엠레아프(Siem Reap)를 두 번 찾았다가 여러 열대과일들을 만나게 되었다. 앙코르와트는 캄보디아의 얼굴로 이 나라 국기에도 표현되어 있고 앙코르 유적의 하나인 타프롬(Ta Prohm) 사원에는 거대한 나무들이 사원의 지붕과 벽을 뿌리로 감싸고 있다.

파파야 샐러드

숙소의 아침 식당에 파파야 샐러드 코너가 있다. 붉은색으로 익은 열매는 껍질을 벗겨서 날로 먹고 익지 않은 녹색 파파야는 요리 재료로 활용한다. 현지에서 이 모습을 직접 보니

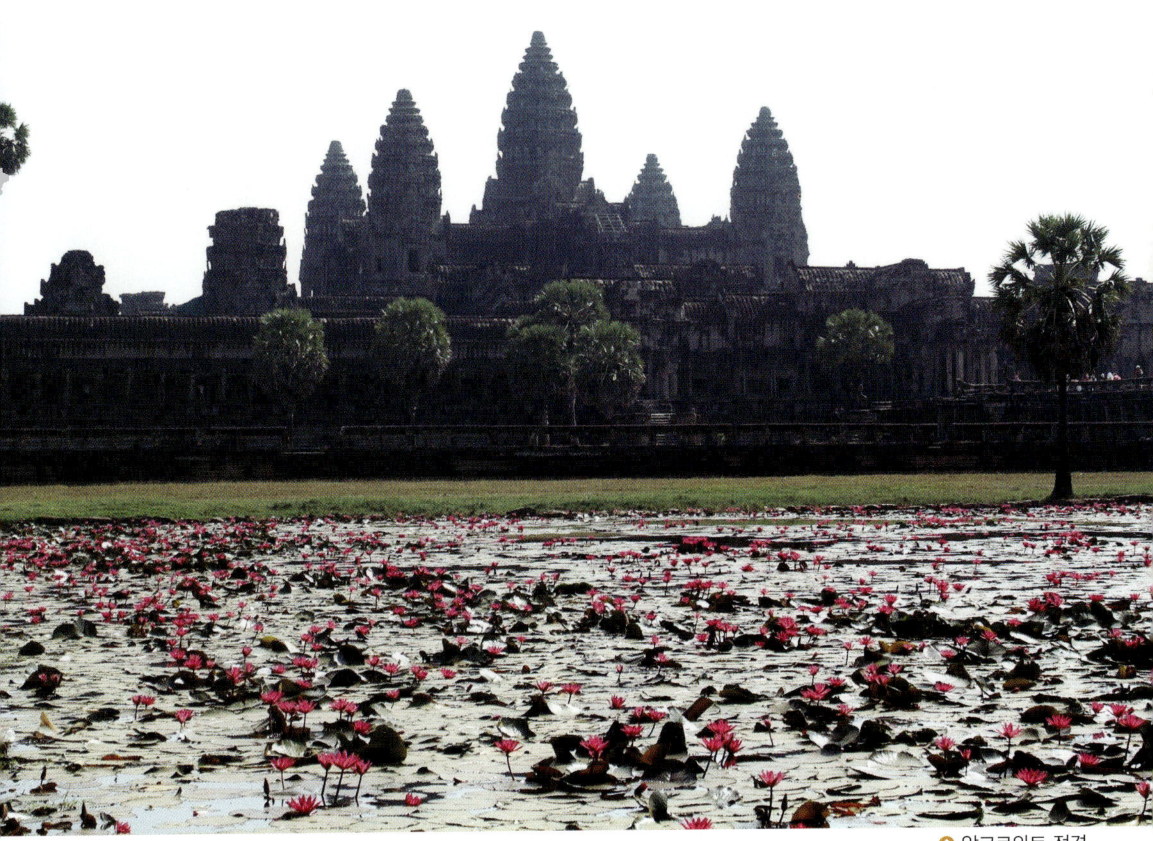

❂ 앙코르와트 전경

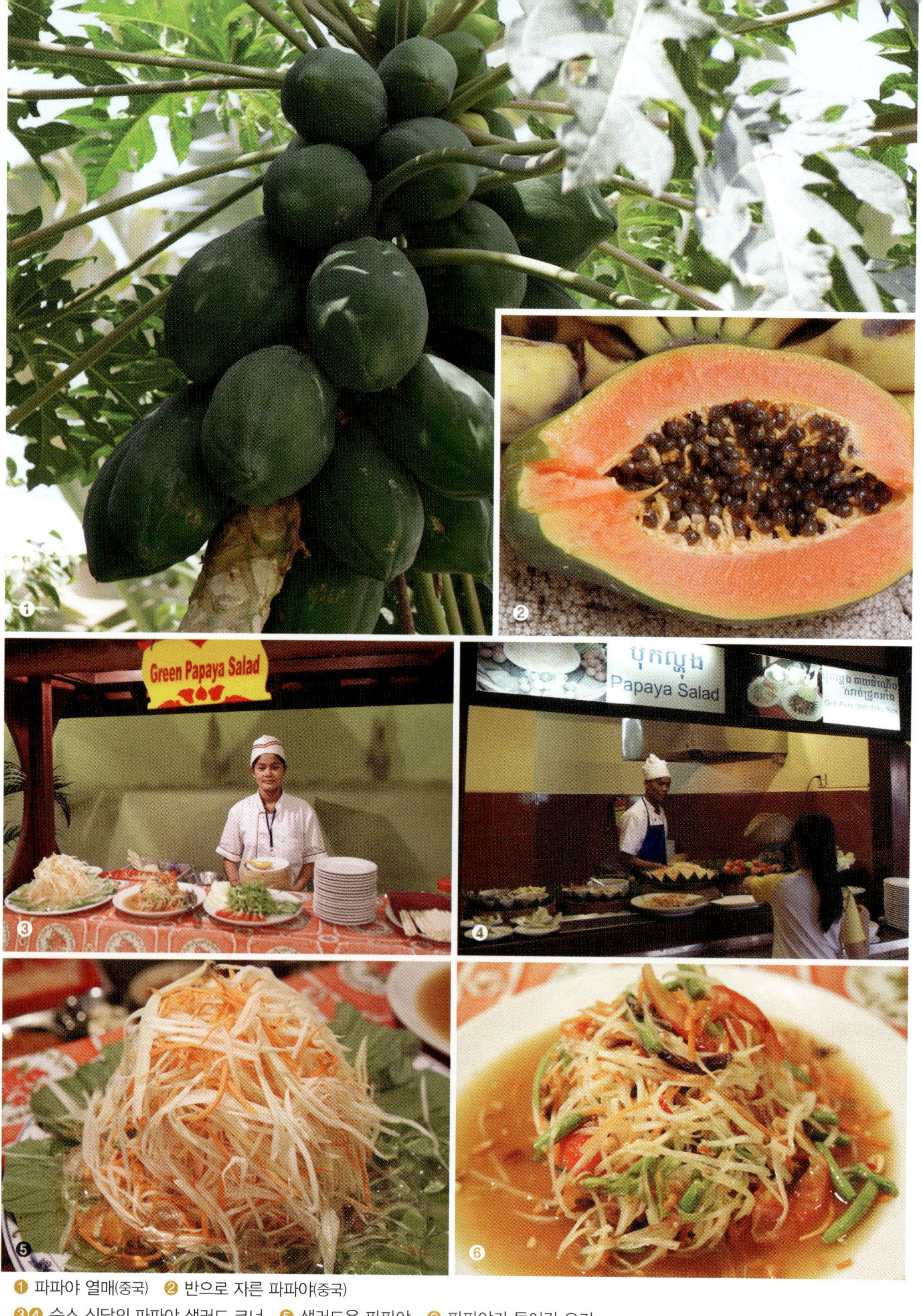

❶ 파파야 열매(중국) ❷ 반으로 자른 파파야(중국)

❸❹ 숙소 식당의 파파야 샐러드 코너 ❺ 샐러드용 파파야 ❻ 파파야가 들어간 요리

436

신기하다. 한인식당에서는 덜 익은 파파야를 김치 재료로 사용하기도 했다.

파파야(*Carica papaya*)의 열매는 긴 달걀 모양이고 녹색을 띤 노란색에서 붉은색을 띤 노란색으로 변한다. 자르면 과육이 노란색, 주황색, 오렌지색, 붉은색 등으로 다양하며 까만 씨가 많이 보인다. 중국 이름은 번목과(番木瓜) 또는 목과(木瓜)인데 우리가 흔히 알고 있는 향기 좋은 '모과(木瓜)' 열매와는 전혀 다른 과일이다.

파파야의 가운데에는 흑갈색 씨가 들어 있다. 아직 익지 않은 열매에는 단백질 분해효소인 '파파인(papain)'이 들어 있는데 우리 몸의 소화작용을 돕는 동물성 효소인 펩신과 유사한 작용을 한다. 따라서 단백질 소화를 촉진하는 이 유액을 이용해 다양한 소화장애 치료제를 만들거나 고기 연육제로도 사용한다. 붉게 익으면 파파인 효소 함유량이 적어지므로 이러한 식육 연화 작용이나 소화촉진 작용은 기대할 수 없다. 순수한 파파인은 외상 후의 염증, 수술 후의 부종, 종기에도 사용된다.

익지 않은 푸른 파파야의 껍질을 벗겨내고, 과육을 채로 썰어 볶아서 먹거나 말려서 무채처럼 이용한다. 태국 현지 발음으로 푸른 파파야를 '말라꺼'라고 부르는데, 가늘게 채로 썰어 마늘, 고추, 화학조미료 등과 버무려 '쏨땀'이라는 샐러드를 만들어 먹는다. 쏨땀은 태국 사람들이 가장 즐겨 먹는 음식 중 하나이다.

잘 익은 파파야를 먹어보면 산미는 전혀 없고 단감처럼 매끄러운 단맛이 난다. 반으로 자른 다음 껍질을 벗겨서 먹으면 좋다. 식감이 부드럽고 다양한 음식과 조화를 잘 이뤄 여러 나라에서 아침 식사로 흔히 이용하며 샐러드, 주스, 파이 등을 만드는 데도 쓴다. 파파야는 위통, 이질을 다스리고 대소변을 잘 나오게 하는 효능이 있다.

여지

수상마을 관광 중 휴게소에서 여지 드링크를 마셨다. 이 여지(litchi, *Litchi chinensis*)는 양귀비가 좋아했던 과일로 알려져 있다. 여지 드링크를 마신 후 빈 캔을 깨끗이 씻어 한국으로 가져왔다. 잘 보관하다가 허준박물관에서 열린 '세계 약초 특별전'의 '양귀비가 좋아했던 여지' 코너에 선보였다. 캄보디아에서 제조한 여지 제품은 아니지만 여지 그림이 잘 나와 있어 전시 효과가 뛰어났다.

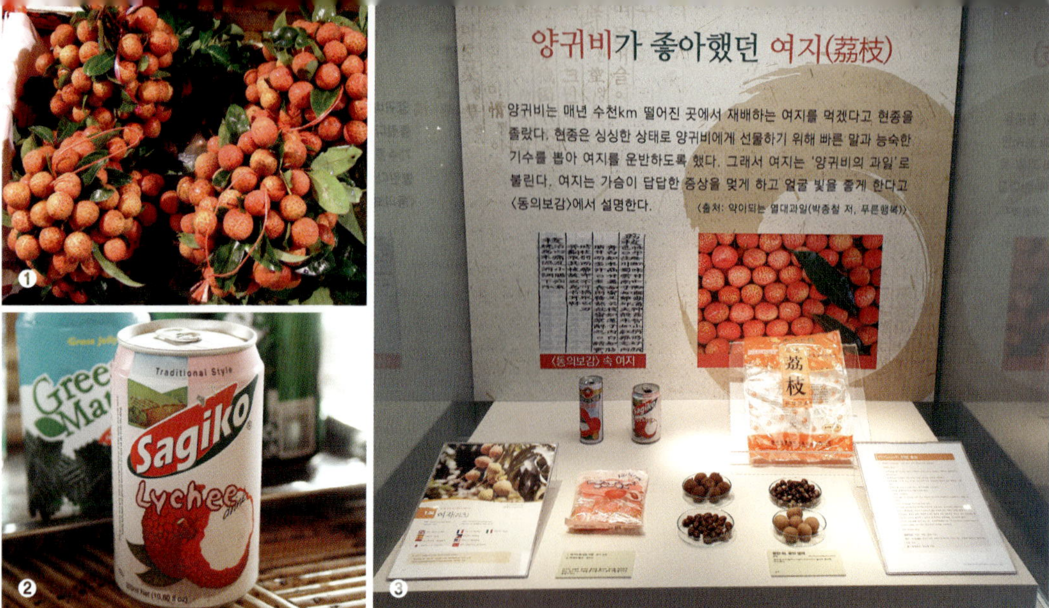

❶ 여지(중국) ❷ 여지 드링크 ❸ 필자가 전시했던 〈세계 약초 특별전〉의 여지 코너(서울특별시 강서구 허준박물관)

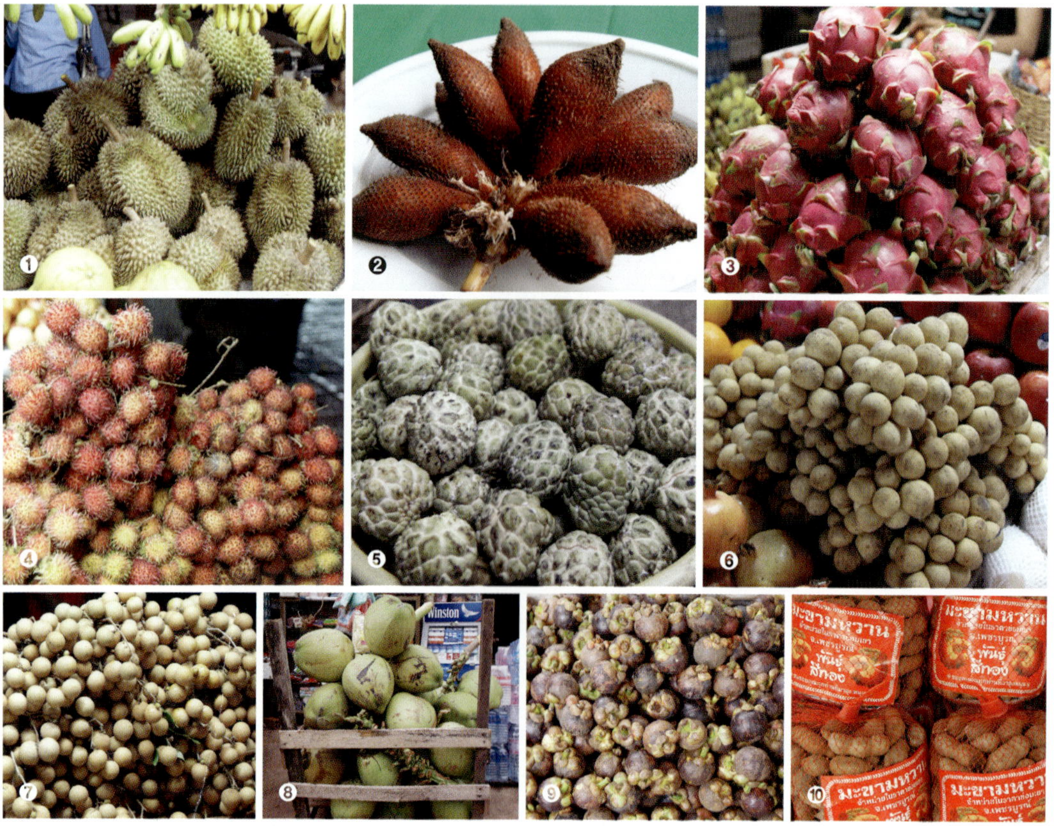

❶ 두리안 ❷ 스네이크프루트(살락) ❸ 용과 ❹ 람부탄 ❺ 슈가애플 ❻ 랑삿(두쿠)
❼ 용안 ❽ 야자 ❾ 망고스틴 ❿ 타마린드

양귀비는 이 과일 맛에 반해 해마다 중국 남방에서 생산되는 여지를 먹겠다고 황제를 졸랐다. 양귀비에 푹 빠져 있던 현종은 싱싱한 여지를 선물하기 위해 빠른 말과 능숙한 기수를 뽑아 릴레이식으로 운반하도록 명령했다. 여지 원산지인 남쪽의 광둥(廣東) 지역에서 양귀비가 살고 있는 시안(西安)까지는 2,000km가 넘는 거리지만 왕의 여자를 위해 여지를 담은 얼음상자를 등에 진 채 쉬지 않고 말을 달렸던 것이다. 그래서 여지는 '양귀비의 과일'로 불리기도 한다. 《동의보감》 탕액편에 '여지는 정신을 깨끗하게 하고 지혜를 돕는다. 가슴이 답답하고 열이 나며 목이 마르는 증상을 멎게 하고 얼굴빛을 좋게 한다'고 그 효능을 설명하고 있다.

시엠레아프 시내의 시장이나 거리에서 두리안, 스네이크프루트(살락), 용과, 람부탄, 슈가애플, 랑삿(두쿠), 용안, 야자, 망고스틴, 타마린드 등의 열대과일도 열심히 촬영해됐다.

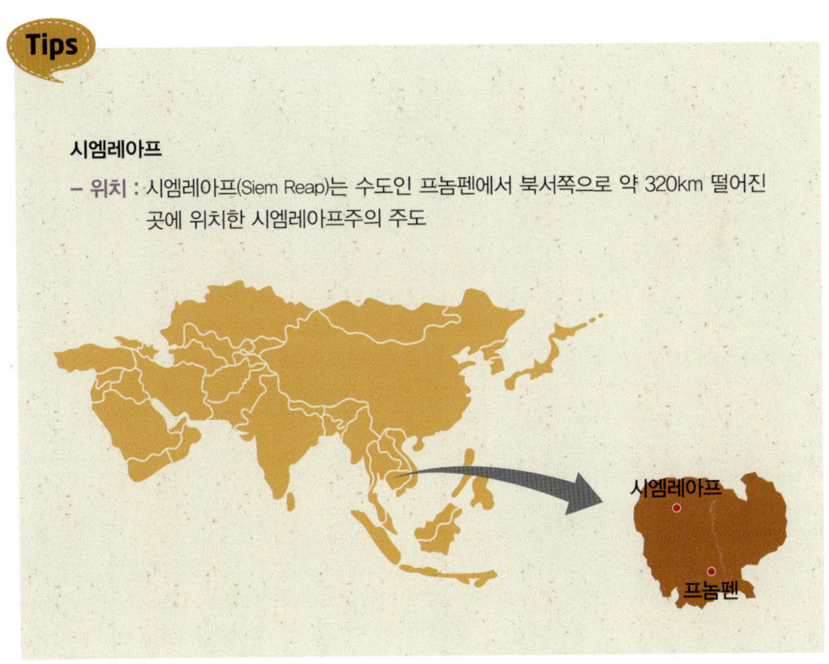

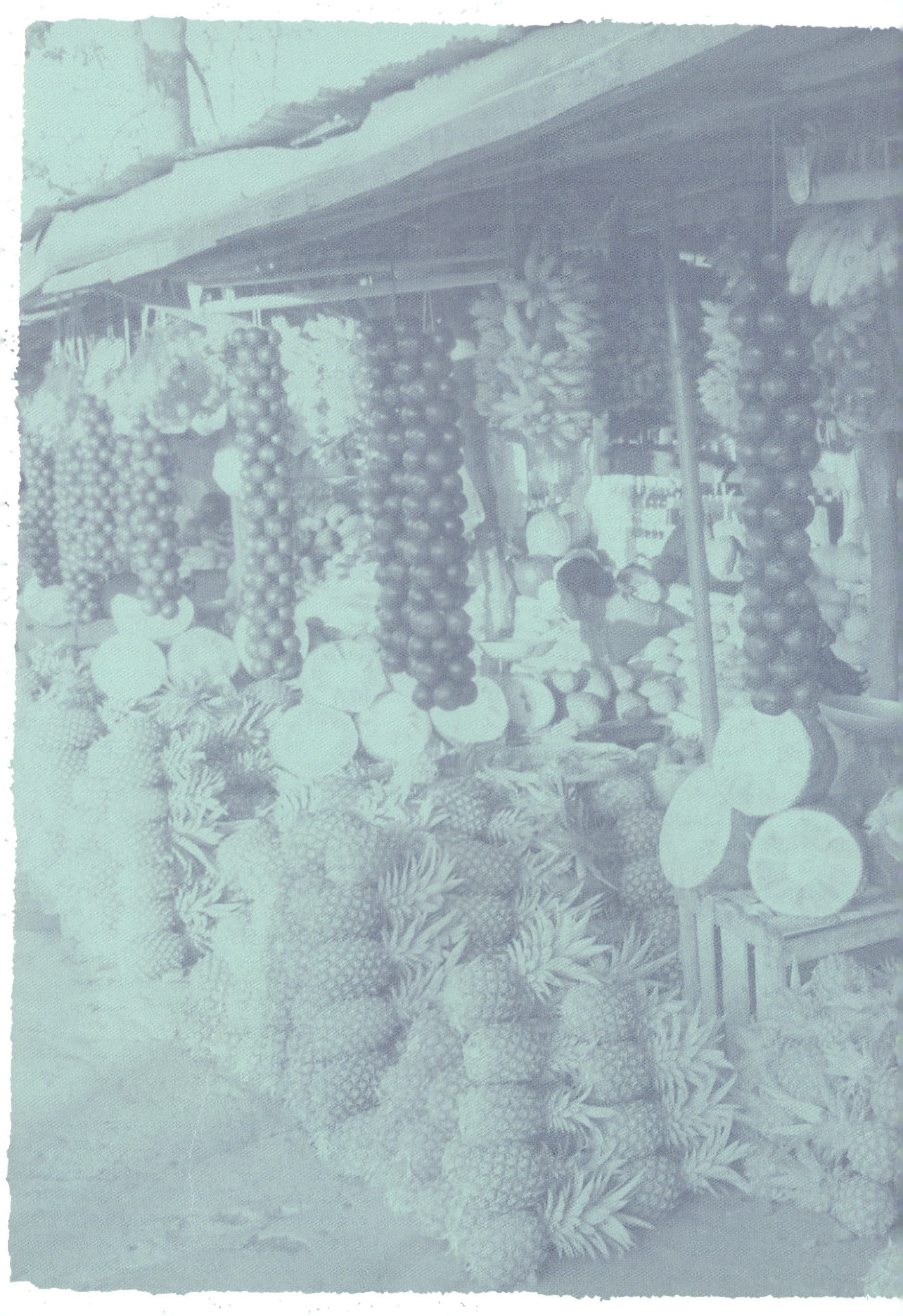

제 10 장

필리핀의 약초

01 필리핀의 열대과일

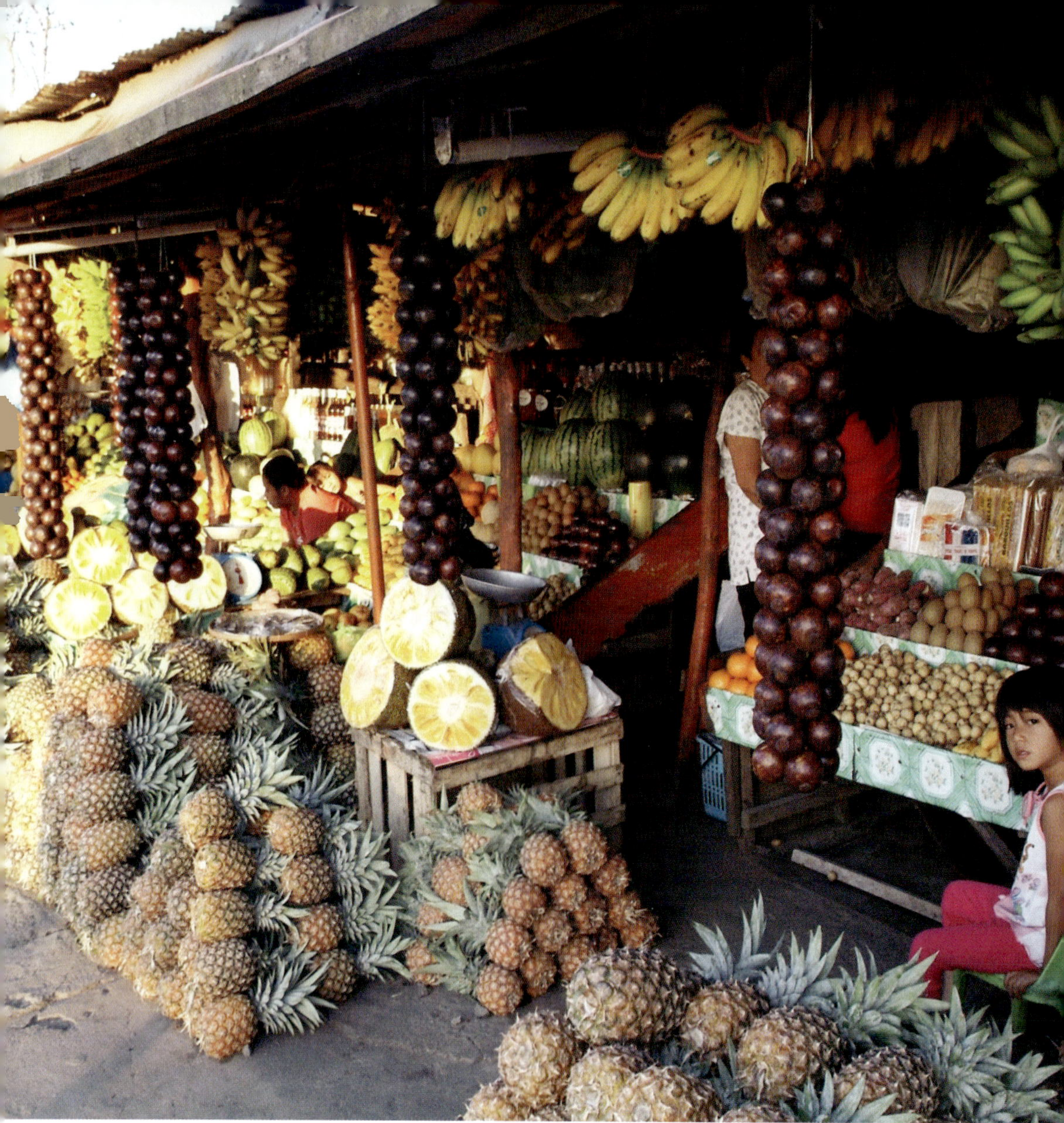

| 10.01 |

필리핀의 열대과일

열대과일 시장

메트로마닐라(Metro Manila)는 행정구역상 마닐라를 중심지로 한 수도 지역을 말한다. 필리핀의 열대과일을 조사하기 위해 메트로마닐라 비논도(Binondo) 지역의 차이나타운(Manila China Town), 산안드레스 시장(San Andres Market), 새크라멘토 시장(Sacramento Market) 그리고 마리키나(Marikina)시의 마리키나 시장(Marikina Market Mall), 팍상한 폭포(Pagsanjan Falls) 가는 길의 시장을 돌아봤다. 마리키나시는 메트로마닐라의 도시로 마닐라 시청에서 북동쪽으로 약 16km 거리에 있고, 팍상한 폭포는 마닐라 시청에서 남동쪽으로 93km 떨어져 있으며 필리핀에서 가장 유명한 폭포 가운데 하나다.

필리핀의 열대과일 시장에서 만났던 가시여지, 구아바, 두쿠, 망고, 망고스틴, 바나나, 스타애플, 아보카도, 야자, 용안, 워터애플, 잭프루트, 타마린드, 파인애플, 포멜로 등은 《동의보감》에 약효가 수재되어 있는 훌륭한 약용식물이자 식품이다. 필자가 시장에서 직접 촬영한 열대과일의 사진과 함께 약용식물인 열대과일의 효능에 대해서 설명한다.

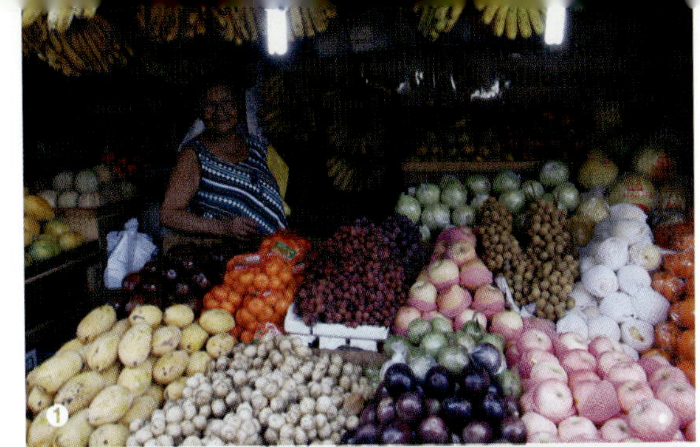

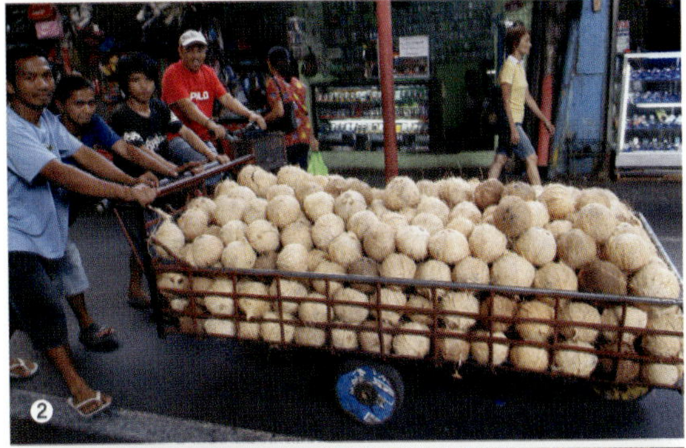

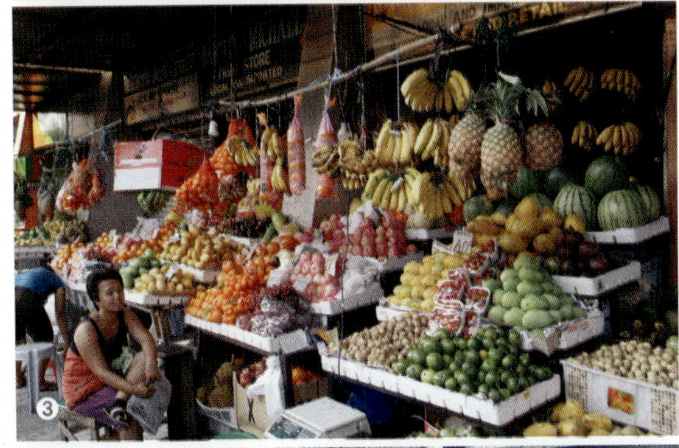

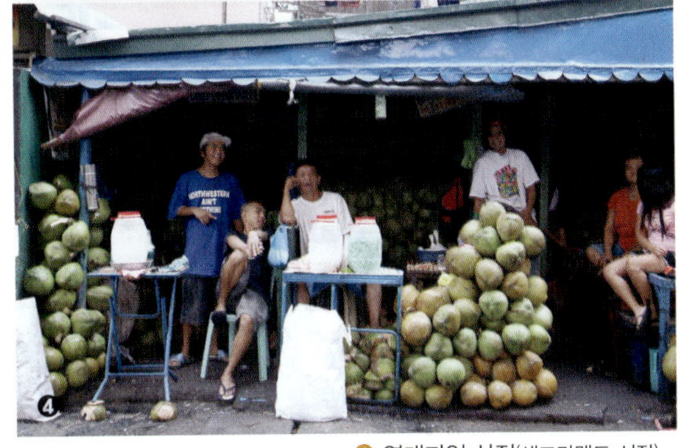

❶ 열대과일 상점(새크라멘토 시장)
❷ 야자를 가득 싣고 가는 청년들(마리키나 시장)
❸ 열대과일 상점(마리키나 시장)　❹ 야자 상점(마리키나 시장)

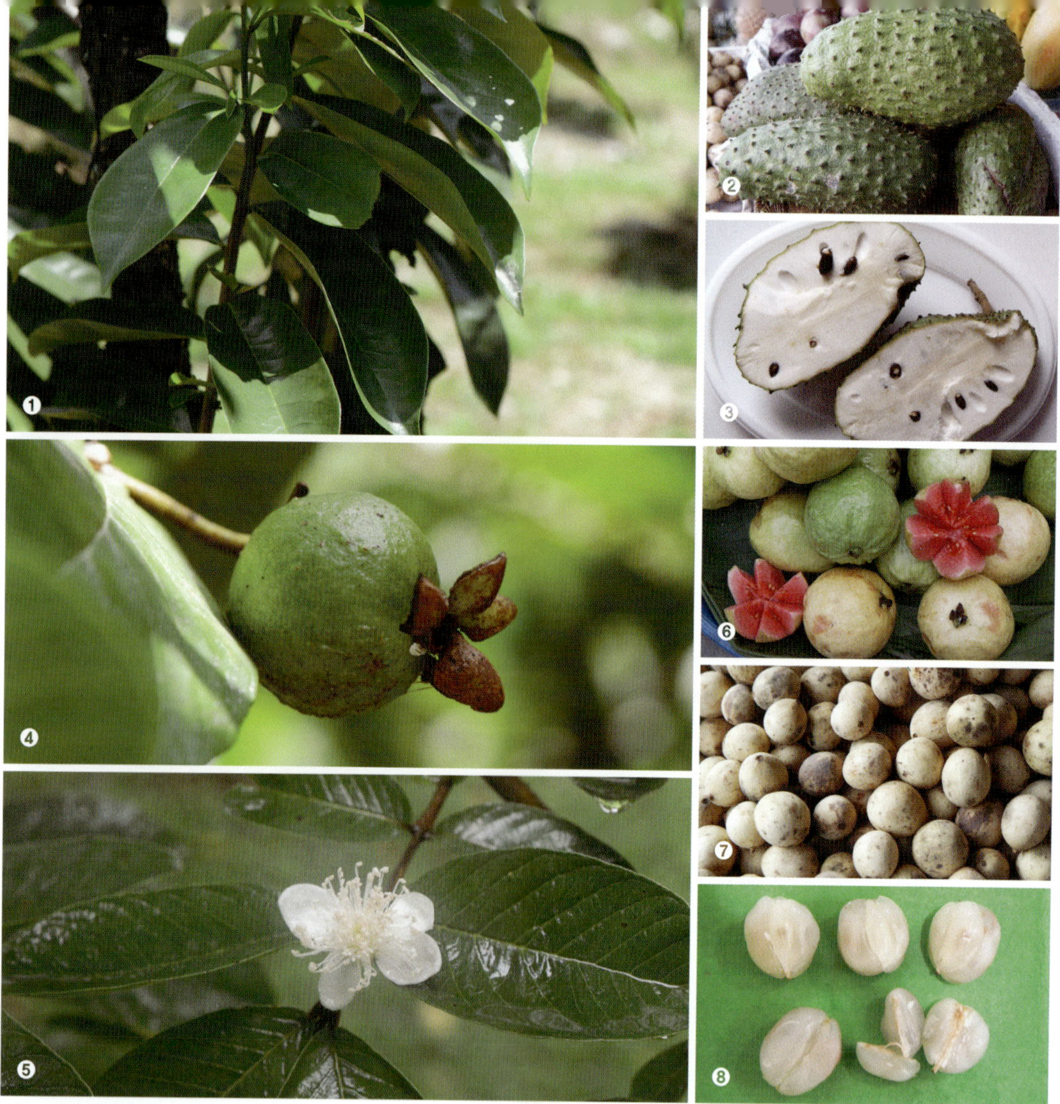

① 가시여지 잎(인도네시아 보고르 식물원) ② 가시여지(필리핀 시장) ③ 반으로 자른 가시여지(필리핀 시장)
④ 구아바 열매(인도네시아 보고르농과대학교) ⑤ 구아바 꽃(인도네시아 발리 식물원)
⑥ 구아바의 내부(인도네시아) ⑦ 두쿠(필리핀 시장) ⑧ 두쿠 과육(인도네시아)

가시여지, 구아바, 두쿠

가시여지(sour sop, *Annona muricata*)는 열매 겉면에 가시가 있는 것이 특징이다. 사워솝(sour sop), 구아나바나(guanabana)로도 불리는 가시여지는 껍질을 벗겨 즙이 많은 하얀 과육을 숟가락으로 퍼 먹는다. 열량이 낮고 무기질과 비타민 함량이 높으며 류머티즘 치료에도 도움이 된다고 알려져 있다. 구아바(guava, *Psidium guajava*) 열매는 익어가면서 노란색에서 빨간색으로 변

444

한다. 구아바는 고대 잉카인들의 건강식으로 알려져 있으며 위장장애, 당뇨, 열이 있는 기침 치료에 도움이 된다. 잎은 차 대용으로 사용할 수 있으며 당뇨병에 효과가 있다고 알려져 있다. 두쿠(duku, *Lansium domesticum*)는 황갈색의 작은 감자 모양을 하며 과육 모양은 용안과 비슷하게 생겼다. 얇은 껍질을 벗기면 내부에는 마늘쪽이 뭉쳐 있는 모양을 하고 있다. 필리핀에서는 란소네스(lansones), 인도네시아와 말레이시아에서는 랑삿(langsat)으로 부른다. 열매껍질은 구충제, 지사제로 쓰이며 줄기껍질은 말라리아, 이질의 치료에 이용한다.

망고, 망고스틴, 바나나

망고(mango, *Mangifera indica*) 열매는 넓은 타원형, 원형, 길고 가는 것 등 다양하다. 현재 500종 이상의 품종이 재배되고 있다. 망고에 들어 있는 엽산은 구강점막에 생기는 염증, 혀의 염증, 식욕부진을 개선하는 작용이 있다. 미네랄이나 식이섬유도 풍부하여 미용에도 효과적인 과일이다. 망고스틴(mangosteen, *Garcinia mangostana*)은 '과일의 여왕'으로 불리며 열매에는 독특한 꽃받침조각이 붙어 있다. 흰 다육질의 과육은 마늘과 비슷하게 여러 조각으로 갈라져 있다. 망고스틴 주스의 항염증 작용으로 비만환자들의 심장병, 당뇨병을 예방해준다는 연구결과가 발표되기도 했다. 바나나(banana, *Musa acuminata* × *M. balbisiana*)

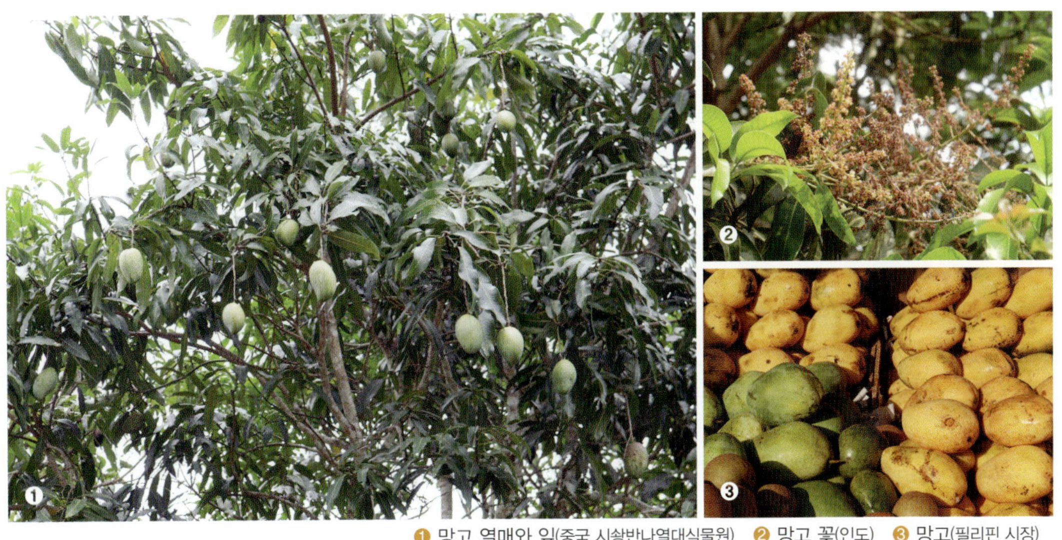

❶ 망고 열매와 잎(중국 시솽반나열대식물원)   ❷ 망고 꽃(인도)   ❸ 망고(필리핀 시장)

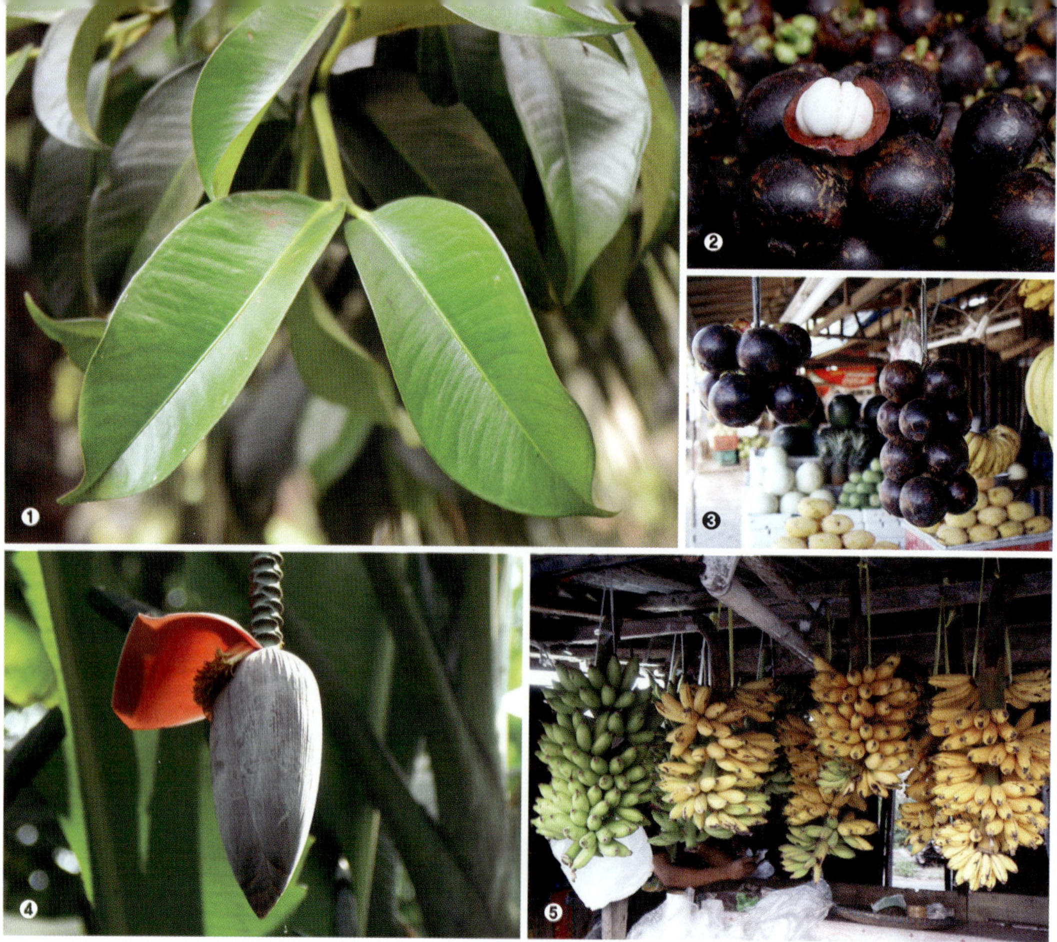

① 망고스틴 잎(인도 네루 열대식물원)　②③ 시장에서 판매 중인 망고스틴(필리핀 시장)
④ 바나나 꽃(중국 구이린식물원)　⑤ 시장에서 판매 중인 바나나(필리핀 시장)

는 생것을 그냥 먹거나 껍질을 벗겨 기름에 튀겨 먹기도 한다. 혈압강하, 변비 예방, 숙취 해소에 좋다. 동남아 지역에서는 음식 포장지로 또는 쌀밥 짓는 용기로 바나나 잎을 널리 활용한다.

스타애플, 아보카도, 야자

스타애플(star apple, *Chrysophyllum cainito*) 표면은 둥글고 왁스로 닦은 것처럼 반질반질하다. 껍질 색은 녹색과 보라색, 두 종류이다. 이 나무의 잎으로 만든 허브차는 당뇨병이나 관절 류머티즘 치료용으로 이용해왔다. 아보카도(avocado, *Persea americana*) 열매는 둥근 것에서 길고 가느다란 목이 달린 배 모양까지 다양하다. 악어 등처럼 울퉁불퉁한 열매껍질 때문에 '악어배'

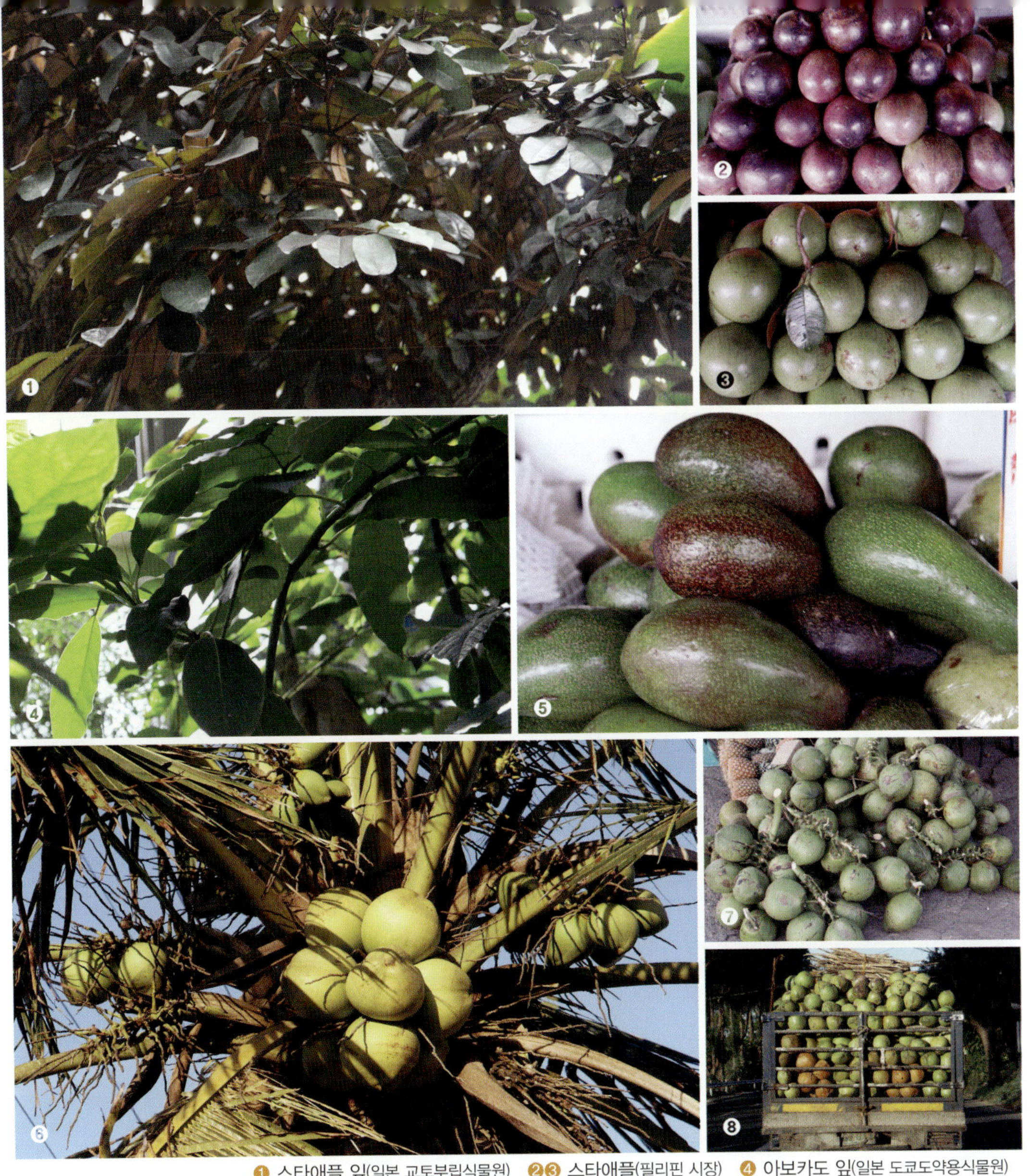

① 스타애플 잎(일본 교토부립식물원)　❷❸ 스타애플(필리핀 시장)　④ 아보카도 잎(일본 도쿄도약용식물원)
⑤ 아보카도(필리핀 시장)　⑥ 야자나무(필리핀)　⑦ 야자(필리핀 시장)　⑧ 야자를 가득 싣고 가는 트럭(필리핀)

라고도 불린다. 아보카도에는 혈관 건강에 유익한 불포화지방이 많아 특히 심혈관 질환 치료에 도움이 되는 것으로 알려져 있다. 야자(coconut, *Cocos nucifera*)는 한방에서 음(陰)이 허하여 진액이 부족하거나 고열 등으로 진액이 소모된 때 진액을 정상으로 회복시키는 효능이 있으며, 갈증을 없애주는 작용도 있다.

용안, 워터애플, 잭프루트

  용안(longan, *Dimocarpus longan*)은 용의 눈알과 비슷하다고 해서 이름 붙여졌다고 전해진다. 용안은 정신을 안정시키고 몸과 마음이 허약하고 피로하며 기억을 잘 잃어버리거나 불안한 증상을 치료하는 작용을 가진다. 워터애플(water apple, *Syzygium aqueum*)은 종 모양을 하고 있으며 잘 씻어 붉은 껍질이 붙은 채로 먹는다. 갈증 해소에 좋은 과일이다. 잭프루트(jack fruit, *Artocarpus heterophyllus*)는 커다란 열매가 줄기에 직접 열린다. 굵고 뾰족한 가시가 없다는 점을 제외하면 겉모양이 두리안과 비슷하며 '과일의 고기'로 불린다. 한약명으로는 바라밀이며

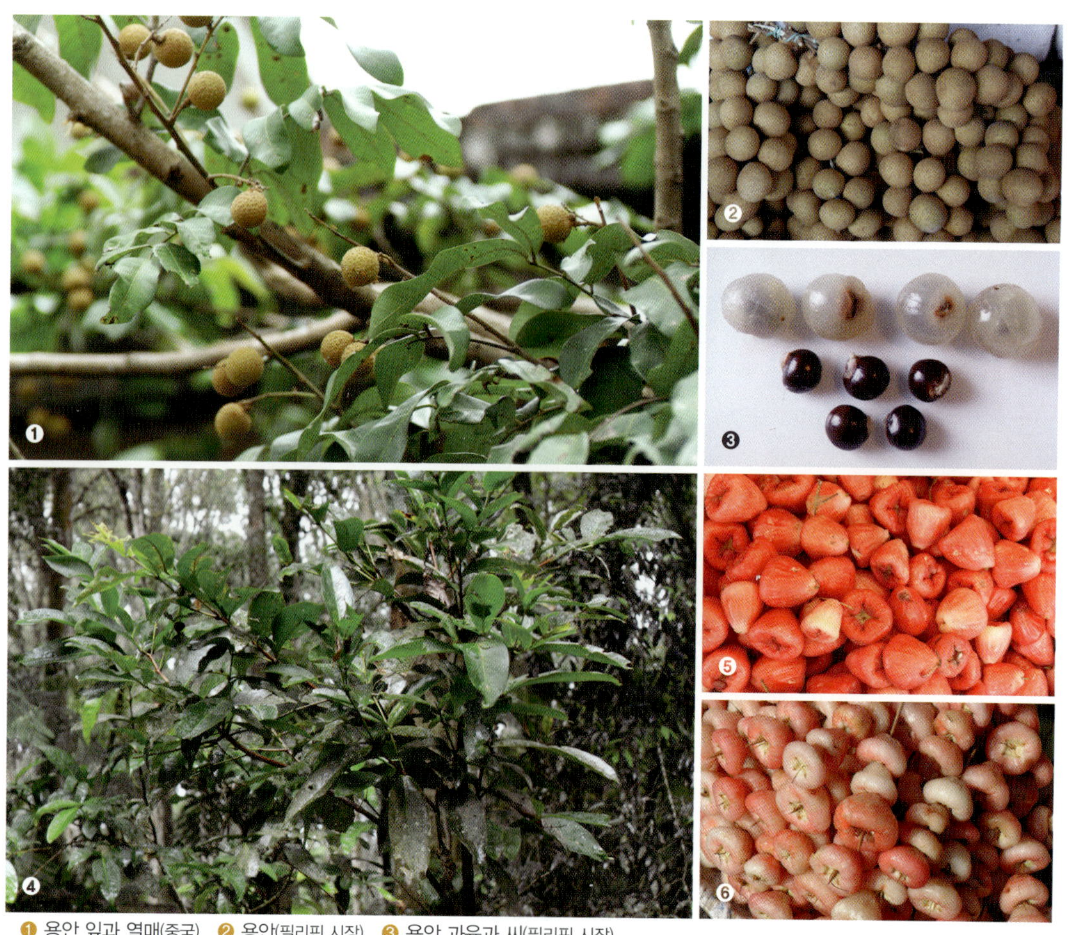

❶ 용안 잎과 열매(중국)　❷ 용안(필리핀 시장)　❸ 용안 과육과 씨(필리핀 시장)
❹ 워터애플 잎(인도네시아 발리 식물원)　❺ 워터애플(필리핀 시장)　❻ 꼬챙이에 끼워 팔고 있는 워터애플(중국)

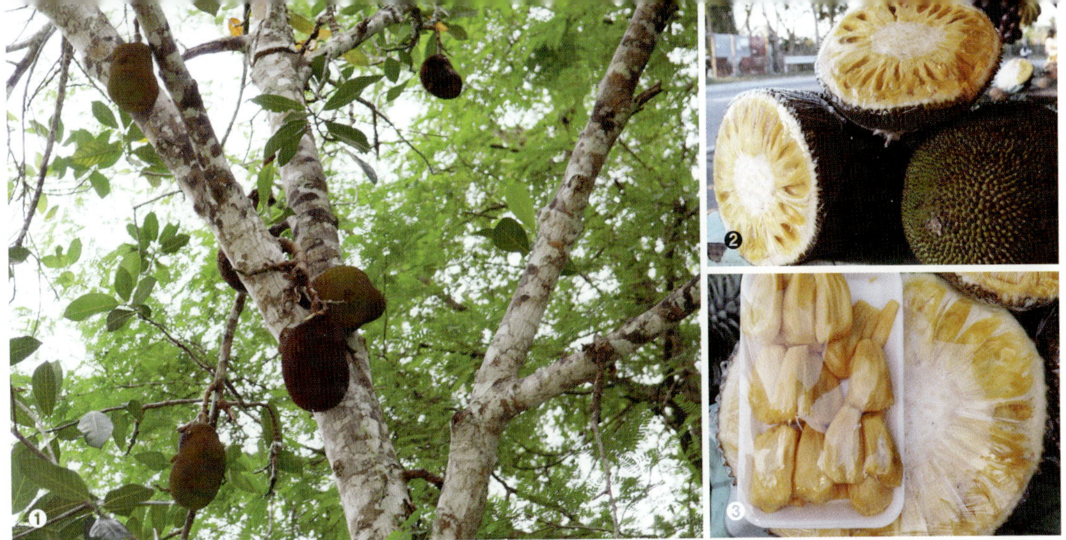

❶ 잭프루트 열매(중국 시솽반나열대식물원)　❷❸ 잭프루트(필리핀 시장)

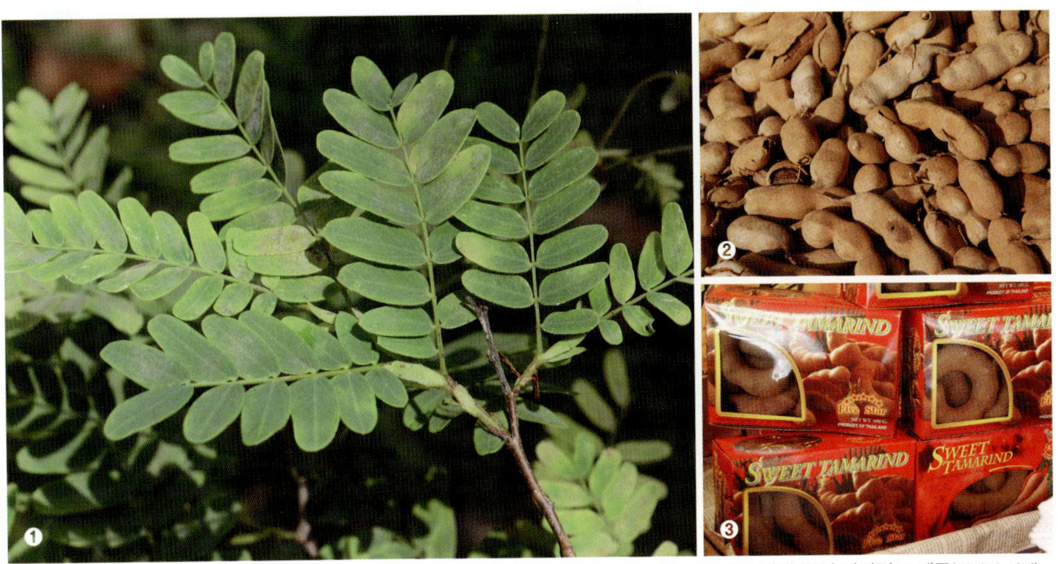

❶ 타마린드 잎(인도네시아 발리 식물원)　❷ 타마린드(필리핀 시장)　❸ 시장에서 판매 중인 타마린드 제품(필리핀 시장)

필리핀에서는 랑카(langka)로 부른다. 갈증을 멎게 하며 초조하고 불안한 증상을 풀어주는 한방 효능이 알려져 있다.

타마린드, 파인애플, 포멜로

타마린드(tamarind, *Tamarindus indica*)는 콩꼬투리 같은 열매 모양이 커다란 땅콩처럼 보인다. 여름철 더위를 물리치고 체한 음식물을 제거하는 효능이 있다. 파인애플(pineapple, *Ananas comosus*)

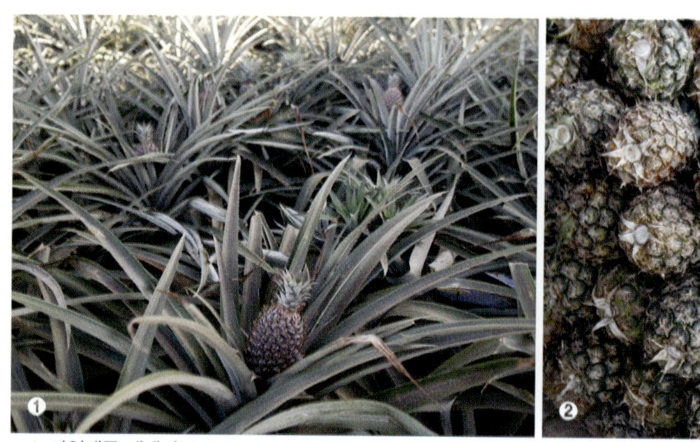 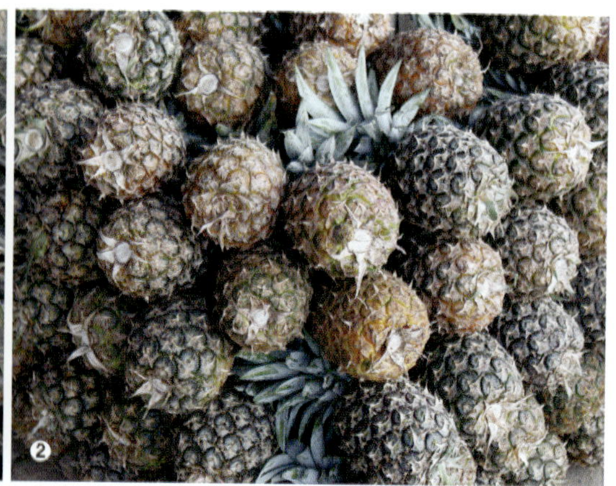

❶ 파인애플 재배지(필리핀) ❷ 파인애플(필리핀 시장)

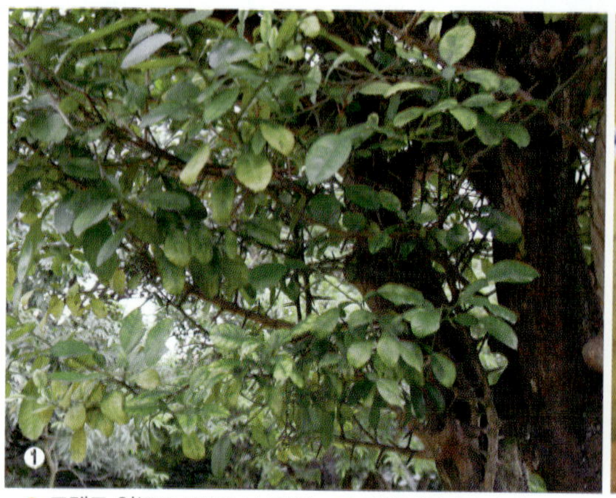 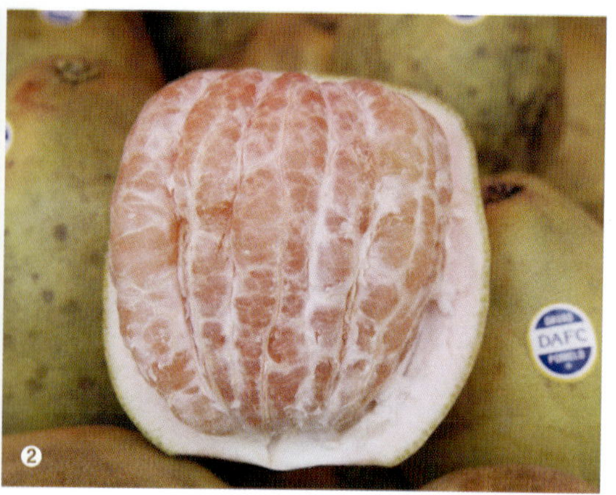

❶ 포멜로 잎(중국 시솽반나 남약원) ❷ 포멜로(필리핀 시장)

은 생과일로도 새콤하게 미각을 돋우지만 과즙을 요리에 사용하면 음식의 맛을 상승시킨다. 브로멜라인(bromelain)이라는 단백질 분해효소가 들어 있어, 불고기와 같은 고기를 재울 때 갈아 넣으면 육질을 연하게 한다. 포멜로(pomelo, *Citrus maxima*)는 학명의 의미에서 짐작할 수 있듯이 감귤류 과일 중에서 열매가 가장 크며 축구공만 한 것도 있다. 열매는 당 함량이 높으며 비타민 C의 훌륭한 공급원이다. 지방 분해효소가 들어 있고 혈당을 낮추는 데에도 효과적이다.

메트로마닐라

- **위치** : 메트로마닐라(Metro Manila)는 필리핀 북부 최대의 섬인 루손섬 중남부에 위
  치한 마닐라를 중심지로 한 수도 지방

마리키나

- **위치** : 마리키나(Marikina)시는 마닐라 시청에서 북동쪽으로 약 16km 거리에 있다.

팍상한 폭포

- **위치** : 팍상한 폭포(Pagsanjan Falls)는 마닐라 시청에서 남동쪽으로 93km 거리에
  있다.

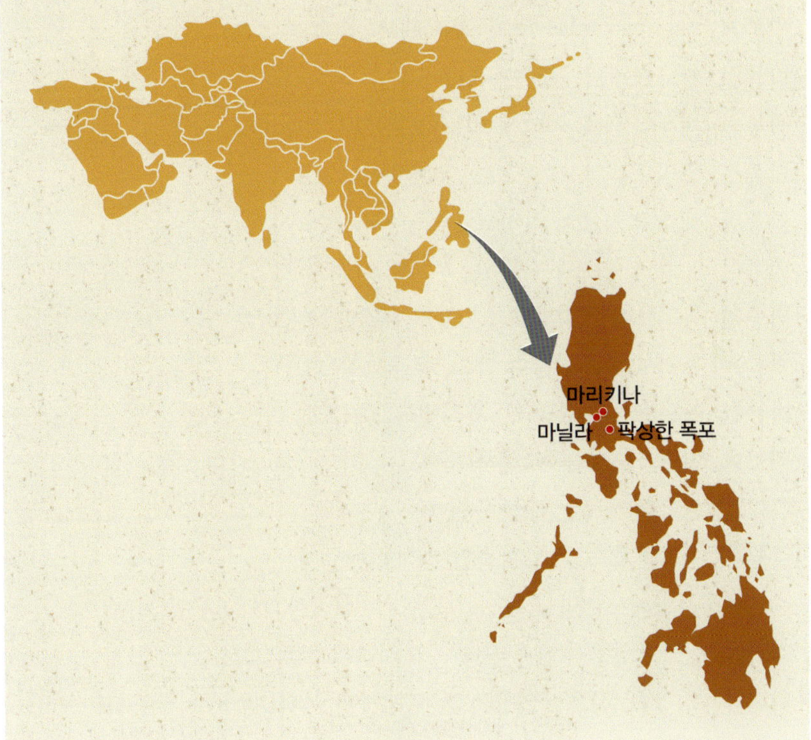

참고문헌

한국 도서

- 김기중, 열대의 과일자원, 지오북(2011)
- 박종철, 생약 한약 기능식품 통섭사전, 푸른행복(2011)
- 박종철, 일본 약용식물 한방약 도감, 푸른행복(2011)
- 박종철, 약이 되는 열대과일, 푸른행복(2013)
- 박종철, 중국 약용식물과 한약, 푸른행복(2014)
- 박종철, 향신료 백과, 푸른행복(2014)
- 박종철, 약초 한약 대백과, 푸른행복(2015)
- 박종철, 식품 약초 한약 백과, 푸른행복(2017)
- 박종철, 한국의 약초, 푸른행복(2018)
- 박종철, 세계의 약초 어디에 있는가, 신일서적(2019)
- 박종철, 동의보감 속 우리약초, 푸른행복(2020)
- 박종철, 세계의 약초와 향신료, 푸른행복(2020)
- 박종철, 유럽의 약초와 식물원, 푸른행복(2020)
- 박종철, 동의보감 건강약초 100가지, 푸른행복(2021)
- 박종철, 동의보감 무병장수 약초, 푸른행복(2021)
- 박종철, 동의보감 한방약초, 푸른행복(2021)
- 배기환, 천연약물도감, 교학사(2019)
- 안덕균, 한국본초도감, 교학사(2008)
- 주영승, 운곡본초도감, 도서출판 우석(2018)
- 주영승·서영배·추병길, 본초감별도감, 한국한의학연구원(2014)
- 최고야, 한약학명목록(관속식물편), 도서출판 우석(2013)
- 최고야·주영승, 본초감별검색집, 도서출판 우석(2020)

중국 도서

- 國家藥典委員會, 中華人民共和國藥典, 中國醫藥科技出版社(2010)
- 中華本草編委會, 中華本草, 上海科學技術出版社(1999)

그 밖의 자료

- 산림청 국가생물종지식정보시스템 홈페이지(www.nature.go.kr)
- 식품의약품안전처 홈페이지(www.mfds.go.kr)
- 위키피디아 홈페이지(www.wikipedia.org)

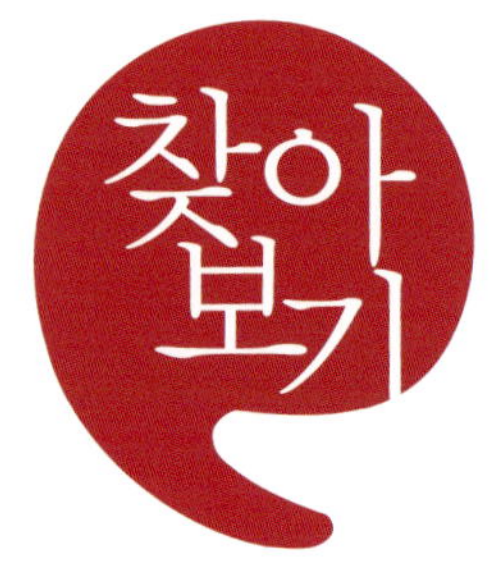

소바라밀 • 296
소박골 • 307
소자 • 400
소진교 • 106
소화당삼 • 94, 101
속썩은풀 • 77
쇄양 • 31, 57, 60, 125
쇠비름 • 299
수가 • 276
수레국화 • 48
수련무 • 278
수면 • 221
수모설련화 • 29
수황피 • 192
순비기나무 • 171
순주목 • 362
슈가애플 • 276, 278, 335, 396
스네이크프루트 • 331, 335, 431
스리랑카쇠나무 • 246
스타시드 • 410
스타아니스 • 140, 199
스타애플 • 182, 446
스타프루트 • 276, 431
스트로베리구아바 • 246
스피아민트 • 139
시리 • 346
시베리아살구 • 23, 96, 161
시시케밥 • 143
시엠레아프 • 435
시체꽃 • 260
시트론 • 276
시호 • 66, 76, 90
신강아위 • 30
신이화 • 83
실론 • 215
실론계피(나무) • 186, 200, 229
실론 새틴우드 • 239
실론육계 • 172
실크로드국제휴게소 • 43, 48

쓴메밀 • 77
쓴쑥 • 157

여주 • 245
여지 • 437
역엽곡궐 • 206
연교 • 81, 83, 94
연와 • 341, 377
열당 • 31
영지초 • 191
옌바이 • 366
오가피 • 116
오두 • 75, 148, 149
오레가노 • 337
오렌지재스민 • 238, 276, 300, 308
오매 • 36
오메가너트 • 410
오면마 • 299, 308
오약 • 83
오이풀 • 77
오크라 • 400
온울금 • 269
올스파이스 • 175
왁스애플 • 278, 400, 426
왕질경이 • 299
용과 • 398, 413, 431
용뇌(향나무) • 255
용안 • 83, 341, 359, 398, 431, 448
용혈갈 • 287
우단담배풀 • 139
우루무치 • 27, 47
우붓 • 273
우엉 • 48
욱리인 • 83
운난석재 • 239
워터애플 • 276, 278, 403, 427, 448
원지 • 83
월귤 • 308
월아천 • 41, 54
위성류 • 19
육계(나무) • 259, 365
육두구 • 81, 140, 185, 191, 206,